✦ 합격자가 적극 추천하는 ✦

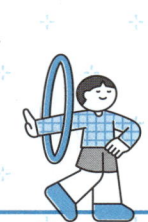

# 김희영

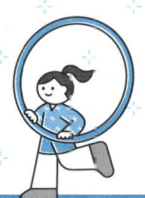

## 보건행정

기본 이론서

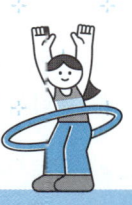

**BTB Books**

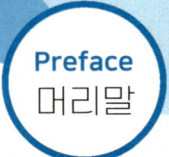

# 보건행정학 10차 개정판을 내면서

보건행정은 국민건강증진 및 복지향상을 목적으로 하는 기술행정으로, 공중보건의 기술을 행정조직을 통하여 법률에 따라 국민생활 속에 도입하는 사회적 과정이라고 할 수 있으며, 사회나 국가가 선진국으로 진입할수록 보건의료서비스와 학문이 더욱 요청되는 분야입니다.

하지만 우리나라의 경우 종합학문으로서 보건행정학은 그 범위가 넓고 방대할 뿐 아니라, 국가의 정책기조 변화에 따라 내용변화도 심하여 수험생들이 시험을 대비하는 데 있어 많은 어려움이 따르는 것이 사실입니다.

실례로 제21대 대통령으로 당선된 이재명 정부는 2025년 8월 보건복지부 부문의 국정과제로 새롭게 "① 기본적 삶을 위한 안전망 강화, ② 지금 사는 곳에서 누리는 통합돌봄, ③ 장애인 삶의 질 향상과 기본적 권리 보장, ④ 지속가능한 보건의료체계로 전환, ⑤ 지역격차 해소, 필수 의료 확충, 공공의료 강화, ⑥ 일차의료 기반의 건강·돌봄으로 국민건강 증진, ⑦ 국민 의료비 부담 완화, ⑧ 아이키우기 좋은 출산·육아 환경 조성, ⑨ 든든한 노후 보장을 위한 연금제도 개선, ⑩ 인구가족구조 변화 대응 및 은퇴세대 맞춤형 지원"을 선정하였습니다. 따라서 현재 2025년 보건복지부의 업무 계획에서도 "① 국민이 체감하는 의료개혁, ② 더욱 두텁고 촘촘한 약자복지, ③ 수요자 맞춤형 돌봄 안전망, ④ 초고령 사회 본격 대응"을 4대 핵심 추진과제로 새롭게 선정하였고, 질병관리청 또한 2025년 5대 핵심 추진과제로 "① 신종감염병에 대한 선제적 대비·대응, ② 상시감염병 관리·퇴치 전략 정교화, ③ 초고령사회 대응 만성질환, 건강위해 관리체계 강화, ④ 미래 건강위협 대비 감염병·보건의료 연구 주도, ⑤ 글로벌 보건안보 및 공중보건 선도"를 선정하였지만, 이 또한 실행 과정에서 정권교체로 인해 또다시 대폭적인 정책 변화가 있을 것으로 예상됩니다.

또한, 2021년 1월 27일 보건복지부는 향후 10년의 건강정책의 방향과 과제를 담은 제5차 국민건강증진종합계획(Health Plan 2030, '21~'30년)을 발표하였는바, 2030년까지 건강수명을 연장('18년 70.4세 → '30년 73.3세)하고 소득 및 지역 간 건강형평성을 제고할 수 있는 건강증진정책이 강화됩니다.

특히 본 저자가 현재 지도하고 있는 공중보건의료 현장에서도 매년 수시로 의료관련 법규의 대폭적 개정이 일어나고 있음을 직접 목격하고 있는 바, 향후 보건직 공무원 시험의 출제 경향 또한 실제 공중보건의료 현장에서 일어나고 있는 실천 사례 중심의 시험문제 출제가 증가되는 등의 많은 변화가 있을 것으로 예상되고 있습니다.

따라서 보건행정이 지향하는 본래의 뜻을 先 이해하고, 실제 현장사례와 연계해 문제의 핵심을 파악하고 해결방안에 공감할 수 있는 내공을 쌓지 않은 채, 단순히 암기위주의 학습 방법만을 고집한다면 계속적으로 시험 난이도가 높아지고 경쟁률도 높아져만 가는 보건연구사 시험에서 반드시 실패하고야 말 것임을 경고합니다.

• 김희영 보건행정 •

이에 따라 금번 2026년 시행 보건직공무원 시험대비 보건행정학 10차 개정판에서는 수험생들이 보건행정학을 보다 쉽게 이해하고 체계적인 수험준비를 할 수 있도록 보건행정학의 핵심적인 이론과 함께, 인근분야 학문의 기초내용에 대해서도 세밀한 부분까지 설명하려고 노력하였으며, 가장 최근에 바뀐 정부의 보건정책뿐만 아니라 가장 최근에 개정된 법규내용을 적극 반영하여 교재의 대폭적인 개정과 함께, 출판사 또한 BTB(비티비)가 보다 새롭게 수험생들에게 다가서고자 노력하였습니다.

**01** 보건행정의 개념과 영역, 인근분야 학문과의 관련 내용을 요약 정리하여 총 8편으로 구성하였습니다.

**02** 각종 자료나 법규의 인용에 있어서 가장 최근에 개정되었거나 새롭게 신설된 정책 내용을 최대한 반영한 가장 최신의 것을 사용함으로써 자료의 신뢰도를 한층 높이고자 하였습니다.

**03** 본 책을 통해 공부하시면서 이해가 잘 안되거나 심도 깊은 설명이 필요할 때에는 http://cafe.naver.com/yulim21c를 이용하면 온라인상 저자의 답변을 직접 이메일을 통해 받을 수 있도록 수험생-저자 간 커뮤니케이션 채널을 별도로 추가 마련해 놓았습니다.

**04** 끝으로, 새롭게 수험생 지원 차원에서 유튜브 "김희영의 널스토리"를 오픈해 매주 핵심이론 영상강좌를 제공하고 있으니 반드시 '구독'하여 동냥공부를 하다 보면 본인도 모르게 지식이 상식화되고, 시험 합격은 물론 최종 면접에도 많은 도움이 되실 것으로 기대합니다.

시험이 쉽지 않다는 말씀을 자주 합니다. 특히 최근 공무원 시험의 채용인원도 감소하여 경쟁률도 높아지고 있을 뿐만 아니라 더욱더 전문적인 지식을 요구하고 있어 보건직공무원 진출이 더욱 어려워지고 있는 것이 사실입니다. 하지만 수험생의 길!, 수많은 선배들이 지나간 길입니다. 비록 지금 이 순간이 혼자 견디고 극복해 나가야 하는 외로운 과정으로만 느껴지시겠지만 결코 혼자가 아니라는 사실을 명심하시기 바랍니다. 끝까지 자신을 믿으시고 노력하여 치열한 경쟁 속에서 반드시 합격의 결실을 맺으시기 바랍니다.

끝으로 보건행정학을 공부하는 많은 수험생들에게 이 책이 기본을 확고히 하고 보건직공무원 고시합격의 밑거름이 되기를 진심으로 기원하며, 이같이 수험생들에게 진정으로 도움이 되는 베스트셀러 수험서가 될 수 있도록 물심양면으로 애써주신 BTB(비티비) 편집부와 대방열림고시학원에게 진심으로 감사를 드립니다.

편저자 김희영

# Contents 차례

## PART 01 보건행정의 이론적 기초

**01 보건행정의 개념** ········· 8
　01 보건행정의 이해 ········· 8
　02 보건행정의 범위 ········· 29
　03 보건행정의 성격과 가치 ········· 30

**02 보건행정의 역사** ········· 39
　01 서양의 보건행정의 역사 ········· 39
　02 우리나라 보건행정의 역사 ········· 51

## PART 02 보건행정 조직과 조직 이론

**01 조직의 기초 이론** ········· 60
　01 조직의 이해 ········· 60
　02 조직과 조직원 관리 ········· 75
　03 조직의 형태 및 구조 ········· 82
　04 조직의 관리 ········· 93
　05 행정 PR(공공 관계·대민 관계) ········· 122
　06 조직의 변동 ········· 124

**02 보건 인사행정** ········· 138
　01 인사행정의 개념 ········· 138
　02 인사행정의 전개과정 ········· 139
　03 공직의 분류 ········· 146
　04 채용과 임용 ········· 156
　05 능력 발전 ········· 160
　06 보수 ········· 176

## PART 03 공적 보건행정 조직과 병원

**01 우리나라의 공적 보건행정 조직** ········· 184
　01 우리나라의 공적 보건사업 ········· 184
　02 중앙 보건행정 조직 ········· 185
　03 지방 보건행정 조직 ········· 196
　04 국제 보건행정 조직 ········· 209

**02 병원과 병원행정** ········· 214
　01 병원 ········· 214
　02 병원표준화 사업 ········· 218
　03 의료법 ········· 222

## PART 04 보건의료체계

**01 보건의료서비스** ········· 236
　01 총설 ········· 236
　02 보건의료서비스 ········· 238

**02 보건의료체계** ········· 244
　01 보건의료체계의 개념 ········· 244
　02 보건의료자원 ········· 246

**03 보건의료전달체계** ········· 258
　01 총설 ········· 258
　02 보건의료전달체계 구분 ········· 260

**04 각국의 보건의료제도** ········· 269
　01 미국의 보건의료제도 ········· 269
　02 영국의 보건의료제도 ········· 274
　03 독일의 보건의료제도 ········· 276
　04 일본의 보건의료제도 ········· 278
　05 중국의 보건의료제도 ········· 280
　06 북한의 보건의료제도 ········· 281

## PART 05 사회보장과 의료보장

**01 사회보장** ···································· 286
- 01 개념 ···································· 286
- 02 사회보장의 역사 ···················· 292
- 03 사회보장의 종류 ···················· 297

**02 의료보장** ···································· 322
- 01 개념 ···································· 322
- 02 의료보장제도의 유형 ·············· 323
- 03 건강보험제도 ························ 326
- 04 우리나라의 건강보험제도 ········ 336
- 05 우리나라의 의료급여제도 ········ 361
- 06 우리나라의 의약분업 ·············· 369
- 07 응급의료체계(EMSS) ·············· 371

## PART 06 보건기획과 보건의료정책

**01 보건기획** ···································· 378
- 01 보건기획의 개요 ···················· 378
- 02 보건기획의 원칙과 과정 및 한계 ··· 384

**02 보건의료정책** ······························ 397
- 01 정책의 개요 ·························· 397
- 02 정책 결정의 개념 ··················· 408
- 03 정책 결정의 이론 모형 ············ 411
- 04 보건정책 평가 ······················· 421
- 05 보건의료정책 과정에서의 형평성 ··· 430
- 06 우리나라의 보건정책 ·············· 431

## PART 07 재무행정과 보건경제

**01 재무행정** ···································· 436
- 01 일반 재무행정 ······················· 436
- 02 예산 ···································· 437
- 03 재무제표 ······························ 453

**02 보건경제** ···································· 459
- 01 보건경제학의 개념 ················· 459
- 02 보건의료의 재화로서의 특징 ···· 460
- 03 우리나라의 보건의료제도 ········ 462
- 04 보건의료의 수요와 공급 ·········· 464
- 05 보건의료시장의 실패와 정부의 개입 ··· 475
- 06 의료비와 국민의료비 ·············· 477
- 07 병원의 경제론적 형태론 ·········· 484
- 08 보건사업의 경제성 평가 ·········· 486

## PART 08 보건사업론

**01 지역사회 보건사업** ······················ 490
- 01 개념 ···································· 490
- 02 1차 보건의료 ························ 492
- 03 건강증진 ······························ 494
- 04 건강도시 ······························ 517

**02 보건통계사업** ······························ 520
- 01 보건통계의 개념 ···················· 520
- 02 보건통계지표 ························ 520

## 부록 최근 기출문제

- 01 2023년 지방직(2023.6.10.) ········ 530
- 02 2024년 지방직(2024.6.22.) ········ 541
- 03 2025년 지방직(2025.6.21.) ········ 553

참고문헌 ············································ 564

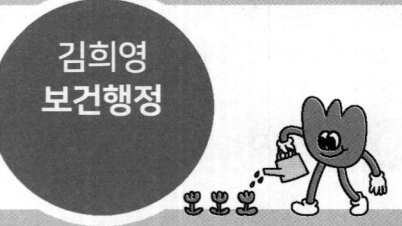

김희영
보건행정

# PART 01

# 보건행정의 이론적 기초

CHAPTER 01 보건행정의 개념
CHAPTER 02 보건행정의 역사

# CHAPTER 01 보건행정의 개념

김희영 보건행정

## 01 보건행정의 이해

### 1 공중보건과 건강의 개념

**(1) 공중보건학의 개념**

① C. E. A. Winslow(1920, Yale대 교수) : 조직적인 지역사회의 노력을 통해 질병을 예방하고 수명을 연장하며, 신체적·정신적 효율을 증진시키는 기술과 과학이다. 20 서울 / 15 보건복지부

> **CHECK POINT** 조직적인 지역사회의 노력
> 1. 환경위생 개선
> 2. 감염병 관리
> 3. 개인위생 교육
> 4. 질병의 조기 진단 및 치료를 위한 의료 및 간호 봉사의 조직화
> 5. 모든 사람들이 자신의 건강 유지에 적합한 생활수준을 보장받도록 사회제도 개선

② John. J. Hanlon : 공중보건학은 주어진 시간과 환경에서 가용 지식과 자원으로 육체적·정신적·사회적 안녕과 장수에 도달하도록 노력하는 학문이다.
③ Disraeil(1804~1881, 영국수상) : 공중보건이란 인간의 행복과 국력의 기본이다. 공중보건에 관한 관심은 정치가로서 제일 중요한 임무이다.
④ WHO의 25차 회의에서 제시한 공중보건의 정의 : 지역사회의 노력을 통해서 질병을 예방하고, 생명을 연장하며, 건강과 인간적 능률의 증진을 꾀하는 과학이자 기술이다.
⑤ Simile : 보건학은 본질적으로 지역사회가 책임져야 하는 질병 예방과 건강 증진을 위하여 실시하는 사업에 관한 학문이다.
⑥ 미국 의학협회(1984) : 공중보건학이란 조직적인 지역사회의 노력으로 주민들의 건강을 유지하고 보호하며 증진시키는 기술과 과학이다.
⑦ Ashton & Seymour의 공중보건 4단계
  ㉠ 1차 단계(산업보건 대두시기) : 19세기 중반 산업화, 도시화로 인한 보건문제 대처 단계
  ㉡ 2차 단계(개인위생 중점시기) : 1870년 이후 개인중심의 개인위생, 예방접종 중요 시기
  ㉢ 3차 단계(치료의학 전성기) : 신의약품 개발로 감염성 질환이 급격히 감소
  ㉣ 4차 단계 16 충남
    ⓐ 1970년 이후 인구구조가 노령화되면서 만성병 중심으로 상병 구조가 전환되자 국민의료비가 급증하게 되었다.

ⓑ 1990년대 들어 선진국들은 국민의료비를 획기적으로 줄일 수 있는 방안은 질병 발생을 근본적으로 줄이는 예방 보건서비스의 확충에 있음을 인식하게 되었다.
ⓒ 애슈턴과 세이머는 이 시기를 신 공중보건 단계라 하면서 보건문제를 단순히 개인적인 문제로 보기보다는 사회적인 문제로 보아야 한다고 하였다.
ⓓ 보건행정의 4가지 요소 : 보건의료서비스 제공, 라이프 스타일 또는 행동 요인, 환경 공해, 생체적 요인

**[구 공중보건사업과 신 공중보건사업의 비교]** 17 교육청·전북 / 16 충남

| 구 공중보건사업 | 신 공중보건사업 |
|---|---|
| 물리적 기반, 특히 물, 위생, 주거에 초점 | 물리적 기반+사회적 지원, 사회적 자본. 행태와 생활양식에 초점 |
| 입법과 정책 기전, 19세기 공중보건법 | 입법과 정책의 재발견, 청지기 의료 |
| 의료가 중심 | 부문 간 활동 중요성 인식, 의료는 일부 |
| 생활여건 향상, 사회운동 전문가 주도 | 지역사회 연구 조사법 적용 |
| 역학 조사가 주된 연구 수단 | 다양한 연구 조사법 적용 |
| 질병 예방에 초점, "건강은 질병 없음"이라는 부정적·소극적 건강 개념 | 질병 예방과 건강 증진, 적극적 건강 개념 |
| 주로 인체의 감염, 토착적 건강 위협에 관심 | 만성 및 정신 질환 포함, 지속 가능성과 생태환경의 건강 영향에 관심 |
| 취약계층과 특수욕구 그룹의 여건 향상에 관심 | 형평과 사회정의가 명시화된 목표 |

◆ 청지기(steward ship) 의료 : 방향을 제시하고 봉사와 지원을 하며 점검과 평가를 하는 의료
◆ 신 공중보건사업에서의 건강증진사업 16 전북보건연구사
 • 생활습관 개선 : 영양 개선(영양 과잉 및 실조), 운동, 휴식 및 정신 안정, 금연, 절주
 • 건강지원환경 조성 : 식품 안전, 산업장 안전, 학교 안전, 주거 안전, 지역사회 안전, 지역사회 건강생활환경 조성
 • 질병 예방 : 만성질병 예방, 장애 예방, 구강질환 예방, 감염병 예방과 통제, 여행관련 질병 통제 및 예방, 조기검진

⑧ 공중보건사업의 내용
 ㉠ 환경보건 분야 : 환경위생학, 위생곤충학, 환경학, 의복보건, 주택보건, 식품위생학, 보건공학, 산업보건학, 환경오염 관리
 ㉡ 보건관리 분야 : 보건행정, 보건교육, 학교보건, 국민영양, 모자보건, 간호학, 인구보건, 정신보건, 보건법규, 보건통계, 성인병 관리, 정신병 관리
 ㉢ 질병관리 분야 : 역학, 감염병 관리, 보건기생충 관리, 성인병 관리

⑨ 공중보건 응용의학

| 예방의학 | 개인대상으로 질병예방과 악화방지 |
|---|---|
| 사회의학 | 사회적 요인에 의한 인간집단의 건강강조 |
| 재활의학 | 일단 발생한 건강장해 요인을 최소한으로 줄여 후유증을 극소화시키며, 남아있는 기능에 대한 활용방안을 강구하는 사후적 의학 |
| 지역사회의학 | 사회, 경제, 문화 등 사회과학적 건강증진 |
| 건설의학 | 현재 건강증진으로 적극적인 관리방법이며 최상의 상태유지 |

> **지역사회의학**
> 1. 개념 : 지역사회의 인구집단이 가지는 보건문제를 다루는 학문
> 2. 역사 : 1968년 영국의 왕립 의학교육위원회 보고서에서 처음 개념이 대두
> 3. 목표 : 치료를 중심으로 하는 임상의학과 대비되어 지역사회가 자발적으로 질병 예방 및 건강증진이라는 목표를 달성하는 것을 추구한다.

**CHECK POINT** 공중보건학, 예방의학, 치료의학의 비교  16 울산

| 구분 | 공중보건학 | 예방의학 | 치료의학 |
|---|---|---|---|
| 목적 | 질병의 예방, 수명의 연장, 육체적·정신적 건강과 능률의 향상 | 질병의 예방, 생명의 연장, 육체적·정신적 건강과 능률의 향상 | 조기 진단, 조기 치료 |
| 책임의 소재 | 국가와 지역사회 | 각 개인과 가정 | |
| 연구 대상 | 지역사회, 국가, 인류 | 각 개인과 가정 | 개인, 환자 |
| 연구 방법 | 적극적인 연구방법 | 소극적인 연구방법 | |
| 기본 사상 | 지역사회, 국가, 인류를 전제 | 개인과 가정을 전제 | |
| 내용 | 불건강의 원인이 되는 사회적 요인 제거, 집단건강의 향상 | 질병 예방, 건강 증진 | 치료, 재활, 불구예방 |

⑩ 공중보건의 정신 : 자주·자립·자조·협동의 정신
⑪ 공중보건사업의 최소 단위 : 지역사회 주민
⑫ 공중보건사업의 3대 수단(Anderson)
  ㉠ 보건교육 : 조장행정(가장 능률적)
  ㉡ 보건행정 : 봉사행정
  ㉢ 보건법규 : 통제행정

**CHECK POINT** 지역사회의 개념

1. 지역사회의 정의 : 비슷한 관심·위치·특성으로 모여 있는 인간의 공동체
   ① 문화적 동질성 : 공동 유대감
   ② 잦은 사회적 상호작용
   ③ 제한된 지리적 경계
2. 지역사회의 분류
   ① 구조적 지역사회 : 시간적·공간적 관계에 의해 모인 공동체
     ㉠ 집합체 : 사람들이 모인 이유에 상관없이 '집합' 그 자체
     ㉡ 대면 공동체 : 구성원 상호 간에 교류가 빈번하여 소식이 쉽게 전달되고 사람들 간 서로 친근감과 공동의식을 소유하고 있는 지역사회(예 가족)
     ㉢ 생태학적 문제의 공동체 : 지리적 특성, 기후, 자연환경과 같은 요인의 영향을 받음으로써 동일한 생태학적 문제점을 내포하고 있는 집단(예 중세기의 페스트)
     ㉣ 지정학적 공동체 : 정부의 행정단위, 합법적·지리적 경계에 의해 구분되는 집단(예 시, 군, 읍, 면, 리)

ⓑ 조직 : 일반적으로 일정한 환경하에서 특정 목표를 추구하기 위해 일정한 구조를 가진 사회단위 (예 보건소, 병원, 학교)
　　　ⓗ 문제해결 공동체 : 문제점이 확인되고 다루어져 해결될 수 있는 범위 내에 있는 시공간 공동체
　② 기능적 지역사회 : 특정 목적의 성취를 위하여 모여진 공동체로 유동적 특징을 갖는다.
　　　㉠ 요구 공동체 : 주민들의 일반적인 공동의 문제와 요구에 기초를 두고 있는 공동체(예 유산상담 집단, 불구아동 집단)
　　　㉡ 자원 공동체 : 어떤 문제를 해결하기 위한 자원의 활용범위로 모인 집단
　③ 감정적 지역사회 : 공통의 연고, 관심으로 인해 모인 공동체
　　　㉠ 소속 공동체 : 자기가 소속한 장소, 즉 출신지로 구분한 공동체(예 같은 고향)
　　　㉡ 특수 흥미 공동체 : 같은 취미·흥미·관심·기호를 가지고 모인 공동체(예 낚시회)

3. **지역사회의 기능(Waren)**
　① 경제적 기능 : 지역사회 주민들이 일상생활을 영위하는 데 필요한 물자와 서비스를 생산·분배·소비하는 과정과 관련된 기능으로써, 지역 특산품을 개발하거나 기업을 유지하는 등의 자립을 위한 활동들이 포함된다.
　② 사회화 기능 : 지역사회가 공유하는 일반적 지식, 사회적 가치, 행동 양상들을 새로이 창출하고 유지·전달하는 기능으로, 이 과정을 통하여 사회구성원들은 다른 지역사회 구성원들과 구별되는 생활양식을 터득하게 된다.
　③ 사회통제의 기능 : 지역사회가 그 구성원들에게 사회의 규범을 순응하게 하는 기능으로, 정부기관에서 강력력을 가지고 집행할 수 있는 통제력 이외에 지역사회 스스로 규칙이나 사회규범을 형성하고 구성원들의 행동을 통제하는 활동이다.
　④ 사회통합 또는 참여의 기능 : 지역사회 구성원이나 단위조직들 간의 관계와 관련된 기능으로, 지역사회를 유지하기 위하여 지역사회의 결속력과 사기를 높이고 주민의 공동문제 해결을 위해 공동적으로 노력하는 기능이다.
　⑤ 상부 상조의 기능 : 지역사회 내의 질병·사망·실업 등 경조사나 도움이 필요한 상황에서 서로 상호 간에 조력해 주는 기능이다.

## (2) 건강의 정의

① WHO의 정의(1998)

| | |
|---|---|
| \multicolumn{2}{l}{1948년 : 건강이란 "단순히 질병이 없거나 허약하지 않은 상태를 뜻하는 것만이 아니라 신체적·정신적·사회적 안녕이 완전한 상태에 놓여 있는 것이다."라고 정의} | |
| 신체적 | 신체의 크기와 모양, 감각의 예민성, 질병에 대한 감수성, 신체기능, 회복능력, 특정 업무의 수행능력 |
| 정신적 | 학습능력, 합리적 사고능력과 지적 능력 |
| 사회적 | 사회에서 그 사람 나름대로의 역할을 충분히 수행하는 상태 |
| 비판 | ㉠ 정의가 너무 이상적으로 성취하기 어려운 목표이다.<br>㉡ 건강을 동적인 과정보다는 정적인 과정으로 표현하였다.<br>㉢ 완전한 안녕은 측정하기가 곤란하다. |

**CHECK POINT** 국제보건수준 비교지표(WHO) 16 경북의료기술직 / 13 인천

| 1. 조사망률 | 2. 평균수명 | 3. 비례사망지수 |

② 학자들의 건강 개념
  ㉠ Hippocrates : 환경과 체질 간의 조화
  ㉡ Walsh : 자신이 특수한 환경 속에서 효과적으로 자신의 기능을 발휘할 수 있는 상태
  ㉢ Claude Bernard(1859) : 외부환경의 변동에 대하여 내부환경의 항상성이 유지되는 상태
  ㉣ Seyle(1956) : 인간의 반응과 행동을 스트레스로써 설명하는 적응모형 개발
  ㉤ Dunn(1959) : 건강-불건강의 연속선 개념 제시(최고의 건강 ↔ 최저의 건강)  16 보건복지부7급
  ㉥ Lalonde(1974, 캐나다 보건부장관)  16 전북보건연구사·서울
    ⓐ 건강은 환경, 생활방식, 인간생물학, 보건의료체제의 4영역에 의하여 성립된다고 간주
    ⓑ 인간은 생물로서 포착되어 인간생물학의 범주 안에 들어왔으며, 생물로서의 한계가 있음을 암시하며, 또한 환경과 보건의료체제 역시 건강에 영향을 끼치는 중요 요소이지만 무엇보다도 신선한 것은 생활방식이 건강을 결정하는 요인 중 하나라고 명시
    ⓒ 건강은 생활방식(life style)으로 결정되며, 생활방식을 바꿈으로써 병을 예방할 수 있고 보다 건강해질 수 있다는 관점에서 건강증진의 원형으로 간주됨
  ㉦ Parson : 각 개개인이 사회적인 역할과 임무를 효과적으로 수행할 수 있는 최적의 상태
  ㉧ Wylie : 유기체가 외부 환경조건에 부단히 잘 적응하는 상태
  ㉨ Sigerist : 건강이란 자연과 문화, 습관과의 제약 하에서 일정 리듬 속에 살고 있는 신체의 생화학적 조화와 통일의 유지 상태
  ㉩ Neuman : 단순히 질병이 없는 상태가 아니고 신체적·정신적·도덕적으로 최상의 상태가 완전히 조화된 상태
  ㉪ Downie(1991) : 건강증진은 건강교육, 질병예방, 건강보호 등을 통하여 좋은 건강습관을 유지 향상시키고 나쁜 건강습관을 예방하기 위한 일련의 노력으로 구성되어 있다.  17 서울
③ 건강의 개념 정의에 대한 접근
  ㉠ 생의학적 모델(Biomedical Model)
  17 경북보건연구사·광주·서울
    ⓐ 정신과 육체를 분리하는 Descartes의 정신과 육체의 이원론에서 출발하여 19세기 말에 Pasteur와 Koch에 의해 확립되었다.
    ⓑ 육체를 기계나 부품처럼 생각해서 질병은 이 기계의 고장이고 의사는 기계를 고치는 기술자의 역할을 수행하는 것으로 간주한다.
    ⓒ 특정 병인론(단일 병인론)의 원칙으로 특정 질병은 특정한 세균에 의해 발생된다고 보고, 이러한 특정 원인을 약물이나 수술 등의 국소적인 방법으로 치료하였다. 따라서 질병의 예방보다는 치료를 중시하므로 질병의 개인적인 차원을 강조하였다.  15 보건복지부7급
    ⓓ 19세기 세균설의 발전을 더욱 심화시켰다.
    ⓔ 생의학적 모델은 질병을 설명할 때 사회적·환경적·심리적 요인을 상대적으로 무시함으로써 만성 퇴행성질환의 증가를 정확히 설명하지 못하였다.
    ⓕ 기술적인 개인의 장점이 과대 평가되기 쉬우며, 의학이 기술 만능주의에 빠지는 결과를 초래하였다.

ⓖ 급성 감염성질환, 응급질환의 처치에 적용하였다.
ⓗ 인공장기 이식수술과 항생제 개발로 인한 감염성 질병의 치료로 인간수명이 연장되었다.

ⓛ **생태학적 모델(Ecological Model, 지렛대 이론)** 17 충도 / 16 전북
　ⓐ 숙주, 병원체, 환경(3요소)이 평형을 이룰 때 건강을 유지하게 되고, 균형이 깨질 때는 불건강이 초래된다고 본다. 3가지 요소 중 가장 중요한 것은 환경적 요소라고 하였다.
　ⓑ 숙주 : 병원과의 접촉 상태, 개인 또는 집단의 습관·체질·유전·방어기전, 심리적·생물학적 특성
　ⓒ 병원체 : 병원체의 특성, 민감성에 대한 저항, 전파 조건
　ⓓ 환경 : 물리·화학적 환경, 사회적 환경, 경제적 환경, 생물학적 환경으로 분류되며, 환경을 가장 중요한 요소로 하였다.
　ⓔ 비감염성 질환을 설명하지 못했다.

ⓒ **사회생태학적 모델(Social Ecological Model)** 25 지방직 / 17 광주 / 16 제주·전남의료기술직
　ⓐ 개인의 사회적·심리학적·행태적 요인을 중시한 모델로, 특히 개인의 행태적 측면을 강조하고 있다.
　ⓑ 숙주 요인(내적 요인) : 선천적(유전적) 소인과 후천적(경험적) 소인이 있다. 이러한 숙주 요인은 질병에 대한 감수성과 관련이 있다. 17 보건복지부7급 / 16 대구
　ⓒ 외부환경 요인(외적 요인)
　　• 생물학적 환경 : 병원소, 활성전파체인 매개곤충, 기생충의 중간숙주의 존재 등
　　• 사회적 환경 : 인구 밀도, 직업, 사회적 관습, 경제생활의 상태 등
　　• 물리·화학적 환경 : 계절의 변화, 기후, 실내외의 환경 등
　ⓓ 개인행태 요인 : 음주, 흡연, 운동, 식생활, 스트레스 등 개인의 생활습관이나 생활양식과 관련된 요인으로, 특히 개인의 행태적 측면을 강조하고 있다.

> **CHECK POINT** 건강에 있어 개인행태 요인이 중요한 이유
> 1. 감염병이나 급성 질환에서 이제는 고혈압, 당뇨병, 암과 같은 만성 질환이 만연하고 있다.
> 2. 병리학적 소인에 의한 질병이라기보다는 비병리학적 소인에 의한 질병이 점점 늘어나고 있는 추세이다.
> 3. 전염성 질환이 점점 사라지고 그 자리를 비전염성 질환이 차지하고 있다.

ⓔ **총체적인 모델(Holistic Model)** 17 경남 / 16 전북·전남 / 15 인천보건복지부7급
　ⓐ 건강에 영향을 미치는 모든 요인들을 고려하여 총체적으로 관리할 때 효율적이고 효과적인 건강관리를 할 수 있다는 모델이다.
　ⓑ 건강과 질병을 단순히 이분론적으로 파악하지 않고 건강 및 질병의 정도에 따라 연속선상에 있는 것으로 파악한다.
　ⓒ 질병은 다양한 복합요인에 의해 발생한다.
　ⓓ 치료의 목적은 단순히 질병을 제거하는 것만이 아니라 개인이 더 나은 건강을 성취하기 위한 건강증진, 자가치료 능력을 확대하는 포괄적 개념을 포함한다.

ⓔ 건강의 주체는 개인 자신이며, 의료인은 개인이 질병을 극복하고 건강한 삶을 누릴 수 있도록 교육하고 도와주는 역할을 할 뿐이다.

ⓕ **구성 요소** 17 부산보건연구사·대구 / 15 보건복지부7급
- 환경 : 물리적 환경뿐만 아니라 사회적·심리적 환경까지를 포함한다.
- 생활 습관 : 여가 활동, 소비 패턴, 식생활 습관 등은 개인의 건강에 지대한 영향을 끼치고 있다.
- 인체 생리 : 유전적 소인 등과 같은 내적 요인은 질병 발생에 영향을 주는 중요한 요인 중 하나이다.
- 보건의료시스템 : 이 요소가 다른 모델과의 차이점이 되며, 보건의료시스템은 포괄적 개념으로, 예방적 요소, 치료적 요소, 재활적 요소 등을 포함한다.

> **CHECK POINT  건강 개념의 시대적 변천**
> 
> 1. 19세기 이전 신체 개념 : 생의학적 모델로서 인간을 기계로 보았고, 질병은 이러한 기계의 부품이 고장난 것이라 생각하였다.
> 2. 19세기 심신 개념 : 건강을 육체적·정신적 측면으로 생각하였다.
> 3. 20세기 생활 개념 : 건강을 육체적·정신적·사회적 측면(WHO 정의)으로 생각하였다.
> 4. 생활수단 개념 : 상대적 건강개념, 동적 건강개념, 연속성 건강개념, 평형적(균형적) 건강개념이 포함되어 있으며, 특히 오타와헌장(1986)에서 제시되어 있는 개념이다. 17 보건복지부7급

(3) **건강권** : 건강권이란 "인종, 종교, 정치적 신념 그리고 경제적·사회적 여건에 따른 구애를 받지 않고 누구나 최고의 건강수준을 향유할 수 있는 인간의 기본적인 권리"를 말한다.
① 건강할 권리(Right to Health)
② 건강돌봄을 받을 권리(Right to Health Care)
③ 건강돌봄 과정에서의 권리(Right in Health Care)

즉, 건강에 대한 사회구조적 차별 위협으로부터 균등하게 보장받을 권리, 보건의료서비스에 차별받지 않고 공평하게 접근할 수 있는 권리, 신분에 관계없이 공평하게 진료를 받을 수 있는 권리라고 할 수 있을 것이다.

> **CHECK POINT  법에서의 건강권**
> 
> 1. 헌법 제10조 : 모든 국민은 인간으로서의 존엄과 가치를 가지며, 행복을 추구할 권리를 가진다. 국가는 개인이 가지는 불가침의 기본적 인권을 확인하고 이를 보장할 의무를 진다.
> 2. 헌법 제34조
>    ① 모든 국민은 인간다운 생활을 할 권리를 가진다.
>    ② 국가는 사회보장, 사회복지의 증진에 노력할 의무를 진다.
>    ③ 국가는 여자의 복지와 권익의 향상을 위하여 노력하여야 한다.
>    ④ 국가는 노인과 청소년의 복지 향상을 위한 정책을 실시할 의무를 진다.
>    ⑤ 신체장애자 및 질병·노령·기타의 사유로 생활능력이 없는 국민은 법률이 정하는 바에 의하여 국가의 보호를 받는다.
>    ⑥ 국가는 재해를 예방하고 그 위험으로부터 국민을 보호하기 위하여 노력하여야 한다.

3. 헌법 제35조
   ① 모든 국민은 건강하고 쾌적한 환경에서 생활할 권리를 가지며, 국가와 국민은 환경보전을 위하여 노력하여야 한다.
   ② 환경권의 내용과 행사에 관하여는 법률로 정한다.
   ③ 국가는 주택개발정책 등을 통하여 모든 국민이 쾌적한 주거생활을 할 수 있도록 노력하여야 한다.
4. 헌법 제36조
   ① 혼인과 가족생활은 개인의 존엄과 양성의 평등을 기초로 성립되고 유지되어야 하며, 국가는 이를 보장한다.
   ② 국가는 모성의 보호를 위하여 노력하여야 한다.
   ③ 모든 국민은 보건에 관하여 국가의 보호를 받는다.
5. 보건의료기본법 제10조(건강권 등) 17 경북의료기술직 / 16 인천 전북의료기술직 / 15 전북의료기술직
   ① 모든 국민은 이 법 또는 다른 법률에서 정하는 바에 따라 자신과 가족의 건강에 관하여 국가의 보호를 받을 권리를 가진다.
   ② 모든 국민은 성별, 나이, 종교, 사회적 신분 또는 경제적 사정 등을 이유로 자신과 가족의 건강에 관한 권리를 침해받지 아니한다.

(4) 건강행위 모형
① Suchman 모형

| 증상 경험<br>(Symptom Experience) | • 무엇인가 잘못되었다는 인지<br>• 약을 먹거나 민속요법 등 시행 |
|---|---|
| 환자 역할의 시작<br>(Assumption of the sick role) | • 본인과 주위에서 '아프다'는 것을 인정<br>• 가족, 친지, 이웃에 대한 비전문가적 의뢰 |
| 의료인과의 접촉<br>(Medical Care Contact) | • 의료전문가 찾기 : '환자-의사 관계' 구성<br>• 치료자 고르기<br>• 비전문가적 의뢰체계는 계속 작용 |
| 의존적 환자 역할<br>(Dependent-Patient Role) | 의존적 '환자-의사 관계' 구성 |
| 회복 또는 재활<br>(Recovery or Rehabilitation) | 정상적인 사회생활로 돌아감 |

② 캐슬(Kasal)과 콥(Cob)의 건강행위 19 서울 / 15 서울보건연구사

| 아픔의 행태<br>(Illness Behavior) | 스스로 아프다고 생각하는 사람이 의사의 조언을 얻고 관련된 행동을 하는 행위 |
|---|---|
| 환자치료 행태<br>(Sick Role Behavior) | 치료를 받는 과정에서 치료지침에 대한 반응 |
| 예방보건 행태<br>(Preventive Health Behavior) | 스스로 건강하다고 믿고 있는 사람들이 증상이 없을 때 하는 행위<br>예 체중 조절, 지방섭취 기피, 금연, 예방접종 |

③ Anderson(1902~1979) 모형  20 서울 / 17 전북 / 16 부산·경기·경북 / 14 전남의료기술직

| 소인성 요인<br>(Predisposing Factor) | • 질병발생 이전에 존재하는 것<br>• 인구학적 변수(성, 연령, 결혼상태 등)<br>• 사회구조적 변수(직업, 교육정도, 인종 등)<br>• 개인의 건강 믿음(질병과 보건의료에 대한 태도) |
|---|---|
| 가능성 요인<br>(Enabling Factor) | • 가족자원 : 가구소득, 재산, 의료보험 등<br>• 지역사회자원 : 의료자원, 의료기관까지의 교통시간 |
| 필요 요인<br>(Need Factor) | • 환자가 느끼는 필요(Perceived Need = Want)<br>• 의학적 필요(Evaluated Need = Need) |

④ Parson 모형
  ㉠ 환자는 정상적인 사회적 역할에서 면제된다.
  ㉡ 환자의 사회적 일탈(Deviance) 상태에 대한 책임이 없다.
  ㉢ 환자는 나아지려고 노력할 의무가 있다. 환자 역할의 부차적 이익을 즐길 때는 인정하지 않는다.
  ㉣ 환자는 능력이 있는 자의 도움을 구해야 하며 의사에게 협조해야 한다. 의사-환자 관계는 부모-자식, 교수-학생과 같은 관계이며, 일정한 관계를 유지한다.

⑤ 건강신념 모형  17 부산보건연구사·충북

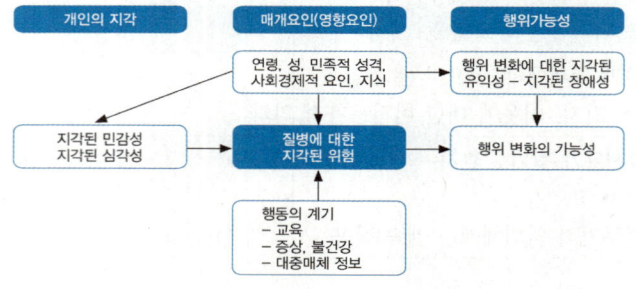

㉠ 이론의 개요 : 예방적 건강행위를 설명하기 위해 1960년대 사회심리학자들에 의해 개발되었고, 이후 질환 행위, 환자역할 행위를 설명하는 데에도 효과가 있음이 입증되었다.

㉡ 사람들이 건강행위를 할 가능성 5가지
  ⓐ 사람들이 자신에게 어떤 건강문제가 발생할 가능성이 높다고 여길 경우
  ⓑ 건강문제가 자신에게 심각한 결과를 가져올 수 있다고 믿을 경우
  ⓒ 자신이 하려는 행위가 건강문제 발생가능성이나 심각성을 감소시켜 줄 것이라고 믿을 경우
  ⓓ 예측되는 이익이 장애보다 크다고 믿을 경우

참고 개정된 건강신념모형(Becker, 1988)

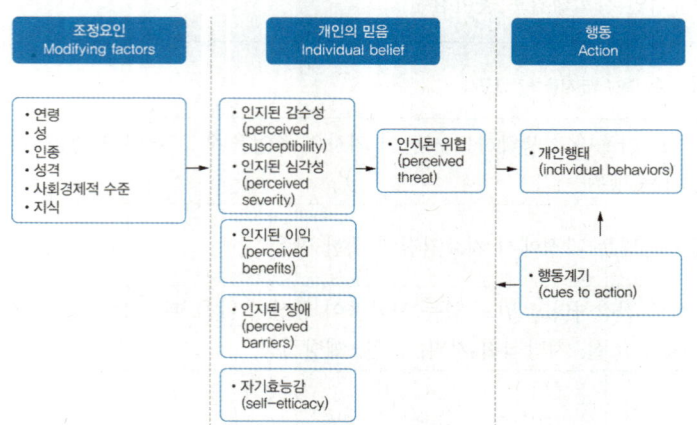

ⓔ 행동을 자극하는 내적 혹은 외적인 경험을 하고, 자신이 그 건강행위를 할 수 있다고 믿을 경우
ⓒ 주요 구성요소

| | |
|---|---|
| 조정요인 | 연령, 성별, 인종, 교육수준 등 인구학적, 구조적, 사회심리학적 요인들이 개인의 믿음을 유발하거나 건강행태에 간접적으로 영향을 미친다고 가정하며 이들 요소는 건강믿음과 건강행태 사이의 관계를 조정하는 요인이라 언급 |
| 인지된 감수성 | 질병에 걸릴 가능성에 대한 주관적 믿음 |
| 인지된 심각성 | 질병에 걸렸거나 치료를 받지 않았을 경우 발생할 수 있는 신체적(사망, 장애 등), 사회적(업무 수행, 사회적 관계 유지 등) 심각성에 대한 주관적인 믿음<br>인지된 위협은 인지된 감수성과 인지된 심각성의 조합으로 두 요소 중 하나라도 없다면 0이 된다. |
| 인지된 이익 | 위험을 감소시키기 위해 제안된 행동이 초래할 긍정적 요소 또는 장점에 대한 개인의 믿음 |
| 인지된 장애 | 위험을 감소시키기 위해 제안된 행동이 초래할 부정적 결과 또는 발생가능한 장애에 대한 개인의 믿음 |
| 행동계기 | 건강행태를 유도할 수 있는 내적 또는 외적 요인을 말함. 본인의 증상, 가족이나 친구의 발병 경험, 보건교육, 매스컴의 캠페인 등 |
| 자기 효능감 | 위험을 감소시키기 위해 제안된 행동을 수행할 수 있을 거라는 자신의 능력에 대한 믿음. 이는 1988년 Becker에 의해 추가된 개념이다. |

ⓔ 5가지 주요 개념
　ⓐ 질병에 대한 인지된 감수성(지각된 민감성)
　ⓑ 인지된 질병의 심각성(지각된 심각성)
　ⓒ 행위에 대한 인지된 혜택(지각된 유익성)
　ⓓ 행위수행에 대한 인지된 장애(지각된 장애성)
　ⓔ 행위를 위한 중재(행동의 계기)
ⓜ 건강신념 모형은 어떤 질환에 대하여 지각된 민감성이나 심각성이 높을수록 동시에 그 행위를 취하는 데 장애 정도가 낮고 유익성이 많을수록 바람직한 건강과 관련된 행위를 한다고 설명할 수 있다.

⑥ Pender의 건강증진 모형(HPM)

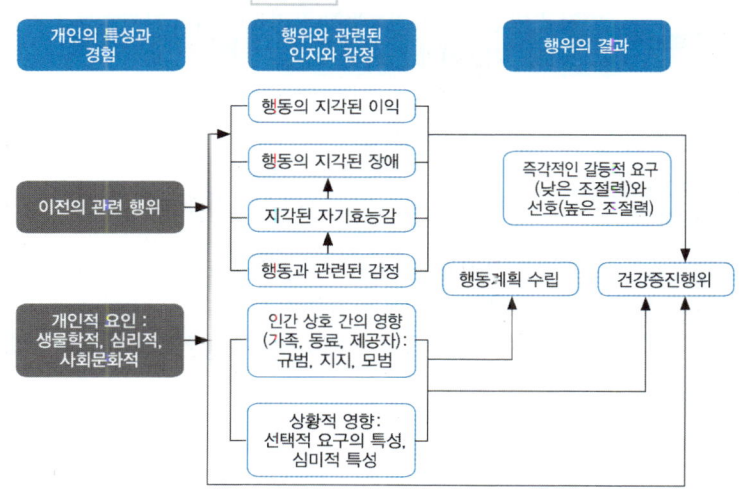

㉠ 이론의 개요

　Pender : 건강증진 행위는 개인의 생활양식의 일부분이며 지속적인 활동이므로 이러한 건강증진 행위를 통제하는 데에 있어서 인식의 조정 과정이 중요하다고 강조한 사회학습 이론으로부터 유래한 것으로, 1982년 처음 소개된 이후 두 번의 수정을 거쳐 1996년 개정된 건강증진 모형을 제시하였다.

㉡ 건강증진 행위의 결정 요인

　ⓐ 개인의 특성과 경험

| 이전의 관련 행위 (1996년 추가된 개념) | | 이전의 행위는 현재의 건강증진 행위에 직접·간접적으로 영향을 미쳐 주의를 기울이지 않고도 자동적으로 특정 행위를 하도록 습관화하게 된다. 습관화의 장점은 행위가 발생할 때마다 일어난다는 것이며, 축적되고 반복될 때 강화된다. |
|---|---|---|
| 개인적 요인 | 생물학적 요인 | 나이, 성, 체중, 사춘기 상태, 폐경 상태, 운동 능력, 힘, 민첩성, 균형성 |
| | 심리적 요인 | 자존감, 자기 동기화, 개인의 능력, 지각된 건강 상태, 건강의 정의와 같은 변수 |
| | 사회문화적 요인 | 인종, 민족, 문화 이입, 교육 수준, 사회경제적 상태 등 |

　ⓑ 행위와 관련된 인지와 감정

| 행동의 지각된 이익 | 특정 행위에 대해 개인이 기대하는 이익이나 긍정적인 결과를 말하며, 처음에는 외적인 이익이 높은 동기적 의미를 지니지만, 건강 행위를 지속시키도록 동기화하는 데는 내적인 이익이 더 강력하다. | |
|---|---|---|
| | 내적인 이익 | 피로감의 감소, 각성 수준의 증가 |
| | 외적인 이익 | 경제적 보상, 사회적 상호작용의 증가 |
| 행동의 지각된 장애 | 이용하기 불가능함, 불편함, 값이 비쌈, 어려움, 시간소요가 많음, 만족감의 감소 등 어떤 행위를 하는 데 장애가 되는 것 | |
| 지각된 자기효능감 | 수행을 확실하게 성취할 수 있는 개인의 능력에 대한 판단으로, 긍정적인 감정을 가질수록 자기효능감은 커지게 되며 자기효능감이 클수록 지각된 장애 정도는 감소하게 된다. | |
| 행동과 관련된 감정 | 행위를 시작하기 전, 하는 동안, 후에 일어나는 주관적 느낌 | |
| 인간 상호간의 영향 | 다른 사람의 태도, 신념, 행위를 인지하는 것 | |
| 상황적 영향 | 개인은 부적합하다기보다는 적합하다고 느끼고, 동떨어져 있기보다는 관련되어 있으며, 불안하고 위협적이기보다는 안전하고 안심할 수 있는 환경이나 상황, 매력적이고 흥미로운 환경에서 보다 능력껏 행동할 수 있다. | |

ⓒ 행위의 결과

| 행동계획 수립 | | 주어진 시간과 장소에서 특정한 사람과 함께 또는 혼자 구체적인 활동을 하거나 행위를 수행 또는 강화하기 위한 명확한 전략을 확인하는 인지적 과정을 포함 |
|---|---|---|
| 즉각적 갈등적 | 요구 | 외부적 요구에 따라 예상하지 않은 일을 실행해야 하거나 좋지 못한 결과가 일어날 가능성이 높을 때 발생 |
| | 선호 | 긍정적인 건강행위 계획으로부터 이탈하도록 하는 선호도 순위에 기반을 둔 강력한 충동 |

ⓓ 건강증진 행위 : 이 모형의 궁극적인 목적지로 개인이나 집단이 최적의 안녕상태를 이루고 자아 실현 및 개인적 욕구 충족을 유지·증진하려는 행위

⑦ KAP 모형(인지조화론) 17 강원 : 지식(Knowledge), 태도(Attitude), 실행(Practice)
  ㉠ 지식과 실천이 반드시 일치하지 않는다(지식만으로 실천이 어렵다).
  ㉡ 태도와 실천은 거의 일치한다.
    ⓐ 지식 : 이성, 태도(가치, 마음) : 감정 - 정서 - 인지(지각)
    ⓑ 전통적인 교육 : 지식, 태도, 실천(강조점 : 지식, 실천)
    ⓒ 현대적인 교육 : 인지, 태도, 자기의사결정 능력(눈높이, 구성주의 교육)
⑧ Green의 PRECEDE-PROCEED 모형 24 지방직 / 16 전북보건연구사 / 15 부산

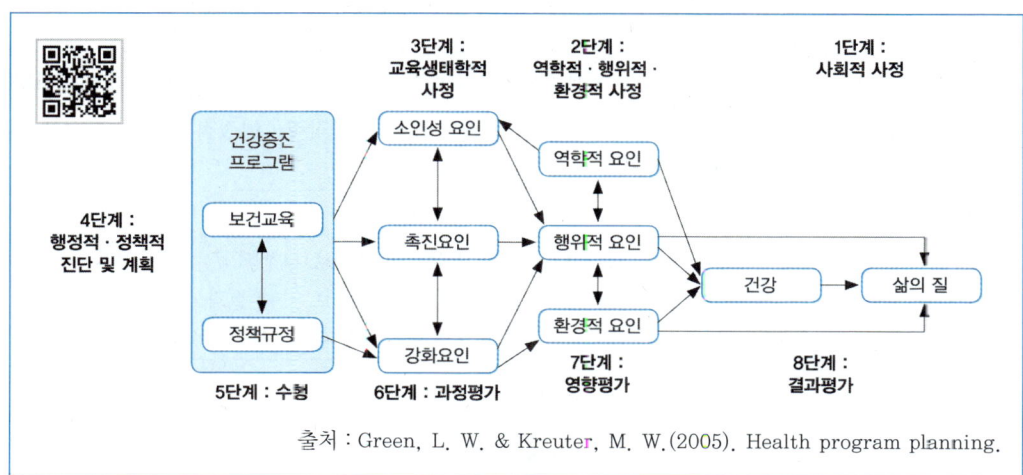

출처 : Green, L. W. & Kreuter, M. W.(2005). Health program planning.

  ㉠ 이론의 개요
    ⓐ Green과 Kreuter는 1980년 PRECEDE 모형을 제시하였고, 1991년에는 이 모형에 정책, 법규, 조직체, 환경 요소를 더 추가하여 PROCEED 모형을 제시하였다.
    ⓑ 보건교육 계획을 위한 체계적이고 조직적인 모형으로, 보건교육의 마지막 결과로부터 시작하여 그러한 결과를 초래한 원인을 찾게 하는 연역적 사고체계이다.

ⓒ 모형의 단계

| 1단계 | 사회적 진단 | • 지역사회 주민을 대상으로 삶의 질에 영향을 미치는 사회적 문제를 사정<br>• 사회적 문제 | | |
|---|---|---|---|---|
| | | | 객관적 지표 | 고용률, 실업률, 결근율, 교육 수준, 주택보급률, 인구밀도, 사회복지 수준, 범죄율 등이 포함 |
| | | | 주관적 지표 | 대상 집단에게 그들의 삶의 질을 방해하는 주요 장애물이 무엇인지를 물어보는 것 |
| 2단계 | 역학적, 행위적, 환경적 진단 | • 1단계에서 규명된 건강문제들에 대하여 순위를 매겨 부족한 자원을 사용할 가치가 가장 큰 건강문제를 규명<br>• 건강문제의 원인이 되는 행위, 환경을 규명<br>• 이 단계를 통해 개인적 또는 조직적 행동의 바람직한 변화를 나타내는 일련의 행동목적이 제시 | | |
| 3단계 | 교육적, 생태학적 진단<br>17 부산 /<br>16 경기·대구·경북 | • 성향(소인) 요인 : 행위를 하기에 앞서 내재된 요인<br>  예) 지식, 태도, 신념가치, 자기효능, 의도 등<br>• 촉진(가능) 요인 : 건강행위 수행을 가능하게 도와주는 요인<br>  예) 보건의료 및 지역사회자원의 이용가능성, 접근성, 시간적 여유 제공성, 개인의 기술, 개인의 자원, 지역사회 자원 등<br>• 강화요인 : 사회적 유익성, 신체적 유익성, 대리보상, 사회적 지지, 친구의 영향, 충고, 보건의료제공자에 의한 긍정적 또는 부적정 반응<br>  예) • 청소년들의 흡연이나 음주의 강화요인은 가장 친한 친구의 영향<br>    • 환자 교육에는 간호사, 의사, 동료 환자, 가족에 의해서 강화<br>    • 산업장에서의 보건 교육은 동료, 감독, 부서장, 가족에 의해서 강화 | | |
| 4단계 | 행정적, 정책적 진단 | 프로그램 및 시행과 관련되는 조직적·행정적 능력과 자원을 검토하고 평가 | | |
| 5단계 | 시행 | | | |
| 6단계 | 평가 | • 과정 평가 : 프로그램이 계획대로 시행되었는가를 평가<br>• 영향 평가 : 프로그램의 투입으로 인한 결과를 평가<br>• 결과 평가 : 프로그램의 수행결과로 나타난 결과인 삶의 질을 측정 | | |

⑨ PATCH 모형

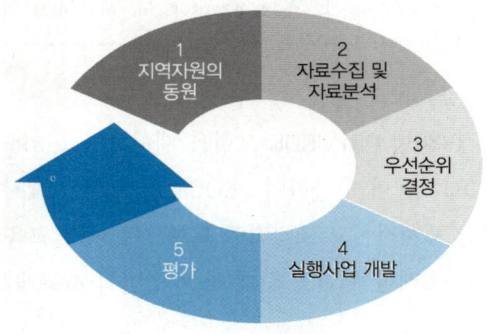

㉠ 정의
  ⓐ 기본적으로 PRECEDE 모형에서 출발하였으며, 그 이후 미국 보건사업기관에 의해 강화되었다.
  ⓑ 주요 핵심은 지역사회 요구에 근거한 지역사회중심 접근이며 현재 널리 활용되고 있다.
㉡ 중요요소 5가지
  ⓐ 계획과정에 지역사회가 적극적으로 참여하도록 한다.
  ⓑ 기초자료에 입각한 사업을 계획한다.
  ⓒ 보건교육을 계획하더라도 포괄적인 건강증진 전략을 개발하도록 한다.
  ⓓ 사업평가를 명확히 하고 결과를 알리도록 한다
  ⓔ 건강증진과 관련한 지역사회 역량을 증대한다.
㉢ 계획수립과정
  ⓐ 1단계 : 지역자원의 동원
  ⓑ 2단계 : 자료수집 및 자료분석
  ⓒ 3단계 : 건강문제의 우선순위 설정
  ⓓ 4단계 : 건강증진 사업계획 및 포괄적인 사업수행 전략개발
  ⓔ 5단계 : 평가를 강조하고는 있으나 무엇보다 지역사회 접근을 포괄적으로 해서 계획하고 사업을 수행했는 지에 더 강조점을 두고 있는 것이 특징이다.

⑩ MATCH 모형

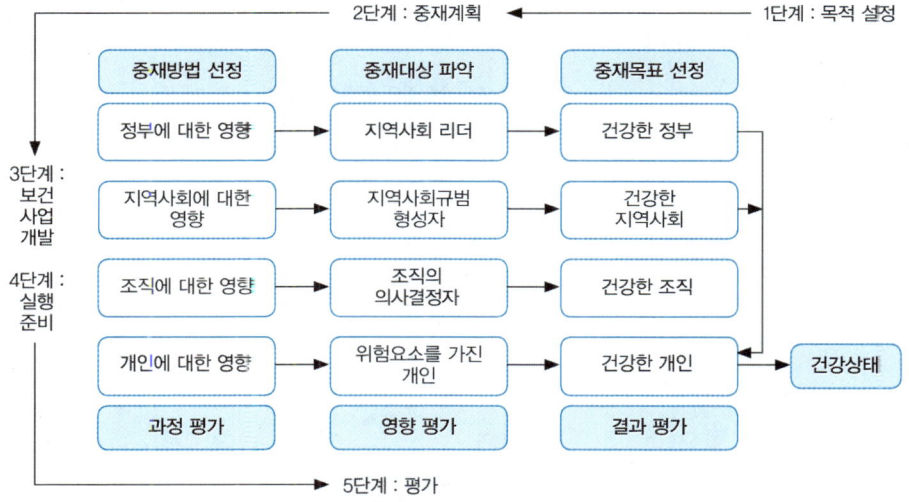

㉠ 1단계 : 목적 설정
  ⓐ 유병률과 변화 가능성을 고려하여 건강상태의 목적을 설정한다.
  ⓑ 이후에 우선순위 인구집단을 선택하고, 행동요인 및 환경요인과 관련된 목적을 설정한다.
㉡ 2단계 : 중재계획
  ⓐ 중재대상, 중재목표, 중재 접근방법과 활동을 모두 알맞게 조합하는 것이다.

ⓑ 중재대상의 수준은 다음과 같다.
  - 개인 수준 : 대상 집단의 개인
  - 개인 간 수준 : 가족 구성원, 동료, 친구, 선생님, 기타 대상 집단의 사람들과 가까운 사람
  - 조직 수준 : 조직의 의사결정자, 규칙의 변화를 유도하는 조직의 정책
  - 지역사회 수준 : 지역사회 지도자
  - 정부 수준 : 정부의 의사결정자, 규칙제정자, 집행자

ⓒ 3단계 : 지역사회보건사업 개발
  ⓐ 지역사회보건사업 단위 또는 구성요소를 결정한다.
  ⓑ 대상의 하위 집단, 세팅, 교육단위와 전달방법 등으로 나누어 자세히 기술한다.
  ⓒ 기존의 지역사회보건사업을 선택하거나 새로 개발한다.
  ⓓ 지역사회보건사업의 각 단위별로 계획안을 세운다.
  ⓔ 지역사회보건사업에 필요한 여러 자료를 수집하고 필요한 자원을 준비한다.

ⓓ 4단계 : 실행

ⓔ 5단계 : 평가
  ⓐ **과정평가** : 중재계획과 과정에 대한 유용성, 실제 수행에 대한 정도와 질, 프로그램 수행 후 즉시 나타난 교육적인 효과 등
  ⓑ **영향평가** : 단기적인 결과로 지식, 태도, 기술을 포함한 중간효과와 행위변화 또는 환경적인 변화를 포함
  ⓒ **결과평가** : 장기적인 프로그램 평가

⑪ MAPP 모형 : 미국 NACCHO와 CDC가 공동개발한 지역보건사업 기획 모형

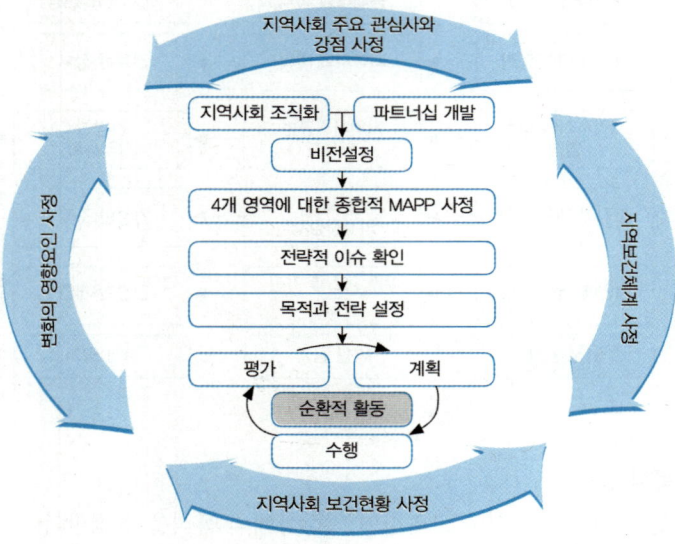

㉠ 1단계 : 조직화와 파트너십 개발
㉡ 2단계 : 비전 확립
㉢ 3단계 : 지역현황 평가(사정)
  ⓐ 지역의 건강수준 평가

　　　　ⓑ 지역사회 관심과 장점
　　　　ⓒ 지역보건체계 평가
　　　　ⓓ 건강문제와 해결능력에 영향을 미치는 환경의 변화
　　ⓔ 4단계 : 전략적 이슈 파악
　　ⓕ 5단계 : 목적과 전략 수립
　　ⓖ 6단계 : 순환적 활동(계획 → 수행 → 평가)
⑫ 사회학습 이론(Bandura) 16 서울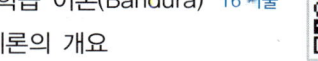
　　㉠ 이론의 개요
　　　　ⓐ 환경과 행동이라는 측면 외에 인간의 인지적인 측면이 인간의 행동을 결정하는 요인이 된다.
　　　　ⓑ 환경과 행동과의 관계는 인간의 인지적인 능력과 상호 작용을 하는 관계이며 이 3가지 구성요인들 간의 상호 작용에 의해 인간의 행동이 결정된다고 본다.
　　　　ⓒ 주어진 환경을 그대로 수용하여 환경에 자신의 행동을 맞추기보다는 자신에게 유리한 상황을 만들어 그 안에서 행동한다.
　　㉡ 사회학습 이론의 구성개념 : 결과 기대와 자기효능감은 가장 중요시되는 인지 과정들 중의 하나이다.
　　　　ⓐ 개인적 요소
　　　　　　• 자기효능감을 강화하는 요소 : 수행 경험, 대리 경험, 언어적 설득, 생리적 상태
　　　　　　• 자기효능감의 영향 요소 : 효능 기대, 결과 기대
　　　　ⓑ 행동 요소 : 자기조절 행동
　　　　　　• 자기조절 행동의 단계 : 자기관찰 단계 → 자기평가 단계 → 자기반응 단계
　　　　ⓒ 환경 요소 : 관찰 학습
　　　　　　• 관찰 학습의 유형 : 대리 강화, 대리 처벌, 모방
　　　　　　• 관찰 학습의 과정 : 주의집중 과정 → 파지 과정 → 운동재생 과정 → 동기화 과정
　　　　　　• 관찰 학습과 관련된 강화의 형태 : 직접 강화, 대리 강화, 자기 강화
⑬ 합리적 행동 이론(TRA) : 행동의 가장 주요한 결정인자가 사람의 행동 의지라고 주장하였으며, 행동의 선행 변수로 사람들이 어떤 행동을 실행할 동기가 얼마나 강한 지와 관련된 행동 의도, 행동 실행결과에 대한 다양한 신념과 각 신념에 대한 평가에 의해 구성되는 행동에 대한 태도, 행동 실행에 대한 주변 사람들의 기대에 대한 자신의 지각과 자신이 그 사람들의 의견을 얼마나 수용하는가에 따라 행동 의도에 영향을 미치는 주관적 규범이 있다.

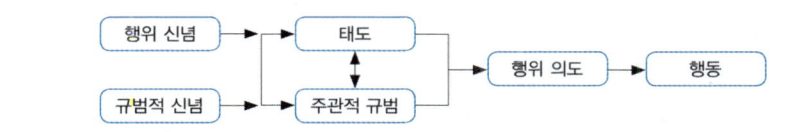

◆ 태도와 규범적 요소가 적절히 잘 측정되었다면 이들이 항상 의도를 예측할 수 있어야 하며 행동에 대한 예측력은 의도-행동 관계의 강도에 달려 있으므로 태도와 주관적 규범의 행동에 대한 효과는 행동 의도에 의해 중재된다.

[Fishbein과 Ajzen(1980)]

⑭ **계획된 행동 이론(TPB)** 16 전북 : 개인의 의지와 행동에 영향을 주는, 개인이 통제할 수 없는 요인들을 설명하려고 TRA에 행동통제 인식을 추가하였다. 개인의 특정 행동은 그 행동을 하겠다는 의도에 의해 결정되며, 의도에 영향을 미치는 핵심요인 세 가지는 행동에 대한 태도, 주관적 근거, 행동 통제 인식이다.

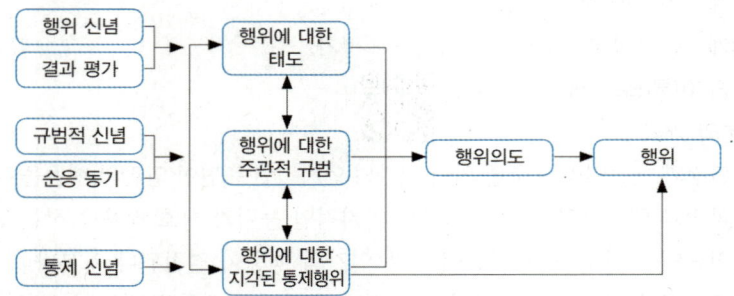

⑮ **귀인이론** : 한 개인이 어떤 행동을 하였을 때 그 사람이 왜 그러한 행동을 하였는지 그 원인을 규명해 볼 수 있게 설명한 이론이다. 즉, 귀인이론이란 어떤 사람의 행동이 내부적 원인에 의한 것인지 아니면 외부적 원인에 의한 것인지 그 판단기준을 제공해주는 이론을 말한다.
  ㉠ 내부적 원인에 의한 행동은 자기 스스로 통제할 수 있는 행동이다. 가령 어떤 직원이 늦게 출근하였을 경우 그것이 전날밤 과음하였기 때문이라면 이는 내부적 원인에 의한 행동에 해당된다.
  ㉡ 외부적 원인에 의한 행동은 자신의 의도와는 상관없이 외부요인 때문에 어쩔 수 없이 하게 되는 행동이다. 이를테면 그 직원이 출근길에 지하철 고장으로 지각하게 되었다면 이는 외부적 원인에 의한 행동이 된다.
  ㉢ **행동의 결과 평가** : 성공의 원인이 자신의 능력이라고 평가 혹은 실패의 원인이 능력부족 또는 통제불능 상황 때문이라고 평가하게 된다.
  ㉣ 건강관련 행동들이 올바르지 못한 귀인에 의해 행해지는 경우가 많다.
    ㉮ 금연시도 실패 후 원인을 성격, 상황, 운 등으로 돌리는 현상
  ㉤ 원인귀속이 교육을 통해 변화될 수 있다면 매우 유용하게 교육에 적용할 수 있다.

[개인 수준, 개인 간 수준, 지역사회 수준의 보건교육]

| 개인 수준 보건교육 | 개인 간 수준 보건교육 | 지역사회 수준 보건교육 |
| --- | --- | --- |
| • 인지조화론<br>• 지식, 태도, 실천 모형<br>• 건강신념 모형<br>• 건강증진 모형<br>• 합리적 행위 이론<br>• 계획된 행위 이론<br>• 귀인 이론<br>• 범이론적 모형 | • 사회학습 이론<br>• 사회적 관계망과 사회적 지지 이론<br>• 정보 처리와 설득적 커뮤니케이션 | • 프리시드 프로시드 모형<br>• MATCH 모형 |

## 2 행정의 개념

### (1) 행정의 정의
① 일반행정학에서의 행정관리설은 행정을 "이미 수립된 법이나 정책을 구체적으로 집행하고 관리하는 기술적 과정"으로 정의하였다.
② 최근의 행정의 개념은 공공 문제의 해결과 이를 위한 정부 외의 공사 조직들의 연결 네트워크를 강조하는 경향이 있는데, 이러한 행정의 개념은 거버넌스(Governance)로서의 행정을 의미한다. 이와 같은 개념은 1970년대부터 발전하기 시작하였는데, 이러한 관점에서 행정의 개념을 정의하면 "행정이란 공익 목적을 달성하기 위한 공공 문제의 해결 및 공공 서비스의 생산, 분배와 관련된 정부의 제반 활동과 상호 작용"이라고 할 수 있다.

> **CHECK POINT** 거버넌스(Governance)
>
> 거버넌스(governance)란 무수한 이해당사자들을 정부정책 결정과정에 참여시키는 새로운 정부 운영방식으로 전통적인 정부 이미지와는 대조되는 새로운 방식의 통치를 가리키는 개념이다. 19 서울 / 15 경기
> 1. 사회가 직면하는 문제들이 점차 국민정부로부터 지역과 지방 커뮤니티의 책임으로 바뀌고 있다.
> 2. 심각한 사회문제들을 해결하기 위한 공적 자금은 점차 줄어들면서 민간단체의 역할이 상대적으로 늘어나고 있다.
> 3. 권력은 국민정부로부터 지방 커뮤니티로 더욱 광범위하고 더욱 넓게 분포되어 있다.
> 4. 단점은 커뮤니티의 인구 구성이 점차 다양화되면서, 극단화와 갈등의 가능성이 점차 높아지고 있다.
> 5. 특성
>    ① 행정은 규범적으로 공공문제의 해결이라는 공익을 지향한다.
>    ② 행정은 공공서비스의 생산, 공급, 분배와 관련된 모든 활동을 의미한다.
>    ③ 공공서비스의 생산 및 공급은 정부가 독점하지 않는다.
>    ④ 행정은 정치 과정과 밀접하게 연계되어 있다. 즉, 정치 행정 일원론의 입장을 취한다.

### (2) 행정의 특성
① 공공성
② 공익성 : 행정은 공공성을 가진 이익 중 공익을 실현시키기 위한 작용이다.
③ 정치성
④ 권력성
⑤ 합리성, 기술성 : 행정은 공공사무의 관리라는 사회기술적 과정 내지 기술적 체제로써 파악되며 고도의 합리성을 추구한다. 합리성은 목표에 대한 수단의 적합성을 말한다.
⑥ 안정성 : 행정은 사회의 건전한 발전을 위한 사회의 안전편 역할을 수행한다.
⑦ 계속성 : 행정은 지속적으로 변화하며 발전하여 나간다.
⑧ 협동적 집단행동 : 행정은 특정한 목적을 달성하기 위하여 두 사람 이상이 집단을 이루어 협동적 활동을 하는 것이다.

### (3) 공공행정과 민간행정의 유사점
① 인간의 협동행위
② 관리기술의 활용 : 관리기법상 정보 체계, 비용편익 분석, 목표 관리와 같은 관리 기술을 활용하게 된다.

③ 목표 달성을 위한 수단
④ 합리적인 의사 결정
⑤ 관료제적 성격

(4) 공공행정과 민간행정의 차이점

| 구분 | 공공행정 | 민간행정 |
|---|---|---|
| 추구하는 목적 | 봉사, 공익 | 경영, 이윤 추구 |
| 정치적 성격 | 정치적 감독, 국민 비판, 감시 대상, 책임성 | 이윤 추구, 도의적 국민 비판, 무책임성 |
| 법적 규제성 | 강함 | 약함 |
| 고객에 대한 평등성 | 강하게 적용 | 약하게 적용 |
| 강제수단의 유무 | 국가 권력, 강제 수단 | 기업 내 한정 강제 |
| 영향력의 규모 | 광범위(국가 전체) | 행정보다 협소(계약 관계) |
| 독점성의 유무 | 독점성 | 경쟁성 |
| 신분보장 | 강함(공무원) | 약함(회사원) |
| 공개성 | 공개(외교, 국방, 보안상 예외도 있음) | 비공개 |
| 권력수단의 유무 | 있음 | 없음 |
| 획일성과 자율성 | 획일성 | 자율성 |
| 평가 기준 | 다원적 기준(능률성, 합법성, 민주성, 효과성) | 단일적 기준(능률성) |

(5) **행정 과정**

① Gulick의 7가지 행정 과정(POSDCoRB) : 최고관리층의 하향적 지시에 의한 조직관리 방식으로 고전적 조직관의 대명사적 용어를 제시 **17 광주**
  ㉠ P(Planning) : 행동하기 전에 무엇을 어떻게 해야 하는지를 결정하는 과정
  ㉡ O(Organizing) : 2명 이상이 공동의 목표 달성을 위하여 노력하는 협동체를 조직하는 과정
  ㉢ S(Staffing) : 조직원의 채용과 훈련, 작업조건, 동기유발 등 제반활동
  ㉣ D(Directing) : 최고관리자의 계속적인 의사결정을 구체적인 형태로 명령, 지시하는 제반과정
  ㉤ Co(Coordination) : 조직의 목표를 달성하는 데 있어서 조화된 기능을 발휘할 수 있도록 같은 성질의 업무를 모으고 동조되도록 하는 의식적인 행위
  ㉥ R(Reporting) : 업무 수행과정에서 상관에게 업무 보고를 하는 것으로, 보고에 필요한 기록, 조사 등 포함
  ㉦ B(Budgeting) : 재정 계획, 회계, 재정 통제의 형식에 의한 예산 편성에 따르는 모든 것으로서, 최고경영자는 예산을 통해 조직을 통제하고 관리

② Fayol의 5가지 행정 과정(POCCC)
  ㉠ 1916년 프랑스 관리과정 학파의 창시자로, 「일반 및 산업관리론」에서 제시
  ㉡ Planning(기획) → Organizing(조직) → Commanding(명령) → Coordinating(조정) → Controlling(통제)

③ 현대적 행정 과정 16 전남
　㉠ 목표 설정 : 가장 창조적인 과정이며 미래의 바람직한 상태를 설정하는 과정
　㉡ 정책 결정 : 설정된 목표를 달성하기 위해 바람직한 대안을 결정하는 과정
　㉢ 기획 : 목표와 정책을 달성하기 위해 구체적인 세부 계획 활동을 수립하는 과정
　㉣ 조직화 : 조직을 구조적으로 편성하고 분업체제를 확립하거나 인적·물적 자원을 동원하고 효율적으로 관리하는 과정
　㉤ 동기 부여 : 조직이 계획대로 움직일 수 있도록 필요한 요인을 제공하고 규제하는 과정
　㉥ 평가(통제) : 실적과 성과를 목표 또는 기준과 비교하면서 평가하는 과정
　㉦ 환류(시정 조치) : 평가결과 계획이나 기준대로 이루어지고 있지 않은 경우 시정 조치를 취하게 된다.

> **CHECK POINT** 보건행정 과정
> 1. PIC : 기획 → 과정 → 통제
> 2. POAC : 기획 → 조직 → 집행 → 통제

(6) **행정 변수(행정 활동에 영향을 미치는 요인)**
① 구조 : 법, 제도, 행정 목표, 의사전달체제, 내부 환경 등이 이에 속한다.
② 국민의 행태 : 인간의 행태, 동기, 태도, 가치관, 성격, 의사결정 등이 이에 속한다.
③ 환경 : 정치, 경제, 사회, 문화, 국민 등이 이에 속한다.
④ 공무원의 가치관 : 변화에 대응능력을 지닌 쇄신적·창의적인 태도를 의미한다.

(7) **행정 문화**
행정 문화란 특정 국가의 행정 관료들의 의식 구조, 사고 방식, 가치관, 태도 등을 의미하며, 관료들의 특권 의식이라고도 한다.

| | | |
|---|---|---|
| 선진국의 행정 문화 | ㉠ 합리주의<br>㉢ 상대주의<br>㉤ 전문주의<br>㉦ 배분적 정의 | ㉡ 성취주의<br>㉣ 모험주의<br>㉥ 과학주의<br>㉧ 실용주의 |
| 개발도상국의 행정 문화 | ㉠ 가족주의<br>㉢ 권위주의, 계층주의<br>㉤ 일반주의<br>㉦ 형식주의<br>㉨ 관직의 사유주의 | ㉡ 의식주의<br>㉣ 연고주의<br>㉥ 정적 인간주의, 온정주의<br>㉧ 운명주의<br>㉩ 할거주의 |
| 우리나라 행정 문화 | ㉠ 가족주의<br>㉢ 권위주의<br>㉤ 일반주의<br>㉦ 관인 지배주의<br>㉨ 운명주의 | ㉡ 의식주의<br>㉣ 연고주의<br>㉥ 정적 인간주의<br>㉧ 집단주의<br>㉩ 비물질주의(신비주의) |

## 3 보건행정의 개념 15 강원

(1) 보건행정의 정의
① W. G. Smillie : 보건행정이란 공공 기관 또는 사적 기관이 사회보건복지를 위하여 공중보건의 원리와 기법을 응용하는 것이다.
② 일반적인 정의(보건사업의 전개에 따라)
 ㉠ 업무과정의 과학적 관리방식에 의하여 능률을 추구하고
 ㉡ 인간관계의 행태론적 파악과
 ㉢ 보건사업의 법률적 관계 조정 및
 ㉣ 보건사업의 성공적인 목적 달성을 위하여 노력하는 과정을 보건행정이라고 한다.
③ 카메야마 고오이치 : 공중보건의 목적 달성을 위하여 보건원리를 적용하여 행정조직을 통해 행하는 일련의 행정 과정
④ 하시모토 미치오 : 공중보건의 기술을 행정조직을 통하여 주민의 생활 속에 도입하는 사회적 과정
⑤ 허정 : 행정법학적 보건행정학의 개념, 행정학적 보건행정의 개념, 보건학적 보건행정학의 개념으로 분류
⑥ 권이혁 : 공중보건의 학리와 기술을 행정조직을 통하여 일반대중의 생활 속으로 도입하는 사회적인 과정
⑦ 양재모 : 인구집단의 건강 유지와 향상이라는 공동의 목표를 달성하기 위하여 합리적으로 행동하는 과정
⑧ 이윤현 : 인간의 건강과 복리를 추구하기 위하여 보건의료와 관련된 모든 분야를 기초해 지속적으로 조직하고 통제하는 모든 과정
⑨ 지역사회 주민의 건강을 유지·증진시키고 정신적 안녕 및 사회적 효율을 도모할 수 있도록 하기 위해 국가나 지방자치단체가 주도적으로 수행하는 국민의 건강을 위한 제반 활동

**CHECK POINT** 보건행정의 기본 4요소

조직 → 인사 → 예산 → 법규

(2) 보건행정의 필요성(보건에 행정을 접목시킨 이유)
① 국민의 기본적인 권리로서의 건강권 대두 : 건강이 국민의 기본적인 권리라는 의식이 대두되면서 건강에 대한 사회나 국가의 책임이 강조되었다.
② 질병의 다인적인 요인 : 지역사회 주민의 건강 행태, 문화, 경제, 생활 양식 등에 영향을 받는다. 즉, 질병은 여러 요인에 의해 발생한다.
③ 포괄적인 건강 문제 대두 : 단순한 치료나 재활의 차원을 넘어 포괄적인 접근의 인식이 필요하다.
④ 집단적 건강 의식 : 두 지역사회집단 이상의 건강문제 인식의 필요성에 의해서 공중보건학이 전개되었고, 이를 행정적으로 뒷받침하기 위하여 새로운 개념의 보건행정이 대두되었다.
⑤ 건강문제의 상호 교호성 대두 : 개인의 건강문제는 다른 사람의 건강상태에 많은 영향을 미치고 또한 영향을 받는다. 그러므로 개인의 건강은 단순히 개인의 문제뿐만 아니라 국가적인 차원의 문제이다.

⑥ 의료기술의 발전·전개에 따른 과학적 보건행정 기법의 필요성 대두 : 전통의학적 접근방법에서 예방의학적 접근방법으로, 그리고 예방의학적 접근방법에서 공중보건학적 접근방법으로 보건의료가 발전·전개되면서 보건행정 기법이 매우 심도있게 요구되었다.

(3) 보건행정의 특성
① 보건행정의 목적은 지역사회 주민의 건강 증진에 주안점을 두어야 한다.
② 지역사회 주민의 욕구와 수요를 반영하며, 시대와 환경의 변화에 부응하여야 한다.
③ 국가나 지방자치단체가 주도적으로 업무를 관장한다.
④ 관리 측면에서 볼 때 보건의료사업을 기획, 집행 및 통제함으로써 국민의 건강 증진을 달성하는 기능을 수행한다.
⑤ 우리나라 보건행정은 공공 행정으로서의 기능이 미약하다.

## 02 보건행정의 범위

22 서울·지방직 / 17 서울·부산·경북보건연구사·경남·대구·광주 / 16 보건복지부7급·전북 / 15 서울·경남·충북

보건행정의 범위는 각국의 역사적 배경과 정치 이념 및 지리적 위치에 따라 달라진다. 보건행정의 전통적 범위는 환경위생을 중심으로 한 지역사회보건서비스와 수혜자에 대한 예방의학적 서비스였으나, 근래에는 치료의학적 서비스를 포함하게 되어 보건행정의 범위가 점차 확대되어 가고 있다.

| 주장자 | 보건행정의 범위 | | |
|---|---|---|---|
| WHO | 1. 보건 관련 기록 보존<br>4. 전염병 관리<br>7. 보건 간호 | 2. 보건 교육<br>5. 모자 보건 | 3. 환경 위생<br>6. 의료 서비스 |
| 미국<br>공중보건협회 | 1. 보건자료 기록과 보존<br>4. 직접적 환경 서비스<br>7. 사업과 자원 간의 조정 | 2. 보건교육과 홍보<br>5. 개인보건 서비스 실시 | 3. 감독과 통제<br>6. 보건시설의 운영 |
| Emerson | 1. 보건 통계<br>4. 전염병 관리<br>7. 보건검사실 운영 | 2. 보건 교육<br>5. 모자 보건 | 3. 환경 위생<br>6. 만성병 관리 |
| Hanlon<br>17 경남보건연구사 | 1. 지역사회를 기반으로 실시되어야 하는 활동<br>2. 질병, 불구 또는 미숙아 사망의 예방<br>3. 조직적 공공노력이 필요한 의학분야<br>4. 보건의료 관련 기록의 수집, 보존, 분석, 활용<br>5. 개인과 지역사회에 대한 보건 교육<br>6. 포괄적인 보건 기획과 평가<br>7. 연구 | | |
| 허정 | 1. 현행조직을 기초로 한 분류<br>　① 의사행정 : 의무행정, 간호행정, 치과의무행정 등<br>　② 약사행정 : 약무행정, 마약행정 등<br>　③ 보건행정(협의) : 방역행정, 위생행정 등 | | |

| | |
|---|---|
| 허정 | 2. 보건사업 내용을 기초로 한 분류<br>① 보건통계사업　② 전염병관리사업　③ 모자보건사업<br>④ 보건간호사업　⑤ 산업보건사업　⑥ 학교보건사업<br>⑦ 환경위생사업　⑧ 의료사회사업<br>3. 예방 및 치료의학적 서비스를 근거로 한 분류<br>① 예방의학적 서비스　② 치료의학적 서비스　③ 사회적 서비스 |
| 관리 측면에 의한 분류 | 1. 환경관리 분야 : 환경위생, 식품위생, 환경오염, 산업보건<br>2. 질병관리 분야 : 역학, 감염병 관리, 비전염성 질환 관리, 기생충 관리<br>3. 보건관리 분야 : 보건행정, 보건교육, 모자보건, 의료보장제도, 보건영양, 인구보건, 가족계획, 보건통계, 정신보건, 영유아보건, 사고 관리, 교통사고 관리, 약물남용, 학교보건, 보건의료정보 관리 등 |

## 03 보건행정의 성격과 가치

### 1 보건행정의 성격(특성) 17 보건복지부 7급·경남보건연구사·경남교육청·광주·강원 / 16 경북의료기술직·인천·전북·전남·부산·서울·경남보건연구사 / 15 충북·울산·경기·보건복지부7급

(1) **공공성 및 사회성** : 보건행정은 국민의 건강유지와 증진을 위한 조직적인 행정이므로 당연히 공익을 위한 공공 이익과 사회성을 갖는다.

(2) **봉사성** : 보건행정은 넓은 의미에서 국민에게 적극적으로 서비스하는 봉사 기능을 가지고 있다.

(3) **조장성 및 교육성** 19 서울 : 보건행정은 지역사회 주민의 자발적인 참여 없이는 그 성과를 기대하기 어려우므로 지역사회 주민을 위한 조장 및 교육을 실시함으로써 목적을 달성한다. 즉, 보건행정은 교육을 중요한 수단으로 사용하고 있다.

(4) **과학성 및 기술성** : 보건행정은 발전된 근대과학과 기술의 확고한 기초 위에 수립된 과학 행정인 동시에 기술 행정이라고 하겠다.

(5) **건강에 관한 개인적 가치와 사회적 가치의 상충** : 생명의 유일함에 대한 무한대의 서비스 욕구를 추구하는 개인의 가치와 한정된 서비스를 분배하려는 사회적 형평성이 상충하는 경우가 발생한다.

(6) **행정 대상의 양면성** : 소비자 보건을 위한 규제와 보건의료산업 보호를 위한 자율을 함께 고려하여야 하는 양면성이 존재한다.

### 2 보건행정이 추구하는 목적(가치) 25 지방직 / 17 대구 / 16 전북·울산 / 15 광주·전남·보건복지부7급

(1) **형평성(Equity)** : 같은 상황에 있는 사람에게 유사한 수준의 대우를 하는 것을 형평성이라고 한다.

(2) **능률성(Efficiency)** 19 울산 : 능률이란 최소의 비용과 노력, 시간으로 최대의 성과, 산출을 얻는 비율, 즉 투입 대 산출의 비율을 말하는데, 보건행정에서도 적은 자원의 투입으로 산출을 극대화시키는 것이 필요하다.

(3) **효과성(Effectiveness)**
   ① 효과성은 의도하거나 기대한 것과 같은 소망스러운 상태가 나타나는 성향을 말한다.
   ② 효과성은 능률성과 약간의 차이가 있다. 능률성은 빈곤층의 건강증진활동 사업 등에 들어가는 비용을 중심으로 측정할 수 있지만, 효과성은 주어진 행정을 집행한 후에 실질적으로 건강증진 활동을 실천한 사람이 몇 명이나 되며 그 비율은 어느 정도인가를 중심으로 측정한다.
   ③ 보건행정은 효과성의 전제 하에 집행되어야 한다. 주어진 예산을 가이드 라인에 따라 필요로 하는 사람을 위해 집행하였다는 사실보다는 주어진 보건행정서비스를 받고 어느 정도가 보건행정이 추구하는 근본적인 목적에 도달하는 것인지를 고려하여 집행하여야 한다.
   ④ 효과성은 정책의 성공 여부를 판단하는 중요한 기준이 되므로 효과성이 높으면 정책이 성공한 것으로 받아들여지고 있다.

(4) **접근성(Accessibility)** : 접근성은 보건행정의 형평성과 효과성을 높일 수 있는 유용한 수단이 된다. 우리나라의 경우 보건행정의 접근도는 지리적 접근도보다는 서비스를 이용할 시간적 접근성(직장인, 농번기 농부 등), 비용 문제로 인한 경제적 접근성(저소득층) 등이 문제가 되고 있다.

(5) **대응성(Responsiveness)** 7 서울
   ① 대응성은 국민의 요구에 부응하는 보건행정을 수행하였는지를 묻는 보건행정의 가치이다. 즉, 대응성이란 정책수혜자의 요구와 기대, 그리고 환경변화에 얼마나 융통성 있게 대처해 나가느냐 하는 능력을 의미한다.
   ② 대응성을 높이기 위해서
      ㉠ 국민의 요구가 무엇이며, 어느 정도까지 제공해야 하는가에 대한 기준이 있어야 한다.
      ㉡ 서비스에 대한 접근성이 보장되어야 한다.
      ㉢ 서비스를 제공하기 위한 자원이 확보되어 있어야 한다.

(6) **민주성 및 참여성(Democracy & Participation)** : 민주성과 참여성은 현대 복지국가에서 모든 정책의 가장 기본적인 정책의 성공 여부를 가늠하는 기준이 되며 정책의 정당성 확보의 기초가 된다. 왜냐하면 보건의료서비스는 국민들의 일상생활과 밀접한 관련이 있을 뿐만 아니라 그 참여의 정도에 따라 보건의료서비스의 질이 좌우될 수도 있기 때문이다.

(7) **합법성(Legality)** : 행정 행위 및 과정이 법률적으로 적합하여야 한다.

(8) **가외성(Redundancy)**
   ① 행정에 있어서 중첩이나 여과 초과분을 뜻한다.
   ② 경제성이나 능률성과는 상반되는 가치이다.
   ③ 목적에 가장 적합한 수단을 확보해 주지는 못하지만 그럴듯한 방안을 채택하는 데 도움을 준다.

(9) **공익성(Public)** : 공공의 이익에 우선순위를 두어야 한다.

(10) **책임성(Accountability)** : 모든 과정에서 국가와 국민에 대한 책임을 의미한다.

(11) **합리성(Rationlity)** : 목적과 수단, 원인과 결과 간의 관계에 대한 정당한 근거를 두고 수행되어야 한다.

## 3 보건행정의 기본 원리

(1) **사회국가의 원리** : 모든 국민에게 생활의 기본적 수요를 충족시켜 줌으로써 건강하고 문화적인 생활을 보장하는 것이 국가의 책무라고 하는 사회국가 원리를 헌법에 규정하고 있다.

(2) **법률 적합성의 원칙** : 보건행정 역시 법률에 의한 행정이 되어야 한다.

(3) **평등의 원칙** : 보건행정 서비스는 모든 국민에게 균형있게 제공되어야 한다. 따라서 보건행정은 누구든지 성별, 종교 또는 사회적 신분에 의하여 정치적·경제적·사회적·문화적 생활의 모든 영역에 있어서 차별을 받지 않는다는 규정에 위반되지 않아야 한다.

(4) **과잉 급부 금지의 원칙** : 과도한 보건의료서비스의 제공은 납세자의 부담 가중, 정부의 지나친 간섭, 정부재정 적자 등을 초래할 우려가 있다. 따라서 보건행정 역시 공익 추구에 적절한 범위 내에서 이루어져야 한다.

(5) **신의성실의 원칙** : 권리자와 의무자는 사회구성원의 일원으로서 서로 상대방의 신뢰를 헛되이 하지 않도록 성실하게 행동해야 한다.

## 4 보건행정의 운영원리

(1) **관리과정** : 관리란 정해진 목표를 달성하기 위하여 인적 물적자원을 활용하여 공식조직체 내에서 행해지는 과정의 상호작용의 집합으로 다음과 같은 특성을 지닌다.
   ① 연속되는 과정이다.
   ② 상호 연관작용을 한다.
   ③ 동적이다(계속적이며 유동적이며 적응하는 속성이 있다).

(2) **의사결정과정** : 여러 대안들 중에서 하나를 선택하는 과정으로 다음과 같은 과정을 거친다.
   ① 의사결정을 해야 함을 인식한다.
   ② 문제를 정의한다.
   ③ 관련 정보를 수집한다.
   ④ 대안의 해결책을 개발한다.
   ⑤ 각 대안을 평가한다.
   ⑥ 가장 수용가능한 대안을 선택한다.

(3) **기획과정** : 행동하기 전에 무엇을 어떻게 해야 하는지를 결정하는 것이다.

(4) **조직과정** : 일정한 환경에서 특정한 목표를 달성하기 위한 분업체계를 의미한다. 즉, 공동의 목표를 달성하기 위하여 업무를 분담하는 과정을 의미한다.

(5) **수행과정** : 주로 조직 내에서 행동을 실제 추진하는 과정이다.

(6) **통제과정** : 조직활동을 감시하는 데 초점을 두고, 조직의 활동결과를 측정하는 기준을 결정하며, 평가기법과 변화가 필요할 때 이를 수정 보완하는 활동까지도 포함한다.

## 5 보건행정의 체계 모형

(1) **투입 요소** : 인력, 시설, 물자, 자금, 건물 설계, 지식(정보), 시간

(2) **변환 과정**
① 기획 : 의사 결정, 재무 관리, 시간 관리
② 조직 : 조직 구조, 조직 문화, 조직 변화
③ 지휘 : 리더십, 동기 부여, 즉장 행동, 의사소통, 갈등 및 스트레스 관리
④ 조정 : 업무·직원 관리, 목표 조정
⑤ 통제 : 의료의 질, 보건업무 평가

(3) **산출 요소**
① 중간 산출 : 효과성, 효율성, 형평성
② 최종 산출 : 만족(환자와 직원 만족), 이환율, 사망, 퇴원, 건강 증진, 건강수준 향상

(4) **환류** : 통제 및 조정(정부, 공급자 및 소비자단체)

(5) **환경** : 정부 시책, 보건의료체계, 사회 기대, 경제 동향, 기술 및 생산 요소의 발달

---

**CHECK POINT  보건의료체계의 투입-산출 모형** 17 서울

1. 환경
   ① 보건의료체계를 둘러싸고 있는 초시스템(supersystem)

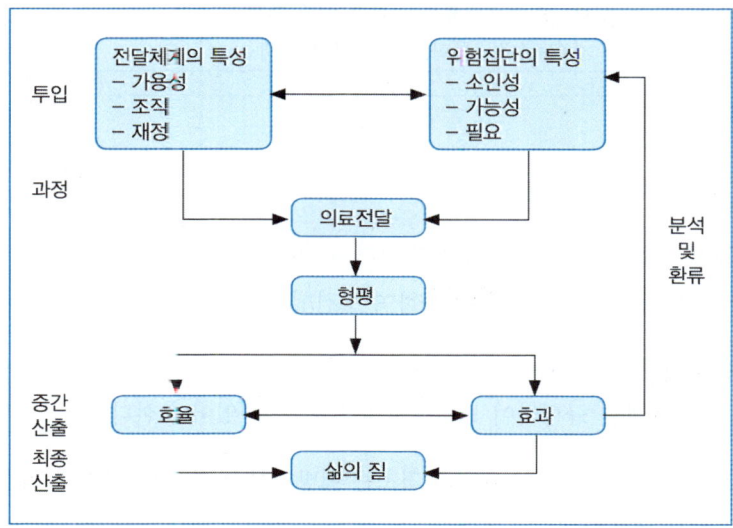

   ② 하위 시스템인 보건의료체계에 영향

2. 투입
　① 보건의료서비스 제공 여건(물적 자원) : 가용성(자원), 조직, 재정 등
　② 보건의료서비스의 대상(인적 자원) : 인구집단, 환자
　　대상 위험집단의 특성
　　　㉠ 소인성 요인 : 보건의료 이용 동기 제공(지식, 태도, 신념)
　　　㉡ 가능성 요인 : 보건의료 자원의 접근성
　　　㉢ 필요(요구) : 보건의료서비스에 대한 요구
3. 과정 : 보건의료 공급자와 수요자인 환자 간의 상호 작용
4. 산출
　① 중간 산출 : 형평성, 효율성, 효과성 등
　② 최종 산출 : 삶의 질, 안녕
5. 분석 및 환류 : 산출과 목표와의 차이에 대한 평가 및 해결

**CHECK POINT 보건의료체계의 유형**

| | |
|---|---|
| 투입 | ① 생산 요소 : 의사, 병상, 의료기술, 보건의료조직<br>② 의료서비스의 대상 : 인구집단, 환자 |
| 과정 | ① 의료전달<br>② 환자와 공급자 간의 상호 작용 |
| 산출 | ① 형평성, 효율성, 효과<br>② 삶의 질 |
| 환류 | ① 고혈압 사업의 비용 분석<br>② 사업의 효과 |
| 환경 | ① 보건의료체계를 둘러싸고 있는 부분<br>② 기후, 수질, 문화, 지식, 국가 정책 |

## 6 보건행정의 기술적 원칙

(1) **생태학적 고찰** : 보건사업에 있어서 가장 근본이 되는 것으로 인구집단의 성별·연령별 구성 및 사회문화적 특성 등 생태학적 특성을 조사하여 보건행정이나 사업수행에 활용할 수 있어야 한다.

(2) **역학적 기초** : 인간집단을 대상으로 질병의 양상 등을 파악하는 것으로 질병발생에 있어 숙주, 환경, 병인의 상호 관계를 규명하여 보건행정에 활용할 수 있어야 한다.

(3) **의학적 기초** : 보건행정에 있어 의학적 기초는 예방의학적 입장, 종합적 보건 봉사 및 의료 봉사라는 입장에서 주로 적용된다.

(4) **환경보건학적 기초** : 질병이나 건강관리에 있어서 인간을 중심으로 대책을 강구하는 것이 의학이라면, 발생 요인을 외적 또는 환경요소를 중심으로 연구하는 학문이 환경위생학이라 할 수 있다.

(5) **사회적 기초** : 국민, 단체, 기관들의 사회적 관계를 통하여 시행된다.

(6) **행정과정론적 접근법(보건관리적 접근법)** : 투입, 전환 과정, 산출(중간 산출, 최종 산출), 환류, 환경을 통한 접근법

## 7 보건행정의 사회과학적 접근방법

(1) **가치관적 접근**
   ① 1차적 고려 대상
   ② 보건의료에 대한 평등주의적 견해와 자유주의적 견해로 구별

(2) **역사론적 접근**
   ① 두 번째 접근방식
   ② 현재와 미래의 보건정책과 사업의 방향 수립 및 실시 여부

(3) **비교체계론적 접근** : NHS와 NHI 혹은 자유방임형 체계, 의료보험 체계 혹은 국민보건서비스 체계 등

(4) **정책론적 접근**
   ① 보건정책이 미래지향적인가, 현실문제의 해결에 적합한가 여부
   ② 비용-효과분석과 비용-편익분석 등을 통한 타당성 여부 평가

(5) **법률적 접근**
   ① 보건의료가 헌법에 명시된 국민의 기본적 권리를 충족하는가 여부
   ② 국가는 행정기능의 발휘를 통해 국민의 기본권이 실현될 수 있도록 노력

(6) **경제론적 접근**
   ① 제한된 보건자원으로 경제적으로 저렴하게 양질의 보건의료를 제공하는가 여부
   ② 소비자의 의료이용 파악 및 분석

(7) **관리론적 접근**
   ① 사회과학적 접근에서 마지막 단계
   ② 과정적 기능과 행태적 기능으로 구성하여 실시

## 8 보건행정가의 역할

(1) **대인관계 역할**
   ① 정부관리자 : 공적 · 법적 · 사회적 기능 수행
      ㉠ 보건 관련 문제에 사회 전반의 이익과 권한을 대표
      ㉡ 각종 의례행사에 해당기관의 장이나 개인자격으로 참여
      ㉢ 자신의 행정영역과 조직에 관한 법률을 성실하고 공평하게 집행
      ㉣ 자신의 판단에 비추어 목표, 법률 및 자원의 필요 변화에 관하여 상사에게 주지

② 섭외자 : 외부인과의 상호 작용
③ 지도자 : 부하직원과의 상호 작용
   ㉠ 보건행정을 활용하고 보건사업을 지역사회에서 집행
   ㉡ 지역사회 중심체의 역할
④ 행정가의 역할
   ㉠ 개념적 기술 : 최고관리자(개념 > 인간 > 업무)
   ㉡ 인간적 기술 : 중간관리자
   ㉢ 업무적 기술 : 하위관리자

(2) 정보적 역할
① 모니터 역할 : 정보, 메일, 관련자 관리
② 교육자 : 대중 보건교육 실행자
   ㉠ 보건행정의 중요 요소인 보건교육을 집행
   ㉡ 보건교육을 능률적인 수단으로 인식하여 이를 교육대상자에게 주지
③ 전문가 : 보건 관련 지식을 숙지하고 활용

(3) 의사결정자
① 관리자
   ㉠ 전문기술을 활용하여 보건의료 활동을 수행
   ㉡ 주위에 있는 전문기술자를 파악하여 활용
② 고충(문제) 처리자
③ 자원 분배자 : 예산 책정, 일에 대한 프로그래밍
④ 중재자 : 협상자

# 9 현대 보건행정의 특징

(1) 보건행정 기능의 확대
① 소극적, 기계적 행정에서 → 적극적, 능동적 행정으로
② 사회질서 유지, 국방 기능에서 → 창조적 변화 담당 기능으로
③ 안정 유지자에서 → 변화 담당자, 창조자로
④ 관리, 집행자에서 → 정책결정자로 행정의 역할 비중이 변화되어 왔기 때문이다.

(2) 행정기구 확대와 공무원 수 증가

> **CHECK POINT** 파킨슨법칙(Parkinson's Law, 부하배증의 법칙, 업무배증의 법칙)
>
> 1. 영국의 행정학자 파킨슨(Cyril Northcote Parkinson)이 1957년에 주창한 법칙으로 공무원의 수는 업무량과는 직접적인 관계없이 심리적 요인에 의하여 꾸준히 증가한다는 이론으로 거대 정부의 비효율성을 비판한 이론이다. 즉, 파킨슨의 법칙은 실제 필요해서가 아니라 단지 심리적 이유에 기인해서 수가 증가한다는 법칙이다.

2. **부하배증의 법칙(제1공리)**
   업무량이 늘어날 때 같은 동료 공무원을 늘리거나 업무 자 분배를 하는 대신 신입 공무원의 보충을 통해서 업무 경감을 꾀하려는 '심리적 특성'이 존재한다.

3. **업무배증의 법칙(제2공리)**
   제1공리로 인해서 신입공무원이 늘어나면 조직내부의 업무(부하에게 지시, 통제, 업무보고 등)가 늘어나 업무량이 더 늘어난다.

(3) **재정규모의 팽창**

(4) **보건행정의 전문화, 기술화, 통계화**

(5) **기획제도의 발전** : 보건행정의 적극적인 사회변화의 유도 역할이 강조되면서 정책결정 역할이 중시되고 사전적 행정, 예방 행정, 기획 행정이 강조되고 있다.

(6) **행정권의 강화와 집권화 초래**

| 양적인 측면 | 질적인 측면 |
|---|---|
| • 행정기능의 확대 강화<br>• 행정기구의 팽창<br>• 공무원 수의 증가<br>• 재정 규모의 팽창<br>• 제3섹터의 증가<br>• 참모조직(막료조직) 및 위원회의 증가 | • 행정의 전문화, 기술화, 과학화<br>• 행정통계의 증가<br>• 행정책임의 강조<br>• 행정의 기획화 : 정책과 예산의 연계<br>• 행정권의 강화 : 신중앙집권화<br>• 사전 정책결정 기능 중시 : 정책실명제<br>• 행정조직의 동태화 |

**CHECK POINT** 조직의 분류

| 구분 | | 주체 | |
|---|---|---|---|
| | | 공공기관 | 민간기관 |
| 목적 | 비영리<br>(공공성) | 제1섹터<br>(정부조직) | 제3섹터(QUANGO, 준 비정부조직)<br>(시민단체, 주민공동생산, NGO, NPO) |
| | 영리 | 제3섹터(QUAGO, 준 정부조직)<br>공기업, 준 정부기관 등 공공기관(한국),<br>민관공동 출자기관(일본) | 제2섹터<br>(민간기업) |

1. 나라 또는 지방공공단체가 공공목적을 위하여 경영하는 공기업을 제1섹터, 영리를 목적으로 하는 사기업을 제2섹터라고 하는데 그것과는 다른 방식에 의한 법인, 방법으로서의 공공목적을 위한 시민참여가 바로 제3섹터이다. 국제적으로 제3섹터는 NPO, 시민단체 그 외의 민간의 비영리단체를 나타내고 영어권(특히 영국)에서는 NPO나 자선단체 등 공공서비스를 제공하는 민간단체를 나타낸다.

2. 본래 제3섹터는 영어에서 비영리 기업을 일컫는 말이지만, 현재는 민간 부문이 가진 우수한 정보·기술과 풍부한 자본을 공공부문에 도입해 공동출자 형식으로 행하는 지역개발사업을 말한다.

3. 제3섹터는 준정부조직으로서 영리를 목적으로 하는 민간부문이 비영리활동을 하는 QUANGO (Quasi-Autonomous NGO)와 공공기관이 영리활동을 하는 QUAGO(Quasi-governmental Org) 두 가지로 나뉜다.
   ① QUAGO : 공공기관이 영리활동을 하며 이때 국가는 계약국가, 그림자국가, 감추어진 공공영역, 공유된 정부 등으로 일컬어진다. 이 준정부부문은 준정부기관과 공기업으로 나뉜다.
   ② QUANGO : 민간부문이 비영리활동을 하는 영역으로서, 정부와 공동생산을 하면서도 정부로부터 독립성을 가지고 운영된다. 또한 이들은 정부 보완적 역할도 수행한다. 이 비영리부문은 시민단체, 법인과 시민으로 나뉘는데, 시민단체 법인으로서 참여연대가 있으며, 시민으로는 자원봉사자가 있다.

4. 제3섹터의 장점
   ① 민간자본을 유치하여 대규모의 사회간접자본 시설을 건설하는 것이 용이하다.
   ② 정부에서 독립된 조직이므로 공공서비스의 경직성에서 벗어나 독립성과 신축성을 가지고 **빠른 환경변화에 능숙하게 대처할 수 있다.**
   ③ 정부부문과 민간부문의 장점이 동시에 활용되어 시너지 효과를 유도할 수 있다.

5. 제3섹터의 단점
   ① 과도한 기업성의 추구로 공익을 상대적으로 등한시할 수 있다.
   ② 주식회사나 재단법인일 때 이들을 통제할 방법이 많지 않다.
   ③ 지방단체의 지분율이 얼마이든 동일하게 통제하므로 과잉개입의 우려가 있다.
   ④ 시장실패와 정부결함이 동시에 일어날 수 있어 기업의 부실화를 야기할 수 있다.
   ⑤ 수익성과 경제성에서, 공동출자한 사기업이 적자 혹은 도산 시 그 부담이 최종적으로 주민에게 부담된다.

6. 대한민국에서의 제3섹터
   제3섹터가 본격적으로 사용된 것은 1990년도부터로, 지방자치단체들이 부족한 자원을 보충하기 위해 제3섹터에 관심을 기울이게 된다. 이로 인해 1992년 12월 지방공기업법 제53조 제2항이 규정한 지방자치단체 출자 비율 50%를 개정하여 25% 이상 50% 미만을 출자한 경우, 민법과 상법에 의해 법인을 설립하도록 하여 제3섹터가 활성화되도록 하는 법적 근거가 마련되었다(민자유치 촉진법안). 이후 1993년부터 제3섹터가 생겨나기 시작하여 1998년 전체 간접경영 사업 110개 가운데 30개가 주식회사용 공기업이 되었다. 현재의 대한민국의 제3섹터 공기업은 한국연구재단, 한국소비자 보호원, 국민연금 관리공단, 한국마사회, 한국철도공사, 한국전력공사, 한국가스공사 등에서부터 쓰레기 봉투 제작과 주유소, 휴게소 설치에 이르기까지 넓은 영역에 걸쳐 퍼져 있다. 그러나 한국의 경우에서도 기존의 영리단체와 충돌하는 경우가 생기는 등, 마찰을 빚고 있다.

김희영 보건행정

# 보건행정의 역사

## 01 서양의 보건행정의 역사 17 광주 / 16 인천·경남·경기·충북·제주·경남보건연구사 / 15 경기7급

### 1 고대 보건의료(기원전~A.D. 500)

(1) 메소포타미아 문명
① 레위기(B.C. 1500) – 「위생법전」: 식품 선택, 쓰레기 처리, 나병의 전염 방지, 피부 등의 위생 문제를 Moses가 언급하였다.
② Hammurabi 대왕의 「Hammurabi 법전」
  ㉠ 의료행위에 대한 책임으로 수술을 서투르게 하는 외과의사의 손을 절단하였다.
  ㉡ 위생시설과 의료행위에 대한 구체적인 조문을 두어 환자를 보호했다.

(2) 이집트 시대
① 청결 관념에 따라 빗물을 모아 급수와 하수 처리를 하였다.
② Herodotus : 이집트인들의 청결과 목욕 및 의복 착용 등의 개인위생에 대해서 기술하였다.
③ Imhotep : 신부 의사(역사상 최초로 병을 고치는 의사)
④ 「Papyri」 42권 : 가장 오래된 의학 사전

(3) 그리스 시대
① 주로 개인의 신체적 건강에 역점을 두었으며, 개인의 청결과 영양 섭취 등이 강조되었다.
② Hippocrates(B.C. 460~377, 그리스)는 병의 원인에 대해 장기설(Miasma)을 주장하여 오염된 공기를 장기라 하고, 이 장기가 체내로 들어가면 질병이 발생한다고 하였다.
  ㉠ 장기설(miasma theory)
    ⓐ Hippocrates(그리스 의학 창시자)가 주장하고 그의 제자 Galen(로마 의학자)이 완성하였다.
    ⓑ 전염병 전파는 나쁜 공기나 공기 중의 유독 물질로 발생된다고 믿던 시대
    ⓒ Malaria(mal=bad, aria=air)에서 보는 바와 같이 모기가 매개한다는 사실을 증명할 수 없었던 당시에는 나쁜(mal) 공기(aria)가 전파한다고 간주되었다.
    ⓓ 질병 관리 방법으로 오염된 공기를 정화시키는 데 대포를 발사한다든가 불을 지르는 방법 및 연기소독법(fumigation)이 사용되었다. 병인을 설명하는 데는 미치지 못했지만 환경위생을 향상시키는 데 공헌한 이론이다.
    ⓔ 질병의 치료 방편으로 휴양, 식사, 좋은 공기, 마사지, 목욕 등도 권장되었다.

ⓒ Hippocrates의 전집(Corpus Hippocratium)에는 감기, 폐렴, 말라리아에 관한 질병이 기록되어 있고, 특히 보건과 위생에 관한 내용은 보건에 관한 학문의 효시라고 할 수 있다.
　　　ⓔ Hippocrates의 4체액설(혈액, 점액, 황담, 흑담)
　　　　　ⓐ 4가지 체액들이 서로 적당한 비례를 이룰 때 사람의 건강은 유지된다고 간주
　　　　　ⓑ 이들이 신체의 성질(Wet, Hot, Cold, Dry)을 결정 : 혈액(다혈질), 점액질(점액), 담즙질(황담즙), 우울질(흑담즙)
　　③ 질병이 인간과 자연의 균형 상실에서 초래된다고 인식하였기 때문에 섭생법에 큰 관심을 가졌다. 따라서 음식물의 섭취와 배설, 그리고 운동과 휴식의 조화 등 생활 양식을 중요하게 여기고 각 개인의 연령, 성별, 체질까지도 고려하였는데, 이는 먹고 살기 위해 열심히 일해야 하는 서민보다는 귀족 위주의 생활방식이라고 할 수 있다.

(4) 로마 시대
　① 노예등록법에 따라 정기적으로 인구조사를 실시하였다.
　② 건축법과 공해방지법을 제정하여 악취 방지와 오물 처리, 위생시설의 개선, 공중목욕탕 시설, 거리의 쓰레기 처리, 위생적인 상수도 공급, 도시의 하수 및 배수 시설을 건설하였다.
　③ 의학의 이론보다는 직접 의료사업을 조직화하고 서비스를 제공하였으며, 병원이 설립된 점이 특징이다. 대도시 및 중소도시에는 의사를 배치하여 정부가 보수를 지불하였으며, 극빈자는 무료였다. 이 시기에는 임산부가 사망할 시 개복수술을 하여 생존한 아이를 구하는 오늘날의 제왕절개술이 시술되었다.
　④ 작업장의 건강문제도 중요시하였는데, 광부의 작업상 위험에 대한 Galen 등의 문헌기록에서도 알 수 있다.
　⑤ 로마시대 3대 전염병 : 발진티푸스, 선페스트(흑사병), 천연두
　⑥ Galen(130~200, 로마)
　　　⊙ 장기설을 계승하였고, 위생학(Hygiene)이란 용어를 처음 사용하였다.
　　　ⓛ 기관 절개술과 제왕 절개술 등의 외과적 절차를 설명하였다.
　　　ⓒ 대기와 환경, 개인의 민감성, 질병 유발에 영향을 주는 행동이라는 전염병의 주요 원인 3가지를 가정하였다.
　　　ⓔ 해부학을 발전시켰다.
　⑦ Frontinus(40~103, 로마) : 「로마의 수도」 - 최초의 보건행정 관계 문헌
　⑧ 전문 의료기관
　　　⊙ 다이아코니아(Diakonia)
　　　　　ⓐ 손님 접대와 병자를 간호하기 위한 장소였다.
　　　　　ⓑ 여집사단이 자신들의 일을 하기 위해 설립하였으나 차츰 의료기관으로 바뀌어 휴게소, 보호소, 진료소의 역할을 하였다.
　　　　　ⓒ 오늘날 보건소나 병원의 외래 진찰소의 기능을 겸하였다.
　　　ⓛ 제노도키아(Xenodochia)
　　　　　ⓐ 다이아코니아보다 더 큰 시설로써 입원환자를 받을 수 있는 시설을 갖추었다.
　　　　　ⓑ 3세기경에는 자선병원으로 이용되었다.
　　　　　ⓒ 여집사들이 기관의 관리와 간호를 하고 주교와 신부 중에서 의사들이 나왔다.

ⓓ 성바실 제노도키움 : 가장 유명한 기관으로, 일반 환자와 구별된 나환자의 격리 수용소와 직원 기숙사 등 오늘날 종합병원의 규격을 갖춘 시설이었다.

## 2 중세 보건의료(암흑기 ; 500~1500) 17 강원

(1) 암흑기라 불리는 중세기 초
  ① 질병과 죄는 본질적으로 관계가 깊다고 보았다.
  ② 질병이란 자신이 저지른 죄에 대한 벌이며 악마나 마법에 걸렸을 대에도 생긴다고 보았다. 따라서 그 해결은 신에게 기도하고 참회하며 천사의 구원을 받는 것으로 가능하다고 생각했다.
  ③ 영적인 것을 중요시하여 목욕을 하지 않고 더러운 옷을 입고 다녔으며, 그 냄새를 없애기 위해 향수를 사용했다.
  ④ 수도원, 사원, 학교가 교회의 보호와 감독 아래 의료 및 보건 위생의 중심으로 등장한 시기이기도 하다.

(2) 6~7세기경 : Mohammad가 죽은 뒤 그의 출생지인 메카로 순례하는 많은 사람들이 각 지역에 콜레라의 대유행을 여러 차례 발생시켰다.

(3) 13세기경 : 나병은 2세기경에 이태리에 전파되었고, 13세기에는 전 유럽에 퍼졌는데, 나환자를 쉽게 식별할 수 있도록 특수한 의복을 입히고 방울을 달아 다른 사람과의 접촉을 차단하여 전파를 방지하였다.

(4) 14세기
  ① 전 유럽을 휩쓸었던 페스트로 인한 사망이 심하여 흑사병이라고 칭하였다.
  ② 페스트로 전 유럽인구의 1/4인 2,500만 명의 사망자가 발생하였다.
  ③ 페스트 유행지에서 돌아오는 사람들에게 항구 밖의 일정한 장소에서 40일간 격리하여 검역하였다. 모든 여행자와 선박에 대해 40일간 격리한다고 해서 검역을 Quarantine이라고 한다.
  ④ 1383년 프랑스 마르세유에서는 검역법에 의해 최초로 검역소를 설치하였다. 16 서울

(5) 15~16세기 : Columbus의 신대륙 발견 이후 나폴리를 통해 매독이 성행하였다. 전쟁과 교역의 증가, 사회적 풍조의 영향을 받아 매독은 전 유럽으로 전파되었다.

(6) Salerno의 「양생법」(1260)
  ① 이탈리아 나폴리에서 발간된 것으로 대중적으로 읽혀진 의학 서적이다. Galen의 「위생학」이 귀족들을 위한 양생술이었다면, Salerno의 「양생법」은 일반 대중들이 일상생활에서 쉽게 활용할 수 있는 양생술이다.
  ② 현세보다는 내세를 더 중요시했으나 신이 부여한 천수인 70세를 다해야 한다는 신념으로 누구나 생활 속에서 실천할 수 있는 양생술을 시 형식으로 써 암기하기도 쉬웠다.
  ③ 주요 내용
    ㉠ 주거, 음식 및 신체 청결 문제(주거 문제보다 식생활을 더 중요시 여김)
    ㉡ 절제 있는 식사와 규칙적인 수면은 질병의 예방과 체액의 올바른 구성을 도와준다고 보았다.

ⓒ 필요한 경우 건강 유지를 위해 방혈 조치를 권고하였는데, 이발사나 목욕탕 종사원들이 담당하였다.

> **CHECK POINT** 중세 종교와 보건(5~15세기)

1. 중세 전반기와 보건(암흑시대 ; 500~1000)
   ① 봉건제도와 기사도
   ② 수도원 : 성베네딕트 수도원
   ③ 회교와 아랍왕국 : 마호메트
   ④ 의료와 보건관리
      ㉠ 감염병의 잦은 유행
      ㉡ 병든 가축을 돌보던 경험으로 농부·목자들이 간호, 관습에 따라 이발사가 작은 수술을 행함
      ㉢ 봉건제도하에 상류층 부인들이 병든 노예를 보호하고 해산을 도움
      ㉣ 교육수준이 높은 수녀 간호사들이 병자를 돌봄
      ㉤ 성 간호사
         ⓐ 성 라데군데 : 나환자 간호에 일생을 헌신
         ⓑ 성마틸다 : 나환자 수용 병원을 세워 목사와 관리인을 채용, 첫 나병 수용소로 발전

2. 중세 후반기와 보건(1000~1500)
   ① 십자군 운동
   ② 군사간호단(기사간호단) : 십자군 전쟁과 간호를 동시에 하면서 전쟁터와 응급구호소를 오가며 활약해 앰뷸런스 서비스의 역할을 함
      ㉠ 성 요한 기사간호단 : 군인을 위해 조직된 응급구호 간호단으로 남자환자 간호에 힘씀
      ㉡ 성 메리 기사간호단 : 여자·어린이를 돌본 단체, 자선사업과 여행 중인 산모·어린이를 돌봄
      ㉢ 성 나자로 기사간호단 : 나환자를 돌보는 특별봉사단으로 나환자 수용소도 설치

3. 종교적 간호단(탁발승단, 걸인간호단)
   ① 성 도미니크(스페인)
   ② 성 프란시스(이탈리아)
   ③ 성 클라라단 : 제2의 성 프란시스단, 나환자 간호, 흑수녀단으로 불림(프란시스의 여제자 클라라가 조직)
   ④ 터티아리스단 : 성 프란시스가 지도하는 제3단이라고도 하며, 가정을 가지고 병원사업과 가정방문, 환자 운반 등 자원봉사를 하는 단체

4. 의료와 간호 상황
   ① 유니버시티 : 성 도미니크와 성 프란시스를 중심으로 다시 공부하겠다는 운동, 종합대학교의 시초
   ② 중세교회는 인체 해부를 허락하지 않음. 이 결과 간단한 수술은 이발사가 하게 됨(이발사 외과의사). 이후에도 외과는 목욕탕 주인, 교수형 집행인, 거세자들에게 맡겨짐

5. 중세 후반기 성 간호사
   ① 성 힐데가르데 : 수녀원을 세워 자연과학, 의학, 간호학을 가르침. 질병의 원인과 증상에 따라 적절한 직접 간호도 실시
   ② 성 에리자베트 : 병원을 지어 고아와 부랑아를 돌봄
   ③ 성 아그네스 : 나환자를 돌봄
   ④ 성 캐더린
   ⑤ 성 브리제트
   ⑥ 성 프란시스 : 재산을 팔아 환자를 간호하고 후생사업에 힘씀

## 3 근세 보건의료(여명기, 요람기, 태동기 ; 1500~1850) 17 제주 / 16 경남

(1) 중상주의(절대주의) 시대 보건의료(1500~1750)
① 의의 : 이 시대에는 과학적 지식을 바탕으로 한 공중보건의 기반을 마련하였다. 즉, 중상주의 시대의 국민의 복지와 보건문제에 대한 의의는 이를 국가적 관심사로 받아들였다는 점이다.
② 중상주의(절대주의) 시대 공중보건의 발전에 이바지한 인물
　㉠ Andreas Vesalius(1514~1564, 벨기에) : 해부학의 개척자이며, 「인체의 구조에 대하여」라는 저서를 통해 단순하고 비평적인 관찰로 인체의 구조에 대한 정확한 지식을 마련하여 해부학을 이론화하였다.
　㉡ William Harvey(1578~1657, 영국) : 「동물에서의 심장과 혈액의 운동에 관한 해부학적 연구」에서 혈액 순환의 발견을 통해 인체를 하나의 기능적인 단위로 생각하는 근거를 마련하였다.
　㉢ William Petty(영국) : 정치 산술을 창시하여 보건통계의 초석을 마련하였다.
　㉣ Girolamo Fracastoro(1478~1553, 이탈리아) : "모든 전염병은 전파력과 증식력을 가진 작은 전염성 물질에 기인한다."라는 전염설을 주장하여, 최초로 전염성 질환의 과학적 이론을 제시하였다.
　㉤ John Graunt(1620~1674, 영국) : 최초로 생명표를 작성하고 「사망표에 관한 자연적, 정신적 제 관찰」이라는 사망통계에 관한 책을 저술하였다. 질병을 통계적 방법으로 분석하였다.
　　◇ 스웨덴은 세계 최초의 국세 조사(1686년 동태 통계, 1749년 정태 통계) 실시
　㉥ Anthony van Leeuwenhoek(1632~1723, 네덜란드) : 배율 200배의 확대 현미경을 탄생하여 최초로 박테리아를 관찰, 미생물의 존재가 밝혀져 확인되었다.
　　◇ 얀센(Janssen, 네덜란드) : 최초의 현미경을 발명(1590년)하였다.
　㉦ B. Ramazzini(1633~1717, 이탈리아) : 산업보건의 시조이다. 1700년에 산업보건학의 고교서 역할을 한 「직업인의 질병」이라는 책에서 도금공, 인쇄공, 광산노동자, 제분공 등 54종의 근로자에 관련된 산업재해에 대해 기술하였는데, 이는 노동자들 사이에서 발생하는 질병을 집대성해 산업의학의 기초를 마련하였다.
　㉧ Thomas Sydenham(1624~1689) : 영국의 히포크라테스로 불렸던 시드넘은 유행병 발생의 자연사를 기록하였고, 장기설을 여전히 주장하였다.
　㉨ J. Lind(1716~1794) : 1747년 괴혈병의 원인과 예방대책을 실험으로 증명함. 영국 해군 보건위생학의 아버지
③ 중상주의(절대주의) 시대의 질병
　㉠ 영국에서의 발한병(English Sweat)
　㉡ 16~17세기에 걸친 발진티푸스, 괴혈병, 수두, 성홍열, 매독, 두창, 페스트가 유행하였다.
　㉢ 17세기 초 어린이 질병인 구루병에 관한 것이 보고되었는데, 심한 불황과 기근에 시달렸던 17세기 초 특히 남부 잉글랜드 주민들에게 많이 발생했다.
　㉣ 15~17세기에는 장기간 항해하는 선원들에게 괴혈병이 발생하였다. 이는 비타민 C의 부족이 그 원인이었는데 신선한 야채와 과일이 예방에 효과가 있었다.

## (2) 계몽주의와 산업혁명 시대 보건의료(1750~1850)

### ① 의의
㉠ 19세기의 환경위생 운동과 근대 공중보건 운동을 만들어 낸 태동기라는 점에서 그 의의가 크다. 이 시기는 동란과 변화, 혁명과 반동의 시대로써 변화의 폭이 큰 혼란한 시기였다.
㉡ 산업혁명으로 인해 근로자들의 도시 집중화를 초래하여 보건문제가 사회문제로 대두되었다. 즉, 인구의 도시 집중화로 도시가 팽창하면서 환경위생상태 불량, 비위생적인 오물과 오수처리문제 발생, 작업환경 불량으로 인한 근로자의 건강 악화, 불량주택의 문제 등이 대두되었으나 관련 과학지식의 부족으로 원하는 만큼의 성과는 거두지 못했다.

### ② 계몽주의 시대의 보건학적 인물과 보건 역사
㉠ Pinel(1745~1826, 프랑스) : 1793년 프랑스 의사인 Pinel은 가정이나 감옥에서 쇠사슬에 수족이 묶여 비인도적 대우를 받는 정신병원 수용환자를 해방시켰고, 정신의료에 있어 환자의 관찰기록을 처음으로 도입하여 그 치료의 결과를 「정신병의 의학 및 철학적 고찰」이라는 논문으로 발표하였다.

㉡ Peter Frank(독일) : 국민의 건강을 확보하는 것은 국가의 책임이라는 생각을 가지고 의사(위생)행정에 관한 최초의 보건학 12권을 출간하였다.

㉢ Edward Jenner(1749~1823, 영국) : 「우두의 원인과 효과에 관한 연구」에서 종두법을 개발, 1798년 우두접종법의 성공에 의해 19세기 초반에 전 유럽에서 두창 예방이 가능하게 되었다. 17 대구

㉣ M. V. Chadwick(1800~1890, 영국) 17 대구
ⓐ 열병 보고서 : 1837~1838년 채드윅은 런던을 중심으로 크게 유행한 열병의 참상을 조사하여 「열병 보고서」를 영국 정부에 제출
ⓑ 영국노동자집단의 위생상태에 관한 보고서 : 1842년 채드윅을 중심으로 작성
ⓒ 이를 계기로 1843년 도시빈민지역 생활환경을 조사하기 위한 특별위원회가 구성되고, 그 후 1846년 공해방지법과 질병예방법, 1847년 도시개선법, 1848년 세계 최초로 공중보건법이 제정되었다.

㉤ L. Shattuck(1783~1859) : 「매사추세츠 주의 위생업무 보고서」를 제출하여 영국에서 시작된 위생개혁 운동을 계승하여 미국에서 위생개혁 운동을 주도하였다.
보고서의 주요내용은 다음과 같다.
ⓐ 중앙 및 지방보건국의 설치    ⓑ 보건정보 교환체계
ⓒ 위생감시제도 확립             ⓓ 매연공해 대책
ⓔ 도시 및 건물위생관리          ⓕ 정기 신체검사
ⓖ 결핵 및 정신병원 관리         ⓗ 학교보건
ⓘ 보건교육                      ⓙ 예방사업

㉥ Semmelweis(1818~1865, 헝가리) : 산과 의학자로서, 산욕열이 시체를 만진 의사의 손에 묻은 유기분해물질의 흡수에 의한 일종의 흡수열이라고 단정하고, 예방법으로 조산에 임하는 의료인들의 손을 염화칼슘액으로 씻어야 한다고 주장하였다. 이 결과 산욕열 발생률이 1/10로 감소하였다.

㉦ Farr(1807~1883) : 파르에 의해 공중보건 활동의 나침반이라 할 수 있는 인구동태의 등록제가 영국 통계국에서 확립되었다.

◎ 미국은 1798년 선원의 질병과 불구 선원들의 관리를 위하여 선원병원 사업법(Marine Hospital Service Act)을 제정하였다.

③ 계몽주의 시대의 질병
  ㉠ 1837~1838년에 런던을 중심으로 열병이 유행하였다.
  ㉡ 미국의 경우 1800~1850년 동안에는 두창, 황열, 콜레라, 장티푸스, 발진티푸스 등의 감염병이 유행하였고, 결핵과 말라리아도 빈발하였다.
  ㉢ 1850년 매사추세츠 주의 결핵으로 인한 사망률은 인구 10만 명당 300명 이상이었고, 주요 사망 원인은 성홍열, 장티푸스, 두창이었다.

  ◆ **매사추세츠 주의 위생상태에 관한 보고서** : 미국에서는 Shattuck이 1850년 보건분야의 지침서라고 불리는 이 보고서를 제출하였다. 내용은 중앙 및 지방보건국 설치, 보건정보 교환체계, 위생 감시제도 확립, 정기 신체검사, 결핵 및 정신병 관리, 학교보건, 보건교육, 예방사업 등 보건행정, 위생관리, 질병관리 등을 총망라하여 미국 공중보건의 역사적 이정표가 되었다.

> **CHECK POINT** 근세기의 분류
>
> 1. 중상주의 시대(1500~1750)
> 2. 계몽주의와 산업혁명 시대(1750~1830)
> 3. 환경위생 시대(1830~1850)
>    ① 장기설
>    ② 접촉전염설
>    ③ 제한접촉설
>       ㉠ 미소 기후 : 제한된 공간 내 기후
>       ㉡ 거대 기후 : 습도, 바람, 비 등의 기후

## 4 근대 보건의료(확립기, 세균학설 시대 ; 1850~1900) 17 제주

(1) 보건의료사업에 있어 보건당국은 전염병 전파에 관련된 각종 요인을 세균학과 면역학의 지식을 응용한 과학적 방법으로 파악하여 검역이나 위생활동에 효과적으로 대처할 수 있게 되었다.
  → 세균학 및 면역분야 발달, 예방의학이 시작된 시기
  ① 1848년 영국에서 중앙 보건의원회가 설립되었다.
  ② 1875년 공중보건법이 제정되었으며, 이 법에 의해 중앙 보건국이 설립됨으로써 보건행정의 기초가 확립되었다.
  ③ 이 시기는 세균학과 면역학 같은 예방의학이 발전된 시기로 Pasteur와 Koch 같은 균학자들이 병원균을 발견하게 되었다.

(2) 보건의료 확립기의 보건학적 인물
  ① John. Snow(1813~1858, 영국) : 콜레라에 대한 역학조사 보고서(1855)는 장기설의 허구성을 밝혀 전염병의 감염설을 입증하는 계기를 마련하였다. 17 대구
  ② Max von Pettenkofer(1818~1901, 독일) : 1866년 독일 뮌헨대학에 위생학 교실을 창립하여 실험위생학의 기초를 마련하였다.

③ Louis Pasteur(1823~1895, 프랑스) : 특정 병원균에 의하여 특정 질병이 발생한다는 사실을 증명하였고, Pasteur가 닭콜레라의 백신(1880), 돼지단독(1883), 그리고 광견병의 백신(1885)을 개발한 후 많은 연구자들이 디프테리아, 파상풍, 장티푸스, 결핵, 황열, 소아마비 등의 예방백신을 개발하였다. 또한 승홍수를 이용한 소독과 고온 증기에 의한 소독법(1881), 저온소독법을 개발하였다. 17 대구

④ Robert Koch(1843~1910, 독일) : 결핵균(1883)과 연쇄상구균, 파상풍균(1878), 탄저균(1876), 그리고 콜레라균(1883)을 발견하였다.

⑤ J. Lister(1827~1912, 영국) : 세균학과 면역학의 기초를 확립하여 그동안 지속된 장기설의 자취를 감추게 하였다. 방부법을 창시하고, 석탄산 살균법과 고온 멸균법을 개발하였다.
→ 무균 수술, 소독제 발달

⑥ William Rathbone(영국) : 1862년 리버풀에서 방문 간호를 시작함으로써 오늘날 보건소 제도의 효시가 되었다.

⑦ Bismarck(독일) : 세계 최초 근로자질병 보호법(1883) 제정, 사회보장 제도 마련

⑧ Ehrlick(1854~1915) : 매독 치료제인 Salvarsan 발명 → 화학 요법의 시작

⑨ Behring(독일) : 인공 수동면역

⑩ Haffkine(프랑스) : 최초 콜레라 백신 개발

## 5 현대 보건의료(발전기, 탈미생물학 시대 ; 1900~현재)

(1) 1900년 이후 영국과 미국을 중심으로 현대 의학이 발전하여 근대 공중보건의 급진적 발전을 가져왔다.

① 1919년 영국은 세계 최초 보건부를 설치 : 보건행정관리 특징을 보면 지방자치적 전통의 강력한 추진력, 예방의학과 치료의학을 결합한 포괄적 서비스, 종합적인 사회보장제도의 운영, 위생공학적 기반 하에서의 환경위생 등으로 요약할 수 있다.

② 미국에서는 1920년에 Winslow가 공중보건의 정의를 발표하였다.

(2) 탈미생물학시대의 공중보건

① 1950년대 이후 보건학은 위생의 개선과 질병의 원인균 발견으로 획기적인 발전을 이루었으며, 항생제와 백신의 개발로 사망률이 감소하여 인구가 급격하게 증가하였다.

② 보건기구 창설
㉠ 국제 위생국 : 미국에서 1902년에 국제위생국이 창설되었으며, 1908년에 국제위생국은 콜레라, 페스트, 천연두, 황열, 발진티푸스에 대한 정보를 주기적으로 수집·배부하였다. 이 기구는 뒤에 범미주 위생국으로 개칭되었다.
㉡ 국제연맹 보건기관 : 1923년에 국제연맹 산하에 보건기관이 설립되어 감염병에 관한 역학정보 서비스를 제공하였고, 말라리아, 암, 나병의 연구 등에 재정 지원과 약품의 국가적 표준을 만드는 데 공헌하는 등 오늘날 세계보건기구의 모체가 되었다.
㉢ UN 산하 WHO 창설(1948)

(3) 탈미생물학시대의 보건 문제
  ① 보건 문제 : 탈미생물학시대의 보건 문제는 인구의 증가와 더불어 노인인구 증가로 인한 인구 구조 문제의 대두, 도시화・산업화로 인한 환경오염 문제가 큰 이슈였다.
  ② 유행 질병 : 페스트, 콜레라, 천연두 등은 환경위생의 개선과 방역 사업으로 거의 자취를 감추었고, 말라리아, 결핵, 성병 등은 저개발국가나 개발도상국들에서 여전히 문제가 되었다.
  ③ 환경 오염 : 환경 오염은 주로 대기, 수질 및 폐기물로 인한 것들이며, 이로 인한 집단적인 보건 문제가 많이 발생하게 되었다.

(4) 보건에의 주민참여와 보건교육기관 설립
  ① 보건에의 주민참여 : 탈미생물학시대에는 개인위생과 집단의 건강 향상을 위하여 지역보건 활동에 주민들의 적극적인 참여가 필요하게 되었다.
  ② 관련 학교 설립 : 지역 간의 감염병 발생 및 관리, 노동자 간의 건강, 어린이의 건강, 환경위생 등의 보건 문제에 대한 교육을 위하여 보건대학원의 설립이 요청되었으며, 최초의 보건대학원은 1912년 매사추세츠 기술학교에 처음 설립되었다(하버드 보건대학원).

(5) 지역사회 보건의 개념 대두
  ① 탈미생물학시대에는 영국과 미국을 중심으로 한 공중보건 사업의 전환점이 이루어지는 시기로서 지역사회 보건학이 대두되었다.
  ② 과거에는 주로 전염성 질환에 관심을 두었다. 그러나 제2차 세계대전 이후에는 건강 단위를 지역사회로 인식하였으며, 여러 질환 중에서 정신 장애에도 관심을 두게 되었다.
  ③ 이 시대에는 감염병 예방은 물론, 개인의 건강상태를 유지・관리하는 새로운 보건정책이 필요하게 되었다.
  ④ 보건소 제도, WHO와의 긴밀한 협조, 사회보장 제도(의료보험, 의료보호 등), 민간보건단체의 활동, 모자보건과 가족계획사업의 발전 등으로 국민건강 증진에 크게 이바지하였다.

(6) 국제 회의
  ① 1972년 : 113개국 정상들이 스웨덴의 스톡홀름에 모여 '인간환경에 관한 UN 회의'를 열고 '인간환경 선언'을 선포하였다. 이 회의에서 '단 하나뿐인 지구'를 보전하자는 공동인식을 가졌다.

  > **CHECK POINT** 인간환경 선언의 4대 원칙
  > 1. 인간은 좋은 환경에서 쾌적한 생활을 영위할 기본적 권리가 있다.
  > 2. 현재와 미래에 있어서 공기, 물 등의 자연생태계를 포함하여 지구의 천연자원이 적절하게 계획, 관리되어야 한다.
  > 3. 유해 물질의 배출 등으로 인해 생태계가 회복될 수 없는 상태로 악화되지 않도록 한다.
  > 4. 경제개발, 사회개발, 도시화 계획 등의 모든 계획은 환경의 보호와 향상을 고려해 계획되어야 한다.

  ② 1972년 : 런던협약은 폐기물의 해양 투기로 인한 해양 오염을 방지하기 위한 국제협약이다. 1972년에 채택되어 1975년부터 발효되었고, 한국은 1992년에 가입했는데 1994년부터 가입국으로서 효력이 발생했다. 런던협약은 유럽 북해가 각국의 폐기물 투기로 오염이 심해짐에 따라 1972년 2월 유럽국가들이 모여 체결한 오슬로 협약이 그 모체이다.

③ 1973년 : UN 산하의 국제환경 전담기구인 'UN환경계획기구(UNEP)'가 창설되었다. UNEP는 UN인간환경회의의 성과를 이어받아 1972년 말 UN 총회에서 설치가 결정되어 1973년 1월 1일 발족된 기구이다. 이 기구는 UN 내외의 환경문제에 관한 활동의 조정과 촉진을 임무로 한다.
④ 1978년 : 구소련의 알마아타 회의에서 'Health For All By The Year 2000'을 실현하는 최선의 방법은 1차 보건의료라는 데 의견을 같이 하였다.
⑤ 1985년 : 오존층 보호를 위한 국제협약인 비엔나 협약이 체결되었다.
⑥ 1986년 : 캐나다 오타와 회의에서 건강증진에 관한 새로운 개념이 검토되었다.
⑦ 1989년 : 바젤 협약
  ⊙ 스위스 바젤에서 유해 폐기물의 국가 간 교역통제 협약(바젤 협약)을 채택하였다. 동 협약은 유해 폐기물의 국가 간 교역을 최대한 억제하고, 강화된 통고 요건(PIC)하에서만 국가 간 이동을 허용하여 불법 교역 및 비가입국과의 교역을 금지하는 규정을 두고 있다.
  ⓒ 바젤 협약은 국제적으로 문제가 되는 유해 폐기물의 수출입과 그 처리를 규제하려는 목적으로 1981년 제9차 국제연합 환경계획 총회에서 다루어진 이래 여러 차례의 회의를 거쳐 1989년 3월 스위스 바젤에서 제정된 협약이다. 이 협약은 1992년부터 발효되었다.
⑧ 1989년 : 몬트리올 의정서는 오존층 파괴 물질인 염화불화탄소(CFCs)의 생산과 사용을 규제하려는 목적에서 제정한 협약이다. 이 협약은 1989년 1월에 발효되었으며, 한국은 1992년 5월에 가입하였다. 이에 따라 염화불화탄소와 같은 규제 물질을 포함한 냉장고나 에어컨 등의 제품은 1992년 5월 이후 비가입국으로부터 수입할 수 없게 되었다.
⑨ 1992년 : 180여 개국의 대표, 83개국 정상들과 국제연합 역사상 최대의 국제회의를 개최, 이 회의에서 리우환경 선언이 선포되었고 환경 보전에 대한 각국의 합의가 도출되었다. 즉, 기후변화협약, 생물다양성 협약 개발과 환경에 관한 선언, 산림보전원칙 성명 등이 채택되었으며, 21세기 지구인의 행동 강령인 '의제 21'이 채택되었다.
  ⊙ **리우 선언** : 환경적으로 건전하고 지속가능한 개발의 구현을 위한 지구환경 질서에 대한 기본 규범이다.
  ⓒ **의제 21** : 리우 선언의 구체적인 실천계획이다.
  ⓒ **기후변화방지 협약** : 지구 온난화를 일으키는 온실가스 배출량을 억제하기 위한 협약이다. 지구 온난화를 일으키는 온실가스는 탄산가스, 메탄, 아산화질소, 염화불화탄소 등 여러 가지 물질이 있다. 이 협약은 1992년 6월 리우 회의 마지막 날 채택되어 1994년 3월부터 발효되었다.
  ② **생물다양성보존 협약** : 지구상의 생물종을 보호하기 위한 협약이다. 이 협약이 처음 논의된 것은 1987년 국제연합 환경계획이 생물종의 보호를 위해 전문가 회의를 개최하면서부터이다. 그 뒤 7차례에 걸친 각 정부 간 회의를 통해 1992년 6월 UN 환경개발 회의에서 158개국 대표가 서명함에 따라 채택되었고, 1993년 12월부터 발효되었다.
⑩ 1997년 : 교토 의정서(선진국의 온실 가스 감축이 주 내용)
  ⊙ 1997년 12월 일본 교토에서 개최된 기후변화 협약으로 교토 프로토콜이라고도 한다. 지구 온난화 규제 및 방지의 국제협약인 기후변화 협약의 구체적 이행 방안으로, 선진국의 온실가스 감축 목표치를 규정하였다.

ⓒ 감축 대상가스는 이산화탄소($CO_2$), 메탄($CH_4$), 아산화질소($N_2O$), 과불화탄소($PFC_8$), 수소화불화탄소(HFC), 불화유황($SF_6$) 등의 여섯 가지이다.

⑪ 1998년 : UN총회가 '세계기후 보전에 대한 결의'를 채택함에 따라 UN환경계획(UNEP)과 세계기상기구(WMO)는 공동으로 IPCC(기후변화에 관한 정부 간 패널)를 구성하고 기후변화에 관한 조사 연구를 시행하였다.

⑫ 2007년 : 발리 기후변화방지 협약 로드맵

UN기후변화 협약이 선택한 내용으로 "UN 정부 간 기후변화 위원회(IPCC) 연구결과대로 주요 선진국들이 온실가스를 2020년까지 1990년 대비 25~40% 감축한다."라는 조항을 삽입하였다. 반면 미국은 이를 끝까지 반대하다가 결국 "당장은 아니지만 2009년까지 구체적인 감축 목표를 내놓겠다."라고 약속하였다.

**CHECK POINT** 발리 기후변화방지 협약 로드맵의 주요 내용

1. 온실가스 감축 : 구체적 수치 설정 없이 온실가스 배출에 대한 '상당한 감축' 목표에 합의
2. 협상 마감시한 : 각국은 2년간 추가협상을 거쳐 2009년 말까지 새 기후변화협약 최종 마무리
3. 개발도상국 배출 억제와 선진국의 지원 : 개도국은 온실가스 배출억제를 위해 측정, 보고, 확인가능한 조치를 시행할 것. 선진국은 이를 위한 과학기술 이전, 금융지원, 투자를 증대시킬 것
4. 열대우림 보호 인센티브 : 2013년부터 개도국이 자국 우림을 태우지 않음으로써 줄어든 이산화탄소량을 판매하는 시스템 시행
5. 기금 마련 : 탄소배출권 거래 시 2%씩 떼어내 조성한 기금을 개도국의 기후변화 피해극복 및 적응 사업에 사용하기로 결정

⑬ 2008년 : 습지 보전을 위한 국제환경회의인 제10차 람사르 총회(서울, 창원에서 개최)
⑭ 2009년 : 국제건강증진 회의
⑮ 2015년 : 파리 협약
  ㉠ 2020년 만료되는 '교토 의정서'를 대체할 신(新) 기후체제로, 프랑스 파리에서 개최된 제21차 유엔 기후변화 협약 당사국 총회(COP21)는 2주간에 걸친 협상 끝에 예정된 종료시한을 하루 넘긴 2015년 12월 12일 '파리 협정(Paris Agreement)'을 세계 195개 참가국의 만장일치로 채택하고 폐막하였다.
  ㉡ 장기 목표 : "기온 상승폭을 2℃보다 훨씬 낮게, 1.5℃까지"
    ⓐ 국제사회 공동의 장기목표로 "산업화 이전 대비 지구기온의 상승폭(2100년 기준)을 섭씨 2℃보다 훨씬 낮게(well below 2℃) 유지하고, 더 나아가 온도 상승을 1.5℃ 이하로 제한하기 위한 노력(strive)을 추구한다."고 합의하였다.
    ⓑ 현재 지구온도는 산업화 이전보다 1℃ 가량 상승한 상태다. 지구 평균기온이 산업화 대비 2℃ 상승할 경우 △10억~20억 명 물 부족, △생물종 중 20~30% 멸종, △1,000~3,000만 명 기근 위협, △3,000여 만 명의 홍수위험 노출, △여름철 폭염으로 인한 수십만 명의 심장마비 사망, △그린란드 빙하, 안데스 산맥 만년설 소멸 등이 발생할 것으로 예측했다.
    ⓒ 탄소 중립 : 이산화탄소를 배출한 만큼 이를 흡수하는 대책을 세워 실질적인 배출량을 0으로 만든다는 개념

ⓒ 파리 협정은 2021년 1월부터 적용된다. 유엔 기후변화 협약 사무국은 내년 4월 22일 유엔 사무총장 주재로 고위급 협정 서명식을 개최하고, 이날로부터 1년간 미국 뉴욕 유엔본부에서 파리 협정에 대한 각국의 서명을 받을 예정이다.

| 구분 | 교토 의정서 | 파리 협약 |
|---|---|---|
| 기간 | 2008~2020년 | 2021년~ |
| 주요 목표 | 온실가스 감축<br>1기 - 5.2%, 2기 - 18% | 기온 상승폭을 1.5℃까지 |
| 대상국 | 선진국 | 모든 당사국 |
| 수행 방식 | 하향식 | (목표 설정) 상향식 |

### CHECK POINT 환경 관련 국제 협약

| 협약명 | 규제 대상 |
|---|---|
| 런던 협약(1972) | 해양오염 방지 |
| 비엔나 협약(1985) | 오존층 보호 |
| 몬트리올 의정서(1989.1) | 오존층 보호(CFC, Halon) |
| 바젤 협약(1989) | 유해 폐기물의 불법 교역 및 처분에 관한 규정 |
| 기후변화방지 협약(UN기후협약, 1992) | $CO_2$, $CH_4$, $N_2O$ 등 감축 |
| 생물다양성 협약(1992) | 각종 생물자원의 이동 |
| 사막화방지 협약(UNCCD, 1994) | 사막화 방지 |
| 교토 의정서(1997) | 온실가스 감축 |
| 발리 기후변화방지 협약 로드맵(2007) | 온실가스 감축 |
| 파리 기후변화 협약(2015) | 온실가스 감축 |

### CHECK POINT 보건행정의 발전 과정

| 발전 과정 | 특징 |
|---|---|
| 고대기 | Hippocrates의 4액체설, Galenus, 장기설(Miasma)의 시작과 계승·발전 |
| 중세기<br>(암흑기, 500~1500) | 육체경시, 콜레라·페스트 등 감염병의 만연, 검역의 시초, 검역법 통과, 검역소의 설치·운영, 환자와의 접촉·이동금지 법률 제정 |
| 근세기<br>(요람기, 1500~1850) | 개인위생이 공중보건으로 전환, 노동자의 보건 문제, Jenner의 종두법 개발, 스웨덴의 국세 조사, Ramazzini의 직업병에 관한 저서, 의사 경찰, 공중보건법 제정(1848) |
| 근대기<br>(확립기, 1850~1900) | 공중보건학의 확립 기초, 예방의학적 개념 확립, 미생물학의 시대, 방문간호사업 시작, Bismarck의 사회보장 제도, Pettenkofer의 위생학 교실, Snow의 역학 조사에 의한 장기설의 쇠퇴 |
| 현대기<br>(발전기, 20세기 이후) | 탈미생물학의 시대, 포괄의료 필요성 대두, 보건소 보급, 국제 보건기구 창설, 알마아타 선언, 리우환경 선언 |

## 02 우리나라 보건행정의 역사

### 1 삼국 시대 이전

(1) 우리나라의 보건에 관련된 최초의 언급은 고조선의 단군 신화에서 찾을 수 있는데, 환웅천왕이 인명과 질병 등 인간의 360여 가지를 다스렸다는 내용과 함께, 마늘과 쑥 등 약초 이름이 등장하는 것으로 보아 경험적인 약물 요법이 존재했음을 추측할 수 있다.
(2) 『삼국지』「위지 동이전」의 기록을 보면 우리 민족이 지저분하고 더러운 것을 피하고 의복을 청결하게 입었으며, 질병으로 죽은 사람의 가족들은 그 집을 버리고 새로운 곳으로 가서 다시 집을 짓는다는 등의 기록이 있다.

### 2 삼국 시대 및 통일신라 시대(서기 935년 이전)

이 시대의 보건의료에 관한 이론으로는 재이론(災異論)과 무속론(巫俗論)을 들 수 있다. 인간능력을 초월한 자연의 이상 현상에 의해 사람에게 육체적 질병과 정신적 질환이 유발된다고 보고, 이에 대한 적절한 비법을 통하여 질병을 물리친다는 것이 재이론이다. 그리고 샤머니즘을 주제로 하여 인간의 축복과 평안을 기원하며 질병퇴치 역할을 하였는데, 이는 무속의 한 분야였다.
① 재이(災異)란 인간의 능력으로 알 수 없는 자연의 재난 또는 이상 현상을 하늘의 예시로 파악하는 것으로써, 감염병의 유행은 잘못된 정치에 대한 경고 내지 견책으로 받아들여졌다.
② 무속(巫俗)적인 사상은 자연에 대한 두려움으로 인해 자연대상에 영(靈)이 있다고 믿고, 그것을 신봉하는 것으로써, 병을 쫓기 위해 샤먼(Shaman)에 의존하게 되고 샤머니즘의 마술방법을 이용하게 되었다.

(1) **삼국 시대**
① 고구려 : 왕실치료를 담당하는 시의 제도가 있었다. 그리고 명의들의 처방을 모아놓은 「고구려 노사방」이 있었다.
② 백제 : 약물을 취급하는 약부, 의학을 담당하는 의박사, 약초의 채취를 담당하는 채약사, 주술로 질병을 다루는 주금사 등의 관직 제도가 있었다. 의서로는 「백제신집방」이라고 하는 것이 있었다. 16 인천
③ 신라 : 신라는 고구려와 백제에 비해 중국 의학의 도입이 늦었지만 「김무약방」을 저술한 김무와 일본 의학에 큰 영향을 미친 승의 법탕 등과 같은 명의가 있었다.

**CHECK POINT** 삼국의 보건의료

| 고구려 | 백제 | 신라 |
| --- | --- | --- |
| • 시의(어의)<br>• 「고구려노사방」 | • 약부 : 일종의 의료기관, 약제 조달<br>• 의박사(교수)<br>• 채약사 : 약재 채취 전문가<br>• 주금사 : 약사주, 기도로써 질병을 치료하던 고대의 의원<br>• 「백제 신집방」 | • 승의<br>• 「김무약방」 |

(2) 통일신라 시대

통일신라는 비교적 잘 짜인 의료제도를 갖추고 있었다.
① 약전 : 의료행정을 담당하는 기관으로, 이곳에는 직접 의료에 종사하는 공봉 의사가 있었다. 16 인천
② 내공봉 의사 : 왕실의 질병을 진료
③ 공봉 복사 : 공약전에 소속되어 있으면서 금주로써 질병을 예방하는 무주술사
④ 국의 및 승의 : 어떤 의료기관에 소속된 직명이 아니고 당시의 명의를 일컫는 용어이다.
⑤ 제도화된 의학 교육은 효소왕 원년(691)에 실시 : 교육은 본초경, 갑을경, 소문경, 맥경, 명담정, 난정 등을 2명의 박사가 실시하였다. 의생(학생)과 의박사가 있었다.

### 3 고려 시대(936~1392) 16. 울산

(1) 고려 시대에 와서도 재이론적 질병관과 무속적인 행사가 질병의 치료와 예방에 큰 역할을 하였다. 그런 가운데 감염병 유행지역에 의원을 파견하고, 감염병으로 죽은 시체는 묻고, 감염병 유행지역의 사람들을 격리시키는 대책이 있었다.

(2) 의료 기관

① 태의감 17 경남보건연구사
　㉠ 고려의 대표적인 중앙 의료기관으로, 의약과 치료의 일을 담당한 의약 관청이다.
　㉡ 양반 관료와 백성의 질병(주로 전염성 질병)에 대한 치료, 약품 제조 및 의학 교육과 의원에 대한 과거 실시 등을 관장하였다.
　㉢ 명칭은 사의서, 전의사, 대의감 등으로 변경되어 고려왕조 내내 지속되었다.
② 제위보 : 빈민 구제와 질병치료 사업을 담당하였다.
③ 상약국 : 궁내 어약을 담당하였고, 국왕을 비롯한 궁중의 질병을 치료하였다. 17 경남보건연구사
④ 혜민국 : 일반 서민의 의료를 담당하였다.
⑤ 동서대비원 17 제주
　㉠ 수도 안에 있는 가난한 병자, 무의탁 노인과 고아들을 치료하고 보호·양육한다는 사명을 띠고 있었다.
　㉡ 수도 개성의 동쪽과 서쪽 지역에 각각 설치된 국립 구료기관이었다.
⑥ 의학원 : 의학 교육 기관이었다.
⑦ 약점 : 지방의 경우에는 주, 부, 현의 행정 말단 단위에 약점이 설치되었는데, 오늘날의 보건소 역할을 담당하였을 것으로 보인다. 16 인천

(3) 고려 시대 향약과 발전이 어느 정도 진척되었다. 즉, 이 시기에 전부터 내려오던 전통 의학을 기반으로 하여 약재와 의료 기술이 발전하기 시작하였다. 구체적인 예를 보면, 의종 때 「향약고방」과 「제중입효방」, 그리고 고종 때에는 「어의촬요방」, 「향약구급방」, 「향약간이방」 등의 의서가 만들어졌다. 이 중에서 「향약구급방」은 50여 종의 질병에 관한 기술과 전문과별 질병 및 식중독에 대한 기록이 비교적 상세하게 되어 있다.

## 4 조선 시대(1392~1910) 20 서울 / 17 경남보건연구사 / 16 울산

(1) 조선 시대에는 침과 뜸을 주축으로 한 의료기술의 발전과 약재의 재배기술 발전으로 약제 등이 현격하게 발전하였다. 또한 의료인의 양성이 활성화되었고 이에 대한 시험제도가 확립되었으며, 각종 의서도 활발하게 간행되었다. 그리고 감염병에 대한 방역사업도 활발하게 전개되었다.

(2) 의료 기관
① 전형서 : 예조에 속한 의약을 담당하는 기관이었다.
② 내의원 : 왕실 의료를 담당하였다. 15세기 중엽 이후에는 조선에서 규모가 가장 크고 가장 급이 높은 의료 기관이었으며, 갑오개혁 이후 유일하게 존속하였다.
③ 전의감 : 왕실의 의약과 일반 의료 행정을 담당하였고, 의원을 선발하는 과거시험인 잡과를 관할하였다.
④ 혜민서(국) : 혜민국을 1463년 개칭한 것으로, 일반 의약과 일반 서민 치료를 담당하였다. 17 대전
⑤ 활인서(원) : 일종의 빈민 구제 기구였다(후에 혜민서와 업무 통합).
⑥ 제생원 : 지방에 조직된 의료기관들을 통일적으로 관할할 목적에서 조직된 중앙 의료기관으로, 향약의 수납과 병자의 구치를 담당하였다(후에 혜민서와 업무 통합).
⑦ 치종청 : 종기 등 외부질환의 치료를 중심으로 한 기관으로 전의감의 부속기관이다.
⑧ 의서습독관 : 의학의 강습과 연찬을 목적으로 세조 2년에 설치되었다.

> **CHECK POINT** 삼의사
> 1. 조선의 대표적인 중앙 의료기관
> 2. 내의원, 전의감, 혜민서 : 이 중에서 내의원만을 내국, 전의감과 혜민서를 외국이라고도 하였다.

(3) 의약서
① 세종 때 「향약집성방」과 「의방유취」, 「신주무원록」, 그리고 「향약채취월령」이 완성되었다. 특히 이 중에서 「향약채취월령」은 향약재의 효율적인 생산과 이용에 관한 의료지식을 보급하는 데 큰 역할을 하였다.
② 태종 때에는 의녀 제도를 두었다.

> **CHECK POINT** 조선 시대의 의녀 제도
> 1. 여성이 남의에게서 진료를 받는 것조차 허락할 수 없어 이를 해결하기 위해 여성 의료인을 양성할 필요가 대두되었다. 이에 태종 6년(1406) 의녀 제도가 신설되고 동녀(童女)에게 의술을 가르치게 되었다. 세종 5년(1423)에는 지방까지 확대하여 지방 출신의 의녀들이 한양에서 교육을 받을 수 있게 되었다.
> 2. 목적
>    ① 여성에게 의술을 가르쳐서 궁중과 사족 여성의 병을 구료하고자 함이다.
>    ② 유교의 애민정치 사상에 입각하여 백성의 생명을 구제하고자 함이다.

3. 의녀의 교육
　① 의녀의 신분은 10~15세 이하의 관비였다. 의녀의 교육은 혜민서에서 관장하였다. 혜민서의 의녀는 능력에 따라 내의원의 내의녀가 되기도 하였다.
　② 혜민서 의녀는 매월 시험을 통해 합격 또는 불합격의 평가를 받았으며 점수가 높은 3인은 포상으로 월료를 주었다. 3번 불합격한 자는 혜민국의 다모로 강등시키는 벌을 주었다.
　③ 진맥과 침구를 중요한 교육내용으로 삼았고, 명약은 중요시 다루지 않았다. 침술은 의녀들끼리 실습하여 습득하도록 하였다.

4. 의녀의 활동
　① 조선 후기에는 전문성에 따라 침의녀, 맥의녀, 약의녀로 구분되었으며 이들 활동은 간호, 조산, 침구, 명약 등 이었다.
　② 진찰법은 망진(시진), 문진, 청진, 촉진 등이 있는데 의녀는 망진과 촉진을 하였다. 의녀가 궁중의 여성을 진맥하여 증후를 의관에게 전하면 의관은 의녀의 말에 준하여 치료방법을 의논하여 병을 치료하였다.
　③ 침구술은 의녀의 주된 업무였으나 침을 맞을 때 그 증후가 어떠한지를 의관에게 보고하기도 하였다.
　④ 지방은 한양에 비하여 의료인이 드물었기 때문에 의녀 활동의 폭이 더욱 넓었을 것으로 추측된다.

　③ 선조 때 「동의보감(허준)」은 그동안의 중국과 조선의 의·약을 총정리한 종합 의서이다.
　④ 조선 후기인 1894년에 이제마는 「동의수세보원」을 집필하였으며, 또한 사상 의학(설)을 창안하였다.

### (4) 약령시의 출현과 온천 요법의 발전
　① 1700년대 초에 전국적으로 약령시가 열렸으며, 지방관청이 이를 관리하였다.
　② 온천 요법이 발전하여 일반 백성은 물론 국왕들도 자주 온천을 이용하였다.

### (5) 조선 후기 서양의학의 유입
　① 실학파의 활동
　　㉠ 실학파는 실사구시(實事求是)를 내세워 실용적인 제도와 국가기관의 설립을 주장하였다.
　　㉡ 이익은 「성호사설」에서 서국의를 소개하였다.
　　㉢ 박지원은 「열하일기」에서 서양수로방을 제시하였다.
　　㉣ 정약용은 「여유당전서」와 「마과회통」에서 신종 종두기법 등을 소개하였고, 「의령」이라는 의료 관련 저서를 남겼다.
　② 개화파의 활동
　　㉠ 개화파는 이용후생(利用厚生)의 논리를 주장하여 보건의료 문제에 대한 실제 응용과 개혁을 주장하였다.
　　㉡ 지석영은 「우두신설」이라는 저서에 종두법의 필요성을 강조하였고, 종두법을 실제로 시행하였다. 지석영의 종두법 시행은 서구 의술의 최초 적용이라는 큰 의미를 지니고 있다.
　　㉢ 김옥균의 「치도약론」과 유길준의 「서유견문」에서는 환경위생 사업을 강조하였다.
　　㉣ 박영효는 보건의료 제도의 전반적인 개혁을 주장하였다.

③ 선교사 활동
　㉠ 선교사들은 의료기관을 적극적으로 설립하였다. 선교활동의 일환으로 1885년에 광혜원이 설립되었고(Allen의 건의), 그해 광혜원이 제중원으로 개칭되었다.
　㉡ 선교사들의 의료봉사 내지 보건의료 활동은 선교를 효과적이고 인도적으로 수행하기 위한 측면이 많았다고 볼 수 있으나, 그들의 활동은 일반 백성이 처음으로 서양 의학을 접하는 계기가 되었다는 점에서 의의가 크다.
④ 갑오경장(갑오개혁)
　㉠ 1894년(고종 31) 갑오경장(갑오개혁)은 서양의 의학적 지식이 유입되는 계기가 되었다.
　㉡ 이때 내부에 위생국(최초의 근대 보건행정 기구)이 설치되었고, 1895년 4월 17일 내부의 분과 규정이 공포되면서 위생국이 의무과와 위생과로 분리되었다.
⑤ 광제원(1899년 내부 소속)
　㉠ 1899년 내부병원이 1900년 광제원으로, 1907년 대한병원으로 개칭되었다.
　㉡ 내부병원에서는 종두업무를 취급하였으나 광제원으로 개칭되면서 한성종두사가 독립되어 한성종두사에서 종두업무가 실시되었다.
　㉢ 일반 환자뿐만 아니라 전염병 환자도 취급하였다.

## 5 일제 강점기(1910~1945) 15 경기

### (1) 의료와 경찰 위생
① 중앙은 경찰국에 위생과를 설치하여 공중위생 업무, 의사·약사·약제사의 면허 업무, 병원·의원 등의 관리 업무를 수행함으로써 보건행정을 경찰이 담당하였다.
② 지방은 각 도에 경찰부를 두어 의료 행정을 맡게 하였으나, 중앙이나 지방 경찰부서의 의료 행정은 질병의 치료보다는 전염성 질환자의 감시와 격리에 주의를 기울였다. 즉, 강력한 경찰 위생 제도를 실시하였다.
③ 강제적인 위생방역 시책과 영리를 목적으로 한 보건의료 사업을 통한 수탈이 자행되었으며, 한편으로는 향약의 말살 정책, 한국인에 대한 마약의 방조와 성병의 조장, 식민 정책을 용이하게 하기 위한 보건의료인 양성과 보건위생정책 실시 등이 자행되었다.

### (2) 의료기관과 의료면허 제도
① 식민 통치를 쉽게 하기 위한 일환으로 자혜의원과 대한의원을 설립하여 그 책임자를 모두 총독부의 각 부 장으로 임명하였다.
② 의료면허 제도를 실시하였는데 의사와 의생 제도가 그것이다. 의사는 의사, 치과의사, 한지의사, 입치영업자 등으로 구분하였으며, 의생은 종래의 전통 의약에 종사한 사람들을 무마하기 위하여 두었다.
③ 그 외에 조서산부, 간호부, 약제사, 제약자, 약종상, 매약업자 등의 면허 제도가 있었다.

## 6 미 군정기 및 과도정부 시대(1945~1948)

(1) 1945년 위생국을 미군정령 1호에 의하여 설치하였으며, 그 후에 보건후생국으로 명칭을 바꾸고, 각 도에도 보건후생국을 설치하였다.

(2) 1946년 보건후생국을 보건후생부로 승격시키면서 15국 47과로 확대하여 조직을 개편하였다.

(3) 과도정부 시대인 1947년에는 보건후생부의 직제는 잠시 7개국으로 축소되었다.

## 7 대한민국 정부 수립(1948.8.15.) 이후

(1) **행정제도의 변천**
   ① 1948년에 보건후생부를 폐지하고 사회부로 개편하였는데, 이 사회부에는 노동국, 후생국, 부녀국, 주택국, 보건국 등의 부서를 두었다.
   ② 1949년에는 사회부 보건국을 보건부로 독립, 승격시켰다.
   ③ 1955년에는 보건부와 사회부를 통합하여 보건사회부로 개칭하였다.
   ④ 1994년에는 보건사회부를 보건복지부로 개편하였고, 보건사회부의 노동분야 업무는 고용노동부를 신설하여 고용노동부로 이관하였다.
   ⑤ 한편 보건사회부의 외청으로 환경청이 1980년에 신설되었다가 1989년 환경처로 격상되었으며, 그 후 1994년 보건복지부의 개편과 함께 환경부로 다시 승격되었다.

(2) **보건행정 관련 법률 제정**
   ① 1948년 7월 17일 정부조직법의 제정(사회부 설치)과 1949년 동법의 개정(보건부로 개편)으로 각종 보건의료 관련 법률이 제정, 공표되기 시작하였다.
   ② 1951년 국민의료법, 1954년 해·공항 감염병 및 감염병 예방법, 1956년 보건소법(1962년 9월 24일에 전면 개정) 등을 시발로 이후 각종 보건의료 관련 법률이 제정되어 보건의료 제도가 서서히 확립되기 시작하였다.
   ③ 2005년 10월 : 보건복지부 직제 개편(1실 4본부) – 정책홍보관리실, 사회복지정책본부, 보건의료정책본부, 보험연금정책본부, 저출산고령사회정책본부
   ④ 2008년 3월 : 보건복지가족부(4실, 4국) – 기획조정실, 보건의료정책실, 사회복지정책실, 아동청소년가족정책실, 건강정책국, 보건산업정책국, 저출산고령사회정책국, 장애인정책국
   ⑤ 2010년 3월 : 보건복지부 직제 개편
   ⑥ 2025년 현재 : 4실 5국 – 기획조정실, 사회복지정책실, 인구정책실, 보건의료정책실, 장애인정책국, 사회보장위원회사무국, 건강보험정책국, 건강정책국, 보건산업정책국

### CHECK POINT | 시대별 주요 보건기관 24 지방직

| 구분 | 의약 행정 | 왕실 의료 | 서민 의료 | 전염병환자 치료 | 구료 기관 |
|---|---|---|---|---|---|
| 고려 시대 | 태의감 | 상약국 | 혜민국 | 동서대비원 | 제위보 |
| 조선 시대 | 전의감 | 내의원 | 혜민서 | 활인서 | 제생원 |
| 일제 강점기 | 위생과 | | | | |
| 미 군정기 | 보건후생부 | | | | |
| 현재 | 보건복지부 | | | | |

### CHECK POINT | 보건복지부 직제 변경 15 경기

위생국(1894) → 경찰국 위생과(1910) → 위생국(1945) → 보건후생국(1945) → 보건후생부(1946) → 사회부(1948) → 보건부(1949) → 보건사회부(1955) → 보건복지부(1994) → 보건복지가족부(2008) → 보건복지부(2010.3)

## 김희영 보건행정

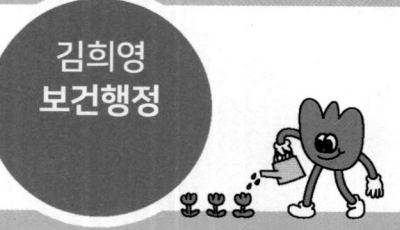

# PART 02

# 보건행정 조직과 조직 이론

CHAPTER 01 조직의 기초 이론
CHAPTER 02 보건 인사행정

# CHAPTER 01 조직의 기초 이론

김희영 보건행정

## 01 조직의 이해

### 1 조직의 개념

(1) 조직의 정의
① 고전적 의미 : 고전적 조직이론은 과학적 관리론에 기초하여 이론이 구성되어져 있는데, F. W. Taylor는 '조직이란 완만한 환경 속에서 집단 내부의 목표를 달성하기 위해 업무를 분할하고 업무에 상응하는 책임과 의무소관을 명확히 하는 과정'이라고 정의하였다.
② 현대적 의미 : 현대적 의미의 조직은 '급속한 환경변화 속에서 목표의 원활하고 신속한 적응을 위하여 인간 행동을 규합하는 과정'이라고 정의된다.
③ 기타 대표적 학자들이 제시하고 있는 조직의 정의
  ㉠ 에치오니(A. Etzioni) : 조직이란 특정한 목적을 달성하기 위하여 의도적으로 만들어진 사회적 단위 또는 인간들의 집합이다.
  ㉡ 파슨스(T. Parsons) : 조직이란 좀 더 큰 사회의 기능에 공헌하는 특정한 목적을 달성하기 위한 하나의 사회적 단위이다.
  ㉢ 바너드(C. I. Barnard) : 조직 구성원에 중점을 두어 '조직이란 공동의 목표를 달성하기 위해 노력을 바칠 의욕을 지닌 2인 이상의 인간들이 상호 의사전달하는 집합체'라고 정의하였으며, 아울러 조직의 3대 요소는 '공동 목표, 2인 이상의 협동체, 커뮤니케이션'이라고 하였다.
  ㉣ 웨버(Max Weber) : 조직이란 특정한 목적을 가지고 그 목적을 달성하기 위하여 구성원 간에 상호 작용하는 인간들의 협동집단이다.
  ㉤ 마치 & 사이먼(J. March & H. Simon) : 조직이란 인간들의 상호작용의 집합체로써 하나의 사회제도이다.
  ㉥ 카츠 & 칸(D. Katz & R. Kahn) : 조직이란 사회적 체제의 한 종류이다.

(2) 조직의 특성
① 목표 지향적 : 조직은 어떤 특정한 목표를 이룩하기 위한 수단적인 성격을 갖고 있다.
② 합리성 : 조직은 가급적 그 목표를 합리적으로 이룩하고자 한다.
③ 분업적 : 조직은 분업의 원칙에 따라 편성된다.
④ 환경과 상호 작용 : 이러한 조직은 하나의 체제로써 언제나 주변환경과 영향을 주고받는 상호작용을 한다.
⑤ 규모성과 복잡성 : 대체로 조직은 규모가 크고 복잡하므로 대인관계에 있어 비정의성 및 보편성의 원칙에 따르려고 한다.

⑥ 동태성 : 조직은 시대나 상황과 연관성이 많기 때문에 끊임없이 동태적으로 변한다.
⑦ 조직 내의 비공식적 관계 : 조직 내에는 비공식적 집단이 생겨나고 공식적 계획에서 예정하지 않았던 갈등이 벌어지기도 한다.
⑧ 인간으로 구성되는 사회적 실체 : 서로 의사소통을 할 수 있고 공공의 목표를 위하여 노력을 바칠 용의가 있는 사람들이 모여 조직을 구성한다.

(3) **조직구조의 변수** : 조직의 효율성에 영향을 주는 요소

| 구분 | 변수 | 특징 |
|---|---|---|
| 기본 변수 | 복잡성 | • 수직적 분화 : 계층화(계층의 수, 계층제의 깊이 등)<br>• 수평적 분화 : 횡적인 분화 및 직무의 전문화 정도<br>• 장소적 분산 : 공간적 확산 정도 |
| | 공식성 | 직무의 정형화, 표준화된 정도 |
| | 집권성 | 의사결정권의 상위 계층으로의 집중 상태 |
| 상황 변수 | 규모 | 조직의 물적 수용능력, 인력, 투입, 산출의 양 및 자원 |
| | 기술 | 투입을 산출물로 전환시키는 방법 |
| | 환경 | 조직의 외부영역으로 환경의 불확실성이 높을 경우 분권화, 낮을 경우 집권화가 발생 |
| | 이외 전략, 권력 작용 등이 있다. | |

**CHECK POINT** 상황변수와 조직구조

| 구분 | 규모(증가할수록) | 기술(비일상적 기술일수록) | 환경(불확실성이 높을수록) |
|---|---|---|---|
| 복잡성 | + | + | + |
| 공식성 | + | − | − |
| 집권성 | − | − | − |

(4) **조직이론의 역사적 흐름**

| 구분 | 고전적 조직이론<br>(1930년 이전) | 신고전적 조직이론<br>(1930~1950년) | 현대 조직이론<br>(1950년 이후) |
|---|---|---|---|
| 기초 이론 | 과학적 관리론(기계화), 행정관리론, 관료제 이론 | 인간관계론, 행태과학론, 의사결정론 | 체계 이론, 상황 이론 |
| 인간관 | 합리적 경제인관(X이론) | 사회인관(Y이론) | 복잡인관, 자아실현인관 |
| 추구 가치 | 기계적 능률, 구조·기술<br>행정 개혁, 수단 중시 | 사회적 능률, 실증·인간주의 | 다원적 가치, 조직발전, 동태적 조직, 상황적응적 요인 |
| 주연구 대상 | 공식적 구조 | 비공식적 구조 | 계층적 구조(체제적 구조) |
| 연구방법 | 원리접근법(형식적 과학성) | 경험적 접근법(경험적 과학성) | 복합적 접근법(경험적 과학성 제고, 관련 과학 활용) |
| 환경 | 폐쇄형 | 폐쇄형 | 개방형 |
| 행정변수 | 구조 | 인간 | 환경 |

① 고전적 조직이론(과학적 관리론, 폐쇄-합리적 조직이론)
20 인천 / 17 부산·경남보건연구사 / 14 경남 / 12 경북교육청·7급수탁
  ㉠ 발달 배경
    ⓐ 과학적 관리 학파인 Taylor의 시간과 동작을 분석하여 경영의 합리화 운동을 전개
    ⓑ 행정 관리 학파인 Gulick은 POSDCoRB와 조직의 원리를 제시
    ⓒ 합리적·합법적 이념형을 제시한 Weber의 관료제 이론
    ⓓ 19세기 말 20세기 초 미국 자본주의와 관련
  ㉡ 주요 특징
    ⓐ 분업 : 행정의 전문성을 강조

    | CHECK POINT | 우드로 윌슨(Woodrow Wilson) 14 서울7급

    1. 19세기 말에 미국 정치를 좌지우지하던 엽관주의의 폐해를 극복하기 위해, 정치와 행정의 분리를 골자로 하는 펜들턴 법을 제정하였다.
    2. "행정을 정치 권력적 현상이 아닌 관리기술로 보아야 한다."고 하여 정치행정 이원론을 주장하였다.

    ⓑ 계층적 과정 : 조직의 수직적 관계를 말하며, 명령 통일, 권한과 책임의 위임 등이 따른다.
    ⓒ 공식 구조를 강조 : 효과적인 수직적 관계를 형성 유지하는 수단이 된다.
    ⓓ 통솔범위
    ⓔ 기계적 능률성 중시
    ⓕ 환경 변수 무시(폐쇄체제)
    ⓖ 상의하달형 의사 전달(경직성 초래)
    ⓗ 시간×동작을 통한 1일 과업량을 설정
    ⓘ 능률의 법칙(3S) : 단순화(Simplification), 표준화(Standardization), 전문화(Specialization)
  ㉢ 문제점
    ⓐ 인간성 소외현상 초래           ⓑ 비공식 조직의 무시
    ⓒ 사회적 능률성의 무시           ⓓ 환경 변수 무시
    ⓔ 외부 문제 무시
② 신고전적 조직이론(인간관계론, 폐쇄-자연적 조직이론) 16 충북 / 15 보건복지부7급 / 12 경북교육청·7급수탁
  ㉠ 발달 배경 : 1930년대 과학적 관리법의 한계점을 보완하고자 대두
  ㉡ Mayo의 호손(Hawthorne) 실험 19 서울
    ⓐ 과학적 관리법이 지나치게 인간을 기계시하고 작업을 세분화하기 때문에 인간 소외, 흥미 상실, 인간성의 무시로 오히려 작업의 능률이 저하된다는 비판에서 Mayo가 하게 된 실험이다.
    ⓑ 실험내용
      • 첫 번째, 조명도 실험 : 조명도의 밝기와 산출량과는 관계가 없었다.
      • 두 번째, 계전기실 실험 : 휴가 시간, 점심 제공, 주당 노동시간의 감소도 산출량과는 관계가 없었다.
      • 세 번째, 면접조사 : 흉금을 털어놓게 하여 불만을 개선하자 생산량이 증가하였다. 즉, 작업자들에게 자신이 주요한 존재라는 인식을 시켜주자 생산량이 증가하였다.

- 마지막 연구로 비공식 조직이 작업자의 태도를 결정한다는 것을 알게 되었다. 즉, 구성원들을 인간으로 대접해야 한다는 인간관계론이 만들어지게 된 것이다.

ⓒ 특성 17 부산·경남보건연구사
ⓐ 구성원의 능력은 육체적인 면보다 사회적인 면이 중시된다.
ⓑ 비경제적 요인의 우월성을 강조한다.
ⓒ 비공식 집단 중심의 사기 형성이 중요하다.
ⓓ 의사소통, 리더십과 참여의 중요성을 강조한다.

ⓔ 문제점
ⓐ 기계적 능률성을 무시
ⓑ 합리적 측면의 무시
ⓒ 내부 문제 중시로 인한 외부 문제의 등한시

③ 현대 조직이론
㉠ 의의 : 고전적 조직이론과 신고전적 조직이론에서 설명하지 못하는 복잡하고 다양한 동태적 현대 조직이론의 필요성에 등장한 이론이다. 하지만 다양한 이론이 제시되고 있을 뿐 지배적 흐름은 찾기 어려워 이들을 총칭해서 현대 조직이론이라고 한다.

㉡ 체계 이론
ⓐ 전체성을 강조하는 총체주의적 관점
ⓑ 목표론적 관점
ⓒ 환경의 영향 중시
ⓓ 체제의 기능 : Parsons의 AGIL 기능
- 적응 기능(Adaptation)
- 목표달성 기능(Goal Attainment)
- 통합 기능(Integration)
- 형상유지 기능(Latent Pattern Maintenance)

㉢ 상황 이론
ⓐ 모든 상황에 맞는 보편적이고 최선의 조직관리 전략은 없다는 전제에서 출발한다.
ⓑ 상황에 따라 다양한 이론을 적용시킬 수 있으며, 때로는 고전적 조직이론, 때로는 신고전적 조직이론을 적절히 활용해야 한다는 논리이다.

[조직이론의 분류]

| 구분 | | 인간에 대한 관점 | |
|---|---|---|---|
| | | 합리적 | 자연적(사회적) |
| 조직에 대한 관점 | 폐쇄적 | 1상한 : 폐쇄-합리적 조직이론<br>(1900~1930년)<br>과학적 관리론, 행정관리론,<br>관료제 이론 | 2상한 : 폐쇄-자연적 조직이론<br>(1930~1960년)<br>인간관계론, 행태과학론 |
| | 개방적 | 3상한 : 개방-합리적 조직이론<br>(1960~1970년)<br>체계이론, 상황이론 | 4상한 : 개방-자연적 조직이론<br>(1970년~ )<br>팀제 이론, 네트워크 조직이론,<br>프로세스 조직이론 등 |

> CHECK POINT

1. 자원 의존론
   ① 경영학 분야의 세계적 석학인 스탠포드대학교 페퍼(J. Pfeffer) 교수와 카네기멜론대학교의 살란시크(G. R. Salancik) 교수에 의해 1978년에 처음 제시된 이론이다. 기본 분석단위는 조직이며, 조직과 조직 간의 관계 및 조직 간 자원의 흐름에 초점을 둔다.
   ② 조직은 환경에 피동적으로 반응하기보다 자신이 보유한 자원 및 필요한 자원에 따라 환경에 적극적으로 대응해야 한다는 관점을 취한다. 즉, 기존의 상황적합적 이론이 환경결정론적 관점을 취하는 반면, 자원의존이론은 환경의 통제를 극복하려는 조직의 주체적인 노력을 강조하는 접근법이다.
   ③ 조직의 궁극적 목적은 생존이며, 생존 가능성은 조직 유지에 필수불가결한 자원들을 획득하고 유지하는 능력에 따라 결정된다. 하지만 이 자원들이 조직 내부에 모두 존재하는 경우는 사실상 불가능하기 때문에 조직은 외부 환경, 즉 다른 조직들이 보유하고 있는 자원들을 조달해야 한다. 자원을 다른 조직으로부터 조달해야 하는 조직은 그것을 보유하거나 통제하는 조직에 종속된다. 바꾸어 말하면, 다른 조직에 대한 자원의존 상태에 놓이게 된다.

2. J. D. Thompson의 기술유형론
   ① 기술을 조직이라는 체제의 입장에서 파악하면서 기술이 조직의 내부적 상호의존성을 규제한다고 제시하였다. 모든 조직은 집단적 상호의존성을 갖고 있으며 표준화에 의하여 조정이 가능하다고 주장한다.
   ② 기술의 분류
      ㉠ 길게 연결된 기술(Long-Linked Technology) : 여러 가지 기술이 순차적으로 의존관계를 이루고 있는 것으로 조립라인에 의한 대량생산을 예로 들 수 있다. 부서 간 상호의존성은 연속적이다. 예 대량생산 라인
      ㉡ 중개적 기술(Mediation Technology) : 의존관계에 있는 고객들을 연결하는 기술로서 역시 표준화를 추구한다(은행에 돈을 맡기는 사람과 빌리는 사람을 연결하는 기술). 부서 간의 상호의존성은 단순히 집합적이다. 예 은행, 전화회사 등
      ㉢ 집약형 기술(Intensive Technology) : 어떤 사물이 변동을 일으키기 위해서 끌어 모은 다양한 기술복합체로서 부서 간의 교호적 상호의존관계를 갖는 기술형태이다. 예 종합병원, 회사 등

| 기술 | 상호의존성 | 의사전달의 빈도 | 조정 형태 |
|---|---|---|---|
| 중개적 기술 | 집합적 상호의존성 | 낮음 | 규칙, 표준화 |
| 연계형 기술 | 연속적 상호의존성 | 중간 | 정기적 회의, 수직적 의사전달, 계획 |
| 집약적 기술 | 교호적 상호의존성 | 높음 | 부정기적 회의, 상호 조정, 수평적 의사전달, 예장표 |

3. 전략적 선택이론
   ① 조직구조는 재량을 지닌 관리자들의 전략적 선택에 의해 결정된다는 이론이다.
   ② J. Child는 구조적 상황이론에서 조직구조의 결정요인으로 간주하고 있는 환경, 기술, 규모 등은 지배집단의 전략적 선택을 제약하는 요인에 불과하며, 실질적으로 조직구조를 결정하는 요인은 지배집단들의 이해관계와 권력이라고 하였다.
   ③ 동일한 상황의 조직이라도 관리자의 환경에 대한 가치관에 따라 상이한 선택을 할 수 있음을 중시한 이론이다.

4. 생태론
   ① 행정을 살아 있는 유기체로 간주하여 조직의 변화가 외부환경의 선택에 따라 좌우된다고 주장하는 극단적 환경결정론적 관점
   ② 행정학에 미친 영향
      ㉠ 환경변수를 고려하게 한 점
      ㉡ 종합 학문적인 성격을 띠게 한 점
      ㉢ 행정현상에 대한 특수성을 연구
   ③ 한계점
      ㉠ 지나치게 환경변수를 강조하여 행정의 피동성, 종속적인 면을 강조
      ㉡ 개발도상국은 스스로 발전할 능력이 없다고 무시함

## 2 조직의 원칙(원리) 17 대구 / 16 보건복지부7급 / 15 보건복지부7급

(1) **계층제의 원리** 25 지방직 / 17 보건복지부7급·경기 / 16 보건복지부7급·대구 / 15 보건복지부7급
   ① 의의 : 계층제란 권한과 책임의 정도에 따라 직무를 등급화시키고, 이에 따라 상하 간의 계층을 설정하여 지휘계통과 명령계통을 확립시킨 피라미드형의 직제를 말한다.
   ② 계층제의 실현 과정
      ㉠ 리더십의 존재 : 조직 전체를 총괄하는 리더십이 존재해야 하는데, 이는 조직 하부로 확대되면서 발휘된다.
      ㉡ 권한의 위임 : 조직 목표의 효율적 달성을 위해 계층에 따라 권한이 위임되어야 하는데, 이를 통해 보고와 감독의 책임이 발생한다.
      ㉢ 직무의 결정 : 각 계층에 따라 구체적인 직무와 기능을 부여한다.
   ③ 계층제의 특징
      ㉠ 계층의 수 : 조직의 대규모화와 전문화, 그리고 업무의 다양성과 구성원의 수가 증가됨에 따라 조직의 계층도 증가한다.
      ㉡ 계층 수준 : 계층 수준이 높을수록 주요 정책에 대한 비정형적인 업무를, 낮을수록 정형적 업무나 구체적인 운영을 담당한다.
      ㉢ 계층제와 분업의 관계 : 계층제는 업무의 곤란도나 책임도의 차이에 기준을 두고 있는 수직적 분업의 일종이다.
      ㉣ 계층제와 통솔범위의 관계 : 통솔범위가 넓어지면 계층의 수는 적어지고, 통솔범위가 좁아지면 계층의 수는 많아진다(역관계).
      ㉤ 계층제와 계선·참모와의 연계 : 계층제는 계선조직을 중심으로 형성되나, 참모조직은 계층제 형태를 띠지 않는다.
      ㉥ 관료제의 전형이며, 명령일원화의 체계이다. 이 결과 인간성이 상실된다. 소외현상 이론(X이론)이 등장한다.
      ㉦ 조직의 수직적 차원에서 적용되며, 계선 조직을 중심으로 형성된다.

④ 기능
  ㉠ 순기능과 역기능 19 서울 / 17 서울 / 16 전북

| 순기능 | 역기능 |
| --- | --- |
| • 상의하달식 의사전달의 통로역할 → 신속한 정책 결정<br>• 조직 내의 분쟁을 해결하여 행정조직의 질서와 통일성 확보 → 조직의 안정성 유지<br>• 행정기관의 내부통제의 경로<br>• 업무의 배분과 권한의 위임 통로<br>• 행정책임의 한계 명확<br>• 승진을 통해 구성원의 사기 앙양 → 승진의 통로<br>• 능률성 확보 | • 조직의 경직성 초래<br>• 계층의 수가 많아지면 의사전달 왜곡<br>• 동태적인 인간관계의 형성 저해<br>• 기관장의 독재화 우려 → 민주성 확보 곤란<br>• 환경변화에 신축적으로 적용 곤란<br>• 구성원의 개성과 창의성 계발 및 활동 저해<br>• 할거주의 초래 |

  ㉡ 역기능의 극복 : 계층제가 지나치게 심화되면 역기능이 초래되나, 계층 경사가 완만하고 통솔범위가 넓은 평면적 조직에서는 구성원의 사기 앙양, 창의성 개발에 도움이 된다. 또한 계층제의 역기능을 극복하기 위해서는 행정조직의 동태화가 요청된다.

(2) **통솔범위의 원리** 20 서울 / 15 경기
  ① 의의 : 통솔범위란 1인의 상관, 감독자가 효과적으로 직접 감독할 수 있는 부하의 수로써, 이 개념은 개인이 기울일 수 있는 주의력의 범위에는 심리적·생리적으로 한계가 있음에 근거를 두고 있다. → 관리한계의 원리, 관리책임의 원리
  ② 통솔범위에 관한 이론
    ㉠ 영국의 홀데인 위원회에서는 내각의 수는 10~12명이 적정하다고 주장하였다.
    ㉡ Graicunas의 연구 : $N = n(2n/2 + n - 1)$
    여기서 N은 부하와 상사의 관계를 가리키고, n은 부하의 수를 의미한다. 위 공식을 풀어보면 부하의 수에 따라 부하와 상사의 관계도 증가하게 된다. Graicunas는 통솔범위의 적정한 인원 수를 6명으로 파악하였는데, 그 이유는 책임자가 직접 밀접히 접촉할 수 있어야 감독이 잘 이루어질 수 있다고 생각한 데 있다.
    ㉢ Davis는 육체활동의 통솔범위는 10~30명, 정신활동의 통솔범위는 3~6(9)명이 적합하다고 주장하였다.
  ③ 통솔범위의 결정요인 17 경남보건연구사·인천
    ㉠ 시간적 요인 : 신설 조직보다는 기성 조직, 안정된 조직의 감독자가 좀 더 많은 부하직원을 통솔할 수 있다.
    ㉡ 공간적 요인 : 공간적으로 분산되어 있는 경우보다 동일 장소에 집중되어 있을 때 통솔범위가 확장된다.
    ㉢ 직무의 성질 : 단순하고 반복적·표준화된 동질적 업무를 다루는 경우에 통솔범위가 확장된다.
    ㉣ 감독자와 부하의 능력 : 감독자의 통솔능력이 뛰어나고 부하들이 유능하고 잘 훈련되어 있는 경우 통솔범위가 확장된다.

ⓜ 의사전달 기술의 발달 : 교통·통신 기술 및 과학 기술 등 의사전달 기술이 발달하면 통솔범위가 확장된다.
④ **통솔범위와 계층제** : 동일 조직에서 상부로 올라갈수록 통솔범위가 축소되며, 하부로 내려갈수록 확대된다. 계층의 수를 늘리면 통솔범위가 축소되고, 계층의 수를 줄이면 확대된다.
16 대구·서울 / 15 전남
⑤ **감독자의 신임도와 부하 집단의 특징** : 감독자가 부하에게 신임을 받고 있으면 통솔범위가 확대되고, 부하 집단의 사기·인간관계·창의성 등도 영향을 미친다.

(3) **전문화·분업의 원리** 16 보건복지부7급·대구 / 15 보건복지부7급
① **의의** : 업무를 성질별, 기능별로 분할하여 계속적인 수행을 거쳐 조직의 능률성을 제고하고자 하는 원리를 말한다. 분업의 원리라고도 하며, J. D. Mooney는 기능의 원리라고도 하였다.
② **분업의 유형**
  ㉠ 수직적 분업(계층별) : 중앙·각 도·시·군 또는 서울특별시의 경우 시청·구청·동사무소
  ㉡ 수평적 분업(기능 업무의 성질별) : 각 부처 간의 분업 또는 국별, 과별 분업
  ㉢ 상향적 분업
  ㉣ 하향적 분업
  ㉤ 일의 전문화 : 업무를 세분화하여 반복적·기계적 업무로 단순화시키는 것
  ㉥ 사람의 전문화 : 사람이 교육과 훈련에 의하여 전문가가 되는 것
③ **분업의 장·단점**

| 장점 | 단점 |
| --- | --- |
| • 업무 세분화를 통해 업무를 익히는 데 걸리는 시간을 단축시킨다.<br>• 전문화에 의해 능률적 업무 수행이 가능해지고 시간과 경비가 절약된다.<br>• 조직의 합리적 편성이 이루어지며 인간의 능력을 기계적으로 이용할 수 있다.<br>• 특정 분야의 전문가 양성이 가능하다.<br>• 조직의 목표를 달성하기 위한 능률적인 수단이다. | • 단순 업무의 반복으로 흥미를 상실할 우려가 있다.<br>• 개인 간, 부서 간 할거주의가 야기되어 조정·통합을 저해할 수 있다.<br>• 창조성이 결여되고 권태감·소외감을 느낄 수 있다.<br>• 특정 분야에 대해서는 전문가이지만 시야가 좁고 전체적 통찰력을 지니기 어렵다.<br>• 인간의 기계화를 초래할 우려가 있다.<br>• 인간의 지식·기술·능력에는 한계가 있다. |

(4) **명령통일의 원리** 20 경기7급 / 16 전북 / 15 서울8급·보건복지부7급
① **의의** : 한 사람의 상관으로부터 명령을 받고 보고하는 원리이며 의사전달의 능률화를 위한 원리로써, 하나의 조직에는 오직 한 명의 장이 있어야 함을 말한다. 계층제의 한 원리에 속한다.
② **장점**
  ㉠ 책임의 소재를 명확히 함으로써 부하에 대한 통제를 가능하게 한다.
  ㉡ 조직구성원에게 명령 및 보고 대상자를 명시하여 줌으로써 조직 지위의 안정성을 확보한다.
  ㉢ 의사 전달의 효용성을 확보한다.

② 조직 책임자의 전체적 통합과 조정을 가능하게 한다.
⑩ 계선 조직에 전형적으로 적용된다.
③ 단점
㉠ 횡적 조직 간의 조정을 어렵게 한다.
㉡ 기능적 전문가의 영향력이 감소된다.
㉢ 행정의 분권화와 권한 위임을 저해한다.

> **CHECK POINT** 사이먼과 테일러(Simon과 Taylor)
>
> Simon은 명령통일의 원리를 신화에 불과하다고 비판하였고, Taylor는 명령통일의 원리를 수정한 '기능적 십장제(복수의 상관으로부터 명령을 받도록 하는 장치)'를 제시하였으며, 오늘날의 많은 조직에서는 '예외의 원리(일부 계층을 건너뛸 수 있게 하자는 원리)'를 조직원리로 받아들이고 있다.

(5) **조정 · 통합의 원리** 18 서울 / 16 보건복지부7급·대구 / 15 보건복지부7급
① 의의
㉠ 조직체의 공동의 목적을 달성하기 위하여 행동의 통일을 이룩하도록 집단의 노력을 질서정연하게 결합하고 배열하는 과정을 조정(coordination)이라 한다.
㉡ J. D. Mooney는 조정의 원리는 현대조직의 최고 · 제1의 원리라고 주장하였다.
② 조정의 저해 요인 및 극복 방안

| 저해 요인 | 극복 방안 |
| --- | --- |
| • 조직규모의 거대화로 권한 책임의 불명확<br>• 업무의 다양화 · 이질화 · 복잡화로 행정의 전문화 필요성 증대<br>• 이익단체의 압력과 행정기관 간 배타적 · 비협조적 할거주의<br>• 횡적 의사전달의 미흡<br>• 조직 목표나 이해관계의 차이 | • 수평적 · 분권적 · 참여적 조직관리 중시(MBO)<br>• 민주적인 조직 관리(Y이론)<br>• 타협, 동의, 설득, 유인 중시<br>• 원활한 의사 전달(하의상달)<br>• 직무 충실, 직무 확대 강조(Y이론) |

(6) **위임의 원리** : 업무에 대한 결정권을 타인에게 부여하는 것을 의미한다.

(7) **목표의 원리** : 상부 조직이 갖는 장기적인 목표와 하부조직이 갖는 단기적인 목표의 명확성이 유지되어야 한다는 것을 의미한다.

(8) **책임과 권한의 일치 원리** : 어떤 과업에 대한 권한과 책임이 일치해야 한다는 것을 의미한다.

(9) **부처 편성의 원리**
① 조직을 편성하는 원리로 사회의 변화에 따라 부처의 수는 일반적으로 확대, 분화되는 경향이 있다.
② 부처 편성의 원리를 실제 적용할 경우 기준이 중복되고 애매하며, 기준 가운데 유일 최선의 기준은 없고 혼합되어 사용되고 있는 것이 현실이다. 현실적으로 부처 편성은 그 사회의 문화와 결정자의 주관이 개입된다.

③ 부처의 수는 통솔범위의 문제를 고려하여 산정하여야 한다. 또한 상부 구조는 법률, 하부 구조는 재량을 부여할 필요가 있으며 계층제를 완화하는 방향으로 나아가야 한다.

④ 기준별 부처 편성의 유형(Gulick)

| 구분 | 장점 | 단점 | 비고 |
|---|---|---|---|
| 목적·기능별 | • 사업 목적과 기능 파악 용이<br>• 권한 및 책임 한계 분명 | • 전문화 곤란<br>• 기능의 중복 방지 곤란<br>• 국민의 대정부 접촉 곤란 | 대부분의 중앙기관 |
| 과정·절차별 | • 행정의 전문화 가능<br>• 최신 기술의 활용 | 전문가적 무능 현상 | 통계청, 감사원, 조달청, 예산처 등 |
| 대상·고객별 | • 해당 부처와 정부와의 접촉 및 교섭 용이<br>• 서비스 증진 | • 부처 권한의 대립<br>• 압력단체에 의한 부당 영향 | 국가보훈처, 보건복지부, 고용노동부 |
| 지역·장소별 | • 지역 실정 반영 가능<br>• 지역주민들의 의사 반영 | 전국적인 통일행정 저해 | 지방자치단체, 외교통상부 하부기구 |

**CHECK POINT** **Fayol의 관리 원칙**

1. 분업화의 원칙 : 업무의 분화
2. 권한과 책임의 원칙
3. 기강 확립의 원칙 : 훈육
4. 지휘 일원화의 원칙 : 동일한 목적을 지닌 업무 활동들에 대하여 한 명의 책임자와 하나의 계획만 있어야 한다.
5. 명령의 일원화의 원칙
6. 개인에 대한 공적 이행의 우선 : 개별 이익의 전체 이익에의 종속 원칙
7. 적정 보상의 원칙 : 조직 구성원에 대한 보상
8. 중앙 집중화의 원칙
9. 관리계층 연쇄의 원칙 : 조직은 최고 권한을 지닌 계층으로부터 최하위직까지 감독의 계층으로 이루어져 있다.
10. 질서 유지의 원칙 : 적재 적소의 원칙
11. 공공성의 원칙
12. 고용의 안정성의 원칙
13. 자발성의 원칙
14. 종업원 단결의 원칙 : 팀워크와 인간관계를 강조

## 3 조직의 유형

(1) **P. M. Blau & W. G. Scott의 분류** : 조직의 수혜자를 기준으로 한 분류

① 호혜적 조직 : 조직구성원 모두의 상호 이익이 가장 중요한 목표인 조직
   예 정당, 노동조합, 이익단체, 사교클럽 등
② 사업 조직 : 소유주가 조직의 수혜자로서 역할을 하는 조직 예 일반 민간기업체, 공장 등

③ 서비스 조직(봉사 조직) : 조직과 정기적·직접적 관계를 갖는 고객이 조직의 수혜자로서 기능을 하는 조직 예 병원, 학교, 법률상담소, 사회사업기관 등
④ 공익 조직(공중복리 조직) : 공익을 추구하는 조직으로, 일반 국민과 불특정 다수인이 수혜자가 되는 조직 예 행정기관, 군대, 소방서, 경찰서 등

| CHECK POINT |

| 유형 | 주된 수혜자 | 예 |
|---|---|---|
| 호혜적 조직 | 조직의 구성원 | • 클럽, 노동조합, 정당, 이익단체<br>• 문제점 : 구성원들의 무관심, 구성원에 대한 통제의 어려움이 존재한다. |
| 사업 조직 | 소유주 | • 이윤을 추구하는 사기업체, 은행, 보험 회사<br>• 특징 : 조직의 성장과 발전, 능률성을 중시한다. |
| 서비스 조직 | 고객 집단 | • 병원, 학교, 사회사업 기관, 법률 상담소<br>• 특징 : 조직의 전문성이 중요하게 취급된다. |
| 공익 조직 | 일반 국민 | • 행정 기관, 군대, 경찰서, 소방서<br>• 특징 : 민주적 통제가 중요한 문제로 대두된다. |

(2) **T. Parsons & D. Katz & Kahn의 분류** : 조직의 사회적 기능을 기준으로 한 분류
① T. Parsons : 사회시스템으로써 '적응, 목표달성, 통합, 형상 유지'의 4가지 기능을 기준으로 한 분류
  ㉠ 경제 조직(적응 기능) : 사회나 구성원이 소비하는 상품을 생산하는 조직 예 기업, 경제조직
  ㉡ 정치 조직(목표달성 기능) : 사회 가치를 창출하고 권력을 창출하여 배분하는 역할을 수행하는 조직 예 정당, 정부, 정치조직
  ㉢ 통합 조직(통합 기능) : 사회구성원의 갈등을 해소하는 역할을 수행하는 조직
     예 사회복지조직, 경찰, 사법기관
  ㉣ 현상유지 조직(현상유지 기능) : 교육이나 문화 활동을 통해 사회의 틀이 오랫동안 유지되도록 하는 조직 예 학교, 종교집단, 정부기관
② D. Katz & Kahn : Parsons의 조직의 기능을 기준으로 한 분류 17 울산
  ㉠ 적응 조직(적응 기능) : 연구소, 대학
  ㉡ 경제적·산업적 조직(목표달성 기능) : 회사, 공기업
  ㉢ 정치·관리적 조직(통합 기능) : 정당, 정부 기관, 노조, 압력단체
  ㉣ 현상유지 조직(현상유지 기능) : 학교, 교회, 가정

| CHECK POINT |

| 구분 | Parsons | Katz & Kahn |
|---|---|---|
| 적응 기능 | 경제 조직(회사, 공기업) | 적응 조직(연구소, 대학, 조사 기관) |
| 목표달성 기능 | 정치 조직(행정 기관, 정당) | 경제적·생산적 조직(산업 조직) |
| 통합 기능 | 통합조직(경찰, 사법 기관, 정신병원) | 정치적·관리적 조직(행정 기관, 정당, 노동조합, 압력조직) |
| 현상유지 기능 | 현상유지 조직(학교, 교육 단체) | 현상유지 조직(학교, 종교 단체) |

(3) **A. Etzioni의 분류** : 조직 상하 간의 복종관계를 기준으로 한 분류
① 강제적 조직 : 조직구성원들에게 강제로 조직의 명령에 따르도록 하는 조직으로(질서 목표), 구성원은 조직에 대해 소외감을 느낀다. ❶ 군대, 교도소, 경찰, 감금 정신병원
② 공리적 조직 : 승진, 보수 등이 조직구성원으로 하여금 명령에 순응하게 하는 조직으로(경제적 목표), 대다수 구성원은 타산적으로 행동하게 된다.
❶ 기업, 경제단체, 이익단체, 평상시의 군대
③ 규범적 조직 : 이념이나 규범이 조직에 따르도록 하는 조직으로(문화적 목표), 구성원은 조직에 대하여 헌신적이고 사명감을 지니고 도덕적으로 행동한다.
❶ 종교단체, 정당, 정치단체, 가족, 대학

**CHECK POINT**

| 구분 | 권위의 유형 | 특징 | 종류 |
|---|---|---|---|
| 강제적 조직 | 강제적 권위 | 조직구성원이 고도의 소외감을 느끼는 조직, 질서 목표 | 경찰서, 감금 정신병원 |
| 공리적 조직 | 보수적 권위 | 개인의 타산적 이해관계에 따라 관여하는 조직, 경제 목표 | 회사 |
| 규범적 조직 | 규범적 권위 | 개인이 권위나 권력에 대하여 높은 일체감을 갖는 조직, 문화 목표 | 학교, 교회, 종교단체 |

(4) **R. Likert의 분류** : 조직구성원의 참여 정도를 기준으로 한 분류
Likert는 관리체제 유형을 착취적 권위형(제1체제), 온정적 권위형(제2체제), 협의적 민주형(제3체제), 참여적 민주형(제4체제)으로 분류하고, 생산성이 높을수록 제4체제와 가까운 관리체제를 갖는다고 언급하였다.
① 착취적·권위적 조직(제1체제) : 관리자들이 주로 공포와 위협적인 방법들을 사용하며, 일방적인 상의하달 식의 명령이 흔히 일어난다. 또한 상하 간의 관계가 매우 소원할 뿐만 아니라 모든 결정들이 조직의 최상층부에서 이루어지는 관리방식을 의미한다.
② 온정적·권위적 조직(제2체제) : 주로 경제적 보상체계에 의한 관리가 행하여지고 부하들의 상사에 대한 태도가 복종적이다. 의사소통에 있어서도 밑으로부터의 의견 개진은 대체로 상사들이 듣기를 원하는 정보로 국한되어 있으며, 중요한 결정들은 상층부에서 이루어지고 일부가 중간관리층에 위임되기도 한다.
③ 협의적·민주적 조직(제3체제) : 자문형 또는 협의형이라고도 하며, 경제적 보상과 아울러 조직몰입 방식을 통하여 동기 부여를 진작시킨다. 의사소통은 상하 양방향으로 이루어지지만 하의 계층의 의견은 자문성의 성격으로 그치는 경우가 많다.
④ 참여적·민주적 조직(제4체제) : 집단참여형의 관리방식을 말하며, 완전한 자율과 자유로운 참여, 대화와 신뢰를 바탕으로 한 의견 교환과 접촉 및 협동과 공정성을 보장하는 이상형의 관리체제라 할 수 있다.

> **CHECK POINT**

| 구분 | 권위형 체제 | | 참여형 체제 | |
|---|---|---|---|---|
| 분류 | 제1체제(착취형) | 제2체제(온정적 권위형) | 제3체제(협의형) | 제4체제(참여집단형) |
| 특징 | 관리자가 일방적 의사결정 | 상급자의 동의에 의한 부분적 권한 위임 | 주요정책 외에는 하급자가 결정 | 모든 결정과정에 하급자의 광범위한 참여 |

(5) **J. Woodward 여사의 분류** : 조직의 규모와 기술 정도를 기준으로 한 분류
① 소량생산 체제 : 동일 제품을 비교적 짧은 공정을 거쳐 소량으로 생산하는 체제
　　ⓔ 주문 생산 및 견본품 생산업체 등
② 대량생산 체제 : 동일 제품을 어셈블리 라인으로 대량 생산하는 산업체
　　ⓔ 자동차 공장 및 가전 제품사
③ 연속생산 체제(과정적 생산 체제) : 일정한 과정을 거치면서 성질이 다른 제품을 연속적으로 생산하는 체제 ⓔ 정유 공장, 화학처리 공장 등

(6) **H. Mintzberg의 분류** : 조직의 규모와 복잡성의 정도를 기준으로 한 분류　23 지방직 / 17 대전 / 15 서울
① 단순구조 조직 : 상대적으로 구조가 간단하고 소규모 조직이지만 조직환경이 매우 동태적이며 조직기술은 정교하지 않은 유동성이 강한 조직(최고관리자에게 권한 및 통제수단이 집중)
　　㉠ 엄격한 통제가 요구되는 신생 조직, 독재 조직, 위기에 처한 조직 등 ⓔ 자동차 딜러
　　㉡ 전략 정점(최고 관리층)과 운영 핵심(작업 계층)의 2계층으로 구성된 조직
② 기계적 관료제 조직 : 일반적으로 조직규모가 크고 조직환경이 안정되어 있으며 표준화된 절차에 의해 업무가 수행되는 조직(권한 및 통제 수단의 조직적 분화와 작업의 표준화)
　　㉠ 은행, 우체국, 대량 제조업체, 항공회사 등
　　㉡ 전략 정점에서 중요한 결정으로 하고, 일상적인 업무는 중간관리자의 감독 하에 운영 핵심(작업 계층)에서 공식적 규정과 규칙에 따라 수행되는 조직
③ 전문적 관료제 조직 : 전문적·기술적 훈련을 받은 조직구성원에 의해 표준화된 업무가 수행되고, 전문가 중심의 분권화된 조직으로써, 조직환경이 상대적으로 안정되고 외부통제가 없는 조직(권한 및 통제수단의 수평적 분화와 기술의 표준화)
　　㉠ 대학, 종합병원, 사회복지기관, 컨설팅 회사 등
　　㉡ 운영 핵심(작업 계층과 작업 중추)이 큰 비중을 차지하고 있으며, 전략 정점과 운영핵심 사이에 계층의 수가 비교적 적다.
④ 대형지부 조직 : 대규모 조직 내 중·소규모의 독자적 구조를 가진 분립된 구조로써, 다수의 지부를 가지고 있는 거대 조직(권한 및 통제 수단이 하부 단위로 준자율적이며, 산출의 표준화)
　　㉠ 대기업의 자회사, 대학분교, 지역병원을 가진 병원 조직
　　㉡ 조직의 관리층이 핵심적 역할
⑤ 임시특별 조직 : 고정된 계층구조를 가지지 않고 공식화된 규칙이나 표준화된 운영절차가 없는 조직으로, 조직구조가 매우 유동적이고 환경도 격동적인 연구개발 조직과 같은 성향의 조직(권한 및 통제수단의 수평적 분화와 상호 조절)

㉠ 첨단기술 연구소, 우주 센터, 광고 회사
㉡ 지원 참모의 위치가 중요하다.

**CHECK POINT**

| 구분 | 규모 | 핵심부문 | 특징 | 조정수단 | 예 |
|---|---|---|---|---|---|
| 단순 구조 | 소규모 | 최고관리자 (전략정점) | 조직 기술은 정교하지 않다. | 직접 감독 | 엄격한 통제의 신설 조직, 독재 조직, 위기에 처한 조직 |
| 기계적 관료제 | 대규모 | 기술 구조 | 안정적, 표준화된 절차 | 작업과정의 표준화 | 은행, 우체국, 대량생산제조 업체 |
| 전문적 관료제 | 가변적 | 운영 핵심 | 전문적·기술적 조직구성원에 의한 표준화된 업무, 분권화된 조직, 안정적 외부통제가 없는 조직 | 작업기술의 표준화 | 대학, 종합병원, 컨설팅 회사 |
| 대형 지부 | 대규모 | 중간관리층 | 독자적 구조, 분립된 조직, 중간관리층의 핵심적 역할 | 산출물의 표준화 | 대기업의 자회사, 대학 분교 |
| 임시 특별 | 상호조절 | 지원 참모 | 유동적, 비표준화, 동태적 | 상호조정 | 첨단기술 연구소, 우주센터, 광고 회사 |

## (7) Senge의 학습조직

① 전제적 이론 : Senge의 학습조직은 개방체제 모형과 자기실현적 인간관을 전제적 이론으로 삼았다.

② 조건
  ㉠ 조직구성원들이 진정으로 원하는 결과를 창출할 능력을 지속적으로 신장할 것
  ㉡ 새롭고 개방적인 사고방식이 육성될 것
  ㉢ 공동의 갈망이 자유롭게 분출될 것
  ㉣ 조직구성원들이 함께 배우는 방법을 계속적으로 배울 것 등

③ Senge의 학습조직을 탄생시키는 5가지 수련
  ㉠ 자기완성 : 목표를 달성시키는 데 필요한 요건이며 방법이고 기술이다.
  ㉡ 사고의 틀 : 타인의 생각과 관점, 그것이 자신의 선택과 행동에 영향을 미치는지에 관한 끊임없는 성찰
  ㉢ 공동의 비전 : 구성원 간의 공감대
  ㉣ 집단적 학습 : 구성원 간의 진정한 대화
  ㉤ 시스템 중심의 사고체계를 구성하는 여러 요인들을 통합·융합시킬 수 있는 능력들을 말한다.

| CHECK POINT | 기존 조직과 학습 조직 비교

| 구분 | 기존 조직 | 학습 조직 |
|---|---|---|
| 계층 단계 | 많음 | 적음 |
| 구조 | 분업의 원리, 수직적 구조 | 수평적 구조 |
| 기능성 | 단순 기능 | 다기능 |
| 외부와의 경계 | 고정적 | 유동적 |
| 공동체 의식 | 통제에 의한 공동체 의식 | 목표의 공유에 의한 공동체 의식 |
| 조직원들 간의 관계 | 관료적 | 대등 |
| 권한의 소재 | 리더에게 집중 | 조직원들 간 분산 |
| 책임의 소재 | 책임의 전가 | 스스로 책임 |
| 정보의 공유 여부 | 정보의 독점 | 정보의 공유 |
| 주요 의사소통 | 공식적 의사소통 | 비공식적 의사소통 |
| 변화의 대응력 | 지연, 경직 | 신속, 유연 |

(8) 네트워크 조직
① 개념 : 각기 독자성을 지닌 조직 간의 협력적 연계장치로 구성된 조직
② 특징

| 통합 지향성 | 수직적, 수평적 통합을 추구하는 통합지향적 조직 |
|---|---|
| 유기적 구조 | 수평적, 공개적 의사전달 강조, 필요한 정보의 광범위한 공유 |
| 의사결정의 집권성 및 분권성 | 위임수준이 높기 때문에 분권적이면서, 공동목표를 위한 의사전달과 정보의 통합관리를 추구하므로 집권적 |
| 자율적 업무수행 | 과정적 자율성이 높음 |
| 교호작용의 다원성 | 느슨하게 연계된 구성단위, 조직의 경계는 유동적이며 모호 |
| 정보기술의 활용 | 전자매체를 통한 가상공간에서의 교호작용이 지배적 위치를 차지 |
| 물적자원의 축소 | 조직의 규모는 인원수나 물적요소가 아닌 네트워크 크기로 파악 |

③ 한계점
   ㉠ 외부기관의 느슨한 연계로 구성 단위 간 신뢰관계를 기대할 수 없을 경우 효용을 기대하기 어려움
   ㉡ 중심조직의 공동화로 인한 조직정체성의 혼란 초래 가능
   ㉢ 고용의 잠정화로 인한 고용불안 발생 가능
   ㉣ 네트워크 체제 내 권한 책임의 소재와 계통이 모호하여 지연, 낭비 초래 가능

## 02 조직과 조직원 관리

### 1 개인의 조직에 대한 적응 모형

**(1) R. Presthus의 성격 유형**
① 상승형
  ㉠ 조직에 대하여 적극적으로 참여하는 유형으로, 조직의 상층부에서 형성되고 승진 욕구가 강하며, 정책이나 방침에 대한 일체감이 강하다.
  ㉡ 대부분 조직의 상위직을 차지하는 조직인들의 성격 유형이다.
② 무관심형
  ㉠ 조직에 대하여 소외감을 느끼고 열등감을 가진 유형으로, 하층부에서 형성된다. → 자포자기형
  ㉡ 타인이나 조직에 끌려가며, 권력에 대한 야망이 거의 없고 조직에의 일체감을 느끼지 못한다.
  ㉢ 직무 외의 생활에서 보람을 찾고자 한다. 외부흥미형과 유사하다.
③ 애매형
  ㉠ 비판 능력과 전문 지식을 소유하고 있지만 조직에 대해 적극적인 참여도 못하고, 참여 거절도 못하는 형으로, 독립성이 강하고 참모 조직이나 연구소에서 발견된다. 조직이 제시한 지시·감독·권위에 저항한다.
  ㉡ 이상주의적 성격으로 성공을 원하지만 대가를 치르지 않으려고 하고 대인관계가 원만하지 못하다. 내성적이고 독립심이 강하고 규제나 통제를 싫어한다.

**(2) C. Cotton의 권력균형화 이론**
① **독립인** : 조직에 대한 자기 의존을 최소화시키는 형태로써 R. Presthus의 애매형과 같다.
② **외부흥미형** : 하위자가 자신의 흥미를 외부에서 찾는 형태로써 R. Presthus의 무관심형과 같다.
③ **조직인** : 열심히 일해 자신의 가치를 높이는 유형으로써 R. Presthus의 상승형과 같다.
④ **동료형** : 하위자와 상위자의 관계가 지배 복종이 아닌 동료적인 입장으로, 권력의 분포가 가장 이상적인 형태이다.

**(3) A. Downs의 성격 유형** 16 울산
① **출세형(동격형, Climbers)** : 권력, 위신, 수입을 아주 높게 평가하고, 이를 획득하기 위해 적극적으로 노력한다.
② **현상 옹호형(보존형, Consevers)** : 권력, 위신, 수입을 추구하기보다는 주로 편의와 신분의 유지에 관심을 가지며, 현상 유지에 노력한다.
③ **열성형(집착형, Zealots)** : 비교적 범위가 한정된 정책이나 조직에 충성을 바치며, 추진하는 사업·정책에 영향을 미치기 위해 권력을 추구한다.
④ **창도형(Advocators)** : 열성형에 비해 보다 광범위한 정책이나 조직에 충성을 바치며, 추진하는 사업·정책에 영향을 미치기 위해 권력을 추구한다.
⑤ **경세가형(Statesman)** : 사회 전체를 위해 충성을 바치며, 공공복지에 관심을 가지고, 국가정책에 영향을 미치는 데 필요한 권력을 추구한다.

(4) **McClelland의 성격 유형**

   욕구와 학습의 개념을 결합한 이론으로 사람들은 세 가지 기본적인 동인 또는 욕구를 지니고 있다고 하였다.

   ① **도전적 성취 지향**: 이들은 경쟁에서 이기고 싶어하며 남보다 잘하고자 한다. 이들은 업무에서 스스로 설정한 표준을 가지고 있으며 열성적으로 매진한다. 현재 수행하고 있는 업무에 관해 피드백하기를 좋아하는 반면에, 경력과 삶에 관해 관심을 기울여 다른 사람보다 장기적인 목적을 설정한다. 하지만 이들은 일상적인 문제에 관해서는 집중을 하지 않는다.

   ② **권력욕구**: 다른 사람들에 대해 영향을 미치기를 원하며 타인을 지도하고자 하는 사람을 말한다. 권력지향적인 사람들은 타인을 통해 업무가 추진되기를 바라는 반면, 성취지향적인 사람들은 사적으로 일이 진행되는 것을 좋아한다.
   ㉠ **부정적인 유형**: 개인이 타인을 지배하고 통제하려는 난폭자로서 행세하려는 경향을 지닌 유형
   ㉡ **긍정적인 유형**: 설득과 모범적인 행위를 통해 다른 사람들에게 영향력을 행사하려는 유형

   ③ **친교욕구**: 다른 사람들과 연관을 맺으며 감정적인 관계를 설정하고 유지하려는 욕구로 경쟁적인 상황보다는 협조적인 상황을 선호하는 형이다.

## 2 동기부여 이론(조직의 인간관계 전략) 16 전남

H. Koonz는 '조직이 개인으로 하여금 소망스러운 상태로 인도하는 것'을 동기부여라고 하였는데, 내용적 차원과 과정적 차원으로 나눌 수 있다.

(1) **내용적 차원** 20 서울 / 17 경남

   내용적 차원의 이론은 인간의 선험적인 욕구를 인정하고 이의 자극을 통한 동기부여를 유발함을 말한다.

   ① **A. H. Maslow의 인간욕구 5단계설**: Maslow는 인간의 욕구는 성장요인과 충족요인의 지속적 작용을 통하여 저차원의 욕구에서 고차원의 욕구로 단계적인 상승을 한다는 전제하에 5단계의 욕구론을 제시하였다. 17 경기 / 16 전북·서울 / 15 서울

[Maslow의 인간욕구 5단계설]

| 구분 | 의미 | 관리전략 |
|---|---|---|
| 생리적 욕구 | 인간의 가장 기본적인 욕구로써 목마름, 배고픔, 수면 등이 이에 해당한다. | 보수체계의 적정화, 휴양·휴가제도, Flex Time 제도 |
| 안전의 욕구 | 생명에 대한 위기, 즉 사고, 전쟁, 질병, 경제적 불안 등으로부터의 해방의 욕구를 말한다. | 고용·신분의 안전성, 연금제도, 작업환경의 안정성 |
| 사회적 욕구 | 애정의 욕구, 친화의 욕구로 불리며, 여러 사람들로부터 사랑을 얻고자 하는 욕구를 말한다. | 의사전달의 활성화, 갈등 제거, 비공식 조직의 인정, 인간화 등 |

| 존경의 욕구 | 다른 사람들로부터 존경을 받고 싶어하는 욕구로써 명예욕, 권력욕, 지위욕 등이 이에 해당한다. | 제안제도, 참여 촉진, 교육훈련과 평가, 승진, 전직·전보 등 |
|---|---|---|
| 자아실현의 욕구<br>15 서울 | 자신의 가능성, 잠재력을 발휘하여 자신의 이상과 목적을 성취하고자 하는 욕구를 말한다. | 조직에 대한 사회적 평가의 제고, 직무충실·확대, 사명감 고취 등 |

② C. P. Alderfer의 E. R. G 이론 17 대구 / 15 인천·경기7급

　㉠ Alderfer는 Maslow의 인간욕구 5단계설을 수정하여 3가지로 제시하였다. 15 보건복지부7급

| Alderfer | 존재(Existence) 욕구 | 인간관계(Relatedness) 욕구 | 성장(Growth) 욕구 | | |
|---|---|---|---|---|---|
| Maslow | 생리적 욕구 | 안전의 욕구 | 사회적 욕구 | 존경의 욕구 | 자아실현의 욕구 |

　㉡ Maslow와의 차이점
　　ⓐ 인간의 욕구란 항상 저차원의 욕구에서만 출발하는 것이 아니라고 보았다.
　　ⓑ 인간의 욕구는 보통 만족하면 진행하지만 좌절하면 퇴행한다고 파악하였다.
　　ⓒ 동시에 몇 가지의 욕구가 함께 작용할 수 있다고 보고 있다.
　　ⓓ 자기존경 욕구를 성장의 욕구에 포함시켰다.
　㉢ Maslow와의 공통점 : 하위수준의 욕구가 충족되면 상위수준의 욕구가 동기유발의 힘을 얻게 된다.

③ D. McGregor의 X-Y이론 : McGregor는 「기업의 인간적 측면(1960)」에서 인간에 대한 가정을 전통적 인간관인 X이론과 현대적 인간관인 Y이론으로 제시하고 있다.
22 서울·지방직 / 18 서울 / 16 부산·경남·전북·울산·서울

| 구분 | X이론 | Y이론 |
|---|---|---|
| 인간관 | • 성악설<br>• 철이 안 든 아동형<br>• 당근과 채찍 이론<br>• 경제적 합리성을 강조<br>• 권위적 리더십<br>• 공식적 조직에서 중시<br>• 고도의 계층제 | • 성선설<br>• 성인형<br>• 자아 실현 인간관<br>• 자기 통제·자기 책임·MBO<br>• 민주적 리더십<br>• 비공식적 조직의 활용<br>• 인간적 보상을 강조 |
| 관리전략 | • 폐쇄적·정태적·기계적 구조<br>• 집권·권위주의적 리더십<br>• 강제·명령·위협·벌칙<br>• 상부 책임제도의 강화<br>• 경제적 보상체계의 강화 | • 개방적·동태적·유기적 구조<br>• 분권·권한의 위임<br>• MBO, 의사결정의 민주화<br>• 자기평가 제도<br>• 인간적·자발적 처리<br>• 비공식 조직의 활용 |

④ Z이론 모형 17 울산
　㉠ S. Lundstedt의 Z이론 : 자유방임형 조직
　　상황적 인간으로서 대학이나 연구실에서 나타나는 유형으로, 타인의 간섭을 싫어하고 자유로운 상태를 추구하는 인간으로 자유방임주의형 리더십이 지배한다(X이론은 권위형, Y이론은 민주형 리더십을 도출).
　㉡ Ouchi의 Z이론 : 경영 가족주의
　　미국 경영방식(A형) + 일본 경영방식(J형), 즉 일본식 경영방식을 도입한 미국기업이 가장 바람직한 것으로 보고, 이를 Z이론이라고 명칭한다.

| | |
|---|---|
| 특징 | • 평생 고용제<br>• 장기간에 걸친 평가와 승진<br>• 내부통제 방식(자율적)<br>• 비전문적 경력 통로 집단적 의사결정과 책임을 통한 만족감의 추구<br>• 전체에 대한 관심 |
| 장점 | • 강한 집단의식으로 팀워크 개발<br>• 협조적 노사관계에 의한 높은 생산성<br>• 조직의 목표와 개인 목표의 일치가능성 상승 |
| 단점 | • 종신 고용제에 의한 인력 비용의 과도 지출<br>• 기업의 안정기 및 성장기에만 적용 가능<br>• 자주성, 자율성, 창조성의 결여<br>• 하위직의 승진 기회 폐쇄<br>• 강한 집단성으로 책임 의식의 결여<br>• 계선보다 참모를 등한시하여 전문화에 역행 |

　㉢ D. Lawless의 Z이론 : 복잡한 인간, 상황적응적 관리
　　ⓐ 고정적이고 획일적인 관리전략을 부인하면서 처해 있는 상황에 잘 적응하는 리더십을 중요시 여긴다.
　　ⓑ 이론으로 인정되기 어렵고, 알맹이 없는 이론이라는 비판을 받는다.
　㉣ Ramos의 Z이론(괄호인)
　　ⓐ X이론의 인간을 작전인, Y이론의 인간을 반응인, 제3의 인간형을 괄호인이라고 하며, 괄호인은 지혜와 슬기를 가진 사람으로 객관적으로 검토할 수 있는 능력의 소지자라고 하는 이론이다.
　　ⓑ 괄호인은 이지적 인간으로 자기의 내부세계 및 환경을 떠나서 자아를 객관적으로 검토할 수 있는 능력의 소지자이다.
　　ⓒ 괄호인은 자기존중과 자율성을 기초로 한 이상지향형이며, 성공을 위하여 무리한 노력을 하지 않고, 정서적으로 안정되고 객관적·쇄신적 성향을 지닌 인간형이다.
　　ⓓ 괄호인은 물질적 동기에 의하여 자극할 수 없으며, 오히려 사회적 참여의 기회 증대, 직장을 통한 인생의 의의 발견, 개성표현의 확대 등을 통하여 자극시킨다.
⑤ F. Herzberg의 2요인 이론 : Herzberg는 피츠버그의 심리학 연구소의 동료들과 함께 그 지방의 11개 산업체에서 선정한 약 200여 명의 기술자들과 회계사를 대상으로 직무를 수행할 때 언제가

가장 만족스럽고 즐거웠으며, 어떠한 것이 불유쾌하며 불만족하였는지를 조사하였다. 이에 근거하여 Herzberg는 인간은 이원적 욕구를 가지고 있으며, 욕구는 불만과 만족의 감정에 더하여 별개의 차원에서 작용함으로써 불만족 요인과 만족 요인은 서로 다르다는 이원적 욕구이론을 제시하였다. 25 지방직 / 20 경기7급 / 19 서울 / 17 경북보건연구사·경북·경기 / 15 서울·경기 9급·경기7급·서울

- ⓐ 위생 요인(불만족 요인, X이론) → 미충족 시 불만 : 작업자의 환경범주와 관련된 것으로써 정책과 관리, 감독 기술, 근무 조건, 개인상호 간의 관계, 임금, 인간 관계, 안전 문제 등을 들고 있으며, 인간의 본능적 측면과 관련된 아담의 본성을 말한다. 17 보건복지부7급
- ⓑ 동기 요인(만족 요인, Y이론) → 충족 시 생산성 향상 : 직무 자체와 관련된 심리적 욕구로써 성취감, 안정감, 승진, 직무 자체에 대한 만족감, 보람 있는 일, 능력 신장 등 정신적 측면을 언급하는 아브라함 본성과 관련된다. 아울러 Herzberg는 조직의 생산 제고와 직결되는 것은 위생 요인이 아니라 만족 요인의 충족이라고 언급하고 ⓑ에 근거한 동기 부여를 역설하였다.

⑥ Schein의 인간본질의 4가지 관점
- ⓐ 합리적·경제적 인간관
  - ⓐ 인간은 자기에게 최대의 경제적 이익이 있는 경우에만 움직인다. 이는 고전적 조직이론(과학적 관리론)에서의 기본적인 인간관이다.
  - ⓑ 조직의 운영을 위해서는 조직의 합리적 설계, 통제 체제의 확립, 경제적 위상 체지의 확립이 필요하다. 즉, 권위적·강압적 감독과 통제가 필요하다.
- ⓑ 사회인간관
  - ⓐ 인간의 사회심리적 욕구 충족을 중시하는 인간관으로, 동기 유발은 경제적 유인보다는 사회적 유인에 의해 발생된다. 이는 인간관계론에서 강조하고 있다.
  - ⓑ 조직구성원의 사회·심리적 욕구 충족, 자생집단의 인정과 수용이 중요한 관리전략이다.
- ⓒ 자기실현인관
  - ⓐ 인간은 자아를 실현하려는 존재이다. 따라서 인간은 직무의 만족을 통하여 내재적 동기부여를 한다.
  - ⓑ 관리자는 촉진자, 촉대자로서의 역할을 수행해야 하며, 외조인 정보 제공과 참여적 관리, 자기 통제와 자기 개발을 통한 관리 전략을 수립하는 것이 효과적이다.
- ⓓ 복잡인관
  - ⓐ 조직의 상황에 따라 구성원의 성향이 달라지고 욕구에는 개인차가 있다. 상황적응 이론의 인간관이라 할 수 있으며 현대사회에서 가장 적합한 인간관이라 할 수 있다.
  - ⓑ 복잡인관에 근거한 관리자는 진단가로서 인간의 변이성과 개인차를 파악하여 유연성과 신축성 있는 관리전략을 수립해야 한다. 즉, 상황적응적 관리, 신축성 있는 대인관계 기술, 진단가의 역할을 수행하기 위하여 직원들의 다양한 능력과 욕구를 감지할 수 있는 감수성과 진단 능력이 있어야 한다.

⑦ C. Argyris의 성숙-미성숙 이론 : Argyris는 인간의 퍼스낼리티는 미성숙 상태로부터 성숙상태로 변하며, 조직관리자는 조직구성원을 성숙한 인간으로 관리하여야 한다고 주장하였다. 그는 인간의 퍼스낼리티가 미성숙 상태에서 정체되는 것을 방지하기 위한 방안으로서 '직무 확대, 참여적 리더십, 현실중심적 리더십'을 강조하고 있다.

| 미성숙 모형 | 성숙 모형 |
|---|---|
| • 수동적 활동<br>• 의존적 상태<br>• 단순한 행위<br>• 변덕스럽고 얕은 관심<br>• 단기적 전망<br>• 종속적 지위에 만족<br>• 자기의식의 결여 | • 능동적 활동<br>• 독립적 상태<br>• 다양한 행위<br>• 깊고 강한 관심<br>• 장기적 전망<br>• 대등 내지 우월한 지위에 만족<br>• 자기 의식 및 자기 규제 가능 |

⑧ McClelland의 3욕구 이론 : 작업환경과 관련된 3가지 주요한 동기와 욕구들이 있다고 주장한다.
  ㉠ 권력 욕구 : 타인을 행동하도록 만들려는 욕구
  ㉡ 친화 욕구 : 친근하고 가까운 인간관계에 대한 욕구
  ㉢ 성취 욕구 : 남보다 뛰어나고 표준에 맞게 무언가 이루어내고, 성공을 추구하려는 욕구

(2) **과정적 차원** 17 경남
  ① 개념
    ㉠ 욕구 충족과 동기 유발 사이에는 인간만이 가지고 있는 어떤 주관적인 평가 과정이 개재한다.
    ㉡ 기대이론은 사람에 따라 반응이 다르게 되므로 동기를 부여하는 최선의 방법이 있는 것은 아니라고 본다.
  ② Vroom의 기대 이론(VIE 이론) 17 서울·인천 / 16 보건복지부7급·서울
    ㉠ 직무를 수행하는 과정 시 나타나는 기대감과 보상의 정도에 의해 동기 부여가 결정된다고 파악하는 이론으로 기대 이론, 형평 이론, 순치 이론 등이 대표된다.
    ㉡ 기대 이론은 K. Lewin과 E. Tolman에 의하여 제시되었고, V. H. Vroom에 의해 발전되었다.
    ㉢ 사람이 행위를 선택하는 데 영향을 미치는 요인
      ⓐ Valence(유의성) : 행위의 결과로 얻게 되는 보상에 부여하는 가치
        • 긍정적 유의성 : 개인이 원하는 결과에 대한 강도로써 보상, 승진, 인정 등을 의미
        • 부정적 유의성 : 과업과정에서의 압력과 벌 등을 의미
      ⓑ Instrumentality(수단성) : 개인이 지각하는 1차적 결과와 2차적 결과와의 상관관계
      ⓒ Expectation(Expectancy, 기대감) : 개인행동이 자기 자신에게 가져올 결과에 대한 기대감
      ⓓ M = f(V, I, E) : M은 일을 하고자 하는 심리적 힘, 즉 동기의 강도를 의미
    ㉣ 사람이 조직 내에서 어떠한 행위 또는 일을 수행할 것인가의 여부를 결정하는 데는 그 일이 가져다 줄 가치와 그 일을 함으로써 기대하는 가치가 달성될 가능성, 그리고 자신의 일처리 능력에 대한 평가가 복합적으로 작용하게 된다.
  ③ Porter & Lawler의 업적·만족이론
    ㉠ 업적은 개인이 원하는 목적과 결과를 성취하려는 노력에 의하여 결정되고, 만족은 실제로 달성하는 결과에 의하여 결정된다.
    ㉡ 업적은 만족의 원인이 될 수 있으나 이들의 관계는 내·외적인 보상에 의해 연결된다.
      ⓐ 외적 보상 : 보수, 승진, 지위, 안전
      ⓑ 내적 보상 : 높은 업적에 대해 개인이 스스로 얻는 만족으로 이것이 외적인 보상보다 중요하다.

④ Adams의 공평성(형평성, equity) 이론  17 제주·서울
　㉠ 전제 : 업무에서 준거인들과 비교하여 형평하게 취급받으려고 하는 욕망이 개인으로 하여금 동기를 갖게 한다고 가정
　㉡ 동기유발 과정 : 개인은 자신의 직무에 대한 공헌도(투입)와 보상(산출)을 준거인물과 비교하면서 공정한 보상을 원하며 불형평성을 느끼는 경우 이를 해소하는 방향으로 동기가 유발된다.
　㉢ 불형평성 해소를 위한 행동의 유형
　　ⓐ '자신의 산출/투입' < 준거인물의 산출/투입' 즉 과소보상이라 느끼는 경우 : 투입 감소, 준거인물 변경, 조직 이탈 등
　　ⓑ '자신의 산출/투입' > 준거인물의 산출/투입' 즉 과대보상이라 느끼는 경우 : 투입 증대, 편익 감소요청 등
　　ⓒ '자신의 산출/투입' = '준거인물의 산출/투입' 즉 형평감을 느끼는 경우 : 동기는 유발되지 않음

⑤ 기타
　㉠ Georgopopulos의 통로·목적 이론 : 어떤 행동이 스스로 설정한 목표에 이르는 통로가 될 때 동기부여가 된다는 이론
　㉡ Atkinson의 기대 모형 : 성취하려는 욕구의 강도, 성공적으로 성취할 수 있다고 믿는 확률, 성취 시 주어지는 유인가에 의하여 동기가 유발된다는 이론
　㉢ Locke의 목표설정 이론 : 설정된 목표를 달성하기 위하여 동기가 유발된다는 이론으로, 목표의 난이도가 높을수록 성취감이 커지게 된다.

**CHECK POINT** 동기부여 이론 종합 비교표

| McGregor | X이론 | | Y이론 | | | Z이론 |
|---|---|---|---|---|---|---|
| Maslow | 생리적 욕구 | 안전 욕구 | 애정·사회의 욕구 | 존경의 욕구 | 자아실현의 욕구 | — |
| Alderfer | 생존의 욕구 | | 관계의 욕구 | | 성장의 욕구 | — |
| Herzberg | 위생 요인 | | 동기 요인 | | | — |
| Ramos | 작전인 | | 반응인 | | | 괄호인 |
| Schein | 경제적·합리적 인간관 | | 사회인간관 | | | 복잡인관 자아실현인관 |
| Argyris | 미성숙인 | | 성숙인 | | | — |
| Likert | 체제1 | 체제2 | 체제3 | | 체제4 | — |
| 이론적 배경 | 인간불신, 과학적 관리 | | 상호의존, 인간관계론의 토대 | | | — |
| 동기 부여 | 물질적 욕구(저개발국형) | | 정신적 욕구(선진국형) | | | — |
| 리더십 유형 | 권위형, 독재형 | | 민주적 | | | 자유방임형 |

## 03 조직의 형태 및 구조

### 1 관료제

**(1) 관료제의 개념**

① 구조적 개념(M. Weber) : 구조적으로 볼 때 관료제는 일정한 규칙의 지배를 받는 계층적인 형태를 가진 합법적이고 합리적인 복잡한 대규모 조직을 의미하며, 다음과 같은 특성을 내포한다.
  ㉠ 관료제의 보편성 : 관료제는 이념형을 의미하므로 국가뿐만 아니라 사기업, 노동조합, 교회 등의 비국가적 조직에서도 보인다.
  ㉡ 단일적 의사결정 : 관료제란 계층제를 지닌 대규모의 조직이지만, 모든 대규모 조직이 모두 관료제는 아니다. 적어도 관료제란 단일의 의사결정의 최고점을 지닌 대규모 조직이다. 따라서 종합병원은 대규모 조직이지만 단일의 의사결정을 지니지 않으므로 엄밀한 의미의 관료제라고 하기는 힘들다.
② 구조·기능적 관점(F. Riggs) : Riggs는 관료제란 구조적으로 고도의 계층제 형태를 지니고 있고, 기능적으로 합리적·병리적 기능을 수행하는 조직체의 관점으로 파악하였다.
③ 정치적(권력적) 관점(H. J. Laski, H. Finer) : 권력적 관점에 따르면 관료제란 행정 엘리트(특권층)에게 권한이 집중되어 있고, 대중을 지배하면서도 대중으로부터는 통제받지 않으려는 조직으로 민주주의에 역행한다고 파악하였다.

> **CHECK POINT** 관료제의 등장 배경
> 
> 1. 화폐경제의 발달
> 2. 자본주의의 발달
> 3. 행정의 양적 증대·질적 변화
> 4. 사회적 차별의 철폐 및 균등화
> 5. 물적 관리수단의 집중화
> 6. 관료제적 조직의 기술적 우위성

**(2) M. Weber의 관료제**

① Weber 이론의 특색
  ㉠ Weber는 18세기 이후 서구의 근대화 과정에서 생성된 대규모 공공조직들의 공통된 특징을 통찰하고, 합리적이고 작업능률을 극대화할 수 있는 이상적인 조직형태로써 관료제에 대한 이념형을 설정하였다.
  ㉡ Weber의 관료제 이론은 이념형이며, 최고의 능률을 확보하는 조직으로써 합리성을 추구하며, 대규모 조직이면 언제나 존재하는 보편성을 특징으로 한다.
② Weber가 제시한 근대 관료제의 발전 요인
  ㉠ 화폐경제의 발달
  ㉡ 행정사무의 양적 확대와 질적 변화
  ㉢ 관료제 조직의 기술적 강점
  ㉣ 행정수단의 집중화
  ㉤ 사회적 차별의 평균화

③ Weber 이론의 지배 유형 : Weber의 관료제 이론은 지배 유형에 관한 이론에 근거를 두고 있는데, 그는 이념형의 입장에서 권위의 정당성을 기준으로 하여 지배 유형을 전통적 지배, 카리스마적 지배, 합법적 지배로 나눈다.
 ㉠ 전통적 지배 : 지배의 정당성의 근거가 과거부터 존속되어 온 전통이나 지배자의 권력의 신성성에 대한 신념에 입각하여 이루어지는 지배 유형을 말하며, 이러한 지배가 전형적으로 이루어지고 있는 것이 가산적 관료제이다.
 ㉡ 카리스마적 지배 : 일상적인 것을 초월한 지도자의 비범한 자질이나 능력에 대한 외경심이 피지배자의 복종 근거가 되는 지배 유형이다.
 ㉢ 합법적 지배 : 지배의 정당성이 법규화된 질서 또는 명령권이 합법성의 신념에 입각하고 있는 지배 유형을 말하며, 합리적 지배라고도 한다. 합리적 지배의 순수한 유형이 근대적인 관료제적 지배이다.

④ 근대적 관료제의 특징
 ㉠ 계층적 구조 : 조직단위 상호 간 또는 조직내부의 직위 간에는 명확한 명령복종 관계가 확립되고 있다.
 ㉡ 권한과 책임의 명료화 : 관료의 권한과 직무 범위는 법규에 의해 규정되며, 관료제의 지배원리는 합리적 절차에 따라 제정된 법규 또는 규칙에 따른다.
 ㉢ 공·사 엄별주의 : 직무 수행은 몰주관적·비인격적 성격을 띠며, 관료는 비정의적 자세를 견지하고 법규에 따라 공정한 업무처리를 수행한다.
 ㉣ 업무의 전문화와 세분화 : 모든 직무는 전문 지식과 기술을 지닌 관료가 담당하고, 이들은 시험 또는 자격증 등에 의해 공개적으로 채용된다. 또한 관료들은 지속적인 교육훈련을 통해 전문적 능력을 기르고 관료직을 '평생의 직업'으로 여기고 전념한다.
 ㉤ 전임직 : 강한 신분보장이 이루어진다.
 ㉥ 문서 중심의 간접적이고 객관적인 사무 처리 : 직무의 수행은 서류(문서)에 의거하여 이루어지며, 그 결과는 문서로 기록·보존된다.
 ㉦ 고용관계의 자유계약성 : 관료제에서 고용관계는 전통적인 신분관계가 아닌 평등한 관계에서 고용의 자유계약이 허용된다.
 ㉧ 예측 가능성 : 관료제는 고도의 안정성을 강조하는 조직이며, 목표가 명확히 주어진 상태에서 이를 능률적으로 수행할 것이 요구된다. 이에 따라 미래 상황을 보다 확실히 예측할 수 있다고 전제한다.
 ㉨ 몰정의성 및 비정의성 : 지배 양식이 법규에 근거하기 때문에 감정 및 정의적 요소에 기초를 한 행위를 배제한다.
 ㉩ 기타 : 고도의 집권성·상하 간의 수직적 인간관계(명령과 복종 체제) 등이다.

**(3) 관료제 이론에 대한 비판**

① 1930년대 사회학자들의 비판 : 1930년대에 미국의 사회학자들은 경험적 연구를 통해 Weber의 모형이 본질적으로 프러시아 황조시대의 정부 조직과 정당 및 군대 조직을 대상으로 하여 고안되었다는 데에 그 한계가 있다고 평가하면서, 다음과 같이 비판하였다.

㉠ P. M. Blau는 관료제가 비공식적·비합리적 측면을 도외시한다고 비판했다.
　　　㉡ R. K. Merton은 관료제가 항상 조직목표 달성의 극대화에 기여하는 것은 아니고 경우에 따라서는 역기능적이기까지 하다고 비판했다.
　　　㉢ P. Selznick는 관료제가 환경을 도외시한다고 비판했다.
　　　㉣ M. Weber는 관료제를 가치중립적 도구로 인식한 결과, 관료제의 내·외부에서 일어나는 권력 현상을 인식하지 못하였다고 비판했다.
　　② 1960년대 발전론자들의 비판 : 1960년대 초 정부 주도의 근대화가 개발도상국을 중심으로 추진되면서 관료와 관료제의 역할이 재조명되기 시작했다.
　　　㉠ 법규에 의한 명확한 관청적 권한 배분은 오히려 장애가 되므로 조직의 책임자에게 재량권을 부여, 임시구조의 성격을 결합한다.
　　　㉡ 지휘, 통제체제로서의 계층제에 분업체제 및 구성원의 참여를 보장함으로써 하의상달을 꾀한다.
　　　㉢ 전문적 지식도 중요하지만 관료의 사회 전반에 대한 이해력과 발전지향성을 강조한다.
　　　㉣ 합목적성을 강조하여 합법성에서 나타나는 경직화를 타파하고 법률의 신축적·탄력적 운영을 강조한다.

### (4) 관료제의 순기능과 역기능(병리 현상)

　① 관료제의 순기능
　　㉠ 표준화에 의해 조직구성원들의 행동이 통제되고 예측이 가능하므로 조직의 전문성·능률성·생산성을 높일 수 있다.
　　㉡ 법과 규칙에 근거를 두고 업무를 처리함으로써 조직활동의 객관성·예측가능성·일관성을 확보할 수 있다.
　　㉢ 비정의성을 중시하여 인간의 감정을 배제하고 공평·무사한 업무 처리를 할 수 있다.
　　㉣ 계층제에 입각하여 명령·복종관계와 질서를 확립할 수 있다.
　　㉤ 문서주의에 따라 직무 수행의 객관성·정확성·공식성을 기할 수 있다.
　　㉥ 능력·성적주의와 공직에의 기회 균등을 보장할 수 있다.
　② 관료제의 역기능(병리 현상)과 쇄신 방안

| 구분 | 역기능(병리 현상) | 쇄신 방안 |
| --- | --- | --- |
| 구조적 측면 | • 할거주의 : 오랜 근무로 인한 이해 부족, 조직 내 권력관계에 의한 경쟁 때문에 소속 기관과 부서만 생각하고 타부서에 대한 배려를 하지 않는다.<br>• 갈등 조정수단 부족 : 집권화에 따른 기능적 부문 사이의 갈등 해소의 제도적 장치가 부족하다.<br>• 전문가적 무능 : 구조적 분화에 따라 타분야에 대해 문외한이 되는 훈련된 무능현상이 나타난다(포괄적인 통제력 부족).<br>• 조직의 활력 상실 : 특정한 동일 업무의 반복으로 권태와 무력감에 빠지게 된다. | • 참여를 통한 원활한 의사소통 및 조정 촉진<br>• 조직의 동태화 및 수평적·평면적 구조로 조직구조 변화<br>• 분권화의 촉진<br>• 보수·상벌제도 개선 |

| | | |
|---|---|---|
| 행태적 · 인간적 측면 | • 무사안일주의(변화에 대한 저항) : 문제해결 방식으로 선례를 중시하고, 자신의 신분 보호에 몰두하여 소극적 태도로 업무에 임하며, 상급자의 권위에 의존하려는 경우가 빈번하다.<br>• 인간성 상실 : 대규모 조직의 부속품처럼 기계화·비정의화되어 인격적 관계를 상실한다.<br>• 이기주의(관료제적 이익 추구)<br>• 각자의 능력을 넘는 수준까지 승진한다는 'Peter의 원리'가 나타난다.<br>• 극단적 비밀주의, 권력에 대한 욕구, 출세주의<br>• 귀속주의 : 비공식적 집단에 의한 문제해결 | • 발전지향적 행정행태 확립(모험적, 창조주의, 발전지향적 자세)<br>• 행정윤리의 확립<br>• 적정한 신분 보장<br>• 행정관리의 민주화<br>• 전문 직업의식 확립 |
| 환경적 측면 | • 문서주의(Red Tape, 서면주의), 형식주의, 번문욕례, 다인장주의 문서화, 형식과 절차를 내세워 업무처리를 지연시킨다.<br>• 목표와 수단의 전도 현상, 지나친 규칙 준수로 인한 동조 과잉 : 조직 전체의 목표달성보다는 규칙과 질서에 지나치게 집착한다.<br>• 환경 적응능력 부족 | • 사회환경의 정화<br>• 국민 의식수준 향상<br>• 관료제에 대한 민주적 통제 강화 |

### CHECK POINT | 권한과 권력

1. 가산적 관료제 : 중세시대의 관료제 내지 조선시대의 관료제가 그 전형적인 예인데, 그 특징을 살펴보면 권한 행사의 자의성과 예측 불가능성, 기능의 미분화, 공사 구분의 결여, 전인격적 지배, 관료의 특권성 등을 들 수 있다.

2. 권력의 유형(French & Raven) 17 제주
   ① 정통적 권력 : Weber의 합법적 권위와 유사하며 권력 소지자가 집단구성원의 순종을 요구하고 명령할 수 있는 합법적인 권리를 지니고 있을 때 생기는 권력
   ② 보상적 권력 : 권력 소지자가 정적 또는 부적 강화물의 통제능력을 지니고 있을 때 생기는 권력
   ③ 강요적 권력 : 요청이나 요구들에 따르지 않는 상대방을 처벌할 수 있을 때 성립하는 권력
   ④ 준거적 권력 : 집단구성원들이 권력 소지자와 일체감으로 그에게 호감을 느끼거나 또는 존경하는 것을 기반으로 하는 권력(개인적인 선호, 존경, 기호, 매력 등에서 발생)
   ⑤ 전문가적 권력 : 권력 행사자가 전문가로 인정받을 때 인정되는 권력(보건의료인력의 지시에 환자가 그대로 믿고 따르는 전문적 지식과 경험 등에 의한 권력)

3. 권한과 권력의 개념
   ① 권한
      ㉠ 한 개인이 조직 내에서 차지하고 있는 위치로 인하여 갖게 되는 공식적인 힘이다.
      ㉡ 조직의 규범에 의해 합법적으로 인정을 받고 있으며, 이러한 권력의 행사를 집단이 정당한 것으로 받아들일 때 성립된다.
   ② 권력
      ㉠ 한 개인이나 집단이 다른 개인이나 집단에 대하여 지배력을 확보하는 것으로, 합법성을 꼭 가져야 하는 것은 아니다.
      ㉡ 권력이 핵에 가까울수록 의사결정에 영향을 줄 수 있는 힘이 증대된다.

4. 권한 위임
   ① 개념 : 상관이나 상급기관이 가지고 있는 권한 중의 일부를 부하나 하급 기관에게 위임하는 행위
   ② 목적 : 부하의 참여를 통한 사기 제고, 조직의 민주성을 확보하는 필요성(Y이론)
   ③ 특성
      ㉠ 권한 위임은 대폭적일수록 바람직하다.
      ㉡ 권한이 위임되면 책임도 수반되어야 한다.
      ㉢ 권한이 위임되면 보고, 감독 기능이 있어야 한다.
      ㉣ 권한의 재위임은 가능하다.
   ④ 장·단점

| | |
|---|---|
| 장점 | • 관리자는 중요한 문제를 해결할 수 있는 기간적 여유를 가질 수 있다.<br>• 하급자의 능력을 개발할 수 있다.<br>• 업무 수행을 효과적, 효율적으로 할 수 있다.<br>• 권한을 위임받은 부하 직원의 사기와 인간관계를 증진시킨다.<br>• 융통성 있고 신속한 의사결정으로 급변하는 환경에 적절히 대응할 수 있다. |
| 단점 | • 조직 전체라는 의식보다 부서 우선 의식이 팽배해질 수 있다.<br>• 분산화로 인해 많은 관리자가 필요하며, 중앙 부서와 일선 부서의 기능이 중복될 수 있다. |

(5) 관료제와 민주주의
   ① 긍정적인 면
      ㉠ 법 앞의 평등 보장 : 관료제는 신분·정실에 근거한 임용을 배제하고, 일반적 법규에 의한 보편주의 및 임용을 강조함으로써 법 앞의 평등을 이룩하는 데 공헌하였다.
      ㉡ 공직 취임의 기회균등 보장 : 관료제는 전문적 지식과 능력에 의한 관료의 임용을 원칙으로 함으로써 고용의 기회균등을 촉진하였다.
      ㉢ 민주적 목표의 능률적인 수행 : 민주적으로 결정된 조직의 모든 민주적 목표를 구조적 특성에 근거하여 보다 능률적으로 처리할 수 있게 하였다.
   ② 부정적인 면
      ㉠ 과두제의 철칙(관직의 특권화) : 관료제는 소수의 엘리트나 공무원에게 지나친 권력을 집중시킴으로써 권력의 불균형을 초래하여 민주주의를 저해할 위험성이 있다.
      ㉡ 시민에 대한 무책임 : 공직에 있어 특수 계층을 형성하여 국민의 요구를 외면하고 국민 위에 군림하는 체제라는 점에서 비판을 받는다.
      ㉢ 정책결정에 있어서의 역할 과다는 행정의 자율성을 강화시켰고, 이것은 행정의 외부 통제나 민주 통제를 어렵게 만들었다. 그 밖에 관료제의 병리현상은 모두 이에 속한다고 볼 수 있다.

## 2 공식 조직과 비공식 조직

(1) 의의
   ① 공식 조직 : 인위적인 형식적 절차와 제도에 의하여 만들어진 조직체로 계층제의 형태를 통하여 일정한 목표를 달성하려는 조직을 말한다. 15 인천

② 비공식 조직 : 현실적 인간관계를 토대로 자연 발생적으로 형성된 자생 조직으로, 공식 조직 내에 존재하고 자체 규범과 리더가 존재한다.
③ 공식 조직이 전형적인 조직이라면, 비공식 조직은 공식 조직을 전제로 한 것이다.

## (2) 공식 조직과 비공식 조직의 특징 24 지방직 / 17 제주·대구·경기 / 16 경남·대구·서울

| 구분 | 공식 조직 | 비공식 조직 | 소집단(참조) |
|---|---|---|---|
| 조직의 생성 | 외면적, 가시적, 인위적, 제도적, 합리적으로 생성된 조직(계층적·고전적·관료제 조직) | 내면적, 비가시적, 자연발생적, 비제도적, 감정적으로 생성된 조직 | 구성원 간의 상호 작용으로 생성된 조직 |
| 성격 | 합리적 조직 | 비합리적 조직 | 대면적인 관계 |
| 명문화 여부 | 합법적 절차에 따른 규범의 작성(명문화된 조직) | 구성원의 동태적인 인간관계에 의한 규범의 형성(불문화) | 구성원 상호 간에 개인적인 인상이나 지각을 지님 |
| 분업성 | 강함 | 약함 | 약함 |
| 목적 | 공적 목적 추구 | 사적 목적 추구 | |
| 논리 | 능률과 과학적 합리성의 논리가 지배 | 인간의 감정의 논리가 지배 | 소집단은 공식적일 수도 있고, 비공식적일 경우도 있다. |
| 질서 | 전체적 질서를 위해 활동(관료제이론) | 부분적 질서를 위해 활동(자생조직) | |
| 관리기법 | 과학적 관리 | 인간관계론 | |
| 특징 | 영속성, 경직성, 명확성 | 비영속성, 동태성, 불명료성 | |
| 형태 | 외면적, 외재적 조직 | 내면적, 내재적 조직 | |

### CHECK POINT 소집단

1. 정의 : 대면적 관계가 있고, 집단구성원 간에 상호 작용이 행하여지는 제한된 수의 사람들의 상호 관계에 의하여 이루어지는 집단을 의미

2. 소집단에 관한 연구 : Simmel의 형식사회학 이론, Homans와 Bales의 상호작용 이론, Lewin의 집단역학, Moreno의 Sociometry 이론

3. 특징
   ① 대면적인 접촉 관계
   ② 구성원 간의 활발한 상호 작용
   ③ 구체적이고 광범위한 의사 전달
   ④ 집단 의식 및 규범 공유
   ⑤ 구성원 간의 감정적인 인간관계 형성
   ⑥ 소집단은 비공식 집단과 달리 공식적 집단도 포함
   ⑦ 조직은 다양한 소집단으로 형성된 체제
   ⑧ 소집단은 개인의 심리적인 욕구충족의 기능도 수행

(3) 비공식 조직

① 비공식 조직의 형성 요인
  ㉠ 개인의 인간적 욕구의 충족 의식 : 사람은 누구나 인격과 개성을 지니고 있기 때문에 규칙보다는 감정·욕구에 따라 행동하고자 한다.
  ㉡ 공식 조직의 비인격성 : 공식 조직의 지나친 규칙의 강조는 비인격적 성격을 등장시키고 이에 대한 반발로써 비공식 조직이 형성된다.
  ㉢ 공식 조직의 신축성의 결여 : 공식 조직은 지나치게 법규에 의한 지배를 강조하기 때문에 조직의 경직화를 가져오며, 이의 결함을 보완하기 위하여 비공식 조직이 등장한다.
  ㉣ 공식적 권위와 영향력의 차이 : 공식적 권위와 사실상의 영향력 사이에는 상당한 차이가 있으므로 비공식 집단을 형성하게 한다.

  **CHECK POINT** 비공식 집단의 발생요인

  1. 비인간적인 공식 조직의 한계
  2. 개인의 인간적 욕구와 지위 의식의 강조
  3. 귀속적 요인, 인간적 친분 관계의 결속
  4. 변동에 대한 적응
  5. 공식적 권위·명령과 실제 권력·영향력의 차이

② 비공식 조직의 장·단점 16 충북 / 15 전남

| 장점 | • 귀속감·심리적 안정감 등의 충족과 사기 앙양에 기여한다.<br>• 구성원 간의 행동 기준을 확립하여 공식 조직의 목표 달성에 기여한다.<br>• 공식 조직의 능력을 보완하고 쇄신적 분위기를 조성한다.<br>• 구성원 간 협조와 지식·경험의 공유를 통한 업무의 능률적 수행에 도움을 준다.<br>• 공식 조직(계층제)의 경직성 완화와 적응성 증진에 기여한다.<br>• 의사소통을 원활히 한다. |
|---|---|
| 단점 | • 적대 감정과 심리적 불안감을 조성할 수 있다.<br>• 비생산적 규범(norm)을 형성한다.<br>• 정실 행위의 만연 가능성이 있다.<br>• 공식적 권위가 약화되고 파벌을 조성하는 경우가 있다.<br>• 비공식적 의사소통의 역기능(소문 등의 만연), 정보의 공식적 이용 곤란 등의 문제가 발생한다. |

③ 비공식 조직의 통제 : 비공식 조직은 공식 조직의 목표달성에 기여하는 순기능과 공식 조직의 목표달성을 저해하는 역기능을 동시에 가진다. 따라서 비공식 조직의 통제 필요성은 그의 순기능을 최대화하는 동시에 그의 역기능을 최소화하는 데 있다.
  ㉠ 비공식 조직의 통제방안
    ⓐ 조직 내 비공식 집단의 유형·목표·기능·행동규범과 인적사항 등 실태를 파악해야 한다.
    ⓑ 공식 조직의 목표·규범과 비공식 조직의 목표·규범이 일치되도록 노력한다.
    ⓒ 비공식 집단의 갈등·대립과 지나친 경쟁을 방지하고 상호 간의 의사소통을 촉진시킨다.
    ⓓ 비공식 지도자를 파악하여 소속집단의 평가가 높을수록 특별히 배려하고 공식 조직을 지지·협조하게 하거나 의사결정에 참여시키도록 한다.

             ⓔ 비공식 집단의 목표·기능·규범이 조직의 목표달성에 해로운 경우 강압적 방법을 쓰기
                전에 참여·의사소통 등으로 이를 변동시키도록 한다.
             ⓕ 집단구성원의 인사이동, 사직, 비공식 지도자의 격하 등을 고려할 수 있다.
        ⓒ 통제의 한계
             ⓐ 비공식 조직은 주로 내재적·불가시적이어서 그 발견 및 통제가 제약된다.
             ⓑ 비공식 조직의 통제는 조직의 전체적인 관점에서 볼 때에는 항상 부차적인 것에 지나지 않
                는다. 그것은 어디까지나 공식 조직의 부분 질서이기 때문이다.

## 3 계선 조직과 막료 조직 20 서울 / 15 울산

(1) 의의
   ① 계선 기관 : 계층제의 구조 하에서 목표 달성에 직접적으로 봉사하는 기관(장관·차관·국장·과
      장·계장)을 말한다.
   ② 막료 기관 : 계선을 간접적인 측면에서 보좌·지원하여 주는 기관으로, 자문·권고·협의·정보
      의 수집과 판단·기획·통제·인사·회계·법무·공보·조달·조사·연구 등의 지적 기능을
      수행하는 참모기관을 말한다. 예컨대 차관보, 기획 실장, 총무과, 비서실, 담당관, 각종 위원회,
      연구소 등을 말하며, 18세기 프러시아 군대에서 연유되었다.

(2) 계선과 막료의 특징 및 장·단점
   ① 계선과 막료의 특징
      ㉠ 계선(라인조직)의 특징 : 계선은 계층제적 성격(장관, 차관, 실장, 계장 등)을 띠며, 조직목표
         달성에 직접 기여하고 국민과 직접 접촉하며, 명령권·집행권을 행사하고, 수직적 명령복종
         관계를 가지며, 일반행정가가 주축이 된다. 23 지방직
         ⓐ 군대식 조직으로써 업무의 결정과 실행을 담당하는 부서들만 있는 조직형태이다.
         ⓑ 과업의 분화라든지 부분화가 진전되지 않은 매우 초보적인 조직형태로, 오늘날 창업단계
            에 있는 기업이나 중소기업에서 많이 볼 수 있다.
         ⓒ 조직구성원들 간의 관계가 가족적이며, 서로 협동하며 조직에의 사명감과 일체감을 갖고
            목표를 달성하기 위해서 몰입하게 된다.
         ⓓ 라인조직의 목표는 비용 절감과 같은 효율성의 제고 및 생산성 향상에 두게 된다. 따라서
            효율적으로 일하기 위해 기능별로 조직을 구성한 형태로 나타난다.
         ⓔ 경영환경이 불안정적이거나 불확실성이 높은 상황, 규모가 큰 상황에서는 덜 효과적이다.
      ㉡ 막료(라인-스태프 조직)의 특징 : 비계층적 성격(행정 기관장의 인격 확장)을 띠며, 조직목표
         달성에 간접적으로 기여하고 국민과 직접 접촉하지 않는다. 또한 명령·집행권은 없으며, 수
         평대응한 관계를 이루되, 전문행정가가 주축이 된다.
         ⓐ 라인은 수직 조직을, 스태프는 수평 조직을 의미한다.
         ⓑ 라인-스태프 조직은 조직이 대규모화되는 초기상황, 경영환경이 안정적이고 확실성이 높
            은 상황에 효과적인 조직형태이다. 18 서울

② 계선 조직과 막료 조직의 특징

| 구분 | 계선 조직 | 막료 조직 |
|---|---|---|
| 개념 | 행정조직의 목표달성에 직접 권한과 집행을 담당하는 조직 | 계선을 지원·조언하는 보조적 서비스 조직 |
| 형태면 | 상하명령 복종관계, 계층적·수직적 조직 | 좌우지원 복종관계, 측면적·수평적 조직 |
| 기능면 | 명령적 집행적 기능<br>(명령·지휘·집행·실시) | 자문적 서비스적 기능<br>(권고·조언·보조) |
| 태도면 | 현실적·실제적·보수적 사고 | 이상적·이론적·개혁적 사고 |
| 결정권 | 결정권과 책임의 존재 | 결정권 없음 |
| 장점 | • 권한과 책임의 한계 명확<br>• 업무수행의 능률성<br>• 신속한 결정<br>• 강력한 통솔력 행사 가능<br>• 조직의 안정성·신속성<br>• 소규모 조직에 적합 | • 최고관리자의 인격 확장<br>• 계선기관의 결함 보완, 기관장의 통솔범위 확대<br>• 전문적 지식과 경험에 의한 합리적·창의적 결정<br>• 계선기관 간의 업무 조정(수평적 업무 조정) 용이<br>• 조직의 신축성, 동태성 확보<br>• 대규모 조직에 적합 |
| 단점 | • 대규모 조직에서는 최고관리자의 과중한 업무 부담<br>• 조직장의 주관적 독단이 위험 초래<br>• 상황변화에 대한 신축성 결여<br>• 계선기관의 업무량 증가<br>• 특수분야 전문가의 지식, 경험 이용 곤란 | • 계선기관과의 대립·충돌 가능성으로 조직 내 알력과 불화문제 발생<br>• 의사결정의 지연 및 의사전달의 혼란 가능성<br>• 참모기관에 소요되는 경비의 과다<br>• 계선과 막료 간 책임 전가 문제 발생<br>• 중앙집권화의 경향 촉진 |

③ 막료의 유형
  ㉠ 보조형 막료 : 인사·회계·예산·서무 등과 같이 계선기관을 유지·관리·보조함으로써 봉사기능을 수행하고, 군대의 특별 참모에 해당하며, 계선기관의 하부조직을 형성한다.
  ㉡ 자문형 막료 : 기획·조사·자문·연구 등의 기능을 담당하는 좁은 의미의 막료이며, 군대의 일반참모에 해당하고 계선·보조 양 기관에 대해 조언·권고하며(고유한 의미), 최고집행자 직속(심의관, 담당관, 차관보 등)에 있는 막료이다.

> **CHECK POINT** **우리나라의 담당관제**
>
> 1. 의의 : 우리나라에서 1970년에 도입된 제도로써 행정조직의 경직성을 극복하고, 환경 변동(불확실한 상황)에 대해 신축적으로 적응하도록 전문 지식·기술을 활용하여 계획 입안·연구·조사·분석·평가·개선 등에 대해 계선의 장을 보좌하는 막료기관을 의미한다.
> 2. 기능
>    ① 계층제 조직의 단점을 보완하고 행정조직의 경직성을 완화한다.

> ② 행정 환경에 대해 신축적·능동적으로 대처한다.
> ③ 일반행정기관의 집행업무는 담당하지 않으며, 전문적 기술·지식을 지닌 발전막료로서 계획 입안에 중점을 둔다.
> ④ 계선기관에게 조언해 주며, 아이디어, 계획 등을 제공하여 효과적으로 계선기능이 이루어지도록 한다. → 행정의 전문성 확보
> ⑤ 각 국·과 간의 연락·조정 기능을 한다.
> ⑥ 새로운 전문지식이나 관리기술을 조직에 도입하고 정책입안 시에 반영한다.

### (3) 계선과 막료의 상호관계

① 계선과 막료의 관계
  ㉠ 일반적으로 계선 기관은 명령·결정·집행을 하며, 참모 기관은 조언·권고·서비스를 한다고 생각되고 있으나, 양자 간의 엄격한 분리는 존재하지 않으며, 양 기능은 서로 보완적인 관계에 있고 상호 의존하고 있다.
  ㉡ 참모 조직이 확대되면 기관장의 통솔 범위가 확대되며, 또한 수평적인 업무의 조정과 협조가 순조롭게 된다. 이에 따라 참모 기관이 업무 감독을 하게 되는 중앙 집권화가 나타날 가능성이 높다.
  ㉢ 계선과 막료는 공식적인 구조상의 위치보다 원만한 협조를 통하여 어떻게 최선의 결과를 확보하느냐에 따라서 양자의 관계를 인식해야 하며, 계선과 막료 활동의 통합이 이루어지는 방향으로 조직이 운영되어야 할 것이다.

**CHECK POINT** Golembiewski의 계선·막료(참모) 관계

| | |
|---|---|
| 중립·열등 도구 모형 | 전통적 모형, 참모는 2차적 존재로서 계선에 봉사한다. |
| 변형된 자아 모형 | 참모는 기관장의 사고 방식을 그대로 따르고, 기관장의 명의로 명령을 내릴 수도 있다. |
| 동료 모형 | 참모는 계선에 종속되지 않고 독립적인 권한을 가지며, 양자의 협조·협상 관계에 의한 목표 달성에 중점을 둔다. |

② 계선과 막료의 갈등 원인
  ㉠ **사회적·문화적 양식의 차이** : 일반적으로 막료는 계선에 비해 교육 수준이나 사회적 지위가 높고, 개인주의적 경향이 강하다. 반면 계선은 전문적 지식은 부족하지만 실무적 측면에서는 우월하며 보통 연장자이고 보수적 경향이 높다.
  ㉡ **개혁과 현상유지 추구** : 계선은 현실적이고 상식적인 문제를 해결하려고 하는 데 반해, 막료는 이상적이고 이론적이다. 또한 계선은 보수적이고 현실 긍정적인 데 반해 개혁적이고 부정적인 경향이 많다.
  ㉢ **상호 간 인식 부족** : 시야에 있어서 계선은 종합적이고 전체적인 것을 보려고 하는 데 반해, 막료는 부분적인 입장에서 보려고 함에 따라 갈등이 발생하게 되며, 심한 경우 조직의 발전이 저해되는 경우가 많다.

②	계선의 방어적 태도 : 막료는 최고관리자의 측근에서 전문적인 지식과 조언을 제공하기 때문에 계선은 막료를 매우 위협적인 존재로 보게 되어 방어적 자세를 견지하게 된다. 막료의 영향력이 클수록 계선은 질투하기 쉽다.

③ 갈등의 해결 방안
㉠ 권한과 책임의 명료화 : 계선과 막료가 각각 자기 업무에 대한 확신을 가지고 양자가 서로 업무를 이해하고 협조할 수 있도록 양자 간의 권한과 책임의 한계를 분명히 한다.
㉡ 교육훈련의 강화 : 계선에게는 막료를 최대한 활용할 수 있는 능력을 발전시키고, 막료에게는 좁은 전문가적 사고 방식과 편견에서 벗어나 유용한 권고와 조언을 할 수 있는 자질을 향상시킨다.
㉢ 인사 교류 : 계선과 막료 간에 직책의 교체에 따른 인사 교류를 통하여 이해를 촉진시킴과 동시에 능력의 발전을 도모한다.
㉣ 상호 대면 기회의 제고 : 참모와 계선이 서로 친밀하여지도록 상호 접촉을 증가시킨다.
㉤ 기관장의 편견 해소 : 기관장이 계선과 막료에 대한 편견을 버리고 양자가 협조할 수 있는 분위기를 조성한다.

> **CHECK POINT** 행정 농도
>
> 1. 의의 : L. Pondy가 사용한 말로써, 직접인력에 대한 간접인력의 비율을 의미한다. 즉, 계선기관에 대한 막료기관의 비율 또는 관리층에 대한 비관리층의 비율을 의미한다고 볼 수 있다.
> 2. 특징
>    ① 조직의 규모가 클수록 행정 농도는 커지는 경향이 있다.
>    ② 후진국보다는 선진국의 행정 농도가 높다.
>    ③ 행정 농도가 높을수록 조직의 동태화, 민주화의 측면이 강하다.
>    ④ 우리나라의 경우 행정 농도가 비교적 높은 편이다.

(4) 위원회 조직
① 개념
㉠ 복수의 자연인으로 구성된 합의제 형태를 지닌 막료조직 형태이다.
㉡ 상설적인 형태로써 소수의 인원으로 구성되어 있다.
② 순기능과 역기능

| 순기능 | 역기능 |
| --- | --- |
| ㉠ 신중한 문제 해결에 유리 | ㉠ 시간 및 비용의 과다 소모 |
| ㉡ 참여를 통한 민주성 확보 | ㉡ 책임 소재의 불분명 |
| ㉢ 할거주의 방지 | ㉢ 신속한 정책 결정이 곤란 |
| ㉣ 행정의 계속성, 안정성, 중립성 확보 | ㉣ 최선보다는 차선 선택의 문제 발생 |
| ㉤ 창의적 의사결정 도모 | ㉤ 타협적인 결정 |

## 4 기계적 구조와 유기적 구조(Robey) 15 서울8급

| 구분 | 기계적 구조 | 유기적 구조 |
| --- | --- | --- |
| 장점 | 예측 가능성 | 적응성, 탄력성, 신축성 |
| 조직 특성 | • 좁은 직무 범위<br>• 계층제<br>• 표준 운영절차(SOP)<br>• 공식적이며 몰인간적인 대면 관계<br>• 분명한 책임 관계 | • 넓은 직무 범위<br>• 적은 규칙 및 절차<br>• 비공식적이며 인간적인 대면 관계<br>• 모호한 책임 관계 |
| 상황 조건 | • 명확한 조직 목표와 과제<br>• 분업적이고 단순한 과제<br>• 성과 측정이 가능<br>• 권위의 정당성 확보<br>• 금전적 동기 부여 | • 모호한 조직 목표와 과제<br>• 분업이 어려운 복합적인 과제<br>• 성과 측정이 어려움<br>• 도전받는 권위 |

## 04 조직의 관리

### 1 의사전달

(1) 의사전달의 개념 및 특징
① 의사전달의 개념
㉠ 의사전달은 학자에 따라 다양하게 정의되나 행정조직 내에서 결정에 필요한 정보, 자료 등이 전달되고 전달받는 사람이 이를 수용하는 과정이라고 할 수 있다. H. D. Lasswell은 의사전달의 구성요소로써 전달자, 피전달자, 전달내용, 전달수단과 방법, 전달효과 등을 들고 있다.
㉡ 주체들(사람, 동물 등)이 기호를 통하여 서로 정보나 메시지를 전달하고 수신해서 서로 공통된 의미를 갖고, 나아가서는 서로의 행동에 영향을 미치는 과정 및 행동을 의사전달이라고 한다.
㉢ 어떤 개인이나 조직이 일정한 기호를 이용하여 다른 개인이나 조직에게 정보나 메시지를 전달하고, 그것을 그 개인이나 조직이 수신하여 전달자와 피전달자 간에 상호 공통된 이해에 도달하며, 나아가서는 상호 간의 행동에 영향을 미치거나 계획적인 변화를 가져오게 하는 행동 과정 및 기능이 의사전달이다.
㉣ 의사전달은 두 사람 이상의 사이에 사실·생각·의견·감정 등의 교환을 통하여 공통적인 이해를 이룩하고 수용자 측의 의식·태도·행동 등에 변화를 일으키게 하는 일련의 행동이다.
② 의사전달의 특징
㉠ 의사전달은 원칙적으로 개인 간의 과정이다.
㉡ 조직 내의 의사전달은 원칙적으로 목적적인 것이다.

ⓒ 의사전달 과정의 기본적 단위를 형성하는 핵심적 요소는 세 가지이다. 첫째는 발신자와 수신자의 존재이고, 둘째는 정보전달의 매체 또는 수단, 셋째는 정보전달의 통로이다.
ⓓ 조직 내의 모든 상호 작용은 의사전달을 내포한다.
ⓔ 의사전달이 없으면 조직은 성립될 수 없기 때문에 의사전달은 조직의 생명선이라고 할 수 있다.
③ 의사전달의 요소
ⓐ 의사전달의 기본적인 요소는 전달자(Messenger), 수용자(Receiver), 기호(Symbol)로 되어 있다.
ⓑ 의사전달의 주요 기호로는 언어, 그림, 동작(행동)이 있다.
ⓒ 조직관리 측면에서의 의사전달은 주로 공식적 의사전달이다.

**CHECK POINT** Lasswell이 제시한 의사전달 요소

| 1. 전달자 | 2. 피전달자 | 3. 전달 방법 및 절차 |
| 4. 전달 내용 | 5. 전달 효과 | |

**(2) 의사전달의 제 원칙(C. E. Redfield)** 17 보건복지부7급·제주 / 15 전남
① 명료성의 원칙 : 의사전달은 명확한 용어와 평이하고 간결한 문장으로 표현되어야 한다.
② 일관성의 원칙 : 의사전달은 전후 내용에 일관성이 있어야 한다.
③ 적량성(적당성)의 원칙 : 의사전달의 정보와 내용은 과다·과소하지 않아야 한다.
④ 적기·적시성의 원칙 : 의사전달은 적절한 시기를 택하여 행하여져야 한다.
⑤ 분포성(배포성)의 원칙 : 피전달자가 누군가를 명확히 확정하여 정확히 전달하여야 하며, 의사전달은 한쪽에 치우쳐서는 안 된다.
⑥ 적응성과 통일성의 원칙 : 의사전달은 적응성과 통일성을 가져야 한다. 적응성이란 융통성·개별성·현실성·합치성을 의미하며, 통일성이란 각각의 의사전달이 전체로써 통일된 의사를 표현해야 하는 것이다.
⑦ 관심과 수용의 원칙 : 의사전달은 피전달자가 관심을 갖고 받아들일 수 있도록 전달되어야 한다.

**(3) 의사전달의 기능**
① 조정(통제)의 기능 : 의사전달은 조직구성원의 행동을 통제하는 기능을 수행한다.
② 동기유발 촉진(사기앙양) 기능 : 의사전달은 조직구성원을 통솔하고 사기를 앙양하며, 자발적인 근무에 대한 동기부여와 조직목적에 추종 및 공헌하도록 한다.
③ 정책결정·의사결정의 합리화 기능 : 정책결정과 의사결정의 합리성은 신속·정확하고 우수한 질을 가진 의사 통제에 의하여 확보된다.
④ 사회적 욕구의 충족 기능 : 조직구성원들은 의사전달을 통해서 자신의 감정을 표출하고 다른 사람과의 교류를 넓혀 가면서 사회적 욕구를 충족시킨다.
⑤ 리더십의 발휘 기능 : 의사전달의 활성화와 효과적인 활용을 통하여 행정 리더십을 확보할 수 있다.
⑥ 조직체의 유지 기능 : 의사전달은 상위조직과 하위조직 간의 상호작용을 원활히 하여 줌으로써 조직체의 유지에 기여한다.

### (4) 의사전달의 과정

① F. Fisher의 모형

② Shannon과 Weaver의 모형

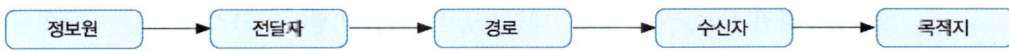

### (5) 의사전달의 유형

① 공식성 유무에 따른 유형

| 구분 | 공식적 의사전달 | 비공식적 의사전달 |
|---|---|---|
| 의의 | 공식 조직 내에서 계층제적 경로와 과정을 거쳐 공식적으로 행하여지는 의사전달을 의미하며, 고전적 조직론에서 강조한다. | 계층제나 공식적인 직책을 떠나 조직구성원 간의 친분·상호 신뢰와 현실적인 인간관계 등을 통하여 이루어지는 의사전달을 말한다. |
| 장점 | • 의사소통이 객관적이다.<br>• 책임소재가 명확하다.<br>• 상관의 권위가 유지될 수 있다.<br>• 정책 결정에의 활용이 용이하다. | • 전달이 신속하고 적응성이 강하다.<br>• 배후 사정을 소상히 전달한다.<br>• 긴장·소외감 극복과 개인적 욕구를 충족시킨다.<br>• 행동의 통일성을 확보한다.<br>• 공식적 전달을 보완한다.<br>• 관리자에 대한 조언 역할을 한다. |
| 단점 | • 법규에 의거하므로 의사전달의 신축성이 없고 형식화되기 쉽다.<br>• 배후 사정을 전달하기 곤란하다.<br>• 변동하는 사태에 신속한 적응이 곤란하다. | • 책임 소재가 불분명하다.<br>• 의사결정에 활용할 수 없다.<br>• 공식적 의사소통 기능을 마비시킨다.<br>• 수직적 계층하에서 상관의 권위를 손상시킬 우려가 있다.<br>• 조정·통제가 곤란하다. |

> **CHECK POINT** Grape vine
>
> 마치 포도덩굴처럼 복잡하게 얽혀 있기 때문에 생겨난 용어로, 리더의 중심적인 인물이 따로 존재하지 않아 구성원 중 누구라도 의사소통을 주도할 수 있는 비공식적 의사소통 방식으로 소문, 풍문, 메모 등이 이에 속한다.

② 방향과 흐름을 기준으로 한 유형 17 서울
  ㉠ 상의하달(하향적 의사전달)
    ⓐ 정보가 위에서 아래로 흐르는 것을 말한다.
    ⓑ 방법
      • 명령 : 구두 명령, 문서 명령
      • 일반적 정보 : 기관지, 편람, 예규집, 구내 방송, 게시판, 행정 백서, 수첩 등

- ⓒ 하의상달(상향적 의사전달)
    - ⓐ 정보가 밑에서 위로 올라가는 것을 말한다.
    - ⓑ **방법**: 보고, 품의, 의견 조사, 제안, 면접, 고충 심사, 결재 제도 등
- ⓒ 횡적 의사전달
    - ⓐ 수평적 의사전달을 말한다.
    - ⓑ **방법**: 사전 심사, 사후 통지, 회람·공람, 회의(미팅), 레크리에이션, 토의(위원회) 등이 있다.

③ 의사전달망의 유형
  - ㉠ 수레바퀴형(윤형) : 집단 내 중심적 리더가 존재하는 형으로, 구성원 간의 의사전달이 중심에 있는 리더에게 집중되는 형태이며, 가장 신속하고 능률적인 모형
  - ㉡ 쇠사슬형(연쇄형) : 상사와 부하 간에 의사전달이 이루어지는 수직적인 전달 형태로, 비능률적인 모형
  - ㉢ 원형 : 집단구성원 간에 서열이나 지위가 불분명하여 동등한 입장에서 의사전달이 이루어지는 형태
  - ㉣ Y자형(자유경로형) : 집단 내에서 중심적 위치를 차지하고 있는 리더가 존재하지 않지만 비교적 다수의 집단구성원을 대표할 수 있는 경우에 이루어지는 형태
  - ㉤ 개방형(완전연결형) : 집단 내의 모든 구성원들이 자유롭게 정보를 교환하는 형태

[의사전달망의 유형 비교]

| 구분 | 수레바퀴형 | 쇠사슬형 | 원형 | Y자형 | 개방형 |
|---|---|---|---|---|---|
| 신속성 | 고 | 중 | 저 | 중 | 고 |
| 리더의 출현 확률 | 고 | 중 | 저 | 중 | 저 |
| 구성원의 만족감 | 저 | 중 | 고 | 중 | 고 |
| 집권화 | 최고 | 중 | 저 | 고 | 최저 |
| 모호한 상황에의 적응 | 최저 | 저 | 고 | 저 | 고 |
| 의사전달의 왜곡 | 중 | 최고 | 고 | 중 | 최저 |

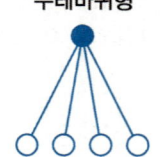 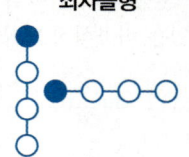 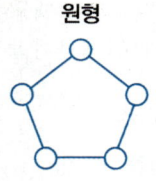 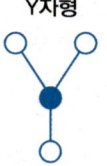 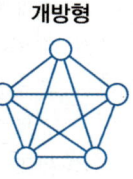

[의사전달망의 유형]

## (6) 의사전달의 저해 요인과 촉진 방안

| 구분 | 저해 요인 | 촉진 방안 |
|---|---|---|
| 전달자와 피전달자 | • 가치관·사고방식의 차이(준거기준 차이)<br>• 지위상의 차이<br>• 전달자의 의식적 제한 : 보안상 비밀 유지<br>• 전달자의 자기 방어 : 전달자가 자기에게 불리한 사실은 은폐, 고의적 왜곡<br>• 피전달자의 전달자에 대한 불신이나 편견, 수용 거부, 잘못된 해석<br>• 원만하지 못한 인간 관계<br>• 환류의 봉쇄 : 정확성이 손상될 위험 | • 상호 접촉 촉진 : 회의·공동 교육 훈련, 인사 교류 등<br>• 대인관계 개선, 조직 내 개방적 분위기 조성<br>• 하의상달의 권장과 활성화 : 권위주의적 행정 행태의 개선<br>• 의사전달 조정 집단의 활용 : 상향적 의사전달의 누락, 왜곡 등 방지와 정보 처리의 우선순위 결정<br>• 민주적·쇄신적 리더십의 확립 |
| 전달 수단 및 매개체 | • 정보 과다 : 내용 파악 곤란<br>• 정보의 유실과 불충분한 보존<br>• 매체의 불완전성 : 적절치 못한 언어·문자 사용<br>• 다른 업무의 압박(업무의 과다·폭주)<br>• 지리적 거리 | • 매체의 정밀성 제고 : 언어·문자의 정확한 사용, 약호화·계량화<br>• 효율적인 관리정보체계(MIS)의 확립과 시설 개선<br>• 의사전달의 반복과 환류·확인 메커니즘 확립 |
| 조직 구조 | • 집권적 계층구조 : 수직적인 의사전달 제한, 유동성 저하<br>• 할거주의, 전문화 : 수평적 의사전달 저해<br>• 비공식적 의사전달의 역기능 : 소문·풍문 등에 의한 정보의 왜곡<br>• 정보전달 채널의 부족 | • 정보채널의 다원화<br>• 계층제의 완화와 분권화<br>• 정보의 분산 |

## (7) 의사전달의 일반적인 개선 방향

① 대인관계를 개선한다. 즉, Brain-Storming, Role Playing, Open Door Policy 등을 실시하여 바람직한 상호 접촉이 되도록 한다.
② 의사전달의 중요성에 대한 인식을 제고시킨다.
③ 효율적이고 적절한 정보관리체계를 확립하도록 한다.
④ 정보 처리의 분권화와 통로의 다원화를 모색한다.
⑤ 말하기 전에 생각을 분류·정리한다.
⑥ 단순하고 반복적인 언어를 사용한다.
⑦ 메시지 전달 방법의 숙지 및 환류를 제공한다.
⑧ **청취 습관의 개선** : 상대방의 의사를 분명히 파악할 수 있도록 하고 메모하는 습관을 기르도록 한다.
⑨ 의사전달은 한꺼번에 너무 많은 양으로 하지 말고 조금씩 하는 것이 효과적이다.

⑩ 의사소통 과정의 단계를 인식한다.
　㉠ 주의력, 집중 : 수신자는 의사소통의 메시지를 집중하여 받아들여야 한다.
　㉡ 이해 : 수신자는 송신자가 보내는 메시지의 의미를 이해하여야 한다.
　㉢ 수용 : 수신자가 메시지를 기꺼이 받아들여야 한다.
　㉣ 행위 : 수신자는 요구되는 행동에 따라 처신하여야 한다.

## 2 의사결정

### (1) 의사결정의 개념
① 문제 해결을 위한 하나의 행동 선택에 관한 결정이다.
② 정보의 수집과 분석을 통한 문제의 발견, 문제 해결을 위한 대안의 탐색·선택·집행과 목표 달성 여부에 관한 평가 과정이다.
③ 효과적인 목표 달성을 위해 가능한 대안 중에서 하나를 선택하는 과정이다.

### (2) 의사결정의 과정

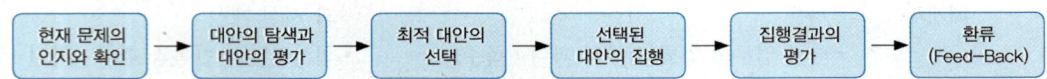

① 문제의 인지와 확인
　㉠ 문제의 인지 : 이미 설정된 조직의 목표를 규명하고 목표 달성의 바람직한 기대치와 실제 달성한 결과치의 차이를 밝히는 것이다.
　㉡ 문제의 확인 : 내·외적인 정보를 취합함으로써 문제를 확인(병원 내원환자 수 및 유형, 일당 진료비, 진료비 증감 자료 등)한다.
　　◆ 외적인 자료 : 정부정책 자료, 유관기관의 자료, 소비자에 대한 자료 등
② 대안의 탐색과 평가
　㉠ 대안의 탐색 : 문제해결을 위한 대안을 찾아내는 것으로 Gibson 등은 창의력을 자극시키는 방법으로 BrainStorming, Delphi 기법, Norminal Group Technique(NGT)를 제시하였다.
　　ⓐ BrainStorming(브레인스토밍)
　　　• 가장 창의적인 집단 의사결정 기법(자유연상법)
　　　• 대략 4~12명의 집단 내에서 사회자에 의해 제기된 구체적이고, 명확하고, 협소하게 한정된 문제로부터 시작하여, 도중에 비판 없이 새롭고 비상습적인 해결책의 최대가능한 수가 짧은 시간(대략 30분) 안에 발견된다. 그 과정에서 그렇게 수집된 Idea의 아주 낮은 비율만이 직접 실행 가능한 것으로 수용된다.
　　　• 'Brainstorming'이란 용어는 1939년 유명한 미국광고회사의 Alex Osborne에 의해서 창의성을 촉진시키기 위하여 개발된 기법에 사용되었다.
　　　• 문제 해결에 대한 직관적이고 부정확하며 자아발견적인 방법 중에 하나이다.
　　　• 창의성 촉진을 위한 방법인데, 한동안 Brainstorming이 유행적 현상처럼 부분적으로 오용되어져 왔다.

- 4원칙

| 비판 금지 | 판단과 비판은 아이디어 기록이 끝날 때까지 유보한다. |
|---|---|
| 자유 분방 | 제안은 자유롭게 이루어져야 한다. |
| 대량 발언 | 많은 수의 아이디어가 나올수록 좋다. |
| 수정 발언 | 모든 아이디어들이 제안되고 나면 아이디어들을 결합하고 개발해야 한다. |

ⓑ Delphi(델파이) 기법  24 지방직
- 전문가 합의에 의한 무기명 반복 의사결정 기법이다.
- 구조적이고, 형식적이며, 다단계로 구성된 독립된 집단의 질문 기법이다.
- 전문가 집단은 결과의 환류와 체계적인 평가의 작업과 합의를 위해 사회적 압력을 배제한다.
- Delphi는 그리스의 지명으로 그리스의 성인들이 미래를 예측하던 곳이며, Delphi 기법은 1950년에 미국의 RAND 연구소에서 개발 응용되었다.
- 몇몇의 전문가들은 어떤 분야의 미래의 경향에 대해 어떻게 평가할 것인지 조언을 요구받는다. 이것은 전문가 회의에 있어서의 일반적 형식이 아닌 익명적이며 다단계적인 질문과정이다.
- Delphi 기법은 정책 기획과 의사결정에 대해 장기적인 경향을 제공할 수 있다.
- 특히, 과거를 기초로 계산된 경향에서 예측할 수 없는 새로운 발전들의 예측에 적합하다.
  → 불확실한 미래의 가능성에 대한 장기적인 예측
- 상호 관련성과 과학적으로 확립된 경향이 없는 경우에 있어서 언제든지 1차적으로 고려한다.
- 특징
  - **집단 효과** : 모든 개인은 미래의 발전에 관하여 다른 생각을 갖고 있다. 그리고 일반적으로 영향을 주는 요인과 관련된 단지 일부만을 고려할 뿐이다. 집단 내에서 극단적인 의견과 오류의 효과가 서로 균형을 이루며, 어떠한 상태에서는 집단의 판단이 개개인의 판단의 합보다 더 나을 수 있다.
  - **익명성** : 전문가들은 다른 사람에 대해 알지 못한 채 개인적이고 독립적인 질문을 받는다. 한편으로 이것은 집단회의에서 관찰되는 집단에 대한 동의, 개인이익의 추구, 사회자의 지배에 대한 영향을 방지한다. 또 한편으로 이것은 일반적인 경향에 이르기 위해서 개인적 판단의 수정과 적응을 장려한다. 이런 익명성은 그들의 유권자들을 의식하여 개인적 의견을 공개적으로 표현하지 않는 정치인들에게 질문하는 데 특히 중요하다.
  - **통제된 환류와 다중 반복** : 개개의 참여자들의 정보의 가능성은 한 번의 개인적·개방적 순환보다 여러 번의 순환에서 보다 집중적으로 도출될 수 있다. 게다가 다중 반복은 개개인의 의견을 수렴하는 데 효과적이다.
  - 주관성
- 한계
  - Delphi 기법은 주관적인 절차이다.

- 전문가들이 가지고 있는(모르는) 정보의 다양한 수준은 전체적으로 결과들을 왜곡할 수 있는 결과를 유발한다.
- 여러 라운드 동안 참여자의 수와 집단의 구성이 변함없도록 유지하는 것이 곤란하다.

ⓒ Nominal Group Technique(NGT, 명목적 그룹 테크닉) 23 지방직 : 팀의 구성원들이 모여서 문제나 이슈들을 식별하고 순위를 정하는 가중 서열화법이다.
- NGT는 그룹 내의 영향력 있는 자를 중립화시키고 참가자가 모두의 동등한 목소리를 듣기 위해 필요하다.
- 집단이 곤경에 빠져 있을 경우에 특히 유용하다.

**CHECK POINT | NGT의 적용 절차**

1. 과정 1 : 이슈의 정의와 아이디어 제기
   ① 당면한 이슈를 소개하고 명확히 한다. 이슈를 모두 볼 수 있도록 벽면이나 칠판에 게시한다.
   ② 아이디어 제기 : 참가자들은 아이디어를 각자의 카드에 적되 상호 협의해서는 안 된다. 아이디어 산출 시간은 5~10분 정도가 적절하다.
   ③ 아이디어 수집 : 참가자들은 자신의 아이디어를 차례로 읽어주고, 이를 칠판에 쓰거나 부착한다. 이때도 토론이나 대화는 금지된다.
   ④ 아이디어 내용의 명확화 : 진행자가 각각의 아이디어를 큰소리로 읽어준다. 아이디어가 애매하면 그 아이디어의 제안자가 즉시 설명해야 하고, 여기서 불명확한 어구로 표현된 것은 정리하도록 한다.
   ⑤ 아이디어의 결합 : 제안자들이 동의하는 경우에 한하여 둘 이상의 아이디어를 결합할 수 있다.

2. 과정 2 : 서열화
   ① 아이디어별로 A, B, C 등 식별 기호를 배당한다.
   ② 참가자 전원이 모든 아이디어를 각자 서열화한다. 가장 중요한 아이디어는 가장 높은 점수를 할당한다.
   ③ 참가자의 서열 점수를 합산하여 합계가 높은 순서로 서열화한다.

ⓒ 대안의 평가 : 대안을 비교 분석하는 과정으로 실현 가능성이 최우선적으로 고려되어야 한다.
   ⓐ 정보수집
   ⓑ 정보의 평가
   ⓒ 정보의 통합과 정리

③ 최적 대안의 선택
   ㉠ 고전적인 방법

| 구분 | 내용 |
|---|---|
| 확률적 방법 | • 가능한 대안의 발견<br>• 대안에 영향을 미치는 요인들의 검토<br>• 대안 선택 시 발생할 사건들의 확률 산정<br>• 각 대안의 기대효과 계산<br>• 가장 높은 효과가 예측되는 대안을 선택한다. |

| | | |
|---|---|---|
| 비확률적 방법 | Maxi-max Rule | • 최대 이익의 결과만 고려하여 선택하는 방법<br>• 불확실한 미래상황을 낙관적으로 보는 적극적 의사결정 방법<br>• 낙관적이고 긍정적인 사고의 관리자가 선택할 가능성이 많다<br>• 최대 보상, 최대 기준 |
| | Maxi-mini Rule | • 비관적인 성향의 의사결정 방법으로 부정적인 지도자는 최악의 상황을 고려하여 의사결정을 하게 된다.<br>• 최소 이익의 결과 중 가장 큰 이익의 대안을 선택한다.<br>• 최대 · 최소 기준 |
| | Mini-max Rule | • 대안 중 최대 손실값(Maximum Regret)을 비교하여 이 중 가장 작은 손실값으로 대안을 선택한다.<br>• 보수적인 입장의 의사결정<br>• 최소 · 최대 후회 기준 |

   ⓒ **행태적인 방법** : 대안의 결과에 대하여 알지 못한 상태에서 의사결정하거나 제안된 합리성 안에서 대안을 선택하는 방법이다.
  ④ **선택된 대안의 집행** : 조직구성원 전체가 참여를 통하여 집행의 효과를 높여야 하며, 집행의 관리를 위한 환류체계가 개발되어야 한다.
  ⑤ **집행결과의 평가**
   ㉠ **기계적 평가** : 조직환경이 안정적이고 불확실성이 낮은 경우의 평가가 주종을 이루며, 프로그램화 · 표준화된 절차에 의해서 능률성 · 경제성 · 일관성 등이 평가의 대상이 된다.
   ㉡ **판단적 평가** : 조직환경이 안정적이거나 복잡한 경우 행하는 평가로, 결정은 프로그램화되어 있으나 복잡하여 위험성이 있는 경우이다. 능률성이 평가의 기준이나 결과의 다양성과 질적인 측면도 강조된다.
   ㉢ **타협적 평가** : 외부 조직환경이 단순하지만 역동적인 경우에 행하는 평가로, 결정은 프로그램화되어 있지 않고 신축성 · 안정성 등이 평가기준이다.
   ㉣ **적응적 평가** : 외부환경이 매우 역동적이고 복잡한 경우에 행하는 평가로, 혁신과 성장의 평가기준이다.

### (3) 의사결정의 유형
 ① **결정의 상황에 따른 분류**
  ㉠ **정형적 결정**
   ⓐ 일상적이고 반복적인 일로 기계적인 표준처리절차와 규칙(S.O.P) 또는 관례적인 경우이다.
   ⓑ 직원의 선발과 임용, 진단서 발급, 입 · 퇴원의 결정, 재고 관리, 창고 관리, 임금 지불, 환자 스케줄 등이 해당된다.
  ㉡ **비정형적 결정**
   ⓐ 선례 · 표준적 절차 등이 없는 결정을 말하며, 관리자는 이러한 상황에 직면하면 자신의 능력, 판단, 상상력 등에 의존할 수밖에 없다.
   ⓑ 병원의 신축, 새로운 의료장비의 도입, 병원의 구조 조정, 병원 합병에 대한 전략적 결정 등이 해당된다.

② 의사결정 수준에 따른 분류
  ㉠ 전략적 결정
    ⓐ 최고관리층의 결정으로 조직 목표를 정립하고 조직과 환경과의 상호 관계와 관련된 문제이다.
    ⓑ 전략적 결정은 포괄적·거시적·장기적 결정이며, 적극적이거나 행동적인 의미를 지닌다.
    ⓒ 급변하고 불확실한 상황에서는 전략적 결정이 적용된다.
    ⓓ 장기적 보건 기획, 의료기관의 위치 선정, 전문화, 투자, 합병 등에 관한 결정은 대표적인 전략적 결정이다.
  ㉡ 관리적 결정
    ⓐ 인적·물적 자원의 동원과 훈련, 업무의 흐름과 배분경로의 체계화 등에 관한 결정으로 주로 중간관리층의 결정이다.
    ⓑ 조직 구조, 자원전환 구조, 내부서비스 구조, 자원의 습득과 개발 등에 대한 결정, 인적자원 관리와 재무 관리, 기본 운영계획
  ㉢ 운영적 결정
    ⓐ 하위관리자들의 결정으로 주로 현재의 업무수행 상황에 대한 결정이다.
    ⓑ 조직 내에서 발생하는 일상적인 문제(day-to-day problems)를 취급한다.
    ⓒ 세부 운영계획, 즉 간호사의 일일배치 결정이나 입퇴원 결정, 재고 관리 등이 속한다.
③ 경영환경에 따른 의사결정
  ㉠ 확실한 상황
    ⓐ 의사결정의 미래에 대한 정확한 결과를 알 수 있을 만큼 충분한 정보를 가지고 있는 상황
    ⓑ 각 행동 대안을 채택하는 경우의 결과도 이미 알려져 있는 상황
    ⓒ 최선의 대안을 선택하는 기준도 알려져 있는 상황
    ⓓ 선행 계획법, 목표 계획법
  ㉡ 모험적(위험 하의) 상황
    ⓐ 의사결정 결과가 여러 가지로 산출되는 상황
    ⓑ 각각의 결과가 어떤 확률로 발생하는가를 알 수 있는 상황에서의 의사결정
    ⓒ 의사결정 Tree, 시뮬레이션
  ㉢ 불확실한 상황
    ⓐ 정보가 없거나 있더라도 부족한 경우로 결과의 확률을 알아내기 어려운 상황으로 관리자가 결과에 대해 자신과 신뢰를 할 수 없는 상황
    ⓑ 과학적인 방법이 거부되고 주관적인 확률에 근거하여 의사결정하게 되는 상황
    ⓒ 의사결정자의 직관이나 자질, 경험, 숙련도에 의존하게 되는 상황
    ⓓ Maxi-Mini, Maxi-Max, Mini-Max, Laplace(각 미래발생 확률이 동일하다고 가정한 후, 각 대안에 따르는 성과들의 평균값을 의사결정 기준으로 삼음)
④ 의사결정 접근방법
  ㉠ **계량적 접근방법** : 합리적인 의사결정을 내릴 수 있다는 경제인의 모형으로 수학, 통계학, 경영과학 등의 지식에 근거한 의사결정 방법
  ㉡ **정성적 접근방법** : 직관과 경험에 의존하는 의사결정 방법으로, 오랜 경험을 쌓은 실무진들이 즐겨 이용하게 된다.

⑤ 주체별 의사결정
　㉠ 개인적 결정
　　ⓐ 관리자 개인이 독단적으로 결정하는 방법으로 극히 소규모 조직에서 이루어진다.
　　ⓑ 신속한 결정을 요하는 경우, 의사결정자들 간의 별다른 논쟁이 없는 경우, 관리자가 타인을 불신하는 경우이다.
　㉡ 집단적 결정
　　ⓐ 의사결정자들이 모두 참여하여 결정하는 방법이다.
　　ⓑ 개인적 결정보다 신속성은 다소 떨어지나 전문성이 높으며 오류를 범할 가능성이 적어진다. 또한 결정된 결과가 다른 사람들에게 수용될 가능성이 높아진다.

> **CHECK POINT** 집단적 의사결정의 장·단점

| 장점 | 단점 |
| --- | --- |
| • 결정안에 대한 수용성 증가<br>• 다양한 경험과 지식의 공유<br>• 보다 많은 정보와 지식의 획득<br>• 의사결정의 정당성 및 합법성 증가<br>• 창의적인 의사결정 확률 증가 | • 동조 압력으로 인한 소수의 지배<br>• 의사결정에 시간 소요 증가<br>• 최선보다 차선 선택<br>• 집단 사고의 함정<br>• 책임성의 모호성<br>• 동조 과잉 |

(4) 의사결정에 영향을 미치는 제 요인
① 조직의 결정구조
　㉠ 관리자의 의사결정상의 지위 또는 직위 : 의사결정의 재량성과 신축성에 영향
　㉡ 의사결정의 중요성 : 조직의 존립에 영향을 주는 의사결정이냐 아니냐의 차이
　㉢ 다른 집단의 존재 여부 : 외부 집단이나 조직 내의 비공식 집단에 의해서도 영향을 받음
② 문화적인 요인 : 조직의 내·외적 문화에 의해 의사결정이 영향을 받는다. 한국의 경우 윗사람의 의사를 충실히 반영하는 반면, 미국은 의사결정 과정에서 개인의 책임성을 강조하며, 일본의 경우 집단적·자문적 의사결정 형태를 취한다.

> **CHECK POINT** Ansoff가 제시한 의사결정 유형
>
> 1. **전략적 의사결정** : 전략적 의사결정은 기업의 목적 혹은 목표를 설정하는 기능과 그렇게 설정된 목적이나 목표를 달성하기 위해 기업이 가지고 있는 자금, 인력 등의 자원을 최적으로 배분하는 기능을 포함한다. 따라서 전략적 의사결정은 비일상적이고 일회적인 의사결정이라고 할 수 있다.
> 2. **운영적 의사결정** : 기업 현장에서 일어나는 생산, 판매 등 구체적인 행위와 관련된 것으로, 일단 관리상의 지침이 설정된 후에 하나 하나의 행동에 대한 의사결정이 하부로 위양될 수 있는 단순하고 일상적이며 반복적인 기업활동에 관한 의사결정을 의미한다.
> 3. **관리적 의사결정** : 결정된 목표와 전략을 가장 효과적으로 달성하기 위한 모든 활동과 관련이 있다. 대표적인 예가 조직화이다. 즉, 권한과 책임을 구조화해서 전략과 운영 사이의 갈등을 조정하고 최적의 성과가 날 수 있도록 조정하는 역할을 한다.

## 3 리더십

(1) 리더십의 의의와 기능
① 리더십의 개념 : 조직구성원으로 하여금 바람직한 조직 목적에 자발적으로 협조하도록 하는 일종의 기술 및 영향력을 말한다.
② 직권력과 명령의 관계
  ㉠ 직권력(Headship)은 공식적 직위를 근거로 한 제도적 권위의 물리적·강제적·일방적 성격을 띤다.
  ㉡ 이에 반하여 리더십(Leadership)은 지도자 자신의 권위를 근거로 하여, 구성원들을 자발적으로 행동하도록 유도하며, 지도자와 구성원 간에 심리적 공감과 일체감이 강하게 작용한다.
  ㉢ 명령은 공식적인 계층적 지위에서 행하여지고 일방적·규칙적인 데 반해, 리더십은 비일상적이며 사기 변화와 관련하여 나타난다.
③ 리더십의 기능
  ㉠ 조직의 방향 제시 및 목표 설정과 목표의 명확화·구체화
  ㉡ 수단과 인적·물적 자원의 동원 및 조작
  ㉢ 조직의 통제·통합·조정으로 목표 달성에 공헌
  ㉣ 조직의 일체성과 적응성의 확보
  ㉤ 리더십은 공식적 구조화와 공식적 구조 설계의 미비점 보완
④ 리더십의 특징
  ㉠ 부하와의 상호 작용이다.
  ㉡ 직무 중심의 행태와 인간관계 중심적 행태에 중점을 둔다.
  ㉢ 영향을 미치는 과정이다.
  ㉣ 목표지향적이다.
  ㉤ 변수 간 상호 의존성을 갖는다.
  ㉥ 동태적·신축적·가변적 성격을 갖는다.

(2) 리더십에 관한 학설
① 자질론 : 성공적인 리더에게는 다른 사람과 구별되는 비교적 안정적이고 지속적인 특성이 선천적으로 주어진다고 파악하는 학설로, 주로 신체적 특성, 사회적 배경, 지적 능력, 성격 등에 의하여 결정된다고 파악한다.
  ㉠ **단일적(통일적) 자질론** : 지도자는 하나의 단일적(통일적) 자질을 구비한다고 보아 이러한 자질을 가진 자는 어떤 상황에서든 지도자가 된다고 본다. Bernard는 이와 같은 지도자의 자질로 박력과 인내력, 결단력, 설득력, 책임감, 지능 등을 들고 있다.
  ㉡ **성좌적 자질론** : 리더십에 있어 단일적(통일적) 자질은 존재하지 않는다고 보고, 여러 가지 자질의 결합에 의해 지도자의 인성을 파악하려는 견해이다. 이에 의하면 각 지도자에게는 그에게 고유한 리더십의 능력을 구성하는 자질의 유형이 있다고 본다.
  ㉢ **자질론의 비판** : 자질론은 집단의 특성·조직 목표·상황에 따라 리더십의 자질도 전혀 달라질 수 있으며, 지도자라고 하더라도 누구나 동일한 자질을 갖는 것은 아니며, 지도자가 반드시 갖추어야 할 보편적인 자질은 없다는 비판을 받고 있다.

② **상황론** 20 경기7급
  ㉠ 의미 : 상황 이론은 리더십의 효과성이 집단의 성격, 직무의 특성, 리더와 부하와의 관계, 집단 규범, 부하 역할의 명확성, 정보의 이용도, 부하의 성숙성, 리더의 결정에 대한 부하의 수용, 리더의 지위·권력 등에 따라서 달라진다는 입장을 취하며, 개인적 요인보다는 사회적 요인을 중시한다.
    ◆ 상황 이론의 대표적인 것으로 Fiedler의 상황 이론, Hersey와 Blanchard의 상황 이론, House의 경로-목표 이론 등이 있다.
  ㉡ 상황론은 지도자가 피지도자와 다른 자질을 갖추고 있다는 사실을 부인하지는 않았다. 따라서 자질론과 근본적으로 대립되는 것은 아니다.
  ㉢ 평가 : 순전히 상황적 요인만 작용한다면 동일한 상황에서 어느 특정인이 다른 조직원들과의 경쟁에서 이기고 지도자가 되는 이유를 명확하게 해명하지 못한다.
③ **집단관계 이론(상호작용 이론)** : 자질론과 상황 이론을 종합한 이론으로 '지도자, 피지도자, 상황'의 3대 변수의 상호 작용에 의해 리더십이 형성된다고 본다. 이 이론은 너무 많은 변수를 결합시키고 있어서 엄밀한 과학성이 결여되었다는 비판을 받는다. 즉, 지도자의 개인적 자질(T ; Traits), 지도자가 처해있는 상황(S ; Situations), 추종자(F ; Followers) 등의 상호작용에 의해 지도력(L ; Leadership)이 결정된다는 것이다.
이를 공식화하면 $L = f(T \cdot S \cdot F)$이다.

> **CHECK POINT** 리더십과 리더
>
> 1. 리더십의 역사 17 보건복지부7급 부산 / 16 경기 / 15 충북·보건복지부7급
>    ① 특성론적 접근방법(1940~1950년대)
>       ㉠ 리더와 리더가 아닌 사람을 구별할 수 있는 특성이 반드시 존재한다는 이론으로, 리더의 개인적 특성 및 자질을 연구한다.
>       ㉡ 유전론적 입장, 자질론, 요소론, 속성론
>    ② 행태론적 접근방법(1950~1960년대)
>       ㉠ 가장 중요한 것은 리더의 특성이 아니라 리더가 여러 상황에서 수행하는 행위이다. 즉, 성공적인 리더와 비성공적 리더는 리더십 스타일에 의해 구별된다.
>       ㉡ Blake & Mouton의 이론, Ohio 대학의 연구
>    ③ 상황론적 접근방법(1970년 현대)
>       ㉠ 리더의 유효성은 그의 스타일뿐만 아니라 상황에 의해서 좌우된다. 상황에는 리더나 하위자의 특성, 과업, 성격, 집단 구조 등이 있다.
>       ㉡ Fidler의 상황이론
> 2. 리더와 관리자의 차이
>
> | 리더 | | 관리자 | |
> | --- | --- | --- | --- |
> | • 혁신, 개발, 창조 | • 사람을 중시 여김 | • 관리, 유지, 모방 | • 체제나 구조를 중시 여김 |
> | • 신뢰감의 고취 | • 장기적인 시각 | • 통제에 의존 | • 단기적 시각 |
> | • 무엇을 왜 하는가? | • 옳은 일을 함 | • 어떻게 언제 하는가? | • 일을 옳게 함 |
> | • 수평에 관심 | • 독자적(독립적) 인간 | • 하한선에 관심 | • 전형적인 유능인 |
> | • 변혁적, 전략적 관리 | | • 일상적, 전술적 관리 | |

(3) 리더십의 유형
① 권한과 참여 기준 : ㉠ 권위형(X이론) ㉡ 민주형(Y이론) ㉢ 자유방임형(Z이론)
② 1, 2, 3차원적 리더십
  ㉠ 1차원적 리더십 : 과업 중심 ❹ 권위형, 민주형, 방임형 리더십
  ㉡ 2차원적 리더십 : 과업 중심+인간 중심 ❹ Black & Mouton, Ohio 대학의 연구
  ㉢ 3차원적 리더십 : 과업 중심+인간 중심+상황
    ❹ Fiedler의 상황 이론, Robert House의 리더십, Hersey & Blanchard의 3차원 리더십
③ White와 Lippitt의 리더십 유형론(권한과 참여 기준)
  ㉠ 권위형
    ⓐ 지도자가 중요한 결정을 홀로 내리고 부하로 하여금 이에 따르게 하는 것이다.
    ⓑ 시간적 여유가 없거나 부하들의 능력이 부족하거나 또는 참여에 대한 기대가 작은 사회에서는 불가피한 면도 있다. 그러나 사정이 이와 다를 때에는 그 조직의 성과를 저해시킬 가능성이 있다.
  ㉡ 자유방임형
    ⓐ 지도자가 스스로 결정하지 않고 오히려 구성원들의 재량을 최대한 인정하는 것이다.
    ⓑ 구성원의 능력이 고루 우수하고 업무의 내용이 고도로 전문직업적인 성격을 가져 자율성이 발휘되는 이점이 있으나, 그런 조건을 갖추지 못한 경우 규율이 서지 못하고 일의 진전이 늦어져 성과가 저하되기 쉬운 단점이 있다.
  ㉢ 민주형
    ⓐ 지도자가 부하들의 의견을 반영하여 결정하는 것으로, White와 Lippitt는 민주형이 가장 효과적이라고 보았다.
    ⓑ 개인주의 및 민주주의적 문화가 지배하는 사회에서는 직원의 창의성도 살리고 근무 의욕을 높일 수 있으나 권위주의적이며 참여에 대한 기대가 별로 없는 경우에는 시간만 낭비하게 되고 성과도 올리지 못하는 결과가 되기 쉽다.

**CHECK POINT** White와 Lippitt의 리더십의 유형

| 구분 | 권위형 | 자유방임형 | 민주형 |
| --- | --- | --- | --- |
| 지도자와 부하와의 관계 | 수동적 | 지도자에 무관심 | 호의적 |
| 집단행위의 특성 | • 노동이 많다.<br>• 냉담·공격적 | 불만족 | • 응집력이 크다.<br>• 안정적 |
| 지도자 부재 시 부하의 태도 | 좌절감 | 불만족 | 계속 작업 유지 |
| 성과 | 생산적 | 비생산적 | 가장 생산적 |
| X-Y-Z이론 | X이론 | Z이론 | Y이론 |
| 장점 | • 예측가능한 안정된 집단 활동<br>• 혼돈 완화 → 생산성 증가 | • 모든 구성원의 동기부여<br>• 자기 지시적<br>• 창의성, 생산성 산출 | 구성원들 간 협동과 조정이 필요 시 효과적 |

| 단점 | 창의성, 자기동기화, 자율성 저하 | • 비지시적<br>• 혼돈 초래<br>• 무관심, 둔감증 야기 | • 시간 소요가 많다.<br>• 신속한 결정 시 혼동 야기 |

④ Blake와 Mouton의 관리격자 프로그램(Managerial Grid) 16 보건복지부7급
  ㉠ 개념
    ⓐ 생산에 대한 관심 : 9점 척도로, 9는 생산에 높은 관심을, 1은 낮은 관심을 나타낸다. 9의 리더는 과업 중심적이고 임무를 완수하는 데에 초점을 맞춘다.
    ⓑ 인간에 대한 관심 : 9점 척도로, 9는 인간에 대한 높은 관심을, 1은 낮은 관심을 나타낸다. 9의 리더는 갈등을 피하고, 부하들과 우호적인 관계를 가지려고 노력한다.
  ㉡ 관리 유형
    ⓐ 과업형 관리자(9, 1) : 인적 요인의 개입을 최소한 줄이는 방향으로 작업 조건을 마련함으로써 운영 능률을 확보한다. 이 지도자는 한마디로 생산 극대화에 관심이 높다.
    ⓑ 친목형 관리자(1, 9) : 인간관계를 만족시키기 위하여 사람들의 욕구에 대하여 주의를 함으로써 편안하고 우정있는 조직 분위기와 작업 속도가 이루어진다. 이 지도자는 동료와 부하 사이의 좋은 감정을 가장 강조한다.
    ⓒ 빈약형 관리자(1, 1) : 요구되는 작업을 수행하는 데 최소한의 노력을 하는 것이 조직구성원의 자격 유지에 적절하다.
    ⓓ 중도형 관리자(5, 5) : 작업상의 필요와 만족 수준의 직원 사기를 유지하려는 욕구 간의 균형을 취함으로써 적절한 조직 성과가 가능하다.
    ⓔ 팀형 관리자(9, 9) : 헌신적 사랑을 통해 작업이 이루어진다. 조직 목표에 있어서 공동 이해관계를 통한 상호 의존성 때문에 상호 신뢰하고 존경하는 관계가 형성된다. 이 지도자는 집단구성원의 광범한 참여를 통해 질과 양에 있어서 높은 결과를 얻기 위하여 목표중심 접근을 취한다.

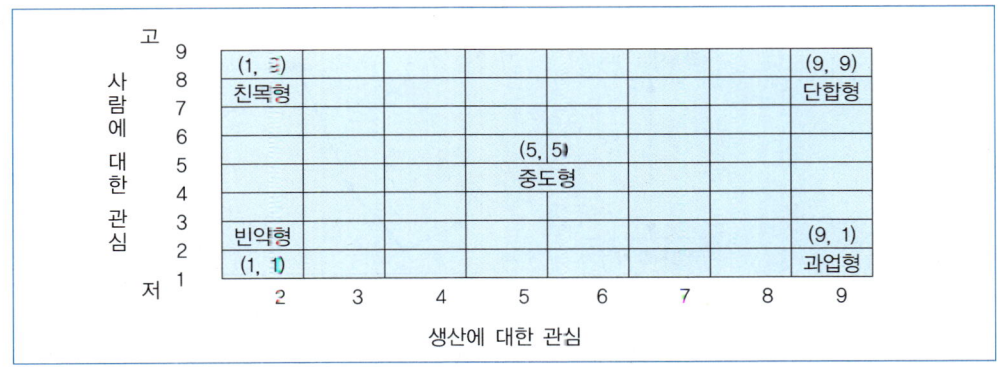

⑤ Ohio 대학의 연구
  ㉠ 구조주도 중심
    ⓐ 리더가 종업원의 업무 수행에 기획, 조직, 지시, 통제하기 위해 행동
    ⓑ 직무 중심 리더십과 유사

ⓛ 배려 혹은 인간 중심
  ⓐ 리더와 종업원 간의 관계에 있어서 신뢰, 우정, 지원, 관심을 드러내기 위해 행동
  ⓑ 종업원 중심 리더십과 유사

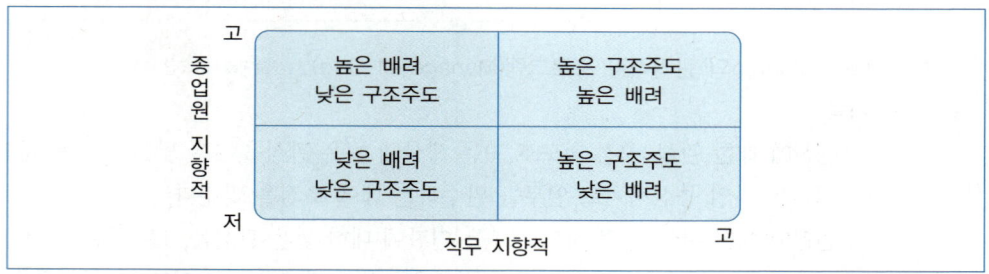

⑥ Fidler의 상황 이론 16 경남·경기
  ㉠ 리더십의 효과성 여부는 특정 상황이 리더에게 유리한가 또는 불리한가에 의해 결정된다.
  ㉡ 상황 변수
    ⓐ 과업구조 : 과업의 일상성 또는 복잡성을 의미하며, 과업이 보다 구조화되어 있을수록 그 상황은 리더에게 호의적으로 된다.
    ⓑ 리더와 부하와의 관계 : 집단의 분위기를 의미하며, 리더와 부하 간에 신뢰감과 친밀감, 존경 관계가 존재할수록 상호 간에 좋은 관계가 형성된다.
    ⓒ 리더의 직위 권력 : 리더가 집단구성원에게 명령을 받아들이게끔 구성원 행동에 영향을 줄 수 있는 능력으로써, 공식적·합법적·강압적 권력 등을 포함한다. 특히 승진, 승급, 해임 등의 상벌에 대한 권력이 매우 중요하며, 이러한 영향력이 많을수록 리더의 직위 권력은 강해진다.
  ㉢ 효과적 리더십
    ⓐ 과업지향 리더십 : 상황이 리더에게 아주 유리하거나 극단적으로 불리한 경우 효과적인 리더 형태
    ⓑ 관계지향 리더십 : 상황이 리더에게 유리하지도, 불리하지도 않은 경우 효과적인 리더 형태

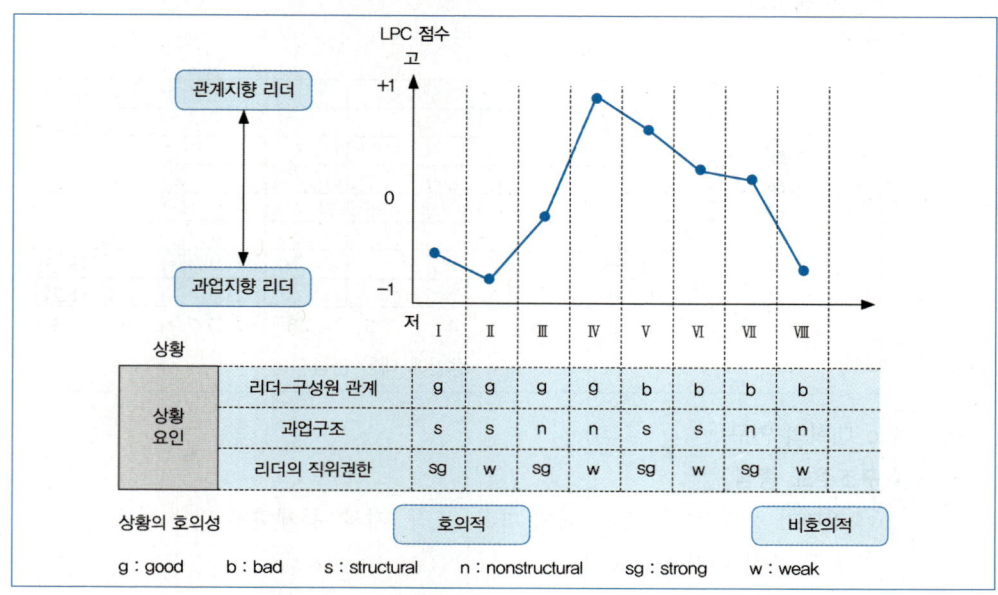

> **CHECK POINT**
>
> 1. 상황 이론의 고유 변수
>    ① 상황 변수 : 일반적인 환경
>    ② 조직 특성 변수 : 조직 구조, 관리 체계 등
>    ③ 조직 유효성 변수 : 조직의 성과 또는 능률
> 2. Fiedler 이론의 상황 변수
>
> | 변수명 | 정의 |
> |---|---|
> | 리더와 부하와의 관계 | 집단의 구성원들이 리더를 신뢰하고 좋아하며 그의 말을 기꺼이 따르려는 정도를 뜻하며, 가장 중요한 상황변수이다. |
> | 과업 구조 | 두 번째로 중요한 변수로서 다음과 같은 내용을 포함한다.<br>• 과업의 요구조건들(requirements)이 얼마나 명백히 정해져 있는가 하는 것 (즉, 목표명료성)<br>• 어떤 과업을 수행하는 데 사용될 수 있는 과업수행 방법의 수(목표-경로의 다양성)<br>• 과업을 수행하고 나서 그 결과를 알 수 있는 정도(검증가능성)<br>• 과업에 대한 최적의 해답이나 결과가 존재하는 정도(구체성) |
> | 리더의 직위 권력 | 리더가 갖고 있는 직위에 집단구성원들을 지도하고 평가하고 상과 벌을 줄 수 있는 권한이 주어진 정도를 말한다. |

⑦ 거래적 리더십과 변혁적 리더십
  ㉠ 거래적 리더십 **25 지방직**
    ⓐ 타산적·교환적 관계를 중시하는 전통적 조직 이론
    ⓑ 구성원의 결핍 욕구를 자극하고 이를 충족시켜 주는 것을 반대 급부로 조직에 필요한 임무를 수행하도록 동기화시키는 지도자의 특성
    ⓒ 거래적 리더십의 구성 요인
      • 보상 : 리더가 부하들의 업적 수준과 만족에 관계된 보상을 하는 것을 의미
      • 예외 관리 : 기대된 성과 기준에 부합되지 않은 과오나 문제가 뚜렷하게 돌출되지 않을 경우 어떤 행동도 취하지 않음을 의미
      • 자유 방임 : 부하들에게 책임감을 위양함을 의미
  ㉡ 변혁적 리더십
    ⓐ 조직 합병을 주도하고, 신규 부서를 만들며, 조직 문화를 새르 창출해 내는 등 조직에서 중요한 변화를 주도하고 관리하는 리더십 행위
    ⓑ 조직의 최고관리자에게 필요한 리더십
    ⓒ 구성원의 성장 욕구를 자극하고 동기화시킴으로써 구성원의 태도와 신념을 변화시켜 더 많은 노력과 헌신을 이끌어 내는 지도자의 특성
    ⓓ 변혁적 리더십의 구성 요인
      • 카리스마 : 리더의 초자연적 능력, 신성한 속성, 리더의 개성적 자질 등을 의미하며 구성원들에게 비전을 제공하고 자부심을 심어주고 존경과 신뢰를 얻는 능력을 의미
      • 영감 : 카리스마적 리더십 내부에 존재하는 하위 요인

- **개별적 배려**: 구성원들에게 개별적인 관심을 보여줌으로써 구성원들의 자기존중감과 자아정체감을 높일 수 있도록 도움을 주는 개념
- **지적 자극**: 구성원들에게 변혁적이고 새로운 시도를 도전하도록 고무하며, 스스로 문제해결책을 찾도록 격려하고 자극하는 행위

|  | 거래적 리더십 | 변혁적 리더십 |
| --- | --- | --- |
| 초점 | 일반 관리층 | 최고 관리층 |
| 관리전략 | 합리적 교환관계와 통제<br>하급 욕구의 충족 | 비전공유를 통한 내적 동기유발<br>고급 욕구의 만족 |
| 변화관 | 안전지향(폐쇄적) | 변화지향(개방적), 환경적응 지향 |
| 조직구조 | 고전적 관료제 | 탈관료제(구조의 융통성 중시) |

⑧ Robert House의 경로-목표 이론  20 인천

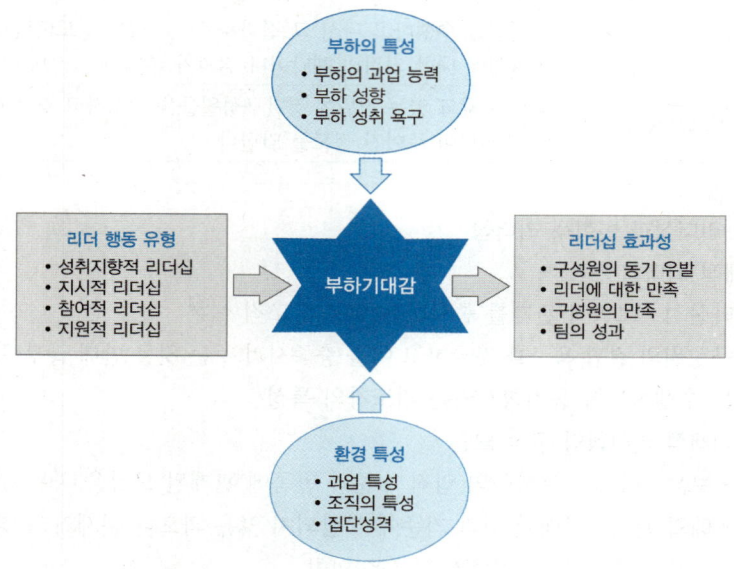

㉠ 지시적 리더십
  ⓐ 도구적 리더십(Instrumental leadership)이라고도 표현된다.
  ⓑ 통제와 조직화, 감독 행위 등과 관련된 리더의 행동으로 리더가 부하들이 해야 할 일이 무엇인지 분명히 알려주고, 구체적인 지시를 명령하며, 그들에게 기대되고 있는 것이 무엇이고, 그 과업이 어떻게 수행되어야 하는가에 대해 말해주며, 과업 완성 기한 및 분명한 과업 기준을 설정하여, 부하들이 따라야 할 규칙이나 규정을 명확하게 알려주는 리더십 유형을 말한다.

㉡ 후원적 리더십(지원적 리더십)
  ⓐ 친절하고 접근하기 쉽도록 하는 리더행동이다.
  ⓑ 리더는 부하의 욕구를 배려하고, 복지에 관심을 가진다. 또한 후원적 리더십에서 리더는 의도적으로 만족스러운 인간관계를 강조하면서 부하들을 평등하게 대하며, 그들의 작업이

즐거운 것이 되도록 하기 위해 친구처럼 대하고, 동지적 관계를 중시하며, 후원적인 분위기를 조성하는 데에 노력한다.
ⓒ 참여적 리더십
ⓐ 부하의 문제에 관하여 리더 혼자 독단적으로 결정하는 것이 아닌 부하와 협의를 하거, 부하의 의견과 제안을 고려하고, 의사결정과정에 참가시키는 행동을 하는 리더십의 형태를 말한다.
ⓑ 내부적 통제위치에 속하는 부하들에게 긍정적으로 작용하며, 높은 참여욕구를 가지고 있는 부하들에게 긍정적으로 작용한다.
ⓔ 성취지향적 리더십
ⓐ 리더가 부하에게 도전적인 목표를 설정하고, 성과의 달성을 강조하며, 높은 탁월성 수준(high standard of excellence)을 설정해 주고, 지속적인 개선을 추구하는 리더십의 형태이다.
ⓑ 리더는 부하들에게 도전적인 목표를 설정하게 하고, 그것을 성과로 달성해 낼 수 있다는 신뢰가 있기에 부하들의 능력 발휘를 격려하고 자율적인 실행기회를 부여한다.
ⓜ 상황적 변수 : 알맞은 리더십을 발휘하기 위한 조건으로는 부하의 특성과 환경특성이 있다.
ⓐ 부하의 특성
• 부하의 욕구 및 능력
– 부하의 욕구에는 안전욕구, 귀속욕구, 보상욕구, 성취욕구, 자아실현욕구, 변화욕구 등이 있으며, 만일 부하가 귀속욕구가 강하거나, 외적 보상욕구가 강하거나, 그리고 안전의 욕구가 강하면 지시적 리더십이, 반면에 성취욕구가 강하면 성취지향적 리더십 행동이 적합하다.
– 부하의 능력에는 지식, 태도, 기술 등이 있는데, 부하의 높은 능력과 경험은 지시적 리더십보다는 참여적 리더십이나 성취지향적 리더십 유형에 알맞다. 반대로 부하의 능력이 낮고 고도로 권위적인 경우에는 지시적 리더십이 더욱 적합하다.
• 부하의 상황 : 자신의 일을 자신이 통제할 수 있다고 믿는 정도인 통제 성향의 위치가 내적인 위치냐 외적인 위치냐에 따라서도 적절한 리더십의 유형이 다르다.
– 부하가 자신의 일과 주변상황을 통제할 수 있다고 믿는 내적 통제 성향이 강하다면 참여적 리더십 유형이 적합할 것이다.
– 자신의 일과 주변상황이 자신의 통제범위 밖에 있어 행운이나 운명 때문이라고 믿는 외부 통제적인 성향이 강하다면 지시적인 리더십 유형이 적합하다.
ⓑ 환경특성
• 과업의 특성 : 효과적인 리더십은 과업구조가 단순반복적인지 모호한지에 따라서도 다르게 나타난다.
– 역할 모호성이 높고 낮은 과업구조를 가진 경우에는 지시적 리더십과 참여적 리더십, 성취지향적 리더십이 적합하다. 단, 여기서 지시적 리더십은 부하의 낮은 능력이 있는 경우에 적합하다.
– 반복지향적이고 높은 과업구조를 가지고 있는 경우는 후원적 리더십이 적합하다.

- 조직의 상황
  - 조직의 형성기에는 조직이 불안하기 때문에 상대적으로 지시적 리더십이 적합하다.
  - 조직이 정착하고 안정기에 접어들었을 때는 후원적 리더십과 참여적 리더십이 적합하다.
  - 긴급한 상황의 경우는 빠르게 의사결정을 내려야 하기 때문에 지시적 리더십이 적합하다.
  - 불확실한 경우에는 참여적 리더십을 통해 하급자들의 의견을 듣는 것이 조직에게 긍정적인 효과를 낼 것이다.
  - 과업의 특성 상 리더와 구성원 간의 상호작용이 필요한 경우에는 후원적 리더십이 리더와 하급자 사이의 긍정적인 관계를 형성할 수 있다.

⑨ 카리스마적 리더십
  ㉠ 특징
    ⓐ Robert House가 제기한 현대적 리더의 자질론
    ⓑ 구성원들이 리더를 지원하고 수용하도록 만드는 대인적 매력을 소유하고 있는 리더
  ㉡ 기본 요소
    ⓐ 구성원들은 리더의 신념이 옳다고 믿고 리더의 신념과 유사한 신념을 소지하고 있다.
    ⓑ 구성원들은 리더에게 애정을 느끼고 자진하여 리더에게 복종한다.

⑩ 섬기는 리더십
  ㉠ 특징 : 리더의 권력은 행사하는 것이 아니라 구성원들을 주인과 같이 섬기는 관계로 확보되어야 한다는 리더십의 형태
  ㉡ 기본 요소
    ⓐ Inspire(영감) : 다른 사람에게 영감과 감화를 줌
    ⓑ Support(지원) : 정서적·물질적·정신적 지원
    ⓒ Train(훈련) : 앞선 기술, 핵심 능력을 가지고 최선의 업무 수행
    ⓓ Acknowledge(인정) : 개인과 팀의 노력과 결과를 인정함
    ⓔ Reward(보상) : 유형의 보상과 무형(기쁨, 자긍심, 팀 정신)의 보상을 줌

⑪ 임파워먼트 리더십 23 지방직 / 17 충남 / 15 보건복지부7급
  ㉠ 정의 : 조직구성원에게 업무와 관련된 자율권 보장과 구성원의 잠재력을 극대화시키는 리더십으로 관리자들이 지니고 있는 권한을 실무자에게 이양하여 그들의 책임 범위를 확대함으로써 종업원들이 보유하고 있는 잠재 능력 및 창의력을 최대한 발휘하도록 하고 있다. Power(권한과 능력)를 부여하는 것이다.
  ㉡ 기능
    ⓐ 종업원들에게 자신의 가치에 대한 의미를 부여
    ⓑ 자신의 직무 능력 향상에 의한 자신감
    ⓒ 직장과 자신이 하나라는 공동체 의식
    ⓓ 자신의 일을 자기 스스로 수행함으로써 느끼는 즐거움 등이 복합된 태도로 나타난다.
  ㉢ 개인수준에서의 자기 임파워먼트와 집단 및 조직수준에서의 상호 작용적 임파워먼트로 접근할 수 있다.

ⓐ 자기 임파워먼트 : 개인 스스로가 자신의 부족한 요소를 명확하게 확인하고, 자신에 대해 긍정적인 자기 암시를 제공하는 과정
ⓑ 상호 작용의 임파워먼트 : 구성원들이 자신의 증대된 파워를 다른 구성원들에게 확산하여 조직 전체의 파워를 키우는 과정
ⓔ 임파워먼트 실천 방법 : 정보의 공유, 권한의 이전, 비전의 공유, 결과의 공유
ⓜ 임파워먼트의 효과
　ⓐ 관료제의 병폐를 제거한다.
　ⓑ 참여 관리, 신뢰 관리를 촉진하고 창의적 업무 수행을 촉진한다.
　ⓒ 관리의 집행을 권한중심 주의에서 임무중심 주의로 전환시킨다.
　ⓓ 조직은 조정, 통제에 필요한 인력과 비용을 절감할 수 있다.
　ⓔ 권력을 버림으로써 관리자들의 권력은 오히려 늘어나게 된다.

⑫ 슈퍼 리더십
　㉠ 정의 : 부하로 하여금 자발적으로 리더십을 발휘할 수 있도록 부하의 능력 개발 및 이를 발휘할 수 있는 여건을 조성하는 리더의 행위를 강조하는 리더십
　㉡ 유형
　　ⓐ 강자형 리더 : 1940년대 미국을 중심으로 등장한 리더십 이론으로, 신체적 조건(신장, 체력), 지식, 언변, 출신 성분과 같은 사회적 신분에 있어 강점을 가진 자가 리더가 될 수 있다는 이론이다.
　　ⓑ 거래적 리더 : 리더의 역할은 달성해야 할 목표를 설정하고 그 설정된 목표를 달성할 수 있도록 적절한 유인을 제공하고 종업원은 기여를 제공함으로써 경영자와 종업원 간에 유인과 기여의 교환 관계가 존재한다.
　　ⓒ 비전 제시형 리더 : 부하들로 하여금 자신의 능력을 뛰어넘는 능력을 발휘할 수 있도록 미래에 대한 비전을 제시하고 그 비전에 몰입시킴으로써 조직의 목적을 달성시키는 리더이다.
　　ⓓ 슈퍼 리더 : 가장 각광받는 현대적 리더로 부하들이 스스로 리드할 수 있도록 돕는 리더로서, 슈퍼 리더 밑에는 스스로 잘 훈련된 슈퍼 추종자들이 양성되는데, 이 부하들은 Self-Leadership을 통해 훌륭한 리더로 육성된다.

| 구분 | 강자형 리더 | 거래적 리더 | 비전 제시형 리더 | 슈퍼 리더 |
| --- | --- | --- | --- | --- |
| 초점 | 명령 | 보상 | 비전 | 스스로 리드 |
| 권력의 종류 | 지위, 권한, 강제 | 보상 | 관계적, 영감적, 분배적 | 공유 가치 |
| 지혜와 방향 설정의 원칙 | 리더 | 리더 | 리더 | 대부분 부하 |
| 전형적인 리더의 유형 | 지시, 명령 성과와 무관한 질책 | 성과에 따른 보상과 질책 | 비전 제시, 현상 변화, 설득 | 스스로 목표 설정과 보상 등의 행동을 부하에게 코임 |
| 부하의 반응 | 공포에 의한 복종 | 계산적 복종 | 비전에 근거한 감정적 몰입 | 주인의식에 근거한 몰입 |

⑬ 이슈 리더십
  ㉠ 주어진 상황에서 중요하다고 판단되는 이슈를 창안하는 행위
  ㉡ 창안된 이슈를 관련된 구성원들에게 그 중요성을 설득하여 동참과 몰입을 이끌어내는 행위
  ㉢ 이슈를 성공적으로 실천하기 위한 효과적인 실천 시스템을 구축하는 행위
    ⓐ 이슈 리더란 나이에 관계없이 보다 창의적이고 핵심적인 이슈를 창안해내는 사람을 말한다.
    ⓑ 오디언스란 그 이슈를 밀고 나가는 데 동참하고 몰입하는 사람을 말한다.
⑭ Hersey & Blanchard의 3차원 리더십(상황대응 리더십)
  ㉠ 리더의 행동을 과업지향적인 행동과 관계지향적인 행동이라는 두 차원을 가로축과 세로축으로 한 4분면으로 분류한 3차원 모형을 제시
  ㉡ 유형

| 구분 | $M_1$ | $M_2$ | $M_3$ | $M_4$ |
|---|---|---|---|---|
| 구성원의 능력 | 낮음 | 낮음 | 높음 | 높음 |
| 구성원의 의지 | 낮음 | 높음 | 낮음 | 높음 |

    ⓐ $M_1$ : 지시적 리더가 필요함(높은 과업행동 & 낮은 관계행동, $S_1$, 부하에게 기준을 제시하고, 가까이서 지도하고 일방적인 의사소통과 리더 중심의 의사결정을 하게 된다.)
    ⓑ $M_2$ : 설득적 리더가 필요함(높은 과업행동 & 높은 관계행동, $S_2$, 결정사항을 부하에게 설명하고 부하가 의견을 제시할 기회를 제공하는 등 쌍방적 의사소통과 집단적 의사결정을 지향하게 된다.)
    ⓒ $M_3$ : 참여적 리더가 필요함(낮은 과업행동 & 높은 관계행동, $S_3$, 아이디어를 구성원과 함께 공유하며 의사결정 과정을 촉진하는 등 구성원들을 의사결정에 참여하게 한다.)
    ⓓ $M_4$ : 위임적 리더가 필요함(낮은 과업행동 & 낮은 관계행동, $S_4$, 의사결정과 과업수행에 대한 책임을 구성원들에게 위임하는 등 구성원들의 자율적 행동과 과업수행에 대한 책임을 수행하도록 한다.)

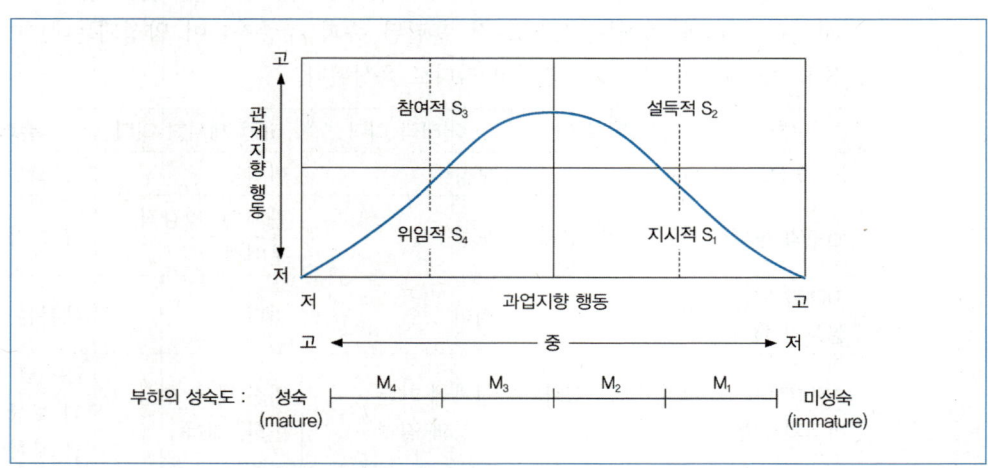

⑮ 21세기의 새로운 리더십
  ㉠ **변혁적 리더십** : 항상 새로운 비전을 제시하고 구성원들의 노력을 이끌어 내어 상당한 변화를 창조해 내는 영향력을 발휘하는 리더십을 변혁적 리더십이라고 한다.
  ㉡ **정보분석 능력을 가진 리더십** : 지도자는 정보분석과 정보관리 능력이 있어야 한다.
  ㉢ **전략적 리더십** : 전략의 계획 수립 및 실천이 크게 요구되는 리더십이다.
  ㉣ **능동적 리더십** : 지속적 변화에 능동적으로 대처하는 리더십으로, 항상 무엇인가를 추구하는 형이다.
  ㉤ **조작적 리더십** : 지식적 · 인적 · 물적 자원동원 능력 및 상징조작 능력을 가진 리더십이다.
  ㉥ **민주적 리더십** : 평등적, 수평적, 자율적, 참여적 리더십이다.
  ㉦ 발전 유도성과 신념이 강한 리더십
  ㉧ 변화에 유연한 반응을 할 수 있는 리더십
⑯ 리더십의 수준
  ㉠ 최고관리층의 리더십
    ⓐ 기능
      • 조직의 목표 및 정책의 설정
      • 자원의 동원
      • 통제, 조정, 통합
    ⓑ 자질
      • 정책구상 능력과 결정 능력
      • 기술자나 전문가일 필요는 없다. 즉, 계산 능력보다 직관력, 창의력, 판단력, 장래 투시력 등이 높아야 한다.
  ㉡ 중간관리층의 리더십
    ⓐ 기능 : 한정된 범위 내에서 스스로 결정하는 것과 전문가로서 최고관리층에게 조언을 하고 새로운 정보, 새로운 아이디어를 제공하는 데 있다.
    ⓑ 자질
      • 전문성
      • 성실성(거짓이 없는 것뿐만 아니라 충성심도 포함)
  ㉢ 하위관리층 리더십
    ⓐ 사업을 감독하고 일선 직원들에게 업무를 위임 또는 분담시키고 서비스가 제대로 제공되고 있는가를 검토
    ⓑ 자질
      • 기술적 지식 : 직원과 자원을 효율적이고 효과적으로 활용하기 위하여
      • 형평에 대한 관심도 : 직원들의 동기 부여 및 조직에의 일체감을 발전시키기 위하여

:CHECK POINT: **리더십 패러다임의 전환**

| 구분 | 기존형 | 미래형 |
|---|---|---|
| 조직 가치 | 능률, 성장, 가치 창조 | 인류복지 증진, 서비스, 자아 실현 |
| 이해관계자 관리 | 기업소유자, 주주, 고객 만족 | 전체 이해관계자 만족 |
| 사업 영역 | 국내 지역적 | 전 세계적 |
| 조직 상호관계 | 독립과 경쟁 | 상호 의존성과 협력 |
| 조직 간 경계 | 명확한 경계 | 무경계 |
| 조직 구조 | 관료제, 위계 조직 | 애드호크러시, 네트워크, 공동체 구조 |
| 권력/권한 | 직위 권력, 권력 집중 | 권력 공유 |
| 경영의 초점 | 관리, 유지/미시적 관리 및 목표 설정/업무 중심 | 변화, 혁신/품질, 서비스 및 고객 |
| 관리 지휘 | 규칙과 규정 | 가치 공유와 건전한 조직 문화 |
| 조직 변화 | 필요와 위기 | 학습과 혁신의 연속 |
| 리더의 역할 | 보스, 관리자 | 코치와 촉진자, 리더 |
| 리더의 자격 | 최고경영자 중심 | 조직구성원 다수 |
| 리더의 가치관 | 지역적 | 세계 시민적 |
| 리더의 윤리 | 비윤리적 | 윤리적 |
| 리더-구성원 관계 | 수직적 | 수평적 |
| 구성원 관리 | 통제 | 임파워먼트 |
| 구성원의 가치 | 타율 | 자율 |
| 구성원의 태도 | 두려움, 방어적 성향 | 신뢰 |
| 구성원의 행위 | 동조 | 몰입 |
| 조직의 중심인력 | 남성 중심 | 여성 등 소수그룹 부상 |

## 4 갈등관리

### (1) 갈등의 개념 및 기능

① 갈등의 개념 : 조직 내의 의사결정 과정에 있어 대안 선택의 기준이 모호하여 결정자인 개인이나 집단이 심리적으로 곤란을 겪는 상태를 말한다.

② 관점(S. Robbins)
  ㉠ 고전적 관점(갈등 역기능론, 1930~1940년대) : 갈등을 일종의 악, 사회적 기교의 부족 등으로 취급하여 직무의 명확한 규정 등을 통해 제거할 수 있다고 본다.
  ㉡ 행태론적(행동과학적) 관점(갈등 순기능론, 1950~1970년대)
    ⓐ 어느 정도의 갈등은 집단형성과 집단활동 유지의 본질적 요소가 된다고 본다.
    ⓑ Coser는 갈등은 사회화의 한 형태라고 보았으며, Follett는 건설적 갈등의 중요성을 강조했다.
    ⓒ 갈등의 존재를 인정하고, 상호 공존하기 위해 갈등 당사자들이 서로 양보할 것을 주장하였다.

ⓒ 현대적 관점(상호 작용론적 관점, 1980년대 이후)
  ⓐ 갈등은 조직 생존의 불가결한 적응과 변화의 원동력으로, 필요한 갈등은 적극적으로 조장되어야 한다고 본다.
  ⓑ 역기능을 하는 갈등은 제거하고 순기능을 하는 갈등은 고무시켜서, 갈등이 극단적으로 흐르지 않도록 최적의 수준을 유지하는 것이 중요하다고 주장하였다.

③ 갈등의 기능
  ㉠ 순기능(갈등이 건설적으로 해결되었을 경우)
    ⓐ 조직 발전의 새로운 계기로 작용하여 조직의 장기적인 안정성 강화에 기여한다
    ⓑ 선의의 경쟁을 통하여 발전과 쇄신을 촉진한다.
    ⓒ 갈등의 해결을 위한 조직의 문제해결 능력·창의력·적응 능력·단결력 등을 향상시킨다.
  ㉡ 역기능 관점(갈등이 해결되지 않았을 경우)
    ⓐ 조직의 목표 달성을 저해한다.
    ⓑ 구성원의 사기 저하·반목·적대 감정을 유발한다.
    ⓒ 갈등과 불안이 일상화되어 쇄신과 발전을 저해할 수도 있다.
    ⓓ 파벌이나 할거주의를 초래한다.

**CHECK POINT** 갈등과 조직의 효과성 17 울산

1. 조직의 갈등은 조직의 효과성에 영향을 미친다.
2. 갈등의 수준이 너무 높거나 낮을 때 조직의 효과성에 부정적으로 영향을 미친다.
3. 갈등이 적정한 정도일 때 조직구성원들은 자극을 받고 활력을 부여받는다.

| 갈등 수준 | 갈등의 유형 | 조직의 내부적 특성 | 조직의 효과성 |
|---|---|---|---|
| 낮거나 전혀 없음 | 역기능 | 냉담, 침체, 무변화, 새로운 아이디어의 결여 | 낮음 |
| 적정 | 순기능 | 생동적, 혁신적 | 높음 |
| 높음 | 역기능 | 파괴적, 혼돈, 비협조 | 낮음 |

(2) **갈등의 유형**

| 구분 | 기준 | 내용 |
|---|---|---|
| Simon & March | 갈등의 주체 | • 개인적 갈등 : 결정자로서의 개인이 대안선택에 있어서 곤란을 겪게 되는 경우<br> - 비수락성 : 결정자가 각 대안이 초래할 결과를 짐작하고 있을 뿐만 아니라 대안의 성격에 대해서도 어느 정도 파악하고 있지만 제시된 대안 중 만족기준을 충족시키지 못하여 선택과 수용이 곤란한 경우에 발생하는 갈등<br> - 비비교성 : 결정자가 대안이 초래할 결과를 짐작은 하지만 제시된 각각의 대안에 대한 비교 분석 시 우열을 가릴 수 없을 때 발생되는 갈등<br> - 불확실성 : 대안 선택 시 초래할 결과를 알지 못할 때 곤란을 겪는 상황에서 발생하는 갈등<br>• 집단적 갈등(복수의사 주체 간의 갈등) : 개인 간, 집단 간, 조직 간의 갈등으로<br> - 공동 의사결정의 필요성    - 목표의 차이<br> - 결정자의 인지나 태도의 차이    - 지나친 역할의 분화<br> - 상호 기대감의 차이 등에 의해 발생된다. |

CHAPTER 01. **조직의 기초 이론**

| | | |
|---|---|---|
| Miller & Dollard | 개인의 심리적 갈등 | • **접근-접근 갈등**: 바람직한 가치를 가진(긍정적인) 두 가지 대안 중 하나를 선택해야 하는 경우<br>• **회피-회피 갈등**: 회피하고 싶은 부정적인 가치를 가진(부정적인) 두 가지 대안 중 하나를 선택해야 하는 경우<br>• **접근-회피 갈등**: 바람직한 긍정적 유인가와 회피하고 싶은 부정적 유인가를 함께 가진 대안 중 선택해야 하는 경우 |
| Pondy | 갈등의 성격 | • **협상적 갈등**: 부족한 자원을 둘러싼 이해당사자 간에 겪게 되는 갈등으로 노사 관계나 예산획득 과정에서 발생<br>• **체제적 갈등**: 동일 계층·기관이나 개인 간의 갈등<br>• **관료제적 갈등**: 계층 상하 간의 갈등 |
| | 갈등의 영향 | • **마찰적 갈등**: 조직구조의 변화를 유발하지 않는 갈등<br>• **전략적 갈등**: 조직구조의 변화를 초래하기 위해 고의로 조성한 갈등 |

### (3) 갈등의 원인과 해결 방법 15 부산

① 갈등의 원인

㉠ 개인적 갈등의 원인

ⓐ 비수락성(Unacceptable)

ⓑ 비비교성(Incomparability)

ⓒ 불확실성(Uncertainly)

㉡ 집단적 갈등의 원인

ⓐ **공동 의사결정이 필요할 때**: 공동으로 결정을 내려야 할 필요가 있을 경우 갈등이 일어나며, 주요한 원인은 한정된 자원의 공동 사용이나 스케줄의 작성 등이다.

ⓑ **목표에 대한 불일치**: 조직단위 간의 목표에 차이가 있으면 갈등이 발생한다.

ⓒ **사실에 대한 인지의 차이**: 사실에 대한 인지의 차이가 있으면 갈등이 일어난다.

ⓓ **전문화**: 전문화로 인한 갈등의 가능성은 전문가와 일반행정가뿐만 아니라 전문가와 전문가 사이에서도 일어난다.

ⓔ **자원이 부족할 때**: 조직체 내에서 사용할 수 있는 자원은 수요를 충족시키지 못한다.

ⓕ **비공식 조직의 존재**: 취미·사상·출신 배경 등을 중심으로 만들어진 비공식 조직이나 소집단은 조직 내에서 갈등의 원인이 된다.

ⓖ **지위의 부조화**: 능력이나 자격의 면에서 열등한 자가 높은 자리를 차지하고 있을 때에 상하 간의 갈등이 야기된다.

ⓗ 의사결정이 불확실할 때

ⓘ 신속한 결정이 요구될 때

ⓙ 집권화된 조직일수록

② 해결 방법

㉠ **갈등 해결의 기본 방향**: 관리자는 적절한 갈등 관리를 함으로써 조직의 목표 달성을 저해하는 갈등을 중화 내지 완화시키고 조직을 갈등에 적응시키면서 조직에 유리한 갈등을 능동적으로 촉진시켜 나가야 한다.

ⓛ **개인적 갈등의 해결 방법** 17 부산교육청·경남보건연구사

| 협조 | • 양측의 관심사가 너무 중요하며 통합적인 해결안을 발견해야 할 때<br>• 양측의 관여를 확보하고자 할 때 |
|---|---|
| 수용 | • 논제가 다른 상대방에게 더욱 중요할 때<br>• 다음 논제에 대한 사회적 신용을 얻을 필요가 있을 때 |
| 강요 | • 신속하고 결단성 있는 행동이 요구될 때<br>• 비용 절감이나 규칙 강요 등의 조치가 요구될 때 |
| 회피 | • 논제가 사소하고 다른 논제가 더 긴급할 때<br>• 사람들을 진정시키고 생각을 가다듬게 할 필요가 있을 때 |
| 타협 | • 복잡한 문제에 대해 잠정적 해결이 필요할 때<br>• 임기응변적 해결이 요구될 때 |
| 대인관계능력 개발 | 구성원들의 대인관계 능력이 향상되면 개인 간의 갈등을 크게 감소시킬 수 있다. |

**CHECK POINT** Jo-Hari's Window(조하리의 창)

1. 정의 : Joe Luft와 Hary Ingham이 제시한 것으로, 마음의 4가지 창이라고도 한다. 주로 대인관계 능력 강화에 많이 활용되고 있다.
2. 4개의 창
   ① Public : 대인관계에 있어 마음의 상태에는 자신도 알고 타인에게도 알려진 영역인 '열린 창'
   ② Blind : 자신은 모르나 타인에게는 알려진 영역인 '보이지 않는 창'
   ③ Private : 자신은 알고 있지만 타인에게는 알려지지 않은 영역인 '숨겨진 창'
   ④ Unknown : 자신도 모르고 타인도 모르는 영역인 '암흑의 창'

| I<br>나와 남이 아는 나 | II<br>나는 모르고 남만 아는 나 |
|---|---|
| III<br>남은 모르고 나만 아는 나 | IV<br>나도 모르고 남도 모르는 나 |

ⓒ **집단 간 갈등의 해결 방법**
  ⓐ 문제 해결 : 갈등 당사자가 직접 접촉하여 공동으로 문제에 대한 해결책을 강구하려는 것이며, 당사자의 협동적인 문제해결 능력이 요구된다. 당사자 모두를 만족시킬 수 있는 문제해결안을 모색하게 된다.
  ⓑ 상위(공동)목표의 제시 : 갈등의 당사자가 추구하는 개별적 목표의 대립을 극복하기 위하여 당사자가 공동으로 추구해야 할 상위 목표를 제시함으로써 갈등을 완화할 수 있다.
  ⓒ 제도화 : 합리적 업무 분담과 상, 벌, 승진, 보상에 대한 구체적인 규칙을 만들어 놓고 이에 따르도록 하는 방법이다.
  ⓓ 커뮤니케이션의 활성화 : 집단 간 커뮤니케이션을 활성화하여 발생한 갈등을 상호 협상 및 타협으로 해결하도록 한다.

ⓔ 설득 : 개별 목표의 차이점보다는 공동의 목표에 초점을 두는 방법으로 공동목표에 대한 합의가 이루어질 수 있도록 설득이 필요하게 된다.
ⓕ 타협(협상) : 토론을 통한 타협으로 완전한 승자도 패자도 없이 대립적인 주장을 부분적으로 양보하여 공동 결정에 도달하려는 방법이다. 따라서 타협은 갈등의 원인을 제거하지 못하고 갈등을 일시적으로 모면하게 하는 것이므로 잠정적인 갈등 해소법이 된다. 당사자 간의 협상과 제3자에 의한 중재로 나눌 수 있다.
ⓖ 자원의 확대 : 최소 자원의 획득을 위한 경쟁에서 초래되는 갈등을 해소하는 가장 효과적인 방법으로, 갈등 당사자 모두를 만족시켜 줄 수 있기 때문에 매우 효과적인 방법이다.
ⓗ 구조적 요인 개편 : 근본적인 해소를 위해 인사 교류, 업무배분의 변경, 조정담당 직위나 기구의 신설, 이의제도 실시, 갈등을 일으키는 조직단위의 합병, 보상체계 마련 등이 있다.
ⓘ 대결(대면) : 갈등해소 방법 중 가장 완전한 해결법이다. 갈등 당사자가 상호 대면하여 그들이 해결가능한 수단을 이용하여 문제를 해결하고자 하는 방법이다. 모든 문제를 터놓고 논의함으로써 의견 차이의 폭을 줄여서 해결책을 찾도록 한다.
ⓙ 갈등 당사자의 태도 개선 : 갈등 당사자의 태도를 변화시키는 데 많은 시간과 경비가 소요되므로 사실상 시행이 어려운 방법 중 하나이나, 가장 효과적이고 확실성을 갖는 방법이다.
ⓚ 정치적 타결 : 정부나 이론, 대중 등과 같은 제3자의 지지를 얻어 협상하려는 것이다. 협상과 마찬가지로 갈등의 원인을 제거하지 못하고 표출된 갈등만이 해소하게 된다.
ⓛ 위협
- 긍정적 위협 : 새로운 불이익을 부과하는 형태
- 박탈적 위협 : 이미 약속한 이익이나 보상을 유보 또는 철회하는 형태
ⓜ 중재자의 개입 : 중재자가 개입하여 객관적 입장에서 공평하고 합리적인 대안을 제시하도록 하는 방법

> **CHECK POINT** **Kilman & Thomas의 대인적 갈등해결 방법**
>
> 자신의 주장을 충족시키는 욕구와 상대방의 주장을 만족시키려는 욕구에 따라 다음의 5가지 전략을 제시하였다.
> 1. 경쟁(강제) : 필요하다면 다른 사람을 희생시켜서 자신의 관심을 충족하고자 하는 것으로, 위기상황이나 한쪽의 권한이 우위일 때 나타난다(Win-Lose 전략).
> 2. 회피 : 조직의 목표를 강조하지도 않고 구성원들의 관심사항에 대해 협력하지도 않는다. 갈등이 있는 것을 알고 있지만 갈등이 표면화되는 것을 억제하는 행동으로, 사소한 문제이거나 자신의 욕구충족 기회가 없을 때 나타난다.
> 3. 수용(적응) : 주장하지 않는 대신에 한쪽 당사자가 기꺼이 자기를 희생하는 행동이다. 자신의 결정이 잘못되었거나 상대방과 화합하고 조직의 안정과 사회적 신뢰를 중요시할 때 나타난다(Lose-Win 전략).
> 4. 협력 : 갈등 당사자들이 각자가 모두 목적을 달성할 수 있도록 하는 행동이다. 양쪽의 필요를 동시에 만족시키는 통합적인 해결책을 찾으려고 노력한다. 갈등을 긍정적인 현상으로 받아들이며 조직의 목표가 학습에 있고, 상대에 대하여 신뢰와 정직을 나타낼 경우에 다양한 관점과 정보를 바탕으로 한 통합적인 해결전략이 필요할 때 나타난다(Win-Win 전략).

5. 타협 : 조직의 목표와 개인의 필요 간에 균형을 찾는 방법이다. 양쪽에 어느 정도 수용할 수 있는 해결책을 찾는다. 조금씩 양보함으로써 절충안을 얻으려는 방법이다. 이 경우에는 승자와 패자가 명백하지 않다. 당사자들이 동등한 권력을 공유하고 시간적 여유가 없을 때, 특히 노사 간의 협상 등에서 현실적으로 많이 나타난다(Lose-Lose 전략).

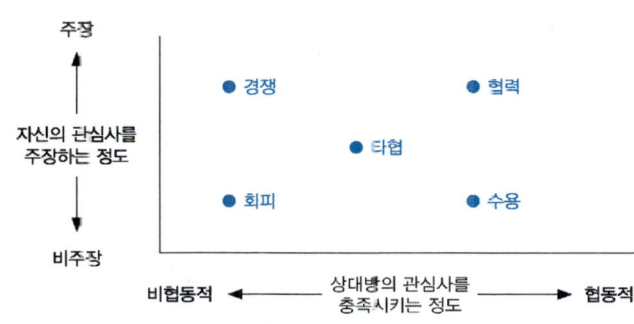

> **CHECK POINT** M. A. Rahim의 갈등관리 유형 17 충북·전북 / 12 지방직 / 11 서울교육청

1. 강압형(지배형, 강요형, 압박형) : 공개적이고 참여적인 분위기에서는 부적합하다. 장점은 신속성, 단점은 상대방의 분노와 원망을 초래할 수 있다. 16 서울
2. 수용형(배려형, 온화형, 순종형) : 장점은 협동을 가능케 해주나, 단점은 중요한 문제를 소홀히 다룰 가능성이 있다.
3. 회피형
4. 협조형 : 갈등 당사자의 관심사를 모두 만족시키는 방식이다.
5. 타협형 : 갈등해결에서 가장 흔하게 사용하는 방식이나 작은 타협은 우유부단하다는 평가를 낳기도 한다.

> **CHECK POINT** Simon-March의 이론

1. 문제해결 : 정보 수집이나 대안 탐색을 통해 갈등 당사자 간의 목표를 합의하거나 목표가 공유되는 경우 서로 만족하는 점에서 문제를 해결한다.
2. 설득 : 갈등 당사자들을 설득시킴으로써 합의에 이르도록 한다.
3. 협상 : 서로 상반되는 이해와 갈등을 해결하기 위하여 갈등 당사자가 목표 조절을 위해 직접 교섭하는 것을 말한다. 가장 비합리적인 방법이라 할 수 있다.
4. 전략 : 갈등 당사자들이 정부나 여론 및 대중과 같은 외부 세력의 유입과 지지에 의해 갈등을 해결하는 것이다.
   → 문제해결과 설득이 가장 합리적인 방법이다. 왜냐하면 문제해결과 설득은 기본 목표의 합의를 전제로 하기 때문이다. 반면 협상과 전략은 비합리적이며, 기본적 목표의 합의가 없는 경우에 해당된다.

## 05 행정 PR(공공 관계·대민 관계)

### 1 행정 PR(Public Relation)의 의의와 특징 및 필요성

(1) **의의** : PR(Public Relation)이란 정부가 하는 일을 국민에게 알리고, 그들의 의견을 수렴하여 국민의 지지와 협조를 얻고자 하는 활동을 말한다.

(2) **행정 PR의 특징**
① 수평성 : 정부와 국민이 대등한 수평적 지위에서 상호 이해와 자주적 협조가 이루어져야 한다.
② 교류성 : 정부는 민의를 듣고 정책에 반영시키며, 정책 등을 통해 국민에게 알리는 공청·공보기능이 교류적으로 이루어져야 한다.
③ 의무성 : 행정 PR에 있어서 국민은 알 권리가 있으며, 정부는 알려주어야 할 의무가 있다.
④ 객관성 : 정부는 사실이나 정보를 진실하게 객관적으로 알려 국민이 이를 정확하고 올바르게 판단하도록 해야 한다.
⑤ 교육성 : 행정 PR은 국민에 대해서 계몽적 교육의 성격을 지닌다.

(3) **행정 PR의 필요성**
① 국민과 정부 간의 신뢰 관계를 형성
② 정부 활동에 대한 국민의 지지와 이해·협조 획득
③ 행정 수요의 파악, 민의 반영
④ 국민의 알 권리 충족
⑤ 정책의 공익성·객관성 확보
⑥ 행정의 민주화·합리화의 조화

(4) **의사전달 및 선전과의 구별**
① 의사전달이 조직구성원 상호 간의 관계에서 이루어지는 것에 반하여, PR(공공관계)은 행정조직과 특수한 공중(혹은 일반대중)과의 상호 관계에서 작용하는 것이다.
② PR(공공 관계)과 선전은 집단 의견에 영향을 미치려고 하는 점에서는 같으나, 그 방법에 있어서 다르다. 다시 말해, 선전은 일방적이고 선전자의 이익을 위해서만 공중의 태도와 의견에 영향을 미치려고 하며 공중에 대하여 모든 정보를 전부 제공하는 것이 아니라 선전자의 견해에 호의적인 것만을 주는 데 반하여, PR(공공 관계)은 쌍방적인 교류를 통하여 상호 간에 영향을 미치고 왜곡 없이 사실의 정보를 제공한다는 점에서 커다란 차이가 있다.

### 2 공공 관계의 대상과 과정

(1) **대상** : 공공 관계의 대상은 행정기관 혹은 경영조직에 '의미 있는 공중'이어야 한다.
여기에서의 의미 있는 공중이란
① 하나의 문제가 제기되어 있고,

② 그 문제에 대처함에 있어서 의견이 갈려 있고,
③ 그 문제 해결에 대해서 어떠한 방법으로든 의견을 표명하는 사람들의 집단을 말한다.

### (2) 과정
① **정보투입 과정** : 여론 조사, 청원, 민원, 문서 및 매개 분석 등을 통하여 문제와 민의(공중의 의견과 태도)의 소재를 파악하는 과정이다.
② **정보 산출을 위한 전환으로써 수단의 입안 과정** : 이 과정은 국민으로부터 신뢰·이해·지지를 얻을 수단을 강구하며, 국민의 부당한 오해와 공격의 해소를 통하여 공공기관을 보호 혹은 방어하고, 공중의 조작을 통하여 사회적 긴장을 완화시키며, 민심을 수습하는 방법을 강구하는 과정이다.
③ **정보산출 과정** : 이 과정은 PR의 목적이나 공중의 성격에 따라 여러 가지 방법으로 행해진다. 즉, 정부 간행물(예 관보, 정부의 각 보고서, 예산 개요, 행정 백서, 행정 연감 등)과 각종 Mass Media(예 신문, 잡지, 라디오, TV, 영화, 전시 등)가 그것이다.

## 3 행정 PR의 순기능과 역기능

### (1) 순기능
① **주지 기능** : 행정의 계획과 실적을 국민들에게 알려 이해와 협조를 얻는다.
② **방어 기능** : 국회·언론·정당·이익단체로부터 공격을 중화하는 역할을 한다.
③ **안정 기능** : 민심을 수습하여 정부를 안정시키는 기능을 한다.
④ **중개 기능** : 정부와 국민 사이의 의사교류를 위한 중개의 기능을 한다.
⑤ **교육 기능** : 정부와 국민 상호 간을 교육시키는 기능을 한다.

### (2) 역기능
① **조작적 성격** : 국민은 자율성을 상실하게 되고, 왜곡된 정보에도 무감각하게 되어 정치적 무관심을 나타내게 된다.
② **선전적 성격** : 현실적으로 여론조종을 위한 선전적 성격을 많이 띠고 있다.
③ **국가기밀의 강조** : 국가기밀의 한계가 문제된다.

## 4 행정 PR의 문제점과 개선 방향

### (1) 문제점
① 종래 권위주의 시대의 잔재로 인하여 행정 PR에 대한 불신 경향이 강하다.
② 정권유지 중심적 PR의 성격이 강하다. 즉, 정권의 유지·강화를 위한 공보 행정에 막대한 예산이 투입되었다.
③ 보안을 구실로 한 정보의 은폐 경향으로 말미암아 비밀 행정의 경향을 띠었다.
④ 정보의 진실성·객관성이 경시되고, PR 전문가가 부족하며, PR에 대한 인식이 부족했다
⑤ 정보투입 기능이 무시되고, 여론 파악에 있어 정보기관 의존에 따른 진상 은폐, 국민의 비협조·무관심 초래 등 공청 기능의 약화와 정보기관의 역기능이 심했다.
⑥ 화재 경보적 PR성격을 띠었다.

(2) 개선 방향
① 국익·공익을 위한 행정 PR을 지향해야 한다.
② 행정의 비밀주의 배제 및 공개 행정으로 행정의 신뢰성을 확보해야 한다.
③ 국민의사의 투입 기능, 공청 기능의 개선·강화로 민의를 정확하게 파악해야 한다.
④ 행정 PR에 대한 인식을 개선하고 국민의 적극적 참여를 유도해야 한다.
⑤ 대중매체의 보급을 높이고, 언론기관의 중립성·공정성을 확보해야 한다.

## 06 조직의 변동

> **CHECK POINT** 조직 진단의 7S(7S Model) Pascal & Peters(1981)
>
> 1. 개념 : 조직의 현상을 이해하는 데 있어 조직의 핵심적 구성요소를 파악하고 이를 중심으로 조직을 진단하는 것은 조직의 문제해결을 위한 유용한 접근방법이다.
> 2. 모형의 구성
>    ① 공유가치 : 조직구성원이 함께 하는 가치관으로서 다른 조직의 구성요소에 영향을 주는 핵심요소
>    ② 전략 : 조직의 장기적인 계획과 이를 달성하기 위한 자원배분 과정을 포함하며, 조직의 장기적 방향과 기본적 성격을 결정하고 조직운영 방식의 혁신에 영향을 미친다.
>    ③ 조직구조 : 조직의 전략수행에 필요한 틀로서 조직구조와 직무설계, 권한 관계와 방침 등 구성원들의 역할과 그들 간의 상호관계를 지배하는 공식요소들을 포함한다.
>    ④ 제도 : 조직운영을 위한 일련의 의사결정과 일상운영의 틀이 되는 보상제도와 인센티브, 경영정보와 의사결정 시스템, 경영계획과 목표설정 시스템, 결과 측정과 조정 통제 등 경영 각 분야의 관리제도와 절차 등을 포함한다.
>    ⑤ 구성원 : 조직의 연령구성과 구성원들의 능력, 전문성, 신념, 욕구와 동기, 지각과 태도, 행태 등을 포함한다.
>    ⑥ 관리기술 : 조직의 각종 물리적 하드웨어 기술과 이를 작동시키는 소프트웨어 기술, 그리고 기관 운영에 활용되는 관리기법을 포함한다.
>    ⑦ 리더십 스타일 : 조직구성원을 이끌어 나가는 관리자의 관리 스타일로서 조직구성원들에 대한 동기부여와 상호작용, 조직분위기와 나아가서는 조직문화에 직접적인 영향을 준다.

### 1 조직 혁신

(1) 의의 및 특성
① 의의
  ㉠ 조직혁신 : 조직을 어떤 상태에서 보다 나은 바람직한 상태로 전환시키는 것을 말한다.
  ㉡ Leavitt는 조직혁신의 대상 변수로 '과업, 인간, 기술, 구조'를 들고 있으며, 조직혁신은 4가지 변수 가운데 특정 변수의 변동을 유도하여 다른 변수의 변동을 도모하는 것이라고 하였다.
  ㉢ 행태적인 조직혁신은 조직구성원의 만족도를 제고시키고, 구성원 각자의 발전을 통해 조직의 능률성과 효과성을 높이는 과정인 조직발전(OD)을 의미하며, 구조적인 조직혁신은 조직구조의 과정적인 측면에 대한 개선을 말한다.

② 조직구조의 혁신은 조직구성원의 만족도보다는 조직 자체의 생산성 향상에 더 큰 비중을 두게 되어 조직발전과 대치되기도 한다.
② 특성
  ㉠ 계획적·의도적이며 목표 지향적 성격을 띠고 있다.
  ㉡ 현상을 타파하고 변동을 인위적으로 유도하는 동태적 과정이고 저항이 수반된다.
  ㉢ 조직의 구조적·기술적·행태적 측면의 개혁·쇄신에 중점을 두며, 구성원의 행태·가치관의 변화를 모색하는 조직 발전이 주요한 전략이 된다.

(2) **조직혁신의 접근 방법과 혁신 주역**
  ① 접근 방법
    ㉠ 구조적 접근 방법 : 조직의 구조적 요인을 주요 대상으로 하고 통솔범위의 재조정, 분권화의 확대, 기능과 책임의 명확화 등에 중점을 두는 접근법으로, 인간적 요인을 경시하는 문제점이 있다.
    ㉡ 인간적·행태적 접근 방법 : 인간의 가치관·행태 등을 변화시켜 조직 전체의 개혁을 추구하는 방법으로, 조직발전(OD) 등을 들 수 있다.
    ㉢ 기술적·과정적 접근 방법 : 조직 내 과정 또는 업무의 흐름 개선, 과학적 관리법이나 체제분석, 정보관리체제, 운영연구(OR) 등을 통해 업무 처리와 의사결정의 합리화를 추구하는 방법이다.
    ㉣ 과업적 접근 방법 : 업무 중에서 반드시 필요한 것과 없어도 되는 것들을 구별하여 조직의 변화를 도모하는 것을 말한다.
    ㉤ 종합적 접근 방법 : 위의 네 가지 접근방법을 모두 활용하는 접근법이다.
  ② 혁신 주역(담당자)
    ㉠ 착상자(Initiator) : 새로운 아이디어·방법·절차나 사업 계획을 구상해 내는 소수의 창조분자를 의미한다.
    ㉡ 창도자(Advocate) : 새로 구상·발안된 아이디어나 계획이 적절하여 조직에 기여할 수 있다고 판단하고 이를 제창하는 통찰력·추진력이 있는 사람이다.
    ㉢ 채택자(Adopter) : 창도자를 지원하면서 새로운 착상이나 계획을 선도적으로 채택하는 정치엘리트나 최고 관리층이다.

> **CHECK POINT** 조직혁신의 과정
>
> 1. Lewin, Barnes 18 서울
>    ① 낡은 것의 해빙 : 혁신 착상자가 나타나며, 변화에 대한 압력이 발생된다.
>    ② 새로운 것으로의 변화 : 저항과 갈등의 단계로, 변화에 대한 지지 등이 발생된다.
>    ③ 새로운 것의 재결빙 : 일상화되는 단계로, 변화가 정착된다.
> 2. Caiden
>    ① 인지 단계 : 변화의 필요성에 대한 인지 단계
>    ② 입안 단계 : 계획의 수립 단계

③ 시행 단계 : 개혁안을 실천에 옮기는 단계
④ 평가 단계 : 문제점을 평가, 환류하는 단계
3. Whisler, Becker
① 자극 : 새로운 아이디어, 발명 등에 대한 인식을 하게 되는 단계
② 착상 : 조직이 추구해야 할 행동을 계획하는 단계
③ 대안 : 착상된 계획을 공식적으로 제안, 조직 내 사람들로부터 승인을 받는 단계
④ 적용 : 제안된 혁신내용을 실제 조직변화에 적용, 조직에 도래할 영향력까지 예측하는 단계

(3) **조직혁신의 저항과 극복 방안**
① 조직혁신에 대한 저항 원인(저항의 일반적인 원인)
㉠ 기득권에 대한 침해
㉡ 개혁안 내용의 불명확성
㉢ 매몰 비용(Sunk Cost)
㉣ 개혁에 대비할 수 있는 능력의 부족
㉤ 집단 간의 갈등·대립
㉥ 정치적·사회적 요인의 작용 등을 들 수 있다.
② 저항의 극복 전략
㉠ 강제적 전략 : 개혁주도 세력이 상급자로서의 권한 행사, 권력구조의 개편, 법령화, 의식적인 긴장 조성, 인사 조치 등으로 강압적 제재에 의해 저항을 극복하려는 것을 의미한다.
㉡ 규범적·사회적 전략 : 상위 이념이나 규범적 가치에 의한 설득·양해, 참여 기회의 확대, 의사소통 촉진, 심리적 불안의 해소, 개혁분위기의 적극적인 조성 등을 의미한다.
㉢ 공리적·기술적 전략 : 기득권 침해 폭의 최소화, 시기 및 절차의 조정, 단계별 추진, 인사보수상 우대, 개혁에 따르는 손실의 보상 등을 의미한다.

(4) **보건의료조직의 환경 변화**
① 의료시장 자체가 소비자 위주의 시장으로 전환
② 전 국민 건강보험 실시
③ 보건의료시장의 개방화
④ 보건의료 조직구성원의 의식 변화
⑤ 보건의료 인력의 다양화

(5) **조직의 환경 변화에 대한 전략**
① SWOT(Strengths, Weaknesses, Opportunities, Threats) 분석 전략
25 지방직 / 22 서울·지방직 / 17 충북 / 16 서울 / 15 경북의료기술직
㉠ 조직의 환경 분석을 통해 강점(strength)과 약점(weakness), 기회(opportunity)와 위협(threat) 요인을 규정하고, 이를 토대로 마케팅 전략을 수립하는 기법
㉡ 어떤 조직의 내부 환경을 분석하여 강점과 약점을 발견하고, 외부 환경을 분석하여 기회와 위협을 찾아내어 이를 토대로 강점은 살리고 약점은 죽이고, 기회는 활용하고 위협은 억제하는 마케팅전략을 수립하는 기법

ⓐ SO전략(강점-기회 전략) : 시장의 기회를 활용하기 위해 강점을 사용하는 전략을 선택, 공격적 전략, 시장점유율 확장 전략
ⓑ ST전략(강점-위협 전략) : 시장의 위협을 회피하기 위해 강점을 사용하는 전략을 선택, 차별화 전략, 시장투입 전략
ⓒ WO전략(약점-기회 전략) : 약점을 극복함으로써 시장의 기회를 활용하는 전략을 선택, 방향전환 전략, 약점극복 전략 16 서울
ⓓ WT전략(약점-위협 전략) : 시장의 위협을 회피하고 약점을 최소화하는 전략을 선택, 방어적 전략, 서비스 표준화 전략, 집중화 철수 전략

| 내부요인<br>외부요인 | 강점<br>(Strength) | 약점<br>(Weakness) |
| --- | --- | --- |
| 기회<br>(Opportunity) | • 기회활용을 위해 강점을 사용할 수 있는 상황<br>• 공격적 전략 : 사업구조, 영역 및 시장 확대 | • 기회활용을 위해 약점을 보완해야 하는 상황<br>• 국면전환 전략 : 구조조정, 혁신운동 |
| 위협<br>(Threat) | • 위험극복을 위해 강점을 사용할 수 있는 상황<br>• 다각화 전략 : 신사업 진출, 신기술·신고객 개발 | • 위험극복을 위해 약점을 보완해야 하는 상황<br>• 방어적 전략 : 사업의 축소, 폐지, 철수 |

**CHECK POINT** 보건의료분야의 SWOT

| 내적 강점 | 내적 약점 |
| --- | --- |
| • 최첨단 의료시설과 장비<br>• 최고의 의료진<br>• 지리적인 접근도의 용이<br>• 병원의 명성<br>• 다양한 시설<br>• 직원들의 전산화 활용도가 높다.<br>• 외부 전문인력(대학)의 높은 활용도 | • 복리. 후생, 임금 상승으로 채산성의 악화<br>• 의료진과 직원들의 높은 이직률<br>• 직원들의 불친절<br>• 경영진에 대한 불만<br>• 의사와 간호사 간 또는 직원들 간의 갈등<br>• 경쟁적 지위의 소퇴<br>• 사업의 종류가 많아 집중도가 떨어진다. |
| 외적 기회 | 외적 위협 |
| • 국민 소득의 증가<br>• 의료 수요의 증가<br>• 의료 수요의 고급화<br>• 평균 수명의 증가<br>• 대단위 주거 단지 조성<br>• 경기 회복에 따른 소비심리의 회복<br>• 민간 건강보험의 도입<br>• 주민의 보건서비스에 대한 높은 만족도 | • 국민의식수준의 향상에 따른 불만 및 관심의 증가<br>• 낮은 보험 수가<br>• 정부의 통제 및 규제<br>• 의료시장 개방<br>• 병원 노사분규의 확산<br>• 의료기관의 개설(새로운 경쟁자의 등장)<br>• 경기 침체<br>• 장애인에 대한 편의시설 부족<br>• 낮은 정기적 운동 실천율 |

② 틈새 전략(Niche Strategy)
  ㉠ 1980년 Michael E. Porter가 제시한 전략으로 경쟁에서 우위를 점하고, 시장에서의 확고한 위치를 차지하기 위해 조직이 보유하고 있는 기술, 생산, 재무, 마케팅 등 기능적 강점을 어느 부문에 어떻게 활용할 것인가를 결정하는 분석의 틀을 말한다.
  ㉡ 모든 시장(소비자)을 상대로 하기보다는 조직의 장점·핵심 역량과 외부 상황을 판단하여 새로운 방향으로 차별적인 전략을 수립하는 것을 틈새 전략이라고 한다.
  ㉢ 원가 우위 전략(= 코스트 리더십)
    ⓐ 설비규모의 유지, 경험에 의한 원가 절감, 비용의 엄격한 통제, 연구개발비의 최소화 등으로 원가를 최소화하는 전략
    ⓑ 병원의 경쟁력 유지와 환경 변화에 대처하기 위해 비수익성 의료서비스의 제거, 낭비요인의 축소, 직원 감원 및 상호 기능적 조정을 통한 비용 통제
    ⓒ 경쟁 병원들보다 서비스 비용을 낮추기 위한 활동
    ⓓ 다양한 서비스와 관련되는 비용분석 실시 여부
  ㉣ 차별화 전략 : 독특한 제품의 인정
    ⓐ 다른 제품 및 서비스와 구별되는 독특한 상품과 서비스를 창출하기 위한 전략
    ⓑ 일반적으로 잘 제공되고 있지 않은 서비스 제공(화상 진료, 노인병 진료)을 통한 기술 영역의 차별화
    ⓒ 의료 보조인력의 질에 의한 차별화
    ⓓ 새로운 의료서비스 개발을 위한 시장조사
  ㉤ 집중화 전략
    ⓐ 원가 우위 전략이나 차별화 전략을 포괄하지만 산업 전반이 아닌 특정한 환자 분류나 서비스분야의 경쟁력 향상에 집중하는 전략
    ⓑ 환자군 또는 의료서비스의 세분화
    ⓒ 의료시장의 세분화

> **CHECK POINT**

| 구분 | 성공에 필요한 특성 | |
| --- | --- | --- |
| 원가우위 전략 | • 엄격한 비용 통제<br>• 저렴한 유통 시스템<br>• 지속적 자본 투자 | • 효율적 설비 규모<br>• 프로세스 엔지니어링 기능 |
| 차별화 전략 | • 고급 품질과 기술<br>• 기술 주도권<br>• 창조적 재능<br>• 기초 조사능력 | • 브랜드 이미지<br>• 고객서비스<br>• 강력한 마케팅 능력 |
| 집중화 전략 | • 틈새시장 식별<br>• 틈새시장 고객수요 검토 | • 전문성 발휘 |

③ **벤치마킹** 16 경북
  ⊙ 자신보다 탁월한 상대를 목표로 그 성과를 비교·분석하고, 그러한 성과 차이를 가져오는 운영방식을 채득하여 조직의 혁신을 도모하는 경영혁신 기법
  ⊙ 1980년대 미국의 제록스사가 최초로 도입한 것으로, 타인으로부터 배운다는 뜻을 내포하고 있다.
  ⊙ **내부적 벤치마킹** : 조직 나 다른 집단 또는 개인의 경험으로부터 배운다는 의미이다.
  ⊙ **경쟁자와의 벤치마킹** : 이의 가능성은 발간된 자료나 간접적으로 또는 추측에 의하여 얻을 수 있는 자료에 한정되는 경향이 있다.
  ⊙ **기능적 벤치마킹** : 어떤 조직이 자신과는 아주 판이한 사업에 종사하는 경우에도 동질적인 행위나 일을 행하는 경우 그 기능을 배운다는 뜻으로, 공공분야에서는 기능적 벤치마킹을 활용하고 있다.
  ⊙ **유사한 조직의 벤치마킹** : 우리의 조직과 공통적인 특성을 가지고 있는 조직에게서 배운다는 뜻으로, 예를 들어 예약 업무를 취급해야 한다면 여행사 안내 부서를 벤치마킹해 볼 필요가 있다. 많은 정보를 많은 사람들에게 나누어 주는 일을 해야 한다면 광고업에 종사하는 회사를 벤치마킹해 보는 것도 가치 있는 일이다.

④ **리스트럭처링** : 급변하는 환경에 대응하고 생산성과 경쟁력을 확보하기 위해 조직 구조를 혁신적으로 재구축하는 것으로 기구 및 조직의 통폐합, 불필요한 자산 정리, 업종 전문화를 통한 체질 강화, 해외 진출, 과감한 사업구조 조정, 적극적인 자동화 도입, 조직계층의 단순화 등을 말한다.

⑤ **비즈니스 리엔지니어링** : 비용, 품질, 서비스 속도와 같은 핵심적인 성과에서 극적인 향상을 이루기 위해 기업이나 행정의 업무 프로세스를 근본적으로 재설계하는 것, 즉 과거의 관행과 업무처리 방식에서 벗어나 업무수행의 새로운 규칙과 원리를 만드는 것이다.
  ⊙ 분권화                    ⊙ 통제의 최소화
  ⊙ 업무절차 간소화            ⊙ 고객지향성
  ⊙ 합리적 업무 수행
  ⊙ 미국의 국세청 : 리엔지니어링 결과 행정 능률과 생산성을 크게 향상시킬 수 있었다.

⑥ **TQM(Total Quality Management)**
  ⊙ 생산성 향상보다 품질 개선을 중시하고 품질 개선이 이루어지면 생산성도 따라서 향상된다고 보는 장기적인 개선과정에 중점을 두는 것으로, 특히 환자·고객의 기대에 영합될 수 있는 높은 수준의 행정품질 기준을 확립시키기 위한 포괄적 접근방식이다.
  ⊙ 주요 특성으로는 고객초점, 전원참여, 지속적 개선·평가·지원 등이 있다.

⑦ **CI(Corporate Identity)**
  ⊙ 조직의 존속과 성장을 계속하기 위하여 조직을 둘러싸고 있는 환경을 자신에게 유리하도록 조성하는 전략으로, 조직 스스로가 자기 확인, 자기 확신을 바탕으로 조직의 가치와 개성을 창출하고 그것을 내·외부에 알림으로써 외부에서 바라보는 자기 조직의 이미지를 향상시켜 외부의 호감과 공감대를 형성시키는 조직의 전략기법이다. 즉, 한마디로 조직과 기업의 이미지를 높이는 기법이다.
  ⊙ 시장조사에 바탕을 두고 소비자의 새로운 구매욕구를 창출하기 위한 기법으로 시각적인 효과에 중점을 두고 발전을 기하는 전략이다.

ⓒ VI(Visual Identity, 시각적 정체성), BI(Behavioral Identity, 행태적 정체성), MI(Mind Identity, 의식적 정체성)가 동시에 조화롭게 추진될 때 행정의 기업 정체성의 본래 취지 달성이 가능하게 된다.

⑧ 팀제 조직 22 서울·지방직
ⓐ 급변하는 환경변화에 대처하기 위하여 의사결정 방식과 의사결정 주체를 팀 경영에 의한 실무자 위주로 전환하는 전략이다.
ⓑ 팀제란 환경변화에 능동적으로 대응하여, 소수정예의 전문인들로 구성된 소규모 형태의 조직이다.
ⓒ 고객중심의 서비스를 제공하려면 시장중심의 수평조직 형태로 변화하고 협력적이고 참여적인 경영문화를 구축하여 유연성을 갖추어야 한다.

⑨ 전사적 자원관리(ERP ; Enterprise Resource Planning) 시스템
ⓐ 조직활동에 위해 쓰여지고 있는 조직 내의 모든 인적·물적 자원을 효율적으로 관리하여 궁극적으로 생산성을 극대화하는 대표적인 기업 리엔지니어링 운동을 말한다.
ⓑ 최종 목표는 기업의 자원인 인력, 금전, 자재, 기계를 통합적으로 관리하여 시너지 효과를 창출하는 데 있으며, 이를 통하여 고객만족을 달성하고자 한다.

⑩ Out-Sourcing
ⓐ 외부 조직이나 인력을 활용하여 공공서비스를 공급하는 것으로, 즉 계약에 의한 민간 위탁을 의미한다.
ⓑ 장점
  ⓐ 외부의 첨단기술 이용 및 학습   ⓑ 조직의 핵심역량에 집중
  ⓒ 개발 비용과 시간 예측   ⓓ 유능한 외부전문가 활용
ⓒ 단점
  ⓐ 외부로의 정보유출 가능성
  ⓑ 발주사 직원의 전직
  ⓒ 공급업체와 발주사 간의 마찰
  ⓓ 공급업체의 미숙한 관리와 구성원의 직무 혼동

⑪ Down-sizing : 정부 규모를 줄이는 것, 즉 조직 다이어트를 의미한다.

---

**CHECK POINT** 레드오션 전략과 블루오션 전략

1. 레드오션 전략(Red Ocean Strategy)
   ① 기존 시장 공간 안에서 경쟁 → 경쟁에서 이겨야 한다.
   ② 기존 수요시장 공략, 가치-비용 가운데 택일한다.
   ③ 차별화나 저비용 가운데 하나를 택해 회사 전체 활동체계를 정렬한다.

2. 블루오션 전략(Blue Ocean Strategy)
   ① 경쟁자 없는 새 시장 공간 창출 → 경쟁을 무의미하게 만든다.
   ② 새 수요 창출 및 장악, 가치-비용을 동시 추구한다.
   ③ 차별화와 저비용을 동시에 추구하도록 회사 전체 활동체계를 정렬한다.

## ❷ 조직 발전

### (1) 개념
① 조직 발전(OD ; Organization Development)이란 조직의 효과성·건전성을 높이기 위하여 행태과학적 지식과 기술을 활용하여 조직구성원의 가치관·신념·태도와 조직 구조를 변화시켜 조직 개혁을 성취하려는 과정을 의미한다.
② 조직의 환경 변화에 대한 대응 능력과 문제해결 능력을 향상시키려는 장기적인 노력의 일환으로서 재구조화 과정을 포함하는 계획적·복합적인 교육전략(과정)이다.

> **CHECK POINT 구별 개념**
> 1. 관리 발전(MD ; Management Development)은 관리자 개인의 능력을 개발하기 위한 것이나, 조직 발전(OD)은 조직 전체의 발전·개선을 위한 것이다.
> 2. 운영 연구(OR ; Operation Research)는 계량화가 가능한 경제적·기술적 변수를 강조하고, 경제적 이익과 능률을 추구하는 데 반해, 조직발전은 인간적인 모든 변수와 가치변화를 추구한다.
> 3. 교육 훈련은 그 자체가 목적이나 조직발전에서의 훈련은 행동을 위한 준비단계로써 조직 전체의 변화를 목적으로 한다.
> 4. 조직 혁신의 변수는 업무·구조·기술·인간 등이나, 조직발전의 변수는 인간이다.

### (2) 조직 발전의 필요성
환경으로부터 지지를 받지 못한 조직은 그 존립의 목적을 상실한 조직이라 할 수 있다. 현대의 조직은 환경에 영향을 크게 받는다. 그리고 이에 대한 능동적인 문제해결 능력의 중요성이 점차 강조되고 있다. 그리하여 조직 발전의 필요성이 대두되게 되었다.

### (3) 조직발전의 일반적 목적
① 조직의 신축성·적응성·창의성 제고
② 조직의 유지·통합·문제 해결 등을 위한 능력 향상
③ 구성원들의 신념 및 가치관의 변화와 이에 따른 행태의 수정
④ 조직의 효과성, 건전성 제고
⑤ 환경변화 적응능력 증진

### (4) 조직발전의 특징
① 행태과학적 지식의 이용
② 인간적 측면을 강조해 개인의 자기실현 욕구를 충족시킴
③ 장기적 변화과정이며 일상화된 관리 과정 → 평가와 환류의 과정을 중시
④ 하위조직 체계의 상호 연관성을 강조해 조직의 효율성을 증대
⑤ 계획된 변화 과정
⑥ 상층부 및 정치적 지지가 필요
⑦ 주로 소집단을 대상으로 함
⑧ 교육적 조직 전략
⑨ 조직 전반에 관한 변화로 부분적인 변화가 아님

### (5) 과정
조직의 특성이나 상황이 다르므로 전형적 과정을 제시하기는 어려우나, 일반적으로 다음의 3단계로 나누어 고찰할 수 있다. 각 단계는 상호 긴밀하게 연결되어 있고 독립적인 것은 아니며 일련의 활동은 연속적·순환적으로 진행한다.
① 문제의 인지, 자료의 수집 : 조직의 실태를 파악하여 OD를 위한 자료를 수집한다.
② 조직 진단 : 수집된 자료를 확인·분석하여 문제해결을 위한 대안과 실시 계획을 수립한다.
③ 행동 개입 : 변화과정의 핵심으로써 조직발전의 기법을 동원하여 실제적 행동에 돌입한다.

### (6) 조직발전의 주요 기법
조직발전의 행동개입 기법은 감수성 훈련, 관리망 훈련, 팀 형성, 과정 상담, 태도조사 환류 기법, 직무충실화 등이 있다. 전통적인 조직발전 프로그램은 감수성 훈련과 같은 개인발전 위주로 개발되어 점차 팀형성 프로그램과 같은 집단 차원으로 발전되었고, 최근에는 업무 재설계(Work Redesign), 조사연구-피드백(Survey Research and Feedback), TQM과 같은 조직 전체에 대한 변화를 도모하는 프로그램들이 개발되고 있다.

① 팀 형성(Team Building)
  ㉠ 작업집단의 구성원들이 협조적인 관계를 형성하여 임무 수행의 효율화를 도모할 수 있게 하려는 작업집단 개선 기법이다.
  ㉡ 수직적 계층의 경우 상하 간의 경직성으로 인해 자율적 집단 형성이 어렵게 되므로, 이러한 문제를 해결하기 위해 집단을 형성하여 집단구성원이 상호 의사소통을 원활히 함으로써, 집단으로서 자율적·협동적·수평적 인간관계를 도모하였다.
  ㉢ McGregor에 의해 제시된 조직발전의 기법이다.
  ㉣ 집단문제의 진단 회의, 가족집단 회의(직무 배정과 상호 갈등이 대상), 역할분석 회의 등이 있다.

② 실험실 훈련(감수성 훈련, Sensitive Training, T-Group Study)
  ㉠ 개념 : 구성원의 가치관 변화를 위한 기법으로써, 행태 과학의 지식을 이용하여 자신·타인·집단에 대한 태도·행동을 변화시킴으로써 조직에 있어서의 개인의 역할이나 조직 목표를 잘 인식시켜 조직 개선에 기여하려는 것이다.
  ㉡ 특징
    ⓐ 경험·감성을 중시하고 지식을 행동으로 옮길 수 있는 능력 배양에 역점을 둔다.
    ⓑ 참여자들이 스스로 지각과 태도 및 행동을 반성하고 그 영향을 평가할 수 있는 상황을 마련한다.
    ⓒ 훈련집단이 자체 분석의 대상이 되고, 외적 간섭과 기성 질서의 영향이 최소화된 비정형적 상황 속에서 참여자들이 새로운 대안을 자유롭게 자율적으로 탐색하도록 외부와 차단된 실험실에서 1~2주간 실시한다.

③ 집단 간 회합 : 집단 간 회합이란 경쟁적 관계에 있는 2개의 작업집단끼리의 오해와 갈등을 제거하기 위한 방법으로, 두 집단 간의 구성원을 한데 모아 상대방 집단의 잘못과 자기 집단의 오해를 대화와 토의를 통하여 개선하는 방법이다.

④ 과정 상담(Process Consultation) : Argyris가 개발한 기법으로, 조직이 자신의 문제를 스스로 발견하여 해결하도록 자기 진단과 자기 개입을 통해서 조직 속에서 일어나는 과정을 외부 전문상담자가 상담·면접하는 조직발전 기법이다.
⑤ 태도조사 환류 기법 : 태도조사 환류 기법은 조직의 모든 구성원의 태도와 감정·가치관을 철저히 조사하여 이것을 관계된 모든 사람들에게 환류시켜 그들의 태도 변화를 유도하는 것이다.
⑥ Blake와 Mouton의 관리망 훈련

### (7) 조직발전의 성공 요건과 한계
① 조직발전의 성공 요건
  ㉠ 개혁을 요구하는 조직 내외의 압력이 있어야 하며, 개혁의 분위기가 조성되어야 한다.
  ㉡ 최고관리층의 지지·지원하에 장기적 안목으로 추진되어야 한다.
  ㉢ OD 전문가와 조직구성원과의 긴밀한 협조관계가 있어야 하고, 모든 계층의 조직구성원이 조직발전에 대한 의욕을 가지고 자발적으로 참여할 수 있어야 한다. 조직발전을 수용하는 입장이 계층마다 다를 경우 조직발전은 실패하기 쉽다.
  ㉣ 결과에 대한 적절한 보상제도가 마련되고 계속적인 평가가 뒤따라야 한다.
  ㉤ OD 훈련은 최고관리층부터 시작하여 하위계층으로 실시해야 한다.
  ㉥ 보수 문제를 다루는 인사담당자가 조직발전 사업을 담당해야 한다.
  ㉦ 조직발전의 효용성을 초기에 과시하여야 지속적으로 추진될 수 있다.
  ㉧ 조직발전에 대한 비밀주의를 배척하고 목적·가정·기법 등을 널리 주지시켜야 한다.
② 조직발전의 한계
  ㉠ 접근방법에 내재된 제약
    ⓐ 조직의 인간적·사회적 동태에 집착하여 구조적·기술적 요인을 간과하거나 소홀히 다루는 경향이 있다.
    ⓑ 인간에 대한 협동적 모형을 기초로 한 반관료제적 모형으로 권력·강제·경쟁을 내포하는 처방 모형을 배척하기 때문에 보편성을 상실하여 문화적 편견에 사로잡히게 된다.
    ⓒ 조직 내의 문화와 환경적 문화 간의 갈등을 야기할 수 있다.
    ⓓ 장기적 노력이 필요하므로 많은 비용·시간이 소요되고 다수의 OD 전문가를 요구한다.
  ㉡ 실천상의 장애(대상조직의 여건 불비와 적용상의 제약)
    ⓐ 외부전문가에 대한 의존성으로 그의 독선이 가능하다.
    ⓑ 훈련 효과의 지속성이 문제되며, 소집단 수준에서 행해진 훈련효과에 제약성이 있다.
    ⓒ 훈련 참가자의 개방적 태도에 한계성이 있고, 인간의 피동성과 타율성을 간과하고 있다.
    ⓓ 조직발전의 노력과 아울러 다른 조직개혁의 노력을 통합적으로 추진하지 않으면 일관성 없는 결과를 초래한다.
  ㉢ 정부 부문에 가중된 제약
    ⓐ 정치적·법률적 제약이 있다.
    ⓑ 관료 내에서 복잡한 과정과 절차의 경직성으로 사업 집행의 적시성을 기하기 어렵다.
    ⓒ 최고관리층의 빈번한 교체로 단기적 성과를 추구하고, 일관성 있는 사업 집행이 곤란하다.
    ⓓ 평가가 곤란한 산출이 많아 조직발전의 성과도 평가하기 어렵다.

**CHECK POINT** MBO와 OD의 비교

1. 유사점
   ① Y이론적 인간관, 자아실현인관
   ② 결과지향적 목표의 추구
   ③ 인간발전의 중시
   ④ 평가와 feedback의 중시
   ⑤ 조직 전체의 유기적인 협조체제의 강조
   ⑥ 개인의 목표와 조직의 목표와의 조화, 통합 중시
   ⑦ 실행에 있어 최고관리층의 이해와 지원이 요구

2. 차이점

| 구분 | MBO(목표관리) | OD(조직발전) |
|---|---|---|
| 성향 | 단순성(환경에의 적응에 무관심) | 다각적 성향(환경에의 적응이 중요) |
| 관리의 주요내용 | 관리기법의 상식화 | 전반적 발전을 통한 실적과 효율성의 제고 |
| 목적 | 단기적 목표 성취와 관리기법의 변화 (가치관, 태도 변화에 무관심) | 인간의 행태 변화가 목적(가치관, 태도 변화에 관심이 큼) |
| 추진방향 | 상향적(상부에 지휘본부가 없음) | 하향적(최고층의 의지에 의해 추진) |
| 추진자 | 계선기관, 실무자 | 외부 전문가의 유입 |
| 계량화 | 계량화에 중점 | 계량화에 무관, 행태 변화에 관심 |

## 3 조직의 동태화 방안

(1) **구조적 측면(Adhocracy의 적용)** 15 보건복지부7급

Adhocracy란 Alvin Toffler가 「미래의 충격」에서 종래의 관료조직을 대체할 미래조직을 가리키는 말로 관료조직처럼 지위나 역할에 따라 종적으로 조직된 것이 아니라 기능과 전문적 훈련에 의해 유연하게 기능별로 분화된 횡적 조직을 말한다. 유연성, 적응성, 대응성, 혁신성이 높다.

① 과제의 폐지 : 계층제 조직의 할거성 등의 문제점을 해결하기 위해 조직 내에 과도하게 세분화된 것과 또는 계를 조직하여 조직의 신축성·기동성을 확보하려는 것이지만, 전면적인 과제폐지는 불가능하다.

② Project Team과 Task Force 17 보건복지부7급·경남보건연구사

  ㉠ Project Team 23 지방직 / 16 보건복지부7급·경기·경북·경남
   ⓐ 특정사업(Project)을 추진하거나 과제를 해결하기 위해서 조직 내의 인적·물적 자원을 결합하여 창설되는 동태적 조직으로, 계층제 구조가 아니라 직무의 상호 연관성이라는 직무상의 횡적 관련을 중시하여, 전통적인 관료제 조직과 공존하면서 여러 기능을 통합하기 위해 조직된 잠정적인 조직이다.
   ⓑ 조직구성원은 정규 부서의 소속을 이탈하지 않으며 한시적인 문제를 해결하고 임무가 종료하면 원래의 소속에 복귀한다. ❶ WTO 무역협상단

ⓒ 단시일 내에 과업을 강력히 추진할 수 있고 문제 해결에 적합하며, 할거주의를 방지하고, 조직의 신축성·전문성을 제고할 수 있으며, 각자의 역량을 최고로 만든다는 장점이 있으나, 심적 불안정성을 야기하고 사회적 풍토의 문제가 제기된다.

ⓛ Task Force
   ⓐ 특별한 임무를 수행하기 위하여 각 조직 내의 필요한 전문가를 차출하여 한 사람의 책임자 아래 입체적으로 편성한 조직이다.
   ⓑ Task Force는 Project Team에 비하여 존속기간이 길고 보다 대규모의 공식 조직이며, 업무내용이 변경될 수 있고, Project Team이 원래의 부서에 재직하면서 임시로 차출되는 형식을 취하는 데 반해, Task Force는 기간 중 구성원이 정규 부서에서 이탈하여 전임제로 참여한다는 점에서 법적 근거를 필요로 한다. ◎ 우리나라의 행정쇄신 위원회, 올림픽 조직위원회
   ⓒ 외부 전문가의 의견을 도입하고, 변화하는 행정 수요의 정확한 판단을 가능하게 하나, 일반 행정가를 무시하고 행정의 일관성을 저해하는 문제점이 있다.

| 구분 | 법적 근거 | 조직규모 | 조직구조 | 조직구성의 범위 | 근무방식 |
|---|---|---|---|---|---|
| Project Team | × | 작다. | 수평적 구조 | 조직부문 내 | Part-Time |
| Task Force | ○ | 크다. | 2~3계층 존재 | 조직 간 | Full-Time |

③ **담당관제** : 행정의 기동적 운영을 위하여 계선 중심의 경직성을 완화시키고 조직환경에의 적응능력을 향상시켜, 전문성·능률성·기술성의 제고를 통해 행정의 전문화와 정책수립의 질적 향상을 추구하기 위한 막료(참모)제도를 말한다.

④ **행렬 조직(복합 조직, 매트릭스 조직)**
23 지방직 / 20 인천 / 19 서울 / 17 대전·인천·강원·서울 / 16 인천·전북·부산·충북 / 15 전남·서울보건연구사·보건복지부7급

ⓛ 의의 : 행렬(Matrix) 조직이란 조직의 신축성을 확보하기 위하여 전통적인 계선적 특성을 갖는 기능 구조에 수평적 특성을 갖는 사업구조(Project Structure)를 결합시킨, 즉 수직적인 직능 조직에 수평적·횡적인 프로젝트 조직을 결합한 일종의 혼합적·이원적 구조의 상설 조직이다.

ⓛ 특징 : 명령계통은 다원화되어 있고, 조직구성원은 양 구조에 중복적으로 소속되어 기능적 관리자(주로 인사)와 프로젝트 관리자(주로 사업) 간에 권한이 분담되며, 환경적 압력이 있거나 부서 간의 상호 의존 관계가 존재하고 내부자원 활용에 규모의 경제가 있는 경우 적절한 조직이다. ◎ NASA, 재외공관, 지방행정기관 등

ⓒ 장점
   ⓐ 한시적 사업에 신속하게 대처할 수 있다.
   ⓑ 각 기능별 전문 안목을 넓히고 쇄신을 촉진시킨다.
   ⓒ 조직구성원들 간의 협동적 작업을 통해 조정과 통합의 문제를 해결할 수 있다.
   ⓓ 자발적 협력관계와 비공식적 의사전달체계의 결합으로 융통성과 창의성을 발휘할 수 있다.
   ⓔ 인적 자원의 경제적 활용을 도모하고, 조직단위 간 정보 흐름의 활성화를 기할 수 있다.

ㄹ 단점
ⓐ 이중 구조 속에 발생하는 책임과 권한 한계의 불명확성 문제가 제기된다.
ⓑ 권력 투쟁과 갈등이 발생할 수 있다.
ⓒ 조정이 어렵고 결정이 지연된다.
ⓓ 객관성 및 예측 가능성의 확보가 곤란하므로 조직 상황이 유동적이고 복잡한 경우에만 효과적이다.

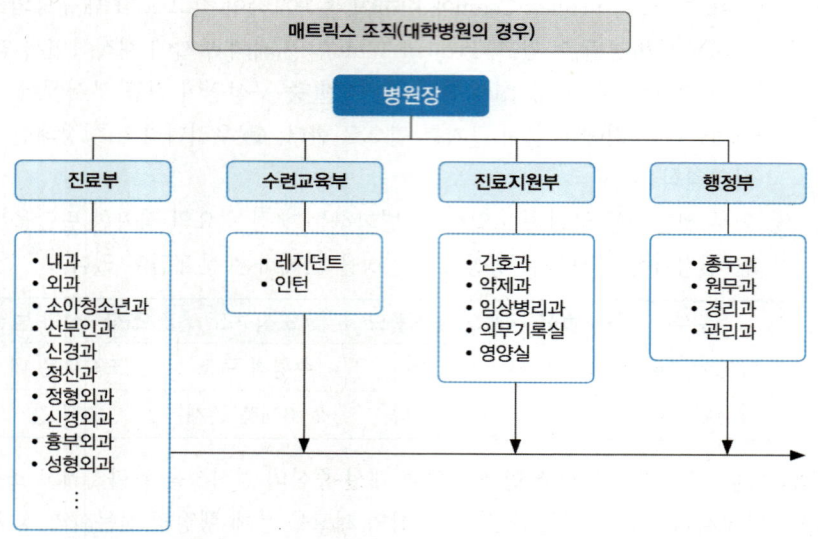

[매트릭스 조직의 예]

⑤ 공동관리 구조(동료 조직)
㉠ 대학교, 연구소 등 고도의 전문직 조직에서 널리 사용된다.
㉡ 주요 결정에 모든 성원이 참여하는 완전 민주주의 조직이다.
㉢ 최고도의 분권화를 가지고 있으며 최소 한도의 지침만 허용하고 자유재량의 폭을 넓게 가진다.
⑥ Link-Pin 조직 : Likert가 언급하였으며, 조직을 수직적·수평적으로 연결하는 조직이다.
⑦ 가상조직 : 정보통신기술의 발달에 힘입어 등장한 사이버 공간 상의 조직으로 영구적이기보다는 잠정적, 임시적이며, 정부가 직접 모든 서비스를 제공하기보다는 외부기관과의 계약에 의한 위탁방식에 의존하며, 전통적인 관료제와 달리 엄격한 분업에 의한 단절이나 경계 개념을 타파하고 '이음매 없는 유기적 행정'을 중시한다.

(2) 관리적 측면
① Y이론적 인간관 : 통제중심의 X이론에서 자율통제와 계획중심의 Y이론으로 중점이 옮겨져야 한다.
② 상향식 의사전달 : 의사전달이 자유로워야 하고, 의사전달의 저해 요인을 제거해야 한다.
③ 분권적 조직구조, MBO : 분권적 조직구조와 MBO를 활용하여 참여를 촉진·지향해야 한다.
④ 민주적 리더십

(3) **행태적 측면**
① 조직과 행정인은 서로를 통하여 목적을 달성하는 관계에 있다. 따라서 장기적으로 조직의 동태화는 행정인의 가치관 변화와 능력 발전에 의존한다.
② 행정인은 사회 변동에 적응할 수 있는 행정조직의 동태화를 위하여 새로운 지식·기술을 습득하고 발전 및 성취지향적 가치관을 확립하여야 하며, 변동유도 능력·문제해결 능력·신속한 정책결정 능력·자원동원 능력 등을 갖추어야 한다.
③ 형태적 측면의 방안
  ⊙ 정실이 아닌 실적 중심의 인사행정을 실시한다.
  ⓒ 합리적인 교육훈련을 실시한다.
  ⓒ 상벌이 아닌 능력 발전의 목적에 입각한 근무성적 평정제도의 합리적 운영이 요구된다.
  ② 실적 중심의 승진제도와 적극적 능력발전 수단으로서의 전직·전보제도를 운영한다.
  ⑩ 유능한 인재의 등용을 위한 적극적 모집과 장기적인 인력계획의 수립이 요청된다.

# CHAPTER 02 보건 인사행정

## 01 인사행정의 개념

### 1 정의

인사행정이란 조직체의 업무를 수행하기 위해서 요구되는 인적자원을 동원하고 관리하며 운용하는 과정을 의미한다. 즉, 조직체의 업무를 능률적이고 효과적으로 수행하기 위해서는 유능한 인재를 유치하고(채용), 그들의 능력을 개발·발전시켜(능력 발전), 사기를 높이는 활동(사기 앙양)이 필요한 데 이러한 일련의 활동 과정을 인사행정이라고 할 수 있다.

### 2 인사행정의 중요성

현대 행정기능이 양적으로 증대되고 고도화·전문화됨에 따라 그에 대응하는 유능한 인재를 확보하고 개발·배분해야 할 필요성이 점증하고 있다. 따라서 국가 발전과 사회 변동의 담당자 및 관리자로서의 기능을 담당할 유능하고 진취적인 인간적 자원의 충원·능력 개발·관리가 무엇보다도 중요해졌다.

### 3 인사행정의 4대 요소

(1) **채용(임용)** : 채용이란 필요한 인력을 계획하고 이에 따라 채용(모집, 선발)하며, 적절한 업무에 배치시키는 것을 의미한다.

(2) **능력 발전** : 직원의 능력을 개발시켜 업무를 능률적으로 수행하도록 하는 것이 능력 발전이다. 여기에는 교육 훈련, 근무성적 평정, 전직, 전보, 제안 제도, 파견 근무 등이 있다.

(3) **사기 앙양(동기 부여)** : 직원의 업무수행 효과를 증진시키기 위한 노력이 사기 앙양인데, 여기에는 공무원의 보수, 공무원 단체, 인사 상담, 연금 제도, 고충처리 제도, 신분보장 제도 등이 있다.

(4) **규율**

### 4 현대 인사행정의 특징

(1) **적극성** : 유능한 인재의 적극적인 공직 유치와 능력 개발, 생활의 질을 향상시키는 데 적극적으로 앞장서고 있다.

(2) **적응성** : 급변하는 환경 변화에 적응하기 위한 노력이 나타나고 있다.

(3) **기능의 확대** : 인사행정의 적극화는 인사행정의 기능 확대와 기술 발전을 수반하고 있다.

(4) **법규의 강조** : 현대 인사행정은 많은 영역에 걸쳐 법령의 구제나 절차, 승인을 거쳐야 하기 때문에 재량성의 축소와 융통성 및 적시성을 저해한다.

(5) **전문성과 과학성** : 행정기능의 양적 확대와 질적 변화 및 정부인력 규모의 방대성 등은 인사행정의 과학성과 전문성·복잡성을 초래하였다.

(6) **객관적 측정의 곤란** : 사실상 정부활동이란 시장의 원리에 의하여 지배되지 않기 때문에 본래 그 활동의 효율성을 객관적으로 측정하기가 곤란하다.

## 02 인사행정의 전개과정

### 1 개요

공직의 임용기준에 따른 인사행정 제도는 정치와 행정의 관계 변천에 따라 변해 왔다. 19세기 초 자유민주주의(정치 우위의 시대 혹은 정치·행정 일원론) 하에서는 엽관주의가, 19세기 후반 정치로부터 행정의 분리를 주장하는 정치·행정 이원론시대에서는 실적주의가 발전하였다. 현대에는 양자를 적절히 조화하려는 적극적 인사행정이 실시되고 있다.

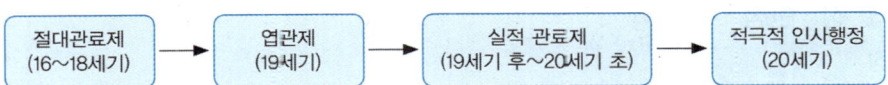

### 2 엽관주의 17 경남보건연구사·경북보건연구사

(1) **의의**
① **개념**
㉠ 엽관주의(Spoils System)란 공무원의 인사 관리나 공직 임용에 있어 그 기준을 당파성이나 개인적 충성에 두는 제도로써, 선거에서 승리한 정당이 전리품에 해당하는 공직을 권한으로 가지는 것을 의미한다.
㉡ 엽관주의는 민주정치의 발달에 따라 관료기구와 국민과의 동질성을 확보하기 위한 수단으로 발전하였다.
② **정실주의와의 관계** : 영국에서 발달한 정실주의는 엽관주의보다 더 넓은 개념으로 인식되고, 일단 임용되면 종신적 성격을 띠어 신분이 보장되는 데 반하여, 엽관주의는 미국에서 처음으로 도입되었고 선거에서 승리한 정당이 모든 관직을 전리품처럼 임의로 처분할 수 있는 제도를 의미하며, 정권 교체와 함께 공직의 광범위한 경질이 단행된다는 점에서 차이가 있다.
◆ **정실주의** : 금력, 문벌, 학벌, 충성, 혈연 등에 의한 공무원의 임용을 말한다.

| CHECK POINT | 엽관주의와 정실주의의 비교

| 구분 | 엽관주의 | 정실주의 |
|---|---|---|
| 성립 배경 | 미국, Jackson 대통령(1929) | 영국, 19세기 중엽 이전 |
| 충원 기준 | 정당에 대한 충성도 | 정당에 대한 충성도 + 개인적 친분 |
| 대폭적 교체 | 있음 | 없음 |
| 신분 보장 | 없음 | 있음 |

### (2) 엽관주의의 등장 배경
① 공직의 특권화 방지 : 국민의 선택에 의하여 공무원의 신분이 좌우되었다.
② 행정의 단순성 : 엽관주의 시대의 행정은 최소 국가를 추구하여 모든 사람이 처리할 수 있었다.
③ 대통령의 지지세력이 확보되었다.
④ 정당의 당원들에게 유인수단으로써 공직을 부여하여 정당정치의 발전이 이루어졌다.

| CHECK POINT | 미국 엽관주의의 연혁

1. 미국의 경우 제3대 대통령인 Jefferson이 자기 세력을 확장하기 위하여 정당에 대한 기여도를 공직 임용 기준으로 삼았다.
2. 1820년 4년 임기법이 제정되어 공무원의 임기가 대통령의 임기와 동일하게 되었다.
3. 제7대 대통령인 Jackson은 자기를 지지한 서부개척민들에게 공직을 개방하는 것이 행정의 민주화와 지지에 대한 보상이라고 여기고 민주주의의 실천적인 원리로 채택하였다. → Jackson 민주주의

### (3) 특징 및 장·단점
① 특징
  ㉠ 공무원을 정당 관계, 개인적인 충성심, 혈연, 지연 등으로 임명한다.
  ㉡ 무임기이며, 직업 보장이 없다.
  ㉢ 정책 결정의 지위에서 행정과 정치의 가교 역할을 한다.
  ㉣ 행정에서 정치적 민주주의의 이념을 추구하기 위하여 채택하였다.
  ㉤ 고위 정책결정자나 하위직에 임명되었으며, 비전문가 중심의 충원을 특징으로 한다.
② 장·단점

| 장점 | 단점 |
|---|---|
| • 정당정치의 철저한 실현이 가능하다.<br>• 특권화를 배제함으로써 평등의 이념에 부합한다.<br>• 갱신을 통하여 관료주의화, 침체화를 방지한다.<br>• 민주 통제 및 행정의 민주화가 가능하다.<br>• 중요한 정책 변동에 대응하는 데 유리하다. | • 공직 취임의 기회 균등을 억제하여 유능한 인재의 공직 취임을 방해한다.<br>• 행정 능률을 저하시킨다.<br>• 불필요한 직위의 남발과 예산의 낭비를 초래한다.<br>• 관료의 정당 사병화, 정당의 과두제적 지배를 촉진한다.<br>• 국민에 대한 책임성이 저하된다.<br>• 신분이 보장되지 않음으로써 공직 부패가 발생한다. |

(4) 한국에서의 엽관주의와 최근 경향
  ① 한국에서의 엽관주의
    ㉠ 과거 집권여당은 집권근거의 공고화를 위해 공무원의 여당화와 인사행정의 정실주의화를 기도하였는데, 이는 정치이념의 실현과 거리가 있고, 불법적 성격(낙하산식 인사)을 띠며, 합리성을 결여한 것이었다.
    ㉡ 영국 및 미국과 같이 인원의 대폭적 교체를 일시에 하는 것이 아니라 부분적 갱신을 통한 엽관주의의 개입이 있었다.
  ② 최근 경향
    ㉠ 엽관주의는 최근까지도 지속되고 있는 바, 이는 엽관주의를 극복하기 위해 발전된 실적주의의 부작용에 기인한다.
    ㉡ 엽관주의는 선거를 통하여 국민에게 책임을 지는 선출직 정치지도자들의 직업공무원들에 대한 통제를 용이하게 해준다. 따라서 국민에 대한 관료적 대응성을 높이기 위한 수단으로서 엽관주의는 계속 필요하다.
    ㉢ 종래와 같이 광범위하게 이용되지는 않으며, 정책결정을 담당하는 고위직이나 특별한 신임을 요하는 직위 등에 한하여 한정적으로 허용되고 있다.

## 3 실적주의 25 지방직 / 20 서울

(1) 개념
  ① 개인의 객관적인 능력, 실적, 자격, 업적, 성적에 의하여 공직에 임용된다.
  ② 단순한 엽관주의의 방지에만 주력하여 소극적 인사행정, 혹은 주관적 요인의 배제를 강조하여 과학적 인사행정이라 한다.
  ③ 성립 과정
    ㉠ 19세기 말부터 행정국가가 대두되고 정당의 부패에 대한 민주적 정화와 행정능률이 요청되어 실적주의의 채택이 불가피해졌다.
    ㉡ 미국의 엽관주의는 1883년 펜들턴법의 제정과 더불어 실적주의 공무원제로 전환되었으며, 영국의 정실주의는 1870년 제2차 추밀원령에 의하여 실적주의 공무원제의 기원을 이루게 되었다.

(2) 성립 배경
  ① 미국에서의 성립 배경
    ㉠ 엽관주의의 폐해(행정의 일관성·안정성 저해, 관료의 사병화, 예산의 낭비와 부패·무질서 만연 등)를 극복하기 위해서 요청되었다.
    ㉡ 정당정치의 부패는 행정의 부패·비능률을 초래하고, 능률적·중립적 인사행정이 요청되었다. 그리하여 실적주의 수립을 위한 공무원제도 개혁운동이 전개되었다.
    ㉢ 자본주의의 비약적 발전, 행정국가의 등장, 전문적·기술적 능력을 갖춘 유능한 관료를 요구하였다.

② 영국에서의 성립 배경
  ㉠ 1853년 노스코트-트레빌리언(Northcote-Trevelyan) 보고서와 이에 근거한 1855년 추밀원령과 1870년의 추밀원령을 근거로 채택되었다.
  ㉡ 실적주의의 채택을 위하여 중앙 인사위원회를 설치하고, 공무원 자격시험을 실시했으며, 공무원을 행정, 집행, 서기, 서기보 계급으로 구분하였다.

(3) **특징 및 장·단점** 17 제주
  ① 특징
    ㉠ 공직취임의 기회 균등 : 공직은 모든 국민에게 개방되며, 성별·신앙·사회적 신분·학벌 등의 이유로 어떠한 차별도 받지 않는다.
    ㉡ 능력·자격·실적 중심의 공직 임용 : 이를 보장하기 위한 공개 경쟁채용 시험제도의 도입이 필요하다.
    ㉢ 불편부당한 정치적 중립성 요구 : 공무원이 비정치적임을 요구하는 것이 아니라 모든 정당에 충실히 봉사해야 한다는 것을 의미한다.
    ㉣ 정치적 해고로부터 공무원의 신분 보장
    ㉤ 중앙 인사기관의 권한 강화
  ② 장점
    ㉠ 행정의 합리화, 과학화, 객관화를 지향한다.
    ㉡ 공개경쟁 시험제도에 의해 실적을 평가한다.
    ㉢ 공직에의 기회균등으로 인하여 인종, 지역, 종교, 학력상의 차별을 배제한다.
    ㉣ 정치적 중립성을 지닌다.
    ㉤ 공무원의 신분보장이 확립된다.
  ③ 단점
    ㉠ 공직 인사행정의 지나친 소극성과 비융통성을 가져올 수 있다.
    ㉡ 지나친 집권성과 독립성이다.
    ㉢ 관료제 외부에 대하여 지나치게 저항한다.
    ㉣ 정치에 대해 불신하고 비협조적이다.
    ㉤ 형식화와 비인간화 : 인간적 요인의 무시와 신속성의 결여를 초래한다.
    ㉥ 관료의 특권화, 행정의 민주통제의 곤란 등이 유발될 수 있다.

(4) **엽관주의와의 조화**
  ① 고위직은 행정 수반 또는 조직책임자와 정치적 신념이 일치되어야 하므로 엽관주의적 요소의 가미가 요청된다.
  ② 실적주의 하에서 신분을 철저하게 보장받는 관료제에 대한 효율적·민주적 통제가 요청된다.
  ③ 중요한 정책 변동이 있을 때 새로운 정책의 강력한 추진을 위해 정실주의적·엽관주의적 임용이 요청된다.
  ④ 정당정치가 미성숙한 개발도상국에 있어서 정당정치의 육성·발전을 위해 엽관주의가 필요하다.

(5) 실적주의의 최근 경향
  ① 근래에는 실적주의의 개념을 좀 더 적극적으로 해석하고, 인사행정의 운영에 신축성과 경쟁성을 확대하려는 경향이 나타나고 있다. 이 중 중요한 것으로는 대표관료제적 개념의 도입, 엽관주의적 임용의 확대, 정치적 중립성의 완화 등을 들 수 있다.
  ② 최근에는 반엽관주의로 인한 인사행정의 소극성과 경직성을 해결하기 위하여 그동안 중앙 인사기관에 집중되어 있던 인사 권한을 각 행정기관에 위임하고, 인사에 대한 규정과 규칙을 단순화하는 등 인사에 대한 재량권을 각 행정기관과 인사권자에게 부여하는 대신, 업무성과에 대한 책임을 엄격히 묻는 방향으로 인사제도의 개혁이 이루어지고 있다.
  ③ 고위직급에의 외부 임용과 계약제 임용을 적극적으로 확대하고 보수 체계에 연봉제와 성과급제도를 도입하는 등 공무원의 인사관리에 경쟁의 원리를 도입하여, 공무원에 대한 신분보장을 약화시키는 대신 인사행정의 객관성과 행정 책임성 및 생산성을 높이는 방향으로 개혁이 추진되고 있다.

**CHECK POINT** 엽관주의와 실적주의 비교 16 대구 / 15 전남

| 엽관주의 | 실적주의 |
| --- | --- |
| • 정책 변동에 대한 대응성이 강하다.<br>• 공직 경질제<br>• 정당 정치의 발달<br>• 강력한 정책 수행에 용이<br>• 민주 통제의 용이 및 책임 정치 구현<br>• 평등 원칙, 공직 취임의 기회 균등의 원칙에 위배<br>• 행정의 능률성과 전문성 저하<br>• 행정의 계속성 및 안정성 저하<br>• 정실주의 발생 가능성<br>• 정치적 중립성 확보 곤란(정당의 노예화) | • 공직 임용의 기회 균등<br>• 공개 경쟁 채용시험의 실시로 신분 보장<br>• 정치적 중립성, 행정 부패 방지<br>• 행정의 능률성, 전문성, 계속성, 안정성 확보<br>• 평등 원칙, 공직취임의 기회균등의 원칙 실현<br>• 직업 공무원제도 수립에 도움이 된다.<br>• 인사행정의 소극성, 경직성, 집권성 초래<br>• 인사행정의 형식화, 비인간화 초래<br>• 관료계의 대표성 약화 및 정당 정치 저해<br>• 관료의 대표성 약화 및 정당 정치의 저해<br>• 강력한 정책 수행이 곤란 |

## 4 적극적 인사행정

(1) **개념** : 적극적 인사행정은 1935년경부터 미국에서 대두된 것이며 실적제의 한계점을 보완하고 분권적·사회심리적 욕구를 충족시키는 가치주의적·신축적인 인사관리를 운용하자는 것으로, 엽관제의 장점과 실적제의 장점을 상호 조화시키는 인사행정을 말한다.

(2) **발달 과정** : 반엽제적인 실적주의가 지닌 소극성·비융통성·집권성·지나친 독립성 및 배타성 등의 한계와 과학적 인사관리에 따른 비인간주의 현상을 극복하기 위해 대두되었다.

(3) **특성**
  ① 적극적인 모집 : 가장 유능하고 의욕적인 인재를 공직에 확보하여 오랫동안 근무할 수 있도록 하는 적극적인 모집활동이 의도적으로 실시된다.

② **능력 발전** : 행정 능력, 기술의 발전, 잠재력의 개발을 위하여 재직자의 교육·훈련이 강화되고, 합리적인 승진·전직·근무평정제도·특별채용 확대 등을 확립하여 능력 발전과 공동 의식을 고취한다.
③ **인간관계의 개선 및 사기 앙양** : 공직에의 안정감을 확보하고 의욕적인 근무를 하게 하기 위하여 근무환경의 개선, 고충처리제도, 인사상담제도, 제안제도, 동기 유발, 커뮤니케이션 관리 등을 개선하여 행정의 인간화로 발전시킨다.
④ **인사권의 분권화** : 중앙 인사기관의 인사권을 분리, 분권화하여 각 부처의 인사기능을 강화한다.
⑤ **고위직에의 정실주의 요소의 가미** : 고위 정책결정권자와 행정수반과의 정치적 이념이 일치하게 됨으로써 정책 구현의 실효를 거둘 수 있으므로 고위 직위의 정치적 임명이 가능하도록 신축성을 부여한다.
⑥ **개방형 임용제 실시** : 과학적 인사관리의 실현을 위하여 직위분류제와 같은 지나친 획일적 적용을 지양하고, 계급제를 적절히 가미하여 전체적으로 융통성 있고 능률적인 인사제도를 수립하여야 한다.

## 5 직업공무원 제도

(1) **개념**
① 공직이 유능하고 인품 있는 젊은 남녀에게 개방되고(학력·연령제한 가능성, 기회 불균등)
② 공개 경쟁시험을 거치고(신분 보장, 정치적 중립성 보장)
③ 업적과 능력에 따라 승진할 기회를 제공하고(폐쇄형 승진)
④ 공직이 전 생애를 바칠 만한 보람있는 일로 생각될 만한 조치가 마련되어 있는 제도를 의미한다.

(2) **특성**
① **행정의 안정성·정치적 중립성 강화** : 직업공무원제는 의회정치·정당정치에 따르는 정권교체나 정쟁에 의한 영향을 받지 않고 행정의 안정성·중립성을 확보함으로써 국가의 통일성을 유지할 수 있는 중요한 제도적 장치로써 기능한다.
② **계급제·폐쇄형 및 신분보장 강화** : 직업공무원제는 계급제를 기반으로 하는 폐쇄형을 채택하고 있는 영국·독일·프랑스·일본·한국 등에서 발달하였으며, 신분보장 성향이 강하다.
③ 일반 행정가 양성, 최저 생계비를 보장하는 생활급 체계 등의 특징을 가지고 있다.

(3) **장·단점**

| 장점 | 단점 |
| --- | --- |
| • 정치적 중립성 확보<br>• 신분 보장으로 행정의 안정성 확보<br>• 정부와 관료 간의 원만성<br>• 공직에 대한 충성심 제고<br>• 인사배치의 신축성<br>• 재직자의 사기 앙양 촉진 | • 폐쇄적 인사행정<br>• 민주적 통제의 곤란<br>• 학력·연령의 제한으로 기회균등 위배<br>• 공직의 특권화와 관료주의화 초래<br>• 유능한 외부전문가의 유입 곤란 |

(4) **확립 방안** 15 울산
① 실적제의 확립 : 공개 경쟁시험, 신분 보장, 정치적 중립성 확보
② 공무원 재직자의 능력 발전 기회 부여
③ 승진, 전직·전보 제도의 합리적 운영
④ 사기앙양책 연구 : 보수의 적정화
⑤ 연금 제도의 확립
⑥ 유능한 인재의 확보(채용당시의 능력보다 장기적 발전 가능성과 잠재력을 더 중시함)
⑦ 공직에 대한 높은 사회적 평가 제고 : 우리는 높고, 미국은 낮은 편이다.
⑧ 직급별 인력수급계획의 수립 : 공무원의 연령 구조·이직률·평균 근무 연한 등을 파악하여 장기적인 인력계획을 수립하고, 이에 의해 채용·효과적인 인력 관리·퇴직 관리를 해야 한다.

**CHECK POINT** 인사행정의 비교

| | 엽관제 | 실적제 | 직업공무원제 | 대표관료제 |
|---|---|---|---|---|
| 지향 | 민주성(대응성, 책임성) | 능률성, 전문성 강화 | 능률성, 안정성 | 민주성(대표성, 책임성) |
| 임용 | 정당에 대한 충성도 | 개인의 실적 | 생애직(전문직업 관료) | 공직 구성의 비례성 |
| 특징 | • 공직 개방, 특권화 방지<br>• 교체임용<br>• 아마추어리즘 | • 공직에의 기회균등<br>• 정치적 중립, 신분 보장<br>• 중앙인사기관<br>• 시보, 제대군인 특혜 | • 공직에의 기회 균등<br>• 신분보장<br>• 정치적 중립 | • 실질적, 적극적 평등<br>• 소극적(비례성), 적극적(능동적)<br>• 임용할당제 |
| 장점 | • 통치수단<br>• 정당 정치 발전 | • 행정의 계속성<br>• 안정성 | • 능률성<br>• 안정성 | • 대표성<br>• 민중 통제 |
| 단점 | • 부패<br>• 비능률 | • 소극성<br>• 집권화 | • 특권화<br>• 폐쇄성 | • 실적제 저해<br>• 역차별 |

## 6 우리나라 인사행정의 방향

(1) **인사행정의 발전으로 민주적 정치 발전 촉진** : 실적 위주에 입각한 인사행정의 실현과 직업 공무원제의 확립 여부는 정치 발전과 상관관계가 있다.

(2) **민주적 공직관의 정립** : 우리나라에서는 아직도 관직의 사유관·관존민비 사상으로 공직에 대한 사회적 평가가 높은 편이다.

(3) **전문직업화의 향상** : 행정의 전문 직업화가 이루어져서 공무원이 전문지식에 의하여 자율적 태도로 직무 수행에 최선을 다하려는 노력이 요구된다.

(4) **행정풍토의 쇄신과 행정윤리의 확립** : 무사안일적·권위주의적 태도가 지양되고, 창조적 행정을 할 수 있는 쇄신적 분위기를 조성한다.

(5) **인사행정 기능의 전문화와 인사기관의 자율화** : 인사행정의 중요성에도 불구하고 그 전문화·기술화가 낮은 수준에 있으며, 인사전문가의 개발·육성도 미비하고 오히려 인사행정을 부수적 사무로 취급하는 경향이 있다.

(6) **신분보장제도의 개선** : 지나친 신분보장의 강화는 관료제의 특권화를 초래하는 것이지만, 우리나라 공무원은 강력한 법적 보호를 받고 있으면서도 실제로는 직위 해제·전보 제도·직권 면직 등의 비정상적 운영으로 신분적 보장이 약화되어 왔다.

(7) **보수제도의 합리화** : 보수의 비현실성은 행정 능률의 저하와 공직 부패를 초래하였고, 퇴직연금 제도는 화폐가치의 하락에 따르지 못하여 실질적인 기대를 갖지 못하게 하였다.

(8) **승진제도의 운영 개선** : 공무원 모집에 있어서 학력제한 철폐, 초임 시 높은 연령 수준, 소수인의 급진적인 고위직에의 승진이 허용되는 비합리적인 승진제도 운영으로 직업 공무원제 확립이 저해되었다.

(9) **기타** : 목표 관리제, 연봉제, 개방형 임용, 근무성적 평정제도 등의 개선이 요구된다.

## 03 공직의 분류

### 1 우리나라 공무원의 분류

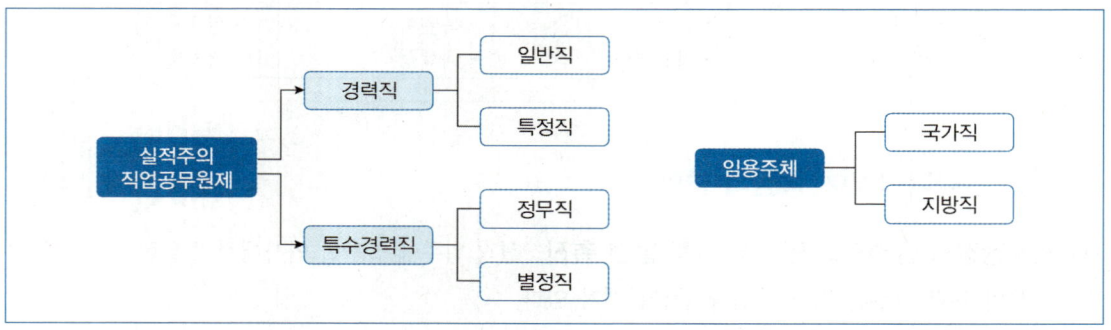

### 2 임용방식과 업무특성에 따른 공직 분류

| 경력직 공무원 | 실적과 자격에 의하여 임용되고, 그 신분이 보장되며 평생동안 공무원으로 근무할 것이 예정된 공무원 | |
|---|---|---|
| | 일반직 | • 기술·연구 또는 행정 일반에 대한 업무를 담당하는 공무원(1급에서 9급으로 구분)<br>• 우리가 말하는 '공무원'의 의미(단, 1급은 신분보장이 안 됨)<br>• 직업공무원제의 주류 |

| 경력직<br>공무원 | 특정직 | 법관, 검사, 의무공무원, 경찰공무원, 소방공무원, 교육공무원, 군인, 군무원, 헌법재판소, 헌법연구관, 국가정보원의 직원과 특수 분야의 업무를 담당하는 공무원으로서 다른 법률에서 특정직 공무원으로 지정하는 공무원 |
|---|---|---|
| 특수<br>경력직<br>공무원 | 경력직 공무원 이외의 공무원 | |
| | 정무직 | 선거로 취임하거나 임명할 때 국회의 동의가 필요한 공무원 : 구청장(자치구), 지방의회의원, 시장·도지사, 군수, 대통령, 국회의원 등 |
| | 별정직 | • 보좌업무 등을 수행하거나 특정한 업무 수행을 위하여 법령에서 별정직으로 지정하는 공무원<br>• 국회의원 보좌관, 비서관, 비서, 전문위원, 국가정보원 기획조정실장 |

## 3 개방형과 폐쇄형

(1) **개념**
  ① **개방형** : 공직의 모든 계층에 대한 신규 채용을 허용하는 것이나 공직의 상위 또는 중간 계층에 결원이 발생하는 경우 외부에서 신규 채용으로 이를 충원하는 것이다.
  ② **폐쇄형** : 신규 채용자는 누구나 원칙적으로 당해 직군의 최하위로부터 승진하여 올라가야 하며, 따라서 동일 직군 내의 중간 위치에 외부 인사의 임용이 금지되어 있는 제도이다.

(2) **장점**

| 개방형 | 폐쇄형 |
|---|---|
| • 공직에 유능한 전문가 도입이 용이<br>• 행정의 전문성 확보<br>• 공직의 신진대사 촉진<br>• 인사행정의 질적 수준 향상<br>• 공직에 경쟁원리 도입<br>• 재직자의 능력발전 기회<br>• 관료체제화의 극복<br>• 급변하는 정세에 대처<br>• 민·관 교류로 인한 노동시장의 유연성 확보<br>• 외부통제가 가능 | • 재직자의 사기 앙양(승진의 기회 확대)<br>• 직업공무원제도 확립(공무원의 이직률이 낮아짐)<br>• 행정능률 향상(공무원의 충성심 발휘)<br>• 행정의 안정성 유지(공무원의 신분보장 강함)<br>• 인사행정에 있어서 객관성 확보(경력위주로 승진제도 운영) |

(3) **단점**

| 개방형 | 폐쇄형 |
|---|---|
| • 신분보장의 약화로 인한 재직자의 사기 저하<br>• 이직률의 증가<br>• 직업공무원제 확립 곤란<br>• 행정의 불안정성<br>• 인사행정의 객관성 확보 곤란(정실 개입) | • 우수한 인재의 등용 곤란<br>• 행정의 질적 수준 향상 곤란<br>• 행정조직의 침체와 관료주의화 우려<br>• 관료에 대한 민중통제 불가<br>• 기관장의 영향력과 리더십 발휘가 곤란 |

## 4 정무관과 행정관

| 정무관 | 정치적 관계에 따라 임명되는 공무원이고, 평생 동안 신분보장이 확정되지 않는 공무원(특수 경력직 중 정무직) |
|---|---|
| 행정관 | 실적주의 원칙에 따라 임명되어 정권 교체에 영향받지 않고, 신분이 보장되는 직업공무원(경력직 중 일반직) |

## 5 계급제와 직위분류제

### (1) 계급제
① 계급제란 공무원의 자격·학력·신분을 기준으로 하여 계급을 부여하고, 일정한 신분·자격에 의해 9급, 7급 혹은 5급에 분류하는 사람 중심의 공직 분류 형식이다.
② 계급제에서는 전문적 지위보다 행정적 권위를 중시한다.
③ 특성
　㉠ 공직이 계급으로 이루어져 있다.
　㉡ 폐쇄형·직업공무원제를 채택한다.
　㉢ 계급 간의 차별이 크다.
　㉣ 고급 공무원의 엘리트화가 쉽게 이루어진다.
　㉤ 계급 정년제가 존재한다. 즉, 일정한 기간 동안 상위직으로 승진하지 못하면 퇴직시키는 제도가 존재한다.
　㉥ 생활급
　㉦ 우리나라 주요 인사제도

### (2) 직위분류제 16 교육청
① 다수의 직위를 각 직위에 내포되는 직무의 종류와 곤란도·책임도를 기준으로 한 객관적인 직무 중심의 공직 분류 방법으로, 과학적이고 능률적인 인사행정을 의미한다.
② 특성
　㉠ 개방형 충원체제
　㉡ 미약한 신분보장
　㉢ 보상의 공정성(동일 직무 동일 보수-직무급)
　㉣ 전문행정가의 중시로 인한 전직이나 전보 범위의 제한
　㉤ 권한과 책임의 한계가 명확함
③ 구조
　㉠ 직위 : 직위는 공무원 각 개인에게 부여하는 직무와 책임을 의미한다. 또 이는 직위분류제가 시작되는 가장 최소한의 기초가 되는 단위이다. 예 인사계장, 총무과장
　㉡ 직급 : 직위에 내포되어 있는 직무의 종류·성질이 유사하고, 곤란도·책임도가 유사한 직위의 집합을 말하며, 동일한 직급에 속하는 직위는 임용 자격·시험·보수 등에 있어서 동일한 취급을 한다. 예 행정서기보, 행정주사

ⓒ 직렬 : 직무의 종류가 유사하고 그 곤란성과 책임의 정도가 다른 직급의 집합이다.
② 직군 : 직무의 성질이 유사한 직렬의 집합이며 최대 단위이다.
　　ⓔ 보건의무직군 = 보건 + 간호 + 의료기술 + 약무 + 식품위생 + 의무 + 치무
⑩ 직류 : 동일 직렬 내에서 담당 분야가 동일한 직무의 집합이다. 1982년 법 개정으로 신설한 것이다. ⓔ 보건직류, 간호직류, 의료기술직류
ⓗ 등급 : 직무의 종류는 상이하지만, 직무의 곤란도·책임도·자격 요건이 유사하므로 동일한 보수를 줄 수 있는 모든 직위 또는 직무를 등급이라고 한다.

**[직위분류표]**

| 직군 | 직렬 | 직류 | 계급 및 직급 | | | | | | | | |
|---|---|---|---|---|---|---|---|---|---|---|---|
| | | | 1급 | 2급 | 3급 | 4급 | 5급 | 6급 | 7급 | 8급 | 9급 |
| 보건의무 | 보건 | 보건 | | | | | | | | | |
| | 식품위생 | 식품위생 | | | | | | | | | |
| | 의료기술 | 의료기술 | | | | | | | | | |
| | 의무 | 일반의무 | | | | | | | | | |
| | | 치무 | | | | | | | | | |
| | 약무 | 약무 | | | | | | | | | |
| | | 약제 | | | | | | | | | |
| | 간호 | 간호 | | | | | | | | | |
| 행정 | 행정 | 일반행정 | 관리관 | 이사관 | 부이사관 | 서기관 | 행정사무관 | 행정주사 | 행정주사보 | 행정서기 | 행정서기보 |
| | | 법무행정 | | | | | | | | | |
| | | 재경 | | | | | | | | | |
| | | 국제통상 | | | | | | | | | |

**CHECK POINT** 직위분류제의 구조

| 구분 | | 내용 |
|---|---|---|
| 직위(position) | | 한 사람의 근무를 요하는 직무와 책임(ⓔ ○○ 담당) |
| 직무분석 | 직군(group) | 직두 성질이 유사한 직렬의 군(ⓔ 행정직군, 기술직군) |
| | 직렬(series) | 직두 종류가 유사하나 난이도와 책임도가 다른 직급의 군 (ⓔ 보건의무직군 내 보건직렬) |
| | 직류(sub-series) | 동일 직렬 내에서 담당 분야가 같은 직무의 군(ⓔ 보건직렬 내 보건직류) |
| 직무평가 | 직급(class) | • 직무의 종류·곤란성과 책임도가 상당히 유사한 직위의 군<br>• 직위가 내포하는 직무의 성질·난이도·책임의 정도가 유사해서 차용·보수 등에서 동일하게 다룰 수 있는 직위의 집단<br>(ⓔ 보건행정 9급, 일반행정 9급) |
| | 직무등급(grade) | • 직무의 곤란성과 책임도가 상당히 유사한 직위의 군<br>• 직무의 종류는 다르나 직무 수행의 책임도와 자격 요건이 유사해서 동일한 보수를 지급할 수 있는 직위의 횡적 군(ⓔ 9급) |

| | 직무 성질 | 곤란도, 책임도 |
|---|---|---|
| 직급 | 유사 | 유사 |
| 직류 | 유사 | 상이 |
| 직렬 | 유사 | 상이 |
| 직군 | 유사 | 상이 |
| 등급 | 상이 | 유사 |

④ 직위분류제의 수립 절차

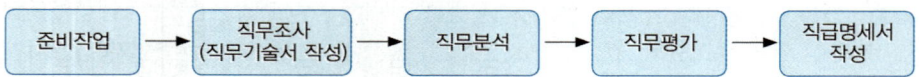

㉠ 준비 작업
   ⓐ 필요한 법적 근거의 마련
   ⓑ 분류 담당기관의 선정
   ⓒ 분류대상 직위의 범위 결정
   ⓓ 직위분류제에 대한 공보활동 등이 필요

㉡ **직무 조사(직무기술서 작성)** : 직위 분류에 필요한 구체적인 자료, 즉 직위에 배정된 직무의 내용, 책임도, 곤란도, 자격 요건 등에 관한 모든 자료를 수집하여 직무기술서를 작성해야 하는 단계이다. 이는 해당 직위의 공무원들이 작성하게 되는데, 그 전에 이에 대한 사전 설명과 설득을 한 후 기술서를 배부하여 기입하게 한다.
   ⓐ **설문지법** : 특정 직무에 관한 정보를 단답식 문항으로 작성해서 이에 대한 답을 그 직무를 담당하고 있는 사람들로 하여금 기입하도록 하는 방법이다.
   ⓑ **면접법** : 작업장 또는 면접사무실에서 직원들의 업무와 책임에 관하여 질문하는 방법이다.
   ⓒ **관찰법** : 직원이 직무를 수행하는 장소에서 직무를 관찰하는 방법이다. 관찰자는 질문지 또는 면접지에서 볼 수 있는 문항들과 유사한 항목으로 구성된 직무관찰자에 관찰한 내용을 기록하는 방법이다.

㉢ **직무 분석**
   ⓐ 직무 조사에서 얻은 직무에 관한 정보를 토대로 직무를 종류별로 구분하는 작업이다. 직무 분석은 직무의 종류가 같거나 유사한 직위들을 묶어 직렬을 형성하고 다시 동일하거나 유사한 직렬 등을 묶어 직군을 형성하는 작업이다. 즉, 종적인 수직적 분류를 말하는 것이다.
   ⓑ **내용** : 직무의 기본적 특성, 직무의 신체적 요건, 직무의 정신적 요건, 작업 환경, 기타 인적 요건

㉣ **직무 평가**
   ⓐ 직위들을 각 직위가 내포하고 있는 상대적 수준 또는 등급별로 구분하는 방법이다. 유사한 직위의 직무라도 직무 수행의 곤란성, 책임성, 복잡성 그리고 직무를 수행하는 데 필요한 자격 요건 등에 차이가 있을 것이다. 이러한 차이를 기초로 하여 직위의 상대적 수준과 등급을 구분하는 작업이다.
   ⓑ 직위의 곤란도, 책임도에 따라 상대적인 가치를 평가하는 것으로, 직위의 횡적인 분류 방법으로 등급을 정하는 행위이다.

ⓒ **방법** 23 지방직

| 구분 | | 특징 |
|---|---|---|
| 종합적·<br>질적 방법 | 서열법 | 직위 분류 담당자들로 하여금 직무의 책임도와 곤란에 따라 직위의 서열을 나열하고 이를 통합하여 평균한 것에 의하여 직위의 순위를 정하는 것으로 작업이 단순하고 신속한 직무 평가로 시간, 노력, 경비가 절약되는 장점이 있다. (상대평가) |
| | 분류법 | 등급 기준이 될 등급표를 미리 만들어 놓고 각 직위를 하나하나 평가하여 정급하는 것으로, 미리 정한 등급표가 만들어졌다는 점에서 서열법과 구별된다. (절대평가) |
| 분석적·<br>양적 방법 | 점수법 | 각 직위의 직무를 정신적인 능력, 육체적인 능력, 근무 환경, 책임, 기술 등의 구성 요소로 구분하고, 이들 각 요소에 대한 비중에 따라 가치를 점수로 배정한 다음, 요소별 평점을 합하거나 평균한 것을 등급 결정의 지표로 하는 방법이다. (절대평가) |
| | 요소<br>비교법 | 많은 사람들이 가장 타당하다고 인정하는 대표적인 기준 직위를 선정하여 기준 직위의 평가 요소에 부여된 수치에 평가하려는 직위의 각 요소를 대비시켜 평정을 함으로서 그 직위의 상대적 가치를 결정하는 방법이다. (상대평가) |

**CHECK POINT** 직무 분석과 직무 평가

1. 직무 분석과 직무 평가의 비교 16 경북

| 직무 분석 | 직무 평가 |
|---|---|
| • 종적인 분류<br>• 직군, 직렬을 결정<br>• 직무기술서의 자료를 근거로 함<br>• 직무 분류의 객관화, 과학화, 합리화와 관련 | • 횡적인 분류<br>• 등급, 직급을 결정<br>• 직무 분석의 자료를 근거로 함<br>• 보수의 합리화와 관련 |

2. 직무 분석의 이분적 접근법
   ① 직무 특성 : 임무, 기구·장비, 근무 조건, 타 직무와의 관계
   ② 개인적 특성 : 지식, 기술, 태도, 적성

3. 직무 분석의 요소
   ① 직무 명칭과 근무 위치 : 직무 명칭과 근무 위치는 직무를 적절하게 지정하고 특성을 파악하게 한다.
   ② 임무 : 직무 담당자가 무엇을 하고 어떻게 업무를 수행해야 하는가를 포함하며, 임무를 상세히 열거할 때 각각의 주요 업무에 대한 발생 빈도와 시간 할당에 대한 백분율을 표시하는 것이 바람직하다.
   ③ 직무 관계 : 직무 사이의 관계를 수평적·수직적으로 관련지어 책임과 권한을 분석 비교함으로써 조직 내의 해당 직무의 위치를 설정하는 것을 돕는다.
   ④ 감독 : 그 직무가 받아야 할 감독과 감독해야 할 사람의 수, 감독 책임의 한계를 명확히 한다.
   ⑤ 정신적 요구 : 창의성, 판단력, 분석능력, 지도력, 집중력, 정서 등의 요구를 분석한다.
   ⑥ 신체적 요구와 기술 : 요구되는 신체적 활동과 노력, 기능, 눈-손-발의 조정 등의 운동 능력과 감각 지각 등이다.
   ⑦ 작업 조건 : 직무 담당자가 직면하는 환경 상태로 위험의 성격, 발생 확률 등이 고려되어야 한다. 직무 분석에 의해서 수집된 직무에 관한 자료는 직무기술서와 직무명세서를 개발하는 데 기초가 된다.

㉮ 직급명세서 작성
ⓐ 직무 분석과 직무 평가를 통하여 직위를 수직적이고 수평적으로 분류하게 되면 각 직급의 특징에 관한 정의 내지 설명이 있어야 한다.
ⓑ 즉, 직급명세서에는 직급명, 직무의 개요, 직무 수행의 예시, 최저 자격요건, 보수액 등을 명시한다.
ⓒ 인사행정의 기초가 되는 직급명세서 작성은 직위분류 계획의 기본이 되는 문서이며 공무원 채용, 교육 훈련, 근무성적 평정 등에 기준이 되는 문서이다.

### CHECK POINT | 직무기술서와 직무명세서

1. **직무기술서** 17 전북·인천
   ① 정의 : 직무기술서란 직무 분석의 결과에 의거하여 직무 수행과 관련된 과업 및 직무 행동을 일정한 양식에 기술한 문서를 말하며, 과업 요건에 초점을 둔 것이다.
   ② 내용
      ㉠ 직무 명칭
      ㉡ 직무 활동과 절차, 수행되는 과업
      ㉢ 작업 조건, 사회적 환경
      ㉣ 고용 조건, 작업 시간, 임금 구조 등을 포함한다.
   ③ 작성 시 유의사항
      ㉠ 직무기술서는 표현이 명료하고, 범위를 명시해야 하며, 구체적이어야 한다.
      ㉡ 감독 책임을 나타내며, 단순하고, 직무담당자의 재검토가 있어야 한다.

2. **직무명세서** 17 전북
   ① 정의 : 직무명세서란 직무 분석의 결과에 의거하여 특정 목적의 관리 절차를 구체화하는 데 편리하도록 정리하는 것으로써, 직무 수행에 필요한 종업원의 행동·기능·능력·지식 등을 일정한 양식에 기록한 문서를 말하며, 인적 요건에 초점을 둔 것이다.
   ② 내용
      ㉠ 직무 명칭                    ㉡ 육체적 특성과 교육
      ㉢ 지적 능력                    ㉣ 특수한 지식과 기능
      ㉤ 과거의 직업 경험 등을 포함한다.

### CHECK POINT | 직무평가 방법

1. **서열법** : 가장 오래되고 전통적인 방법으로 비교적 간단하고 신속하게 수행할 수 있는 방법으로 조직 내 각 직무를 최상위부터 최하위까지 비교 평가하여 순위별로 계층화하는 방법 23 지방직
2. **분류법** : 서열법에서 더 발전된 것으로 조직 내의 모든 직무를 확인한 뒤, 같거나 유사한 직무는 같은 등급으로 묶어 평가하는 방법

   2등급 : 고도의 전문적인 업무, 최고 관리활동을 담당하며 예산을 담당하며, 지휘 통제할 수 있는 많은 재량권을 가진 업무(석사학위 요)
   3등급 : 각 전문 분야의 인력을 기획, 조직, 인사, 감독, 조정해야 하는 책임을 가진 중간 관리자와 스태프(석사학위 요)
   4등급 : 10~15명의 직원을 직접 감독해야 하는 책임이 있으며 이 직원의 일일업무계획, 지휘, 평가에 대한 전반적인 책임이 있는 일선 관리자(석사학위 요)

3. **점수법** : 직무를 계량화하는 방법 중에 하나로 직무의 중요성을 화폐단위로 표시하는 방법, 즉 직무를 구성하는 요소들을 확인하고 분류해 낸 다음 각 요소의 중요도에 따라 점수를 부과해서 그 직무를 화폐단위로 산출하는 것이다. 그 다음 가장 높은 금액의 직무에서부터 가장 낮은 금액의 직무에 이르기까지 조직 내의 모든 직무들을 등급화한다.

| 요소 | 정의 | 점수 |
|---|---|---|
| 학력 | 고등학교 졸업 이하 | 10 |
| | 고등학교 졸업 | 20 |
| | 전문대학 졸업 | 30 |
| | 학사학위(4년제 대학과정) | 40 |
| | 석사학위 | 50 |
| | 박사학위 | 60 |
| 감독책임 | 감독책임 없음 | 10 |
| | 10명 이하 | 20 |
| | 10~25명 | 30 |
| | 26~50명 | 40 |
| | 50~100명 | 50 |
| | 100명 이상 | 60 |
| 신체적 노력 | 항상 앉아서 하는 업무 | 10 |
| | 자주 앉아서 하는 업무 | 20 |
| | 지속적인 신체적 노력, 거의 앉지 않고 계속 활동하는 업무 | 30 |
| | 많은 신체적 노력이 요구되며 계속 들어올리고 움직이는 업무 | 40 |
| 근무 조건 | 안전한 좋은 근무 조건 | 10 |
| | 안전한 근무 조건이나 가끔 해로운 환경에 노출됨 | 20 |
| | 대체로 안전한 근무 조건이지만 자주 해로운 환경에 노출됨 | 30 |
| | 계속적으로 해로운 환경에 노출되는 나쁜 근무 조건 | 40 |

4. **요소 비교법** : 서열법에서 발전된 기법으로 먼저 조직 내의 가장 중심이 되는 직무를 선정한 뒤 직무의 평가 요소를 선정하여 조직 내에 존재하는 각 직무들의 평가 요소들을 기준 직무의 평가 요소와 결부시켜 이들을 상호 비교함으로써 조직에서 이들이 차지하는 상대적 가치를 수량적으로 판단하는 것이다.

(단위 : 천원)

| 요소 등급 | 요소 | | | | |
|---|---|---|---|---|---|
| | 근무 조건 | 책임 | 기술 요건 | 신체적 요건 | 정신적 요건 |
| 1 | | 계장(370) | | 서무(400) | |
| 2 | 서무(260) | | | | 계장(240) |
| 3 | | | 계장, 서무(230) | | |
| 4 | | 서무(80) | | 계장(900) | |
| 5 | 계장(120) | | | | 서무(80) |

⑤ 직위분류제의 장·단점

| 장점 | 단점 |
| --- | --- |
| • 보수체계의 합리화<br>• 인사 배치의 객관적 기준 마련<br>• 동일 직무의 장기 근무로 행정의 전문화, 분업화 가능<br>• 전문행정가 양성<br>• 직책의 내용 파악으로 근무성적 평정의 자료 제공<br>• 상하 간 수평적인 권한 책임 한계의 명확화와 행정 능률성 향상<br>• 행정의 민주화<br>• 정원 관리의 효율화와 인력수습 계획의 수립 용이<br>• 예산 관리의 능률화(중복 업무의 억제) | • 유능한 일반행정가의 확보와 양성이 곤란<br>• 인사 배치의 신축성이 결여<br>• 신분의 불안(직위가 없어지면 자신의 신분도 상실되므로)<br>• 직업공무원제 확립의 곤란<br>• 장기적 다방면의 능력 발전이 곤란<br>• 조정의 곤란<br>• 조직구성원의 관계가 사무 중심으로 이루어져 사무적 인간관계를 지님 |

⑥ 직무 설계
   ㉠ 개념 : 직무 내용과 조직 목적을 효과적으로 달성함과 동시에 개인의 욕구도 충족시킬 수 있도록 설계하는 것을 말한다.
   ㉡ 효과
      ⓐ 직무 만족의 증대
      ⓑ 작업 생산성 향상
      ⓒ 이직 및 결근율 감소
      ⓓ 제품의 질적 개선과 원가 절감
      ⓔ 훈련 비용의 감소
      ⓕ 상하 관계의 개선
      ⓖ 새로운 기술 도입에 대한 신속한 적응
   ㉢ 직무 확대와 직무 충실

| 직무 확대(수평적 직무 부하) 18 서울 | 직무 충실(수직적 직무 부하) |
| --- | --- |
| • 종업원의 활동이나 일할 의욕을 높이는 것이 목적으로 담당하는 일의 범위를 일의 흐름에 따라서 동일한 수준으로 확대하는 개념<br>• 한 직무에서 수행되는 과업의 수를 증진시키는 개념<br>• 종업원으로 하여금 중심 과업에 다른 관련 직무를 더하여 수행하게 함으로써 개인의 직무를 늘려서 넓게 확대 수행 | • 구성원들에게 더 많은 책임과 더 많은 선택의 자유를 요구<br>• 인적자원 관리에서 매우 중시되는 이론<br>• 종업원의 활동이나 일할 의욕을 높이는 개념<br>• 직무 확대의 미비점을 보완하도록 제시된 방안이 직무 충실화<br>• 직무 확대보다 더 포괄적인 것으로 구성원들에게 더 많은 책임과 더 많은 선택의 자유를 요구 |

⑦ 직무 재설계
- ㉠ 조직의 효율적 업무 수행을 위해 각 직무의 구체적 내용, 직무수행 방법, 조직 내 다른 직무들과의 연계 등을 설계하는 것을 직무 설계라고 한다면, 기존의 직무를 다시 설계하는 것을 직무 재설계라고 한다.
- ㉡ 최초 직무 간소화에 대한 관심으로부터 출발하였으나, 그 후 직무 확충, 직무 다양화 등으로 관심이 확충되었고, 최근에는 인간중심적 직무 재설계의 관심이 증대되고 있다.
- ㉢ **직무 재설계를 위한 방법** : 분업 전문화, 직무 순환, 직무 확대, 직무 충실화 등이 있다.

> ◆ **성과중심의 행정** : 인적요소를 고려하기 보다는 직무의 중요성과 난이도를 중요기준으로 하는 행정이므로 계급제를 중시하는 직업공무원제보다는 직위분류제의 강화, 폐쇄형 임용보다는 개방형 임용제, 주관적인 근무평정보다는 객관적인 근무평정을 중요시할 것이다.

### (3) 계급제와 직위분류제의 비교  17 보건복지부7급

| 구분 | 계급제 | 직위분류제 |
| --- | --- | --- |
| 분류 기준 | 개인의 자격·능력 | 직무의 종류, 책임도 |
| 발달 배경 | 농업사회 | 산업사회 |
| 채택 국가 | 영국, 서독, 일본 | 미국, 캐나다, 필리핀 |
| 인간과 직무 | 인간 중심 | 직무 중심 |
| 시험·채용 | 비합리성 | 합리성 |
| 일반행정가·전문행정가 | 일반행정가 | 전문 행정가 |
| 보수 책정 | 생활급 | 직무급 |
| 인사 배치 | 신축성 | 비신축성(경직성) |
| 행정 계획 | 장기 계획 | 단기 계획 |
| 교육 훈련 | 일반 지식 | 전문지식 |
| 조정·협력 | 원활 | 곤란 |
| 개방형·폐쇄형 | 폐쇄형 | 개방형 |
| 신분 보장 | 강함 | 약함 |
| 양자의 관계 | 상호 보완관계, 양자의 접근 | |

### (4) 계급제와 직위분류제의 조화

① **계급제를 채택하여 온 국가** : 종래에는 행정의 단순성으로 말미암아 일반적인 교양·지적 능력을 갖춘 관료로 충분히 행정을 감당할 수 있다고 보았으나, 현대국가의 산업화·기능적 분화와 더불어 행정의 전문화·기술화가 촉진됨에 따라 직위분류제적 요소를 도입하게 되었다.

② **직위분류제를 채택한 미국** : 직위분류제가 기계적·반복적인 업무에서는 적합하지만 유능한 고위 관리자의 육성에는 맞지 않고, 끊임없이 질적으로 변화하고 양적으로 증대되는 행정 수요를 충족시키기 위하여 공무원 능력의 적극적인 활용·발전이 요구되는데, 이를 실현하기 위한 방편으로 계급제적 요소를 도입하려는 시도로 직위분류제와 계급제는 서로 간의 장단을 취하면서 상호 보완적으로 접근 추세이다.

> **CHECK POINT** 대표관료제
>
> 1. 개념 : 지역·성별·인종·종교·계층·사회적 출신 배경 등 다양한 사회집단으로부터 전체 인구비율에 따라 공직에 충원되는 관료가 모든 직위·계층에 비례적으로 배치됨으로써 사회의 모든 집단에 대한 대표성을 확보하는 비례 할당제
> 2. 기능
>    ① 정부의 대응성·책임성 제고와 관료제의 민주화 촉진
>    ② 기회 균등의 적극적 보장과 사회적 형평성의 제고
>    ③ 내부 통제의 강화 : 피동적 대표가 능동적 대표를 확보
>    ④ 실적주의의 역기능 시정
> 3. 한계·비판
>    ① 관료의 가치관·태도의 변동　　　　② 관료의 정책결정 영역에서의 이탈
>    ③ 실적주의에 대한 갈등과 행정의 전문성 저해　　④ 역차별의 초래

## 04 채용과 임용

### 1 모집

**(1) 개념**
① 모집이란 적절하고 유능한 지망자가 공직에 임용되기 위해서 경쟁에 유치되는 과정을 의미한다.
② 해당 분야에서 가장 뛰어난 인재를 유인·선발하여 전문성을 확보해야 한다는 입장과 공직은 대표성, 민주성·개방성을 띠어 다양한 계층이 골고루 충원되어야 한다는 입장이 있다.
③ 양자를 적절하게 조화시키는 방안이 바람직하다고 하겠다.

**(2) 종류**
① 소극적 모집
  ㉠ 공직에서 단지 부적격자를 가려내는 방식으로써, '~는 안 된다'는 규정을 두고 있다.
  ㉡ 소극적 모집의 기준에는 국적, 학력, 연령, 거주지, 성별 등이 있다.
② 적극적 모집
  ㉠ 보다 유능한 인재들이 공직에 응시하도록 적극적으로 유인·유치하는 활동으로써, '~을 갖추어야 한다'는 규정을 두고 있다.
  ㉡ 적극적 모집의 기준은 가치관, 태도, 지식, 기술, 자격증 등이 있다.
  ㉢ 방법
    ⓐ 여성채용 목표제, 대표적 관료제, 지역임용 할당제
    ⓑ 공직 설명회 개최
    ⓒ 정기적인 모집
    ⓓ 홍보활동의 다양화

## 2 시험

**(1) 개념**
① 모집된 인원 중에서 가장 우수한 자를 선발하는 단계로써 직무수행 능력의 유무를 판정하는 기준이다.
② 공개경쟁 채용시험을 거쳐 공직에 대한 기회 균등, 행정의 능률성에 기여하는 제도이다.

**(2) 시험의 효용성 기준**
① 타당도 : 응시자의 시험 성적과 채용 후의 근무 성적을 비교하여 차이가 근소할수록 타당도가 높다.

| 구분 | 내용 |
| --- | --- |
| 구성 타당성<br>(= 개념 타당성) | ⊙ 개념 : 시험내용 = 직무능력과 관련한 이론적 구성요소<br>ⓒ 검증<br>• 수렴적 타당성 – 동일한 개념을 상이한 측정방법으로 측정했을 때 그 측정값 사이의 상관관계를 분석 : 지표 간 상관관계 ↑ ⇨ 구성 타당성 ↑<br>• 차별적 타당성 – 서로 다른 이론적 구성개념을 나타내는 측정 지표들 간의 상관관계를 분석 : 지표 간 상관관계 ↓ ⇨ 구성 타당성 ↑ |
| 기준 타당성<br>(= 경험 타당성) | ⊙ 개념 : 시험내용 = 직무수행 실적(직무수행 능력)<br>ⓒ 검증<br>• 예측적 타당성 검증 – 시험합격자의 시험성적과 근무를 시작하여 일정기간이 지난 후 평가한 근무실적 간의 상관관계를 분석<br>• 동시적 타당성 검증 – 재직자에게 시험을 실시하여 얻은 시험성적과 그들의 근무실적에 대한 자료를 수집하여 상관관계를 분석 |
| 내용 타당성 | ⊙ 개념 : 시험내용 = 직무능력 요소<br>ⓒ 검증 : 전문가 집단이 시험의 구체적 내용과 직무수행의 적합성 여부를 주관적으로 판단하여 검증 |

② 신뢰도 : 동일한 사람이 동일한 시험을 달리하여 치른 경우 그 성적 차이가 근소할수록 신뢰도가 높다.
③ 객관도 : 동일 답안을 다른 채점자가 채점한 결과의 차이가 근소할수록 객관도가 높다.
④ 난이도 : 쉬운 문제와 어려운 문제의 혼합 비율의 적정도를 말한다.
⑤ 실용도 : 비용이 저렴하게 드는가, 시험의 실시와 채점은 용이한가 등 현실적으로 얼마나 실용적인가 하는 것을 말한다.

**(3) 종류**
① 형식적 분류 : 필기 시험(주관식 시험, 객관식 시험), 실기 시험, 구술 시험
② 직무수행 능력 측정 기준에 의한(목적별) 분류 : 일반 지능(적성) 검사, 특수 지능(적성) 검사, 성격 검사, 업적 검사, 체력 검사

## 3 임용과 배치 전환

임용이란 공무원을 특정의 직위에 취임시키는 행위로써, 공무원의 결원을 충원하는 것을 의미한다.

### (1) 임용의 절차

① 채용 후보자 : 채용 후보자의 명부를 작성한다.
② 추천 : 기관장이 채용 후보자 중 추천을 한다.
③ 시보 : 직위에 맞게 수습을 시키기 위하여 시보 임용을 한다.
④ 보직 : 직급에 상응하여 직위를 부여한다.

**CHECK POINT  우리나라 시보**

| | |
|---|---|
| 목적 | 적격성 판단, 기초 적응훈련 |
| 기간 | 5급(1년), 6급 이하(6개월), 고위관리직 신규임용에는 적용되지 않음 |
| 특징 | 직원 면직 기능, 소청심사청구 인정(제한적 신분보장) |

### (2) 배치 전환

① 개념 : 동일한 계급 내의 수평적인 인사 이동을 의미한다. 즉, 공무원이 지금까지 담당하고 있던 직위와 책임 수준이 같은 동일한 계급 내의 횡적인 인사 이동을 의미한다.
② 종류  16 울산
　㉠ 전직 : 직무의 종류와 내용을 달리하는 직렬의 직급으로 수평적 이동을 하는 것을 말하며, 전직 시험에 합격해야만 가능하다. ⓔ 인사국장 → 보건복지국장
　㉡ 전보 : 동일한 직급·직종·직렬 내에서 직위만 변동되는 수평적 이동으로 보직 변경을 의미한다. ⓔ 인사국장 → 총무국장
　㉢ 파견 근무 : 국가적 사업의 수행을 위하여 공무원의 소속을 바꾸지 않고 일시적으로 타 기관이나 국가기관 이외 기관 및 단체에 근무하게 하는 것이다.
　　　ⓔ 보건복지부 직원 → 월드컵 조직위원회에서 한시적 근무
　㉣ 전입 : 인사 관할을 달리하는 입법부, 행정부, 사법부 간의 타 기관 소속 공무원을 이동시키는 경우가 이에 해당한다.
　　　ⓔ 법무부 산하 교도소 의무직 공무원 → 보건복지부 산하 국립의료기관
　㉤ 겸임 : 한 사람에게 직무 내용이 유사한 둘 또는 그 이상의 직위를 부여하는 것으로써, 일종의 잠정적인 결원 보충방법이라고 할 수 있다. ⓔ 인사국장과 총무국장 겸임
　㉥ 직무 대행 : 공무원의 직급 배정을 변경함이 없이 다른 직급의 업무를 수행하게 하는 것이다. 일종의 잠정적인 임용방법이다. ⓔ 보건소 총무과장의 보건소장 대행

## 4 보건인력 계획

### (1) 개념과 모형

Timothy Baker는 보건·의료에 대한 장래의 경제적 유효 수요를 충족시키거나 과잉되지 않는 충분한 보건인력 확보를 시도하는 과정을 보건인력 계획이라고 하였다. 보건인력 확보를 위한 분석 절차의 내용은 다음과 같이 다섯 부분으로 나눌 수 있다.

① 공급 분석 : 모든 직종의 보건인력의 현재 공급 상황을 구체적으로 측정한다.
② 공급 추계 : 10년 또는 20년 후의 목표 시일에 예견되는 보건인력의 공급을 추가한다. 이를 위하여 기대되는 새로운 취업자로부터 예상되는 사망, 이주, 퇴직 및 전직자 수를 빼야 한다.
③ 수요 분석 : 사적·공적 영역에서 보건의료의 경제적 유효 수요를 평가한다.
④ 수요 추계 : 10년 또는 20년 후의 목표 시일에 기대되는 경제적 유효 수요를 측정한다.
⑤ 공급 계획 : 수요 충족을 위한 공급 계획을 작성한다. 추정된 장기 수요와 공급을 비교하여 균형을 유지할 수 있는 필요한 수요 인력 공급 계획안을 작성한다.

### (2) 보건인력의 공급 분석

① 보건인력의 범위 : 보건인력 계획의 근간을 형성하는 의사, 치과의사, 간호사, 약사 등의 수급계획이 우선적으로 취급되어야 하겠으나 광의의 보건인력 계획을 위해서는 보건분야에 종사할 직업훈련을 마친 각종 보건의료 인력을 포함시켜야 할 것이다.
② 보건인력 공급의 정보원 : 보건인력 공급에 대한 정보는 국가와 직종에 따라 정보원과 정확도에 차이가 있으나 분명히 모든 전문 보건인력을 훈련기관에서 대부분 배출한다. 따라서 과거 졸업자 총 수에서 이주, 사망, 퇴직, 전직자를 빼면 가용 보건인력 수가 나온다. 이외에 면허발부 대장이나 직업등록 자료에서도 얻을 수 있다.
③ 보건인력의 제 특성 : 각 계층에 걸친 보건인력의 파악과 아울러 보건인력의 연령, 성별, 소득수준, 종사 업무, 형태별·교육 배경별 및 전문 분야별 특성에 관한 정보가 필요하다. 연령 분포는 장래의 공급 변화 추계에도 필요하다. 이외에도 보건인력의 지리적 분포에 관한 지식이 필요하다.

### (3) 보건인력 공급추계 산정 시 고려할 사항

① 보건인력의 손실 계산 : 사망, 은퇴, 이주 등
② 보건의료 인력의 증가 : 신규 배출되는 각급 보건인력, 양성기관의 졸업생 수, 자격 또는 면허취득자 파악 및 교육기관 확대 방안 등 고려
③ 보건의료 인력의 생산성 향상

### (4) 보건인력의 수요 분석

① 생물학적인 수요에 기초를 두는 방법 : 생물학적인 수요에 기초를 두는 방법은 그 나라 국민들의 사망과 질병이환 수준, 그리고 이에 필요한 보건서비스의 총 수요를 추정하고, 서비스당 소요 시간과 서비스 건수를 감안하여 총 소요 인력을 계산한다.

② **규범적인 접근 방법(전통적 표준법)**: 규범적인 접근 방법은 예컨대 의사 대 인구비라든가, 보건인력 대 인구비로 소요 인력을 산출한다.
③ **비교 연구에 의한 방법**: 보건인력 수요를 결정하기 위해서 다른 나라 수치와 비교해 결정하는 것을 말한다.
④ **구소련형 분석법**: 실제 보건서비스를 보건인력의 근무시간과 서비스당 평균 소요시간 등을 감안하여 할당하는 방법이다.

(5) **보건인력의 수요추계 산정 시 고려할 사항**

인구의 증가, 인구의 구성, 사회경제적 여건(교육 수준, 도시화 정도, 소득 수준 등)

## 05 능력 발전

### 1 교육 훈련

(1) **필요성 및 목적**
① 필요성
  ㉠ 직무 수행에 필요한 능력을 향상시키고, 근무 실적의 개선에 기여한다.
  ㉡ 조직 관리의 효율화 또는 조직의 통합 기능에 기여하도록 하여 조직의 목적을 효과적으로 달성하고 행정의 생산성을 향상시킨다.
  ㉢ 공무원 개인에게 능력 발전 및 승진의 기회를 제공하고 사기 앙양을 도모한다.
  ㉣ 태도와 의식의 변화를 통해 국민에 대한 행정서비스의 신속성이나 친절성 등 질적 수준을 제고할 수 있다.
② 목적과 효용

| | |
|---|---|
| 생산성의 증가 | 공무원의 직무수행 능력을 증가시킴으로써 실적을 향상시키고 이를 통하여 조직의 생산성을 증가시킬 수 있음 |
| 인력 자원의 원활한 운용 | 적절한 교육훈련은 조직의 인력 수용과 요구를 충족 |
| 사기의 제고 | 적절한 교육훈련이 수립되어 있는 경우에는 공무원의 능력을 발전시켜 자신감을 불어넣어 줌 |
| 통제와 감독의 필요성 감소 | 교육훈련은 공무원의 능력을 개발시켜 줌으로써 그만큼 통제와 감독의 필요성 감소 |
| 질의 향상 | 적절한 교육훈련은 산출의 양을 증가시켜 줄 뿐만 아니라 일반적으로 산출의 질도 향상시켜 줌 |
| 능력 발전 | 공무원의 지위를 향상시켜가면서 만족스러운 공직 생활을 영위할 수 있는 것은 교육훈련을 통한 능력 발전에서 비롯될 수 있는 것임 |
| 행정 발전 | 궁극적으로 행정체제의 침체를 방지하고 개혁을 가져오는 데 그 의의가 있음 |

(2) 종류
① **신규 채용 훈련** : 기초 훈련 또는 적응 훈련이란 신규 채용된 공무원이 새로이 어떠한 직위의 직책을 담당하기 전에 받는 훈련으로, 새로운 직장환경에 빨리 적응하도록 도와주는 것이 주 목적이다. 기관의 목적·구조·인사 행정의 내용·문서 처리 등에 관한 일반적인 내용과 그가 담당할 구체적인 직책에 관한 내용을 알려줄 필요가 있다.
② **정부 고유업무 담당자 훈련** : 경찰·소방·세무 등에 대한 업무는 일반교육기관이나 민간기업에서는 배울 기회나 경험을 쌓을 수 없기 때문에 이와 관련된 직책을 부여받는 사람에게 실지 업무를 담당하기 전에 실시하는 훈련이 정부 고유업무 담당자 훈련이다. 이는 장기 훈련이며, 전문적인 교육훈련기관에서 실시한다.
③ **일반재직자 훈련** : 보수 훈련이라고도 하며, 재직공무원을 대상으로 새로운 지식이나 기술을 습득시키고 근무 태도와 가치관을 개선시키기 위해 정기적 또는 수시로 실시하는 훈련이다. 일선직원 훈련으로 가장 많이 이용되고 있는 방법은 현장 훈련(OJT)이다.
④ **감독자 훈련** : 감독자란 부하를 지휘·감독하고 이에 대한 책임을 지는 직위에 있는 자로 한국의 경우 계장, 과장을 말한다. 훈련의 내용은 인간 관계·의사 전달·부하의 훈련·사무 관리 등 기술적인 내용을 주로 다룬다. 이들에 대한 훈련방법으로는 회의식·사례 연구 등이 많이 사용된다.
⑤ **관리자(경영자) 훈련**
  ㉠ 관리층, 즉 국장급을 중심으로 한 훈련으로써, 관리 능력 및 정책 결정에 필요한 지식 및 가치관과 조직의 통솔 등에 관한 내용을 주로 다룬다.
  ㉡ 상상력, 관찰력, 추진력, 결단력, 판단력 등을 기초로 하고 여기에 기획 능력이나 평가·분석 능력 및 통합 능력 등을 함양하는 교육 프로그램이 주요 내용이다.
  ㉢ 관리자 훈련을 통해 달성하고자 하는 것은 판단력, 창의력, 쇄신성, 통찰력 등의 향상이다.
  ㉣ 훈련방법으로는 단순한 지식 전달보다는 사례 연구, 회의식, 토의식, 신디케이트(분임 토의) 등이 효과적이다.
⑥ **교관 훈련** : 교육을 담당하는 교관을 대상으로 한 훈련을 말한다.
⑦ **윤리교육 훈련** : 공무원의 윤리성 제고를 위한 훈련으로 정신 교육이라고 불린다.

(3) 방법

| 목적 | 방법 |
|---|---|
| 지식의 습득 | 강의, 토론회, 시찰, 사례 연구, 시청각 교육 등 |
| 기술의 연마 | 사례 연구, 모의 연습, 시청각 교육, 전보·순환 보직, 실무 수습, 현장 훈련 등 |
| 태도·행동의 교정 | 역할 연기, 사례 연구, 감수성 훈련 등 |

① **강의(Lecture)** : 한 사람의 훈련관이 일시에 지식을 전달하는 방법으로써, 경제적이며 획일적·체계적인 방법이다. 그러나 일방적인 지식의 전달, 피훈련자 개개인에 대한 관심의 소홀, 피훈련자의 흥미 상실 등이 단점으로 지적된다.

㉠ 장점
  ⓐ 조직적·체계적·논리적 전달이 가능하다.
  ⓑ 내용 조절이 가능하다.
  ⓒ 일시에 다수인에게 전달이 가능하다(경제적).
㉡ 단점
  ⓐ 일방적 주입식으로 흥미를 상실할 우려가 있다.
  ⓑ 참여의 기회가 적다.
  ⓒ 실무 활동에 기여하지 못한다.
  ⓓ 피훈련자의 이해 반응을 잘 알 수 없다.

② 토론·토의
  ㉠ 회의: 12~25인이 모여 어떤 주제를 중심으로 아이디어와 정보를 교환하고 문제의 해결방식법을 모색하며 전체적으로 사회자가 의제를 이끌어가고 결론을 내리는 방식이다.

| 장점 | 단점 |
| --- | --- |
| • 여러 사람이 가지고 있는 지식 정보를 한데 모으는 데 효과적이다.<br>• 참가자들이 능동적으로 참여함으로써 독창적인 사고 능력을 기를 수 있고, 태도를 수정하는 데 유용하다. | • 소집단에만 사용할 수 있고, 그 과정이 느리다.<br>• 회의 참여자들은 주제에 대하여 어느 정도의 사전 지식을 가지고 있어야 한다.<br>• 새로운 정보를 체계적으로 전달하는 데 적합하지 않다. |

  ㉡ 패널: 각기 다른 배경을 가진 몇 명의 전문가나 경험자가 단상에서 하나의 주제를 가지고 공동으로 토론하는 것을 피훈련자들이 듣는 방식을 말한다. 15 경기
  ㉢ 심포지엄: 패널과 유사하나, 특정 문제에 관한 각자의 입장과 견해를 발표하는 데 중점을 두며, 여러 명의 연사들이 각각 별개의 주제에 대해 발표한다.
  17 보건복지부7급 / 16 전남의료기술직·서울보건연구사·인천 / 15 경기·인천
  ㉣ 포럼: 청중(피교육자)의 적극적인 참여에 의하여 진행되는 공개 토론회를 말한다.

| 패널 | 하나의 주제 | 발표자 간 토론 | 방청객 참여 없음 |
| --- | --- | --- | --- |
| 심포지엄 | 다수의 주제 | - | 방청객 참여 제한 |
| 포럼 | - | 공개적 토론 | 방청객 참여 있음 |

  ㉤ 분임 연구(신디케이트): 피훈련자들을 분반으로 나누어 분반별로 동일한 문제를 토의하여 문제해결 방안을 작성한 후, 다시 전원이 한 장소에 모여 이를 발표하고 토론을 벌여 하나의 합리적인 안을 최종적으로 작성하는 형태의 훈련방법으로, 참여자의 관심을 유도하고 중지를 효율적으로 모을 수 있어 새로운 문제해결을 위한 정책대안 모색에 유용하지만, 비경제적이고 충분한 시간이 요구된다. 24 지방직 / 22 서울·지방직

③ 사례 연구(Case Study): 구체적이고 실제적인 사례를 중심으로 교육하는 것으로, 피훈련자의 능동적 참여를 유도하고 응용력·문제해결 능력을 기를 수 있으나, 사례 준비에 시간과 비용이 많이 들고, 상황변화 시 적응이 어렵다는 문제가 있다.

- ㉠ 장점
  - ⓐ 피훈련자 전원이 능동적으로 참여함으로써 관심과 흥미를 느낄 수 있다.
  - ⓑ 스스로 배우게 함으로써 독자적인 문제해결 능력을 길러준다.
  - ⓒ 참여한 모든 사람의 경험이 동원되므로 폭넓은 지식을 얻고 보다 충실한 결론에 도달할 수 있다.
  - ⓓ 토론 참가자는 자신의 의견과 타인의 의견을 비교하면서 통찰력과 이해심을 기를 수 있으며 공동으로 문제를 해결하는 경험을 쌓게 된다
- ㉡ 단점
  - ⓐ 작은 집단에만 사용할 수 있는 방법이다.
  - ⓑ 매우 능숙한 사회자를 필요로 한다.
  - ⓒ 많은 시간이 소요된다.
  - ⓓ 적당한 사례를 준비하는 데 고도의 기술을 동원해야 하는 어려운 작업이다.

④ 역할 연기(Role Playing) : 어떤 사례를 몇 명의 피훈련자가 청중들 앞에서 실제의 행동으로 연기하고, 사회자가 청중들에게 그 연기내용을 비평·토론하도록 한 후 결론적인 설명을 하는 것이다. 피훈련자의 참여와 감정 이입을 촉진하고 태도나 행동을 변경하는 데 효과적이나 고도의 기술적 사회방법으로 사전 준비가 요구된다.

- ㉠ 장점
  - ⓐ 상황을 실연하므로 문제에 대한 이해가 빠르다.
  - ⓑ 참여자들은 '보호된 경험(Protected Experience)'을 할 수 있다.
  - ⓒ 대인 관계에 대한 통찰력과 기술력을 길러줄 수 있다.
  - ⓓ 참여자들의 태도 변화를 촉진한다.
- ㉡ 단점
  - ⓐ 많은 사전 준비가 필요하다.
  - ⓑ 연출되는 상황은 인위적이기 때문에 어색한 경우가 많다.
  - ⓒ 수줍어하는 사람들에게는 고통을 준다.

⑤ 현장 훈련(OJT) 19 서울 / 15 경기
- ㉠ 훈련을 받은 자가 실제 직위에 앉아 일을 하면서 상관으로부터 지도 훈련을 받는 것이다.
- ㉡ 고도의 기술적 전문성과 정밀성을 요구하는 훈련에 적합하고 실용적이나, 다수인을 동시에 훈련할 수 없고, 좁은 분야의 일을 집중적으로 훈련하므로 고급공무원 훈련에는 부적당하다.

⑥ Off-JT(Off-the-Job Training)
- ㉠ 직무 현장을 떠나 별도 훈련 장소에 모여서 훈련을 받는 형태로, 현장 외 교육으로 번역된다.
- ㉡ 일을 실시하는 장소를 떠나서 직무 수행에 공통적으로 필요한 지식, 기술, 태도에 대해서 보통 직속 상사 이외의 사람, Staff에 의해서 시행되는 교육훈련을 말한다.
- ㉢ 종류
  - ⓐ **계층별 교육** : 신입사원 교육, 중견사원 교육, 감독자 교육, 관리자 교육, 경영자 교육
  - ⓑ **직능별 교육** : 영업, 연구개발 등을 대상으로 실시
  - ⓒ **과제별 교육** : 사업과제별 교육

**[OJT와 Off-JT의 장·단점]**

| 구분 | OJT | Off-JT |
|---|---|---|
| 장점 | • 실질적인 훈련이 된다.<br>• 구성원의 동기가 유발된다.<br>• 상사나 동료 간의 이해와 협동 정신을 강화할 수 있다.<br>• 훈련을 하면서 일을 할 수 있어 비용이 적게 든다.<br>• 대상자의 습득도와 능력에 맞게 훈련할 수 있다.<br>• 전문적인 고도의 기능을 전달하기에 적합하다. | • 계획한 대로 수행할 수 있다.<br>• 많은 구성원을 동시에 교육할 수 있다.<br>• 전문적인 교관이 실시하게 된다.<br>• 대상자는 업무 분담에서 벗어나 훈련에 전념하므로 교육의 효과가 높다. |
| 단점 | • 우수한 상관이 우수한 교관은 아니다.<br>• 일과 훈련 모두를 소홀히 할 가능성이 있다.<br>• 많은 구성원을 동시에 훈련시킬 수 없다. | • 교육 결과를 현장에 즉시 활용하기 곤란하다.<br>• 부서에 남아있는 종업원의 업무 부담이 증가한다.<br>• 비용이 많이 든다. |

⑦ **전보를 통한 순환 보직(Rotation)**
  ㉠ 공무원의 시야와 경험을 넓히는 데 효과적이고, 개인의 경력 발전을 위해 적극적으로 활용할 만한 방법이다.
  ㉡ 훈련이라는 명목 하에 비합리적인 인사 배치에 악용될 수 있으며, 업무 수행의 전문성과 능률성을 저하시킨다.

⑧ **전직을 통한 순환 보직**
  ㉠ 한 직위에서만 경험·실무를 통해서 훈련하는 것이 아니라 피훈련자의 근무처를 여러 다른 직위·직급에 전직 또는 순환 보직시키면서 훈련하는 것이다.
  ㉡ 여러 업무에 대한 종합적 지식과 폭넓은 경험을 얻을 수 있고 직무 수행에 있어서 효과적인 활용이 가능하며, 다른 사람과 이해·협조하는 태도를 고양할 수 있다는 장점이 있다.

⑨ **시찰(Observation)**
  ㉠ 피훈련자가 실제로 현장에 가서 어떤 일이 어디서, 어떻게 이루어지고 있는가를 관찰하는 방법이다.
  ㉡ 실제 상황을 관찰하는 것이므로 흥미를 유발하고 훈련의 효과를 높이며, 피훈련자의 시야를 넓히는 데 기여하나, 시간과 비용이 많이 들고 치밀한 관찰계획을 짜야 하며 시찰받는 곳에서도 준비가 필요하다는 단점이 있다.

⑩ **모의 연습(Simulation)** : 실제와 유사한 가상적 상황을 꾸며놓고 피훈련자가 이에 대처하도록 하는 것이다.

⑪ **감수성 훈련** 16 충북·경남보건연구사 / 15 보건복지부7급
  ㉠ 의의
    ⓐ 태도 변화의 훈련방법으로써, 피훈련자들을 10명 내외의 이질적 소집단으로 구성하여, 외부와 격리된 장소에서 모든 집단의 귀속관계를 차단하고, 인간관계를 매개로 하여 자유로운 토론을 함으로써 자기와 다른 사람의 태도에 대한 자각과 감수성을 기르는 훈련방법이다.

ⓑ 개인으로 하여금 자신의 행동에 대한 민감성을 높이고 자신의 가치관에 변화를 가져오게 하여(자기표현적인 인간을 중시) 행동을 개선하게 하고 대인관계 기술을 향상시키는 방법(집단의 감정을 중심으로, 결과보다는 과정에 중점을 두며, 어떠한 절차나 공식적인 사회자 없이 1~2주 정도에 걸쳐 진행된다.

ⓒ 이 훈련에서는 토론 안건이 정해져 있지 않고 전통적 의미의 리더십도 존재하지 않는다.

ⓛ 장·단점

| 장점 | 단점 |
| --- | --- |
| • 타인의 감정 표현에 대한 인식력과 감수성이 높아진다.<br>• 집단의 상호 작용에 대한 이해를 증진시킨다.<br>• 개방적인 대인관계가 조성되며, 타인에 대한 관심이 증대된다.<br>• 타인에 대한 편견과 개인 차에 대한 이해를 증진시킨다.<br>• 집단 내에서 자신과 타인의 성격과 태도에 대한 이해가 높아진다.<br>• 타인을 신뢰하고 협조하는 태도를 함양한다. | • 훈련 과정에서 사회자나 지도자가 없기 때문에 수동적이며, 주입식 교육 과정에 익숙해진 사람에게는 심리적 부담이 된다.<br>• 많은 사람의 참여가 곤란하다.<br>• 개인보다 집단의 가치를 지나치게 중요시한다.<br>• 훈련에 의한 개인의 태도와 가치관의 변화가 장기적으로 행정 개혁에 기여한다는 보장이 없다.<br>• 관리·감독 등의 실제적 문제를 다루는 데 부적절하다.<br>• 계층이나 연령을 초월한 자유로운 분위기 속에서의 대화가 어렵다. |

> **CHECK POINT** 교육훈련의 사후 평가
>
> 훈련에 대한 평가는 훈련 자체에 대한 평가(과정 평가)보다는 훈련의 목적 달성 여부에 대한 평가(훈련의 결과 평가)가 중심을 이룬다. 평가를 위해서는 교육훈련 목표를 명확히 설정하고 객관적인 평가 기준을 마련해야 한다. 가장 중요한 평가 기준은 교육훈련 이후의 근무 실적이다.

(4) **교육훈련에 대한 저항과 극복**

① 교육훈련에 대한 저항의 원인

㉠ 입법부의 비호의적 태도 : 교육훈련 성과의 계량화가 곤란하며, 교육훈련이 재정 낭비에 불과하다고 생각한다.

㉡ 관리자·감독자의 저항 및 비협조 : 부하직원의 교육훈련으로 인한 업무 수행의 지장을 우려하고, 능력 향상에 따른 잠재적 도전을 우려한다.

㉢ 피훈련자의 저항 : 교육훈련 발령을 자신의 능력에 대한 불신이나 불리한 인사 조치로 이해하는 경향이 있으며, 교육훈련 결과가 인사 관리에 별로 반영되지 않는다는 인식을 갖고 있다. 또한 훈련기간 동안의 기득권 상실(보직문제에 대한 불안감, 인맥관계 변화, 물질적 혜택 감소)을 우려한다.

② 저항의 극복 방안

㉠ 교육훈련의 유용성을 홍보하여 관계자들의 이해를 얻도록 노력한다. 이를 통해 피훈련자·감독자·관리자 등이 스스로 교육훈련의 유용성을 인식해야 한다.

ⓒ 참여에 의한 교육훈련 계획을 수립한다.
　　ⓓ 교육훈련 결과를 승진·보직 등에 적극 반영한다.
　　ⓔ 피훈련자의 참여적 선발을 위해 본인의 희망과 의사를 반영할 수 있는 제도적 장치를 마련해야 한다.
　　ⓕ 효율적인 훈련 방법을 개발하고 성과를 계량화한다.

## 2 근무성적 평정

(1) 의의 및 용도
① 의의 : 근무성적 평정이란 공무원이 일정기간 동안 수행한 근무 실적, 잠재적 능력, 가치관 등을 체계적으로 판정·기록하여 이를 인사행정에 활용하는 과정을 말한다.
② 특징
　㉠ 직위분류제에서 유용하다.
　㉡ 절대 평가가 아닌 상대 평가이며, 탄력성을 지녀야 한다.
　㉢ 경쟁 원리를 도입한다.
　㉣ 승진, 승급, 교육 훈련, 적재적소의 인사 배치 등의 자료로 활용된다.
③ 필요성 : 현재 인사행정의 경향이 종래의 행정 능률의 향상 외에 공무원의 적극적인 능력 발전과 행정의 객관화를 강조함에 따라 공무원들의 근무 성적·능력·가치관 등을 정확히 알아야만 그들의 능력을 발전시키고, 실적에 따른 공정한 대우가 가능하며, 행정의 능률도 향상시킬 수 있으므로 인사행정의 필수적 조건으로 간주된다.
④ 용도
　㉠ **인사행정의 기준** : 상벌의 목적으로 이용됨으로써 인사행정의 기준을 제공하여 준다. 즉, 근무성적 평정의 결과는 승진·승급·면직·감원 등의 결정 기준이 된다.
　㉡ **채용시험의 타당도 측정** : 신규 채용 시의 시험성적을 임용 후의 근무 성적과 비교해 상관 관계를 밝혀보면 채용 시험의 타당도를 측정할 수 있다.
　㉢ **적정한 인사배치의 자료** : 근무 성적 평정을 통하여 공무원의 능력 및 특질에 맞는 직책을 부여할 수 있다.
　㉣ **훈련의 필요성** : 근무 성적 평정을 통하여 공무원의 능력이 파악되면 그가 담당하는 직책이 요구하는 능력과 비교하여 훈련의 수요를 파악할 수 있다.
　㉤ **감독자와 부하의 이해관계 증진** : 감독자와 피평정자인 부하 간에 근무 상황에 대하여 솔직하게 의견 교환을 하고 개선책을 강구하게 되면, 상호 간의 이해의 증진을 도모하여 부드러운 인간관계를 형성할 수 있다.
　㉥ **근무능률의 향상** : 공무원 개개인이 그의 감독자로부터 자신의 장·단점을 기술적으로 지적받을 경우 사기 앙양과 아울러 근무 능률의 향상을 가져올 수 있다.
　㉦ **공무원의 능력 발전** : 근무성적 평정제도는 공무원 스스로 파악하기 힘든 자신의 장·단점을 평정자가 지적하여 줌으로써 능력 발전의 계기가 된다.
　㉧ 보수 관리의 기초 자료

## (2) 근무성적 평정방법 17 울산

① 도표식 평정 척도법
  ㉠ 의의
    ⓐ 가장 많이 이용되고 있는 방법으로, 한편으로는 평정하고자 하는 평정 요소를 나열하고, 다른 편에 평정 요소별로 평정하기 위한 등급을 숫자나 언어로 표시해 놓은 도표를 작성해 놓고 평정 요소별로 점수를 낸 후 전체 합계로 평정 점수를 계산하는 방법이다.
    ⓑ 즉, 한편에는 실적·능력을 나타내는 평정 요소를 나열하고 다른 한편에는 우열을 나타내는 등급을 표시하여 피평정자를 관찰하고 해당 등급에 표시하게 되어 있다.
  ㉡ 장·단점

| 장점 | 단점 |
| --- | --- |
| • 일시에 다수 인원을 신속히 평정할 수 있다.<br>• 평정표의 작성이 간단하고 평정이 용이하다.<br>• 상벌 목적에 이용하기가 편리하다.<br>• 경비를 절약할 수 있다.<br>• 평정 결과의 계량화와 통계적인 조정이 가능하다.<br>• 분석적 평가로 타당성을 높일 수 있다.<br>• 평정 결과의 정확성과 신뢰도를 높일 수 있다. | • 합리적 평정 요소의 선정이 곤란하다.<br>• 등급의 비교 기준이 모호하다.<br>• 평정 요소의 비중 산출이 곤란하다.<br>• 평정자의 주관 개입과 연쇄효과(Halo Effect)가 작용할 우려가 있다.<br>• 평정 요소 간 중요성에 따른 가중치 결정이 어렵다. |

  ㉢ 종류
    ⓐ **단계식 척도법(비연속 척도법)** : 미리 몇 개의 고과 요소를 선정하고 그것을 몇 단계로 구분하여 각 단계에 수, 우, 미, 양, 가 또는 A, B, C, D와 같은 평어로 표기하고, 고과자는 이 평어에 의해 피고과자를 몇 개의 단계로 평가하고 구분하는 방법
    ⓑ **도식 척도법(연속적 척도법)** : 각 고과 요소마다 각 종업원이 지니고 있는 특성과 직무 수행에서 나타난 실적의 정도에 따라 체크할 수 있는 연속적인 척도를 마련하고 고과자가 척도상 임의의 장소에 체크할 수 있도록 하는 방법

> **CHECK POINT** 도표식 평정 척도(1점에서 5점까지 부여)

| 구분 | 평정 요소 | 구분 | 평정 요소 | 구분 | 평정 요소 |
| --- | --- | --- | --- | --- | --- |
| 근무<br>실적 | 담당업무의 질과 양 | 직무<br>수행<br>능력 | 전문 지식 | 직무<br>수행<br>태도 | 책임성 |
| | 목표 달성도 | | 이해 판단력 | | 대민 친절성 |
| | 적시성 | | 지도력 | | 협조성 |
| | 창의성 | | 기획력 | | 청렴도 |
| | 노력도 | | 업무 추진력 | | 보안도 |
| | 조직·사회기여도 | | 종합 실무능력 | | |
| | 합계 | | 합계 | | 합계 |

② 강제 배분법 17 울산
　㉠ 근무성적을 평정한 결과 피평정자들의 성적 분포가 과도하게 집중되거나 관대화되는 것을 막기 위해, 즉 평정상의 오류를 방지하기 위해 평정 점수의 분포 비율을 획일적으로 미리 정해 놓는 방법이다.
　㉡ 피평정자가 많을 때에는 관대화 경향에 따르는 평정 오차를 방지할 수 있으나, 평정 대상 전원이 무능하거나 유능한 경우에도 일정 비율만이 우수하거나 열등하다는 평정을 받게 되어 현실을 왜곡하는 부작용이 초래될 수 있으며, 역산식 평정을 할 가능성도 있다.

③ 강제 선택법 20 부산
　㉠ 2개 또는 4~5개 항목으로 구성된 각 기술 항목의 조 가운데서 피평정자의 특성에 가까운 것을 강제적으로 골라 표시하도록 하는 방법이다.
　㉡ 장·단점

| 장점 | 단점 |
| --- | --- |
| • 평정자의 편견이나 정실을 배제한다.<br>• 신뢰성과 타당성이 높다. | • 평정 기술항목들을 만들기 어려울 뿐만 아니라 작성 비용도 많이 든다.<br>• 피평정자와 평정에 관해 상의하기 어렵다.<br>• 평정자들이 어떤 조의 기술 항목들 중 하나를 반드시 선택해야 한다. |

④ 사실 기록법
　㉠ 공무원의 근무 성적을 객관적인 사실에 기초를 두고 평가하는 방법으로, 객관적이기는 하나 작업량을 측정하기 어려운 업무에 대하여는 적용할 수 없다는 결점이 있다.
　㉡ 무엇을 평가 기준으로 하는가에 따라서 산출 기록법, 주기적 검사법, 근태 기록법, 가감 점수법으로 나누어 볼 수 있다.
　㉢ 분류
　　ⓐ 산출기록법 : 산출량을 기록하여 비교 평가하는 방법으로 업무의 성질이 일상적 반복적이어서 그 단위측정이 가능한 직위에 적용
　　ⓑ 주기검사법 : 대상자가 달성한 일의 양 또는 일정 일의 완성함에 소요되는 시간을 주기적으로 검사하여 평정하는 방법
　　ⓒ 근무태만기록법 : 대상자의 근무태만을 기록하여 이를 평정의 주요 요소로 하는 방법

⑤ 서열법(성적 순위법, ranking method)
　㉠ 피평정자 간의 근무성적을 서로 비교해서 서열을 정하는 방법으로, 비교적 작은 집단에 대해서만 사용할 수 있고 특정 집단 내의 전체적인 서열을 알려 줄 수 있으나 다른 집단과 비교할 수 있는 객관적인 자료는 제시하지 못한다.
　㉡ 서열을 정하기 위한 비교 방법에는 쌍쌍 비교법, 대인 비교법이 있다.

⑥ 체크리스트 평정법 17 인천
　㉠ 공무원을 평가하는 데 적절하다고 판단되는 표준행동 목록을 미리 작성해 두고 이 목록에 단순히 가부를 표시하게 하는 방법을 통해 공무원을 평가하는 방법이다.

ⓒ 평정 요소가 명확하게 제시되어 있고, 평정자가 피평정자에 대한 질문 항목마다 유무 또는 가부만을 판단하기 때문에 평정하기가 비교적 쉬우나, 평정 요소에 관한 평정 항목을 만들기가 힘들 뿐만 아니라 질문 항목이 많을 경우 평정자가 곤란을 겪게 된다.
ⓒ 대표적인 것으로 프로브스트(Probst) 고과법과 오드웨이(Ordway) 고과법이 있다.
  ⓐ 프로브스트 고과법 : 구체적인 행동 양식을 기술한 근무 보고서, 평정된 사실을 채점하는 프로브스트 채점 기준표, 프로브스트 종합 기준표로 구성된다. 근무 보고서는 근무의 성패를 나타내는 구체적 항목이 100여 개가 기술되어 있다. 이 100여 개의 항목에는 각각 +2, +1, 0, -1, -1/2, -2, -3의 점수가 채점 기준표에 할당되어 있다.
  ⓑ 오드웨이 고과법 : 특수한 업무를 평정하는 A식 고과표와 프로브스트법과 같은 B식 고과표로 구성된다. B식 고과표는 A식 고과표에 해당되는 특수한 실책이 없는 경우에 사용되는 것이며, A식 고과표에 있어서는 프로브스트법과 같이 사실단을 체크하는 것이 아니라 그 증거를 제시하는 것이 특색이다.

[가중 체크리스트 평정법의 실례]

| 행태 | 체크란 | 가중치 |
| --- | --- | --- |
| 근무시간을 잘 지킨다. |  | 4.0 |
| 업무가 많을 때는 기꺼이 야근을 한다. |  | 5.0 |
| 책상 위의 문서는 항상 깨끗이 정돈되어 있다. |  | 3.5 |
| 동료의 조언을 경청하기는 하나 따르지는 않는다. |  | 1.5 |

⑦ 중요사건 기록법(Critical Incident Method)
  ㉠ 피평정자의 근무 실적에 큰 영향을 주는 중요 사건들을 평정자로 하여금 기술하게 하거나 또는 중요 사건들에 대한 설명구를 미리 만들어 평정자로 하여금 해당되는 사건에 표시하게 하는 방법이다.
  ㉡ 피평정자와의 상담을 촉진하는 데 유용하고, 사실에 초점을 두고 있다는 장점이 있으나, 이례적인 행동을 지나치게 강조할 위험이 있다.

[중요사건 기록법 실례]

| 일자, 장소 | 중요사건 |
| --- | --- |
|  | 일하면서 불쾌감을 표시하거나 화를 낸다. |
|  | 동료직원 돕기를 거부한다. |
|  | 동료직원이 상부의 지시를 받아들이도록 설득한다. |
|  | 작업방법의 개선을 제안한다. |
|  | 훈련받는 것을 거부한다. |

⑧ **행태기준 평정 척도법(BARS ; Behaviorally Anchored Rating Scales)** 17 서울
  ㉠ 도표식 평정 척도법(주관성)과 중요 사건 평정법(객관성)의 장점을 통합한 것이다.
  ㉡ 직무분석에 기초하여 중요한 과업분야를 선정하고, 주관적 판단의 배제를 위해 각 과업분야에 대하여 가장 이상적인 행태에서부터 가장 바람직하지 못한 행태까지를 몇 개의 등급으로 구분하여 점수를 할당하는 방법이다.
  ㉢ 특정 직무에 대한 성과를 정의하고 그에 따른 평가 방법과 가중치를 공개하여 직무 수행자가 그것을 인식하고 업무를 수행할 수 있도록 한다.
  ㉣ 목표관리법의 일환으로 사용될 수 있다.

  > **CHECK POINT 행태관찰(평정) 척도법**
  > ① 중요사건 평정법(객관성) + 도표식 평정척도법(주관성)
  > ② 평정요소를 행태에 관해 다양하고 구체적인 사건, 사례로 제시
  > ③ 그러한 행태를 얼마나 자주 하는가에 대한 빈도를 표시하는 척도를 만들어 평가

  ㉤ 장점
    ⓐ 다양하고 구체적인 직무에 적용이 가능하다.
    ⓑ 객관성과 공정성이 높다.
    ⓒ 평가자 간 신뢰성을 높일 수 있다.
    ⓓ 성과향상과 업무개선에 효과가 있다.
  ㉥ 단점
    ⓐ 개발에 시간과 비용이 많이 든다.
    ⓑ 평가의 대상이 되는 행동지표에 영향을 받게 되므로 피평가자의 다른 행동을 고려하거나 회상하기 어렵다.

⑨ **목표관리법(MBO)** : 업무 담당자가 조직의 상위자와 협의하여 목표를 설정하고 정해진 기준에 따라 조직 단위들의 활동과 구성원의 기여도를 측정, 평가하는 총체적인 과정이다.

⑩ **평정 센터법** : 1956년 미국 전신전화공사가 처음으로 산업적 용도에 사용하였고, 1970년대까지 큰 관심을 끌지 못했으나 오늘날 대기업에서 널리 사용되고 있다. 대개 직속 상사에 의해서 지명된 관리적 잠재력을 가진 12명 정도의 종업원을 행위 평가에 숙달된 평가자들(3~6명)이 2일에서 3일 정도 밀접하게 관찰한다. 고과자들은 대부분 심리전문가이지만 평가받는 사람들보다도 두 계층 높은 관리 계층의 사람들인 경우가 일반적이다. 평가 센터를 운영하는 목적은 관리자로서의 잠재력을 가진 종업원을 발견하고, 일선 감독자를 선발하며, 종업원의 개발 욕구를 자극하기 위한 것이다.

⑪ **집단 평정법(다면 평정법, 360도 평가제)** 17 대구
  ㉠ 평정에 감독자, 동료, 부하 등 다양한 사람들이 참여하게 되는 제도이다.
  ㉡ 여러 사람을 평정자로 활용함으로써 소수인의 주관과 편견, 이들 간의 개인 편차를 줄임으로써 객관성과 공정성을 높일 수 있다.
  ㉢ 참여의 범위를 지나치게 확대하여 평정 대상자를 정확히 모르는 상태에서 평가가 이루어질 경우 오히려 정확성을 떨어뜨릴 위험성도 내포하고 있다.

② 장·단점

| 장점(유용성) | 단점 |
|---|---|
| • 감독자의 민주적 리더십 발전에 기여<br>• 관료적 병폐 시정, 정실인사 폐단 방지<br>• 계층구조가 완화되고 팀워크가 강조되는 현대사회의 새로운 조직형태에 부합<br>• 업무의 효율성과 이해의 폭 증진 가능<br>• 원활한 인간관계 증진의 동기 부여<br>• 직무수행의 동기유발의 효과로 개인의 업무성과 향상과 조직의 생산성 향상 가능<br>• 평가의 객관성·공정성·수용성 확보 가능<br>• 평가 장·단점 환류를 통해 자기역량 강화의 기회 촉진 | • 관리자가 부하들의 평가를 받는 데 대한 저항감과 불쾌감으로 상사와 부하 간 갈등 야기로 조직 내 화합 저해<br>• 담합에 의한 평가결과 왜곡 가능성<br>• 부처별, 직급별로 특성에 따른 다양하고 적합한 평가가 어려울 가능성<br>• 부처의 통합 시 부처 이기주의와 소규모 부처 출신자의 부당한 평가 가능<br>• 상급자가 업무 추진보다 부하의 눈치를 의식하는 행정 발생 가능<br>• 인기투표로 변질될 가능성 존재 |

⑫ **쌍대 비교법(일조 비교법, paired comparison method)** : 피고과자를 한 쌍씩 비교하여 그 결과를 종합하여 순위와 득점을 평정하는 방법으로, 피고과자를 두 사람씩 비교하여 고과하므로 고과의 정확도가 높고, 고과 과정에서 고과자도 누가 1번이 되고 2번이 되는가를 알지 못하므로 주관적 조작을 제거할 수 있다.

⑬ **인물 비교법(대인 비교법)** : 어떤 표준적 인물을 판단 기준으로 하여 피고과자를 표준적 인물과 비교하는 방법이다.

⑭ **직무기준법**
  ㉠ 직무분석을 통해 각 직위의 직무수행기준을 설정하고 피평정자의 직무수행을 이 기준과 비교 평정하는 방법이다.
  ㉡ 장점
    ⓐ 실적을 기준으로 하고 있기 때문에 주관성의 개입을 감소시킬 수 있다.
    ⓑ 평정결과를 피평정자에게 쉽게 이해시킬 수 있다
    ⓒ 부하의 실적이 직무기준에 미치지 못할 경우 그 원인이 어디에 있는지를 알 수 있다.
  ㉢ **단점** : 각 직위별로 평정표를 따로 만들어야 하기 때문에 시간, 노력이 많이 든다.

> **CHECK POINT 평정법의 분류**
>
> 1. 종업원 비교법 : 서열법, 쌍대 비교법, 인물 비교법, 강제 할당법
> 2. 평정 척도법 : 단계식 척도법, 도식 척도법
> 3. 대조 리스트법 : 프로브스트 고과법, 오드웨이 고과법
> 4. 최근의 인사고과 방법 : 중요사건 기술법, 행동기준 고과법, 목표관리법

(3) **근무성적 평정상의 오류** 17 경남보건연구소 / 16 전남

① **역산제** : 미리 등급이나 총점을 정해두고 각 평정 요소의 점수에 적당히 배분하는 현상이 등장할 수 있다.

② **관대화 경향** : 평정자가 피평정자로부터 불평이나 공격을 피하기 위하여 공정하게 평정하지 않고 무난 제일주의로 실제보다 높게 평정하는 경향이다. 24 지방직 / 17 울산

③ **중심화 경향(집중화 경향)** : 평정자가 모든 피평정자들에게 대부분 중간 수준의 점수나 가치를 주는 심리적 경향을 말하며, 강제 배분법을 통하여 방지할 수 있다.

④ **연쇄(헤일로) 효과** : 평정표상의 특정 요소인 선입견, 인상이 모든 평정 요소에 연쇄적으로 적용되는 경향이 등장할 수 있다. 17 교육청·경기

⑤ **표준화의 어려움** : 부서별 직무 및 직원의 수준 차이로 표준화가 어렵다.

⑥ **논리적 착오** : 평정 요소 간의 논리적 상관 관계가 있다는 관념에 의한 오차로써, 상관관계가 있는 한 요소의 평점 점수에 의해 다른 요소의 평정 점수가 결정된다.
   예 기억력이 높으면 지식이 높다든가, 작업량이 많으면 숙련도가 높다고 평정하는 경향

⑦ **상동적 경향(고정 관념, 선입견에 의한 오류)** : 평정의 요소와 관계가 없는 요소 등에 대해 평정자가 갖고 있는 편견이 평정에 영향을 미치는 것을 말한다. 즉, 특정 지역의 출신이나 특정 학교 출신이기 때문에 당연히 어떠할 것이라고 범주화하여 판단하는 경우이다. 17 대구

⑧ **규칙적 오류와 총계적 오류**
   ㉠ **규칙적 오류** : 어떤 평정자의 가치관 및 평정 기준의 차이 때문에 다른 평정자들보다 언제나 후하거나 나쁜 점수를 주는 것을 말한다.
   ㉡ **총계적 오류** : 평정자의 평정 기준이 일정하지 않아 관대화·엄격화 경향이 불규칙하게 나타나는 것을 말한다.

⑨ **근접 오차** 17 울산
   ㉠ 공간적·시간적으로 근접하여 평정한 경우, 공간적·시간적으로 멀리 떨어져서 평정한 경우보다 평정이 일치하는 경향
   ㉡ **자기유사 오류** : 평정자가 자기 자신과 유사하다고 인정되는 피평정자들을 더 호의적으로 평정하는 오류, 즉 가치관, 태도, 성격 및 출신 등이 평정자와 가까운 피평정자일수록 더 높은 고과 점수를 주게 되는 경향
   ㉢ **시간적 근접 오류(막바지 효과)** : 평정 시점과 가까운 시점에 일어난 사건이 평정에 큰 영향을 미치게 되는 오류
   ㉣ **공간적 오류** : 평정자와 피평정자와의 공간적 거리가 멀 때 발생하는 오류
   ㉤ **첫머리 효과(최초 효과)** : 전체 기간의 근무성적으로 평가하기 보다는 초기의 업적에 영향을 크게 받는 효과

⑩ **대비 오차**
   ㉠ 여러 명의 피평정자 중에 한 피평정자의 능력이 특히 탁월한 경우에 다른 피평정자의 능력이 업무 수행을 위한 요구 조건을 충족시킴에도 불구하고 낮은 평정 점수를 받게 될 가능성
   ㉡ 대비 오차는 능력이 서로 다른 여러 명의 피평정자를 동시에 평정해야 하는 경우에 발생

⑪ **선택적 지각** : 정보를 객관적으로 받아들이지 않고 자신의 인지 체계, 지식, 가치관과 일치하는 것만을 받아들이는 것
⑫ **귀인적 편견** : 드러나는 행위를 기초로 해서 관찰자가 자신이나 피평정자의 내적 상태를 추론함으로써 발생하는 오류
⑬ **피그말리온 효과(로젠탈 효과)** : 자기 충족적 예언효과를 의미하는 것으로 예언대로 행동하고 판단하게 되는 현상
⑭ **근본적 귀속의 착오** : 타인의 실패를 평가할 때는 상황적 요인을 과소평가하고 개인적 요인을 과대평가하는 반면, 성공에 있어서는 상황적 요인을 과대평가하고, 개인적 요인을 과소평가하는 경향

### (4) 근무성적 평정 운영상의 주의사항
① 평정 횟수의 문제 : 1년에 1~2회 정도가 바람직하다.
② 평정자 수의 문제 : 단독 평정보다는 복수 평정이 좋다.
③ 평정 결과의 공개 문제 : 근무 능률을 향상시키기 위하여 본인에게만 공개하는 방법이 바람직하다.
④ 이의 제기의 문제 : 평정에 대한 이의 제기를 인정함으로써 공정한 평정을 추진해야 한다.
⑤ 각 부처 간의 평정을 가능한 한 표준화할 필요가 있지만 각 부서의 특수성을 고려하는 방법도 고려해 볼 만하다.
⑥ 공정한 평정을 하도록 평정자의 훈련과 교육이 필요하다.

### (5) 근무성적 평정의 개선 방향
① 고과자의 훈련
② 인사권의 위양
③ 부서별 성과 측정과 차별적 보상제도
④ 비통제적 이용의 장려

## 3 승진

### (1) 승진의 개념
① 하위 직급에서 직무의 책임도와 곤란도가 높은 상위 직급으로 또는 하위 계급이나 동일 계급 내의 하위 계급으로부터 상위 계급으로 종적 이동을 하는 것을 말한다.
② 이는 동일 직급이나 등급 내에서 호봉만 올라가는 승급과 다르며, 횡적·수평적 이동인 전직·전보와 구별된다.

### (2) 승진의 기능(중요성)
① 개인의 성공에 대한 기대감을 충족시킴으로써 사기의 앙양을 기할 수 있다.
② 승진의 유인을 통해 각기 자기의 능력 발전을 도모하는 데 유인이 된다.
③ 승진을 통한 인적 자원의 효율적 이용에 도움을 준다.
④ 직업 공무원제·실적주의의 확립에 기여한다.

> **CHECK POINT** 교류제와 비교류제의 비교

| 구분 | 교류제 | 비교류제 |
|---|---|---|
| 장점 | • 유능한 인재 확보<br>• 실적주의 요청에 부합<br>• 부처 간 배타적 파벌성 방지<br>• 승진 기회의 불균형 해소<br>• 부처 간 공무원의 질적 균형 유지<br>• 인사 배치의 신축성 확보 | • 당해 부처 공무원의 사기 앙양<br>• 각 부처 업무의 특이성 유지<br>• 팀워크 강화 |
| 단점 | • 기득권의 상실로 인한 사기 저하<br>• 인간관계 형성 저해 우려 | • 유능한 인재 확보 곤란<br>• 부처 간 승진 기회 불균형<br>• 승진 기회가 적은 부처의 사기 저하 |

### (3) 승진의 기준

① 경력
   ㉠ 의의 : 근무연한·경험·경력 등을 승진의 기준으로 하는 것을 말한다(근무 연수, 경력, 학력, 연령 등).
   ㉡ 장·단점 : 고도의 객관성에 근거한 인사 관리가 되며, 행정의 안정성이 유지되고 정실의 개입이 적어 불평의 이유가 되지 않는다는 장점이 있는 반면, 행정의 침체가 우려되고 유능한 인재의 등용과 상급자의 통솔이 어렵다는 단점이 있다.
   ㉢ 경력 평정의 원칙
      ⓐ 적시성의 원칙 : 과거 경력보다는 최근 경력을 높이 평가한다.
      ⓑ 친근성의 원칙 : 과거 경력과 관련이 있거나 승진 예정 직무와 유사한 관련 업무에 대한 경력은 배점 비율을 높여야 한다.
      ⓒ 습속성의 원칙 : 담당하고 있는 직무의 숙련도와 책임도·곤란도가 높은 상위 직급의 경력에는 보다 높은 가치를 부여해야 한다.
      ⓓ 발전성의 원칙 : 학력이나 직무와 관련된 훈련 경력 등을 참작해 잠재 능력과 장래 발전가능성을 평가한다.

② 실적
   ㉠ 의의 : 교육·훈련·근무 성적 등의 실적을 기준으로 하는 것이며, 이는 경력에 비해 주관적인 면이 강하다(근무 성적 평정, 시험 성적, 실적, 상벌 사항 등).
   ㉡ 방법 : 실적을 승진의 기준으로 하는 주관적 평가방법에는 근무성적 평정, 인사권자의 판단, 승진 심사위원회의 결정 등이 있으며, 객관적 평가방법에는 시험이 있다.
   ㉢ 장·단점

| 구분 | 주관적 평가방법 | 객관적 평가방법 |
|---|---|---|
| 장점 | 행정의 침체를 방지하고 적응력과 협동심 등을 평가하는 데 유용하다. | 공정성·타당성에 기여하고 정실 인사를 방지할 수 있다. |
| 단점 | 정실 개입이 우려된다. | 장기 근속자의 사기가 저하되고, 근무보다 시험공부에 주력하게 될 우려가 있으며 심리적 부담을 가지게 된다. |

## 4 제안 제도

### (1) 개념
① **의미** : 제안 제도란 공무원으로 하여금 행정상의 개선 방안을 제안하게 하여 그 심사 결과 행정 운영에 능률과 절약을 가져올 것으로 인정되는 경우에는 그 공헌의 정도에 따라 표창과 상금을 지급하는 제도이다.
② 재직자의 능력 발전과 사기 제고에 기여한다.
③ **목표** : 제안 제도의 최우선 목표는 업무구조 개선이다.
④ **성격** : 일반주민 제안 제도는 일반국민을 대상으로 한다. 그러나 공무원만을 대상으로 한다는 측면에서 일반주민 제안 제도와는 그 성격이 다르다.

### (2) 운영
① **제안 제도의 관할** : 중앙 제안 제도는 행정안전부, 자체 제안 제도는 각 중앙 행정기관이다. 우리나라의 경우에는 제안의 자격에 아무런 제한을 두지 않고 있다.
② **제안의 대상** : 예산 절감 및 세수 증대 방안, 행정의 능률성 제고 방안, 대 국민서비스의 질 향상 방안, 기타 국가 행정발전을 위한 개선 방안이다.
③ 제안은 채택과 동시에 실시하며 채택된 제안에 대해서는 창안상, 승급 같은 인사상의 특전, 상여금 등이 수여된다.

### (3) 장점
① 행정의 합리화와 능률화
② 계층 간의 의사소통 촉진
③ 창의력 계발과 문제해결능력의 향상
④ 참여의식의 고취와 행정관리의 민주화 구현
⑤ 예산 절약
⑥ 사기의 앙양

### (4) 제안 제도의 성공적인 운영 방안
① 제안의 용이한 절차와 체제의 수립
② 정책 결정권자와 감독자의 이해 조정과 제안을 장려하는 분위기가 조성
③ 제안의 신속하고 공정한 처리 보장
④ 제안 제도의 실시에 필요한 지식 기술과 경비 확보
⑤ 일반직원의 적극적 참여
⑥ 채택된 제안의 실시

## 06 보수

### 1 보수 수준의 기본 원칙과 결정 요인

(1) 보수 수준 결정의 기본 원칙
   ① 대외적 비교성
      ㉠ 직책의 시장 가격 결정이 어렵기 때문에 일반적으로 사기업 보수의 평균치를 기준으로 하여 보수를 결정한다.
      ㉡ 물론 공무원과 사기업의 직종 상이성, 직급의 다양성 때문에 비교할 행정직의 대표직급의 선정과 비교할 기업의 산업별·규모별·지역별 평균치의 설정과 비교 기간의 설정, 비교 시기의 결정 등과 같은 또 하나의 기준이 설정되어야 한다.
   ② 대내적 상대성
      ㉠ 성과에 따른 공평한 보수의 기대감을 조직 내에서 찾아보려는 것으로, 상하위 직급 간의 보수의 차를 통하여 능력 발전과 근무 의욕의 유도를 가능하게 하려는 것이다.
      ㉡ 상하위 격차가 적으면 유인 체계로써 매력이 적고, 차이가 너무 크면 직접적 불만을 야기할 수 있으므로 적절한 차이를 두어야 한다.
      ㉢ 격차 요인으로는 근속, 직급, 작업 조건, 부양 가족, 학력, 경력 등을 들 수 있다.

(2) 보수 수준의 결정 요인과 보수 체계
   ① 경제적 요인 : 국민의 담세 능력과 재정력이 문제가 되는데, 이는 조세 정책에 따라 다르게 나타날 수 있으며, 인력 정책이 또 다른 고려 요인으로 작용한다.
      ㉠ 정부재정 능력
      ㉡ 국민의 담세 능력
      ㉢ 민간의 임금 수준
      ㉣ 경제 정책
   ② 사회·윤리적 요인 : 생활 수준, 인원 수, 정부의 공무원에 대한 생계비 지급의 의무 등이 고려 요인으로 작용한다.
   ③ 부가적·정책적 요인 : 휴가·병가 제도, 근무 조건, 신분 보장, 연금 제도, 퇴직 수당, 사회복지 제도, 기타 부수입 연금 제도, 휴가, 근무 시간, 복지 후생 등을 고려한다.
   ④ 정부 재정력을 상한선으로, 공무원 생계비를 하한선으로 하여 그 사이에 직책과 능력에 따라 결정한다.

### 2 보수 체계와 보수표 작성 17 대구

(1) 보수 체계
   ① 연공급 16 부산
      ㉠ 보수를 생계의 원천이라고 생각하는 근로자의 입장을 반영한 체계로 근로자의 학력·연령·성별 등의 개인적 요소를 고려하여 근속 연수를 중심으로 보수 수준을 결정한다.

ⓒ 근속 연수가 길수록 같은 직무를 수행하더라도 보수가 높아지는 것이 보통이다.
　　ⓒ 장점
　　　　ⓐ 기본적인 생활이 보장됨으로써 조직에 대한 높은 귀속 의식
　　　　ⓑ 서열 의식이 강하기 때문에 사회적 질서 의식과 합치
　　　　ⓒ 가족주의적 인간 관계
　　　　ⓓ 경영자 중심의 임금 관리가 용이
　　ⓔ 단점
　　　　ⓐ 근무 실적과 무관 : 열심히 일할 동기 유발 기능이 약해 적당주의, 무사 안일주의 발생
　　　　ⓑ 소극적인 근무 태도를 야기시켜 생산성이 저하
　　　　ⓒ 근로자의 종속적인 태도로 인해 조직 혁신 곤란
　　　　ⓓ 능력있는 젊은 층의 사기저하
　　　　ⓔ 인건비 부담이 갈수록 증가
　　　　ⓕ 전문 인력의 확보가 곤란
　　　　　◆ **생활급** : 생계비를 결정기준으로 하는 보수 체계로 공무원과 그 가족의 생활을 보장하기 위한 것으로서 연령과 가족상황이 기준이 된다.
② **직무급**
　　⊙ 동일한 직무에는 동일한 보수를 지불하는 것을 원칙으로 한다.
　　ⓒ 인적 요소를 고려하기보다는 직무의 중요성과 난이도를 보수 결정의 중요 기준으로 본다.
　　ⓒ 직무급을 위해서는 직무에 대한 과학적인 분석(직무 분석, 직무 평가, 직무의 표준화, 합리적인 인사 관리)이 선행되어야 한다.
　　ⓔ 장점
　　　　ⓐ 직무 중심으로 합리적인 인사 관리가 가능
　　　　ⓑ 생산성의 향상에 기여(능력주의)
　　　　ⓒ 젊고 유능한 인재 확보가 용이
　　　　ⓓ 비합리적인 인건비의 과다 지출 방지
　　ⓕ 단점
　　　　ⓐ 직무의 과학적 분석이 이루어지지 않은 조직에 적용이 곤란
　　　　ⓑ 합리적인 노동 시장의 형성을 전제, 즉 평가와 관리의 객관성을 전제
　　　　ⓒ 종신 고용 풍토의 혼란
　　　　ⓓ 학력, 연공 중심의 풍토에서는 저항
③ **직능급** 17 충남
　　⊙ 직능급은 직무수행 능력을 중심으로 하고 인적 요소를 반영하는 보수 체계이다.
　　ⓒ 능력에 따라 승진하며, 연공에 따라 호봉이 상승하는 체계이다.
　　ⓒ 장점
　　　　ⓐ 근로자의 능력 신장에 기여
　　　　ⓑ 유능한 인재의 확보 가능
　　　　ⓒ 능력에 따른 보수 결정으로 근로자의 불평 감소
　　　　ⓓ 완전 직무급 도입이 어려운 조직에 적합

②  단점
   ⓐ 직무 수행능력이 떨어지는 근로자는 근무 의욕이 상실되어 조직에서 이탈할 가능성이 높다.
   ⓑ 직무의 표준화와 직무 분류가 전제되어야 한다.
   ⓒ 직무 수행 능력에 치우쳐 일상 업무에 소홀하게 된다.

④ 연봉제
  ㉠ 개별 종업원의 능력, 실적 및 공헌도에 따라 임금 보상(인상)을 선별적으로 하는 업적 승급과 인센티브를 적용하는 임금 체계이다.
  ㉡ 1년을 단위로 매년 개인의 업무 성과에 따라 임금을 차별화하여 계약하는 능력주의형 임금 제도를 말한다.
  ㉢ 장점
   ⓐ 실적과 임금이 직결되어 있어서 능력주의, 실적주의가 실현, 조직의 활성화와 사기 앙양을 유도
   ⓑ 우수한 인재의 기용
   ⓒ 경영 감각의 배양
   ⓓ 임금 관리가 용이해져 임금 관리의 효율성과 효과성 증대
   ⓔ 연봉제 대상자는 매년 스스로 업무 목표를 세우고 이를 상사와의 면담을 통해 자신의 의견을 충분히 밝히고 상사로부터 조언을 구할 수 있어 상하 간에 의사 소통이 원활
  ㉣ 단점
   ⓐ 단기적인 목표만 추구하다 보면 장기적인 차원에서 달성하여야 하는 목표는 경시될 우려가 있다. 목적의 업적만을 쫓다가 본질적인 생산성 향상을 희생하게 될 수 있다.
   ⓑ 성공적인 연봉제는 업무 평가 제도가 공정해야 한다. 그러나 업무 평가에 주관적인 편견이 개입되고 평가 기준에 정확성이 없다면 불공평감이 증대된다.
   ⓒ 연봉제를 통하여 임금이 개별적으로 결정되고 개인주의적 성향이 강화되면 조직 내 연대감이 상실되고 팀워크를 필요로 하는 업무에는 협력적 분위기를 저해할 우려가 있다.
   ⓓ 지나치게 성과에만 집착한다면 노동 강도를 강화시켜 근로자의 건강이나 창의력을 저해할 우려가 있으며 업무 태도에 더욱 소극적이 될 우려가 있다. 따라서 실패를 두려워하여 조직이 정체되기 쉽다.

⑤ 성과급
  ㉠ 근로자의 작업에 대한 노력 및 능률의 정도를 고려하여 높은 능률의 근로자에게는 높은 임금을 지급함으로써 그들의 생활을 보장하는 동시에 노동 생산성을 향상시키고자 하는 임금 형태이다.
  ㉡ 성과급 제도의 전제 조건
   ⓐ 생산 단위의 측정이 가능한 경우
   ⓑ 작업자의 노력과 생산량과의 연계가 명확한 경우
   ⓒ 직무가 표준화되어 있고 작업의 흐름이 정규적인 경우
   ⓓ 생산의 질이 생산량보다 덜 중요하거나 그 질이 일정한 경우

ⓔ 작업자에 대한 감독을 철저하게 할 수 있는 경우
ⓕ 경쟁적이어서 사전에 단위 생산비 중 노무비가 결정되어 있는 경우
ⓒ 장점
ⓐ 합리성과 공평감이 높다.
ⓑ 작업 능률을 자극하여, 소득증대 효과가 있다.
ⓒ 직접 노무비가 일정하므로 원가 계산이 용이하다.
ⓓ 단점
ⓐ 표준단가 결정이나 조업량 특정이 곤란하다.
ⓑ 심신이 과로하게 되고 수입이 불안정하다.
ⓒ 제품 품질이 저하되며, 기계 설비의 소모도가 높다.

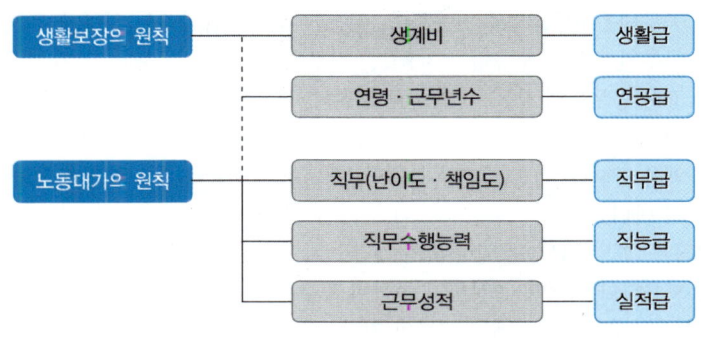

[보수 체계의 구성]

**(2) 보수표**
① 등급의 수
㉠ 등급이란 한 보수표 내에서 직무의 가치나 자격의 단계를 나타내는 기준을 말한다.
㉡ 등급 수는 계급제에서는 작고, 직위 분류제에서는 많다.
㉢ 등급 수를 세분하면 동일 직무에 동일 보수 원칙을 실현할 수 있으나, 지나치게 세분하면 그 차액이 보잘것없고 인사 업무만 복잡해진다.
② 등급의 폭(호봉제)
㉠ 등급의 폭이란 등급 내 보수의 차를 말한다.
㉡ 승급이란 동일한 직급 내에서 호봉만 올리는 것으로서, 근무 연한 우대, 장기 근무 장려, 근무 성적 향상을 목적으로 한다.
③ **등급 간 중첩** : 한 등급의 봉급 폭이 상위 등급의 봉급 폭과 부분적으로 겹치는 것을 말하며, 근속자에 혜택을 주기 위한 것으로 생활급의 요소를 가지고 있다.
④ 보수 곡선 : 봉급표 작성에서 호봉 간 급여 차를 표시한 것을 보수 곡선이라 하며, 일반적으로 고급 공무원을 우대하는 J곡선의 형태를 취한다.
⑤ 보수표의 수 : 사회 분화, 직종 분화에 따라 다원화시키는 것이 필요하므로 복수 보수표가 보편화되었다. 우리나라의 경우는 14종이다.

### CHECK POINT  공무원의 징계 종류 및 징계의 효력(국가공무원법)

1. 징계의 종류(제79조) : 징계는 파면・해임・강등・정직(停職)・감봉・견책(譴責)으로 구분한다.
2. 징계의 효력(제80조)
   ① 강등은 1계급 아래로 직급을 내리고(고위 공무원단에 속하는 공무원은 3급으로 임용하고, 연구관 및 지도관은 연구사 및 지도사로 한다) 공무원 신분은 보유하나 3개월간 직무에 종사하지 못하며 그 기간 중 보수는 전액을 감한다. 다만, 제4조 제2항에 따라 계급을 구분하지 아니하는 공무원과 임기제 공무원에 대해서는 강등을 적용하지 아니한다.
   ② 제1항에도 불구하고 이 법의 적용을 받는 특정직 공무원 중 외무 공무원과 교육 공무원의 강등의 효력은 다음 각 호와 같다.
      ㉠ 외무 공무원의 강등은 「외무 공무원법」 제20조의2에 따라 배정받은 직무 등급을 1등급 아래로 내리고(14등급 외무 공무원은 고위 공무원단 직위로 임용하고, 고위 공무원단에 속하는 외무 공무원은 9등급으로 임용하며, 8등급부터 6등급까지의 외무 공무원은 5등급으로 임용한다) 공무원 신분은 보유하나 3개월간 직무에 종사하지 못하며 그 기간 중 보수는 전액을 감한다.
      ㉡ 교육 공무원의 강등은 「교육 공무원법」 제2조 제10항에 따라 동종의 직무 내에서 하위의 직위에 임명하고, 공무원 신분은 보유하나 3개월간 직무에 종사하지 못하며 그 기간 중 보수는 전액을 감한다. 다만, 「고등 교육법」 제14조에 해당하는 교원 및 조교에 대하여는 강등을 적용하지 아니한다.
   ③ 정직은 1개월 이상 3개월 이하의 기간으로 하고, 정직 처분을 받은 자는 그 기간 중 공무원의 신분은 보유하나 직무에 종사하지 못하며 보수는 전액을 감한다.
   ④ 감봉은 1개월 이상 3개월 이하의 기간 동안 보수의 3분의 1을 감한다.
   ⑤ 견책(譴責)은 전과(前過)에 대하여 훈계하고 회개하게 한다.
   ⑥ 강등(3개월간 직무에 종사하지 못하는 효력 및 그 기간 중 보수는 전액을 감하는 효력으로 한정한다), 정직 및 감봉의 징계처분은 휴직기간 중에는 그 집행을 정지한다. 〈신설 2023.4.11.〉
   ⑦ 공무원으로서 징계처분을 받은 자에 대하여는 그 처분을 받은 날 또는 그 집행이 끝난 날부터 대통령령 등으로 정하는 기간 동안 승진 임용 또는 승급할 수 없다. 다만, 징계 처분을 받은 후 직무수행의 공적으로 포상 등을 받은 공무원에 대하여는 대통령령 등으로 정하는 바에 따라 승진 임용이나 승급을 제한하는 기간을 단축하거나 면제할 수 있다.
   ⑧ 공무원(특수경력직공무원 및 지방공무원을 포함한다)이었던 사람이 다시 공무원이 된 경우에는 재임용 전에 적용된 법령에 따라 받은 징계처분은 그 처분일부터 이 법에 따른 징계처분을 받은 것으로 본다. 다만, 제79조에서 정한 징계의 종류 외의 징계처분의 효력에 관하여는 대통령령등으로 정한다.

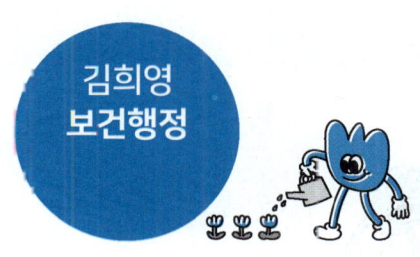

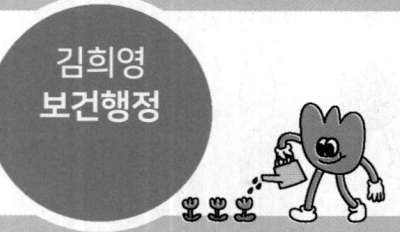

김희영
보건행정

PART 03

# 공적 보건행정 조직과 병원

CHAPTER 01 우리나라의 공적 보건행정 조직
CHAPTER 02 병원과 병원행정

# CHAPTER 01 우리나라의 공적 보건행정 조직

김희영 보건행정

## 01 우리나라의 공적 보건사업

### 1 정의

우리나라의 보건사업 주체는 중앙정부, 지방자치단체가 있다. 보건사업의 기본 단위는 지역사회이기 때문에 지역사회 중심의 보건사업이 활성화되어야 한다. 하지만 보건사업의 성격과 규모, 내용에 따라 ① 중앙정부 주도의 사업, ② 중앙정부와 지방정부와의 긴밀한 협조체계가 필요한 사업, ③ 지방자치단체 중심의 사업 등으로 구분할 수 있다.

(1) **중앙정부의 책임 하에 수행하는 이유**
   ① 감염병 관리와 같이 지역 단위로만 목적 달성을 할 수 없거나, 효율성이 없는 사업 존재
   ② 타 부처(행정안전부, 고용노동부, 교육부 등)와의 조직, 기술, 인력 간 협조가 필요한 경우
   ③ 보건사업의 일관성 유지 및 지방자치단체와의 업무중복 방지, 정부의 예산 지원이 필요한 경우

(2) **지방정부의 책임 하에 수행하는 이유**
   ① 지역사회 주민의 수요 반영
   ② 지역사회의 특성 고려
   ③ 지역사회 개발사업과 연계
   ④ 비교적 장기적이고 상향적인 의사결정 사업

### 2 우리나라 보건행정체계의 특징

(1) 민간의료 부문의 비대화와 보건의료의 다중성
   ① 의원급 의료기관까지도 병상을 소유하게 되었다.
   ② 전문의의 자유 개업으로 인해 의료전달체계상 혼란을 초래하였다.
   ③ 의료 자원의 대도시 집중 현상을 조장하였다.
(2) 공공 보건의료의 취약성
(3) 보건행정 관리의 이원적 구조로 권한 및 책임의 불일치
(4) 의료기관 상호 간 및 보건의료체계 간의 기능적 단절성
   ① 공공 의료와 민간 의료의 연계 미흡
   ② 민간 의료기관 간 연계 미흡

(5) 보건의료 공급체계의 다원성(서양 의학체계, 전통 한방체계)
(6) 경쟁적 민간 보건의료 공급체계로 의료 수가 왜곡, 저효율성, 지역 간 대립과 갈등
(7) 의료인력 공급의 이원화
(8) 보건의료부문과 사회부문의 혼합

### 3 중앙과 지방의 주요 보건조직

17 전남 / 16 전남 / 15 보건복지부7급 / 14 서울(공중보건) / 11 지방직

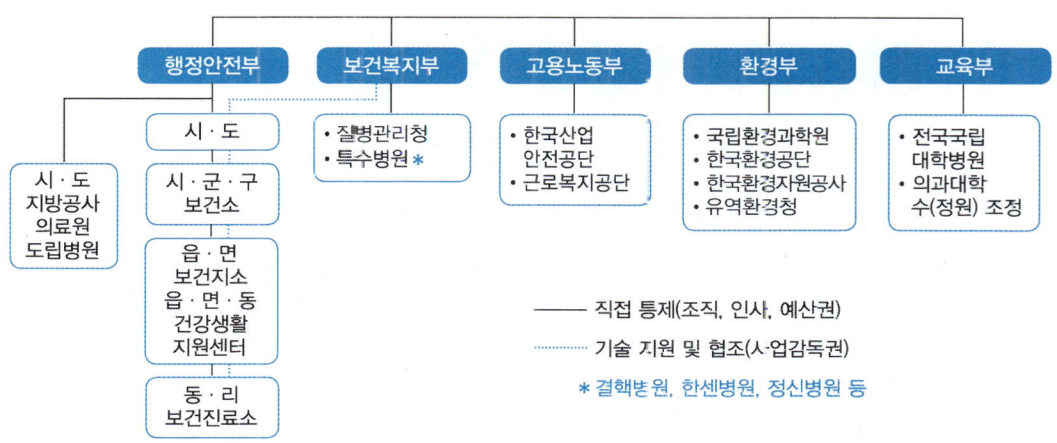

## 02 중앙 보건행정 조직

### 1 보건복지부

(1) 보건복지부와 그 소속기관 직제

제1조(목적) 이 영은 보건복지부와 그 소속기관의 조직과 직무범위, 그 밖에 필요한 사항을 규정함을 목적으로 한다.

제2조(소속기관) ① 보건복지부장관의 관장 사무를 지원하기 위하여 보건복지부장관 소속으로 국립소록도병원, 오송생명과학단지지원센터, 국립장기조직혈액관리원 및 국립망향의동산관리원을 둔다.

제3조(직무) 보건복지부는 생활보호 · 자활지원 · 사회보장 · 아동(영 · 유아 보육은 제외한다) · 노인 · 장애인 · 보건위생 · 의정(醫政) 및 약정(藥政)에 관한 사무를 관장한다.

제4조(하부조직) ① 보건복지부에 운영지원과, 인사과, 사회복지정책실, 장애인정책국, 인구정책실, 연금정책국, 사회보장위원회 사무국, 보건의료정책실, 건강보험정책국, 건강정책국 및 보건산업정책국을 둔다.

② 장관 밑에 대변인 1명, 감사관 1명 및 장관정책보좌관 2명을 두고, 제1차관 밑에 기획조정실장 1명을 둔다.

**제14조(보건의료정책실)** ① 보건의료정책실에 실장 1명을 두고, 실장 밑에 정책관등 3명을 둔다.
② 실장 및 정책관등 3명은 고위공무원단에 속하는 일반직공무원으로 보한다.
③ 실장은 다음 사항을 분장한다.
1. 보건의료정책에 관한 종합계획의 수립 및 조정
2. 보건의료재정의 조달 및 지속가능성에 관한 사항
3. 의료분쟁의 조정에 관한 사항
4. 보건의료인력 수급정책의 수립·조정 및 지원에 관한 사항
4의2. 보건의료인력의 면허·자격제도 관리 등에 관한 사항
4의3. 보건의료인력 및 보건의료기관에 대한 행정처분에 관한 사항
4의4. 간호 관련 정책의 수립·조정에 관한 사항
5. 보건의료장비, 병상 등 의료자원의 관리·평가 및 수급계획의 수립·조정에 관한 사항
6. 의료법령 운영, 의료법인 관리 및 의료자원 지도·감독에 관한 사항
7. 의료기관 평가·인증 및 신의료기술 평가에 관한 사항
7의2. 한국보건의료연구원 육성·지원에 관한 사항
8.~11. 삭제 〈2013.3.23.〉
12. 의약품정책에 관한 종합계획의 수립·조정(보건복지부 소관으로 한정한다)
13. 의약품·의료기기의 유통정책 수립·조정(보건복지부 소관으로 한정한다)
14.~15. 삭제 〈2018.2.6.〉
16. 삭제 〈2011.4.1.〉
17.~18. 삭제 〈2010.7.15.〉
19.~28. 삭제 〈2013.3.23.〉
29. 주요 질병에 관한 정책의 종합 및 조정
30. 심혈관 질환, 뇌혈관 질환 등 만성 질환의 관리에 관한 종합계획의 수립 및 조정
31. 기후변화 및 환경 관련 국민 건강대책의 수립 및 조정
32. 희귀 난치성 질환자 및 원폭 피해자의 지원
33. 한센인 피해사건 진상규명 및 피해자 지원 업무
34. 국가 암관리종합계획의 수립, 암 관련 법령의 관리 및 연구개발사업
35. 국립암센터 및 지역암센터의 지원·육성
36. 호스피스·완화의료(緩和醫療)의 활성화 및 암생존자 재활 지원
37. 국가 암검진사업의 추진과 질 관리 및 암환자 의료비 지원사업의 추진
38. 응급 의료정책의 수립 및 응급 의료기금의 운영
39. 공공 보건의료정책의 수립·조정
40. 국립중앙의료원·지방의료원·적십자병원 및 대한적십자사에 대한 지원 및 관리
40의2. 생명윤리 및 안전에 관한 법령의 제정·개정 및 정책의 수립·조정
40의3. 연명의료결정제도의 운영과 관련된 사항

40의4. 인체유래생물자원 종합계획의 수립·조정 및 지원
40의5. 생물안전관리 종합계획의 수립·시행
40의6. 제대혈(臍帶血)·조혈모세포(造血母細胞) 정책의 수립·조정
40의7. 장기·인체조직의 기증 및 이식에 관한 정책의 수립·조정
40의8. 혈액관리 기본계획의 수립 및 제도 개선에 관한 사항
40의9. 헌혈 장려 등 혈액의 수급 및 관리에 관한 사항
41. 한의약 관련 정책의 수립·조정
42. 한의약의 연구·개발 및 지원
43. 한의약 인력의 양성·지도
44. 한의약공공보건사업의 지원
45. 한약의 유통관리와 한의약산업 진흥정책의 수립·조정

제15조(건강보험정책국) ① 건강보험정책국에 국장 1명을 둔다.
② 국장은 고위공무원단에 속하는 일반직공무원으로 보한다.
③ 국장은 다음 사항을 분장한다.
1. 건강보험제도의 육성·발전 및 재정안정화를 위한 종합계획의 수립 및 조정
2. 건강보험 가입자 관리 및 보험료 부과·징수 정책의 수립·조정
3. 건강보험급여에 관한 종합계획 수립
4. 건강보험요양급여비용 지급제도 및 계약에 관한 사항
5. 건강보험요양급여비용 및 적용 기준·방법에 관한 사항
6. 약제의 건강보험요양급여에 관한 종합계획의 수립
7. 약제에 대한 건강보험요양급여 비용, 적용기준, 방법 및 적정사용에 관한 사항
8. 건강보험요양기관 현지조사 및 행정처분 업무
9. 건강보험요양급여의 적정성 평가 업무
10. 건강보험 관련 급여제한 업무
11. 비급여의 급여화를 위한 추진계획의 수립·시행에 관한 사항
12. 비급여의 급여화를 위한 제도 운영 및 재평가
13. 비급여 관리계획 수립 및 조정·평가에 관한 사항
14. 공·사의료보험 개선정책 수립에 관한 사항

제16조(건강정책국) ① 건강정책국에 국장 1명을 두고, 국장 밑에 정책관등 1명을 둔다.
② 국장 및 정책관등 1명은 고위공무원단에 속하는 일반직공무원으로 보한다.
③ 국장은 다음 사항을 분장한다.
1. 국민건강증진사업에 관한 총괄 및 종합계획의 수립·조정
2. 국민 식생활·영양·비만관리에 관한 사항
2의2. 영양소 섭취기준 및 식생활 지침의 마련 및 시행에 관한 사항
3. 보건소, 보건지소, 보건진료소 관련 제도 수립 및 운영
4. 공중보건의사, 보건진료원, 보건교육사 관련 제도의 수립 및 운영

5. 공중위생 관련 정책의 수립·조정 및 산업육성에 관한 사항
6. 구강보건에 관한 종합계획의 수립·조정
7. 구강보건 인력 및 치과의료에 관한 사항
8. 흡연예방 및 금연에 대한 계획 수립 및 제도개선에 관한 사항
9. 의료소비자에 대한 건강정보 제공에 관한 사항
10. ~12. 삭제 〈2012.5.1.〉
13. 맞춤형방문건강관리 및 보건소 건강증진사업에 관한 사항
14. ~22. 삭제 〈2011.4.1.〉
23. 국가 건강검진사업 추진 및 사후관리
24. 정신건강증진사업에 관한 계획의 수립 및 관련제도 운영
25. 정신질환 예방 및 정신질환자 치료, 재활, 권익보호 지원
26. 정신건강증진시설 운영 및 지도 관리
27. 정신건강전문요원 등 인력 양성
28. 알코올 등 중독 치료·재활지원 및 마약류중독자의 치료보호 및 실태조사
28의2. 재난 심리지원체계 구축을 위한 정책 수립 및 지원
28의3. 정신 응급대응체계 구축 및 운영
28의4. 정신의료기관 관련 제도 및 관리에 관한 사항
29. 자살예방에 관한 종합계획의 수립 및 조정
30. 자살예방 관련 인식개선 및 교육에 관한 사항
31. 자살 고위험군 발굴 및 지원에 관한 사항
④ 삭제 〈2011.4.1.〉

**제17조(보건산업정책국)** ① 보건산업정책국에 국장 1명을 두고, 국장 밑에 정책관등 1명을 둔다.
② 국장 및 정책관등 1명은 고위공무원단에 속하는 일반직공무원으로 보한다.
③ 국장은 다음 사항을 분장한다. 〈개정 2022.12.29.〉
1. 보건산업정책에 관한 종합계획의 수립·조정 등에 관한 사항
2. 보건의료산업(화장품·의약품·의료기기 등 산업을 말한다. 이하 이 항에서 같다)의 육성·지원 및 기반구축에 관한 사항
3. 보건의료산업 인력개발에 관한 사항
4. 한국보건산업진흥원 등 보건의료산업 관련 기관의 육성·지원에 관한 사항
5. 삭제 〈2017.5.8.〉
6. 보건의료기술(Health Technology) 종합계획 수립 및 조정 등에 관한 사항
7. 보건의료 연구개발(R&D)에 관한 사항
8. 보건의료기술 진흥(신기술인증, 기술이전, 기술료 등)에 관한 사항
9. 연구중심병원 육성·지원 및 기반 구축에 관한 사항
10. 정보통신기술 기반 의료 관련 정책의 수립·운영 등에 관한 사항
11. 보건의료정보의 표준화 및 활용 등에 관한 제도의 수립·운영에 관한 사항
12. 의료 인공지능 관련 제도·기술의 개발 및 진흥에 관한 사항

13. 보건의료데이터정책의 기획·지원에 관한 사항
14. 삭제〈2016.12.5.〉
15. 삭제〈2016.12.5.〉
16. 오송생명과학단지 발전 종합계획 수립·조정 및 지원·육성에 관한 사항
17. 보건의료산업의 해외진출 촉진 및 지원에 관한 사항
17의2. 의료 해외진출 및 외국인환자 유치 지원 종합계획 수립·조정에 관한 사항
17의3. 외국인환자 유치 지원 및 기반 구축에 관한 사항
17의4. 의료서비스산업의 해외진출 촉진 및 지원에 관한 사항
18. 첨단재생의료 활성화를 위한 기본계획 수립·조정 및 지원·육성에 관한 사항
19. 첨단재생의료 관련 정책의 수립·조정 및 운영 등에 관한 사항
④ 삭제〈2020.9.11.〉

제19조(직무) ① 국립정신건강센터는 정신질환을 가진 사람에 대한 진료·조사·연구, 정신건강증진사업의 지원·수행, 정신건강의학과 의료요원 등의 교육·훈련 및 정신건강연구에 관한 업무를 관장한다.
② 국립나주병원·국립부곡병원·국립춘천병원 및 국립공주병원(이하 "국립정신병원"이라 한다)은 정신질환을 가진 사람에 대한 진료·조사·연구, 정신건강증진사업의 지원·수행 및 정신건강의학과 의료요원 등의 교육·훈련에 관한 업무를 관장한다.

제22조(직무) 국립소록도병원(이하 "소록도병원"이라 한다)은 한센인의 진료·요양·복지 및 자활지원과 한센병에 관한 연구업무를 관장한다.

제27조의2(직무) 오송생명과학단지지원센터(이하 "센터"라 한다)는 오송생명과학단지의 지원 및 관리에 관한 다음 사무를 관장한다.
1. 오송생명과학단지의 관리계획 수립, 청사 관리·방호 및 입주기관 지원에 관한 사항
2. 오송생명과학단지의 증축·개축, 청사·연구시설물의 유지·보수 및 관리에 관한 사항

제27조의5(직무) 국립장기조직혈액관리원은 장기기증 및 장기이식관리, 혈액안전감시 등에 관한 업무를 관장한다.

제28조(직무) 국립망향의동산관리원(이하 "관리원"이라 한다)은 해외동포의 유해안장, 유해이장을 위한 주선 및 합동위령제에 관한 사항과 망향의 동산 안의 수목 및 시설물 등의 관리, 국내외 참배 성묘객의 안내와 성묘객에 대한 모국소개 등에 관한 업무를 관장한다.

제37조(직무) 건강보험분쟁조정위원회 사무국(이하 이 장에서 "사무국"이라 한다)은 건강보험분쟁조정위원회 운영에 관한 업무를 관장한다.

제38조의2(직무) 첨단재생의료 및 첨단바이오의약품 심의위원회(이하 이 장에서 "첨단재생의료심의위원회"라 한다) 사무국은 첨단재생의료심의위원회 운영에 관한 업무를 관장한다.

제39조(직무) 국립재활원은 장애인의 복지증진을 위한 진료, 재활연구, 교육훈련, 사회복귀지원, 공공재활의료지원 및 지역사회중심재활에 관한 업무를 관장한다.

## (2) 보건복지부 조직도(2024)  17 보건복지부·방역직·보건복지부7급 / 16 경기의료기술직

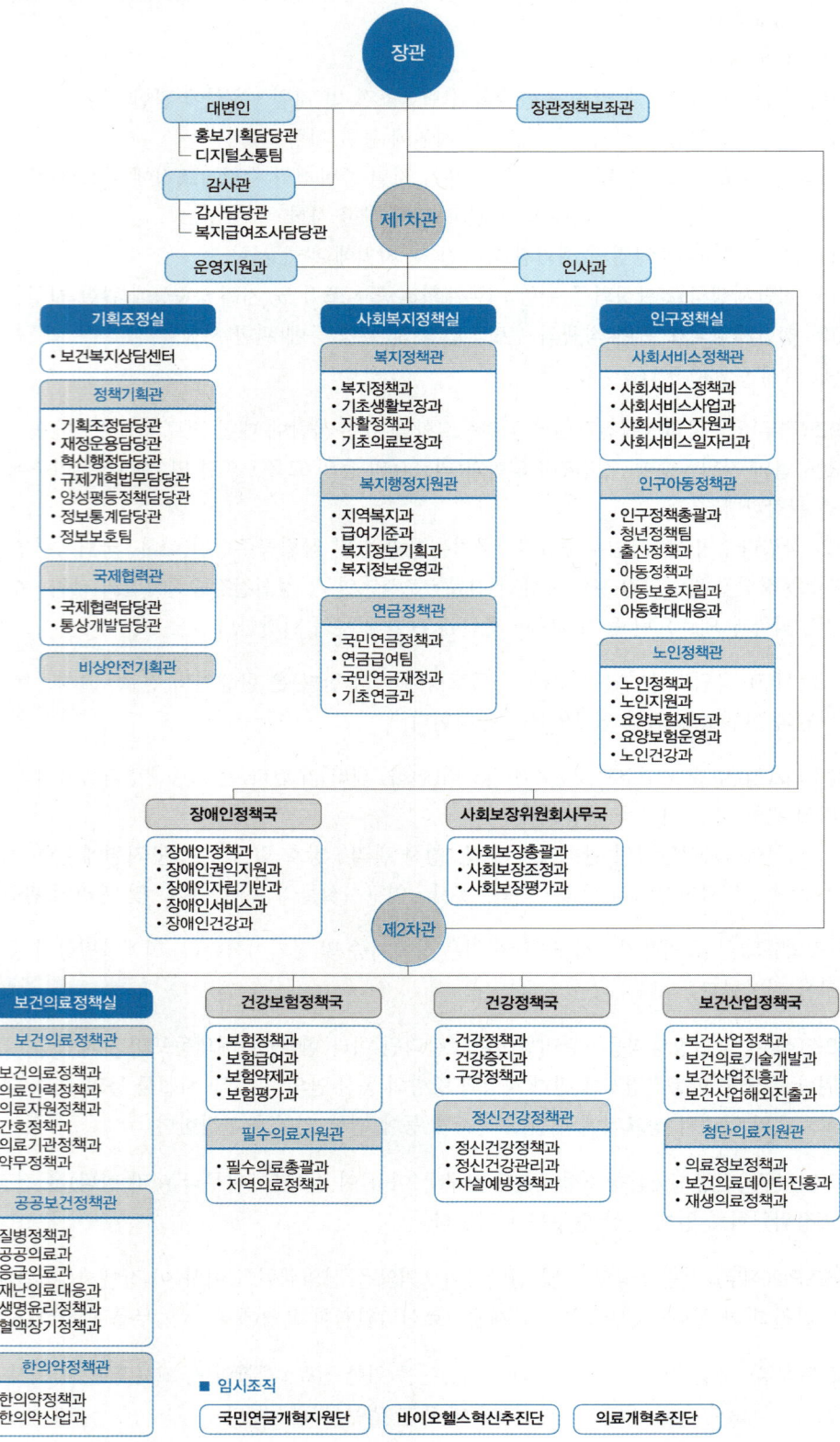

# 2 질병관리청 17 서울·대전 광주·대구보건연구사

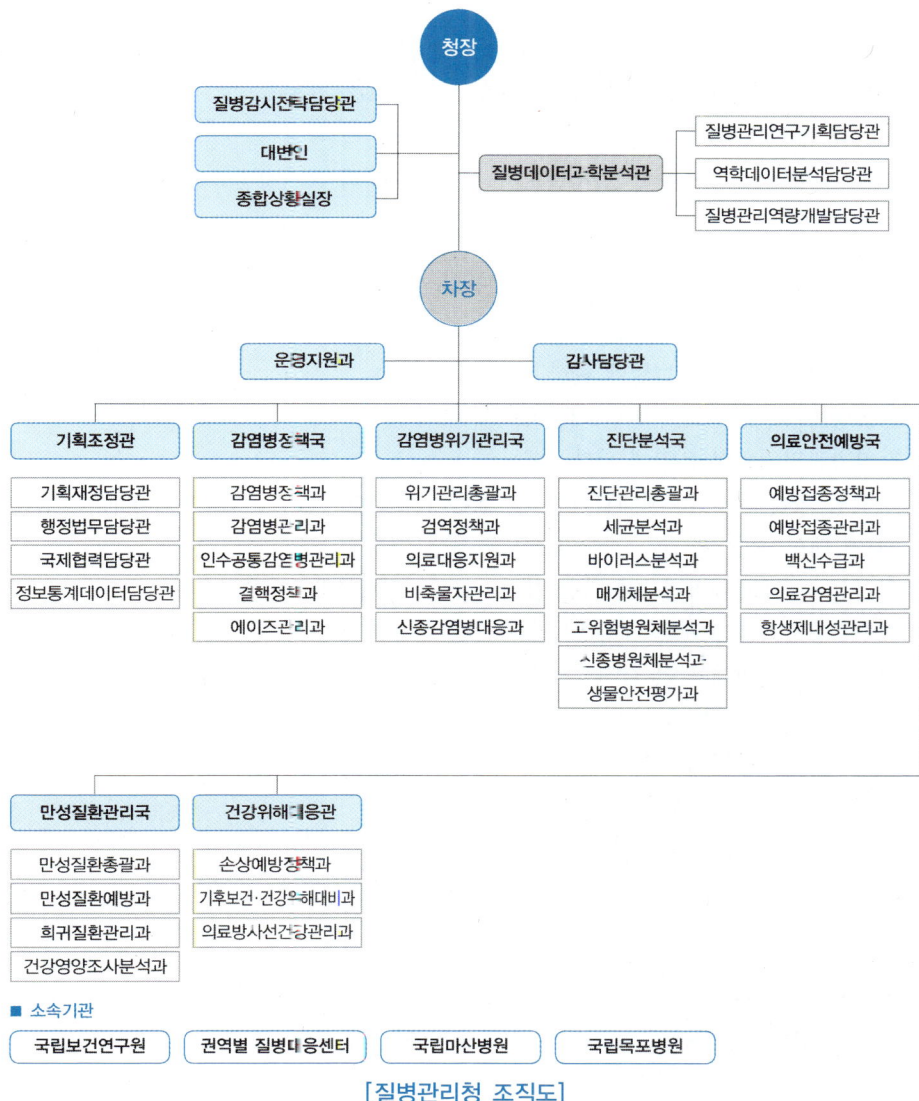

[질병관리청 조직도]

(1) 질병관리청과 그 소속기관 직제

제1조(목적) 이 영은 질병관리청과 그 소속기관의 조직과 직무범위, 그 밖에 필요한 사항을 규정함을 목적으로 한다.

제2조(소속기관) ① 질병관리청장의 관장 사무를 지원하기 위하여 질병관리청장 소속으로 국립보건연구원 및 질병대응센터를 둔다. 24 지방직
② 질병관리청장의 관장 사무를 지원하기 위하여 「책임운영기관의 설치·운영에 관한 법률」 제4조 제1항, 같은 법 시행령 제2조 제1항 및 별표 1에 따라 질병관리청장 소속의 책임운영기관으로 국립마산병원 및 국립목포병원을 둔다.

제3조(직무) 질병관리청은 방역·검역 등 감염병에 관한 사무 및 각종 질병에 관한 조사·시험·연구에 관한 사무를 관장한다.

제4조(하부조직) ① 질병관리청에 운영지원과·감염병정책국·감염병위기관리국·진단분석국·의료안전예방국 및 만성질환관리국을 둔다. 〈개정 2024.5.14.〉

② 청장 밑에 대변인·종합상황실장·질병데이터과학분석관 및 질병감시전략담당관 각 1명을 두고, 차장 밑에 기획조정관 및 감사담당관 각 1명을 둔다. 〈개정 2024.5.14.〉

제12조(감염병정책국) ① 감염병정책국에 국장 1명을 둔다.
  ② 국장은 고위공무원단에 속하는 일반직 또는 연구직 공무원으로 보한다.
  ③ 국장은 다음 사항을 분장한다.
  1. 감염병 관련 정책 및 법령에 관한 사항
  2. 감염병 예방 및 관리에 관한 기본계획의 수립 및 시행
  3. 감염병관리위원회 운영에 관한 사항
  4. 수인성(水因性)·식품매개감염병 및 호흡기감염병(이하 "수인성식품매개감염병등"이라 한다)에 대한 예방 및 관리 계획의 수립·시행
  5. 수인성식품매개감염병등에 관한 감시·관리·역학조사에 관한 사항
  6. 인수공통감염병에 관한 예방 및 관리 계획의 수립 및 시행
  7. 인수공통감염병에 관한 감시·관리·역학조사에 관한 사항
  8. 결핵예방 관련 정책 및 법령에 관한 사항
  9. 결핵관리종합계획의 수립 및 시행
  10. 결핵 예방 및 관리에 관한 제도 개선
  11. 국립결핵병원의 운영 지원
  12. 후천성면역결핍증 예방 관련 정책 및 법령에 관한 사항
  13. 성매개감염병 예방 및 관리에 관한 제도 개선

제13조(감염병위기관리국) ① 감염병위기관리국에 국장 1명을 둔다.
  ② 국장은 고위공무원단에 속하는 일반직 또는 연구직 공무원으로 보한다.
  ③ 국장은 다음 사항을 분장한다.
  1. 감염병 위기관리 계획 및 상황별 대응절차의 수립과 조정
  2. 감염병 위기 시 민·관 협력체계 운영
  3. 검역에 관한 정책 및 법령에 관한 사항
  4. 검역관리 기본계획의 수립 및 시행
  5. 검역감염병에 관한 검역계획의 수립
  6. 국가병상 동원계획 수립 및 운영체계 구축
  7. 감염병전문병원의 지정, 운영 및 협력체계 구축
  8. 국가지정 입원치료병상 운영 및 관리
  9. 감염병 대비 의약품·장비 등의 비축 및 관리에 관한 사항
  10. 신종감염병 대비 의료장비, 항바이러스제 등 비축·수급 계획 수립

11. 신종감염병·생물테러감염병 예방 및 관리계획의 수립·시행
12. 신종감염병·생물테러감염병 현장 대응 및 예방관리 지침 개발·보급

**제14조(진단분석국)** ① 진단분석국에 국장 1명을 둔다.
② 국장은 고위공무원단에 속하는 일반직 또는 연구직 공무원으로 보한다.
③ 국장은 다음 사항을 분장한다.
1. 감염병 진단검사 관련 제도 운영 및 개선
2. 국가 감염병 검사 관리체계 구축
3. 감염병 진단실험에 관한 계획의 수립 및 조정
4. 감염병 진단업무의 표준에 관한 사항과 국가표준실험실 지정 및 관리
5. 보건환경연구원 관련 법령에 관한 사항
6. 세균성질환·바이러스성질환·기생충질환·고위험병원체 및 신종병원체의 진단·분석 및 감시
7. 고위험병원체 등 감염병병원체와 유전자변형생물체의 안전관리 및 청 내 연구실 안전관리에 관한 사항 〈개정 2024.5.14.〉

**제15조(의료안전예방국)** ① 의료안전예방국에 국장 1명을 둔다.
② 국장은 고위공무원단에 속하는 일반직 또는 연구직 공무원으로 보한다.
③ 국장은 다음 사항을 분장한다. 〈개정 2024.5.14.〉
1. 예방접종전략의 수립 및 예방접종 관련 법령 운영
2. 예방접종 안전관리 및 국가보상제도 운영
3. 예방접종 도입·실시의 기준과 방법 관리 및 평가
4. 예방접종 시행 및 관련 시스템 운영
5. 예방접종 백신의 비축·수급관리를 위한 계획 수립 및 시행
6. 예방접종 백신 공급방식, 가격결정 기준 및 안전관리체계 마련
7. 예방접종 백신 관련 유관기관 간 협력체계 구축
8. 의료관련감염의 예방·관리 계획의 수립·시행 및 표준지침 개발
9. 의료관련감염 감시 시스템의 구축·운영
10. 항생제 내성 예방·관리 계획의 수립·시행 및 표준지침 개발
11. 항생제 사용 관리, 항생제 내성 실험실 관리 및 실태 평가

**제16조(만성질환관리국)** ① 만성질환관리국에 국장 1명을 두고, 국장 밑에 「행정기관의 조직과 정원에 관한 통칙」 제12조에 따른 보좌기관 중 실장·국장을 보좌하는 보좌기관(이하 "정책관등"이라 한다) 1명을 둔다.
② 국장과 정책관등 1명은 고위공무원단에 속하는 일반직 또는 연구직 공무원으로 보한다.
③ 만성질환관리국장은 다음 사항을 분장한다.
1. 만성질환 조사 및 예방 사업의 기획·조정 및 시행
2. 만성질환 관련 건강 사항에 관한 감시, 조사 및 통계 관리
3. 만성질환 관련 정보시스템 개발·운영
4. 만성질환 조사·관리 및 예방 사업 요원에 대한 교육훈련

5. 만성질환 관련 중점관리 의료기관 지정·관리
6. 국가건강검진 검진기준 개발·보급 및 국가건강검진 검진기관에 대한 평가
7. 「암관리법」에 따른 역학조사에 관한 사항
8. 희귀질환의 진단·치료 등에 관한 조사·연구 및 지원
9. 희귀질환 관련 정보·통계의 수집 및 분석
10. 국민건강·영양조사 기획 및 시행
11. 국민건강통계 생산·보급 등 관리
12. 손상(損傷) 예방 관련 정책 및 법령에 관한 사항
13. 손상 예방을 위한 계획의 수립 및 사업의 기획·조정·시행
14. 손상 조사·감시 체계 구축·운영 및 관련 시스템 운영
15. 기후보건영향평가 계획 수립 및 관련 실태조사에 관한 사항
16. 기후위기 적응 대책(보건 분야로서 질병관리청 소관으로 한정한다)의 수립·시행
17. 건강위해 예방·관리에 관한 정책 및 계획의 수립·시행
18. 건강위해요인(관계 법령에 따라 다른 중앙행정기관의 장이 소관하는 건강위해요인은 제외한다)에 대한 조사·분석 및 정보·통계 관리
19. 의료방사선 안전관리를 위한 사업의 기획·조정·시행
20. 의료방사선 검사·측정기관 관리 및 방사선 피폭선량 감시체계 구축
21. 의료방사선 등의 건강위해 최소화를 위한 안전수칙 개발·홍보

제18조(직무) 국립보건연구원(이하 이 장에서 "연구원"이라 한다)은 감염병, 유전체, 바이오 빅데이터, 만성질환 및 첨단재생의료 관련 시험·연구 업무에 관한 사무를 관장한다.

제25조(직무) 질병대응센터(이하 이 장에서 "센터"라 한다)는 다음 사무를 관장한다. 다만, 제2호·제3호·제9호 및 제10호의 사무는 관계 법령 등에 따라 질병관리청장이 수행해야 하는 사무로 한정한다.
1. 센터 및 출장소의 서무, 기록물 관리, 예산·결산 등 운영지원에 관한 사항
2. 감염병·내성균·결핵·의료관련감염병의 감시·조사 및 유관기관 지원
3. 감염병에 대한 감시·역학조사·진단·분석과 지방자치단체 역학조사 지원을 위한 진단검사 및 병원체 분석
4. 국가가 설립·지정하는 감염병병원의 관리·지원 및 감염병 대비·대응 자원 비축·관리
5. 검역감염병 의사환자 등에 대한 역학조사 지원, 감염병 유행 시 검역지원 인력 및 격리시설 확보, 검역 정보 수집·분석 등에 관한 사항
6. 검역감염병 진단검사, 병원체 감시·검사 및 매개체 서식 분포 등 조사
7. 민간 감염병 검사기관 기술지도·조정, 검사 질 관리 및 진단역량 강화 지원
8. 감염병 등 질병 대응과 건강영양, 만성질환, 손상 예방관리 및 건강증진을 위한 지방자치단체 등 유관기관과의 협력체계 구축·운영
9. 국민영양조사, 구강건강실태조사 등 만성질환 및 건강행태 관련 조사에 관한 사항
10. 「지역보건법」에 따른 지역사회 건강실태조사 및 지역격차 해소 지원에 관한 사항
11. 만성질환, 손상 조사 관련 교육프로그램 운영 및 조사 품질 제고에 관한 사항

제29조(국립검역소) ① 감염병의 국내외 전파 방지를 위한 검역·방역에 관한 사무를 분장하기 위하여 센터 소속으로 국립검역소(이하 이 조에서 "검역소"라 한다)를 둔다.

② 검역소의 명칭 및 위치는 별표 2와 같다.

③ 검역소에 소장 1명을 두며, 4급 또는 연구관으로 보한다. 다만, 인천공항검역소장은 고위공무원단에 속하는 일반직 또는 연구직 공무원으로 보한다.

④ 검역소의 검역항 및 검역구역에 관한 사항은 보건복지부령으로 정한다.

⑤ 검역소의 사무를 분장하기 위하여 보건복지부령으로 정하는 바에 따라 필요한 지역에 검역소의 지소를 둘 수 있으며, 각 지소에 필요한 공무원을 배치할 수 있다.

⑥ 「행정기관의 조직과 정원에 관한 통칙」 제12조 제3항 및 제14조 제4항에 따라 검역소에 두는 보조기관 또는 보좌기관은 질병관리청의 소속기관(국립마산병원 및 국립목포병원은 제외한다)에 두는 정원의 범위에서 보건복지부령으로 정한다.

제31조(직무) 국립마산병원 및 국립목포병원(이하 이 장에서 "국립결핵병원"이라 한다)은 결핵환자의 진료·연구, 결핵전문가 양성 및 결핵관리요원의 교육·훈련에 관한 업무를 관장한다.

### (2) 보건복지부와 질병관리청 기능조정

| | 기존 | 개편 |
|---|---|---|
| 감염병 | • 보건복지부 : 정책 법령 기능<br>• 질병관리본부 : 집행(관리) 기능 | 감염병에 관한 사무는 질병관리청 전담<br>(정책 + 집행 기능) |
| 감염병 외<br>질병관리 | 보건복지부 소관(정책 + 집행)<br>조사, 연구, 사업 기능을 질병관리본부에 위임 | • 보건복지부 : 정책 기능<br>• 질병관리청 : 집행 기능 |
| 건강증진<br>기능 | 보건복지부 소관(정책 + 집행)<br>조사, 연구, 사업 기능을 질병관리본부에 위임 | • 보건복지부 : 정책 기능<br>• 질병관리청 : 집행 기능 |
| 장기, 조직,<br>혈액관리 | 질병관리본부 소관 | 보건복지부 이관 |

> **CHECK POINT** 보건복지부 소속기관·산하 공공기관 23 지방직 / 2) 서울

| 외청 및 소속기관 | 산하공공기관 | |
|---|---|---|
| • 질병관리청<br>• 국립정신건강센터<br>• 국립나주병원<br>• 국립부곡병원<br>• 국립춘천병원<br>• 국립공주병원<br>• 국립소록도병원<br>• 국립재활원<br>• 오송생명과학단지지원센터<br>• 국립망향의동산관리원<br>• 건강보험분쟁조정위원회사무국<br>• 국립장기조직혈액원<br>• 첨단재생의료 및 첨단바이오의약품심의위원회사무국 | • 국민건강보험공단<br>• 국민연금공단<br>• 건강보험심사평가원<br>• 한국보건산업진흥원<br>• 한국노인인력개발원<br>• 한국사회보장정보원<br>• 한국보건복지인력개발원<br>• 국립암센터<br>• 대한적십자사<br>• 한국보건의료인국가시험원<br>• 한국장애인개발원<br>• 한국국제보건의료재단<br>• 한국사회복지협의회<br>• 국립중앙의료원<br>• 한국보육진흥원 | • 한국건강증진개발원<br>• 한국의료분쟁조정중재원<br>• 한국보건의료연구원<br>• 한국장기조직기증원<br>• 한국한의약진흥원<br>• 의료기관평가인증원<br>• 오송첨단의료산업진흥재단<br>• 대구경북첨단의료산업진흥재단<br>• 국가생명윤리정책원<br>• 한국공공조직은행<br>• 아동권리보장원<br>• 한국자활복지개발원<br>• (재)한국보건의료정보원 |

# 03 지방 보건행정 조직

## 1 시·도 보건행정 조직(서울특별시, 6개 광역시, 9개 도)

**(1) 서울특별시의 복지건강실**

노인, 장애인, 청소년, 노숙자 등 서울시 복지사업과 지역 보건, 위생 업무를 총괄하고 있으며, 산하에 사회과, 노인복지과, 장애인복지과, 위생과, 보건정책과, 건강도시추진반 등을 설치하고 있다.

**(2) 부산광역시의 복지건강국**

시민들의 기초생활 보장 등 사회안전망 구축을 통하여 어려운 사람들이 여유로운 삶을 살 수 있도록 하고, 여성의 사회 참여를 촉진시켜 양성의 평등과 조화는 물론 질병 예방 및 식품 위생관리 등의 업무를 처리하고 있으며, 사회복지과, 여성정책과, 보건위생과(보건행정, 의약, 건강증진, 지역보건, 방역, 공중위생, 식품위생)를 두고 있다.

## 2 시·군·구 보건행정 조직(보건소, 보건지소, 보건진료소)

**(1) 보건소** 16 경북

① 현황

　㉠ 우리나라(2018) : 보건소(보건의료원 포함, 254개, 서울시 25개), 보건지소(1,338개), 건강생활지원센터(개소, 57개), 보건진료소(1,904개)

　㉡ 세계

　　ⓐ 보건소 기원 : 근대기, 영국, Liverpool, William Rathbone 1862년 보건간호사 제도

　　ⓑ 현대 보건소 : 현대기, 영국, 1920년 Dawson 보고서에 의해 처음으로 주장

　　　◆ 의료 및 관련 서비스에 관한 자문위원회의 도슨보고서(Dawson Report) : 1920년 영국 보건성에서 제시한 것으로 보건소의 구상을 선명하고 구체적으로 제시한 최초의 보고서이다.

　　ⓒ 실질적 의미의 보건소 설립 : 록펠러(Rockefeller) 재단의 후원으로 1926년 스리랑카의 Kalutura Village에서 이루어졌으며 모자 보건, 예방 접종, 환경 위생, 보건 교육, 조산 업무 등의 예방보건 서비스를 중심으로 하였다.

② 보건소 역사

| 연도 | 중요사항 |
| --- | --- |
| 1945.9. | 미 군정청 군정법 제1호, 보건행정 개혁 - 예방 보건사업의 적극 추진 |
| 1946.10. | 모범보건소(서울) 설치 |
| 1948. | 국립중앙보건소로 승격 |
| 1951.9. | 국민의료법 제정 |
| 1953. | 15개의 보건소와 471개의 보건지소 설치 |
| 1955. | 16개의 보건소와 515개의 보건지소 |
| 1956.12. | 보건소법 제정 - 시·도립 보건소 직제 완성 |

| | |
|---|---|
| 1958. 6. | 보건소법 시행령 공포 |
| 1962. 9. | 구 보건소법 전면 개정 – 시·군 보건소로 이관과 보건소 업무 13가지 규정<br>실질적인 의미의 보건소 설치라 할 수 있으며, 이때부터 시·군에 보건소를 두도록 하였다. |
| 1976. | 보건소법 시행령 공포 – 보건소 설치기준 마련(시·군·구) |
| 1980. 12. | 농어촌 보건의료를 위한 특별조치법 |
| 1988.~1989. | 의료취약지역 군 보건소의 병원화 사업 추진(15개 보건의료원 설립) |
| 1991. 3. | 보건소법 개정 – 보건지소 설치근거 마련 및 보건소 업무 보완 |
| 1992. 7. | 보건소 및 보건지소 보건의료 전문인력 배치 기준(보사부훈령 제639호) |
| 1995. | 보건소의 지역보건법으로 전환 |
| 2015. | 「지역보건법」 전부 개정 |

③ 유형

| 특별시형 | 보건위생과, 건강관리과, 의료지원과 |
|---|---|
| 광역시형 | 보건행정담당, 예방의약담당, 병리검사담당, 건강증진담당, 방문보건담당, 가족보건담당, 진료관리담당 |
| 일반시·군형 | 보건위생과, 건강증진과 |
| 보건의료원형 | 기본 2과/부(진료부, 보건사업과) |

④ 설치 기준(지역보건법 제10조) 25 지방직 / 17 전북의료기술직·전남 / 16 인천
  ㉠ 대통령령으로 정하는 기준에 따라 해당 지방자치단체의 조례로 정한다.
  ㉡ 시·군·구별로 1개소씩 설치한다.
  ㉢ 시·군·구의 인구가 30만명을 초과하는 등 지역주민의 보건의료를 위하여 필요하다고 인정할 때 추가 설치가 가능하다.
  ㉣ 동일한 시·군·구에 2개 이상의 보건소가 설치되어 있는 경우 해당 지방자치단체의 조례로 정하는 바에 따라 업무를 총괄하는 보건소를 지정하여 운영할 수 있다.
  ㉤ 추가 설치 시 해당 지방자치단체의 장이 보건복지부장관과 미리 협의하여야 한다.

> **CHECK POINT** 보건소의 추가 설치(지역보건법 시행령 제8조)
>
> ① 법 제10조 제1항 단서에 따라 보건소를 추가로 설치할 수 있는 경우는 다음 각 호의 어느 하나에 해당하는 경우로 한다. 〈개정 2022. 8. 9.〉
>   1. 해당 시·군·구의 인구가 30만명을 초과하는 경우
>   2. 해당 시·군·구의 「보건의료기본법」에 따른 보건의료기관 현황 등 보건의료 여건과 아동·여성·노인·장애인 등 보건의료 취약계층의 보건의료 수요 등을 고려하여 보건소를 추가로 설치할 필요가 있다고 인정되는 경우
> ② 법 제10조 제1항 단서 및 이 조 제1항에 따라 보건소를 추가로 설치하려는 경우에는 「지방자치법 시행령」 제73조에 따른다. 이 경우 해당 지방자치단체의 장은 보건복지부장관과 미리 협의해야 한다. 〈개정 2022. 11. 1.〉

⑤ 보건소의 인력
　㉠ 보건소장(지역보건법 시행령 제13조) 18 서울 / 16 보건복지부·보건복지부7급 / 15 경북의료기술직
　　ⓐ 법 제15조 제2항 단서에서 "대통령령으로 정하는 자격을 갖춘 사람"이란 다음 각 호의 구분에 따른 자격을 갖춘 사람을 말한다. 〈개정 2024. 7. 2.〉
　　　1. 4급 공무원으로 임용하는 경우 : 다음 각 목의 구분에 따른 요건을 갖출 것
　　　　가. 치과의사·한의사·간호사·조산사·약사 면허 소지자
　　　　　1) 보건·식품위생·의료기술·의무·약무·간호·보건진료(이하 "보건등"이라 한다) 분야에서의 근무·연구 경력이 4년 이상이면서 치과의사·한의사·간호사·조산사·약사 면허를 취득한 이후의 근무·연구 경력이 2년 이상인 사람
　　　　　2) 보건등 분야에서의 근무·연구 경력이 2년 이상이면서 법인 또는 「비영리민간단체 지원법」 제4조에 따라 등록된 비영리민간단체에서 보건소장 직위에 상응하는 직위의 근무 경력이 있는 사람
　　　　나. 보건소에서 실제로 보건 등과 관련된 업무를 하는 공무원
　　　　　1) 보건등 분야에서의 근무 경력이 1년 이상이면서 4급 또는 이에 상응하는 공무원(「지방공무원 임용령」 별표 1에 따른 보건등 직렬의 공무원으로 한정한다)으로 근무한 경력이 있는 사람
　　　　　2) 보건등 분야에서의 근무 경력이 3년 이상이면서 5급 또는 이에 상응하는 공무원(「지방공무원 임용령」 별표 1에 따른 보건등 직렬의 공무원으로 한정한다)으로 근무한 경력이 있는 사람
　　　　　3) 보건등 분야에서의 근무·연구 경력이 2년 이상이면서 법인 또는 「비영리민간단체 지원법」 제4조에 따라 등록된 비영리민간단체에서 보건소장 직위에 상응하는 직위의 근무 경력이 있는 사람
　　　2. 5급 공무원으로 임용하는 경우 : 다음 각 목의 구분에 따른 요건을 갖출 것
　　　　가. 치과의사·한의사·간호사·조산사·약사 면허 소지자
　　　　　1) 보건등 분야에서의 근무·연구 경력이 2년 이상이면서 치과의사·한의사·간호사·조산사·약사 면허를 취득한 이후의 근무·연구 경력이 1년 이상인 사람
　　　　　2) 보건등 분야에서의 근무·연구 경력이 1년 이상이면서 법인 또는 「비영리민간단체 지원법」 제4조에 따라 등록된 비영리민간단체에서 보건소장 직위에 상응하는 직위의 근무 경력이 있는 사람
　　　　나. 보건소에서 실제로 보건 등과 관련된 업무를 하는 공무원
　　　　　1) 보건등 분야에서의 근무 경력이 1년 이상이면서 5급 또는 이에 상응하는 공무원(「지방공무원 임용령」 별표 1에 따른 보건등 직렬의 공무원으로 한정한다)으로 근무한 경력이 있는 사람
　　　　　2) 보건등 분야에서의 근무 경력이 3년 이상이면서 6급 또는 이에 상응하는 공무원(「지방공무원 임용령」 별표 1에 따른 보건등 직렬의 공무원으로 한정한다)으로 근무한 경력이 있는 사람

3) 보건등 분야에서의 근무·연구 경력이 1년 이상이면서 법인 또는 「비영리민간단체 지원법」 제4조에 따라 등록된 비영리민간단체에서 보건소장 직위에 상응하는 직위의 근무 경력이 있는 사람

ⓑ 삭제 〈2024.7.2.〉
ⓒ 보건소장은 시장·군수·구청장의 지휘·감독을 받아 보건소의 업무를 관장하고 소속 공무원을 지휘·감독하며, 관할 보건지소, 건강생활지원센터 및 「농어촌 등 보건의료를 위한 특별조치법」 제2조 제4호에 따른 보건진료소(이하 "보건진료소"라 한다)의 직원 및 업무에 대하여 지도·감독한다.

ⓛ 보건소 전문인력의 임용자격 기준(지역보건법 시행령 제17조) : 보건소의 기능을 수행하는 데 필요한 면허·자격 또는 전문지식이 있는 사람으로 하되, 해당 분야의 업무에서 2년 이상 종사한 사람을 우선적으로 임용하여야 한다.

⑥ 보건소의 기능 및 업무(지역보건법 제11조 제1항)  17 경북의료 기술직·부산·경남보건연구사·경북보건연구사·충남·교육청·전남·경북·강원·경기 / 16 경기·전남·경남·충남보건연구사·서울

㉠ 건강 친화적인 지역사회 여건의 조성
㉡ 지역보건의료정책의 기획, 조사·연구 및 평가
㉢ 보건의료인 및 「보건의료기본법」 제3조 제4호에 따른 보건의료기관 등에 대한 지도·관리·육성과 국민보건 향상을 위한 지도·관리
㉣ 보건의료 관련 기관·단체, 학교, 직장 등과의 협력체계 구축
㉤ 지역주민의 건강증진 및 질병예방·관리를 위한 다음의 지역보건의료서비스의 제공  17 충남
  ⓐ 국민건강 증진·구강건강·영양관리 사업 및 보건 교육
  ⓑ 감염병의 예방 및 관리
  ⓒ 모성과 영유아의 건강 유지·증진
  ⓓ 여성·노인·장애인 등 보건의료 취약계층의 건강 유지·증진
  ⓔ 정신건강 증진 및 생명 존중에 관한 사항
  ⓕ 지역주민에 대한 진료, 건강 검진 및 만성질환 등의 질병관리에 관한 사항
  ⓖ 가정 및 사회복지시설 등을 방문하여 행하는 보건의료사업
  ⓗ 난임의 예방 및 관리

⑦ 보건소의 기능 및 업무의 세부 사항(지역보건법 시행령 제9조)
㉠ 법 제11조 제1항 제2호에 따른 지역보건의료 정책의 기획, 조사·연구 및 평가의 세부 사항은 다음과 같다.
  ⓐ 지역보건의료 계획 등 보건 의료 및 건강 증진에 관한 중장기 계획 및 실행 계획의 수립·시행 및 평가에 관한 사항
  ⓑ 지역사회 건강실태 조사 등 보건 의료 및 건강 증진에 관한 조사·연구에 관한 사항
  ⓒ 보건에 관한 실험 또는 검사에 관한 사항
㉡ 법 제11조 제1항 제3호에 따른 보건의료인 및 「보건의료기본법」 제3조 제4호에 따른 보건의료기관 등에 대한 지도·관리·육성과 국민보건 향상을 위한 지도·관리의 세부 사항은 다음과 같다.
  ⓐ 의료인 및 의료기관에 대한 지도 등에 관한 사항

ⓑ 의료기사·보건의료 정보관리사 및 안경사에 대한 지도 등에 관한 사항
ⓒ 응급의료에 관한 사항
ⓓ 「농어촌 등 보건의료를 위한 특별조치법」에 따른 공중보건의사, 보건진료 전담공무원 및 보건진료소에 대한 지도 등에 관한 사항
ⓔ 약사에 관한 사항과 마약·향정신성의약품의 관리에 관한 사항
ⓕ 공중 위생 및 식품 위생에 관한 사항

### (2) 보건지소 16 보건복지부7급·충북

① 설치 기준(지역보건법 제13조)
  ㉠ 지방자치단체는 보건소의 업무 수행을 위하여 필요하다고 인정하는 경우에는 대통령령으로 정하는 기준에 따라 해당 지방자치단체의 조례로 보건소의 지소(이하 "보건지소")를 설치할 수 있다.
  ㉡ 읍·면(보건소가 설치된 읍·면은 제외)마다 1개소씩 설치할 수 있다. 다만, 지역주민의 보건의료를 위하여 특별히 필요하다고 인정되는 경우에는 필요한 지역에 보건지소를 설치·운영하거나 여러 개의 보건지소를 통합하여 설치·운영할 수 있다(시행령 제10조). 17 전북의료기술직·전남

② 보건지소장(지역보건법 시행령 제14조) 15 경북의료기술직·경기
  ㉠ 임용
    ⓐ 보건지소에 1명의 보건지소장을 둔다.
    ⓑ 보건지소장은 지방의무직공무원 또는 임기제 공무원으로 임용한다.
  ㉡ 지휘·감독
    ⓐ 보건소장의 지휘·감독을 받는다.
    ⓑ 보건지소의 업무를 관장한다.
    ⓒ 소속 직원을 지휘·감독한다.
    ⓓ 보건진료소의 직원 및 업무에 대하여 지도·감독한다.

### (3) 보건진료소 20 서울

① 설치 근거 15 전북보건연구사
  ㉠ 1978년 : 소련의 알마아타 회의 → 1차 보건의료
  ㉡ 1980년 : 농어촌 등 보건의료를 위한 특별조치법 → 벽오지에 보건진료소를 배치하고 읍·면 지역 보건지소에 공중보건의를 배치

② 설치 기준 25 지방직 / 17 제주 / 16 대구·울산·경남보건연구사·경기
  ㉠ 농어촌 등 보건의료를 위한 특별조치법 제15조 : 시장(도농복합형태의 시의 시장을 말하며, 읍·면 지역에서 보건진료소를 설치·운영하는 경우만 해당한다) 또는 군수는 보건의료 취약지역의 주민에게 보건의료를 제공하기 위하여 보건진료소를 설치·운영한다. 다만, 시·구의 관할구역의 도서지역에는 해당 시장·구청장이 보건진료소를 설치·운영할 수 있으며, 군 지역에 있는 보건진료소의 행정구역이 행정구역의 변경 등으로 시 또는 구 지역으로 편입된 경우에는 보건복지부장관이 정하는 바에 따라 해당 시장 또는 구청장이 보건진료소를 계속 운영할 수 있다.

- ⓒ 시행규칙 제17조
  - ⓐ 보건진료소는 의료 취약지역을 인구 5천명 미만을 기준으로 구분한 하나 또는 여러 개의 리·동을 관할구역으로 하여 주민이 편리하게 이용할 수 있는 장소에 설치한다. 〈개정 2023.6.26.〉
  - ⓑ 군수는 보건진료소를 설치한 때에는 지체 없이 관할 시·도지사를 거쳐 보건복지부장관에게 보고하여야 한다. 〈개정 2023.6.26.〉
③ 공중보건의사의 신분(농어촌 등 보건의료를 위한 특별조치법 제3조)
  - ⊙ 공중보건의사는 「국가공무원법」 제26조의5에 따른 임기제공무원으로 한다.
  - ⓒ 공중보건의사가 제5조 제1항에 따라 보건복지부장관의 종사명령을 받은 경우에는 「국가공무원법」 제26조의5에 따른 임기제공무원으로 임용된 것으로 본다.

    ◆ 공중보건의사 제도
    1. 농어촌 등 보건의료 취약지역의 주민에게 보건의료를 제공하기 위해 1978년 12월 「국민보건의료를 위한 특별조치법」의 제정으로 시행되었다.
    2. 「병역법」에 의거 공중보건의사로 편입된 의사, 치과의사, 한의사로 채용하는 제도이다.
    3. 시장·군수·구청장 또는 배치기관의 장이 공중보건의사의 복무에 관하여 관할지역 또는 당해 기관에 근무하는 공중보건의사를 지도·감독하고 있다.

④ 공중보건의사의 배치기관 및 배치시설(농어촌 등 보건의료를 위한 특별조치법 제5조의2) : 보건복지부장관 또는 시·도지사가 공중보건의사를 배치할 수 있는 기관 또는 시설은 다음과 같다.
  - ⊙ 보건소 또는 보건지소
  - ⓒ 국가·지방자치단체 또는 공공단체가 설립·운영하는 병원으로서 보건복지부장관이 정하는 병원(이하 이 조에서 "공공병원"이라 한다)
  - ⓒ 공공보건의료연구기관
  - ⓔ 공중보건사업의 위탁사업을 수행하는 기관 또는 단체
  - ⓜ 보건의료정책을 수행할 때에 공중보건의사의 배치가 필요한 기관 또는 시설로 대통령령으로 정하는 기관 또는 시설

  | CHECK POINT | 공중보건의사의 배치기관 또는 시설(동법 시행령 제6조의2)

  법 제5조의2 제1항 제5호에서 "대통령령으로 정하는 기관 또는 시설"이란 다음 각 호의 기관 또는 시설을 말한다.
  1. 병원선 및 이동진료반
  2. 군 지역 및 의사 확보가 어려운 중소도시의 민간병원 중 정부의 지원을 받는 병원으로서 보건복지부장관이 정하는 병원
  3. 그 밖에 「사회복지사업법」에 따른 사회복지시설, 「형의 집행 및 수용자의 처우에 관한 법률」에 따른 교정시설 내의 의료시설, 「응급의료에 관한 법률」에 따른 응급의료에 관련된 기관 또는 단체 등 보건복지부장관이 국민보건의료를 위하여 공중보건의사의 배치가 특히 필요하다고 인정하는 기관 또는 시설

⑤ 보건진료 전담공무원의 자격(농어촌 등 보건의료를 위한 특별조치법 제16조)
23 지방직 / 17 대구 / 16 보건복지부7급·경남보건연구사 / 15 경기
㉠ 보건진료 전담공무원은 간호사·조산사 면허를 가진 사람으로서 보건복지부장관이 실시하는 24주 이상의 직무교육을 받은 사람이어야 한다.

> **CHECK POINT**
> 
> 1. 24주 이상의 직무교육
>    ① 이론교육 과정(10주) : 지역사회 보건관리, 모자건강, 가정간호관리, 보건사업 운영관리 및 기술지도, 그 밖에 통상질환관리 및 소양에 관한 과목
>    ② 임상실습 과정(10주) : 환자의 치료에 필요한 기본적인 임상실습
>    ③ 현지실습 과정(6주) : 지역사회 적응방법, 기존 보건기관과의 연계방법 등 보건의료활동의 실습
> 2. 보건진료 전담공무원의 보수교육(동법 시행규칙 제27조) 23 지방직 : 법 제18조에 따른 보건진료 전담공무원의 보수교육기간은 매년 21시간 이상으로 하고, 보수교육의 내용은 영 제14조에 따른 보건진료 전담공무원의 업무에 관한 사항으로 한다.

㉡ ㉠의 직무교육에 필요한 사항은 보건복지부령으로 정한다.

⑥ 보건진료 전담공무원의 신분 및 임용(동법 제17조) 23 지방직
㉠ 보건진료 전담공무원은 지방공무원으로 하며, 특별자치시장·특별자치도지사·시장·군수 또는 구청장이 근무지역을 지정하여 임용한다.
㉡ 특별자치시장·특별자치도지사·시장·군수 또는 구청장은 보건진료 전담공무원이 다음의 어느 하나에 해당하는 경우에는 그 보건진료 전담공무원을 징계할 수 있다.
ⓐ 정당한 이유 없이 지정받은 근무 지역 밖에서 의료행위를 한 경우
ⓑ 제19조에 따른 범위를 넘어 의료행위를 한 경우
ⓒ 제20조에 따른 관할구역 이탈금지 명령을 위반하여 허가 없이 연속하여 7일 이상 관할구역을 이탈한 경우
㉢ ㉡에 따른 징계의 절차·방법, 그 밖에 필요한 사항은 「지방공무원법」에 따른다.

⑦ 보건진료 전담공무원의 의료행위의 범위(동법 제19조) : 보건진료 전담공무원은 「의료법」 제27조에도 불구하고 근무지역으로 지정받은 의료취약지역에서 대통령령으로 정하는 경미한 의료행위를 할 수 있다. 23 지방직

⑧ 보건진료 전담공무원의 업무(동법 시행령 제14조) 17 대전 / 16 대구 / 15 경기
㉠ 법 제19조에 따른 보건진료 전담공무원의 의료행위의 범위는 다음과 같다.
ⓐ 질병·부상 상태를 판별하기 위한 진찰·검사
ⓑ 환자의 이송
ⓒ 외상 등 흔히 볼 수 있는 환자의 치료 및 응급 조치가 필요한 환자에 대한 응급 처치
ⓓ 질병·부상의 악화 방지를 위한 처치
ⓔ 만성병 환자의 요양 지도 및 관리
ⓕ 정상 분만 시의 분만 도움

ⓖ 예방 접종
ⓗ ⓐ부터 ⓖ까지의 의료행위에 따르는 의약품의 투여
ⓒ 보건진료 전담공무원은 ㉠의 의료행위 외에 다음의 업무를 수행한다.
  ⓐ 환경 위생 및 영양 개선에 관한 업무
  ⓑ 질병 예방에 관한 업무
  ⓒ 모자 보건에 관한 업무
  ⓓ 주민의 건강에 관한 업무를 담당하는 사람에 대한 교육 및 지도에 관한 업무
  ⓔ 그 밖에 주민의 건강 증진에 관한 업무
ⓒ 보건진료 전담공무원은 ㉠에 따른 의료행위를 할 때에는 보건복지부장관이 정하는 환자 진료 지침에 따라야 한다.

### (4) 보건의료원(지역보건법 제12조) 17 전북의료기술직·경남보건연구사 / 16 충북·인천의료기술직

① 보건소 중에서 「의료법」상 병원의 요건을 갖춘 의료기관을 말한다.
② 의료시설이 부족하고 지역적으로 열세에 있는 군과 시를 2~4개 통합하여 1개씩의 보건의료원을 설립하였다.

### (5) 건강생활지원센터(지역보건법 제13조) 24 지방직 / 17 서울

지방자치단체는 보건소의 업무 중에서 특별히 지역주민의 만성질환 예방 및 건강한 생활습관 형성을 지원하는 건강생활지원센터를 대통령령으로 정하는 기준에 따라 해당 지방자치단체의 조례로 설치할 수 있다.

건강생활지원센터의 추진 배경은 다음과 같다. 17 서울(공중보건)
① 도시 지역 주민의 보건의료서비스 필요 미충족
② 도시 보건지소의 확충 사업에 지자체의 참여 저조
③ 도시 보건지소의 큰 규모로 인한 진료 기능 유인의 효과로 인한 민간 의료기관과의 갈등 유발
④ 설치 규모 및 방식 등을 효율화하여 지역 밀착형 건강관리 전담기관으로서 '건강생활지원센터' 전환 추진

**CHECK POINT | 시·군·구 보건행정 조직 설치 기준**

| 구분 | 연도 | 법령 | 장소 |
| --- | --- | --- | --- |
| 보건소 | 1953 | 지역보건법 대통령령 | 시·군·구별 1개소 |
| 보건지소 | 1953 | 지역보건법 대통령령 | 읍·면별 1개소 |
| 보건진료소 | 1980 | 농어촌 등 보건의료를 위한 특별조치법, 보건복지부령 | 리(里) 단위의 오·벽지에 설치 |
| 보건의료원 | 1988 | 지역보건법 대통령령 | 보건소와 동일 |
| 건강생활지원센터 | 2015 | 지역보건법 대통령령 | 읍·면·동별 1개소 |

# 3 지역보건의료계획

## (1) 의미
지역주민의 건강을 유지·향상시키기 위하여 활용할 수 있는 의료 자원과 재정을 조직적으로 배치 및 운용하려고 하는 계획을 지역보건 의료계획이라고 한다.

## (2) 수립 과정(지역보건법 제7조 제3항·제4항)
① 시장·군수·구청장(특별자치시장·특별자치도지사는 제외한다. 이하 같다)은 해당 시·군·구(특별자치시·특별자치도는 제외한다. 이하 같다) 위원회의 심의를 거쳐 지역보건의료계획(연차별 시행계획을 포함한다. 이하 같다)을 수립한 후 해당 시·군·구의회에 보고하고 시·도지사에게 제출하여야 한다.

② 특별자치시장·특별자치도지사 및 ①에 따라 관할 시·군·구의 지역보건의료계획을 받은 시·도지사는 해당 위원회의 심의를 거쳐 시·도(특별자치시·특별자치도를 포함한다. 이하 같다)의 지역보건의료계획을 수립한 후 해당 시·도의회에 보고하고 보건복지부장관에게 제출하여야 한다.

> **CHECK POINT** 지역보건의료계획
>
> 1. 지역보건의료계획의 제출 시기 등(시행령 제6조)
>    ① 시장·군수·구청장(특별자치시장·특별자치도지사는 제외한다. 이하 이 조 및 제7조에서 같다)은 법 제7조 제3항에 따라 지역보건의료계획(연차별 시행계획을 포함한다. 이하 이 조에서 같다)을 계획 시행연도 1월 31일까지 시·도지사에게 제출하여야 한다. 15 서울8급
>    ② 시·도지사(특별자치시장·특별자치도지사를 포함한다)는 법 제7조 제4항에 따라 지역보건의료계획을 계획 시행 연도 2월 말일까지 보건복지부장관에게 제출하여야 한다. 15 서울8급
>    ③ 시장·군수·구청장은 지역 내 인구의 급격한 변화 등 예측하지 못한 보건의료 환경 변화에 따라 지역보건의료계획을 변경할 필요가 있는 경우에는 시·군·구(특별자치시·특별자치도는 제외한다. 이하 이 조 및 제7조에서 같다) 위원회의 심의를 거쳐 변경한 후 시·군·구 의회에 변경 사실 및 변경 내용을 보고하고, 시·도지사에게 지체 없이 변경 사실 및 변경 내용을 제출하여야 한다.
>    ④ 시·도지사(특별자치시장·특별자치도지사를 포함한다)는 지역 내 인구의 급격한 변화 등 예측하지 못한 보건의료 환경 변화에 따라 지역보건의료계획을 변경할 필요가 있는 경우에는 시·도(특별자치시·특별자치도를 포함한다. 이하 이 조 및 제7조에서 같다) 위원회의 심의를 거쳐 변경한 후 시·도 의회에 변경 사실 및 변경 내용을 보고하고, 보건복지부장관에게 지체 없이 변경 사실 및 변경 내용을 제출하여야 한다.
>
> 2. 지역보건의료계획의 조정 권고(시행규칙 제2조) 16 대구의료기술직 / 05 대구
>    ① 「지역보건법」(이하 "법"이라 한다) 제7조 제7항에 따라 같은 조 제1항에 따른 지역보건의료계획(같은 조 제2항에 따른 연차별 시행계획을 포함한다. 이하 이 조에서 같다)의 내용에 대한 조정 권고가 필요한 경우는 다음 각 호의 어느 하나에 해당하는 경우로 한다.
>       1. 지역보건의료계획의 내용이 관계 법령을 위반한 경우
>       2. 지역보건의료계획의 내용이 국가 또는 특별시·광역시·특별자치시·특별자치도·도의 보건의료정책에 부합하지 아니하는 경우
>       3. 지방자치단체의 생활 권역과 행정 구역이 서로 다름에도 불구하고 해당 지방자치단체에서 그 사실을 고려하지 아니한 경우

> 4. 2개 이상의 지방자치단체에 걸친 광역 보건의료 행정에 대하여 해당 지방자치단체에서 그 사정을 고려하지 아니한 경우
> 5. 지방자치단체 간 지역보건의료계획의 내용에 현저한 불균형이 있는 경우
> ② 보건복지부장관 또는 특별시장·광역시장·도지사(이하 "시·도지사"라 한다)는 법 제7조 제7항에 따라 지역보건의료계획의 조정 권고를 하는 경우에는 해당 지방자치단체의 장에게 관련 자료의 제출을 요구할 수 있다.

### (3) 지역보건의료계획의 내용

① **공통적인 내용(지역보건법 제7조 제1항)** 17 강원·서울 / 16 광주의료기술직·부산경남교육청·경남보건연구사 / 15 경기·교육청·서울8급·지방직8급·경북의료기술직·울산의료기술직
  ㉠ 보건의료 수요의 측정
  ㉡ 지역보건의료 서비스에 관한 장기·단기 공급대책
  ㉢ 인력·조직·재정 등 보건의료자원의 조달 및 관리
  ㉣ 지역보건의료 서비스의 제공을 위한 전달체계 구성 방안
  ㉤ 지역보건의료에 관련된 통계의 수집 및 정리

② **시·도지사 및 특별자치시장·특별자치도지사가 포함시켜야 하는 지역보건의료계획 내용(동법 시행령 제4조 제1항)** 17 경북의료기술직 / 16 전북 / 15 울산
  ㉠ 지역보건의료계획의 달성 목표
  ㉡ 지역 현황과 전망
  ㉢ 지역보건의료 기관과 보건의료 관련 기관·단체 간의 기능 분담 및 발전 방향
  ㉣ 법 제11조에 따른 보건소의 기능 및 업무의 추진계획과 추진현황
  ㉤ 지역보건의료 기관의 인력·시설 등 자원 확충 및 정비 계획
  ㉥ 취약 계층의 건강 관리 및 지역주민의 건강 상태 격차 해소를 위한 추진계획
  ㉦ 지역보건의료와 사회복지 사업 사이의 연계성 확보 계획
  ㉧ 의료기관의 병상(病床)의 수요·공급
  ㉨ 정신질환 등의 치료를 위한 전문치료시설의 수요·공급
  ㉩ 특별자치시·특별자치도·시·군·구(구는 자치구를 말하며, 이하 "시·군·구"라 한다) 지역보건의료 기관의 설치·운영 지원
  ㉫ 시·군·구 지역보건의료기관 인력의 교육 훈련
  ㉬ 지역보건의료기관과 보건의료 관련기관·단체 간의 협력·연계
  ㉭ 그 밖에 시·도지사 및 특별자치시장·특별자치도지사가 지역보건의료계획을 수립함에 있어서 필요하다고 인정하는 사항

③ **시장·군수·구청장이 포함시켜야 하는 지역보건의료계획 내용(동조 제2항)**
  ㉠ ②의 ㉠부터 ㉦까지의 내용
  ㉡ 그 밖에 시장·군수·구청장이 지역보건의료계획을 수립함에 있어서 필요하다고 인정하는 사항

④ **수립 방법(동법 시행령 제5조)** 15 지방직8급
  ㉠ **지역보건의료계획을 수립하기 전** : 지역 내 보건의료 실태와 지역주민의 보건의료 의식·행동 양상 등에 대하여 조사하고 자료를 수집

ⓛ 지역보건의료계획을 수립하는 경우
  ⓐ 지역 내 보건의료 실태 조사 결과에 따라 해당 지역에 필요한 사업 계획을 포함하여 수립하되, 국가 또는 특별시·광역시·도의 보건의료 시책에 맞춰 수립
  ⓑ 시·도지사 또는 시장·군수·구청장은 그 주요 내용을 시·도 또는 시·군·구의 홈페이지 등에 2주 이상 공고하여 지역주민의 의견을 수렴 15 서울

⑤ 수립 시기(동법 제7조)
  ㉠ 시·도지사 또는 시장·군수·구청장은 지역보건의료계획을 4년마다 수립
  ㉡ 연차별 시행 계획은 매년 수립

⑥ 지역보건의료계획의 시행(동법 제8조)
  ㉠ 시·도지사 또는 시장·군수·구청장은 지역보건의료계획을 시행할 때에는 제7조 제2항에 따라 수립된 연차별 시행계획에 따라 시행하여야 한다.
  ㉡ 시·도지사 또는 시장·군수·구청장은 지역보건의료계획을 시행하는 데에 필요하다고 인정하는 경우에는 보건의료 관련 기관·단체 등에 인력·기술 및 재정 지원을 할 수 있다.

⑦ 지역보건의료계획 시행 결과의 평가(동법 제9조)
  ㉠ 제8조 제1항에 따라 지역보건의료계획을 시행한 때에는 보건복지부장관은 특별자치시·특별자치도 또는 시·도의 지역보건의료계획의 시행 결과를, 시·도지사는 시·군·구(특별자치시·특별자치도는 제외한다)의 지역보건의료계획의 시행 결과를 대통령령으로 정하는 바에 따라 각각 평가할 수 있다.
  ㉡ 보건복지부장관 또는 시·도지사는 필요한 경우 제1항에 따른 평가 결과를 제24조에 따른 비용의 보조에 반영할 수 있다.

> **지역보건의료계획 시행 결과의 평가(시행령 제7조)**
> ① 시장·군수·구청장은 법 제9조 제1항에 따른 지역보건의료계획 시행 결과의 평가를 위하여 해당 시·군·구 지역보건의료계획의 연차별 시행 계획에 따른 시행 결과를 매 시행연도 다음 해 1월 31일까지 시·도지사에게 제출하여야 한다.
> ② 시·도지사(특별자치시장·특별자치도지사를 포함한다)는 법 제9조 제1항에 따른 지역보건의료계획 시행 결과의 평가를 위하여 해당 시·도 지역보건의료계획의 연차별 시행 계획에 따른 시행 결과를 매 시행연도 다음 해 2월 말일까지 보건복지부장관에게 제출하여야 한다.
> ③ 보건복지부장관 또는 시·도지사는 제1항 또는 제2항에 따라 제출받은 지역보건의료계획의 연차별 시행 계획에 따른 시행 결과를 평가하려는 경우에는 다음 각 호의 기준에 따라 평가하여야 한다. 20 부산
>   1. 지역보건의료계획 내용의 충실성
>   2. 지역보건의료계획 시행 결과의 목표 달성도
>   3. 보건의료 자원의 협력 정도
>   4. 지역주민의 참여도와 만족도
>   5. 그 밖에 지역보건의료계획의 연차별 시행 계획에 따른 시행 결과를 평가하기 위하여 보건복지부장관이 필요하다고 정하는 기준
> ④ 보건복지부장관 또는 시·도지사는 제3항에 따라 지역보건의료계획의 연차별 시행 계획에 따른 시행 결과를 평가한 경우에는 그 평가 결과를 공표할 수 있다.

## 4 지역사회 건강실태 조사 18 서울

### (1) 지역사회 건강실태 조사(지역보건법 제4조)
① 질병관리청장과 특별자치시장·특별자치도지사·시장·군수·구청장(구청장은 자치구의 구청장을 말하며, 이하 "시장·군수·구청장"이라 한다)은 지역주민의 건강 상태 및 건강 문제의 원인 등을 파악하기 위하여 매년 지역사회 건강실태조사를 실시하여야 한다. 〈개정 2023.3.28.〉
② 질병관리청장은 제1항에 따라 지역사회 건강실태조사를 실시할 때에는 미리 보건복지부장관과 협의하여야 한다. 〈신설 2023.3.28.〉
③ 제1항에 따른 지역사회 건강실태조사의 방법, 내용 등에 필요한 사항은 대통령령으로 정한다.

### (2) 지역사회 건강실태 조사의 방법 및 내용(시행령 제2조)
① 질병관리청장은 보건복지부장관과 협의하여 「지역보건법」(이하 "법"이라 한다) 제4조 제1항에 따른 지역사회 건강실태 조사(이하 "지역사회 건강실태 조사"라 한다)를 매년 지방자치단체의 장에게 협조를 요청하여 실시한다.
② 협조 요청을 받은 지방자치단체의 장은 매년 보건소(보건의료원을 포함한다. 이하 같다)를 통하여 지역 주민을 대상으로 지역사회 건강실태 조사를 실시하여야 한다. 이 경우 지방자치단체의 장은 지역사회 건강실태 조사의 결과를 질병관리청장에게 통보하여야 한다.
③ 지역사회 건강실태 조사는 표본 조사를 원칙으로 하되, 필요한 경우에는 전수조사를 할 수 있다.
④ 지역사회 건강실태 조사의 내용에는 다음 각 호의 사항이 포함되어야 한다.
  1. 흡연, 음주 등 건강 관련 생활 습관에 관한 사항
  2. 건강 검진 및 예방 접종 등 질병 예방에 관한 사항
  3. 질병 및 보건의료 서비스 이용 실태에 관한 사항
  4. 사고 및 중독에 관한 사항
  5. 활동의 제한 및 삶의 질에 관한 사항
  6. 그 밖에 지역사회 건강실태 조사에 포함되어야 한다고 질병관리청장이 정하는 사항

## 5 지역보건서비스(지역보건법)

### (1) 지역보건의료 서비스의 신청(제19조)
① 지역보건의료 서비스 중 보건복지부령으로 정하는 서비스를 필요로 하는 사람(이하 "서비스대상자"라 한다)과 그 친족, 그 밖의 관계인은 관할 시장·군수·구청장에게 지역보건의료 서비스의 제공(이하 "서비스 제공"이라 한다)을 신청할 수 있다.
② 시장·군수·구청장이 제1항에 따른 서비스 제공 신청을 받는 경우 제20조에 따라 조사하려 하거나 제출받으려는 자료 또는 정보에 관하여 서비스 대상자와 그 서비스 대상자의 1촌 직계혈족 및 그 배우자(이하 "부양 의무자"라 한다)에게 다음 각 호의 사항을 알리고, 해당 자료 또는 정보의 수집에 관한 동의를 받아야 한다.
  1. 법적 근거, 이용 목적 및 범위
  2. 이용 방법
  3. 보유 기간 및 파기 방법

③ 서비스 제공의 신청인은 서비스 제공 신청을 철회하는 경우 시장·군수·구청장에게 조사하거나 제출한 자료 또는 정보의 반환 또는 삭제를 요청할 수 있다. 이 경우 요청을 받은 시장·군수·구청장은 특별한 사유가 없으면 그 요청에 따라야 한다.

④ 제1항부터 제3항까지의 규정에 따른 서비스 제공의 신청·철회 및 고지·동의 방법 등에 관하여 필요한 사항은 보건복지부령으로 정한다.

### (2) 신청에 따른 조사(제20조) 16 충남의료기술직

① 시장·군수·구청장은 제19조 제1항에 따라 서비스 제공 신청을 받으면 서비스대상자와 부양의무자의 인적사항·가족관계·소득·재산·사회보장급여 수급이력·건강상태 등에 관한 자료 및 정보에 대하여 조사하고 처리할 수 있다. 다만, 서비스대상자와 부양의무자에 대한 조사가 필요하지 아니하거나 그 밖에 대통령령으로 정하는 사유에 해당하는 경우는 제외한다. 〈개정 2023.3.28.〉

② 시장·군수·구청장은 제1항에 따른 조사에 필요한 자료를 확보하기 위하여 서비스대상자 또는 그 부양의무자에게 필요한 자료 또는 정보의 제출을 요구할 수 있다.

③ 시장·군수·구청장은 제1항에 따른 조사를 위하여 주민등록전산정보·가족관계등록전산정보·금융·국세·지방세, 토지·건물·건강보험·국민연금·고용보험·산업재해보상보험·보훈급여 등 대통령령으로 정하는 관련 전산망 또는 자료를 이용하고자 하는 경우에는 관계 중앙행정기관, 지방자치단체, 관련 기관·단체·법인·시설 등에 협조를 요청할 수 있다. 이 경우 자료의 제출을 요청받은 중앙행정기관, 지방자치단체, 관련 기관·단체·법인·시설 등은 정당한 사유가 없으면 이에 따라야 한다. 〈개정 2023.3.8.〉

④ 시장·군수·구청장은 제1항의 사항을 확인하기 위하여 필요한 경우 그 권한을 표시하는 증표 및 조사기간, 조사범위, 조사담당자, 관계 법령 등이 기재된 서류를 제시하고 거주지 및 사실 확인에 필요한 관련 장소를 방문할 수 있다. 〈신설 2023.3.28.〉

### (3) 서비스 제공의 결정 및 실시(제21조)

① 시장·군수·구청장은 제20조에 따른 조사를 하였을 때에는 예산 상황 등을 고려하여 서비스 제공의 실시 여부를 결정한 후 이를 서면이나 전자문서로 신청인에게 통보하여야 한다.

② 시장·군수·구청장은 제1항에 따른 서비스 제공의 실시 여부를 결정할 때 제20조 제2항부터 제4항까지에 따라 조사한 자료·정보의 전부 또는 일부를 통하여 평가한 서비스대상자와 그 부양의무자의 소득·재산 수준 및 건강상태가 보건복지부장관이 정하는 기준 이하인 경우에는 관련 조사의 일부를 생략하고 서비스 제공의 실시를 결정할 수 있다. 〈신설 2021.7.27., 2023.3.28.〉

③ 시장·군수·구청장은 서비스대상자에게 서비스 제공을 하기로 결정하였을 때에는 서비스 제공 기간 등을 계획하여 그 계획에 따라 지역보건의료서비스를 제공하여야 한다.

### (4) 정보의 파기(제22조)

① 시장·군수·구청장은 제20조에 따라 조사하거나 제출받은 정보 중 서비스 대상자가 아닌 사람의 정보는 5년을 초과하여 보유할 수 없다. 이 경우 시장·군수·구청장은 정보의 보유 기한이 지나면 지체 없이 이를 파기하여야 한다.

② 시장·군수·구청장은 제1항에 따른 정보가 지역보건의료정보시스템 또는 「사회보장기본법」 제37조 제2항에 따른 사회보장정보시스템에 수집되어 있는 경우 보건복지부장관에게 해당 정보의 파기를 요청할 수 있다. 이 경우 보건복지부장관은 지체 없이 이를 파기하여야 한다. 〈개정 2023.3.28.〉

③ 시·도지사, 시장·군수·구청장, 보건의료 관련 기관·단체 또는 의료인은 제5조 제5항 및 제6항에 따라 제공받은 자료 또는 정보를 5년이 지나면 파기하여야 한다. 〈신설 2023.3.23.〉

## 04 국제 보건행정 조직

### 1 세계보건기구(WHO) 17 광주 / 16 경기·부산

#### (1) 설립
① UN의 전문기관으로서 세계보건기구는 1948년 4월 7일 발족하였으며, 본부는 스위스 제네바에 있다. 15 광주
② 우리나라는 1949년 8월 17일 65번째 회원국으로 가입하였으며, 북한은 1973년 5월 15일 138번째로 가입하였다. 17 보건복지부7급 / 16 서울보건연구사
③ 2024년 현재 가맹국은 194개국이다(세계보건의 날 : 4월 7일).

> **CHECK POINT** UN 기구
>
> 1. 주요 기구 : 유엔 총회, 안전보장 이사회, 경제사회 이사회, 국제사법 재판소, 사무국 등
> 2. 전문 기구 : ILO(국제노동기구), FAO(국제연합식량농업기구), UNESCO(국제연합교육과학문화기구), WHO(세계보건기구), IMF(국제통화기금), IBRD(국제부흥개발은행), IFC(국제금융공사), IDA(국제개발협회), ICAO(국제민간항공기구), UPU(만국우편연합), IMO(국제해사기구), WMO(세계기상기구), ITU(국제전기통신연합), WIPO(세계지적소유권기구), IFAD(국제농업개발기금), UNIDO(국제연합공업개발기구), IAEA(국제원자력기구), WTO(세계무역기구)
> 3. 보조 기구 : 국제연합개발계획, 국제연합환경계획, 국제연합난민고등판무관, 국제연합인권고등판무관, PKO(평화유지활동) 등

#### (2) 기능
① 주요 기능
  ㉠ 국제적인 보건 사업의 지휘 및 조정
  ㉡ 회원국에 대한 기술 지원 및 자료의 공급
  ㉢ 전문가 파견에 의한 기술자문 활동
  ㉣ 보건, 의학, 관련 전문 분야의 교육과 훈련기준 개발 보급
② 세계보건기구 헌장 제2조에 의한 기능 15 부산·경기
  ㉠ 국제 검역대책
  ㉡ 각종 보건문제에 대한 협의, 규제 및 권고안 제정

ⓒ 식품, 약물 및 생물학적 제재에 대한 국제적 표준화
ⓔ 비정치적 단체로서 과학자 및 전문가들 사이의 협력을 도모하여 과학발전에 기여
ⓜ 보건통계자료 수집 및 조사연구 사업
ⓗ 공중보건과 의료 및 사회보장 향상 사업
ⓢ 의료 봉사 : 보건서비스의 강화를 위한 각국 정부의 요청에 대하여 지원 및 각국 정부의 요청 시 적절한 기술 지원과 응급상황 발생 시 필요한 도움 제공
ⓞ 모자 보건의 향상
ⓩ 감염병, 지방병, 그 밖의 질병 퇴치
ⓒ 진단 기준의 확립
ⓚ 영양, 주택, 위생, 오락, 경제 상태, 작업 조건 및 그 밖의 여러 가지 환경 위생의 개선으로 생활 조건을 향상
ⓣ 재해 예방
ⓟ 정신보건 향상
ⓗ 보건, 의학, 그리고 관련 전문 분야의 교육과 훈련의 기준의 개발 및 개발 지원
  ⓐ 산업보건개선 사업
  ⓑ 생체의학(biomedical)과 보건서비스 연구 지원 및 조정

③ 주요 사업 20 부산 / 17 충남·세종
  ㉠ 말라리아 근절 사업
  ㉡ 결핵 관리 사업
  ㉢ 성병과 에이즈 관리 사업
  ㉣ 모자보건 사업
  ㉤ 영양 개선 사업
  ㉥ 환경위생 개선 사업
  ㉦ 보건교육 개선 사업
  ㉧ 신종전염병 관리 사업

④ 구성 조직
  ㉠ 세계보건총회(WHA) : 매년 5월 제네바에서 회원국 대표(총 회원국 수 194개국)가 참가하여 WHO의 정책 결정 및 2년간의 프로그램 예산 승인, 주요 사항을 의결하는 기구
  ㉡ 집행이사회 : 총회에서 선출된 32명의 보건 분야 전문가로 구성되며, 1년에 2번 열리고(1·5월), 이사국의 임기는 3년이다. 총회에 상정될 모든 의안이나 결의문 등을 사전 심의 의결하고 총회에서 위임한 사항을 처리한다.
  ㉢ 사무국 : WHO 사무총장, WHO가 요구하는 기술 요원 및 행정 요원(약 3,700명)으로 구성된다.

⑤ 회원 분담금(연간 예산은 약 20억 달러) 16 보건복지부7급·경기 / 15 보건복지부7급
  ㉠ 정규 예산 : 회원국의 분담금으로 구성(25% 정도)
  ㉡ 비정규 예산 : 회원국의 자발적 기여금(비중이 계속 증가하고 있다.)

(3) **WHO의 지역사무소** 17 대구 / 16 보건복지부7급·경남·부산·전북·인천·충남 / 15 광주·보건복지부7급·경남

① 동지중해 지역사무소 : 본부 카이로, 이집트
② 동남아시아 지역사무소 : 본부 뉴델리, 인도, 북한
③ 서태평양 지역사무소 : 본부 마닐라, 필리핀, 남한
④ 미주 지역사무소 : 본부 워싱턴, 미국
⑤ 유럽 지역사무소 : 본부 코펜하겐, 덴마크
⑥ 아프리카 지역사무소 : 본부 브라자빌, 콩고

(4) **WHO 주요 슬로건**

| 연도 | 슬로건 |
|---|---|
| 1992년 | Heartbeat-The Rhythm of Health |
| 1993년 | Handle Life with Care |
| 1994년 | Oral Health for A Healthy Life |
| 1995년 | Global Polio Eradication |
| 1996년 | Healthy Cities for Better Life |
| 1997년 | Emerging Infectious Disease |
| 1998년 | Safe Motherhood |
| 1999년 | Active Ageing |
| 2000년 | Safe Blood Starts with Me |
| 2001년 | Mental Health |
| 2002년 | Move for Health |
| 2003년 | Shape the Future of Life : Healthy Environments for Children |
| 2004년 | Road Safety |
| 2005년 | Make Every Mother and Count |
| 2006년 | Working Together For Health |
| 2007년 | Invest in health, Build a safer future |
| 2008년 | Protecting health from climate change |
| 2009년 | Health facilities in Emergencies |
| 2010년 | Urban Health Matters |
| 2011년 | Urgent action necessary to safeguard drug treatments |
| 2012년 | Ageing and Health |
| 2013년 | Control your Blood Pressure |
| 2014년 | Preventing Vector-Borne diseases |
| 2015년 | Food Safety |
| 2016년 | Beat Diabetes |
| 2017년 | Depression : Let's talk |

| 2018년 | Universal health coverage : everyone, everyone, everywhere "Health gor All" (보편적인 건강보장) |
|---|---|
| 2019년 | "Health gor All-Everyone, Everywhere"(보편적인 건강보장) |
| 2020년 | Year of Nurse and Midwife(간호사와 조산사의 해) |
| 2021년 | Building a fairer, healthier world for everyone. (모두에게 공평하고 건강한 세상을 만드는 것) |
| 2022년 | Our Planet, Our Health(우리의 지구, 우리의 건강) |
| 2023년 | Health for ALL(모두를 위한 건강) |

## 2 세계보건기구(WHO) 관련 기구 15 부산

| 기구명 | 설립목적 | 활동내용 |
|---|---|---|
| UN경제사회이사회 (UNECOSOC) | 경제사회 개발 관련 유엔 전문기구, 여타 기구 간의 업무 조정·총괄 | • 유엔체계 및 유엔회원국에 대한 정책적 권고사항 제시<br>• 경제, 사회, 문화, 교육, 보건에 관한 연구·보고 |
| UN개발계획 | 개발도상국의 경제·사회적 개발 | • 개발도상국의 경제적·사회적 개발을 촉진하기 위한 기술원조 제공 |
| 유엔인구기금 (UNFPA) 16 대구 | 인구 및 가족 계획 | • 인구 및 가족계획분야에서 각국 정부 및 연구기관 등에서 활동자금 제공 |
| 유엔아동기금 (UNICEF) 16 인천·대구 | 아동의 보건 및 복지 향상 | • 아동의 보건, 복지향상을 위한 원조사업 전개<br>• 개발도상국을 대상으로 한 보건사업 등 사회사업에 대한 원조<br>• 어린이권리선언 정신에 의한 아동 권리보호 증진 |
| 경제협력개발기구 (OECD) | 회원국의 경제성장 촉진, 세계무역의 확대, 개도국 원조 | • 경제사회복지 문제를 망라하는 포괄적 경제협의<br>• 회원국 간 경제·산업·사회정책에 대한 정보 교류와 공동 연구 및 정책 협조 |
| 아시아·태평양 경제사회위원회 (ESCAP) | 경제 재건과 발전 | • 역내 제국의 경제재건 발전을 위한 협력 촉진<br>• 경제적·기술적 문제의 조사연구사업의 실시 및 원조<br>• 역내 경제문제에 관하여 유엔 경제사회이사회를 보좌 |
| 아시아·태평양 경제협력체 (APEC) | 무역·투자 자유화 및 경제·기술 협력강화로 지역 공동 번영 추구 | • 무역·투자 자유화, 인적자본 개발<br>• 경제기술협력, 거시 및 금융이슈 등을 위한 협력 촉진 및 이행방안 마련<br>• 경제위기 대처를 위해 회원경제의 사회안전망 능력 배양 |
| 유엔마약 범죄사무소 (UNDCP) | 효과적인 국제사회의 마약관리 | • 마약에 관한 국제협력이행 감시<br>• UN 마약남용 통제기금을 통합하여 세계적인 마약남용 방지 추진 |

| | | |
|---|---|---|
| 국제의약품<br>구매기금<br>(UNTAID) | 개발도상국의 공중보건 향상 | • 개발도상국에 에이즈, 결핵, 말라리아 치료·진단·예방을 위한 고품질 제품에 대한 접근성 향상 |
| 국제가족계획연맹<br>(IPPE) | 인구조절과 모자건강 및 가족의 생활수준 향상 | • 개발도상국을 주요 대상으로 가족계획, 모자보건, 성교육 사업에 관한 기술자문과 정보 제공<br>• 피임시술 기술연수 등을 위한 국제협력사업 실시 |
| 유엔에이즈기구<br>(UNAIDS) | 에이즈 퇴치 | • 에이즈 확산 방지, 지원내용, 후원 안내 |
| 국제노동기구<br>(ILO)<br>15 경기·서울 | 노동자의 노동조건 개선 및 지위 향상 | • 사회정책과 행정·인력자원 훈련 및 활용에 대한 기술 지원<br>• 노동 통계 자료 수집<br>• 고용·노사 관계 연구 |

김희영 보건행정

# CHAPTER 02 병원과 병원행정

## 01 병원

### 1 병원의 정의

(1) **의료법** : 의료인이 공중 또는 특정 다수인을 위하여 의료업 및 조산업을 행하는 곳

(2) **WHO** : 사회 및 의료 조직의 불가결한 역할을 수행하는 기관으로, 그 기능은 지역사회 주민들에게 치료와 예방을 통합하는 포괄적인 의료를 서비스하고 외래진료 활동에 있어서는 가족의 건강 증진은 물론, 환경 개선의 노력까지 포함하여야 하며, 병원은 의료종사자들의 훈련과 생물 및 사회학적 연구의 중심기관

### 2 병원의 기능

(1) **세계보건기구(WHO)에 의한 병원의 기능**
① 환자의 진단 치료
② 의학의 연구
③ 의료인력의 교육·훈련
④ 질병 예방, 건강 증진, 기타 공중보건 기능

(2) **일반적인 병원의 기능**
① 의료 기능 : 병원이 가지는 고유 기능
② 기업으로서의 기능 : 양질의 진료 기능을 수행할 수 있는 바탕이 되는 경제적 효율성과 건전성을 달성하려는 기업적 기능
③ 지역적 기능 : 의학의 연구소적 역할, 보건요원과 공중에 대한 보건교육 기능과 지역사회에 의료를 제공하는 기능

(3) **병원기능의 변천**

| | |
|---|---|
| 의학의 변천에 따라 | ① 본능적 의료　② 경험적 의료<br>③ 과학적 의료　④ 포괄적 의료 |
| 병원기능의 변천에 따라 | ① 종교적 시설<br>② 자선적 수용시설<br>③ 과학적 의료실습 시설과 의료서비스 제공<br>④ 포괄적 의료서비스의 제공 |

## 3 병원조직의 특성 17 대구 / 15 전남

(1) 경영체로서의 특성
① 고도로 자본집약적이면서도 노동집약적인 경영체이다.
② 다양한 사업 목적을 가진 조직체이다.
③ 복잡한 전환 과정을 거쳐 서비스를 생산하는 조직체이다.
④ 생산된 서비스의 품질 관리나 업적 평가가 극히 곤란한 조직체이다.
⑤ 업무의 연속성과 응급성
⑥ 높은 자본 비중 : 막대한 시설 투자를 하여야 하나, 투자 회수율은 대체로 낮은 편이다.

(2) 병원조직 요소의 특성
① 경영 목적의 상충성 : 의료서비스와 병원의 이윤 추구의 상충성
② 조직 구성의 다양성 : 다양한 전문 직종의 집합 → 갈등 요인 상존
③ 업무(과업)의 불확실성 : 진료 결과의 불확실성 → 산출 측정 곤란
④ 지배 구조의 이원성 : 의료전문가에 의한 지배권위 체제와 일반 직원에 의한 일반관리 체제

## 4 병원의 유형

(1) 진료내용 기준 분류
① 일반병원 : 일반병원, 종합병원, 대학병원 등
② 특수병원 : 정신병원, 결핵병원, 나병원, 소아병원, 노인병원, 보훈병원

(2) 의료전달체계 기준 분류

| | |
|---|---|
| 1차 기관(70~80%) | • 외래 또는 1~2일 정도의 최단기 입원으로 진단과 치료가 가능하면서 난이도가 낮은 진료를 하는 기관<br>• 의원, 보건소 등 |
| 2차 기관(20~25%) | • 입원이 필요하며 난이도가 중간 정도인 진료<br>• 병원, 종합병원 등 |
| 3차 기관(5%) | • 진단과 치료의 난이도가 높고 고가의 의료장비가 필요한 진료<br>• 대형종합병원, 대학병원 |

(3) 재원일수 기준 분류
① 단기 요양병원 : 일반적인 병원
② 장기 요양병원 : 노인병원, 정신병원, 요양소

(4) 병원 설립 기준 분류
① 국(공)립 병원
  ㉠ 국립중앙의료원, 경찰병원 등 국립 병원
  ㉡ 시·도립 병원

ⓒ 지방공사 의료원
② 보건 의료원(공립 병원)
⑩ 서울대학교 병원(특수법인 병원)

> **CHECK POINT** 공공단체의 범위(공공보건의료에 관한 법률 시행령 제2조)

"공공보건의료기관"이란 국가나 지방자치단체 또는 대통령령으로 정하는 공공단체가 공공보건의료의 제공을 주요한 목적으로 하여 설립·운영하는 다음의 보건의료기관을 말한다.
1. 「국립대학병원 설치법」에 따른 국립대학병원
2. 「국립대학치과병원 설치법」에 따른 국립대학치과병원
3. 「국립중앙의료원의 설립 및 운영에 관한 법률」에 따른 국립중앙의료원
4. 「국민건강보험법」 제13조에 따른 국민건강보험공단
5. 「대한적십자사 조직법」에 따른 대한적십자사
6. 「방사선 및 방사성동위원소 이용진흥법」 제13조의2에 따른 한국원자력의학원
7. 「산업재해보상보험법」 제10조에 따른 근로복지공단
8. 「서울대학교병원 설치법」에 따른 서울대학교병원
9. 「서울대학교치과병원 설치법」에 따른 서울대학교치과병원
10. 「지방의료원의 설립 및 운영에 관한 법률」에 따른 지방의료원
11. 「암관리법」 제27조에 따른 국립암센터
12. 「한국보훈복지의료공단법」에 따른 한국보훈복지의료공단

> **CHECK POINT** 사업(국립중앙의료원의 설립 및 운영에 관한 법률 제5조)

국립중앙의료원은 다음 각 호의 사업을 행한다.
1. 공공보건의료에 관한 임상 진료지침의 개발 및 보급
2. 노인성질환의 예방 및 관리
3. 희귀난치질환 등 국가가 특별히 관리할 필요가 있다고 인정되는 질병에 대한 관리
4. 감염병 및 비감염병 또는 재난으로 인한 환자의 진료 등의 예방과 관리
5. 남북의 보건의료 협력과 국제 보건의료 관련 국내외 협력
6. 민간 및 공공보건의료기관에 대한 기술 지원
7. 진료 및 의학계, 한방진료 및 한의학계 관련 연구
8. 전공의의 수련 및 의료인력의 훈련
9. 삭제〈2018.3.13.〉
10. 「응급의료에 관한 법률」 제25조에 따른 응급의료에 관한 각종 사업의 지원
11. 「모자보건법」 제10조의6에 따른 고위험 임산부 및 미숙아 등의 의료지원에 필요한 각종 사업의 지원
12. 「공공보건의료에 관한 법률」 제21조에 따른 공공보건의료에 관한 각종 업무의 지원
13. 그 밖에 공공보건의료에 관하여 보건복지부장관이 위탁하는 사업

② 사립병원
  ㉠ 학교법인병원     ㉡ 재단법인병원     ㉢ 사단법인병원
  ㉣ 사회복지법인     ㉤ 회사법인병원     ㉥ 의료법인병원
  ㉦ 개인병원

(5) 의사고용 기준 분류
   ① 폐쇄 병원 : 상주
      ㉠ 폐쇄형 병원체제이면서 전문의가 개원하지 않는 경우 : 영국 등
      ㉡ 폐쇄형 병원체제이면서 전문의가 개원하는 경우 : 한국, 일본 등
   ② 개방 병원 : 비상주
      • 개방형 병원체제이면서 전문의가 개원하는 경우 : 미국 등

   > **CHECK POINT** 개방병원제도
   >
   > 1. 개념 : 개원의사가 2, 3차 의료기관의 유휴 시설장비 및 인력을 활용하여 자신의 환자에게 지속적인 의료서비스를 제공하는 제도
   > 2. 운영현황 : 2015년 현재 참여 개방병원·의원 수는 428곳(가방병원 67곳, 참여 의원급 의료기관 361곳)
   > 3. 장점
   >    ① 환자 측면 : 저렴한 비용으로 양질의 의료서비스를 신속하게 제공
   >    ② 개원의 측면 : 개원의 투자부담 완화, 고난도 진료기술의 지속적 활용, 단골환자 확보 가능
   >    ③ 개방병원 측면 : 유휴 시설과 장비 활용, 진료수입의 향상 및 의료서비스 개선 가능
   >    ④ 1차 의료기관에서 사용할 수 없는 고가 의료장비를 사용함으로써 정밀검사가 가능
   > 4. 단점
   >    ① 전문의의 개원이 용이해지므로 전문의가 과대 배출되어 의사 인력구조가 편중될 우려가 있다.
   >    ② 의료사고 발생 시 개방병원과 개원의사 간 분쟁 발생 우려가 있다.

(6) 영리추구 기준 분류
   ① 영리병원 : 우리나라 불허용
   ② 비영리병원

(7) 의학교육기능 기준 분류
   ① 대학병원
   ② 수련병원
   ③ 비교육병원

(8) 「의료법」 기준 분류
   ① 종합병원, 병원, 치과병원, 한방병원, 요양병원 : 시·도지사 허가
   ② 의원, 치과의원, 한의원, 조산원 : 시장·군수·구청장 신고

(9) 개원형태에 따른 분류
   ① 단독 개원 : 의사 1인이 개원
   ② 공동 개원(Group Practice) : 의사 3인 이상이 합동 개원
      ㉠ 수입의 분배는 미리 정한 비율로 나눈다.
      ㉡ 장점 : 유지비 절감, 시간 절약, 양질의 의료 제공
      ㉢ 단점 : 수입 분배와 협동어의 문제 발생

③ 집단 개원(Multi Practice) : 동일한 건물 내 서로 다른 전문진료과가 입점해 상호 경쟁·보완하여 시너지 효과(상승 효과)를 창출하는 개원의 형태
  ㉠ 장점
    ⓐ 중복투자 방지 및 관리의 효율성
    ⓑ 동료의사에게 후송 의뢰
    ⓒ 환자는 한 곳에서 여러 분야의 진료를 받을 수 있어 시간이 절약된다.
  ㉡ 단점 : 의사결원 시 보충이 힘들다.

## 02 병원표준화 사업

### 1 병원표준화의 개념

(1) **병원표준화의 정의**
  ① 경영학에서의 **표준화** : 경영학에서는 업무의 능률 향상을 위하여 자재, 제품 등의 종류와 규격을 제한·통일하는 일련의 행위를 표준화라고 한다. 즉, 표준화는 일반적으로 품질 관리를 의미한다.
  ② 보건학에서의 **병원표준화** : 보건의료 소비자가 받아들일 수 있는 최저 수준의 진료에 대한 기본 지침을 설정하는 것이 병원표준화이다. 즉, 보건학에서의 병원표준화는 적정 보건의료 보장 또는 양질의 보건의료 관리를 의미한다.

(2) **병원표준화의 목적**
  ① 바람직한 보건의료의 수준을 유지하고,
  ② 보건의료의 질적 향상을 도모하는 데 병원표준화의 목적이 있다.

### 2 병원표준화의 발전 과정

(1) **미국**
  ① 미국 외과학회 : 1918년 미국 외과학회가 자체 회원의 자격 심사를 실시하려 하였으나, 심사에 필요한 수술 기록을 제출할 수 없는 병원들이 많았다. 회원 병원들이 수술 기록조차도 보관할 수 없는 상황에서는 수술의 적정성을 기대할 수 없다고 보고, 미국 외과학회는 '병원으로서 갖추어야 할 기준'을 제시하기에 이르렀다.
  ② 병원합동 신임위원단
    ㉠ 1952년에는 병원합동 신임위원단(The Joint Commission on Accreditation of Hospital, JCAH)이 병원의 모든 분야에 일정한 표준을 설정하여 자발적으로 그 수준에 맞추도록 권장하였다.
    ㉡ 병원합동 신임위원단이 제시한 병원표준의 내용은 병원의 조직 평가, 스텝의 자격 요건, 의무 기록의 평가, 병원의 약무 정책, 혈액 및 항생제 이용도 조사, 병원의 간호 업무 등이었다.

③ 병원합동 신임위원단의 QA(Quality Assurance)의 기준 : 1981년에 병원합동 신임위원단에서는 새로운 QA기준을 정하였는데 그 내용은 다음과 같다.
  ㉠ 모든 병원은 업무 수행을 위한 정확한 프로그램을 가지며, 프로그램은 규정에 의거하여 작성하되 문서화되어야 하고, 프로그램은 진료와 관련되는 제반 문제점들이 확실하게 해결될 수 있도록 구체적으로 명시되어야 한다.
  ㉡ 프로그램에는 문제 해결을 위해 필요한 활동을 해야 할 책임의 한계를 분명하게 명시하여야 한다.
  ㉢ 프로그램은 포괄적이고 진료에 참여하는 모든 부서의 활동 사항을 망라하여 규정하며 병원 전체의 협조 체제를 확립해 두어야 한다.
  ㉣ QA활동의 결과에 대한 감사 활동은 바람직하고 기대되는 결과의 수준을 유지할 수 있도록 확실한 방안이 설계되어야 한다.
  ㉤ 진료의 질을 향상시키고 시술 내용을 확실하게 하려는 목적에 이 프로그램이 합리적이고 효과적인가를 입증할 수 있는 규정이 있어야 한다.
  ㉥ 평가 활동은 반드시 육하 원칙(언제, 어디서, 누가, 무엇을, 어떻게, 왜)에 입각하여 이루어져야 하며 보고서에도 이 원칙이 적용된다.

(2) 우리나라
① 우리나라에서는 1980년 대한병원협회 제21차 정기총회에서 '병원표준화'를 중점 사업으로 채택하였다. 즉, 대한병원협회 내에 병원표준화사업 추진위원회와 병원표준화사업 추진본부를 설치하여 효율적으로 병원표준화사업을 추진하였다.
② 1981년에는 병원표준화 제1차년도 심사를 실시하였다. 이는 지도 심사의 성격으로 실시되었고 병원표준화 심사 성적을 수련 병원의 지정 및 전공의 정원 책정에 반영하여 사업의 중요성을 인식시켰다.

## 3 병원표준화의 의미와 내용

(1) **병원표준화의 의미**
진료 윤리, 병동 및 그 기능의 안전도, 의료인 업무의 조직화, 진료 수준, 시설 장비 및 경영관리면 등에서 일정한 기준을 설정하여 모든 병원이 여기에 도달하도록 동기를 부여함으로써 병원의 수준을 향상시켜 환자에게 최선의 진료 서비스를 제공하는 데 병원표준화의 의미가 있다.

(2) **병원표준화의 내용**
① 진료 윤리에 입각한 환자 진료
② 병원 시설의 안전 관리와 유지
③ 병원 조직의 기능과 관리 향상
④ 병원 내의 감염 방지 대책
⑤ 병리 실험의 정도 관리
⑥ 의사 진료 업무의 분석과 학술 활동
⑦ 의사의 수련 및 직원의 교육 훈련
⑧ 의무 기록과 진료 통계의 정확한 유지
⑨ 간호 업무 및 환자 급식 향상

## 4 병원표준화의 목표 설정과 기대 효과

(1) **병원표준화의 목표**
  ① 적정 진료의 보장
    ㉠ 정도 관리의 향상
    ㉡ 진료환경 개선(건물 및 대지 시설물)
    ㉢ 진료체계의 개선(서비스 제도 및 적정 진료 평가 업무)
    ㉣ 진료 기능의 적정 관리(QA 체계 및 직무 교육)
    ㉤ 진료 장비의 적정화
    ㉥ 진료 조직의 합리화(운영 체계 및 인사 관리)
    ㉦ 병원 진료 능력의 향상 발전
    ㉧ 의료전달체계의 정착화
    ㉨ 진료 윤리의 보장
  ② 최신 진료수준의 수용성 증대
    ㉠ 교육 및 훈련 기회의 확대
    ㉡ 연구 기능의 진작
    ㉢ 병원 경영 관리의 효율성 제고
      ⓐ 병원 운영조직의 합리화
      ⓑ 병원 인사관리의 효율화(후생복리 등)
      ⓒ 병원 정보관리의 정립
      ⓓ 물품 재고관리
      ⓔ 병원 재무관리
      ⓕ 원무 관리
      ⓖ 시설(안전, 폐기, 청소, 위생 등)
      ⓗ 의료자원 이용도 심사체계(평가)
      ⓘ 진료 지원업무의 체계화(급식, 세탁, 사회사업 등)
  ③ 회원병원 권익 향상을 위한 정보체계 확립
    ㉠ 건강보험 통계(수가, 점유율, 삭감 등) 정리
    ㉡ 의료 인력의 생산성(인건비 등)에 대한 정보 정리
    ㉢ 병원사업 통계(진료 통계) 등 확립
    ㉣ 재무구조에 관한 정보 정리
    ㉤ 병원에 대한 정책자료 확립

(2) **병원표준화의 기대 효과**
  ① 진료 윤리의 확립
  ② 환자 진료의 질적 향상
  ③ 병원 관리의 과학화 및 합리화
  ④ 병원 의료 원가 상승의 억제
  ⑤ 의료 사고의 미연 방지 등

## 5 TQM(총체적 질 관리)

(1) **개념** : 총체적 질 관리란 고객만족을 1차적 목표로 하며, 조직구성원의 광범한 참여 하에 조직의 과정·절차를 장기적·지속적으로 관리하기 위한 관리 원칙이다.

(2) **성격**
① 서비스의 질을 고객 기준으로 파악
② 과정·절차의 개선
③ 직원에게 권한 부여
④ 거시적 안목
⑤ 장기적 전략

(3) **TQM의 주요 원칙 내용**
① 고객이 질의 최종 결정자
② 산출 과정의 초기에 질이 정착
③ 서비스의 변이성 방지
④ 전체 구성원에 의한 질의 결정
⑤ 투입과 과정의 계속적인 개선
⑥ 구성원의 참여 강화
⑦ 조직의 총체적 헌신의 요구

[TQM의 특성]

| | |
|---|---|
| 고객의 요구 존중(고객주의) | • 고객의 요구에 부응하는 품질 달성이 최우선 목표<br>• 품질의 평가자는 소수의 전문가나 관리자가 아닌 고객 |
| 예방적 통제, 장기적 시간관 | 예방적, 사전적 통제이며(시민헌장제), 장기적 시간관 |
| 총체적 적용, 집단적 노력 강조 | • 조직 내 모든 사람의 모든 업무에 적용<br>• 업무수행의 초점이 개인에서 집단적 노력으로 이동 |
| 지속적 개선(무결점주의) | 결점이 없어질 때까지 개선활동을 되풀이 |
| 과학적 방법 사용(과학주의) | 사실자료에 기초를 두고, 과학적 품질관리 기법을 적용 |
| 신뢰관리(인간주의) | 모든 계층의 구성원들 사이에 개방적이고 신뢰하는 관계 설정 |
| 분권적 조직구조 | 분권적 조직구조 선호 |

**CHECK POINT** QA와 TQM 비교

| 구분 | QA | TQM |
|---|---|---|
| 목표 | 환자 진료의 질 향상 | 환자와 고객을 위한 모든 서비스와 진료에 대한 질의 향상 |
| 범위 | • 임시적 과정 및 결과<br>• 연구대상인 환자에게 취해진 활동 | • 모든 시스템과 진행 과정<br>• 진행 과정을 향상시키기 위해 취해진 모든 활동 |
| 리더십 | 의사 및 임상측면에서의 리더 : 임상 각 과장, QA위원 | 모든 임상 및 비임상 부서의 리더 |
| 목적 | 문제 해결 | 지속적 향상 |
| 참여하는 사람들 | • QA프로그램에 임명된 위원<br>• 제한된 참여 | • 과정에 참여하는 모든 이<br>• 전체 직원의 참여 |
| 결과 | 강조된 소수의 개인의 성과 향상 | • 과정에 참여한 개개인의 성과 향상<br>• 과정에 중점<br>• 팀 정신 고양 |

◆ QA(Quality Assurance, 질 보장) : 기존에 설정된 기준에 부응하는 것을 목표로 한다.

# 03 의료법

(1) 간호·간병 통합서비스 제공 등(법 제4조의2)
① 간호·간병 통합서비스란 보건복지부령으로 정하는 입원 환자를 대상으로 보호자 등이 상주하지 아니하고 간호사, 제80조에 따른 간호조무사 및 그 밖에 간병 지원인력(이하 이 조에서 "간호·간병 통합서비스 제공 인력"이라 한다)에 의하여 포괄적으로 제공되는 입원 서비스를 말한다.
② 보건복지부령으로 정하는 병원급 의료기관은 간호·간병 통합서비스를 제공할 수 있도록 노력하여야 한다.
③ 제2항에 따라 간호·간병 통합서비스를 제공하는 병원급 의료기관(이하 이 조에서 "간호·간병 통합서비스 제공기관"이라 한다)은 보건복지부령으로 정하는 인력, 시설, 운영 등의 기준을 준수하여야 한다.
④ 「공공보건의료에 관한 법률」 제2조 제3호에 따른 공공보건의료기관 중 보건복지부령으로 정하는 병원급 의료기관은 간호·간병 통합서비스를 제공하여야 한다. 이 경우 국가 및 지방자치단체는 필요한 비용의 전부 또는 일부를 지원할 수 있다.
⑤ 간호·간병 통합서비스 제공기관은 보호자 등의 입원실 내 상주를 제한하고 환자 병문안에 관한 기준을 마련하는 등 안전 관리를 위하여 노력하여야 한다.
⑥ 간호·간병 통합서비스 제공기관은 간호·간병 통합서비스 제공 인력의 근무 환경 및 처우 개선을 위하여 필요한 지원을 하여야 한다.
⑦ 국가 및 지방자치단체는 간호·간병 통합서비스의 제공·확대, 간호·간병 통합서비스 제공인력의 원활한 수급 및 근무환경 개선을 위하여 필요한 시책을 수립하고 그에 따른 지원을 하여야 한다.

(2) 결격사유 등(법 제8조)
다음 각 호의 어느 하나에 해당하는 자는 의료인이 될 수 없다.
① 「정신건강증진 및 정신질환자 복지서비스 지원에 관한 법률」 제3조 제1호에 따른 정신질환자. 다만, 전문의가 의료인으로서 적합하다고 인정하는 사람은 그러하지 아니하다.
② 마약·대마·향정신성의약품 중독자
③ 피성년후견인·피한정후견인
④ 금고 이상의 실형을 선고받고 그 집행이 끝나거나 그 집행을 받지 아니하기로 확정된 후 5년이 지나지 아니한 자 〈개정 2023.5.19.〉
⑤ 금고 이상의 형의 집행유예를 선고받고 그 유예기간이 지난 후 2년이 지나지 아니한 자 〈신설 2023.5.19.〉
⑥ 금고 이상의 형의 선고유예를 받고 그 유예기간 중에 있는 자 〈신설 2023.5.19.〉

(3) 세탁물 처리(법 제16조)
의료기관에서 나오는 세탁물은 의료인·의료기관 또는 특별자치시장·특별자치도지사·시장·군수·구청장(자치구의 구청장을 말한다. 이하 같다)에게 신고한 자가 아니면 처리할 수 없다.

### (4) 변사체 신고(법 제26조)

의사·치과의사·한의사 및 조산사는 사체를 검안하여 변사(變死)한 것으로 의심되는 때에는 사체의 소재지를 관할하는 경찰서장에게 신고하여야 한다.

### (5) 의료기관의 개설 등(법 제33조)

① 의료인은 이 법에 따른 의료기관을 개설하지 아니하고는 의료업을 할 수 없으며, 다음 각 호의 어느 하나에 해당하는 경우 외에는 그 의료기관 내에서 의료업을 하여야 한다. 15 광주의료기술직
  1. 「응급의료에 관한 법률」 제2조 제1호에 따른 응급환자를 진료하는 경우
  2. 환자나 환자 보호자의 요청에 따라 진료하는 경우
  3. 국가나 지방자치단체의 장이 공익 상 필요하다고 인정하여 요청하는 경우
  4. 보건복지부령으로 정하는 바에 따라 가정간호를 하는 경우
  5. 그 밖에 이 법 또는 다른 법령으로 특별히 정한 경우나 환자가 있는 현장에서 진료를 하여야 하는 부득이한 사유가 있는 경우

② 다음 각 호의 어느 하나에 해당하는 자가 아니면 의료기관을 개설할 수 없다. 이 경우 의사는 종합병원·병원·요양병원·정신병원 또는 의원을, 치과의사는 치과병원 또는 치과의원을, 한의사는 한방병원·요양병원 또는 한의원을, 조산사는 조산원만을 개설할 수 있다.
24 지방직 / 17 서울 / 15 부산의료기술직 / 14 경북의료기술직
  1. 의사, 치과의사, 한의사 또는 조산사
  2. 국가나 지방자치단체
  3. 의료업을 목적으로 설립된 법인(이하 "의료법인"이라 한다)
  4. 「민법」이나 특별법에 따라 설립된 비영리법인
  5. 「공공기관의 운영에 관한 법률」에 따른 준정부기관, 「지방의료원의 설립 및 운영에 관한 법률」에 따른 지방의료원, 「한국보훈복지의료공단법」에 따른 한국보훈복지의료공단

③ 제2항에 따라 의원·치과의원·한의원 또는 조산원을 개설하려는 자는 보건복지부령으로 정하는 바에 따라 시장·군수·구청장에게 신고하여야 한다. 14 경북의료기술직

④ 제2항에 따라 종합병원·병원·치과병원·한방병원·요양병원 또는 정신병원을 개설하려면 보건복지부령으로 정하는 바에 따라 제33조의2에 따른 시·도 의료기관개설위원회의 사전심의 및 본심의를 거쳐 시·도지사의 허가를 받아야 하고, 종합병원을 개설하려는 경우 또는 300병상 이상 종합병원의 의료기관 개설자가 병원급 의료기관을 추가로 개설하려는 경우에는 보건복지부령으로 정하는 바에 따라 시·도 의료기관개설위원회의 사전심의 단계에서 보건복지부장관의 승인을 받아야 한다. 이 경우 시·도지사는 개설하려는 의료기관이 다음 각 호의 어느 하나에 해당하는 경우에는 개설허가를 할 수 없다. 17 서울·제주·대전
  1. 제36조에 따른 시설기준에 맞지 아니하는 경우
  2. 제60조 제1항에 따른 기본시책과 같은 조 제2항에 따른 수급 및 관리계획에 적합하지 아니한 경우

⑤ 제3항과 제4항에 따라 개설된 의료기관이 개설 장소를 이전하거나 개설에 관한 신고 또는 허가사항 중 보건복지부령으로 정하는 중요 사항을 변경하려는 때에도 제3항 또는 제4항과 같다.

⑥ 조산원을 개설하는 자는 반드시 지도 의사(指導醫師)를 정하여야 한다. 14 서울의료기술직

⑦ 다음 각 호의 어느 하나에 해당하는 경우에는 의료기관을 개설할 수 없다. 16 경북의료기술직
  1. 약국 시설 안이나 구내인 경우
  2. 약국의 시설이나 부지 일부를 분할·변경 또는 개수하여 의료기관을 개설하는 경우

3. 약국과 전용 복도·계단·승강기 또는 구름다리 등의 통로가 설치되어 있거나 이런 것들을 설치하여 의료기관을 개설하는 경우
4. 「건축법」 등 관계법령에 따라 허가를 받지 아니하거나 신고를 하지 아니하고 건축 또는 증축·개축한 건축물에 의료기관을 개설하는 경우

⑧ 제2항 제1호의 의료인은 어떠한 명목으로도 둘 이상의 의료기관을 개설·운영할 수 없다. 다만, 2 이상의 의료인 면허를 소지한 자가 의원급 의료기관을 개설하려는 경우에는 하나의 장소에 한하여 면허 종별에 따른 의료기관을 함께 개설할 수 있다. 20 인천

### (6) 진단용 방사선 발생 장치(법 제37조)

진단용 방사선 발생 장치를 설치·운영하려는 의료기관은 보건복지부령으로 정하는 바에 따라 시장·군수·구청장에게 신고하여야 하며, 보건복지부령으로 정하는 안전관리 기준에 맞도록 설치·운영하여야 한다.

### (7) 특수의료장비의 설치·운영(법 제38조)

의료기관은 보건의료 시책상 적정한 설치와 활용이 필요하여 보건복지부장관이 정하여 고시하는 의료장비(이하 "특수의료장비"라 한다)를 설치·운영하려면 보건복지부령으로 정하는 바에 따라 시장·군수·구청장에게 등록하여야 하며, 보건복지부령으로 정하는 설치인정 기준에 맞게 설치·운영하여야 한다.

| 진단용 방사선 발생 장치 | 특수의료장비 |
| --- | --- |
| • 진단용 엑스선 장치<br>• 진단용 엑스선 발생기<br>• 치과진단용 엑스선 발생 장치<br>• 전산화단층 촬영 장치(CT)<br>• 유방촬영용 장치(mammography) 등 | • 자기공명영상 촬영 장치(MRI)<br>• 전산화단층 촬영 장치(CT)<br>• 유방촬영용 장치(mammography) 등 |

※ 진단용 방사선 발생 장치이면서 특수의료장비인 경우 → 시·군·구청장에게 신고 및 등록

### (8) 의료기관의 명칭(법 제42조)

① 의료기관은 제3조 제2항에 따른 의료기관의 종류에 따르는 명칭 외의 명칭을 사용하지 못한다. 다만, 다음 각 호의 어느 하나에 해당하는 경우에는 그러하지 아니하다.
1. 종합병원 또는 정신병원이 그 명칭을 병원으로 표시하는 경우
2. 제3조의4 제1항에 따라 상급종합병원으로 지정받거나 제3조의5 제1항에 따라 전문병원으로 지정받은 의료기관이 지정받은 기간 동안 그 명칭을 사용하는 경우
3. 제33조 제8항 단서에 따라 개설한 의원급 의료기관이 면허 종별에 따른 종별 명칭을 함께 사용하는 경우
4. 국가나 지방자치단체에서 개설하는 의료기관이 보건복지부장관이나 시·도지사와 협의하여 정한 명칭을 사용하는 경우
5. 다른 법령으로 따로 정한 명칭을 사용하는 경우

② 의료기관의 명칭 표시에 관한 사항은 보건복지부령으로 정한다.
③ 의료기관이 아니면 의료기관의 명칭이나 이와 비슷한 명칭을 사용하지 못한다.

⑼ **신의료기술의 평가**(법 제53조)
보건복지부장관은 국민건강을 보호하고 의료기술의 발전을 촉진하기 위하여 대통령령으로 정하는 바에 따라 신의료기술 평가위원회의 심의를 거쳐 신의료기술의 안전성·유효성 등에 관한 평가(이하 "신의료기술 평가"라 한다)를 하여야 한다.

⑽ **의료기관 인증**(법 제58조) 23 지방직 / 18 서울 / 14 전북의료기술직
① 보건복지부장관은 의료의 질과 환자 안전의 수준을 높이기 위하여 병원급 의료기관 및 대통령령으로 정하는 의료기관에 대한 인증(이하 "의료기관 인증"이라 한다)을 할 수 있다. 17 서울
② 보건복지부장관은 대통령령으로 정하는 바에 따라 의료기관 인증에 관한 업무를 제58조의11에 따른 의료기관평가인증원에 위탁할 수 있다. 17 울산
③ 보건복지부장관은 다른 법률에 따라 의료기관을 대상으로 실시하는 평가를 통합하여 제58조의11에 따른 의료기관평가인증원으로 하여금 시행하도록 할 수 있다.

⑾ **의료기관 인증 기준 및 방법 등**(법 제58조의3) 25 지방직
① 의료기관 인증 기준은 다음 각 호의 사항을 포함하여야 한다.
   1. 환자의 권리와 안전
   2. 의료기관의 의료서비스 질 향상 활동
   3. 의료서비스의 제공 과정 및 성과
   4. 의료기관의 조직·인력 관리 및 운영
   5. 환자 만족도
② 인증 등급은 인증, 조건부 인증 및 불인증으로 구분한다.
③ 인증의 유효 기간은 4년으로 한다. 다만, 조건부 인증의 경우에는 유효 기간을 1년으로 한다.
④ 조건부 인증을 받은 의료기관의 장은 유효기간 내에 보건복지부령으로 정하는 바에 따라 재인증을 받아야 한다.
⑤ 제1항에 따른 인증기준의 세부 내용은 보건복지부장관이 정한다.

**[의료기관 인증 조사기준 비교 : 2011년부터 시행(1주기 : 2011~2014년)]** 17 경기

| 3주기(2019~2022년) | | 4주기(2023~2026년) | |
|---|---|---|---|
| 4개 영역(체계) | 13개 장(Chapter) | 4개 영역(체계) | 13개 장(Chapter) |
| 기본 가치체계 | ⑴ 환자 안전 보장 활동 | 기본 가치체계 | ⑴ 환자 안전 보장 활동 |
| 환자 진료체계 | ⑵ 수술 및 마취 진정 관리<br>⑶ 의약품 관리<br>⑷ 진료전달체계와 평가<br>⑸ 환자권리 존중 및 보호<br>⑹ 환자 진료 | 환자 진료체계 | ⑵ 진료전달체계와 평가<br>⑶ 환자 진료<br>⑷ 의약품 관리<br>⑸ 수술 및 마취 진정 관리<br>⑹ 환자권리 존중 및 보호 |
| 조직 관리체계 | ⑺ 감염 관리<br>⑻ 경영 및 조직 운영<br>⑼ 시설 및 환경 관리<br>⑽ 의료정보/의무기록 관리<br>⑾ 인적자원 관리<br>⑿ 질 향상 및 환자안전 활동 | 조직 관리체계 | ⑺ 질 향상 및 환자안전활동<br>⑻ 감염 관리<br>⑼ 경영과 조직운영<br>⑽ 인적자원 관리<br>⑾ 시설 및 환경 관리<br>⑿ 의료정보/의무기록 관리 |
| 성과 관리체계 | ⒀ 성과 관리 | 성과 관리체계 | ⒀ 성과 관리 |

(12) **의료기관 인증의 신청(법 제58조의4)**
   ① 의료기관 인증을 받고자 하는 의료기관의 장은 보건복지부령으로 정하는 바에 따라 보건복지부장관에게 신청할 수 있다.
   ② 제1항에도 불구하고 제3조 제2항 제3호에 따른 요양병원(「장애인복지법」 제58조 제1항 제4호에 따른 의료재활 시설로서 제3조의2에 따른 요건을 갖춘 의료기관은 제외한다)의 장은 보건복지부령으로 정하는 바에 따라 보건복지부장관에게 인증을 신청하여야 한다.
   ③ 제2항에 따라 인증을 신청하여야 하는 요양병원이 조건부인증 또는 불인증을 받거나 제58조의10 제1항 제4호 및 제5호에 따라 인증 또는 조건부인증이 취소된 경우 해당 요양병원의 장은 보건복지부령으로 정하는 기간 내에 다시 인증을 신청하여야 한다.
   ④ 보건복지부장관은 인증을 신청한 의료기관에 대하여 제58조의3 제1항에 따른 인증기준 적합 여부를 평가하여야 한다. 이 경우 보건복지부장관은 보건복지부령으로 정하는 바에 따라 필요한 조사를 할 수 있고, 인증을 신청한 의료기관은 정당한 사유가 없으면 조사에 협조하여야 한다.
   ⑤ 보건복지부장관은 제4항에 따른 평가 결과와 인증등급을 지체 없이 해당 의료기관의 장에게 통보하여야 한다.

   > **조사일정 통보(시행규칙 제64조의2)**
   > 인증원의 장은 제64조 제1항에 따른 의료기관 인증 신청을 접수한 날부터 30일 내에 해당 의료기관의 장과 협의하여 조사 일정을 정하고 이를 통보하여야 한다. 17 서울

(13) **이의 신청(법 제58조의5)**
   ① 의료기관 인증을 신청한 의료기관의 장은 평가 결과 또는 인증 등급에 관하여 보건복지부장관에게 이의 신청을 할 수 있다.
   ② 제1항에 따른 이의 신청은 평가 결과 또는 인증 등급을 통보받은 날부터 30일 이내에 하여야 한다. 다만, 책임질 수 없는 사유로 그 기간을 지킬 수 없었던 경우에는 그 사유가 없어진 날부터 기산한다.

(14) **인증서와 인증 마크(법 제58조의6)**
   ① 보건복지부장관은 인증을 받은 의료기관에 인증서를 교부하고 인증을 나타내는 표시(이하 "인증마크"라 한다)를 제작하여 인증을 받은 의료기관이 사용하도록 할 수 있다.
   ② 누구든지 제58조 제1항에 따른 인증을 받지 아니하고 인증서나 인증 마크를 제작·사용하거나 그 밖의 방법으로 인증을 사칭하여서는 아니 된다.
   ③ 인증 마크의 도안 및 표시 방법 등에 필요한 사항은 보건복지부령으로 정한다.

(15) **인증의 공표 및 활용(법 제58조의7)**
   ① 보건복지부장관은 인증을 받은 의료기관에 관하여 인증 기준, 인증 유효기간 및 제58조의4 제4항에 따라 평가한 결과 등 보건복지부령으로 정하는 사항을 인터넷 홈페이지 등에 공표하여야 한다.
   ② 보건복지부장관은 제58조의4 제4항에 따른 평가 결과와 인증 등급을 활용하여 의료기관에 대하여 다음 각 호에 해당하는 행정적·재정적 지원 등 필요한 조치를 할 수 있다.

1. 제3조의4에 따른 상급종합병원 지정
2. 제3조의5에 따른 전문병원 지정
3. 의료의 질 및 환자 안전 수준 향상을 위한 교육, 컨설팅 지원
4. 그 밖에 다른 법률에서 정하거나 보건복지부장관이 필요하다고 인정한 사항

③ 제1항에 따른 공표 등에 필요한 사항은 보건복지부령으로 정한다.

> **CHECK POINT** 의료기관 인증제도
>
> 1. 추진 배경
>    ① 2004년 의료기관평가제도 → 2011년 의료기관인증제도로 대체
>    ② 2011년부터 의료기관평가인증원이 전담하며, 자율신청을 원칙으로 실시
> 2. 절차 : 의료기관의 자율신청에 의해 조사일정을 수립하여 서면 및 현지 조사를 실시 한 후, 조사결과 및 인증등급에 관한 이의신청 절차를 거쳐 최종적으로 인증등급을 공표하고 인증서를 교부한다.
> 3. 의료기관 인증에 소요되는 경비는 의료기관이 부담한다. 단, 요양 및 정신병원의 경우 인증주기 내 1회 인증경비를 지원한다.
> 4. 인증을 받아야 하는 의료기관
>    ① 요양병원과 정신병원은 의료서비스의 특성 및 권익보호 등을 고려하여 2013년부터 의무적으로 인증신청을 하도록 의료법에 명시되어 있다.
>    ② 상급종합병원으로 지정받고자 하는 의료기관
>    ③ 전문병원으로 지정받고자 하는 병원급 의료기관
>    ④ 수련병원으로 지정받고자 하는 병원급 의료기관(전공의의 수련환경 개선 및 지위 향상을 위한 법률 제13조 및 동법 시행령 제4조)
>    ⑤ 연구중심병원으로 지정받고자 하는 병원급 의료기관(보건의료기술진흥법 제15조 및 동법 시행규칙 제12조)
>    ⑥ 외국인환자 유치 의료기관으로 지정받고자 하는 병원급 의료기관(의료 해외진출 및 외국인 환자 유치 지원에 관한 법률 제14조, 보건복지부 고시 제2017-4호)

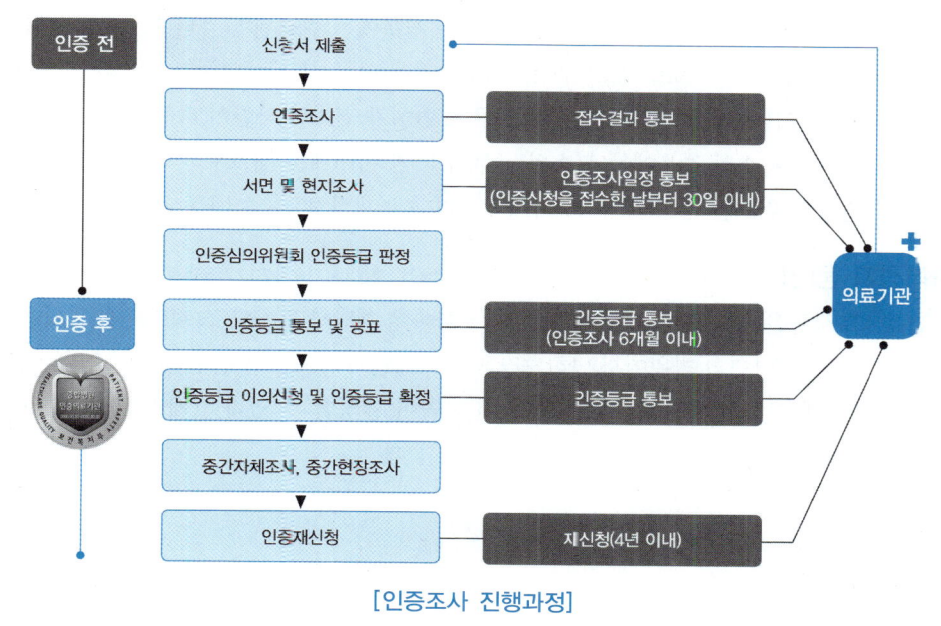

[인증조사 진행과정]

(16) **면허 취소와 재교부(법 제65조)** 17 부산 / 14 서울의료기술직·인천의료기술직·경남 / 11 충남의료기술직·보건복지부 / 10 지방직

① 보건복지부장관은 의료인이 다음 각 호의 어느 하나에 해당할 경우에는 그 면허를 취소할 수 있다. 다만, 제1호·제8호의 경우에는 면허를 취소하여야 한다.

1. 제8조 각 호의 어느 하나에 해당하게 된 경우. 다만, 의료행위 중 「형법」 제268조의 죄를 범하여 제8조 제4호부터 제6호까지의 어느 하나에 해당하게 된 경우에는 그러하지 아니하다. 〈단서신설 2023.5.19.〉
2. 제66조에 따른 자격 정지 처분 기간 중에 의료행위를 하거나 3회 이상 자격 정지 처분을 받은 경우

2의2. 제2항에 따라 면허를 재교부받은 사람이 제66조 제1항 각 호의 어느 하나에 해당하는 경우 〈신설 2023.5.19.〉

3. 제11조 제1항에 따른 면허 조건을 이행하지 아니한 경우
4. 제4조의3 제1항을 위반하여 면허를 대여한 경우
5. 삭제 〈2016.12.20.〉
6. 제4조 제6항을 위반하여 사람의 생명 또는 신체에 중대한 위해를 발생하게 한 경우
7. 제27조 제5항을 위반하여 사람의 생명 또는 신체에 중대한 위해를 발생하게 할 우려가 있는 수술, 수혈, 전신마취를 의료인 아닌 자에게 하게 하거나 의료인에게 면허 사항 외로 하게 한 경우
8. 거짓이나 그 밖의 부정한 방법으로 제5조부터 제7조까지에 따른 의료인 면허 발급 요건을 취득하거나 제9조에 따른 국가시험에 합격한 경우 〈신설 2023.5.19.〉

② 보건복지부장관은 제1항에 따라 면허가 취소된 자라도 취소의 원인이 된 사유가 없어지거나 개전(改悛)의 정이 뚜렷하다고 인정되고 대통령령으로 정하는 교육프로그램을 이수한 경우에는 면허를 재교부할 수 있다. 다만, 제1항 제3호에 따라 면허가 취소된 경우에는 취소된 날부터 1년 이내, 제1항 제2호·제2호의2에 따라 면허가 취소된 경우에는 취소된 날부터 2년 이내, 제1항 제4호·제6호·제7호 또는 제8조 제4호부터 제6호까지에 따른 사유로 면허가 취소된 경우에는 취소된 날부터 3년 이내, 제8조 제4호에 따른 사유로 면허가 취소된 사람이 다시 제8조 제4호에 따른 사유로 면허가 취소된 경우에는 취소된 날부터 10년 이내에는 재교부하지 못하고, 제1항 제8호에 따라 면허가 취소된 경우에는 재교부할 수 없다. 〈개정 2023.5.19.〉

(17) **자격정지 등(법 제66조)** 17 부산 / 14 경북·서울의료기술직·대전의료기술직 / 12 서울의료기술직 / 10 지방직

보건복지부장관은 의료인이 다음 각 호의 어느 하나에 해당하면(제65조 제1항 제2호의2에 해당하는 경우는 제외한다) 1년의 범위에서 면허자격을 정지시킬 수 있다. 이 경우 의료기술과 관련한 판단이 필요한 사항에 관하여는 관계 전문가의 의견을 들어 결정할 수 있다. 〈개정 2023.5.19.〉

① 의료인의 품위를 심하게 손상시키는 행위를 한 때

### 의료인의 품위 손상 행위의 범위(의료법 시행령 제32조)
14 경북의료기술직·대전의료기술직·서울의료기술직 / 13 전남의료기술직 / 00 보건복지부

법 제66조 제2항에 따른 의료인의 품위 손상 행위의 범위는 다음 각 호와 같다.
1. 학문적으로 인정되지 아니하는 진료 행위(조산 업무와 간호 업무를 포함한다. 이하 같다)
2. 비도덕적 진료 행위
3. 거짓 또는 과대 광고 행위

3의2. 「방송법」 제2조 제1호에 따른 방송, 「신문 등의 진흥에 관한 법률」 제2조 제1호·제2호에 따른 신문·인터넷신문 또는 「잡지 등 정기간행물의 진흥에 관한 법률」 제2조 제1호에 따른 정기간행물의 매체에서 다음 각 목의 건강·의학정보(의학, 치의학, 한의학, 조산학 및 간호학의 정보를 말한다. 이하 같다)에 대하여 거짓 또는 과장하여 제공하는 행위
   가. 「식품위생법」 제2조 제1호에 따른 식품에 대한 건강·의학정보
   나. 「건강기능식품에 관한 법률」 제3조 제1호에 따른 건강기능식품에 대한 건강·의학정보
   다. 「약사법」 제2조 제4호부터 제7호까지의 규정에 따른 의약품, 한약, 한약제제 또는 의약외품에 대한 건강·의학정보
   라. 「의료기기법」 제2조 제1항에 따른 의료기기에 대한 건강·의학정보
   마. 「화장품법」 제2조 제1호부터 제3호까지의 규정에 따른 화장품, 기능성화장품 또는 유기농화장품에 대한 건강·의학정보

4. 불필요한 검사·투약(投藥)·수술 등 지나친 진료 행위를 하거나 부당하게 많은 진료비를 요구하는 행위
5. 전공의(專攻醫)의 선발 등 직무와 관련하여 부당하게 금품을 수수하는 행위
6. 다른 의료기관을 이용하려는 환자를 영리를 목적으로 자신이 종사하거나 개설한 의료기관으로 유인하거나 유인하게 하는 행위
7. 자신이 처방전을 발급하여 준 환자를 영리를 목적으로 특정 약국에 유치하기 위하여 약국 개설자나 약국에 종사하는 자와 담합하는 행위

② 의료기관 개설자가 될 수 없는 자에게 고용되어 의료행위를 한 때
③ 의료인은 일회용 주사 의료용품(한 번 사용할 목적으로 제작되거나 한 번의 의료행위에서 한 환자에게 사용하여야 하는 의료용품으로써 사람의 신체에 의약품, 혈액, 지방 등을 투여·채취하기 위하여 사용하는 주사침, 주사기, 수액용기와 연결줄 등을 포함하는 수액 세트 및 그 밖에 이에 준하는 의료용품을 말한다. 이하 같다)을 한 번 사용한 후 다시 사용한 경우
④ 진단서·검안서 또는 증명서를 거짓으로 작성하여 내주거나 진료기록부 등을 거짓으로 작성하거나 고의로 사실과 다르게 추가 기재·수정한 때
⑤ 태아 성 감별 행위 등 금지를 위반한 경우
⑥ 의료기사가 아닌 자에게 의료기사의 업무를 하게 하거나 의료기사에게 그 업무 범위를 벗어나게 한 때
⑦ 관련 서류를 위조·변조하거나 속임수 등 부정한 방법으로 진료비를 거짓 청구한 때
⑧ 경제적 이익 등을 제공받은 때
⑨ 그 밖에 이 법 또는 이 법에 따른 명령을 위반한 때

⒅ 의료인과 의료기관의 장의 의무(법 제4조)
① 의료인과 의료기관의 장은 의료의 질을 높이고 의료관련감염(의료기관 내에서 환자, 환자의 보호자, 의료인 또는 의료기관 종사자 등에게 발생하는 감염을 말한다. 이하 같다)을 예방하며 의료기술을 발전시키는 등 환자에게 최선의 의료서비스를 제공하기 위하여 노력하여야 한다.
② 의료인은 다른 의료인 또는 의료법인 등의 명의로 의료기관을 개설하거나 운영할 수 없다.
③ 의료기관의 장은 「보건의료기본법」 제6조·제12조 및 제13조에 따른 환자의 권리 등 보건복지부령으로 정하는 사항을 환자가 쉽게 볼 수 있도록 의료기관 내에 게시하여야 한다. 이 경우 게시 방법, 게시 장소 등 게시에 필요한 사항은 보건복지부령으로 정한다.
④ 의료기관의 장은 환자와 보호자가 의료행위를 하는 사람의 신분을 알 수 있도록 의료인, 제27조 제1항 각 호 외의 부분 단서에 따라 의료행위를 하는 같은 항 제3호에 따른 학생, 제80조에 따른 간호조무사 및 「의료기사 등에 관한 법률」 제2조에 따른 의료기사에게 의료기관 내에서 대통령령으로 정하는 바에 따라 명찰을 달도록 지시·감독하여야 한다. 다만, 응급의료상황, 수술실 내인 경우, 의료행위를 하지 아니할 때, 그 밖에 대통령령으로 정하는 경우에는 명찰을 달지 아니하도록 할 수 있다.
⑤ 의료인은 일회용 의료기기(한 번 사용할 목적으로 제작되거나 한 번의 의료행위에서 한 환자에게 사용하여야 하는 의료기기로서 보건복지부령으로 정하는 의료기기를 말한다. 이하 같다)를 한 번 사용한 후 다시 사용하여서는 아니 된다.

⒆ 명찰의 표시 내용 등(시행령 제2조의2)
① 법 제4조 제5항 본문에 따라 의료행위를 하는 사람의 신분을 알 수 있도록 명찰을 달도록 하는 경우에는 다음 각 호의 구분에 따른다.
  1. 명찰의 표시 내용 : 다음 각 목의 구분에 따른 사항을 포함할 것
    가. 의료인 : 의료인의 종류별 명칭 및 성명. 다만, 법 제77조 제1항에 따른 전문의의 경우에는 전문과목별 명칭 및 성명을 표시할 수 있다.
    나. 법 제27조 제1항 제3호에 따른 학생 : 학생의 전공 분야 명칭 및 성명
    다. 법 제80조에 따른 간호조무사 : 간호조무사의 명칭 및 성명
    라. 「의료기사 등에 관한 법률」 제2조에 따른 의료기사 : 의료기사의 종류별 명칭 및 성명
  2. 명찰의 표시 방법 : 의복에 표시 또는 부착하거나 목에 거는 방식 그 밖에 이에 준하는 방식으로 표시할 것
  3. 명찰의 제작 방법 : 인쇄, 각인(刻印), 부착, 자수(刺繡) 또는 이에 준하는 방법으로 만들 것
  4. 명찰의 규격 및 색상 : 명찰의 표시 내용을 분명하게 알 수 있도록 할 것
② 제1항에 따른 명찰의 표시 내용, 표시 방법, 제작 방법 및 명찰의 규격·색상 등에 필요한 세부사항은 보건복지부장관이 정하여 고시한다.
③ 법 제4조 제5항 단서에서 "대통령령으로 정하는 경우"란 다음 각 호의 어느 하나에 해당하는 시설 내에 있는 경우를 말한다.
  1. 격리병실
  2. 무균치료실

3. 제1호 또는 제2호와 유사한 시설로서 보건복지부장관이 병원감염 예방에 필요하다고 인정하여 고시하는 시설

> **병원 감염의 우려가 있는 시설(의료인 등의 명찰 표시내용 등에 관한 기준 제7조)**
> 의료법 시행령 제2조의2 제3항 제3호의 "보건복지부장관이 병원 감염 예방에 필요하다고 인정하여 고시하는 시설"이란 격리병실, 무균치료실, 중환자실 등을 말한다.

## ⑳ 진료기록부 등의 보존(시행규칙 제15조) 18 서울 / 17 서울 / 16 부산·인천·충북·광주의료기술직·제주

의료인이나 의료기관 개설자는 진료기록부 등을 다음 각 호에 정하는 기간 동안 보존하여야 한다. 다만, 계속적인 진료를 위하여 필요한 경우에는 1회에 한정하여 다음 각 호에 정하는 기간의 범위에서 그 기간을 연장하여 보존할 수 있다.

① 환자 명부 : 5년
② 진료 기록부 : 10년
③ 처방전 : 2년
④ 수술 기록 : 10년
⑤ 검사 내용 및 검사소견 기록 : 5년
⑥ 방사선 사진(영상물을 포함한다) 및 그 소견서 : 5년
⑦ 간호기록부 : 5년
⑧ 조산기록부 : 5년
⑨ 진단서 등의 부본(진단서·사망진단서 및 시체검안서 등을 따로 구분하여 보존할 것) : 3년

## ㉑ 요양병원의 운영(시행규칙 제36조) 25 지방직

① 요양병원의 입원 대상은 다음 각 호의 어느 하나에 해당하는 자로서 주로 요양이 필요한 자로 한다.
  1. 노인성 질환자
  2. 만성 질환자
  3. 외과적 수술 후 또는 상해 후 회복기간에 있는 자
② 제1항에도 불구하고 「감염병의 예방 및 관리에 관한 법률」 제41조 제1항에 따라 질병관리청장이 고시한 감염병에 걸린 같은 법 제2조 제13호부터 제15호까지에 따른 감염병 환자, 감염병 의사환자 또는 병원체 보유자(이하 "감염병 환자등"이라 한다) 및 같은 법 제42조 제1항 각 호의 어느 하나에 해당하는 감염병 환자등은 요양병원의 입원 대상으로 하지 아니한다.
③ 제1항에도 불구하고 「정신건강증진 및 정신질환자 복지서비스 지원에 관한 법률」 제3조 제1호에 따른 정신질환자(노인성 치매 환자는 제외한다)는 같은 법 제3조 제5호에 따른 정신의료기관 외의 요양병원의 입원 대상으로 하지 아니한다.

㉒ 의료기관에 두는 의료인의 정원 18 서울

[의료기관에 두는 의료인의 정원(제38조 관련, 의료법 시행규칙[별표 5])] 〈개정 2015.5.29.〉

| 구분 | 종합병원 | 병원 | 치과병원 | 한방병원 | 요양병원 | 의원 | 치과의원 | 한의원 |
|---|---|---|---|---|---|---|---|---|
| 의사 | 연평균 1일 입원환자를 20명으로 나눈 수(이 경우 소수점은 올림). 외래환자 3명은 입원환자 1명으로 환산함 | 종합병원과 같음 | 추가하는 진료과목당 1명(법 제43조 제2항에 따라 의과 진료과목을 설치하는 경우) | 추가하는 진료과목당 1명(법 제43조 제2항에 따라 의과 진료과목을 설치하는 경우) | 연평균 1일 입원환자 80명까지는 2명으로 하되, 80명을 초과하는 입원환자는 매 40명마다 1명을 기준으로 함(한의사를 포함하여 환산함). 외래환자 3명은 입원환자 1명으로 환산함 | 종합병원과 같음 | | |
| 치과의사 | 의사의 경우와 같음 | 추가하는 진료과목당 1명(법 제43조 제3항에 따라 치과 진료과목을 설치하는 경우) | 종합병원과 같음 | 추가하는 진료과목당 1명(법 제43조 제3항에 따라 치과 진료과목을 설치하는 경우) | 추가하는 진료과목당 1명(법 제43조 제3항에 따라 치과 진료과목을 설치하는 경우) | | 종합병원과 같음 | |
| 한의사 | 추가하는 진료과목당 1명(법 제43조 제1항에 따라 한의과 진료과목을 설치하는 경우) | 추가하는 진료과목당 1명(법 제43조 제1항에 따라 한의과 진료과목을 설치하는 경우) | 추가하는 진료과목당 1명(법 제43조 제1항에 따라 한의과 진료과목을 설치하는 경우) | 연평균 1일 입원환자를 20명으로 나눈 수(이 경우 소수점은 올림). 외래환자 3명은 입원환자 1명으로 환산함 | 연평균 1일 입원환자 40명마다 1명을 기준으로 함(의사를 포함하여 환산함). 외래환자 3명은 입원환자 1명으로 환산함 | | | 한방병원과 같음 |
| 조산사 | 산부인과에 배정된 간호사 정원의 3분의 1 이상 | 종합병원과 같음(산부인과가 있는 경우에만 둠) | | 종합병원과 같음(법 제43조 제2항에 따라 산부인과를 설치하는 경우) | | 병원과 같음 | | |
| 간호사(치과 의료기관의 경우에는 치과위생사 또는 간호사) | 연평균 1일 입원환자를 2.5명으로 나눈 수(이 경우 소수점은 올림). 외래환자 12명은 입원환자 1명으로 환산함 | 종합병원과 같음 | 종합병원과 같음 | 연평균 1일 입원환자를 5명으로 나눈 수(이 경우 소수점은 올림). 외래환자 12명은 입원환자 1명으로 환산함 | 연평균 1일 입원환자 6명마다 1명을 기준으로 함(다만, 간호조무사는 간호사 정원의 3분의 2 범위 내에서 둘 수 있음). 외래환자 12명은 입원환자 1명으로 환산함 | 종합병원과 같음 | 종합병원과 같음 | 한방병원과 같음 |

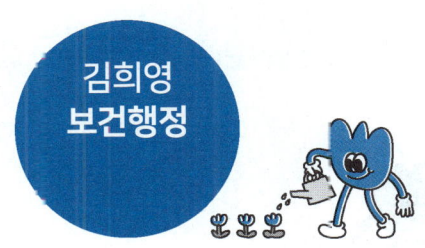

김희영
보건행정

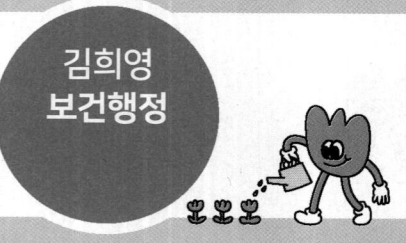

# PART 04

# 보건의료체계

CHAPTER 01 보건의료서비스
CHAPTER 02 보건의료체계
CHAPTER 03 보건의료전달체계
CHAPTER 04 각국의 보건의료제도

# CHAPTER 01 보건의료서비스

김희영 보건행정

## 01 총설

### 1 보건의료서비스의 개념

(1) 건강보호 및 증진을 일차적 과제로 삼고 질병에 대처하여 직접 사람에게 행하여지는 모든 조치를 보건의료서비스라고 한다.

(2) 보건의료서비스는 제공자와 이용자뿐만 아니라 이들 사이에 사회조직 등의 제도적 장치가 있어야 한다.

### 2 보건의료서비스의 종류

(1) **질병의 자연사를 고려한 분류** : 1차 예방(건강 증진과 질병 예방), 2차 예방(진료), 3차 예방(재활)

(2) **대상자 건강문제의 종류에 따른 분류** : 1차 의료, 2차 의료, 3차 의료

### 3 Myers가 제시한 적정 보건의료서비스의 요건
24 지방직 / 17 보건복지부7급·부산·인천·경기교육청 / 16 전남·경기 / 15 서울·충북·울산·경기9급·경기7급

보건의료 소비과정에서 보건의료 소비자가 만족할 정도로 여러 측면에서 일정한 조건을 갖춘 형태의 보건의료를 양질의 보건의료라고 한다. 보건의료의 서비스가 좋은 형태로 이루어지려면 다음과 같은 요건들이 충족되어야 한다.

(1) **보건의료에의 접근의 용이성(Accessibility)**

보건의료 수요자가 보건의료 공급자와 보건의료 공급기관에 쉽게 접근할 수 있어야 양질의 보건의료라고 할 수 있다. 즉, 국민이 ① 적절한 시기에 ② 편리한 장소에서 보건의료에의 접근이 가능해야 한다.

(2) **좋은 보건의료의 질(Quality)** 17 서울

① 의료공급자들의 전문적인 기술·지식 수준이 높아야 한다.

② 보건의료 수요자들의 보건의료를 받아들일 수 있을 수준의 의료서비스가 이루어져야 한다. 즉, 보건의료의 최저 수준이 보장되어야 한다.

③ 질적 보건의료의 구성 요건
  ㉠ 의학적 적정성 : 지식과 기술에 대한 의료제공자의 전문적 능력을 의미한다.
  ㉡ 사회적 적정성 : 국가나 사회의 최소 수준을 보장하는 것으로 일정 수준의 질을 보장하기 위해서 사회적 통제 기전이 마련되어야 한다.

### (3) 의료서비스의 계속성(Continuity)

환자의 계속적인 진료를 위하여 각종 의료서비스 간의 상호 조정과 계획이 있어야 하고, 서로 관련된 의료서비스 및 보건의료 영역 간의 연계성을 높이기 위한 조정이 필요하다. 즉, 보건의료의 지속성이 유지되어야 한다.
① 전인적 보건의료 : 환자 개별적 요구에서 한걸음 더 나아가서 전인적·종합적 관점에서 보건의료가 있어야 한다.
② 보건의료서비스 부문 간의 상호 연계 조정이 이루어져야 한다.

### (4) 보건의료의 효율성(Efficiency)

양질의 보건의료가 되기 위해서는 다음과 같은 효율성이 충족되어야 한다.
① 질병 예방과 치료가 적절한 시기에 이루어져야 한다.
② 보건의료 공급자에게 충분하고 적절한 수준의 보상이 이루어져야 한다.
③ 효율적 관리(Efficiency Administration), 즉 인력 관리, 자재 관리, 서비스의 지역 간 조종한 조정 관리 등이 효율적으로 이루어져야 한다.

**CHECK POINT** 적정 보건의료서비스의 구성 요소

| 구성 요소 | 주요 내용 |
| --- | --- |
| 접근 용이성 | 개인적 접근성, 포괄적 서비스, 양적인 적합성, 형평성 |
| 질적 적정성 | 전문적인 자격, 개인적 수용성, 질적인 적합성 |
| 계속성(지속성) | 개인 중심의 진료, 중점적인 의료 계공, 서비스의 조정, 전인적인 의료수행 |
| 효율성 | 평등한 재정, 적정한 보상, 효율적인 관리 |

## 4 Lee & Jones의 양질의 보건의료 17 경남보건연구사·서울 / 15 부산

### (1) 정의

보건의료 소비과정에서 보건의료 소비자가 만족할 정도로 여러 측면에서 일정한 조건을 갖춘 형태의 보건의료를 말한다. 특히, Lee & Jones은 『양질의 의료에 대한 기초』 저서에서 "양질의 의료란 지역사회나 인구집단에 사회, 문화 그리고 전문분야의 발전에 즈음하여 의료계의 지도자들에 의해서 서비스되고 가르쳐지는 것이다"라고 정의하였다. 결국 '양질의 의료'는 그 시대의 사회, 문화 및 전문지식의 발전 정도에 따라 결정되는 것으로 보았다.
① 의과학에 근거한 합리적인 의료
② 예방의료
③ 의사와 환자 간의 긴밀한 협조

④ 전인적 진료
⑤ 의사와 환자 간의 지속적이고 긴밀한 인간관계의 유지
⑥ 사회복지사업과의 긴밀한 연계
⑦ 다양한 보건의료서비스의 협조
⑧ 필요 충족에 요구되는 모든 보건의료서비스의 제공

## 5 미국 의학한림원이 제시한 바람직한 보건의료가 갖추어야 할 특성 14 서울(공중보건)

(1) **효과성**

(2) **안전성** : 보건의료는 이용자를 위험하게 하거나 손상을 일으키지 않아야 한다.

(3) **환자 중심성**
① 환자의 가치, 선호 및 가시화된 필요에 대한 존중
② 진료의 조정 및 통합
③ 정보, 의사소통 및 교육
④ 신체적 안락함
⑤ 정서적 지지
⑥ 가족과 친지의 참여

(4) **적시성** : 대기시간을 단축하고 제공자와 이용자 모두에게 불필요한 보건의료 제공의 지연을 감소시켜야 한다.

(5) **효율성**

(6) **형평성** : 개인에게 부여된 특성에 따라 보건의료 제공에 차별이 없어야 한다.

# 02 보건의료서비스

## 1 보건의료서비스의 사회경제적 특성 25 지방직 / 24 지방직 / 20 서울

(1) **질병의 예측 불가능성**
① 개인적으로 볼 때 불균등하며, 예측이 불가능하며, 긴급을 요하는 상황이나 집단적으로 볼 때 경험적·확률적으로 추정이 가능하다.
② 개별적 수요의 불확실성과 불규칙성에 대한 집단적 대응을 위해 보험이 발생한다.
③ 건강보험을 통해 미래의 불확실한 큰 손실을 현재의 확실한 작은 손실로 대처하여 질병 발생의 예측 불가능성에 대비해야 한다.

### (2) 외부효과

① 확산효과, 이웃효과라고도 한다.
② 전염의 전파를 차단하는 경우 얻는 효과는 질병에 걸려 치료를 하는 경우 얻는 효과보다 몇 배를 사회가 획득하게 된다.
③ 예방 접종을 실시하여 질병의 면역성을 획득함으로써 추가적인 비용 부담 없이 타인의 감염 위험은 감소하게 된다.

◆ **코즈의 정리(Coase theorem, 코즈의 법칙)** : 로널드 코즈(Ronald H. Coase)가 만든 경제학 이론으로서, 민간경제의 주체들이 자원의 배분 과정에서 아무런 비용을 치르지 않고 협상을 할 수 있다면, 외부효과로 인해 초래되는 비 효율성을 시장에서 그들 스스로 해결할 수 있다는 정리이다.

### (3) 생활필수품으로서의 보건의료

① 보건의료는 의식주 다음의 제4의 생활 필수품이다.
② 모든 사람은 보건의료서비스를 필요로 하며 지불 능력을 가지고 있지 않다고 할지라도 서비스를 받을 권리를 갖는다.

### (4) 우량재(Merit Goods, 가치재)

① 인간의 생존에 필수적이며 인간이 인간다운 생활을 하기 위해 반드시 향유해야 하는 재화를 의미하며 의식주와 기초교육, 보건의료서비스가 이에 해당된다.
② 소득수준, 사회적 지위, 지역 사회계층을 막론하고 모든 국민에게 기본적으로 제공되어야 하는 재화이기 때문에 민간부문에서 생산·공급되고 있으나 이윤극대화 논리에 따른 생산량이 최적수준에 미치지 못하기 때문에, 즉 구매능력이 없는 소외계층이 발생되므로 대부분의 우량재의 경우 정부가 직접 공급에 개입하지 된다.
③ 적절한 보건의료서비스를 통하여 건강을 보호하는 것은 질병의 파급효과를 줄이게 되며 그 혜택은 당사자뿐만 아니라, 그 가족 혹은 사회전체에 돌아가기 때문에 우량재적 성격을 지니게 된다.

### (5) 공공재(public goods)

① 모든 개인이 공동으로 이용할 수 있는 재화 또는 서비스를 의미한다.
② 보통 시장가격이 존재하지 않으며 수익자부담 원칙도 적용되지 않는다.
③ 모든 사람이 함께 소비하는 재화로 개인이 해당 재화에 대하여 비용을 지불할 유인이 없어서 무임승차의 문제가 발생한다.
④ 어떤 사람의 소비가 다른 사람의 소비를 방해하지 않고 여러 사람이 동시에 편익을 받을 수 있는 비경합성이 있고, 대가를 지불하지 않은 특정 개인을 소비에서 제외하지 않는 비배제성이 있다는 면에서 가치재와는 다르다. 이 점 때문에 개인에게 제공하는 대부분의 보건의료는 엄격한 의미의 공공재로 보기 어렵다.
⑤ 가치재와 공공재의 특성은 시장실패를 유발한다는 공통점을 가지고 있다.

| CHECK POINT | **지위재(신분재)와 공공재**

1. 지위재(신분재) : 1976년 영국의 사회 사상가 겸 경제학자 프레드 허쉬가 만들어낸 용어로 지위재는 실용성보다 그 상품을 소비함으로써 얻어지는(또는 얻어진다는 생각) 사회적 지위가 더 중요하다고 생각되는 상품으로 명품핸드백을 예로 들 수 있다.
2. 공공재
   ① 개념 : 생산주체는 국가나 공공단체 등이며 불특정 다수인이 혜택을 보는 재화
   ② 특성
      ㉠ 등량소비성 : 많은 사람들이 동일한 재화를 동시에 소비하여 이익을 얻을 수 있다.
      ㉡ 비배제성 : 불특정 다수인에게 공급되므로 특정인이 이를 이용하는 데 배제당하지 않는다.
      ㉢ 무임승차성 : 비용부담을 하지 않은 국민도 행정서비스 혜택을 받는 데 있어 불이익을 받지 않음. 비용과 수익의 절연으로 수익자부담의 원칙이 적용되지 않는다.
      ㉣ 비분할성(공동소비성) : 공공재는 특정인에게만 분할하여 배타적으로 공급될 수 없다.
      ㉤ 비시장성 : 시장에서 공급되지도 않고 이윤을 추구하지도 않으며 성과를 화폐로 표현하기 곤란하다(서비스의 가격이 없음).
      ㉥ 비축적성 : 생산과 소비가 동시에 이루어지므로 서비스를 저장, 축적할 수 없다(의료, 국방 등).
      ㉦ 비경쟁성(독점성) : 정부 단독으로 공공재를 공급하는 독점체제이다.
      ㉧ 비경합성 : 타인의 소비로 자신의 소비가 영향을 받지 않는다.
      ㉨ 파생적 외부효과 : 의도하지 않은 잠재적 효과(제3의 효과)나 부작용을 의미한다.

|  | 배제성 | 비배제성 |
| --- | --- | --- |
| 경합성<br>(분할성) | 민간재<br>예) 옷, 구두, 우편, 생수 | 공유재<br>예) 공원, 공공수영장, 출근길의 도로, 정부예산, 공동우물, 지하수, 바닷물 |
| 비경합성<br>(비분할성) | 요금재<br>예) 케이블TV, 사설수영장, 예방접종, 보건서비스, 전기, 수도, 가스, 철도, 유료고속도로 | 공공재<br>예) 의료, 국방, 등대, 방송 |

### (6) 정보의 비대칭성 25 지방직 / 24 지방직

① 질병 관리에 관한 대중의 지식 수준이 거의 무지 상태에 있다.
② 공급자의 선한 대리인 역할 부재로 인해 공급자 위주의 시장, 전문가 지배, 공급 유인수요 현상이 초래된다.
③ 어떤 재화가 다음과 같은 속성을 지닐 때 불완전한 정보로 인해 시장 기능의 실패가 발생한다.
   ㉠ 서비스에 대한 정보를 수집하거나 정보의 질을 향상하는 데 상당한 비용이 요구되는 경우
   ㉡ 정보를 이해하고 분석하여 합리적인 판단을 하기가 매우 어려운 경우
   ㉢ 서비스의 선택 시 잘못된 결정을 하였을 경우 물질적·정신적 손해가 막대한 경우
   ㉣ 서비스에 대한 선택의 폭이 단순한 경우

(7) **비영리적 동기**
① 보건의료 분야는 영리 추구에 우선순위를 두고 있지 않다.
② 의료인에게는 영업세가 부과되지 않으며, 비영리 의료기관은 과세 대상에서 제외되고 있다.
③ 비영리적 동기 때문에 조직의 효율성에 문제가 초래되기도 한다.

(8) **경쟁 제한**
① 보건의료서비스는 제도적으로 경쟁이 제한되어 독과점이 형성된다.
② 생산권이 한정된 면허권자에게만 제한되며 보건의료 공급은 가격 인상에 매우 비탄력적이다.
③ 의료기관 간의 가격 경쟁이나 광고를 통한 경쟁이 금지되어 있다.

(9) **소비적 요소와 투자적 요소의 혼재**
생산 활동에 종사하고 있는 노동자의 질병이나 노동 불능의 예방을 목적으로 하는 서비스는 비노동 연령자에게 행하는 보건의료서비스와 비교할 때 투자적 성향이 존재하게 된다.

(10) **노동집약적인 인적 서비스**
① 인간에 대한 인적 서비스인 보건의료서비스는 노동집약적인 성격을 가지고 있으므로 자동화에는 한계가 있다.
② 기업경영식의 경비절감 정책이 효과를 거두기 어렵고, 조직 내의 인사관리가 다른 조직보다 어렵다.

(11) **치료의 불확실성**
① 질병의 진행성과 증상 및 반응의 다양성 때문에 명확한 결과를 측정하기가 곤란하다.
② 불확실성으로 인해 의사의 재량권이 확대될수록 의사에게는 더 많은 의무가 부여된다.

(12) **공동 생산물로서의 보건의료와 교육**
보건의료서비스와 교육·연구가 분리되지 않고 밀접하게 관련되어 함께 생산됨으로써 의료의 질이 향상될 수 있다.

## 2 행정 또는 관리적 측면에서의 보건의료서비스의 특징

(1) **소비자의 생산 과정 참여**
① 소비자는 보건의료서비스 전 과정에 있어서 출발점이자 종착점이다.
② 소비자가 생산 과정에 참여한다고 하는 것은 소비자가 최대한으로 만족할 수 있는 서비스가 제공되도록 소비자나 공급자가 서로 적극적인 노력을 경주한다는 것을 의미한다.

(2) **생산과 소비의 동시성**
보건의료의 경우 생산과 소비가 동시에 발생한다 해도 서비스의 가치가 동시에 소멸되는 것은 아니다. 의사로부터 치료를 받았을 때 그 효과는 상당 기간 후에 비로소 나타나는 경우가 더 많다.

(3) 보건의료서비스 활동의 시간적 제약성
  ① 적절한 시간 이내에 일정한 처치를 해야 하고 완료해야 하므로 의료의 단행성이라고도 한다.
  ② 이로 인해 의사의 재량적 결정과 이송 의무가 강조되고 있으며, 경우에 따라서는 의학상 임상 실험을 거치지 않아 아직 객관성을 충분히 인정받고 있지 못한 새로운 치료법이나 신약 등을 사용할 수 있는 일종의 실험적 결정이 허용된다.
  ③ 시간적 제약성을 가지고 있는 보건의료서비스의 수요를 충족시키기 위해서는 탄력적인 운영 체제가 적극적으로 개발되고 도입되어야 한다.

(4) 소비자와 서비스 제공자와의 직접적인 접촉
  ① 최초의 수요는 소비자에 의해 결정되지만 그 이후의 수요의 대부분은 제공자인 의사에 의해 소비자가 단지 용인하는 수요에 불과하다.
  ② 보건의료서비스 이용 결정에 공급자가 결정적인 역할을 하는 이유는 소비자의 무지, 돌아다님의 부재 및 비용 과다, 광고의 제한 등에 따른 전문가 지배이다.
  ③ 보건의료사업의 효율은 보건의료서비스에 종사하는 구성원들의 자질이나 능력이나 마음가짐에 따라 크게 좌우되므로 보건의료서비스 제공자에 대한 적극적인 관리방안이 모색되어야 한다.

(5) 서비스 선택과 평가에 대한 소비자의 불리한 위치
  ① 보건의료서비스 공급자, 특히 의료 전문직은 전문적 가치를 가지고 서비스를 지배하고 있을 뿐만 아니라 외부 평가로부터 자유로우며, 다른 의료직에 대한 권위를 가지고 지배적인 위치에 있다.
  ② 소비자는 보건의료서비스에 대한 충분한 정보를 가지고 있지 못해 합리적인 선택을 하는 데 장애요인으로 작용한다.

(6) 서비스 산출물의 무형성
  ① 보건의료서비스는 노동집약적이고 기술집약적인 성격을 띠고 있다.
  ② 서비스의 질적 수준이나 생산성 등을 계량적으로 평가하고 관리하기가 무척 곤란하며, 이로 인해 적정 수가를 설정하는 데 어려움이 있다.

(7) 비표준성
  같은 보건의료서비스를 제공하는 경우에도 숙련도와 전문성에 따라 차이가 있으며, 또한 보건의료서비스가 요구되는 상황에 따라 서비스가 다르기 때문에 서비스를 표준화하기가 무척 곤란하다.

(8) 입지적 특징
  생산과 소비의 장소적·시간적 동일성으로 인하여 병원은 소비자의 근처에 있어야 한다.

(9) 규모의 특징
  ① 병원의 규모가 점차 대형화, 매머드화되어 가고 있지만 그 규모에는 한계가 있다.
  ② 보건의료서비스는 소비자와 직접 접촉하지 않을 수 없으며, 병원이 접촉할 수 있는 소비자의 수는 한계가 있다.

(10) **노동집약적 특징**

보건의료서비스 제공 시 의료기기는 다만 보조적 수단에 불과하며, 결국 인간이 서비스의 주체가 된다. 즉, 보건의료서비스는 그것을 제공하는 사람들의 태도 등 정신적 요소가 보다 중요시되기도 한다.

(11) **인적 구성요소의 복잡**

환자 진료라는 목표의 수행을 위하여 이질적인 직업 집단 간의 조화와 통합이 조직 관리의 증대 관건으로 등장하고 있다.

## 3 의료공급의 특징

(1) 인위적인 시장 진입의 제한, 등급 기간의 시간성, 공급 비용의 과다
(2) 생산권이 한정된 면허권자에게만 주어짐으로써 법률적 독점이 형성
(3) 공급의 제약성으로 인해 공급의 가격 탄력성이 비탄력적
(4) 의료 가격이 상승하면 공급량이 증가하고, 가격이 하락하면 공급량이 줄어든다는 공급의 법칙에서 제외
(5) 의사에 의한 공급 주도, 공급이 수요를 창출
  ① J. B. Say : "공급은 그 스스로의 수요를 창조한다."라고 Say의 법칙을 주장  20 경기7급
  ② M. Roemer : "병원은 일단 세워지기만 하면 이용되어지는 경향이 있다."라고 언급
  ③ P. J. Feldstein : "설립된 병상은 채워진 병상이다."라고 주장
(6) 공급된 의료서비스는 종합적이고 복합적인 서비스
(7) 의료시설의 질과 양에 따른 의료공급의 변동

## 4 현대 보건의료서비스의 당면 과제

(1) **자원 배분의 불평등성**

인간은 경제적 능력이 아닌 오로지 건강 상의 필요에 의하여 보건의료서비스를 제공받아야 하며, 이에 따르는 경제적·지리적 장벽은 국가에 의해 제거되어야 한다.

(2) **비효율성**

① 보건의료의 비효율적인 이용으로 인한 문제
  ㉠ 보건의료비의 급격한 상승
  ㉡ 투자에 비해 의료의 질이 그다지 높지 못함
  ㉢ 의료에 대한 국민의 불만 증가
② 보건의료의 효율성을 높이기 위하여 자원의 개발 및 운영, 조직의 운영, 의료전달체계의 확립 등이 적정하게 이루어지고 관리되어야 한다.

(3) **지나친 의료비 상승의 문제**

김희영 보건행정

# 보건의료체계

## 01 보건의료체계의 개념

### 1 정의

한 국가의 보건의료체계 또는 보건의료제도는 모든 국민의 건강권을 보장하기 위한 가장 기본적인 역할을 수행하는 국가체계라고 할 수 있다.

### 2 구성 요인(WHO, 1984) 24 지방직 / 17 대구·인천 / 16 경기 / 15 서울·충북·경기7급·보건복지부7급

(1) **보건의료자원의 개발** 16 경기
  ① 인적 자원 개발, 물적 자원 개발, 지적 자원 개발, 장비 및 물자의 개발
  ② 보건의료자원의 개발은 다음과 같은 요건들을 충족시키면서 실시하여야 한다.
    ㉠ 양적 충분성 : 국민들에 의하여 요구되는 자원이 수량적으로 적합하게 충족되도록 보건의료자원이 개발되어야 한다. 이를 위하여 정확한 예측이 가능해야 한다.
    ㉡ 질적 수준의 적절성 : 보건의료서비스가 인력, 기술, 시설, 장비 등에 있어서 질적으로 우수하게 되도록 육성·개발하여야 한다.
    ㉢ 분포의 형평성 : 보건의료자원의 분포는 다음과 같은 측면에서 이루어져야 형평성이 있다고 할 수 있다.
      ⓐ 지리적인 분포의 형평성
      ⓑ 우수 시설과 우수 장비 분포의 형평성
      ⓒ 직종 간의 균형성
      ⓓ 진료 전문과목별 균형적인 분포
    ㉣ 효율성 : 육성되고 개발된 보건의료자원이 얼마나 좋은 보건의료서비스를 공급하느냐, 즉 보건의료서비스의 효율성도 자원의 개발·육성 측면에서 중요하다.
    ㉤ 적합성 : 육성·개발된 보건의료자원이 제공하는 의료서비스가 국민보건의료에 얼마나 적합한가 하는 측면이 보건의료자원의 적합성이다.
    ㉥ 기획성 : 보건의료자원의 육성·개발은 시간과 비용이 많이 든다. 그러므로 기획성이 크게 요구된다.
    ㉦ 통합성 : 다른 분야의 서비스에서보다 보건의료서비스는 여러 요소의 종합적이고 협력적인 측면이 필요하다. 그러므로 이들 요소들의 통합이 요구된다.

③ 보건의료자원 평가 요소 24 지방직 / 22 서울·지방직
  ㉠ 양적 공급 : 흔히 인구당 자원의 양으로 표시한다.
  ㉡ 질적 수준 : 보건의료인력의 주요 기능 수행 능력과 기술 수준, 시설의 규모와 적정 시설의 구비 정도를 말한다.
  ㉢ 분포의 형평성 : 시설, 직종, 전문 과목별 자원의 지리적 분포가 주민의 필요성에 상응하게 분포되어 있는가를 의미한다.
  ㉣ 효율성 : 개발된 보건의료자원으로 얼마의 보건의료서비스를 산출할 수 있느냐 또는 보건의료자원을 개발하는 데 얼마나 많은 자원이 소요되었는지를 의미한다.
  ㉤ 적합성 : 공급된 보건의료서비스의 역량이 대상 주민의 보건의료 필요에 얼마나 적합한가를 의미한다.
  ㉥ 계획성 : 장래에 필요한 보건의료자원의 종류와 양을 얼마나 체계적이고 정확하게 계획하는가 하는 문제이다.
  ㉦ 통합성 : 보건의료자원 개발의 주요 요소인 계획, 실행, 관리 등이 보건의료서비스 개발과 얼마나 통합적으로 이루어지는가의 문제이다.

(2) **자원의 조직화**
  ① 국가 보건의료당국　　　　　　　　② 건강보험 프로그램
  ③ 비정부기관(NGO)　　　　　　　　④ 독립적 민간부문

(3) **경제적 재원** 24 지방직
  ① 공공 재원 : 중앙 정부, 지방 자치단체, 의료보험 기구(사회보험), 국가부채, 소비세 수입
  ② 민간 기업 : 기업주의 일부 부담 및 근로자에 대한 서비스 제공
  ③ 조직화된 민간 기관 : 자선 단체, 민간 보험
  ④ 지역사회에 의한 지원 : 기부나 자원봉사 활동
  ⑤ 외국의 원조 : 정부나 자선단체 차원의 원조(종교 단체)
  ⑥ 개인 지출 : 의료 이용 시 국민에 의한 직접 부담
  ⑦ 기타 재원 : 복권 판매 수익금, 기부금

> **CHECK POINT 재원의 종류**
>
> 1. 공공 재원
>    ① 일반조세 수입
>    ② 부채 : 국가 재정당국이 외국에서 돈을 빌려서 재원으로 충당할 경우
>    ③ 소비세 수입 : 담배나 주류의 판매에서 얻어지는 세수를 보건의료사업을 위한 재원으로 사용하는 경우
>    ④ 복권 : 공공사업의 수행을 위한 재원확보 방법으로 사용, 소득 역진성 현상 초래
> 2. 민간 재원
>    ① 고용주 부담
>    ② 민간 건강보험
>    ③ 기부금
>    ④ 진료비 본인 부담 : 본인 일부 부담과 본인 전액 부담

(4) 보건행정(정부의 통제·관리) 15 서울
    ① 의사 결정                    ② 기획 및 실행
    ③ 감시 및 평가                  ④ 정부 지원
    ⑤ 법규                         ⑥ 지도력

(5) 보건의료서비스의 전달
    ① 보건의료서비스의 목적에 따른 분류 : 1차 예방(건강 증진, 예방), 2차 예방(치료), 3차 예방(재활)
    ② 의료서비스의 복잡성의 정도나 인구 집단의 의료 필요의 순차성에 따른 분류 : 1차, 2차, 3차 보건 의료로 분류된다.

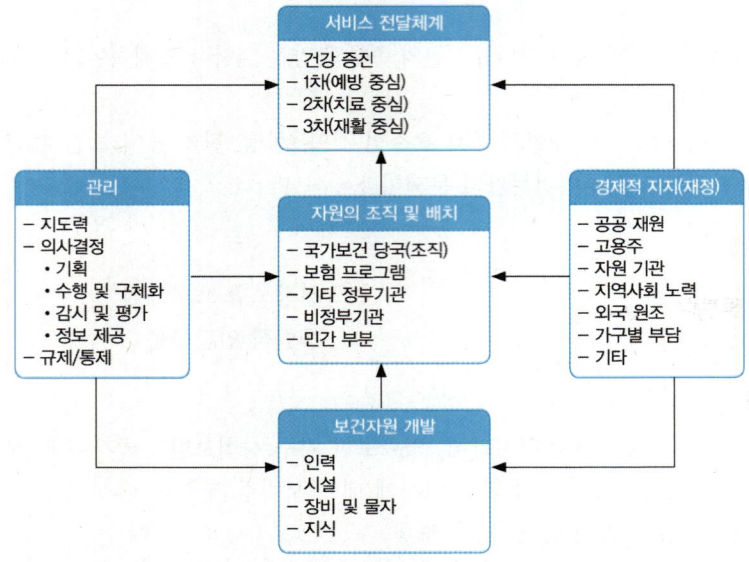

## 02 보건의료자원 20 서울

### 1 개념

(1) 보건의료체계에서 소비자에게 서비스를 제공하기 위해서 필요한 모든 자원이라고 할 수 있다.

(2) 다양한 많은 유형의 자원과 또 자원을 개발하려면 다양한 활동도 필요하다.

(3) 보건의료자원을 가장 단순한 형태로 표현하면 다음 4개의 범주로 표현할 수 있다.
    17 보건복지부7급·경남보건연구사 / 16 서울보건연구사·전북보건연구사 / 15 경남·부산·전남

    ① 보건의료 인력 ················· 인적 자원
    ② 보건의료 시설 ················· 물적 자원
    ③ 보건의료 장비 및 물자 ········· 물적 자원
    ④ 보건의료 지식 및 기술 ········· 지적 자원

## 2 보건의료인력

### (1) 정의
① 주민의 필요와 요구에 대한 보건의료서비스를 공급하기 위하여 보건의료분야에 종사하거나 훈련 중인 개개인을 말한다.
② 보건의료인력 개념에는 인구학적 특성, 교육, 경험, 가치의 사회적 특성, 필요한 의료서비스를 제공하기 위해 요구되는 양적·질적 수준의 변화에 대한 개념이 필요하다.
③ 보건의료사업분야에서 일하고 있는 보건의료요원, 잠재 보건의료요원, 현재 교육이나 훈련을 받고 있는 장래의 보건요원을 말하기도 한다.
④ 보건의료와 관련된 업무에 종사하는 인력은 주민의 건강과 생명을 보호할 책임이 있으므로 국가에서 법령으로 자격·임무 등을 정하고 있다.
⑤ 보건의료인의 정의(보건의료기본법 제3조) : 보건의료 관계 법령에서 정하는 바에 따라 자격·면허 등을 취득하거나 보건의료서비스에 종사하는 것이 허용된 자

### (2) 법에 규정된 인력 17 경북의료기술직·대전·전북 / 16 인천의료기술직·경기의료기술직
① 의료인(의료법) : 의사, 치과의사, 한의사, 간호사, 조산사 → 보건복지부장관의 면허

> **CHECK POINT** 「의료법」과 「보건의료기본법」상 관련 용어
>
> 1. 「의료법」상 관련 용어
>    ① 의료인 : 보건복지부장관의 면허를 받은 의사·치과의사·한의사·조산사 및 「간호법」에 따른 간호사를 말한다.
>
>    > 의료인은 종별에 따라 다음 각 호의 임무를 수행하여 국민보건 향상을 이루고 국민의 건강한 생활 확보에 이바지할 사명을 가진다.
>    > 1. 의사는 의료와 보건 지도를 임무로 한다.
>    > 2. 치과의사는 치과 의료와 구강 보건 지도를 임무로 한다.
>    > 3. 한의사는 한방 의료와 한방 보건 지도를 임무로 한다.
>    > 4. 조산사는 조산(助産)과 임산부 및 신생아에 대한 보건과 양호 지도를 임무로 한다. 17 서울
>    > 5. 간호사는 「간호법」 제12조의 업무를 임무로 한다. 20 인천
>    >
>    >> 간호법 제12조(간호사의 업무)
>    >> ① 간호사는 다음 각 호의 업무를 임무로 한다.
>    >>   1. 환자의 간호요구에 대한 관찰, 자료수집, 간호판단 및 요양을 위한 간호
>    >>   2. 「의료법」에 따른 의사, 치과의사, 한의사의 지도하에 시행하는 진료의 보조
>    >>   3. 간호 요구자에 대한 교육·상담 및 건강증진을 위한 활동의 기획과 수행, 그 밖에 대통령령으로 정하는 보건활동
>    >>
>    >>> 간호법 시행령 제11조(간호사의 보건활동) 법 제12조 제1항 제3호에서 "대통령령으로 정하는 보건활동"이란 다음 각 호의 보건활동을 말한다.
>    >>> 1. 「농어촌 등 보건의료를 위한 특별조치법」 제19조에 따라 보건진료 전담공무원으로서 하는 보건활동
>    >>> 2. 「모자보건법」 제10조 제1항에 따른 모자보건전문가로서 행하는 모자보건 활동
>    >>> 3. 「결핵예방법」 제18조에 따른 보건활동
>    >>> 4. 그 밖의 법령에 따라 간호사의 보건활동으로 정한 업무
>    >>
>    >>   4. 간호조무사가 수행하는 제1호부터 제3호까지의 업무 보조에 대한 지도
>    >> ② 제1항에도 불구하고 간호사는 「의료법」 제3조 제2항 제3호에 따른 병원급 의료기관(이하 "병원급 의료기관"이라 한다) 중 보건복지부령으로 정하는 기관에서 환자의 진료 및 치료행위에 관한 의사의 전문적 판단이 있은 후에 의사의 일반적 지도와 위임에 근거하여 진료지원업무를 수행할 수 있다.
>    >> ③ 제1항 제2호 및 제2항에 따른 업무에는 「의료기사 등에 관한 법률」 제2조 및 제3조에 따른 의료기사 등의 업무는 원칙적으로 제외하되, 구체적인 범위와 한계는 대통령령으로 정한다.

② 의료기관 : 의료인이 공중(公衆) 또는 특정 다수인을 위하여 의료·조산의 업을 하는 곳을 말한다.

2. 「보건의료기본법」상 관련 용어  18 서울 / 16 충북의료기술직·부산의료기술직 / 09 서울
① 보건의료인 : 보건의료 관계 법령에서 정하는 바에 따라 자격·면허 등을 취득하거나 보건의료서비스에 종사하는 것이 허용된 자를 말한다.
② 보건의료기관 : 보건의료인이 공중(公衆) 또는 특정 다수인을 위하여 보건의료서비스를 행하는 보건기관, 의료기관, 약국, 그 밖에 대통령령으로 정하는 기관을 말한다.
③ 공공보건의료기관 : 국가·지방자치단체, 그 밖의 공공단체가 설립·운영하는 보건의료기관을 말한다.
④ 보건의료 : 국민의 건강을 보호·증진하기 위하여 국가·지방자치단체·보건의료기관 또는 보건의료인 등이 행하는 모든 활동을 말한다.
⑤ 보건의료서비스 : 국민의 건강을 보호·증진하기 위하여 보건의료인이 행하는 모든 활동을 말한다.
⑥ 보건의료정보 : 보건의료와 관련한 지식 또는 부호·숫자·문자·음성·음향·영상 등으로 표현된 모든 종류의 자료를 말한다.

② 의료기사 등(의료기사 등에 관한 법률) : 보건의료정보관리사, 안경사, 의료기사(방사선사, 물리치료사, 작업치료사, 임상병리사, 치과기공사, 치과위생사) → 보건복지부장관의 면허
22 서울·경기직 / 20 경기7급
③ 약사(약사법) → 보건복지부장관의 면허
④ 간호조무사(의료법) → 보건복지부장관의 자격 인정
⑤ 의료유사업자(의료법) : 접골사, 침사, 구사 → 시·도지사의 자격 인정

| CHECK POINT | 의료유사업자의 업무(간호조무사 및 의료유사업자에 관한 규칙 제2조)

1. 접골사 : 뼈가 부러지거나(골절) 관절이 삐거나 겹질린 환자의 그 환부를 조정하고 회복시키는 응급처치 등 접골 시술 행위를 하는 것을 업무로 한다.
2. 침사 : 환자의 경혈에 침술 행위를 하는 것을 업무로 한다.
3. 구사 : 환자의 경혈에 구(灸 : 뜸질)시술 행위를 하는 것을 업무로 한다.
4. 의료유사업자는 환자에 대하여 외과수술을 하거나 약품을 투여하여서는 안 된다(간호조무사 및 의료유사업자에 관한 규칙 제2조 제5항).

⑥ 한지의료인(의료법) : 한지의사, 한지치과의사, 한지한의사 → 보건복지부장관의 면허
⑦ 안마사(의료법) → 시·도지사의 자격 인정
⑧ 응급구조사(응급의료에 관한 법률) → 보건복지부장관의 자격 인정

**CHECK POINT** 보건의료인력의 종류와 업무

| 관련 법규 | | 보건의료인력(종수) | 자격구분 | 교부처 |
|---|---|---|---|---|
| 의료법 | 제2조 | 의료인(5종) : 의사, 치과의사, 한의사, 간호법에 따른 간호사, 조산사 | 면허 | 보건복지부 |
| | 제77조 | 전문의 | 자격 | 보건복지부 |
| | | 치과전문의 | | |
| | | 한의사전문의 | | |
| | 제79조 | 한지의료인(한지의사, 한지치과의사, 한지한의사) | 면허 | 보건복지부 |
| | 제81조 | 의료유사업자(접골사, 침사, 구사) | 자격 | 시·도지사 |
| | 제82조 | 안마사 | 자격 | 시·도지사 |
| 간호법 〈시행 2025.6.21.〉 | 제4조 | 간호사(1종) | 면허 | 보건복지부 |
| | 제5조 | 전문간호사(13종) : 보건, 마취, 정신, 가정, 감염관리, 산업, 응급, 노인, 중환자, 호스피스, 아동, 임상, 종양 | 자격 | 보건복지부 |
| | 제6조 | 간호조무사(1종) | 자격 | 보건복지부 |
| 의료기사 등에 관한 법률 | 제1조 | 보건의료정보관리사, 안경사(2종) | 면허 | 보건복지부 |
| | 제2조 | 의료기사(6종) : 임상병리사, 방사선사, 물리치료사, 작업치료사, 치과기공사, 치과위생사<br>20 경기7급 | 면허 | 보건복지부 |
| 응급의료에 관한 법률 제36조 | | 응급구조사(1·2급)(2종) | 자격 | 보건복지부 |
| 국민건강증진법 제12조의2 | | 보건교육사(1·2·3급)(3종) | 자격 | 보건복지부 |
| 정신건강증진 및 정신질환자 복지서비스 지원에 관한 법률 제17조 | | 정신건강전문요원(8종) : 정신건강임상심리사(1·2급), 정신건강간호사(1·2급), 정신건강사회복지사(1·2급), 정신건강직업치료사(1·2급) | 자격 | 보건복지부 |
| 장애인복지법 제72조 | | 의지·보조기기사, 언어재활사, 장애인재활상담사(3종) | 자격 | 보건복지부 |
| 약사법 | 제3조·제4조 | 약사, 한약사(2종) | 면허 | 보건복지부 |
| | 제45조 | 한약업사(1종) | 자격 | 시·도지사 |
| 식품위생법 제53조 | | 조리사(1종) | 면허 | 시·군·구청장 |
| 국민영양관리법 제15조 | | 영양사(1종) | 면허 | 보건복지부 |
| 공중위생관리법 제6조의2 | | 위생사(1종) | 면허 | 보건복지부 |
| 수의사법 제3조 | | 수의사(1종) | 면허 | 농림축산식품부 |
| 사회복지사업법 제11조 | | 사회복지사(1·2급)(2종) | 자격 | 보건복지부 |
| 산업안전보건법 제142조 | | 산업보건지도사, 산업안전지도사(2종) | 자격 | 고용노동부 |

### (3) 보건의료인력의 수급 예측의 한계
① 보건의료인력에 대한 정확한 예측 불가능
② 보건의료인력 수급계획의 이원화 : 보건복지부(인력계획 수리)와 교육부(인력 양성)의 견해 차이
③ 긴 안목의 보건의료인력 양성 내용과 목표 미비
④ 수요측정과 추정의 어려움
⑤ 보건의료인력 양성의 장기성과 고비용성
⑥ 높은 인력 양성 비용
⑦ 보건의료인이나 보건의료인단체 간의 이해관계로 인한 압력 다툼

### (4) 의료인력의 현황 20 경기7급 / 17 전북
① 지역적 불균형은 의료인력의 종류에 상관없이 비슷하다.
② 전문의의 증가
③ 의사의 대도시 집중 현상
④ 의료인력의 수급 불균형
⑤ 인력 간 연계기능 미흡

### (5) 의료인력의 추이와 전망
① 전체 의료인력 중에서 의사의 비중이 점차 감소
  ㉠ 의학의 발달 : 전문화, 세분화
  ㉡ 과거 : 의사 이외에는 비의사직 요원(paramedical personnel)
  ㉢ 현재 : 의료분야에 종사하는 사람을 보건직 또는 보건전문직이라 부른다.
② 중급이나 하급 의료인력을 이용 : 의료비의 절감
  ㉠ 구소련 : feldsher라는 동네의사
  ㉡ 중국 : 맨발의 의사(barefoot doctor)
  ㉢ 미국 : physician's assistant, nurse practitioner
  ㉣ 한국 : 보건진료원(community health practitioner)
③ 간호인력이 더 세분화될 전망 : 보건, 마취, 정신, 가정간호, 산업, 응급분야 등 13종
④ 의료보조 업무가 세분화되고 보다 전문화될 전망 : 재활분야 인력 증가
⑤ 새로운 보건의료인력 개발의 필요성 : 응급구조사, 지역사회 중심의 정신보건사업, 관리영양사
⑥ 의료기관 관리의 과학화에 따른 전문관리자 등장
⑦ 자질 있는 의료보험의 관리, 심사, 청구인력의 필요성 증대

## 3 보건의료시설

### (1) 「의료법」에 의한 의료기관 20 경기7급·서울

① 의료기관(제3조) : 이 법에서 "의료기관"이란 의료인이 공중(公衆) 또는 특정 다수인을 위하여 의료·조산의 업(이하 "의료업"이라 한다)을 하는 곳을 말한다. 17 충북 / 16 강원의료기술직 / 15 광주의료기술직
  ㉠ 의원급 의료기관 : 의사, 치과의사 또는 한의사가 주로 외래환자를 대상으로 각각 그 의료행위를 하는 의료기관으로서 그 종류는 다음과 같다. 17 서울

ⓐ 의원
ⓑ 치과의원
ⓒ 한의원
ⓛ **조산원** : 조산사가 조산과 임산부 및 신생아를 대상으로 보건활동과 교육·상담을 하는 의료기관을 말한다.
ⓒ **병원급 의료기관** : 의사, 치과의사 또는 한의사가 주로 입원환자를 대상으로 의료행위를 하는 의료기관으로서 그 종류는 다음과 같다.
ⓐ 병원
ⓑ 치과병원
ⓒ 한방병원
ⓓ 요양병원(「장애인복지법」 제58조 제1항 제4호에 다른 의료재활시설로서 제3조의2의 요건을 갖춘 의료기관을 포함한다. 이하 같다) 15 인천의료기술직
ⓔ 정신병원
ⓕ 종합병원

② **병원등(제3조의2)** : 병원·치과병원·한방병원 및 요양병원(이하 "병원 등"이라 한다)은 30개 이상의 병상(병원·한방병원만 해당한다) 또는 요양병상(요양병원만 해당하며, 장기입원이 필요한 환자를 대상으로 의료행위를 하기 위하여 설치한 병상을 말한다)을 갖추어야 한다.
16 부산의료기술직·인천의료기술직

③ **종합병원(제3조의3)** 17 전북의료기술직·제주 / 16부산의료기술직 / 15 광주의료기술직
ⓛ 종합병원은 다음의 요건을 갖추어야 한다.
ⓐ 100개 이상의 병상을 갖출 것
ⓑ 100병상 이상 300병상 이하인 경우에는 내과·외과·소아청소년과·산부인과 중 3개 진료 과목, 영상의학과, 마취통증의학과와 진단검사의학과 또는 병리과를 포함한 7개 이상의 진료 과목을 갖추고 각 진료 과목마다 전속하는 전문의를 둘 것
ⓒ 300병상을 초과하는 경우에는 내과, 외과, 소아청소년과, 산부인과, 영상의학과, 마취통증의학과, 진단검사의학과 또는 병리과, 정신건강의학과 및 치과를 포함한 9개 이상의 진료 과목을 갖추고 각 진료 과목마다 전속하는 전문의를 둘 것
ⓛ 종합병원은 ⊙ ⓑ 또는 ⓒ에 따른 진료 과목(이하 "필수 진료 과목"이라 한다) 외에 필요하면 추가로 진료 과목을 설치·운영할 수 있다. 이 경우 필수 진료 과목 외의 진료 과목에 대하여는 해당 의료기관에 전속하지 아니한 전문의를 둘 수 있다.

④ **상급종합병원 지정(제3조의4)** 17 전북의료기술직·전북 / 16 광주의료기술직 / 15 서울·충북의료기술직·전북의료기술직
ⓛ 보건복지부장관은 다음의 요건을 갖춘 종합병원 중에서 중증질환에 대하여 난이도가 높은 의료행위를 전문적으로 하는 종합병원을 상급종합병원으로 지정할 수 있다.
ⓐ 보건복지부령으로 정하는 20개 이상의 진료 과목을 갖추고 각 진료 과목마다 전속하는 전문의를 둘 것 17 서울
ⓑ 제77조 제1항에 따라 전문의가 되려는 자를 수련시키는 기관일 것
ⓒ 보건복지부령으로 정하는 인력·시설·장비 등을 갖출 것
ⓓ 질병군별(疾病群別) 환자구성비율이 보건복지부령으로 정하는 기준에 해당할 것

ⓒ 보건복지부장관은 ㉠에 따른 지정을 하는 경우 ㉠의 각 사항 및 전문성 등에 대하여 평가를 실시하여야 한다.

ⓒ 보건복지부장관은 ㉠에 따라 상급종합병원으로 지정받은 종합병원에 대하여 3년마다 ⓒ에 따른 평가를 실시하여 재지정하거나 지정을 취소할 수 있다.

㉣ 보건복지부장관은 ⓒ 및 ⓒ에 따른 평가 업무를 관계 전문기관 또는 단체에 위탁할 수 있다.

㉤ 상급종합병원 지정·재지정의 기준·절차 및 평가 업무의 위탁 절차 등에 관하여 필요한 사항은 보건복지부령으로 정한다.

⑤ **전문병원 지정(제3조의5)** 17 울산

㉠ 보건복지부장관은 병원급 의료기관 중에서 특정 진료 과목이나 특정 질환 등에 대하여 난이도가 높은 의료행위를 하는 병원을 전문병원으로 지정할 수 있다. 15 서울의료기술직·울산의료기술직

㉡ ㉠에 따른 전문병원은 다음의 요건을 갖추어야 한다.

ⓐ 특정 질환별·진료 과목별 환자의 구성비율 등이 보건복지부령으로 정하는 기준에 해당할 것

ⓑ 보건복지부령으로 정하는 수 이상의 진료 과목을 갖추고 각 진료 과목마다 전속하는 전문의를 둘 것

ⓒ 최근 3년간 해당 의료기관 또는 그 개설자가 제64조 제1항에 따른 3개월 이상의 의료업 정지나 개설 허가의 취소 또는 폐쇄 명령을 받은 사실이 없을 것

ⓒ 보건복지부장관은 ㉠에 따라 전문병원으로 지정하는 경우 ㉡ 각 호의 사항 및 진료의 난이도 등에 대하여 평가를 실시하여야 한다. 15 대구의료기술직

㉣ 보건복지부장관은 ㉠에 따라 전문병원으로 지정받은 의료기관에 대하여 3년마다 ㉢에 따른 평가를 실시하여 전문병원으로 재지정할 수 있다. 16 부산의료기술직 / 15 경북의료기술직

**(2) 공공보건의료기관** 16 부산·충남

① 「지역보건법」에 의한 보건소, 보건의료원, 보건지소, 건강생활지원센터

> **CHECK POINT**
>
> 1. 지역보건의료기관(지역보건법 제2조) : 지역주민의 건강을 증진하고 질병을 예방·관리하기 위하여 이 법에 따라 설치·운영하는 보건소, 보건의료원, 보건지소 및 건강생활지원센터를 말한다.
>
> 2. 건강생활지원센터의 설치(지역보건법 제14조) : 지방자치단체는 보건소의 업무 중에서 특별히 지역주민의 만성 질환 예방 및 건강한 생활습관 형성을 지원하는 건강생활지원센터를 대통령령으로 정하는 기준에 따라 해당 지방자치단체의 조례로 설치할 수 있다.

3. 건강생활지원센터장(지역보건법 시행령 제15조)
   ① 건강생활지원센터에 건강생활지원센터장 1명을 두되, 보건 등 직렬의 공무원 또는 「보건의료기본법」 제3조 제3호에 따른 보건의료인을 건강생활지원센터장으로 임용한다.
   ② 건강생활지원센터장은 보건소장의 지휘·감독을 받아 건강생활지원센터의 업무를 관장하고 소속 직원을 지휘·감독한다.

② 「농어촌 등 보건의료를 위한 특별조치법」에 의한 보건진료소 17 경북 / 16 전북·울산

### (3) 「약사법」에 의한 약국

**CHECK POINT**

1. 단계별 보건의료기관
   ① 1차 보건의료기관 : 의원, 치과의원, 한의원, 조산원, 약국, 보건소(보건의료원), 보건지소, 보건진료소, 병원선
   ② 2차 보건의료기관 : 병원, 치과병원, 한방병원, 시·도립병원, 종합병원
   ③ 3차 보건의료기관 : 의과대학 부속병원, 대형 종합병원, 특수병원
2. 의료기관의 신고와 허가
   ① 시장·군수·구청장에게 신고하는 의료기관 : 의원, 치과의원, 한의원, 조산원 등
   ② 시·도 의료기관개설위원회의 심의를 거쳐 보건복지부령으로 정하는 바에 따라 시·도지사의 허가를 받아야 하는 의료기관 : 병원, 치과병원, 한방병원, 요양병원, 정신병원, 종합병원 등

### (4) 보건의료시설의 특성

① 의료시설은 건립에 막대한 자금이 소요된다.
   ㉠ 건립 후에는 수십 년간 고정적으로 위치하여 기능한다.
   ㉡ 건립 후에는 확장·변경·수정이 어렵고, 비용이 많이 든다. 따라서 설계 시공 시 장기적 계획과 최대한의 융통성이 부여되어야 한다.
② 의료인력 및 다른 관련 자원을 유치하는 전체 자원이다.
   ㉠ 인력 분포와 의료제공체계의 운영 효과에 영향을 미친다.
   ㉡ 시설의 위치·규모·설비 투자 등이 지역전체 의료체계의 운영과 균형 잡히게 계획되어야 한다.
③ 의료시설은 주민의 의료 이용과 의료 이용행태를 결정하는 주요 요인이다.
④ 지역사회의 사회경제적 환경, 사회간접자본의 수준, 질병의 종류와 양, 관련 의료기관의 서비스의 종류와 양 등에 관한 현재와 미래가 고려되어 설계되어야 한다.
⑤ 의료시설은 다양한 서비스를 제공하며, 따라서 이들 간의 독자성이 보장되고 연계 및 조정이 용이해야 한다.
⑥ 의료시설은 의사를 비롯한 다양한 의료인의 작업장이다.
   ㉠ 진료의 효율성을 제고하기 위한 각종 표준 기준과 인간공학적 설계에 근거해서 건립한다.
   ㉡ 발전하는 신기술의 수용이 용이해야 한다.
⑦ 의료시설의 내부, 환경적 수준이 의료서비스의 한 구성 요소로 간주되어야 한다.

㉠ 진료실, 대기실, 식당, 전화기 등이 환자의 만족에 영향을 미친다.
㉡ 환자만족도는 의사와 환자 관계를 개선하고, 간접적으로 의료의 질 향상에 도움이 된다.
⑧ 의료시설은 그 지역사회의 자부심의 표현이고 지역의 대표적 시설로 인식된다. 그 지역의 전반적 기술 수준, 인력 수준, 사회문화적 특성과 관습을 반영한다.
⑨ 수요와 공급이 시간적으로 불일치한다.
⑩ 투자에 대한 회수가 느리다.

### (5) 보건의료시설의 현황
① 보건의료시설의 급격한 증가
㉠ 1977년 의료보험 도입으로 의료 수요가 급격하게 증가되었다.
㉡ 공공 보건조직보다 병·의원의 증가가 압도적 : 의원급 2.5배, 병원급 3.9배
㉢ 주로 병원급 의료기관의 병상 수 증가 : 병원 > 의원 > 종합병원
② 시설과 인력에 대한 지역 간 불균형 : 전체 의료기관의 91%가 시·도에 분포
③ 보건의료시설 간 명확한 역할 설정과 기능 미분담 : 특히, 의원과 병원의 기능 미분화(의원과 병원 간의 기능 중복 현상)
④ 달라진 의료 수요의 변화에 부응하기 위하여 의료공급체계의 기반 재구축 필요 : 만성병 관리, 노인 의료수요의 증가, 건강 증진 등
⑤ 보건의료시설의 급속한 양적 성장은 질과 효율성 측면에서 많은 문제점 초래 : 양질의 의료서비스 제공과 의료공급체계의 효율성을 제고하는 방향으로 내실을 기할 시점이다.
⑥ 2019년 현재 보건소 256개(보건의료원 포함), 보건지소 1,340개, 건강생활지원센터 64개, 보건진료소 1,904개이다. 보건소는 시·군·구당 1개소, 보건지소는 농촌에만 있고 도시 지역에는 없다. 보건진료소는 오·벽지에 배치한다.

## 4 보건의료장비

### (1) 의료장비의 정의와 특징
① 정의 : 질병의 진단, 치료, 경감, 처치, 예방의 목적으로 사용되는 기계나 기구를 의미한다.
② 유형 : 생체 계측 및 감시 장치, 진단 및 치료 장치, 인공 장치 및 보조 장치, 의료정보 시스템, 재료 및 분석기 등 5종류로 나눌 수 있다.
③ 특징
㉠ 소량 다품종(제품의 다양성)
㉡ 고도의 기술 집약
㉢ 고가의 제품 및 유지 관리의 고비용
㉣ 장비 간의 연계성 필요

(2) 의료장비 선정의 기본 조건
  ① 적합성
    ㉠ 설치 시 : 장비의 크기, 무게, 사용 전압 및 용량, 급배수 시설, 가스, 주위 온도·습도 등에 적합해야 한다.
    ㉡ 운용 시 : 필요 이상의 성능을 가지고 있거나 사용이 매우 복잡하면 가격이 비싸고 보수·유지비가 많이 든다.
  ② 용이성 : 보수 및 조작이 용이해야 한다. 특히, 보수가 용이하지 못하면 큰 타격을 주므로 의료장비에 대한 Back-Up System이 구성되어야 한다.
  ③ 경제성 : 구입 비용, 가동 비용, 수명, 처리 능력(성능) 등에 대한 심도 있는 검토가 필요하다. 즉, 성능과 가격 대비가 필요하다. 특히, 환자의 수요를 고려해야 한다.

(3) 의료장비의 관리체계
  ① 외부 위탁방법
    ㉠ Call System : 의료장비가 고장날 때마다 업체에 수거를 의뢰하는 방법으로, 비용과 시간이 많이 소요되고 예방 정비를 하지 못한다는 단점이 있다.
    ㉡ Contract Maintenance : 계약 장비에 대하여 일정 기간 예방 정비·고장 수리 등을 책임지는 것으로, 안정적 장비 관리와 고장 시 신속한 대처가 가능하다.
    ㉢ Shared Service Program : Clinical Engineering Center와 Kingpin Hospital
      ⓐ Clinical Engineering Center : 한 업체가 동일지역 내의 여러 병원의 장비를 관리하는 방법이다.
      ⓑ Kingpin Hospital : 의료장비를 자체 관리하는 모 병원을 두고자 병원의 장비를 관리하는 방법이다.
  ② 자체 관리방법
    ㉠ 장비의 체계적인 관리가 가능하다.
    ㉡ 신속한 수리로 장비의 고장 시간을 최대한 단축할 수 있다.
    ㉢ 대형 병원에 적합하며 훈련된 관리가 필요하다.
    ㉣ 고가 장비의 활용의 철저한 사전 분석이 필요하다.
    ㉤ 과잉 진료의 한 원인이 되기도 한다.

(4) 고가 의료장비의 범람의 이유
  ① 우리나라의 경우 의료보험 실시 이후 의료 수요가 증폭됨으로써 의료기관 간에 고가 장비 구입경쟁이 본격화되었다.
  ② 고가 장비 보유 수준은 미국, 일본에 이어 3위이다.
  ③ 고가 장비가 범람하게 된 결정적인 이유는 비급여 항목이기 때문이다.
  ④ WTO 체제 이후 수입 규제 곤란
  ⑤ 우리나라 의료체계의 민간 위주 자유방임적 의료체계

## 5 보건의료 지식 및 기술

### (1) 보건의료 지식의 개념
① 국가보건의료체계에서 한 가지 중요한 자원이 있다면 건강 증진, 질병 예방·치료 및 재활의 다양한 방법에 관한 지식이며, 이에 대한 새로운 정보는 지속적으로 증가되고 있다.
② 상당량의 지식은 경험을 통해 축적되어 왔으나 많은 국가는 '전통 의학'을 통해 광대한 양의 이론과 실천을 축적해 왔다.

### (2) 보건의료 지식에 대한 연구
① 생화학자·생리학자와 같은 기초 과학자들은 세포 및 기관들이 어떻게 기능하는지를 계속 밝혀내고 있다.
② 미생물학자·병리학자·임상의들은 이런 지식들을 종합하여 질환의 발병 과정을 규명하려고 노력해 왔다.
③ 유기화학자·약리학자는 새로운 의약품 및 백신을 생산·시험해 왔고, 의사·역학자·통계학자는 지식들을 실제로 응용한 것을 감시·평가함으로써 우열을 가리기 힘든 치료법 가운데서 가장 효과적인 치료법을 선택해 왔다.
④ 보건의료체계 연구는 생의학·사회의학적 지식, 기타 관련 지식이 일정한 일련의 조건 하에서 지역사회 보건의료에 영향을 미치게 되는 수단에 대한 체계적 연구로 정의되며, 활동 중심의 연구이다.
⑤ 이 보건의료체계 연구는 과학적 방법을 이용하여 정보·통찰력을 제공함으로써 보건의료 문제 및 보건의료 문제의 통제에 대해 더 쉽게 이해할 수 있도록 하는 것을 목적으로 삼는다.

### (3) 현대 의료기술의 특성
① 진단 기술의 발전 과정이 치료 기술의 발전 과정보다 훨씬 빠르다. → 치료가 전제되지 않는 진단은 무의미
② 중간 단계 기술(half-way technology)이 주로 개발된다.
  ㉠ 고식적 치료와 증상의 완화에 사용되는 기술로써 의료비 증가를 야기한다.
  ㉡ 질병 완치 및 예방을 가능하게 하는 확정적 기술(definite technology)에 치중되어야 한다.
    → 의료비 감소 초래
③ 새로 개발되는 기술이 주로 추가적 기술(add-on technology)이다.
  ㉠ 과거에 가능하지 않았던 것을 가능하게 하나 생산성을 증가시키지 않고 추가적 비용을 소비자와 사회에 전가시킨다. 예 X-ray, CT, MRI
  ㉡ 대체적 기술(substitute technology)이어야 한다.
    ⓐ 현존의 기술보다 효율적이고 생산성을 증가시키는 기술
    ⓑ 소비자의 비용을 감소시키고 생산자의 이익을 증가시킴
    ⓒ 대체로 노동 요소를 자본 요소로 대체

### (4) 의료기술의 영향

① 건강수준에 미치는 영향
  ㉠ 국민건강수준 향상에 크게 공헌하였다고 보기 어렵다. → 주로 중간 단계 기술
  ㉡ 급성 감염병 관리에 공헌하였다.
    ⓐ 의학 발전보다 환경과 영양상태 개선이 평균수명의 연장에 더 공헌하였다.
    ⓑ 현재의 치료 의학은 한계효용이 낮다.
  ㉢ 만성 퇴행성질환에 대한 확정적 의료기술의 개발이 미흡하다. → 건강한 평균여명 미흡

② 의료체계에 미치는 영향
  ㉠ 의료기술 발전은 병원이 의료제공 중심 장소로의 부상을 이끌었다. 최근의 환자 처치 및 관리 기술은 외래 및 가정에서의 치료를 가능하게 하였다.
  ㉡ 의료서비스 제공자에게 영향
    ⓐ 전문의 중심 진료, 의사의 위상 상승
    ⓑ 의사-환자의 관계를 기계적으로 변화시켜 윤리적 문제가 야기된다.

③ 국민의료비에 미치는 영향
  ㉠ 의료비 상승을 초래한다.
  ㉡ 의료기술 도입은 진료의 강도를 증대시킨다.

---

**CHECK POINT** **우리나라 보건의료자원의 문제점** 17 부산·인천·제주·경기 / 12 지방직

1. 보건의료자원이 민간부문에 집중되어 있다.
2. 인구 1천명당 급성기 병상수는 OECD 국가 평균 3.8개 중 일본을 제외하고는 가장 많은 편이며, 대부분의 OECD국가의 급성기 병상 수는 감소 추세에 있으나, 우리나라는 증가 추세에 있다.
3. 국민의료비 증가 속도가 빠른 편이다.
4. 전문의의 과잉 공급 현상 등의 보건의료자원의 수급 불균형 현상을 보여주고 있다.
5. 고가 의료장비가 지속적으로 증가하는 추세에 있으며, 의료기관이 주토 도시지역에 집중되어 있다.

# CHAPTER 03 보건의료전달체계

김희영 보건행정

## 01 총설

### 1 개념

(1) **정의** : 가용 자원을 최대한 활용하여 양질의 급여를 의료보장 대상자들에게 민주적이면서도 효율적으로 전달해 주는 통로를 말한다.

(2) **WHO의 정의** : 합리적 의료전달체계란 의료의 지역화가 합리적으로 이루어진 상태이며, 합리적인 의료지역화의 요건은 다음과 같다.
① 진료권의 설정
② 필요한 의료자원의 공급
③ 의료기관 간 기능의 분담과 억제
④ 환자 후송 의뢰체계의 수립을 제시

> **CHECK POINT** 단계화와 지역화
>
> 1. 단계화
>    ① 1차 의료 : 지역사회에 흔한 건강문제의 치료와 예방조치로 구성되며, 의료기관의 80~90%를 차지한다.
>    ② 2차 의료 : 병원수준의 좀 더 전문적인 진료를 요구하는 문제를 다룬다.
>    ③ 3차 의료 : 고도로 전문화된 진료를 요하는 문제를 다루는 것으로 빈도는 낮지만 복합적인 질환이나 장애문제 등 의료의 기술적 측면에서 최상의 단계이다.
> 2. 지역화
>    ① 의료공급구조의 조직화와 밀접한 관련을 갖는 개념이다.
>    ② 지역사회 내의 보건의료서비스가 일정 지역 내에서 완결될 수 있도록 하는 것이며 주민이 필요한 의료를 일정하게 제공받을 수 있도록 의료기관과 의료인력의 역할을 분담하는 것이다.
>    ③ 주민들은 몇 개의 단계로 나누어진 의료서비스를 받게 되고, 의료기관은 각 수준에 적합한 서비스를 할 수 있도록 규모와 자원에 따라 기능을 분담하며 환자의뢰체계를 갖추게 된다.

(3) **원칙**
① 보건의료서비스는 필요로 하는 모든 사람에게 제공되어야 한다는 필연성과 당위성이 있어야 한다.
② 한정된 의료자원을 모든 사람에게 제공하기 위해 최소한의 투자로 최대한의 효과를 기대하는 효율성의 경제원칙을 준수하여야 한다.

(4) **목적** 23 지방직 / 17 인천·경북의료기술직 / 16 교육청
　① 의료 이용의 편의 제공과 의료자원의 효율성 도모
　② 지역 간, 의료기관 간의 균형적인 발전
　③ 국민의료비 억제 및 의료보장의 재정 안정 도모

(5) **전달체계의 구성요소**

| | |
|---|---|
| 적절성 | 보건의료서비스는 과도하게 또는 과소하게 제공되어서도 안된다. 즉, 과잉진료도 안되고 과소진료도 안되며 언제나 적절한 시기에 적절한 정도로 제공되어야 한다는 것이 적절성의 원칙이다. 질병을 치료하는데 적절한 양과 질의 보장은 보건의료체계의 신뢰성 확보에 매우 중요한 조건이다. |
| 전문성 | 모든 국민에게 적절하고 합당한 보건의료서비스를 제공하기 위하여 보건의료 제공자가 갖추어야 하는 것이 전문성이다. 보건의료체계 제공자는 의료소비자의 욕구 파악과 진단, 치료 등에 대한 전문적인 능력을 보유해야 한다. |
| 접근성 | 보건의료서비스를 이용하고자 하는 사람은 자신이 편리한 시간에 편리한 장소에서 간편한 절차를 통해 서비스를 제공받아야 한다. 이러한 접근성은 지리적 장벽, 경제적 장벽, 심리적 장벽, 구조적 장벽 등의 제거를 통해 달성될 수 있다. |
| 책임성 | 국가가 국민의 건강에 대해 책임을 져야 한다는 것이 근대 이후 한결같은 건강관이다. 특히 현대 복지국가에서 이러한 책임성은 더욱 크다고 볼 수 있다. |
| 통합성 | 의원과 병원은 경쟁관계가 아니라 보완적 상생관계로 변화되어야 1차 의료기관은 '진정한 문지기' 역할을 수행할 수 있다. 보건의료체계의 통합성은 자원의 낭비를 극복하고 자원을 효율적으로 활용하는 원칙이다. |

(6) **Gilbert & Specht**
　① 합리적인 전달체계의 고려 사항
　　㉠ 행정 관리의 분권화 또는 집권화
　　㉡ 혼합된 서비스 또는 단일 서비스
　　㉢ 한 건물 내에 모두 위치 또는 독립된 시설에 위치
　　㉣ 서비스 제공자들의 노력 및 의사전달의 조정 여부
　　㉤ 전문가에 의존 또는 서비스 전달을 위한 소비자의 고용
　　㉥ 전문가 또는 지역사회(서비스 이용자)에게 중요한 의사결정 권한의 제공 여부 등
　② 서비스 전달의 실패 요인 : 단편성, 단절성, 비책임성, 비접근성

## 2 우리나라의 의료전달체계의 특징 17 부산·충남·울산 / 16 전남·강원 / 15 충북·인천·보건복지부7급

(1) 우리나라의 의료전달체계는 사회보장형이면서 자유방임형이다.
(2) 보건행정 관리체계가 다원적이다. 즉, 보건행정에 대한 통제가 보건복지부와 행정안전부에서 이루어지고 있다.
(3) 보건의료의 공공부문이 취약하다.

(4) 보건의료기관 간의 기능과 역할이 미분화되어 있다.
(5) 보건의료의 지역화 개념이 적다. 즉, 대도시에 보건의료가 집중되어 있다.
(6) 한의학과 양의학이 병존한다. 즉, 서구와 같이 양의 단일 의료가 아니라 한의학, 양의학, 대체 의학 등이 혼합하여 존재한다.
(7) 예방 측면보다 치료 측면에 치중하고 있다.

## 02 보건의료전달체계 구분

### 1 정부의 보건의료 통제 정도에 따른 보건의료전달체계 구분

(1) **자유경쟁형 보건의료제도**
   ① 특징
      ㉠ 의료체계는 기본적으로 자유경쟁시장의 원칙 하에 운영되며, 의료서비스의 대부분이 민간에 의하여 설립된 의료제공자에 의해 제공된다.
      ㉡ 의료서비스의 직접적인 제공, 의료기관의 서비스 이용에 대한 정부의 관여는 최소한이다. 정부는 민간부문에서 제공하기 어려운 분야에 대하여 제한적인 수준의 서비스를 제공하고 정책 운영 및 법령의 운영을 통하여 민간 부문을 통제한다.
   ② 해당 국가 : 미국, 일본, 네덜란드 등
   ③ 장·단점
      ㉠ 의료 제공자의 자율성과 소비자의 의료기관 선택의 자유가 최대한 보장된다.
      ㉡ 의료자원 분포의 지역적 불균형과 계층 간 의료서비스 수혜에 차이가 나타나고, 치료 위주의 의료서비스가 행해진다. 따라서 정부가 의료서비스를 제공하는 분야는 이러한 취약점을 보완하기 위한 분야에만 치중된다.

(2) **국가규제형 보건의료제도**
   ① 특징
      ㉠ 보건의료부분 전반이 국가의 강력한 통제 하에서 운영된다.
      ㉡ 의료 인력의 양성, 의료 시설의 배치나 운영은 국가의 관장 하에 기획되고 운영되며, 각 국민은 동일한 수준의 의료서비스를 제공받는다.
      ㉢ 민간 의료부문은 없거나, 있더라도 매우 미미하다.
   ② 해당 국가 : 대부분의 사회주의 국가 및 영국 등 국가보건서비스를 운영하는 나라
   ③ 장·단점
      ㉠ 균등한 의료 자원의 배치와 체계적인 조직 체계를 통해 의료서비스 수혜의 형평성을 달성할 수 있다.
      ㉡ 예방 서비스가 강조된다.
      ㉢ 의료 제공자의 창의성 발휘나 생산성 향상의 동기가 없으며, 관료체계의 폐해가 나타난다.

### (3) 혼합형 보건의료제도

① 특징
- ㉠ 의료 시설의 건립 및 운영, 의료 인력의 양성 등이 정부의 주관 하에 이루어지는 경우가 많다. 정부 주관의 보건의료조직 체계 내에 대부분의 의료자원이 소속되어 기능을 수행한다.
- ㉡ 일부 분야(외래 진료, 일부 도시지역의 의료서비스 등)에 대하여서는 민간 기관에 의해 설립된 의료기관에 의하여 서비스가 제공된다.
- ㉢ 공공 부문과 민간 부문과의 기능 분담의 영역과 정도는 그 나라의 실정에 따라 다양하지만 대부분의 민간 부문은 정부의 규제 하에 놓여 있다.

② 해당 국가 : 대부분의 서구 유럽국가와 개발도상국

③ 장·단점
- ㉠ 국가 규제의 정도에 따라 경쟁위주형과 정부규제형의 장·단점을 지닌다. 즉, 의료자원의 균등한 배치와 기본적인 의료서비스에 대한 접근의 용이성이 있으며, 개인의 자유도 어느 정도 보장된다.
- ㉡ 국민들의 보건의료 충족도는 제도적 측면에 의해 이루어지기보다는 국가의 경제적 수준에 의해 좌우된다.

## 2 보건의료 재원조달 형태에 따른 보건의료전달체계 구분

### (1) 민간보험형 보건의료제도

① 특징
- ㉠ 민간에 의해 설립되어 개개인 보호주의, 임의 가입, 위험률 보험료제 등을 특징으로 하여 재원을 조달하는 제도이다.
- ㉡ 보건의료에 소요되는 비용은 원칙적으로 개인이 부담한다.
- ㉢ 보험의 형태에 따라 보험료, 급여 내용, 급여 수준 등이 다양하다.

② 해당 국가
- ㉠ 미국이 대표적인 나라이다.
- ㉡ 19세기 말까지 유럽에서도 민간 보험제도가 주종을 이루어 왔으나, 대부분 사회보험의 형태로 대치되었다.
- ㉢ 사회보험 형태를 채택하고 있는 국가들 중 일부 국가에서 사회보험의 보완 기능으로 민간의료보험을 일부 운영하고 있다.

③ 장·단점
- ㉠ 개인의 능력에 의해 보험 가입이 결정되며, 전 국민에 대한 의료 보장이 어렵다. 이러한 단점을 보완하기 위해 저소득층에 대한 공적 부조 등이 실시된다.
- ㉡ 민간 의료보험회사와 의료기관 간에 의료비 지급관계가 이루어지므로 정부의 통제가 미약하며, 따라서 의료비의 증가 현상이 나타난다.

(2) 사회보험형 보건의료제도
  ① 특징
    ㉠ 의료보험기구를 정부에서 조직하여 사회 부양성, 강제 가입, 평균율 보험료제 등 사회보험의 원칙에 따라 운영한다.
    ㉡ 정부(보험자)의 비용의 일부 부담이 행하여지는 경우가 많다.
  ② 해당 국가
    ㉠ 한국, 일본, 독일, 캐나다 등 자본주의 국가
    ㉡ 폴란드, 유고슬라비아 등 일부 사회주의 국가
  ③ 장·단점
    ㉠ 의료 보장의 형평성이 보장된다.
    ㉡ 특정 목적에 의하여 기금이 운영되어 기금의 상대적인 안정성을 확보할 수 있다.
    ㉢ 의료비의 상승이 나타난다.

(3) 조세형(국가예산형, 국가재정형) 보건의료제도
  ① 특징 : 조세로 충당되는 국가의 재정에 의한 의료비를 부담하는 형태이다.
  ② 해당 국가
    ㉠ 대부분의 사회주의 국가
    ㉡ 영국, 뉴질랜드 등 서구 복지국가
  ③ 장·단점
    ㉠ 형평성을 가장 중시하는 의료보장제도이다.
    ㉡ 의료비 통제가 상대적으로 용이하다.
    ㉢ 의료부분에 대한 재원 분배의 우선순위 저하로 재정 부족에 시달릴 수 있으며, 제공되는 의료서비스가 국민의 요구에 미흡한 경우가 많다.

## 3 학자별 보건의료전달체계 구분

(1) **Roemer의 보건의료체계(1976)** 17 부산·울산·인천·광주 / 16 경기·전남·충북·경기보건연구사
  ① 자유기업형 19 서울
    ㉠ 의료비의 개인 책임
    ㉡ 공공 의료 취약, 대부분 민간 의료
    ㉢ 비교적 역사가 짧은 자본주의 국가로, 고도로 산업화되어 있는 나라에서 주로 볼 수 있다.
      예 미국
    ㉣ 보건의료 전문직에 대한 면허나 자격도 정부보다는 전문직 단체에서 관장하는 것이 일반적인 현상이다.
  ② 복지국가형 17 대전
    ㉠ 사회보험이나 조세에 의한 재원 조달
    ㉡ 국가가 의료 자원이나 의료비에 대한 관리와 통제 전제

ⓒ 개업의는 통원 치료를 위한 자유 업종에 종사하고 진료비는 제3자가 지불한다. 병원급 의료기관은 정부나 지방자치단체가 관할한다.
ⓔ 정부 세출에서 보건의료비 지출이 차지하는 비중이 크다.
ⓜ 프랑스, 독일, 스웨덴, 일본, 이스라엘이 속한다.

③ 저개발국형
ⓐ 일부 지배계급에 현대 의료를 제공한다.
ⓑ 전통 의료나 민간 의료에 의존하는 경향이 있다.
ⓒ 경제적 낙후로 인해 인구의 대부분이 보건의료비 지출 능력이 없는 아시아 및 아프리카 저개발국가가 여기에 속한다.
ⓔ 전문 보건의료인 부족으로 보조 인력의 역할이 크며, 보건의료 시설의 부족 및 지역적 편중이 크다.

④ 개발도상국형
ⓐ 소득수준 향상으로 의료에 대한 관심이 증가한다.
ⓑ 국가의 정치체계에 따라 자본주의 형태의 변이형 보건의료제도인 자유기업형과 복지국가형의 혼합형을 갖든지 사회주의 형태의 보건의료제도를 가지게 된다.
ⓒ 보건의료에 대한 우선순위는 경제개발 논리에 밀려 낮지만 경제개발이 진행되면서 보건의료 자원에 대한 개발이 활발하고 투자도 증가된다.
ⓔ 아시아와 남미의 개발도상국가들이 이에 해당된다.

⑤ 사회주의국형
ⓐ 국가의 전적인 책임으로 의료를 제공한다.
ⓑ 모든 의료인은 국가에 고용되어 있으며, 보건의료시설은 국유화되어 있다.
ⓒ 형평성을 강조한다.
ⓔ 구소련 등 동구권, 쿠바, 북한 등이 속한다.

(2) **Roemer의 Matrix형(1991)** : 보건의료체계를 구성하는 두 가지 차원인 경제적 요소와 정치적 요소를 기준으로 분류  22 서울·지방직 / 15 서울

| 경제적 요소<br>(국민 1인당 GNP) | 정치적 요소(시장개입 정도) | | | |
|---|---|---|---|---|
| | 시장지향형 | 복지지향형 | 전 국민 포괄형 | 중앙계획형 |
| 선진국(부유하고 산업화된 나라) | 미국 | 일본, 노르웨이, 독일, 캐나다 | 영국, 뉴질랜드 | 구소련, 구동구권 |
| 개발도상국 | 태국, 필리핀, 남아프리카공화국 | 브라질, 이집트, 말레이시아 | 이스라엘, 니카라과 | 쿠바, 북한 |
| 극빈국<br>(빈곤한 나라) | 가나, 방글라데시, 네팔 | 인도, 미얀마 | 스리랑카, 탄자니아 | 중국(개혁, 가방 이전), 베트남 |
| 자원이 풍부한 나라 | | 리비아, 가봉 | 쿠웨이트, 사우디 아라비아 | |

### (3) Terris의 분류 16 대구·전남보건연구사
① 공적 부조형
   ㉠ 저열한 경제에서 완전한 자본주의 경제로 전환되기 이전의 상태에 있는 국가들
   ㉡ 아시아, 아프리카, 남미 제국에서 볼 수 있다.
   ㉢ 주로 조세에 의존하지만 보건의료 재원조달이 여의치 못하여 국민의료의 대부분이 공적 부조의 일환으로 취급되고 있는 상황이다.
② 의료보험형
   ㉠ 전 국민 의료보험을 실시하고 있는 독일, 프랑스, 캐나다, 호주, 일본, 이스라엘, 한국 등이 속한다.
   ㉡ 고도의 경제적 번영으로 서구 선진국들은 보건의료제도가 각 나라마다 약간의 차이는 있지만 재원 조달이 주로 건강보험을 통해 이루어진다.
③ 국민보건서비스형
   ㉠ 정치적 결정인자가 지배적인 요인으로 작용하여 성립된 보건의료체계이다.
   ㉡ 영국, 구동구권, 쿠바, 스웨덴, 뉴질랜드, 이탈리아, 덴마크, 노르웨이 등이 속한다.
   ㉢ 재원 조달이 조세에 의해 이루어지고 무상 의료이며, 보건의료자원이 국유화되어 있다.

### (4) OECD 국가 보건의료체계 17 제주·전북·대구
① 사회보험형(비스마르크형)
   ㉠ 모든 국민 혹은 거의 대부분의 국민을 대상으로 하여 조합이나 공간, 정부기관 등과 독점적 기관에 의해 관리 운영된다.
   ㉡ 소득의 일정 비율을 가입자가 단독 혹은 고용주와 공동으로 납부한다.
② 국민보건서비스형(베버리지형)
   ㉠ 영국, 스웨덴, 덴마크, 스페인 등에서 실시하는 제도로써 의료 재정이 조세(일반 조세, 목적세)에 의해 충당되는 제도이다.
   ㉡ 소비자들은 무료로 의료서비스를 이용할 수 있다.
③ 소비자 주권형(민간 의료보험형)
   ㉠ 의료부문에 정부의 개입이 없어 민간 보험시장이 형성된다.
   ㉡ 정보의 비대칭성으로 인해 역선택이 발생하여 많은 사람들이 보험에 가입하지 못하는 경우가 발생된다.

### (5) John Fry의 보건의료체계
① 자유방임형 16 울산
   ㉠ 국민 대다수가 각자 개인 책임 아래 보건의료를 공급받고 있는 경우로, 개개인의 능력과 자유를 최대한 존중하며 정부의 통제나 간섭은 극소화한 제도이다.
   ㉡ 대표적인 나라는 미국, 일본이며 우리나라도 이 제도에 속한다.
   ㉢ 정부의 관여를 최대한 배제한 민간 조직에 의해 이루어지는 민간 주도형이다.
   ㉣ 장점
      ⓐ 국민이 의료인이나 의료기관을 선택할 자유가 최대한 부여된다.
      ⓑ 의료의 질적 수준이 높다.
      ⓒ 의료의 내용, 범위, 수준 결정에 의료인의 재량권이 부여된다.

ⓜ 단점
　　　　ⓐ 의료기관의 자유 경쟁으로 자원이 지역적·사회계층적으로 불균형이 있어 형평에 어긋난다.
　　　　ⓑ 의료비의 상승이 초래되며, 과잉 진료·의료 남용의 우려가 있다.
　　　　ⓒ 의료 자원이 비효율적으로 활용된다.
　　　　ⓓ 보건의료 전달이 질서정연하게 이루어지지 못하며, 행정적으로 복잡하다.
　　　　ⓔ 국가의 통제가 제한되어 민간 의료단체의 힘이 세다.
　　　　ⓕ 건강 문제는 본인의 책임이 된다.
② 사회보장형
　　ⓘ 정치적으로는 자유민주주의여서 개인의 자유를 존중하는 한편, 사회적으로 교육, 의료, 실업 등 사회보장을 중요시하는 국가에서 전 국민을 대상으로 소외계층 없이 일체의 보건의료서비스를 무료로, 강력한 정부주도형으로 실시하는 제도이다.
　　ⓛ 영국이나 캐나다, 스칸디나비아 등의 선진국이 여기에 속한다.
　　ⓒ 의사, 약사, 간호사는 봉급이나 인두제에 의한 보수를 받는다.
　　ⓔ 주로 정부주도 하에 이루어진다.
　　ⓜ 보건교육을 통한 자기건강관리 능력 배양 혹은 국민의 질병 발생률이 감소하게 된다.
　　ⓗ 장점
　　　　ⓐ 보건의료서비스의 기회가 균등하므로 형평성이 높다.
　　　　ⓑ 국민 개인의 자기의사 선택권이 어느 정도는 부여된다.
　　　　ⓒ 치료와 예방을 포함하는 포괄적인 의료서비스가 제공된다.
　　　　ⓓ 보건 기획 및 자원의 효율적 활용을 기할 수 있다.
　　ⓢ 단점
　　　　ⓐ **의료 제공의 비효율성** : 대규모 의료조직으로 인하여 관료적이며 행정 체계가 복잡하다.
　　　　ⓑ **보건의료의 질적 하락** : 의료인에 대한 보상이 일률적이거나 미약하다.
　　　　ⓒ 의료 수준과 사기·열의가 상대적으로 낮다.
③ 사회주의형
　　ⓘ 의료자원과 의료서비스의 균등한 분포와 균등한 기회 부여에 목표를 두고 의료를 국가 경제, 사회프로그램의 하나로 기획하여 누구나 필요할 때 무료로 제공하는 제도로, 주로 공산주의 국가에서 채택하고 있다.
　　ⓛ 장점
　　　　ⓐ 의료자원이 효율적으로 할당 분포되어 있어 언제, 어디서나 의료서비스를 받을 수 있다.
　　　　ⓑ 예방에 치중할 수 있으며 서비스 전달이 조직적으로 이루어질 수 있다.
　　　　ⓒ 누구에게나 무료이므로 형평성이 높다.
　　ⓒ 단점
　　　　ⓐ 관료 체계로 인한 경직성, 의사 인센티브 결여로 의료의 질적 수준이 낮다.
　　　　ⓑ 개인의 의사 선택에 대한 자유가 없다.

### CHECK POINT | John Fry의 보건의료체계

| 구분 | 자유방임형 | 사회보장형 | 사회주의형 |
|---|---|---|---|
| 해당 국가 | 미국, 일본, 한국 | 영국, 캐나다 | 중국, 러시아, 북한 |
| 보건 의료 | 상품 | 사회 공유물 | 국가 소유물 |
| 정부 개입 | 최소한의 정부개입, 민간 주도 | 정부 및 사회 주도 | 국가 주도 |
| 재원 조달 | 민간 의료보험 | 조세 | 조세 |
| 의료비 지불 | 행위별수가제, 포괄수가제 | 봉급제, 인두제 | 봉급제 |
| 의료 시설 | 민간 | 정부, 민간 | 정부 |
| 의료전달의 체계화 | - | ++ | ++ |
| 의료조직의 관리통제 | - | ++ | ++ |
| 의료서비스의 질 | ++ | + | - |
| 의료서비스의 포괄성 | - | ++ | ++ |
| 의료 균형 | - | ++ | ++ |
| 선택의 자유 | ++ | + | - |
| 형평성 | - | ++ | ++ |
| 의료비 절감 | - | ++ | ++ |

### CHECK POINT | 기본 시각의 차이에 따른 보건의료제도의 분류

| 구분 | X제도(기본권) | Y제도(시장원리) |
|---|---|---|
| 의료보장 형태 | 전 국민 의료보험 혹은 국가의료제도 | 민간 의료보험 |
| 재원 조달 | 보험료(준조세), 조세 | 본인 부담, 보험료 |
| 소외 계층 | 부유 계층 | 빈곤 계층 |
| 소외계층을 위한 보완적 장치 | 민간 의료보험 | 의료보호제도 |
| 의료기관의 소유형태 | • 병원 : 국공립 혹은 비영리민간<br>• 의원 : 국공립 혹은 비영리민간 | 병원과 의원 : 다수의 영리 추구 민간기관 |
| 지불보상제도 | 선불제(인두제, 총액계약제) | 후불제(행위별수가제) |
| 국민의료비 | 의료비 통제 가능 | 의료비 억제의 어려움 |
| 인력 및 시설자원의 분포 | 지역 간 분포가 계획적 | 지역 간 불균형 분포가 심함 |
| 이용시점에서의 의료비 부담 | • (거의) 무상으로 제공됨<br>• 서비스 이용 기회의 균등 | • 본인 부담이 있음<br>• 소외 계층의 보건의료 이용에 제한 |
| 국민건강 상태 | 의료비에 비해 국민의 건강상태는 양호함 | 높은 의료비에 비하여 건강상태가 좋지 못함 |
| 의료기술의 도입 및 사용 | 도입이 신속하지 못함 | 빠른 도입, 신속한 이용 확산 |
| 공급자와 수요자의 관계 | 양자 간의 협상에 의한 계획된 의료 배분 | 공급자의 독점력에 대응할 수요독점력의 부족 |
| 공급자의 윤리의식 | 높음 | 낮음 |
| 낭비적 요소 | 소비자에 의한 도덕적 해이 | 공급자에 의한 과잉 진료 및 과다 허위 청구 |

(6) R. F. Bridgman의 분류(1974)
  ① 서구대륙과 남미국가형
    ㉠ 사회보장제도가 처음 시즈된 유럽지역과 이들의 식민지로 영향을 많이 받은 남미국가
    ㉡ 종교단체들이 보건의료분야의 상당부분을 담당하고 있고, 의료업은 자유업에 속한다.
  ② 북미국가형
    ㉠ 사회 및 의료제도가 다원적이고 매우 복잡하며 기술 지상주의의 경향을 보이는 유형이다.
    ㉡ 건강보험은 민간보험, 즉 상업보험의 형식, 보수 지불방식도 일반적으로 진료행위별 수가제를 채택한다.
  ③ 스칸디나비아 및 영국형
    ㉠ 호주, 캐나다, 뉴질랜드 등 영국 연방국가(의료의 지역화)
    ㉡ 진료행위별 수가제에 의한 보수 지불보다 인두제가 널리 이용된다.
  ④ 사회주의국가형
    ㉠ 국민에 따라 적정 수준의 지역 병원이 있고 부속기관으로 외래 진료소가 설치되어 있다.
    ㉡ 국가가 책임지는 형태를 띠고 있지만, 오늘날에는 민간 단체의 자발적인 활동을 권장한다.
  ⑤ 전통 문화가 작용하고 있는 개발도상국가형
    ㉠ 중국, 인도, 아랍문명권은 유구한 역사와 전통을 가지고 있어서 정신적·문화적으로는 선진 제국
    ㉡ 보건의료인력과 시설이 절대적으로 부족하고 그나마도 지역적으로 심한 편재 현상이 있다.
  ⑥ 전통 문화가 작용하고 있지 않는 개발도상국가형
    ㉠ 현대에 살면서도 거의 오지에서 부족 원시 형태를 벗어나지 못한 국가
    ㉡ 지역주민의 1차적 의료서비스는 종교 단체나 자선 단체에서 운영하고 있는 병원에 의존한다.

(7) J. C. Salloway의 분류 : 정치체계에 따른 분류
  ① 자유시장경제형
  ② 공산주의형 : 기계적 유지 모형(구소련식), 지역사회 책임 모형(중국식)

(8) Mckinsey의 분류 : 공공보건. 재원조달 수준의 2가지 차원에서 서구제국을 7개 집단으로 분류

| | | |
|---|---|---|
| 제1집단 | 미국 | • 의료자원의 2/3 이상이 민간에 의해 주도된다.<br>• 자유기업형의 의료서비스 제도이다.<br>• 자원의 통제력과 관리 운영 통제력이 약한 조직이다.<br>• 사보험으로 운영되고 있는 나라이다. |
| 제2집단 | 남부 집단<br>(이탈리아, 스페인, 포르투갈) | • 대부분의 국민은 사보험의 형태인 직장 의료보험에 의해 의료 보장을 받고 있다.<br>• 현재 이탈리아와 스페인은 NHS를 실시하고 있다. |
| 제3집단 | 서부 집단<br>(네델란드, 벨기에, 룩셈부르크, 프랑스) | • 정부의 보건의료 자금 조달은 제2집단과 비슷하다.<br>• 행정 조직력이 보다 개선되어 다양한 관리운영체계가 통일·체계화되고 있다. |
| 제4집단 | 중부 집단(독일, 오스트리아, 스위스) | 지방정부 주도로 사회보험화가 이루어진 집단이다. |

| 제5집단 | 스칸디나비아 집단 (스웨덴, 노르웨이) | • 의료서비스의 경비가 공공 기관에 의해 완전히 해결되는 나라이다 (NHS 실시).<br>• 병원 중심 의료서비스가 이루어지며, 지방분권적 행정 체계를 이룬다. |
|---|---|---|
| 제6집단 | 영국 | 중앙집권적이며 가정의에 의해 인두제를 실시하는 1차 보건의료가 잘 시행되는 나라이며, 제5집단보다 통제력이 강화된 나라이다. |
| 제7집단 | 러시아 | • 사유재산이 인정되지 않고 개인의 자유가 억제된 상태에서 국가가 의료자원을 개발하고 관리하는 나라이다.<br>• 의료의 사회화는 성공적이지만 의료의 질적 저하 문제가 발생한다. |

(9) **세계보건기구에 의한 분류** : 국가경제 수준과 보건행정 조직 정도의 두 가지 차원에서 분류

| 1형 | • 미국과 같이 경제력이 풍부하고 의료자원이 풍부하나, 보건 조직력은 자유기업형으로 민간 주도로 운영된다.<br>• 의료보험도 사보험으로 운영된다.<br>• 정부는 취약 계층을 위한 공적 부조를 주로 하며 예방 보건사업에 치중한다. |
|---|---|
| 2형 | • 일본과 같이 경제력이 풍부하고 의료자원이 풍부하나, 보건 조직력은 취약하여 민간 주도로 운영된다.<br>• 사회보험이 발달하여 의료서비스의 균점을 추구하며 행정 통제력이 강하다. |
| 3형 | 영국, 스웨덴과 같이 국민보건 서비스를 시행하는 선진국으로, 의료자원이 풍부하며 의료서비스의 사회화를 이룬 나라이다. |
| 4형 | 필리핀과 같은 개발도상국으로, 자유기업형의 민간 주도로 운영되며, 보건행정 조직력이 취약하여 의료의 균점책은 시행되지 못한다. |
| 5형 | 의료자원의 개발이 신속히 이루어지고, 사회보험화되어 의료균점 시책이 개선되어 가고 있으며 민간 주도의 의료서비스이나 통제력이 강화되고 있는 나라이다. |
| 6형 | 북한과 같은 개발도상국으로서 의료자원은 빈약하나 보건의료서비스가 사회화되어 강한 조직력을 가진 나라이다. |
| 7형 | 아프리카처럼 국민소득이 낮고 의료자원도 부족하여 행정조직력과 공공보건사업이 아직 취약한 나라이다. |
| 8형 | 인도와 같이 국민소득은 낮으나 공공보건서비스가 강화되고 보건 조직력이 개선된 나라이다. |
| 9형 | 중국과 같이 국민소득은 낮으나 의료의 사회주의화로 행정 조직이 강화되어 의료서비스가 정부 주도로 강력히 제도화된 나라로서, 1차 보건의료가 발달되어 있다. |

| 국가경제 수준 \ 국가보건체계조직도의 정도 | 하 | 중 | 상 |
|---|---|---|---|
| 상(선진국) | 1형 | 2형 | 3형 |
| 중(개발도상국) | 4형 | 5형 | 6형 |
| 하(저개발국) | 7형 | 8형 | 9형 |

# CHAPTER 04 각국의 보건의료제도

김희영 보건행정

## 01 미국의 보건의료제도 15 경기

### 1 개요 17 경북보건연구사

(1) 미국의 보건의료제도는 자유경정체제에 의한 민간 의료기관이 주도하고 있다.
(2) 건강보험은 임의 가입 형태이며, 보험 급여는 현물(일부 현금) 급여 형식이다.
(3) 정부의 보건의료에 대한 역할은 보조적인 역할에 머물고 있다.
(4) 질병예방 서비스는 물론 외래 진료, 입원 진료, 치과 진료, 약물 서비스, 수술, 안과, 보조기 등의 대부분이 민간 의료기관에 의하여 이루어진다.
(5) 관리 주체가 다양하고 의료제도도 획일적이 아니다.

### 2 보건의료 조직 및 관리체계

(1) **보건·국민서비스부(Department of Health and Human Service)**
전국적인 보건 의료, 사회 보장, 공적 부조 등의 큰 틀의 업무를 수행하고 있으며, 그 이외 하위 업무는 다른 공공 기관이나 민간 조직에 권한을 위임하고 있다.

(2) **의료재정 행정청(Health Care Financing Administration)**
의료재정 행정청은 노인들의 보건의료 서비스를 지원하는 국가 사회보험 프로그램인 Medicare 프로그램과 극빈자의 보건의료 지원 프로그램인 Medicaid를 운영하고 있는 중요한 기관이다.

(3) **기타 보건의료 조직**
직업별 근로자들의 보건의료 문제만을 전문적으로 다루고 있는 OSHA(Occupational Safety and Health Administration)가 있으며, 재향 군인들을 위해 전국적인 연계 병원 조직을 갖춘 독립적인 VA(Veterans Administration)라는 연방 조직이 있다.

(4) **의료전달체계**
① 활동의사 중 1/3이 가정의학, 내과, 소아과, 노인의학 전문의로 일차의료를 담당한다.
② 외래에서 일하는 전문의는 의료서비스를 제공할 보험을 자유롭게 선택할 수 있는데 메디케어나 메디케이드 같은 공공보험은 수가가 낮기 때문에 선택하지 않을 수 있다.
③ 그러나 대부분의 병원은 메디케어와 메디케이드 보험을 선택한다.

## 3 보건의료 시설

(1) **병원** : 미국의 병원은 단기 병원과 장기 병원으로 크게 분류되는데, 단기 병원이란 절반 이상의 환자가 평균 재원일수 30일 미만의 병동에 입원되고 있는 병원을 의미하고, 그 이외는 장기 병원에 속한다.

(2) **보건소** : 보건소(Community Health Center)는 1920년에 설립되어 전반적인 예방보건 서비스를 제공하고, 보건 행정과 위생 행정을 수행한다. 그리고 일부분이긴 하지만 대도시와 농촌지역의 빈곤계층을 위해 외래 서비스를 제공하기도 한다.

## 4 보건의료제도

(1) **재원 조달** : 보건의료비 재원 조달은 크게 3가지로 구분된다. 즉, 의료소비자 본인이 직접 부담하거나, 민간보험에 의한 보험금으로 충당하거나, 정부에 의해 조달된다.

(2) **공적 제도**

① Medicare(사회보장법 제18조) 19 서울 / 17 부산 / 15 제주

㉠ 의미 : 65세 이상의 모든 노인과 신체 장애자, 신장 이식과 신장 투석이 필요한 말기 신부전증 환자 등을 대상으로 하여 그들로 하여금 양질의 보건의료를 제공받게 하고, 그에 따른 경제적 부담을 경감시키는 데 주 목적이 있는 사회보장 제도로 미국인의 13%가 가입하고 있다.

㉡ 급여 내용

| 파트 A | • 입원서비스를 대상으로 하고 병원 전문요양시설, 호스피스, 가정간호시설에서 실시한다.<br>• 가입자가 직장에서 근무하는 동안 고용주와 함께 납부한 사회보장세를 재원으로 연방정부에서 세금으로 운영한다. |
|---|---|
| 파트 B | 선택형 제도로 가입을 원하는 대상자는 일정 수준의 보험료를 납부해야 한다. |
| 파트 C | 연방정부가 승인한 민간보험회사에 의해 운영되는 것으로 대상자가 파트 C를 선택하면 연방정부가 일부 보험료를 부담하고 대상자가 나머지 보험료를 부담하여 다양한 서비스를 제공받을 수 있도록 하는 프로그램이다. |
| 파트 D | 외래 처방약을 대상으로 하는 선택형 제도이다. |

㉢ 재정 : 입원 비용은 65세 미만자가 부담하는 사회보장세로 충당된다. 보조의료 보험의 재정은 가입자가 지불하는 보험료와 연방 정부의 갹출금으로 충당된다.

② Medicaid(동법 제19조) 17 경남보건연구사 / 16 울산

㉠ 의의

ⓐ 1965년에 도입된 제도로, 65세 미만의 저소득층과 장애인을 위한 것으로 연방정부에서 프로그램의 일반적인 기준을 정하고, 주정부는 연방 규정에 따라 프로그램의 예산을 지원하고 관리한다.

ⓑ 예산은 주정부와 연방정부가 공동으로 재원을 마련한다.

ⓒ 혜택을 받으려면 개인이 신청하고 매년 재등록 및 재인증을 받아야 한다.

ⓛ 급여 내용
- ⓐ 입원 서비스
- ⓑ 병원외래 서비스 및 보건 서비스
- ⓒ 엑스선 서비스를 포함한 이학적 검사
- ⓓ 전문간호 시설 및 가정보건 서비스
- ⓔ 초기 검사진단 및 치료
- ⓕ 가족계획 서비스
- ⓖ 의사 서비스

③ 아동 건강보험 프로그램 : 1987년 메디케이드에 가입할 수 있는 소득기준보다 높은 소득을 가졌지만 민간보험을 구매할 수 없는 저소득층의 아동을 위해 주정부에서 메디케이드 프로그램과 같이 운영하는 프로그램이다.

## (3) 민간 건강보험(미국인의 67%가 가입)

> 1. 직장 단위 건강보험 : 고용주는 민간 건강보험과 계약을 통해 근로자에게 보험을 제공한다. 보험료는 고용주와 직원이 분담하지만 드물게는 고용주가 전액 부담하기도 한다.
> 2. 개인 단위 건강보험

① HMO(Health Maintenance Organization)
  ㉠ 개요
  - ⓐ 지역주민에 대한 보건의료를 포괄적으로 제공하기 위하여 만들어진 민간 의료보험제도이다.
  - ⓑ HMO는 일반 의료보험제도와는 달리 보험자가 제3자의 지불 주체가 아니고, 의료 자체를 피보험자에게 직접 제공한다. 다시 말하면, 보험자와 의료제공자(의료기관)가 직접 결합하여 보험료 사전지불 방식으로 운영되는 회원제 의료보험 체계이다.
  - ⓒ 보건의료의 내용과 비용, 수진 행동 등을 감시하고 약제 및 물품 구매의 합리화, 설비의 적정화 등을 조직적으로 관리하고 있다.

  ㉡ 특징
  - ⓐ 사전 협약한 의료서비스를 합리적으로 제공하기 위해 인두제에 의한 정액 선불제를 원칙으로 하고 있다.
  - ⓑ HMO는 자발적으로 가입한 일정한 수의 가입자에게 의료서비스를 제공한다.
  - ⓒ 집행기구로써 관리정보 체제를 두고 있으며, 환자의 불만 청취, 의료 심사, 산하 각 조직의 재정 통제 등의 역할을 한다.
  - ⓓ 가입·탈퇴가 자유이며, 가입자는 필요에 따라 타 의료기관을 선택할 수 있는 복수 선택권을 갖고 있다.

② POS(Point of Service) Plan : HMO에서 제공하고 있는 선택 사항으로 HMO 조직망 외에서 의료서비스를 받을 수 있는 제도이며, HMO보다 더 높은 보험료를 지불해야 하고 본인부담 비율도 높은 편이다.

③ Blue Cross
  ㉠ 입원 진료를 제공하기 위하여 설립된 제도이다.
  ㉡ 일반적으로 일정기간의 입원 비용, 각종 검사 비용, 수술 및 투약 등 현물 급여를 원칙으로 한다.
  ㉢ Blue Cross의 각 조직은 주로 계약 병원을 통하여 가입자에게 입원의료 서비스를 제공한다. 진료비는 Blue Cross 조직과 병원 사이에 계약된 기준에 의하여 지불한다.
  ㉣ 진료보상 한도액은 총 진료비가 사전에 약정된 의료비를 초과하는 경우 환자가 그 차액을 부담한다.

④ Blue Shield
  ㉠ 개업 의사들의 외래 진료를 해결할 목적으로 설립되었다.
  ㉡ 급여 형식 : Blue Shield는 가입자에게 계약 병원이나 의사를 통해서 현물급여 방식으로 제공한다.
  ㉢ 보수 지불 : Blue Shield는 보수를 병원이나 의사에게 직접 지불한다.

⑤ Kaiser Foundation
  ㉠ 1933년 댐 건설 노동자의 건강 관리를 위해 설립된 제도로써, 가입자로부터 미리 일정액을 징수하여 계약 의사에게 인두제로 사전에 진료비를 지불한다.
  ㉡ Kaiser 제도는 조기 진료, 조기 발견, 조기 치료에 중점을 두고 있어서 종합적인 건강관리를 추구하고 있다.
  ㉢ 계약 의사들은 주로 집단 개업을 통해 진료를 하여 시설과 인력의 낭비 및 중복을 줄임으로써 의료비가 상당히 절감되는 효과가 있다.

⑥ 배상 제도(Indemnity Plans)
  ㉠ 미국의 전통적인 건강보험제도로 의사 또는 의료기관에 대한 선택이 자유로운 데 비해 본인 부담과 보험료가 비싼 편이다.
  ㉡ 의료 비용에 있어 보험 회사가 80%, 보험 가입자가 20%를 부담하게 된다.
  ㉢ 현재 Blue Cross와 Blue Shield가 이에 해당된다.

## 5 미국 보건의료제도의 최근 동향

현재 공공부문의 재원 증가가 두드러진 반면에 소비자 및 민간 보험 등의 사 부문에 크게 의존하였던 재원조달 형태는 점점 감소하는 추세에 있다. 즉, 미국이 추구하고 있는 보건의료제도의 지향은 '보건의료비의 통제'와 '전 국민 의료보장'의 구축이라 할 수 있다.

① 메디케어와 메디케이드는 ACA를 통해 보장범위의 확대, 재정의 지속가능성 보장, 의료의 질과 효율성 향상, 비용 절감, 일차의료와 예방서비스를 강화하기 위한 제도를 추진하고 있다.
② 하지만 트럼프 행정부는 2019년 보험 미가입에 따른 벌금을 없애는 등 규제의 행정 조치를 통해 소비자 보호 조치의 일부를 취소하였다.
③ 의료비 절감 목적으로 최소 일년에 한 번은 병원 홈페이지를 통해 의료시술의 가격을 공개하도록 하는 연방법을 마련하였다.

> **CHECK POINT** 　2014년 오바마 대통령의 환자 보호 및 적정 부담 보험법(ACA, PPCA)
>
> 1. 차상위 계층에게는 건강보험을 제공하고 나머지 국민은 민간보험에 의무적으로 가입하여 전 국민이 건강보험에 가입하도록 하고, 기존 공적 제도인 메디케어와 메디케이드의 보장성을 강화하고 대상자를 확대하고자 하였다.
> 2. 의료의 질과 효율성 및 접근성을 강화하기 위해 민간 건강보험에 대한 규제를 강화하고, 만성질환에 대한 예방의료, 건강증진 활동을 강화하였다.
> 3. ACA로 건강보험이 없는 19~64세의 성인 약 2천만 명이 혜택을 받게 되고, 성인의 경우 무보험비율이 2010년 20%에서 2018년 12%로 감소하게 되었다.

(1) **DRG(Diagnosis Related Group)**　16 교육청·전남의료기술직
　① 입원 환자를 DRG라는 여러 개의 질병진단군으로 분류하여, 실제의 입원 일수 및 제공된 보건의료서비스의 양에 관계없이, 사전에 정한 금액을 병원에 지불하는 제도이다.
　② 즉, 질병 진료에 소요되는 실제 비용과는 상관없이 사전에 규정된 비용만 지불하기 때문에 효율적인 진료서비스를 제공하는 병원은 이윤을 남길 수 있지만 그렇지 못한 병원은 손실을 보게 된다.

(2) **RBRVS(Resource Based Relative Value Scale)**
　① RBRVS는 의료행위 간의 불균형을 시정하고, 의료비 단가를 통제하여 의료비 상승의 억제를 효과적으로 통제하기 위하여 도입된 새로운 진료보수 지불방식이다.
　② RBRVS는 의사 진료행위의 가치를 해당 행위에 이용된 자원(진료 시간, 숙련도, 정신적 압박감, 의사 이외 인력자원 사용 가치, 의료과실 보험료 등)에 근거, 비용을 평가하여 그 결과를 점수로 환산하는 방식이다.

(3) **PRO(Peer Review Organization, 동료심사 위원회)**
　① 동료심사 위원회의 업무 : 각 의료서비스 공급자가 청구한 급여에 대해 심사하고, 그 지불액과 그 지불의 가부를 결정하는 업무를 한다.
　② 동료심사 위원회의 취지 : 의사의 진료행위에 대한 정확한 심사의 판단을 의사 이외의 다른 집단이 개입하여 판단하는 것은 기술적으로는 매우 어렵기 때문에 의사의 진료행위는 의사가 심사할 수밖에 없다. 그래서 PRO는 Medicare 및 Medicaid에서의 보건의료서비스의 적정성, 의학적 필요성, 이용 시설의 타당성 등을 심사하는 심사 전문기관이다.

(4) **PPO(Preferred Provider's Organization, 의료제공자 위원회)**
　① 의료보험자가 보험가입자의 의료기관 선택의 자유를 어느 정도 제한하고, 의료기관에 대해 일정한 수의 환자를 확보해 주는 대신에, 의료기관은 의료비 상승 억제에 대한 노력을 강화하고 의료비를 할인해 주는 제도를 말한다.
　② 의료기관은 환자 유치를 위해 치열한 경쟁을 하지 않으면서도 일정한 수의 환자를 유치할 수 있기 때문에 재정적으로 안정되는 장점을 가지고 있다.
　③ 보험회사도 일정 수의 환자 보장을 담보로 의료비 상승과 할인을 통해 보험료가 인하되므로 새로운 가입자를 확보할 수 있다.
　④ 환자 역시 약간의 의료기관 선택의 자유를 제한받는 반면 급여 내용이 보다 우수하고 보험료 부담과 의료비 본인 부담에 대한 압박을 적게 받는다.

### (5) 관리 의료(Managed Care)

의료비 급등의 대안으로 관리 경쟁을 통한 관리 의료를 실시하고 있다. 관리 의료는 보험자와 의료서비스 제공자가 사전 협의에 의하여 미리 정한 의료수가표에 따라 진료비를 지불하는 방식으로, 일정액의 공제나 본인 부담액이 없는 것이 특징이다.

## 02 영국의 보건의료제도 16 경기

### 1 개요

(1) **연혁** : 산업혁명이 한창이던 1850년대 가난한 지역에서 만들어진 질병 클럽(Sick Club)은 1948년에 설립된 국가보건 서비스(NHS ; National Health Service)의 모태가 되었다.

(2) **특징**

① 모든 영국 거주자는 NHS를 통해 병원, 의사, 정신건강 관리를 포함한 모든 공공 의료서비스를 무료로 받을 수 있다. 정부는 구급차 서비스, 정신 건강서비스, 지역 간호 및 기타 지역사회 서비스를 포함하여 NHS 치료를 제공하는 병원과 제공자를 소유하고 있다.

② 예산은 주로 일반 과세를 통해 조달되고, 지역사회 일반의 그룹인 임상 커미셔닝 그룹(CCGs)은 지역 내 의료서비스를 관리하고 비용을 지불하는 역할을 하고, 정부기관인 NHS는 191개의 임상 커미셔닝 그룹의 예산을 감독하고 배분한다.

③ 대부분 영국 거주자는 NHS의 혜택을 받지만, 일부는 민간보험(2015년 기준 10.5%)에 가입하기도 한다. 민간보험은 선택적 병원 시술에 대해 보다 빠르고 편리하게 서비스를 제공한다. 민간보험에 가입하더라도 NHS에 배제되는 것은 아니다.

④ 의료전달체계

   ㉠ 일반의는 민간 신분으로 정부에 소속되지 않고 계약을 통해 일차의료를 제공하고, 이차 의료의 문지기 역할을 한다.

   ㉡ 지역주민들은 해당 지역의 일반의를 선택한다.

   ㉢ 일반의는 정부와 영국의사협회 사이의 계약에 따라 의료서비스를 제공하고, 60%는 필수 의료서비스 제공에 대한 인두제 방식으로 보상을 받고, 추가적인 부가서비스(예 고위험 집단의 백신)에 대해서는 행위별 수가제, 그리고 성과에 대해 약 10%를 인센티브로 보상받는다.

   ㉣ 전문의는 NHS 병원 소속으로 급여를 받게 되는데, 급여는 보건부와 영국의사협회의 계약에 의해 결정된다.

   ㉤ 모든 공공병원은 지역 CCGs와 계약을 맺고 HRG(Healthcare Resource Group)기반으로 보상받는다. 영국의 입원환자분류체계인 HRG는 영국식 포괄수가제라고 볼 수 있다.

   ㉥ 민간병원은 NHS에서 제공하지 않는 비만 수술이나 불임 치료를 제공하거나, NHS에서 대기시간이 긴 서비스를 빠르게 제공하기도 한다. 민간병원은 일반적으로 응급, 외상 또는 중환자 치료는 제공하지 않는다.

## 2 NHS의 조직 구조

(1) 운영 책임
    ① NHS는 중앙정부의 보건부장관이 모든 책임을 지고 총괄하고 있다.
    ② 실제적으로는 NHS 관리위원회 의장이 운영·관리한다.

(2) 조직 구조
    ① 중앙 조직 아래에는 지방 보건당국이 있다.
    ② 지방 보건당국 아래에는 지역 보건당국과 가정 보건당국이 있다.
        ㉠ 지역 보건당국(Regional Health Authorities) : 입원과 지역보건 서비스 담당
        ㉡ 가정 보건당국(Family Health Service Authorities) : 일반 서비스, 치과 서비스, 약제 서비스, 안과 서비스 등 1차 진료 담당

## 3 보건의료체계

(1) 1차 진료(개업의)
    ① 1차 진료는 대부분 관리 주체가 임용한 의사, 치과의사, 안과의사 및 약사에 의해 수행되며, 일부 개업의가 여기에 포함된다.
    ② 1차 보건 업무는 의사와 국민건강사업 소속 가정간호사, 조산사와 보건방문요원으로 구성된 팀에 의해서 이루어진다.

(2) 2차 진료(병원)
    ① 2차 진료는 NHS 체제 내의 전문의에 의해 의료가 공급된다.
    ② 1차 보건 의료를 담당하고 있는 일반의로부터 이송되어 온 환자의 진료를 담당한다.

## 4 NHS 의료공급체계

(1) 영국 국민의 대다수(90% 이상)가 NHS의 일반의에 등록되어 있다.
(2) 의료공급체계는 일반의(GP ; General Practitioner) → 병원 → 사후 진료(After Care)로 되어 있다.
(3) NHS는 질병 예방 및 재활 훈련을 포함한 포괄적 의료를 제공하고 있다.

## 5 보건의료 재정과 개혁

(1) 재정
    ① NHS의 재원은 일반 조세와 국가 보험이 95% 가까이 차지하고 있어 공공 재원이 대부분을 점유하고 있다.
    ② 보건의료 예산은 보건부와 타 부처와의 협의에 의해 결정되며, 보건부는 이를 지역 보건당국에 배분한다.

③ 예산의 배정 기준은 각 지역의 인구 수, 성 및 연령 구성, 이환율의 대표치로 사용되는 표준사망률에 근거한다.

### (2) 개혁
① NHS에 대한 불만은 사적 의료보험(Private Health Insurance)의 발달을 가져와서 공적 의료보험의 부족한 충족 영역을 사적 의료보험이 대신하게 되었다.
② 현재 영국의 대표적인 비영리 사적 의료보험으로는 BUPA와 PPP가 있다.

### (3) 최근 동향(시장경쟁원리 도입 시작)
NHS를 유지하면서 의료보장 제도에 시장적 요소를 도입하였다. 즉, 병원 트러스트(Hospital NHS Trust) 제도를 실시하여 각 병원은 지역 보건당국으로부터 독립하여 예산·인사에 관한 독자적 권한을 가질 수 있게 되었다.

① 정부는 NHS가 직면하고 있는 도전 과제와 그것들을 해결하기 위한 전략을 제시하고 새로운 의료전달체계 모델을 테스트하기 위한 시범사업을 제시하였다.
② 시범사업에는 다학제 팀에 의한 일차의료, 장기요양시설에서 건강관리 향상, 병원과 지역사회의 수직적 통합, 응급의료 향상을 위한 네트워크 강화 사업 등이 포함된다.

> **CHECK POINT** 유럽연합 회원국의 의료보장제도
> 1. 국가보건 서비스제도(NHS) : 영국, 아일랜드, 이탈리아, 스페인, 스웨덴, 덴마크, 그리스, 포르투갈, 핀란드
> 2. 국민건강 보험제도(NHI) : 독일, 프랑스, 오스트리아, 벨기에, 네덜란드, 룩셈부르크

## 03 독일의 보건의료제도

### 1 개요

(1) 1883년 비스마르크에 의해 질병보험법이 제정됨으로써, 세계 최초로 포괄적인 보건의료체계를 확립하였으며, 강제 보험성에 근거를 두고 탈중심화·다원화·자치적 체계 등의 특징을 가지고 있다.
(2) 독일에는 1,000개 이상의 질병 금고가 다양하게 존재하고 있으며, 국민의 90% 이상이 강제 의료보험 금고에 가입되어 있다.
(3) 공무원은 정부가 관장하는 의료제도의 혜택을 받고 있다.

### 2 질병 금고의 의의와 종류

(1) 의의
① 전 국민의 유대감에 근거한 '연대성의 원리'에 기초하여 독일의 질병 금고는 설치되었다.

② 연대성의 원리란 국민은 능력에 따라 비용을 지불하고 필요에 따라 의료서비스를 제공받는다는 원리이다.
③ 이 질병 금고는 지역, 회사, 국가적 규모로 조직되어 있는데, 크게 두 가지 종류로 구분된다.
　㉠ 1차 금고(지역 금고) : 일정한 지역 내에서 개인에게 적용
　㉡ 2차 금고(보충 금고) : 특수 직업층의 사람들에게 적용

(2) **종류(관리운영 주체에 의한 종류)**
① 기업질병 금고　　　　② 동업질병 금고
③ 농업질병 금고　　　　④ 광부질병 금고
⑤ 선원질병 금고　　　　⑥ 지역질병 금고
⑦ 보충 금고

### 3 보건의료제도의 운영

(1) 보건의료 공급의 규제와 감독은 원칙적으로 주정부가 책임을 진다. 주정부는 병원의 자본 지출에 대한 자금을 담당하고, 보건의료체계에 대한 감독 책임을 지고 있다.

(2) 보건의료 재원조달에 대한 규제는 연방 정부기관이 담당하고 있으며, 사회 의료보험에 대한 책임은 보건성에서 관장하고 있다.

### 4 재정

(1) 고용자와 피고용자가 공동으로 부담하는 보험료와 연금 수혜 및 실업자분의 보험료로 충당된다.

(2) 농업자 질병 보험의 경우는 연금자 수혜분을 포함한 피보험자 보험료가 국고에서 보조되며, 노령자 질병 보험의 경우에는 노령 은퇴자에 대한 국가 보조가 이루어지고 있다.

(3) 병원의 재원은 이원적 조달체계에 의하여 이루어진다. 즉, 의료 이용에 대한 비용은 질병금고로부터 사전 합의된 기본 수가를 기준으로 조달되며, 시설에 대한 비용은 주정부에 의해 조달된다.

### 5 진료 보수

(1) **보수**
보험 의사의 보수는 보험자와 보험 의사협회 간의 계약에 의하고, 병원진료 보수는 보험자와 병원 간의 계약에 의해 이루어진다.

(2) **보수지불 방식**
보수의 지불인 보수지불 방식은 질병 금고가 보험 의사협회에 지불하면, 보험 의사협회는 보험 의사에게 지불한다.

# 04 일본의 보건의료제도

## 1 개요

(1) 일본은 1922년에 건강보험법을 제정하였다.
(2) 정부가 의료 수가를 통제하고 있어서 모든 의료서비스에 대한 수가는 사실 상 고정되어 있는 편이다.
(3) 우리나라와 같이 의료서비스의 대부분이 민간 의료기관에서 제공되고 있으며, 보수지불 체계로는 행위별 수가제를 기본으로 하고 있다.

## 2 의료보장 제도 : 건강보험제도

(1) 일본의 건강보험제도(인구의 98.3% 보장)는 보편적 보상으로 병원, 일차, 전문, 정신건강 관리, 처방약에 대해 급여를 제공한다.
(2) 시민과 거주 비시민권자는 의무적으로 가입하고 보험료를 납부한다. 보험료 이외에 모든 의료서비스와 의약품에 대해 30% 정률제에 근거하여 본인부담액을 납부한다. 단 어린이와 저소득노인은 이보다 낮은 정률제를 적용받는다.
(3) 인구 대다수(70% 이상)가 어떤 형태이든 자발적으로 민간보험을 보유하고 있다.
(4) 유형
   ① 고용 기반 플랜 : 인구의 약 59% 보장
   ② 거주 기반 보험 : 74세 이하의 실업자(인구의 27%)를 위한 시민 건강보험 플랜과 75세 이상의 모든 성인을 자동으로 보장하는 노인건강보험 플랜(전체 인구의 12.7%)
(5) 중앙정부는 건강보험에 대한 규정을 마련하고 관리·감독한다.

## 3 보건의료 조직

(1) 후생성
   공중 및 환경 보건, 사회 복지, 의료 재정, 약물 관리, 연금, 건강 증진, 결핵 관리, 정신 건강, 감염병 관리, 식품 위생, 검역 등과 관련된 정책을 집행한다.
(2) 의료전달체계
   ① 일차의료
      ㉠ 의원 또는 병원의 외래에서 제공된다. 대부분의 의원은 의사 개인 또는 의료 법인이 소유하고 있으며, 일부는 지방 정부, 공공기관, 비영리 단체가 소유하고 있다. 환자는 등록할 필요가 없으며 엄격한 문지기 기능이 없고, 환자가 원하는 의사를 선택할 수 있다.
      ㉡ 대학병원에서 초진을 받는 경우 추가로 비용을 지불해야 한다.
      ㉢ 행위별 수가제가 기본적인 지불보상 제도이며, 만성질환자의 진료를 조정하거나 팀기반 외래 및 재택 진료를 제공하는 경우에는 인센티브를 제공한다.

② 전문의료
   ⊙ 외래 전문치료는 대부분 병원 외래 부서에서 제공하지만, 일부는 환자가 의뢰 없이 방문할 수 있는 의원에서도 제공한다.
   ⓒ 공공병원에서 일하는 의사는 병원의 승인 아래 다른 민간 의료기관에서도 일할 수 있다.
   ⓒ 2016년 기준 전체 병원 중 15%는 국가 또는 지방정부가 소유하고 나머지는 민간 및 비영리단체이다.
   ⓔ 공공이나 민간 급성기 병원은 모두 행위별 수가제 또는 DRG의 일종인 DPC 중 보상방식을 선택한다. DPC는 기본 병원 서비스와 저렴한 치료에 대해서는 일당 지불방식이 적용되고, 고가의 외과시술이나 방사선 치료에 대해서는 행위별 수가제 방식이 적용된다. 대부분의 급성기 병원은 DPC 방식을 선택하여 보상받는다.

(3) **진료비**
  ① 환자들은 소속된 조합이나 단체의 규정과 보험 수가에 의거하여 전체 의료비의 10~30% 범위 내에서 의료비를 부담하게 된다.
  ② 의료기관은 나머지 비용을 보험조합에 청구하면 보험조합은 의료수가표에 따라 행위별 수가제를 기준으로 의료의 남용과 부당 청구를 제한하기 위해 의료비 청구를 심사하여 의료비를 지급한다.

## 4 재정

(1) 각각의 보험단체마다 부담 비율(보험료율)이 다르다.
(2) 재원의 조달은 피보험자와 고용자 및 정부 부담의 보험료에 의해 충당되고 있다.

## 5 보수지불 방식

의료기관에 보수를 지불하기 위하여 진료보수 지불기금을 두고 있으며, 이 기금의 각 지역 지부는 보험 지정 의료기관으로부터 청구된 진료비를 심사하여 청구한 의료기관에 진료비를 지불한다. 그리고 난 후 그 금액을 보험자에게 청구한다.

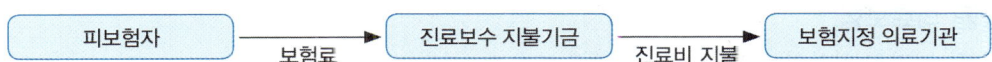

## 6 최근의 혁신과 변화

(1) '고령 친화 사회' 전략을 발표하여 사회에 적극적인 참여를 통해 활동적이고 건강한 노화를 목표로 정하고 있다.
(2) 정신건강 증진을 위해 청소년 및 성인을 대상으로 한 정신건강 프로그램을 추진하고 있다.
(3) 일차 의료 의사에 대한 보상체계를 기존의 행위별 수가제 외에 환자의 인구학적 특성과 환자 수를 고려하거나 성과에 따라 보상을 하는 방안을 검토하고 있다.

## 05 중국의 보건의료제도

### 1 보건의료정책 방안

(1) 노동자·농민·군인 등 하층민이 우선시된다.
(2) 예방 의학에 비중을 둔다.
(3) 전통 의학(중의)과 서양 의학(서의)을 조화·발전시킨다.
(4) 보건사업을 대중운동과 연계한다.

### 2 보건의료체계(대부분 국영)

(1) **농촌 - 맨발 의사(Bare Foot Doctor)**
   ① 3~6개월 교육 후 각 지방에 배치한다.
   ② 그 지방에 빈발하는 질병 치료, 질병 예방, 개인 위생, 가족 계획을 담당한다.
   ③ 1,000~3,000명 주민을 2~3명의 맨발 의사가 담당하고 있다.

(2) **도시**
   ① 거리 의사(Street Doctor)가 담당 : 도시 일반인을 위한 의사로, 거리 의사는 골목 보건소나 거리 보건소에 근무한다.
   ② 동료 의사(Fellow Worker Doctor) : 도시공장 근로자를 담당한다.

(3) **진료 체계**
   ① 맨발 의사(Bare Foot Doctor) → Commune Clinic → 현 병원(Country Hospital)
   ② 거리 의사(Street Doctor) → 지구 병원(District Hospital) → 시 병원 또는 특수 병원

### 3 의료보험

(1) **공공 의료보험**
   ① 각 기관의 간부와 학생 본인만 혜택을 받으며, 부담이 전혀 없다.
   ② 인구의 2% 정도가 혜택을 받는다.

(2) **노동자 의료보험**
   ① 대상 : 일반 공장이나 국영 회사의 간부나 노동자
   ② 보험 재정 : 봉급에서 사전 공제(봉급의 2~3%)
   ③ 급여 : 본인은 100% 보험 급여를 받고, 부양 가족은 50% 보험 급여를 받는다.

(3) **농촌 협동 의료서비스**
   ① 대상 : 전 농민(전 국민의 60% 정도)
   ② 방식 : 지역단위로 모든 구성원이 모두 혜택을 받는다.

## 4 중국 의료제도의 특징

① 체계적인 의학 교육의 미약
② 수준 높은 의료 기술에 대한 수요 증가
③ 개인 의료(개업의)의 증가
④ 중앙 집권적·정치적 의미가 큰 보건의료제도
⑤ 약값의 비중이 큼(진료비의 약 60%)

# 06 북한의 보건의료제도

## 1 북한의 보건의료에 대한 기본 정책 방향

(1) 무상 치료제
(2) 예방 의학, 특히 위생 방역, 대증위생 선전사업, 산업 보건, 모자 보건 등이 강조
(3) 의사 담당구역제(의사 1명이 주민 약 1,000명을 담당)
(4) 동의학과 신의학의 합리적인 배합이 이루어지고 있지 않다.
(5) 보건사업에 대중이 참여한다. 감염병, 위생 사업, 공해 문제 등에 주민 참여의식이 높다.

## 2 보건인력의 양성

(1) **의사의 양성**
  ① 종류
    ㉠ 의과대학의 의학부(7년제)에서 의사, 고등의학전문학교(4년제)에서 부 의사, 고등의학고(3년제)에서 준 의사를 양성하고 있다.
    ㉡ 의과대학의 위생학부에서 위생 의사, 의과대학 동의학부에서 동 의사를 배출하고 있다.
  ② 자격 시험
    ㉠ 의사 자격시험인 국가고시는 없다.
    ㉡ 그러나 전문의 자격시험제도는 시행하고 있는데, 전문의의 등급은 1~5급으로 되어 있다.

(2) **약제사의 양성** : 의과대학 약학부(5년제)에 제약학과, 생약학과, 약리학과를 두어 약제사를 양성하고 있다.

(3) **기타 보건의료인** : 간부학교(2년제)에서는 간호사와 각종 의료기사를 양성하고 있으며, 별도의 간호사 양성소가 있어 간호사를 교육시키고 있다.

## 3 의료전달체계

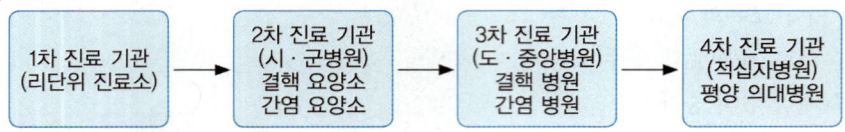

## 4 재원 조달

대부분이 국가 재정에서 충당된다(일부 약값만 본인 부담). 현재 북한의 보건의료비는 GNP의 3% 정도이다.

## 5 보건행정체계

보건에 관한 행정체계는 다음과 같으나, 실질적으로는 노동당이 모든 것을 결정하고 실행한다.

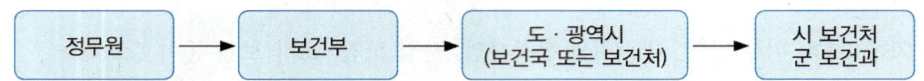

## 6 북한 보건의료의 문제점과 장점

(1) **문제점**
① 중앙 정부에 의한 국민보건 의료비가 감축된다. GNP 대비 1950년대는 2%, 1960년대는 6%, 1990년대는 3%로, 점점 국민보건 의료비가 감소하고 있다.
② 시설과 장비의 미비 및 노후가 일반화되어 있다.
③ 의료기관 이용의 절차상 어려움이 많다(여행 제한).
④ 낮은 보건의료의 질과 의료자원의 부족은 심각한 주민 건강을 초래하고 있다.
⑤ 사회의 경직으로 보건의료 이용이 쉽지 않다.
⑥ 관료주의적 부패로 보건의료 이용이 사실상 어렵다.
⑦ 상층에 속하는 사람만 양질의 의료 혜택을 받고 있다.

(2) **장점**
① 무상 치료를 원칙으로 하고 있다.
② 의사 담당구역제가 실시되고 있다.
③ 예방 의학을 중시하여 질병의 치료보다 예방에 주력하고 있다.
④ 동의학(전통 의학)의 발전이 이루어지고 있다.
⑤ 대중적 보건의료의 발달이 진척되어 있다.

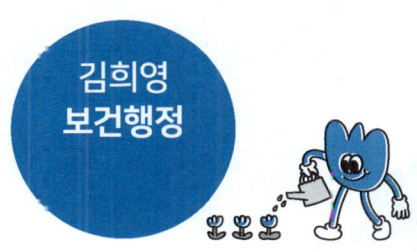

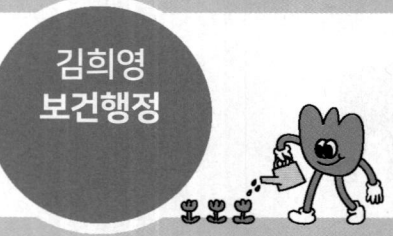

김희영
보건행정

# PART 05

# 사회보장과 의료보장

CHAPTER 01 사회보장
CHAPTER 02 의료보장

# CHAPTER 01 사회보장

김희영 보건행정

## 01 개념

### 1 정의

(1) **Encyclopedia Britannica**
실업, 노령, 질병, 사망 등으로 인한 개인과 그 가족의 소득 상실로부터 개인과 가족을 보호하기 위한 공공 프로그램과 국민의 복지 증진(의료 보호)을 위한 공공 서비스, 그리고 경제적 원조 등을 통한 가족생활을 향상시키는 공적 프로그램

(2) **Beveridge의 정의**
① 사회보장의 아버지로, 1942년 '사회보험과 관련 서비스'라는 보고서를 제출하여 요람에서 무덤까지라는 영국 사회보장제도의 기초를 다지면서 사회보장을 "실업이나 질병 또는 부상으로 인하여 소득이 중단되었을 때를 대처하고 노령으로 인한 퇴직이나 타인의 사망으로 인한 부양 상실에 대비하며 출생, 사망, 결혼 등과 관련된 특별한 지출을 감당하기 위한 소득 보장을 의미한다."라고 정의하였다.
② 사회에는 5가지 해악이 있는데, 이는 빈곤, 질병, 무지, 불결, 나태 등으로 개인의 적이 아니고 인류 공동의 적이기 때문에 국가가 적극적으로 개입해야 한다고 주장하였다.

(3) **ILO의 정의**
사회구성원들이 직면한 위험에 대하여 사회조직기관을 통해 제공하는 총체적 보장 조치로, 사회보장개념에는 ① 전 국민 대상, ② 국민의 최저생활 보장, ③ 모든 위험과 사고로부터 보호, ④ 공공기관을 통한 보장 등의 요소가 포함된다고 하였다.

(4) **사회보장기본법 제3조(정의)** 이 법에서 사용하는 용어의 뜻은 다음과 같다. **24 지방직**
① "사회보장"이란 출산, 양육, 실업, 노령, 장애, 질병, 빈곤 및 사망 등의 사회적 위험으로부터 모든 국민을 보호하고 국민 삶의 질을 향상시키는 데 필요한 소득·서비스를 보장하는 사회보험, 공공부조, 사회서비스를 말한다.
② "사회보험"이란 국민에게 발생하는 사회적 위험을 보험의 방식으로 대처함으로써 국민의 건강과 소득을 보장하는 제도를 말한다.
③ "공공부조"(公共扶助)란 국가와 지방자치단체의 책임 하에 생활 유지 능력이 없거나 생활이 어려운 국민의 최저생활을 보장하고 자립을 지원하는 제도를 말한다.

④ "사회서비스"란 국가·지방자치단체 및 민간부문의 도움이 필요한 모든 국민에게 복지, 보건의료, 교육, 고용, 주거, 문화, 환경 등의 분야에서 인간다운 생활을 보장하고 상담, 재활, 돌봄, 정보의 제공, 관련 시설의 이용, 역량 개발, 사회참여 지원 등을 통하여 국민의 삶의 질이 향상되도록 지원하는 제도를 말한다.

⑤ "평생사회안전망"이란 생애주기에 걸쳐 보편적으로 충족되어야 하는 기본욕구와 특정한 사회위험에 의하여 발생하는 특수욕구를 동시에 고려하여 소득·서비스를 보장하는 맞춤형 사회보장제도를 말한다.

⑥ "사회보장 행정데이터"란 국가, 지방자치단체, 공공기관 및 법인이 법령에 따라 생성 또는 취득하여 관리하고 있는 자료 또는 정보로서 사회보장 정책 수행에 필요한 자료 또는 정보를 말한다.

## (5) 일반적 개념

① 광의의 사회보장 : 근로자의 생활수단을 지속적으로 보장하고, 사회적 연대체제 하에서 모든 구성원의 적절한 생활을 보장해 주는 것을 사회보장이라고 한다.

② 협의의 사회보장 : 질병, 재해, 노령 등의 사회적 위험과 예외적 지출(출산, 사망 등)에 대하여 국가와 사회가 제도적 장치를 마련하여 국민의 기본적인 생활을 보장해 주는 것을 사회보장이라고 한다.

③ 사회보장의 가장 보편적인 개념은 경제적 보장이다.

**CHECK POINT**

1. 경제적 불안정을 가져오는 4가지 본질과 8가지 원칙(Rejda)
    (1) 4가지 본질
        ① 소득의 상실
        ② 불충분한 소득
        ③ 소득의 불확실성
        ④ 부가 지출(과도한 의료비)
    (2) 8가지 원칙
        ① 가구주의 갑작스런 사망
        ② 노령
        ③ 건강하지 못한 신체
        ④ 실업
        ⑤ 기준 이하의 소득
        ⑥ 자연 재해
        ⑦ 물가 상승
        ⑧ 부정적인 개별 요소(예 이혼, 약물 중독, 노름 등)

2. 절대적 빈곤과 상대적 빈곤
    (1) 절대적 빈곤 : 객관적으로 결정한 절대적 최저 한도보다 미달되는 상태로 의식주 등 기본적 욕구를 해결하지 못하는 것으로 절대적 빈곤율은 전체 가구 중 가구 소득이 최저생계비 미만인 가구의 비율을 말한다.
    (2) 상대적 빈곤 : 동일 사회 내의 다른 사람보다 경제적 능력이 낮아 상대적 박탈감을 느끼는 상태. 상대적 빈곤율은 전체 가구 중 가구 소득이 중위소득의 50% 미만인 가구의 비율을 말한다(현재 우리나라는 60%).

## 2 사회보장의 필요성

(1) 경제적 측면
① 사회보장의 필요성이 본격적으로 대두하게 된 계기가 된 것은 1929년의 세계 공황이다. 이전의 불황이 자유방임적 상태에서도 스스로 조정되고 극복될 수 있었음에 비해, 대공황은 시장의 자동 조절기능에 의존하여 극복될 수 있는 성질의 것이 아니었으며 심지어 자본주의 기반마저 무너뜨릴 기세였다.
② 1933년 대공황이 최악의 상태에 빠지고 있을 때 미국의 대통령이었던 Roosvelt는 실업자를 구제하고 유효 수요를 창출하기 위한 정책으로 실업구제정책, 노동자의 경제적 지위 개선을 위한 보험제도, 조직노동자의 지위강화 정책을 적극적으로 수립하여 전개하였다.

(2) 사회적 측면
① 인구구조의 변화에 의한 노령화이다. 노인 인구의 절대적 수의 증가와 노인부양 의식의 변화 등으로 노인에 대한 사회적 책임 의식이 본격적으로 대두하게 되었다.
② 산업구조의 변화와 경제 발전으로 근로자가 증대되었다. 즉, 대부분의 국민이 근로자의 범주에 속하게 됨으로써 사회보장의 확대가 초래되었다.
③ 도시화와 산업화는 대가족제도와 전통적인 상부상조 제도의 붕괴와 퇴보를 가져왔다. 핵가족화와 가족 규모의 축소로 친족 부양의 전통이 상실되어 사적 생활보장 기능을 이제는 국가와 사회가 대신하게 되었다.
④ 소득과 임금의 격차가 심화됨에 따라 사회적 통합의 필요성이 대두하게 되었다.

(3) 생활적 측면
현대사회는 많은 사회문제를 안고 있다. 예를 들면, 실업 등과 같은 구조적인 문제들 외에 환경 오염과 생태계의 파괴 문제, 자원 부족·고갈의 문제, 과밀 도시의 생활환경 문제, 즉 쓰레기, 주택난, 교통난 문제 등은 누구의 문제가 아닌 우리 모두의 문제가 되었다.

## 3 사회보장의 원칙

(1) **Beveridge의 원칙** 20 서울 / 19 서울 / 17 대전·전북 / 16 보건복지부7급·경기
기본적으로 사회보장은 최저 수준의 보장에 있으며, 사회 문제를 해결하기 위해서는 사회보험이 사회보장의 주된 방식이 되어야 한다고 보았다.

| CHECK POINT 사회보장이 성공하기 위한 3가지 기본전제 |
| --- |
| ① 완전고용    ② 가족수당    ③ 포괄적인 보건서비스 |

① 적용범위 및 사고의 포괄성 원칙
㉠ 질병·실업·장애·노령·사망 등으로 인해 소득이 중단되는 사태에 대비하기 위해 모든 국민은 강제적으로 보험에 가입하여야 한다. 즉, 소득 상한성을 두지 않고 모든 국민들을 포괄하여야 한다.

ⓛ 사고의 포괄성이란 민간보험처럼 면책 범위를 넓게 하거나 면책 조항을 엄격하게 제한을 두어서는 안 된다는 원칙이다.
② 균일한 기여금 : 근로자나 사용자가 지불하는 기여금은 그의 소득 수준에 관계없이 동일 금액으로 한다.
③ 균일한 생계 급여 : 실업·장애·퇴직으로 인한 소득 상실의 경우, 소득 상실 이전에 받고 있던 소득액의 과다에 상관없이 보험 급여의 액수가 동일해야 한다.
④ 급여의 적절성 : 사회보험은 생존에 필요한 최소한의 소득을 보장해주는 데 목표를 주어야 한다.
⑤ 행정적 책임의 단일화 : 사회보장 제도는 다양한 기관에 의해 관리되기보다는 전국적으로 통일된 기관에 의해 관장되어야 한다. 즉, 효율성과 경제성을 고려하여 행정체계는 일원화되어야 한다.
⑥ 분류의 원칙
　　㉠ 사회보험은 모든 국민을 포함하지만 몇 개의 범주로 나누어 접근하는 것이 좋다.
　　㉡ Beveridge가 제안한 6가지 범주
　　　　ⓐ 피고용자
　　　　ⓑ 사용자 및 자영자
　　　　ⓒ 가정주부와 같은 무보수 서비스 종사자
　　　　ⓓ 비취업자
　　　　ⓔ 15세 미만의 취업 연령 미달자
　　　　ⓕ 취업 연령을 초과한 퇴직자

(2) **ILO의 원칙**　17 보건복지부9급·부산 / 15 보건복지부7급

ILO는 UN 관련 국가 간 기구이며, 1952년 '사회보장 최저 기준에 관한 조약'에서 사회보장의 원칙을 제시하였다.
① 수혜 대상의 보편적 보호 원칙 : 사회보장은 임금 근로자는 물론이고 전체 국민을 대상으로 해야 한다.
② 비용 부담의 공평성 원칙 : 사회보장의 비용 부담은 국가 또는 사용자 혹은 양자 부담으로 해야 하며, 근로자 부담은 일정 수준을 넘어서는 안 된다.
③ 보험의 급여 수준 및 급여 방법에 관한 원칙
　　㉠ 비례 급여의 원칙 : 급여 수준은 각 개인이 사회적으로 영위하는 생활의 정도가 모두 다르기 때문에 그것에 상응하는 정도의 급여수준이 되어야 한다.
　　㉡ 균일 급여의 원칙 : 보험급여는 어느 수급자에게도 등액의 급부를 행한다는 원칙으로 최저기준선까지는 누구라도 동일하게 확보시켜 준다는 뜻이다.
　　㉢ 부양 수준의 원칙 : 보험급여의 총액과 수익자의 자력을 합한 것이 최저 생활이 되도록 하려는 원칙이다. 따라서 이 원칙은 자산 조사를 요건으로 하는 공공부조의 규정이라고 볼 수 있다.

(3) **세계노동조합연맹(WFTU)의 원칙** : WFTU는 비정부 민간기구이다.
① 노동자 무갹출 원칙　　　　　　　② 의료의 사회화 원칙(전액 무료)
③ 사회적 위험의 포괄성 원칙　　　　④ 적용 대상의 포괄성 원칙
⑤ 무차별 적용의 원칙

(4) 우리나라의 사회보장원칙
　① 보편성 : 국가 및 지방자치단체는 사회보장제도를 운영함에 있어서 이를 필요로 하는 모든 국민에게 적용하여야 한다.
　② 형평성 : 사회보장제도의 급여 기준 및 비용 부담 등에서 형평성을 유지하여야 한다.
　③ 민주성 : 사회보장에 대한 정책 결정 및 시행 과정에 공익 대표자 및 이해관계인 등을 참여시켜야 한다.
　④ 연계성·전문성 : 국가 및 지방자치단체는 사회보장제도를 운영함에 있어서 국민의 다양한 복지 욕구를 효율적으로 충족시키기 위하여 연계성과 전문성을 높여야 한다.

(5) 사회보장의 적용 원리
　① 보편주의
　　㉠ 전 국민에게 사회서비스가 사용될 수 있어야 한다는 원리로, 균일성을 보장한다.
　　㉡ 궁핍을 미연에 방지하기 위하여 최저 소득을 보장해 주어야 하며, 인권 침해를 하지 않아야 하고, 행정과 시행 절차가 간단하여야 한다.
　　㉢ 시민의 구매력을 일정 수준으로 유지시킴으로써 경제적 안정과 성장에 이바지한다.
　　㉣ 사회적 일체성(주는 자와 받는 자라는 두 집단으로 구분하지 않는다)과 인간 존엄성의 보존이라는 사회적 효과성을 강조한다.
　　㉤ 비용이 많이 들며, 사회정책에 의한 소득 재분배 효과가 감소된다.
　② 선별주의
　　㉠ 사회 서비스가 개인적 욕구에 근거를 두고 제공되며, 자산 조사에 의하여 결정된다는 원리이다.
　　㉡ 도움을 가장 필요로 하는 사람에게 집중적으로 사회 서비스를 제공해 줌으로써 자금·자원의 낭비가 적어 경비가 적게 들고, 불필요한 의존심을 키워주지 않는다.
　　㉢ 불필요한 사람에게는 서비스를 제공하지 않는다는 점에서 비용-효과성을 강조한다.
　　㉣ 자산 조사가 낙인 효과를 주어 수급률을 낮추게 될 가능성이 높다.
　　㉤ 공적 제도와 민간 시장과의 이중 구조가 생성되어 공적 제도 부문의 서비스 질이 낮아질 가능성이 높다.
　　㉥ 사회 정책이 사회 통합을 소외시킬 위험이 있고, '빈곤의 덫' 문제가 발생하기 쉽다.

## 4 사회보장의 기능 17 전북

(1) 순기능
　① 자동안전화 장치 : 자본주의에서 사회보장은
　　㉠ 경기후퇴 시 실업급여를 통해 상품 구입을 위한 유효수요를 창출하고,
　　㉡ 경기과열 시 실업보험을 통해 유효수요를 삭감하여 경기를 억제한다.
　② 노동력의 보전배양 기능
　③ 자본축적 기능
　④ 소득재분배 기능
　　㉠ 수직적 재분배 : 고소득계층으로부터 저소득계층으로의 재분배(공적 부조)
　　㉡ 수평적 재분배 : 동일 소득계층 간의 재분배(사회보험)

ⓒ 세대 간 재분배 : 현 글로컬 세대와 노령 세대, 현 세대와 미래 세대 간의 소득을 재분배하는 형태(공적 연금)
⑤ 빈곤의 예방과 구제 기능
⑥ 사회와 정치의 안정 기능
⑦ 국민생활수준의 규정적 기능 : 사회보장 급여수준은 수급자뿐만 아니라 전 국민에게 영향력을 미쳐 사회적 연대의식을 형성한다. 이를 사회동화적 기능이라고도 한다.

(2) **역기능**
① 사회보장을 통해 개인은 소득이 보장되고 생활이 안정됨에 따라 개인주의 경향을 만연시키고 있다. 즉, 전통적 대가족제도의 와해를 국가가 재정적으로 뒷받침해주고 있는 것이다.
② 과도한 사회보장은 근로 의욕을 감퇴시키거나 무위 도식하게 되어 소위 '사회보장의 기생충'이라고 혹평하기도 한다(자발적 실업 증대의 원인).
③ 사용자의 사회보장비 부담이 과도할 경우 이를 벗어나기 위해 임시직, 시간제 근무 등 왜곡되거나 암시장이 형성되어 건전한 국민경제 발전에 장애 요인으로 작용하기 쉽다.
④ 국가의 재정 적자의 원인 : 과다한 사회보장은 국가 재정 상태를 악화시킬 수 있다.
⑤ 인플레이션의 원인 : 사회보장으로 일반 국민에게 재정이 풀림으로써 인플레이션의 원인이 되기도 한다.

## 5 현대 복지정책

(1) **현대 복지정책의 동향(Romanyshin, 1971)**

| 과거 | 현대 |
| --- | --- |
| 잔여적·보충적·응급적 개념 | 제도화 개념 |
| 자선적·구빈적 차원 | 시민 권리의 개념 |
| 빈민에 대한 특별 프로그램 | 전체 인구의 보편적 욕구에 대한 관심 |
| 개인치료 | 사회 개혁 |
| 민간 후원, 자발성의 차원 | 정부 후원, 공공성의 차원 |
| 특수한 서비스 | 보편적 서비스 |

(2) **사회보장의 바람직한 방향**
① 경제 능력에 맞고 경제성장 정책과의 조화
② 사회보장비의 급격한 증가 억제
③ 소득재분배 기능의 강화
④ 공공부조와 사회 서비스의 강화

## 02 사회보장의 역사

### 1 서양의 사회보장 역사

(1) 중세기

① 14세기 흑사병 : 유랑인 증가, 농촌 노동력 부족
② 빈민의 지리적 이동 금지 : 가혹한 체벌
③ 건강한 빈민의 노동 의무
④ 건강한 빈민에게 자선을 행하는 사람 처벌
⑤ 영국 튜더왕조 : 1388년 구빈법
　㉠ 구걸행위 면허제 실시 : 근로 능력이 없는 자에 대한 구호 허용
　㉡ 빈민에게 여행허가증 발급

(2) 근세기

① 영국 : 1601년 엘리자베스 구빈법(The Elizabethan Poor Law) 16 울산
　㉠ 봉건사회 붕괴가 초래하는 사회적 무질서에 대응하기 위해 구빈법을 도입하였다.
　㉡ 빈민 구제에 대한 국가적 책임 인식이나 기본적으로 빈민에 대한 억압과 빈민 통제 및 격리 목적이 본질이었다.
　㉢ 노동 능력자와 무능력자를 구분하여 노동 능력자에 대한 노동 동기를 강제하려는 법이었다.
　　ⓐ 자격 있는 빈민(노동 능력이 있는 빈민) : 건강한 부랑자, 걸식자로서 교정원이나 작업장에 입소시켜 강제 노역에 종사하게 하였다. 강제 노역 거부 시 처벌과 동시에 이들에 대한 자선 금지 등을 행사하였다.
　　ⓑ 자격 없는 빈민(노동 능력이 없는 빈민) : 노령, 불구, 모자 세대 등으로, 구빈원에 입소시켜 집단 수용 또는 거처가 있는 자에 대해서는 예외적으로 현물 급여를 실시하고 거택 보호를 실시하였다.
　　ⓒ 빈곤 아동 등 : 고아, 기아 및 부모가 있어도 부양 능력이 없는 빈곤 아동은 유·무료의 가정 위탁에 의해 보호하고, 어느 정도 노동력이 있는 8세 이상의 아동은 도시의 상공인들에게 맡겨 도제화하였다.
　㉣ 최초의 중앙정부 통제를 가능하게 했던 법으로 오늘날 공공부조의 기초를 확립시켰다.
　㉤ 세금 재원의 활용 : 교구 단위로 주민들의 구빈세를 재원으로 활용하였다.
　㉥ 시민권을 기반으로 하는 현대적 사회보장제도와는 차이가 있다.
　㉦ 의의
　　ⓐ 빈민 구제에 대한 국가의 가부장적 책임 인식
　　ⓑ 교구 단위의 통일적인 구빈 행정
　　ⓒ 빈민 분류
　　ⓓ 가족 책임의 원칙
　㉧ 평가 : 억압을 통한 구제(구빈법이 아닌 빈민법), 노역에 시달림

② 독일
- ⊙ '노동의 집' 설립 : 1600년경 네덜란드에서 처음 시작하였고, 이후 영국과 스코틀랜드에 이어 1630년대에는 독일에 설립되었다.
- ⓒ 시설 수용자들이 열심히 일해서 스스로 운영할 능력을 키우도록 노동으로써 사람을 훈련시키려는 것이 목적이었다. → '노동의 집'은 18세기 감옥소로 전용되기도 하였다.
- ⓒ 봉건 제후들의 경제적 이윤 획득을 위해 이용되기도 하고, 강제로 가두어 두는 등 사회 통제의 일환으로 이용되기도 하였다.
- ⓔ 작업 시설과 부랑인 수용 시설로 분리되어 빈민층에 대한 사회통제 정책으로 이용되었다.

## (3) 근대기

① 영국
- ⊙ **공장법 제정(1802)**
  - ⓐ 최초의 노동자보호법(부인·아동 보호)
  - ⓑ 19세기 여성과 아동의 노동시간 단축을 명시한 법
- ⓒ **신빈민법 제정(1834)**
  - ⓐ 빈민은 최하 수준 노동자의 생활 상황보다 열악해야 한다는 열등 처우의 원칙 적용
  - ⓑ **균일 처우의 원칙** : 전국 행정 수준 통일, 구빈 행정 중앙 집권화
  - ⓒ 한마디로 신구빈법은 엘리자베스 구빈법보다 더 가혹한 빈민구제 정책으로 빈곤의 원인을 개인의 책임, 즉 게으름이나 독립심의 부족으로 보아 빈곤자는 곧 범죄자로 취급되었다.

| CHECK POINT |

1. **엘리자베스 빈민법(구 빈민법, 1601)**
   최초로 구빈의 책임을 교회가 아닌 정부가 졌다는 점에 큰 의의가 있으나 실질적으로는 빈민 구제보다는 빈민을 통제하고 관리하기 위한 법이었다. 구빈민법에 의하면 빈민은 크게 노동 능력이 있는 빈민, 노동 능력이 없는 빈민, 빈곤 아동으로 나뉜다.

2. **개정 빈민법 이전**
   ① **정주법** : 찰스2세는 빈민의 소속 교구를 분명히 하고, 빈민들의 도시 유입을 막기 위해 1662년 교구에 정착해 거주할 수 있는 자격을 부여한 정주법을 제정하였다.
   ② **길버트법** : 1782년 길버트 의원의 주도 하에 생긴 것으로, 일종의 작업장 개선 운동이었다. 노동 능력이 있는 근면한 빈곤자들이 자신의 집에서 공공부조를 받게 되는 원외 구제 제도를 창시하여 재택보호 제도의 효시가 되었다.
   ③ **스핀햄랜드법** : 1795년 5월 스핀햄랜드의 버크셔 카운티는 임금보충 방안을 채택하였다. 행정장관은 임금보충 방안인 급여수당 척도를 도입하기로 결정하였는데, 이에 따르면 교구는 빵 가격과 가족 중 아동의 수에 따라 노동자들에게 그들의 임금을 생존 수준까지 보충해주도록 하였다.

3. **개정 빈민법(1834)**
   ① **원외 구제 금지의 원칙** : 원칙적으로 원내 구제를 실시했고, 이를 위해 작업장을 활용하였다.
   ② **열등 처우의 원칙** : 정상적인 노동을 권장하기 위해 구제의 수준을 최하급 극빈 독립 노동자의 생활 수준보다 낮은 수준에서 정하였다.
   ③ **작업장 심사의 원칙** : 조사를 통해 빈민들을 작업장에 수용하였다.
   ④ **전국 균일 처우의 원칙** : 전국적으로 통일된 구제가 이루어졌다.

② 독일
  ㉠ 독일 Bismarck 3대 사회보험법
    ⓐ 재상이 노동자 세력을 완화(당근 정책)하기 위해 1883년 질병 보험을 도입한 것이 사회보험의 기원이다.
    ⓑ 19세기 독일은 영국과 달리 중공업을 중심으로 산업혁명을 수행하고 있었으며, 대규모의 공장과 함께 노동자 조직력도 강했고, 한편으로 사회주의 세력을 탄압하기 위해 채찍 정책도 동시에 추진하였다.
  ㉡ Bismarck : 당근과 채찍의 사회 정책
    ⓐ 당근 정책 : 질병 보험법(1883), 노동재해 보험법(1884), 노령·폐질·유족연금 보험법(1889)
    ⓑ 채찍 정책 : 사회주의 진압법(1878)
  ㉢ 사회보험에 의한 국가 정책(복지국가 이전) : 노동자의 사회적·경제적 생활 조건 개선 → 자본주의 체제 유지·안정

(4) 현대기
  ① 영국
    ㉠ 1942년 : 베버리지 보고서(요람에서 무덤으로)
      ⓐ 정식 명칭 : 〈사회보험 및 관련 서비스〉
      ⓑ 당시 비합리적인 사회보장제도의 구조나 효율성을 재점검하고 필요한 개선책 권고
      ⓒ 현대사회에서 진보를 가로막는 사회문제 5대 악 제시 : 무지(Ignorance)·질병(Disease)·불결(Squalor)·태만(Idleness)·빈곤(Want)
      ⓓ 사회보장 기본 원칙
        • 정액 급여(균일한 생계급여의 원칙, flat-rate benefits)
        • 정액 기여(균일 갹출의 원칙, flat-rate contribution)
        • 행정 책임 통합(unification of administrative responsibility)
        • 급여 충분성(급여 수준과 급여 지급기간의 충분성, adequate benefits)
        • 포괄성(전 국민 대상, 모든 사회적 위험 포괄, comprehensiveness)
        • 피보험자 분류화(대상 계층화의 원칙, classification)
    ㉡ 1946년 : 국민보험법, 국가보건서비스법, 국가부조법 제정
    ㉢ 1948년 : 아동법, 국가부조법 규정(노인·장애인 복지 포함), 고용·직업훈련법 제정
      ⓐ 최저 생활수준 보장을 권리로 규정하고 생존권을 처음으로 사회보장에 적용
      ⓑ 구빈법 사상 근본적 전환
      ⓒ 세계 자본주의 국가들의 사회보장제도의 확립에 큰 영향
  ② 미국
    ㉠ '사회보장'이라는 용어 최초 사용 : F. D. Roosevelt 대통령은 1934년 6월 8일 미국 의회에 New Deal 정책을 설명하면서 'Social Security'라는 용어를 사용하였다.
    ㉡ 1935년 최초로 '사회보장법'을 제정하였다.
  ③ ILO(International Labor Organization, 국제노동기구)
    ㉠ 질병, 실업, 노령, 사망으로 인한 사회적 어려움으로부터 대중을 보호하고 의료를 받도록 해주며, 국제 근로 및 산업 보건의 총괄적인 UN 국제 전문기구이다.

ⓒ 사회보장의 최저 기준 설정 : 구체적으로는 의료·질병 급여·실업 급여·노령 급여·고용상해 급여·가족 급여·모성(출산) 급여·폐질 급여·유족 급여 등의 각 부문에 대해 적용과 기준을 제시하였다.
ⓒ 전 국민을 대상으로 사회적 위험이 발생했을 때, 국가가 책임을 지고 최저 생활을 보장함을 원칙으로 하며, 특히 3-tier system(개인이 저축하지 못했을 때 기업이 부담하고, 기업이 부담하지 못했을 때 정부가 부담)을 중시하였다.

## 2 우리나라 사회보장의 역사

(1) **삼국 시대**
① 관곡의 배급 : 정부에서 비축하고 있는 관곡을 재해로 인하여 빈곤한 백성들에게 배급하였다.
② 조세 감면 : 재해로 인하여 심한 피해를 입은 지역의 주민들에게 그 재해의 정도에 따라 조세를 감면해 주는 것이다.
③ 진대법 : 흉년이나 춘궁기어 창곡을 백성들에게 대부하였다가 추수기와 풍작을 기다려 갚게 하는 제도이다.

(2) **고려 시대** : 궁민 구제를 위해 다음과 같이 창제를 채택하고, 조직을 제도화하여 운영하였다.
① 공적 차원에서 상설 구빈기관으로 제위보, 흑창, 상평창, 유비창 등을 두었다.
② 임시 구빈기관으로 동서제위도감, 구제도감, 구급도감 등을 두었다.
③ 구민제도 급여 대상을 사궁, 노인, 질병자 등 부분적인 분류와 빈민, 기민, 유민 등 전체적인 분류로 구분하였다.

(3) **조선 시대** : 조선 초기 빈민 구제의 원칙은 다음과 같다.
① 빈민 구제는 왕의 책임이다.
② 구제의 신속을 중시한다.
③ 일차적인 구빈 행정의 실시 책임은 지방관에게 있다.
④ 중앙정부는 구호 관계 교서 및 법 제정을 하며, 또 지방 구호 행정에 대한 지도 및 감독을 담당한다.
⑤ 구체적인 제도 : 비황 제도, 구황 제도, 구료 등

(4) **일제 식민지 시대**
① 빈민 정책의 형성 및 전개는 식민지 통치 정책의 필요성과 식민지 민중 운동의 성장과 발전을 무마시켰다.
② 식민지 민중의 불만을 해소하여 지배 질서의 안정을 확보하고 식민 통치를 합리화시켰다.
③ 식민지 지배 이데올로기의 강화라는 측면에서 도모되었다.

(5) **미군정 시대**
① 국가의 재정이 어려웠기 때문에 각국의 외원 단체에 의한 부분적인 사회복지정책이 실시되었다.
② 국가적이거나 전문적인 차원에서 보다는 민간적이며 자발적인 차원에서 수행되었다.
③ 영세적이며 비전문적인 경향이 있었다.

### (6) 해방 이후부터 현재까지

1960년대 이후 산업화·도시화가 진전되면서부터 사회복지라는 용어가 사용되기 시작하였다.

| 입법연도 | 시행일 | 법률명 | 구분 | 기타 |
|---|---|---|---|---|
| 1960.1.1. | 1960.2.6. | 공무원 연금법 | 사회보험 | |
| 1961.12.30. | 1962.1.1. | 생활보호법 | 공공부조 | |
| 1963. | 1977. | 의료보험법 | 사회보험 | 1989년 전 국민 확대 실시 |
| 1963.1.28. | 1963.2.6. | 군인 연금법 | 사회보험 | |
| 1963.11.5. | 1963.12.16. | 사회보장에 관한 법률 | 사회보장 | |
| 1963.11.5. | 1964.6.9. | 산업재해보상보험법 | 사회보험 | |
| 1973.2.8. | | 모자보건법 | 사회복지서비스 | |
| 1973.12.20. | 1975.1.1. | 사립학교교원 연금법 | 사회보험 | |
| 1973.12.24. | 1988. | 국민 연금법 | 사회보험 | 1986.12.31. 전면개정 |
| 1977.12.31. | | 의료보호법 | 공공부조 | |
| 1981.4.3. | | 아동복지법 | 사회복지서비스 | |
| 1981.6.5. | | 노인복지법 | 사회복지서비스 | |
| 1989.4.1. | | 모자보건법 | 사회복지서비스 | |
| 1989.12.30. | | 장애인복지법 | 사회복지서비스 | |
| 1991. | | 영유아보육법 | 사회복지서비스 | |
| 1993.12.27. | 1995.5.1. | 고용보험법 | 사회보험 | |
| 1995.12.30. | | 정신보건법 | 사회복지서비스 | 1997, 2000년 개정 |
| 1997.3.7. | 1997.7.1. | 청소년보호법 | 사회복지서비스 | |
| 1997.4.10. | 1998.4.10. | 장애인·노인·임산부 등의 편의 증진에 관한 법률 | 사회복지서비스 | 1997, 1999년 개정 |
| 1997.12.31. | | 가정폭력 방지 및 피해자 보호 등에 관한 법률 | 사회복지서비스 | |
| 1999.2.8. | 2000.7. | 국민건강보험법 | 사회보험법 | |
| 1999.9.17. | 2000.10.1. | 국민기초생활보장법 | 공공부조 | |
| 2000.2.3. | 2000.7.1. | 청소년의 성보호에 관한 법률 | 사회복지서비스 | |
| 2001.5.24. | 2001.10.1. | 의료급여법 | 공공부조 | |
| 2005.5.18. | | 저출산·고령사회기본법 | 사회복지서비스 | |
| 2007.4.27. | 2008.7.1. | 노인 장기요양보험법 | 사회보험 | |
| 2007.7.27. | 2008.1.1. | 기초노령 연금법 | 공공부조 | |
| 2014.5.20. | 2014.7.1. | 기초연금법 | 공공부조 | |

# 03 사회보장의 종류

**1 종류** 25 지방직 / 23 지방직 / 20 인천 / 17 교육청·전북·울산 / 16 인천·경기

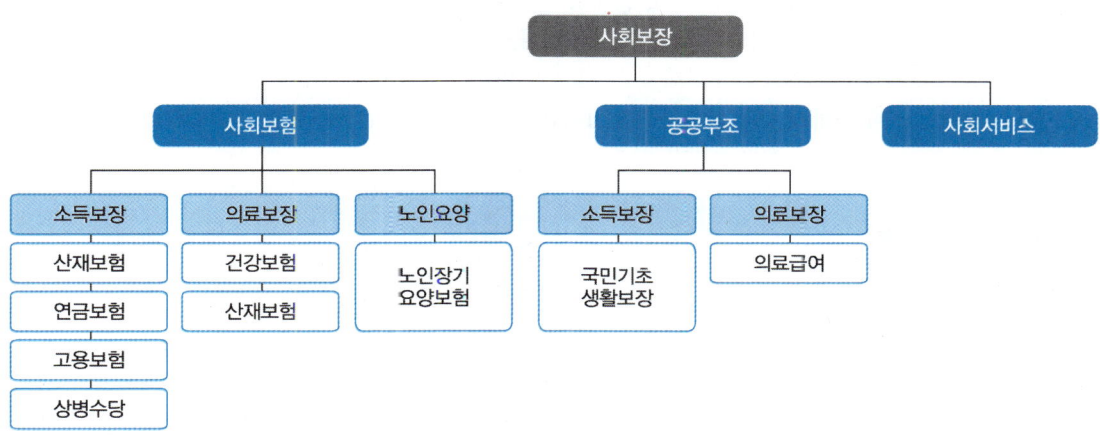

## 2 사회보험

**(1) 개념**

사회보험이란 보험의 기전을 이용하여 일반 주민들을 질병, 상해, 폐질, 실업, 분만 등으로 인한 생활의 위협으로부터 보호하기 위하여 국가가 법에 의하여 보험 가입을 의무화하며 기여금을 부과하거나 보험료를 갹출하고 급여 내용을 규정하여 실시하는 제도를 말한다.

**(2) 사회보장기본법에서의 정의(제3조)**

"사회보험"이란 국민에게 발생하는 사회적 위험을 보험의 방식으로 대처함으로써 국민의 건강과 소득을 보장하는 제도를 말한다.

> **CHECK POINT** 비용의 부담(사회보장기본법 제28조)
>
> ① 사회보장 비용의 부담은 각각의 사회보장제도의 목적에 따라 국가, 지방자치단체 및 민간부문 간에 합리적으로 조정되어야 한다.
> ② 사회보험에 드는 비용은 사용자, 피용자(被傭者) 및 자영업자가 부담하는 것을 원칙으로 하되, 관계 법령에서 정하는 바에 따라 국가가 그 비용의 일부를 부담할 수 있다.
> ③ 공공부조 및 관계 법령에서 정하는 일정 소득 수준 이하의 국민에 대한 사회서비스에 드는 비용의 전부 또는 일부는 국가와 지방자치단체가 부담한다.
> ④ 부담 능력이 있는 국민에 대한 사회서비스에 드는 비용은 그 수익자가 부담함을 원칙으로 하되, 관계 법령에서 정하는 바에 따라 국가와 지방자치단체가 그 비용의 일부를 부담할 수 있다.

### (3) 사회보험의 원리
① 최저 생활 보장의 원리
② 소득 재분배의 원리
③ 보편주의의 원리
④ 보험료 분담의 원리
⑤ 강제 가입의 원리
⑥ 국가관리의 원리
⑦ 국고 부담의 원리

### (4) 사회보험제도의 관리운영방식
① 일원형 : 사회보험 관리운영을 하나의 관리운영체계 하에서 노령, 질병, 재해, 실업 등 각종 사회적 위험을 일괄적으로 관리하는 방식으로 영국이 그 대표적인 예라고 할 수 있다.
② 분립형 : 사회보험이 관리하는 각종 위험을 보장기능별로 혹은 직능별 및 지역별로 관리하는 형태로서 독일이 그 대표적인 예라고 할 수 있다. 우리나라는 독일의 유형과 유사하게 기능별 분리 관리방식을 취하고 있다.

> **CHECK POINT** 소득 재분배 유형  17 울산 / 16 강원·부산 / 15 경기
>
> | 유형 | 내용 |
> | --- | --- |
> | 사적 재분배 | 민간부문 안에서 자발적인 동기에 의해 이루어지는 현금의 이전, 가족 구성원 간의 소득 이전, 친인척이나 친지 간의 소득 이전 |
> | 공적 재분배 | 정부의 소득 이전, 사회보험, 사회복지서비스, 조세 |
> | 수직적 재분배 | 부자에서 빈민으로 소득 이전, 공공부조가 이에 해당된다. |
> | 수평적 재분배 | 유사한 총소득을 가진 가족 간의 소득 이전, 건강보험, 고용보험, 산재보험 등이 해당된다. |

| | |
|---|---|
| 우발적 재분배 | 우발적인 사고(재해, 질병 등)를 당하지 않은 집단으로부터 우발적 사고를 당한 집단으로의 소득 이전 |
| 장기적 재분배 | 생애에 걸쳐 발생하는 재분배, 적립 방식의 연금 |
| 단기적 재분배 | 현재 드러난 사회적 욕구의 충족을 위해 현재의 자원을 사용하여 소득 재분배를 기하는 것 |
| 세대 내 재분배 | 젊은 시절의 소득을 적립해 놓았다가 노년기에 되찾는 것, 적립방식 연금 15 경기 |
| 세대 간 재분배 | 청년세대에서 노인세대로의 소득 이전, 부과방식 연금 |
| 지역 간 재분배 | 공간적 재분배, 장소 간의 재분배로 도시와 농촌, 상공업 지역과 농어촌 지역 간의 재분배를 말한다. |

(5) **사회보험의 특성**  17 충남 / 16 보건복지부7급 / 15 전남

① 사회성 : 개인이나 특수 집단의 이익을 추구하기보다는 사회 전체의 공익을 추구하는 사회적 제도이다.
② 보험성 : 우발적 사고에 대비하기 위한 공동 부담의 원칙, 즉 보험의 원리에 근거를 두고 있다.
③ 강제성 : 보험 수혜의 보편성 원칙을 살리기 위해 당연 적용이어야 한다.
④ 부양성 : 사회보험 재원의 일부분은 보조금의 형식으로 국가나 지방자치단체가 부담하게 된다는 사회보험의 부양성 원칙이다.

> **CHECK POINT 보험**
>
> 1. 보험의 정의 : 우연적 사건에 기인하여 발생하는 경제 불안에 대비하기 위한 단체적 경제준비의 한 형태로써 다수 주체가 결합해서 확률계산에 의거하여 갹출을 부담하는 경제시설
> 2. 보험의 성립요소
>    ① 일정한 우연적 사건의 존재
>    ② 경제불안에 대비하는 단체적 경제준비
>    ③ 다수경제의 결합(대수의 법칙 충족 필요)
>       ◆ 대수의 법칙 : 어떤 사건의 발생비율은 1회나 2회의 관찰로는 측정이 어렵지만 횟수를 늘려가면 발생확률이 나오고 이 확률은 대개 비슷하게 발생된다는 법칙. 개인의 경우에도 우연한 사고의 발생 가능성 및 발생시기 등은 불확실하지만 다수의 사람들을 대상으로 관찰해 보면 대수의 법칙에 따라 그 발생확률을 구할 수 있게 된다.
>    ④ 확률계산에 의한 갹출
>    ⑤ 사회적 경제시설

(6) **사회보험과 민간보험(사보험)**

① 유사점
   ㉠ 위험 이전(transfer)과 위험의 광범위한 공동 분담
   ㉡ 가입, 급부, 재정에 관한 조건 유사
   ㉢ 급여의 적격 여부에 대한 정확성 요구
   ㉣ 수입과 지출의 균형 유지
   ㉤ 경제적 보상
   ㉥ 욕구에 따라 사전 급부가 결정될 수 없음(사후 급부)

② **차이점** 17 경기보건연구사·울산·제주 / 16 전북·전남·경남·대구·울산·서울 / 15 부산·경기·인천

| 구분 | 사회보험 | 민간보험(사보험) |
|---|---|---|
| 제도의 목적 | 최저 생계 또는 의료 보장 | 개인적 필요에 따른 보장 |
| 보험가입 | 강제 가입 | 임의 가입 |
| 부양성 | 국가 또는 사회 부양성 | 없음 |
| 수급권 | 법적 수급권 | 계약적 수급권 |
| 독점·경쟁 | 정부 및 공공기관의 독점 | 자유 경쟁 |
| 공공부담 여부 | 공동 부담(불완전 자조체계) | 본인부담(완전 자조체계) |
| 재원 부담 | 능력비례 부담 | 개인의 선택 |
| 보험료 부담방식 | 주로 정률제 | 주로 정액제 |
| 보험료 수준 | 집단율(평균율)에 따르는 소득비례원칙 | 위험률 비례 요인(경험률) |
| 보험자의 위험선택 | 할 수 없음 | 할 수 있음 |
| 급여 수준 | 균등 급여 | 기여 비례 보상 |
| 보험사고 대상 | 주로 대인보험 | 주로 대물보험 |
| 성격 | 집단보험 | 개별보험 |
| 인플레이션 대책 | 가능 | 취약 |
| 보험보호 대상 | 질병, 분만, 산재, 노령, 실업, 폐질에 국한 | 발생 위험률을 알 수 있는 모든 위험 |
| 강조점 | 복지요소로써 사회적 적합성, 보장성 강조 | 보험요소로써 개인적 적합성, 효율성 강조 |

(7) **산업재해보상보험(산재보험)** 17 경북보건연구사 / 15 경남·부산·경기7급 / 14 서울(공중)·강원(공중) / 13 서울

① 공업화가 진전되면서 급격히 증가하는 산업재해 근로자를 보호하기 위하여 1964년에 도입된 우리나라 최초의 사회보험제도이다.
② 산업재해로부터 근로자를 보호하기 위해서는 산업재해 자체를 예방하는 것이 가장 바람직한 것이나 이미 발생한 산업재해로 인하여 부상 또는 사망한 경우는 그 피해 근로자나 가족을 보호 내지 보상해 주기 위해서는 산재보험이 중요한 의미를 포함한다. → 무과실 책임주의
③ 산재 근로자와 그 가족의 생활을 보장하기 위하여 국가가 책임을 지는 의무 보험이다.
④ 사용자의 「근로기준법」상 재해보상 책임을 보장하기 위하여 국가가 사업주로부터 소정의 보험료를 징수하여 그 기금(재원)으로 사업주를 대신 산재 근로자에게 보상을 해주는 제도이다. → 자진 신고 및 자진 납부 원칙, 정률 보상제도
⑤ 산재보험은 근로자 재해에 대한 사용자의 보상 책임을 담보로 한다.
⑥ 사업주가 전액 부담하고, 국가는 보험사업의 사무 집행에 소요되는 비용을 부담한다.
 → 사업주의 전액 부담

⑦ **산재보험 급여 종류별 수급 요건 및 급여 수준** 16 경기 / 15 경기7급

| 급여 종류 | | 수급 요건 | 급여 수준 |
|---|---|---|---|
| 요양 급여 | | 산재로 인한 부상 또는 질병의 치료를 위해 요양비 지불(3일 이내에 치유되는 부상, 질병일 경우 산재보험 급여를 지급하지 않고 근로기준법에 의하여 사용자가 재해 보상) | 요양비 전액 |
| 휴업 급여 | | 산재로 인한 휴일 기간 중 지급(요양 급여와 같이 '3일 이내'라는 예외 규정을 둠) | 1일당 평균 임금의 70% |
| 장해 급여 | 연금 | 산재로 인한 부상, 질병의 치유 후 장해가 남아 있으며 그 정도가 장해 등급 1~7급인 경우, 연금·일시금 중 선택 | 329일분(1급)~138일분(7급) |
| | 일시금 | 위와 같은 사유이며, 장해 등급 8~14급인 경우, 일시금 | 1,474일분(1급)~55일분(14급) |
| 유족 급여 | 연금 | 재해 노동자 사망 시 유가족에게 연금 또는 일시금으로 지급 | 47%(유족 1인)를 기본으로 1인당 5% 증가 : 상한 한도 67% |
| | 일시금 | | 1,300일분 |
| 장례비 | | 재해 노동자 사망 시 지급 | 120일분 |
| 상병보상 연금 | | 요양급여를 받는 근로자가 요양을 시작한 지 2년이 지난 날 이후에 다음 각 호의 요건 모두에 해당하는 상태가 계속되면 휴업급여 대신 상병보상연금을 그 근로자에게 지급<br>1. 그 부상이나 질병이 치유되지 아니한 상태일 것<br>2. 그 부상이나 질병에 따른 중증요양상태의 정도가 대통령령으로 정하는 중증요양상태 등급 기준에 해당할 것<br>3. 요양으로 인하여 취업하지 못하였을 것 | 장해 급여 1~3급과 동일 |
| 특별 급여 | | 보험 가입자의 고의, 과실로 인한 재해 시 재해 노동자에게 산재보험법에 의한 보상에 더하여 민사 배상어 갈음하여 유족특별 급여, 장해특별 급여 지급 | 라이프니츠방식으로 산정한 특별 급여액을 보험 급여에 추가 지급 |
| 간병 급여 | | 요양 급여를 받은 자가 치유 후 상시 또는 수시로 간병이 필요한 사람 | • 상시 간병 : 1일 41,170원<br>  (단, 전문간병인 44,760원)<br>• 수시 간병 : 1일 27,450원<br>  (단, 전문간병인 29,840원) |
| 직업재활 | | 제1급~제12급의 신체장애인, 취업하고 있지 아니한 사람, 다른 훈련을 받고 있지 아니한 사람 | • 직업훈련 비용<br>• 직장복귀 지원금, 직장적응 훈련비 및 재활 운동비 |

(8) 국민연금제도
  ① 의의
    ㉠ 소득 활동을 할 때 조금씩 보험료를 납부하여 나이가 들거나, 갑작스런 사고나 질병으로 사망 또는 장애를 입어 소득 활동이 중단된 경우 본인이나 유족에게 연금을 지급함으로써 기본 생활을 유지할 수 있도록 정부가 직접 운영하는 소득보장제도이다.
    ㉡ 공적 연금을 노령 연금 또는 퇴직 보험이라고 부르기도 한다.
    ㉢ 공무원연금(1960) → 군인연금(1963) → 사립학교교원연금(1975) → 국민연금(1988) → 전 국민 연금(1999)
    ㉣ 세대 간 소득재분배
  ② 목적(국민연금법 제1조) : 국민의 노령, 장애 또는 사망에 대하여 연금 급여를 실시함으로써 국민의 생활 안정과 복지 증진에 이바지하는 것을 목적으로 한다.
  ③ 필요성
    ㉠ 노령 인구의 급속한 증가
    ㉡ 노인부양 의식은 상대적으로 약화 추세
    ㉢ 사회적 위험 증대 : 산업화와 도시화의 진전에 따라 각종 사고의 위험이 도처에 깔려 있고, 기상 이변 등으로 풍수해 등 재해가 빈번하게 발생하고 있으므로, 이러한 사고발생 시 사전 대처하지 않으면 낭패를 당하게 된다.
  ④ 가입 대상(국민연금법 제6조) : 국내에 거주하는 18세 이상 60세 미만의 자. 다만, 「공무원연금법」, 「군인연금법」, 「사립학교교직원 연금법」 및 「별정우체국법」을 적용받는 공무원, 군인, 교직원 및 별정 우체국 직원, 그 밖에 대통령령으로 정하는 자는 제외한다.
    ㉠ 지역 가입자 : 사업장 가입자가 아닌 자로서 18세 이상 60세 미만인 자는 당연히 지역 가입자가 된다.
    ㉡ 사업장 가입자 : 당연 적용자, 임의 적용자, 특례 적용자
    ㉢ 임의 가입자 : 사업장 가입자 및 지역 가입자 가입 요건에 해당하지 않는 자
    ㉣ 임의계속 가입자(60~65세) : 직장 임의계속 가입자, 지역 임의계속 가입자, 일반 임의계속 가입자
  ⑤ 국민연금기금의 기본 원칙
    ㉠ 강제 가입
    ㉡ 최저 수준의 보장
    ㉢ 개별적 공평성과 사회적 적절성
      ⓐ 개별적 공평성 : 기여자가 기여금에 직접적으로 연계하여 그에 상응하는 급여액을 받아야 한다는 원칙이다.
      ⓑ 사회적 적절성 : 기여에 상관없이 적절한 수준의 신체적·정신적 복지를 제공해야 한다는 원칙으로, 소득재분배의 기능과 관계가 깊다.
    ㉣ 당연한 급여 권리 : 사회보험식 연금은 권리로써 법적으로 규정되어 있다.
  ⑥ 국민연금 기금의 운용 원칙 20 부산 : 수익성, 안정성, 공공성, 유동성, 지속가능성, 운용독립성

⑦ 연금의 유형
　㉠ 가입 기준
　　ⓐ 일원형 : 모든 국민을 한 제도로 포괄하여 운영 ◉ 한국
　　ⓑ 분리형 : 근로자와 자영자, 지역별로 분리하여 운영 ◉ 독일, 프랑스
　㉡ 수급 자격
　　ⓐ 기여조건 충족 : 기여조건을 충족해야 급여를 지급하는 형 ◉ 한국
　　ⓑ 기여조건 불충족 : 그 나라에 거주하는 것만으로 수급이 가능한 형
　　　◉ 독일, 영국, 프랑스, 이탈리아 등
　㉢ 급여 수준
　　ⓐ 소득 비례 : 과거 소득에 비례하여 급여를 지급
　　　◉ 한국 : 한국의 연금 보험료 = 가입자의 기준 소득월액 × 연금 보험료율
　　ⓑ 최소 보장 : 납부한 보험료에 상관없이 동일한 급여를 지급 ◉ 영국, 아일랜드
　㉣ 재정 운영 방식
　　ⓐ 부과 방식 : 한 해 필요한 연금 총액을 가입자 수로 나눈 금액이 보험료로 부과되는 방식으로, 세대 간 형평성이 높으며 유럽의 사회보장제도가 이에 속한다.
　　ⓑ 적립 방식 : 가입자가 자신의 연금액을 미리 적립해 두는 방식으로, 재정 안정성이 높다.
　　◆ 우리나라 : 적립 방식이지만 일부 연금액은 후세대 보험료에 의존하는 세대 간 부양 방식의 성격도 지니기 때문에 '수정 적립 방식'이라 할 수 있다.
　㉤ 급여 결정 방식
　　ⓐ 확정 급여형 : 계약 당시부터 최종 급여액이 정해져 있는 방식 ◉ 한국
　　ⓑ 확정 기여형 : 보험료는 정해 놓으나 급여액은 보험료를 운용한 투자수익률에 따라 정해지는 방식 ◉ 남미, 스웨덴, 이탈리아

⑧ 국민연금 급여 종류별 수급 요건 및 급여 수준

| 연금의 종류 | | 수급 요건 |
|---|---|---|
| 노령 연금 | 완전 노령연금 | 20년 이상 가입한 자로서 60세에 달한 때(단, 선원 및 광부 등은 55세에 달한 때) |
| | 감액 노령연금 | 10년 이상 20년 미만 가입자로서 60세에 달한 때(단, 선원 및 광부 등은 55세에 달할 때) |
| | 재직자 노령연금 | 10년 이상 가입한 자로서 소득이 있는 업무에 종사하고 있는 경우 60세 이상 65세 미만의 기간 동안 지급(단, 선원 및 광부 등은 55세 이상 60세 미만) |
| | 조기 노령연금 | 10년 이상 가입한 자로서 55세 이상인 자가 소득이 있는 업무에 종사하지 아니하는 경우, 60세에 달하지 않더라도 본인의 희망에 의해 그가 생존하는 동안 지급 |
| | 특례 노령연금 | 1999년 4월 1일 현재 50세 이상 60세 미만인 자로서<br>① 60세가 되기 전에 5년 이상 10년 미만 가입한 자는 60세가 되는 날<br>② 60세가 된 후에 가입기간이 5년 이상이 되는 자는 가입자 자격을 상실한 날 (65세)부터 지급 |

| | |
|---|---|
| 장애연금 | ① 가입자 또는 가입자였던 자가 질병이나 부상으로 신체상 또는 정신상의 장애가 있고 다음의 요건을 모두 충족하는 경우에는 장애 정도를 결정하는 기준이 되는 날(장애결정 기준일)부터 그 장애가 계속되는 기간 동안 장애 정도에 따라 장애 연금을 지급한다.<br>  1. 해당 질병 또는 부상의 초진일 당시 연령이 18세(다만, 18세 전에 가입한 경우에는 가입자가 된 날을 말한다) 이상이고 노령연금의 지급 연령 미만일 것<br>  2. 다음의 어느 하나에 해당할 것<br>    가. 해당 질병 또는 부상의 초진일 당시 연금보험료를 낸 기간이 가입대상기간의 3분의 1 이상일 것<br>    나. 해당 질병 또는 부상의 초진일 5년 전부터 초진일까지의 기간 중 연금보험료를 낸 기간이 3년 이상일 것. 다만, 가입 대상기간 중 체납 기간이 3년 이상인 경우는 제외한다.<br>    다. 해당 질병 또는 부상의 초진일 당시 가입 기간이 10년 이상일 것<br>② 예외<br>  1. 초진일이 가입 대상에서 제외된 기간 중에 있는 경우<br>  2. 초진일이 국외 이주·국적 상실 기간 중에 있는 경우<br>  3. 반환 일시금을 지급받은 경우 |
| 유족연금 | ① 다음의 어느 하나에 해당하는 사람이 사망하면 그 유족에게 유족연금을 지급한다.<br>  1. 노령연금 수급권자<br>  2. 가입 기간이 10년 이상인 가입자 또는 가입자였던 자<br>  3. 연금보험료를 낸 기간이 가입 대상기간의 3분의 1 이상인 가입자 또는 가입자였던 자<br>  4. 사망일 5년 전부터 사망일까지의 기간 중 연금보험료를 낸 기간이 3년 이상인 가입자 또는 가입자였던 자. 다만, 가입 대상기간 중 체납 기간이 3년 이상인 사람은 제외한다.<br>  5. 장애 등급이 2급 이상인 장애연금 수급권자<br>② 예외 : 위의 제3호 또는 제4에 해당하는 사람이 다음의 기간 중 사망하는 경우<br>  1. 제6조(국민연금법 가입 대상) 단서에 따라 가입 대상에서 제외되는 기간<br>  2. 국외 이주·국적 상실 기간 |
| 반환 일시금 | 가입자 또는 가입자였던 자가 다음의 어느 하나에 해당하게 되면 본인이나 그 유족의 청구에 의하여 반환 일시금을 지급받을 수 있다.<br>1. 가입 기간이 10년 미만인 자가 60세가 될 때<br>2. 가입자 또는 가입자였던 자가 사망한 때. 다만, 유족연금이 지급되는 경우에는 그러하지 아니하다.<br>3. 국적을 상실하거나 국외로 이주한 때 |

(9) **고용보험제도**
  ① 목적
    ㉠ 실직근로자에게 실업급여를 지급하는 전통적 의미의 실업보험 사업 외에 적극적인 취업 알선을 통한 재취업의 촉진과 근로자의 고용 안정을 위한 고용안정 사업, 근로자의 직업능력개발 사업 등을 상호 연계하여 실시하는 사회보험제도이다.
    ㉡ 실업보험은 단순하게 실직자의 생계를 지원하는 사후적 · 소극적인 사회보장제도에 그치는 반면, 고용보험은 실직자에 대한 생계 지원은 물론 재취업을 촉진하고 더 나아가 실업의 예방 및 고용 안정, 노동시장의 구조 개편, 직업능력개발을 강화하기 위한 사전적 · 적극적 차원의 종합적인 노동시장 정책의 수단이다.
  ② 고용보험제도의 가입자
    ㉠ 보험 가입자 : 「고용보험법」상의 '피보험자(보험가입자)'라 함은 실업 등의 일정한 보험 사고가 발생한 경우에 정부로부터 「고용보험법」상의 제 급여를 받을 권리를 가지는 자로, 여기서는 사업주와 근로자를 말한다.
    ㉡ 가입 제외자 : 「고용보험법」에서도 지속적인 보험 능력이 없다고 판단되는 근로자는 적용 범위에서 제외한다.
  ③ 고용보험제도의 기본 구조

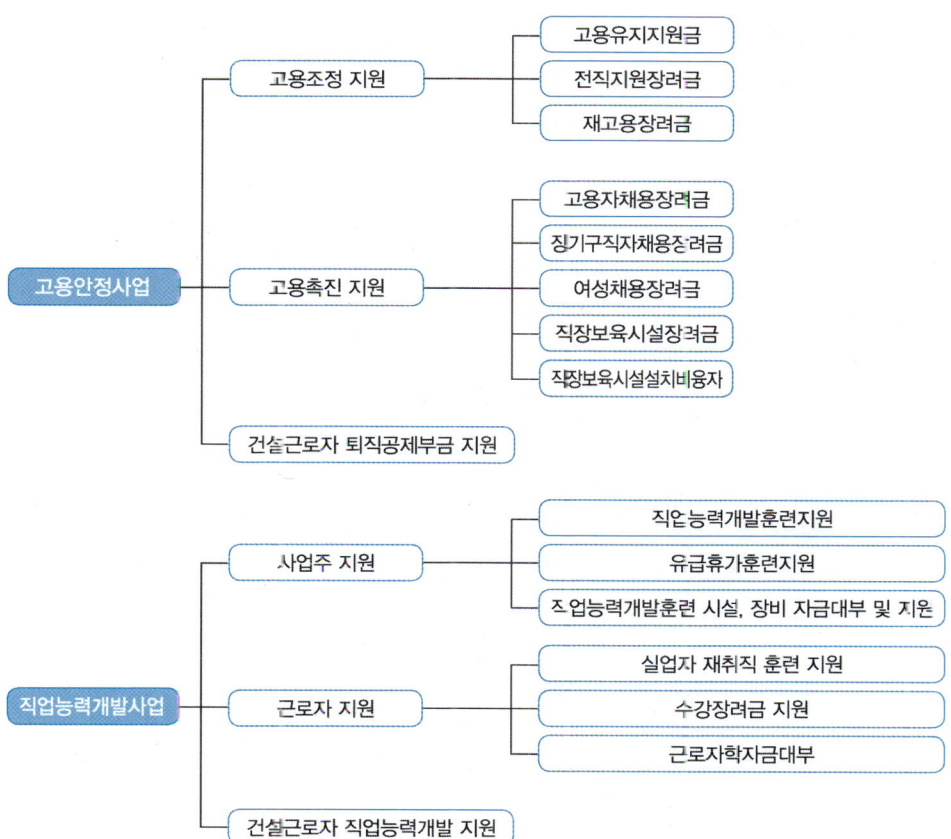

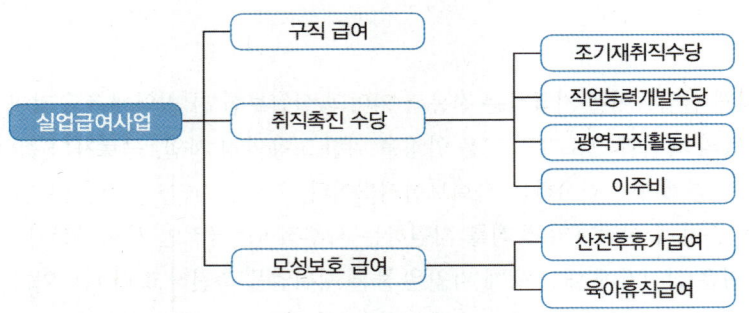

- ㉠ **고용안정 사업** : 근로자를 감원하지 않고 고용을 유지하거나 실직자를 채용하여 고용을 늘리는 사업주에게 비용의 일부를 지원하는 제도이다.
- ㉡ **직업능력개발 사업** : 사업주가 근로자에게 직업 훈련을 실시하거나 근로자가 자기 개발을 위해 훈련을 받을 경우 사업주 또는 근로자에게 일정 비용을 지원하는 제도이다.
- ㉢ **실업급여 사업** : 근로자가 실직하였을 경우 일정 기간 동안 실직자와 그 가족의 생활 안정, 원활한 구직 활동을 위하여 실업급여를 제공하는 제도로, 실업급여를 수급받기 위해서 실직자는 고용노동부 지방사무소에 구직 신청을 하고 매 2주마다 노동 관서에 출두하여 자신의 구직 활동을 입증하여야 한다.

(10) **노인장기요양보험법** 17 부산·제주·경기 / 16 충북·제주·서울 / 15 경기7급 / 12 서울

① **정의(법 제2조)**
  - ㉠ "노인 등"이란 65세 이상의 노인 또는 65세 미만의 자로서 치매·뇌혈관성 질환 등 대통령령으로 정하는 다음의 노인성 질병(시행령 [별표 1])을 가진 자를 말한다.

| 구분 | 질병명 | 질병 코드 |
| --- | --- | --- |
| 한국표준<br>질병·사인 분류 | 가. 알츠하이머병에서의 치매 | F00* |
| | 나. 혈관성 치매 | F01 |
| | 다. 달리 분류된 기타 질환에서의 치매 | F02* |
| | 라. 상세불명의 치매 | F03 |
| | 마. 알츠하이머병 | G30 |
| | 바. 지주막하출혈 | I60 |
| | 사. 뇌내 출혈 | I61 |
| | 아. 기타 비외상성 두개내 출혈 | I62 |
| | 자. 뇌경색증 | I63 |
| | 차. 출혈 또는 경색증으로 명시되지 않은 뇌졸중 | I64 |
| | 카. 뇌경색증을 유발하지 않은 뇌전동맥의 폐쇄 및 협착 | I65 |
| | 타. 뇌경색증을 유발하지 않은 대뇌동맥의 폐쇄 및 협착 | I66 |
| | 파. 기타 뇌혈관질환 | I67 |
| | 하. 달리 분류된 질환에서의 뇌혈관장애 | I68* |

| 한국표준 질병·사인 분류 | 거. 뇌혈관질환의 후유증 | I69 |
|---|---|---|
| | 너. 파킨슨병 | G20 |
| | 더. 이차성 파킨슨증 | G21 |
| | 러. 달리 분류된 질환에서의 파킨슨증 | G22* |
| | 머. 기저핵의 기타 퇴행성 질환 | G23 |
| | 버. 중풍 후유증 | U23.4 |
| | 서. 진전(震顫) | R25.1 |
| | 어. 척수성 근위축 및 관련 증후군 | G12 |
| | 저. 달리 분류된 질환에서의 일차적으로 중추신경계통에 영향을 주는 계통성 위축 | G13* |
| | 처. 다발경화증 | G35 |

[비고] 1. 질병명 및 질병 코드는 「통계법」 제22조에 따라 고시된 한국 표준질병·사인 분류에 따른다.
2. 진전은 보건복지부장관이 정하여 고시하는 범위로 한다.

ⓒ "장기요양 급여"란 제15조 제2항에 따라 6개월 이상 동안 혼자서 일상생활을 수행하기 어렵다고 인정되는 자에게 신체 활동·가사 활동의 지원 또는 간병 등의 서비스나 이에 갈음하여 지급하는 현금 등을 말한다.

ⓒ "장기요양 사업"이란 장기요양 보험료, 국가 및 지방자치단체의 부담금 등을 재원으로 하여 노인 등에게 장기요양 급여를 제공하는 사업을 말한다.

ⓔ "장기요양 기관"이란 제31조에 따라 지정을 받은 기관으로서 장기요양 급여를 제공하는 기관을 말한다.

ⓜ "장기요양 요원"이란 장기요양 기관에 소속되어 노인 등의 신체 활동 또는 가사활동 지원 등의 업무를 수행하는 자를 말한다.

② 장기요양급여 제공의 기본원칙(법 제3조)
㉠ 장기요양급여는 노인등이 자신의 의사와 능력에 따라 최대한 자립적으로 일상생활을 수행할 수 있도록 제공하여야 한다.
㉡ 장기요양급여는 노인등의 심신상태·생활환경과 노인등 및 그 가족의 욕구·선택을 종합적으로 고려하여 필요한 범위 안에서 이를 적정하게 제공하여야 한다.
㉢ 장기요양급여는 노인등이 가족과 함께 생활하면서 가정에서 장기요양을 받는 재가급여를 우선적으로 제공하여야 한다.
㉣ 장기요양급여는 노인등의 심신상태나 건강 등이 악화되지 아니하도록 의료서비스와 연계하여 이를 제공하여야 한다.

③ 실태조사(법 제6조의2)
㉠ 보건복지부장관은 장기요양사업의 실태를 파악하기 위하여 3년마다 다음의 사항에 관한 조사를 정기적으로 실시하고 그 결과를 공표하여야 한다.
ⓐ 장기요양인정에 관한 사항
ⓑ 제52조에 따른 장기요양등급판정위원회(이하 "등급판정위원회"라 한다)의 판정에 따라 장기요양급여를 받을 사람(이하 "수급자"라 한다)의 규모, 그 급여의 수준 및 만족도에 관한 사항

ⓒ 장기요양기관에 관한 사항
ⓓ 장기요양요원의 근로조건, 처우 및 규모에 관한 사항
ⓔ 그 밖에 장기요양사업에 관한 사항으로서 보건복지부령으로 정하는 사항
ⓛ ㉠에 따른 실태조사의 방법과 내용 등에 필요한 사항은 보건복지부령으로 정한다.

④ 장기요양보험(법 제7조) 23 지방직
㉠ 장기요양보험사업은 보건복지부장관이 관장한다.
㉡ 장기요양보험사업의 보험자는 공단으로 한다.
㉢ 장기요양보험의 가입자(이하 "장기요양보험가입자"라 한다)는 「국민건강보험법」 제5조 및 제109조에 따른 가입자로 한다.
㉣ 공단은 ㉢에도 불구하고 「외국인근로자의 고용 등에 관한 법률」에 따른 외국인근로자 등 대통령령으로 정하는 외국인이 신청하는 경우 보건복지부령으로 정하는 바에 따라 장기요양보험 가입자에서 제외할 수 있다.

⑤ 장기요양보험료의 징수(법 제8조)
㉠ 공단은 장기요양 사업에 사용되는 비용에 충당하기 위하여 장기요양 보험료를 징수한다.
㉡ ㉠에 따른 장기요양 보험료는 「국민건강보험법」 제69조에 따른 보험료(이하 "건강 보험료"라 한다)와 통합하여 징수한다. 이 경우 공단은 장기요양 보험료와 건강 보험료를 구분하여 고지하여야 한다.
㉢ 공단은 ㉡에 따라 통합 징수한 장기요양 보험료와 건강 보험료를 각각의 독립 회계로 관리하여야 한다.

⑥ 장기요양 보험료의 산정(법 제9조)
㉠ 장기요양보험료는 「국민건강보험법」 제69조 제4항·제5항 및 제109조 제9항 단서에 따라 산정한 보험료액에서 같은 법 제74조 또는 제75조에 따라 경감 또는 면제되는 비용을 공제한 금액에 같은 법 제73조 제1항에 따른 건강보험료율 대비 장기요양보험료율의 비율을 곱하여 산정한 금액으로 한다.
㉡ ㉠에 따른 장기요양 보험료율은 제45조에 따른 장기요양 위원회의 심의를 거쳐 대통령령으로 정한다.
㉢ ㉠에도 불구하고 장기요양보험의 특성을 고려하여 「국민건강보험법」 제74조 또는 제75조에 따라 경감 또는 면제되는 비용을 달리 적용할 필요가 있는 경우에는 대통령령으로 정하는 바에 따라 경감 또는 면제되는 비용의 공제 수준을 달리 정할 수 있다.

⑦ 장기요양인정의 신청자격(법 제12조) : 장기요양인정을 신청할 수 있는 자는 노인등으로서 다음의 어느 하나에 해당하는 자격을 갖추어야 한다.
㉠ 장기요양보험가입자 또는 그 피부양자
㉡ 「의료급여법」 제3조 제1항에 따른 수급권자(이하 "의료급여수급권자"라 한다)

⑧ 장기요양인정의 신청(법 제13조)
㉠ 장기요양인정을 신청하는 자(이하 "신청인"이라 한다)는 공단에 보건복지부령으로 정하는 바에 따라 장기요양인정신청서(이하 "신청서"라 한다)에 의사 또는 한의사가 발급하는 소견서(이하 "의사소견서"라 한다)를 첨부하여 제출하여야 한다. 다만, 의사소견서는 공단이 제15조 제1항에 따라 등급판정위원회에 자료를 제출하기 전까지 제출할 수 있다.

ⓛ ㉠에도 불구하고 거동이 현저하게 불편하거나 도서・벽지 지역에 거주하여 의료기관을 방문하기 어려운 자 등 대통령령으로 정하는 자는 의사소견서를 제출하지 아니할 수 있다.
ⓒ 의사소견서의 발급비용・비용부담방법・발급자의 범위, 그 밖에 필요한 사항은 보건복지부령으로 정한다.

⑨ 장기요양인정 신청의 조사(법 제14조)
㉠ 공단은 제13조 제1항에 따라 신청서를 접수한 때 보건복지부령으로 정하는 바에 따라 소속 직원으로 하여금 다음의 사항을 조사하게 하여야 한다. 다만, 지리적 사정 등으로 직접 조사하기 어려운 경우 또는 조사에 필요하다고 인정하는 경우 특별자치시・특별자치도・시・군・구(자치구를 말한다. 이하 같다)에 대하여 조사를 의뢰하거나 공동으로 조사할 것을 요청할 수 있다.
ⓐ 신청인의 심신상태
ⓑ 신청인에게 필요한 장기요양급여의 종류 및 내용
ⓒ 그 밖에 장기요양에 관하여 필요한 사항으로서 보건복지부령으로 정하는 사항
ⓛ 공단은 ㉠의 어느 하나의 사항을 조사하는 경우 2명 이상의 소속 직원이 조사할 수 있도록 노력하여야 한다.

⑩ 장기요양등급판정기간(법 제16조)
㉠ 등급판정위원회는 신청인이 신청서를 제출한 날부터 30일 이내에 제15조에 따른 장기요양등급판정을 완료하여야 한다. 다만, 신청인에 대한 정밀조사가 필요한 경우 등 기간 이내에 등급판정을 완료할 수 없는 부득이한 사유가 있는 경우 30일 이내의 범위에서 이를 연장할 수 있다.
ⓛ 공단은 등급판정위원회가 ㉠ 단서에 따라 장기요양인정심의 및 등급판정기간을 연장하고자 하는 경우 신청인 및 대리인에게 그 내용・사유 및 기간을 통보하여야 한다.

⑪ 장기요양인정의 유효기간(법 제19조)
㉠ 제15조에 따른 장기요양인정의 유효기간은 최소 1년 이상으로서 대통령령으로 정한다.
ⓛ ㉠의 유효기간의 산정방법과 그 밖에 필요한 사항은 보건복지부령으로 정한다.

> **장기요양인정 유효기간(시행령 제8조)**
> ① 법 제19조 제1항에 따른 장기요양인정 유효기간은 2년으로 한다. 다만, 법 제20조에 따른 장기요양인정의 갱신 결과 직전 등급과 같은 등급으로 판정된 경우에는 그 갱신된 장기요양인정의 유효기간은 다음 각 호의 구분에 따른다.
>   1. 장기요양 1등급의 경우 : 4년
>   2. 장기요양 2등급부터 4등급까지의 경우 : 3년
>   3. 장기요양 5등급 및 인지지원등급의 경우 : 2년
> ② 법 제52조에 따른 장기요양등급판정위원회(이하 "등급판정위원회"라 한다)는 제1항에도 불구하고 장기요양 신청인의 심신상태 등을 고려하여 장기요양인정 유효기간을 6개월의 범위에서 늘리거나 줄일 수 있다.

⑫ 장기요양인정의 갱신(법 제20조)
㉠ 수급자는 제19조에 따른 장기요양인정의 유효기간이 만료된 후 장기요양급여를 계속하여 받고자 하는 경우 공단에 장기요양인정의 갱신을 신청하여야 한다.
ⓛ ㉠에 따른 장기요양인정의 갱신 신청은 유효기간이 만료되기 전 30일까지 이를 완료하여야 한다.
ⓒ 제12조부터 제19조까지의 규정은 장기요양인정의 갱신절차에 관하여 준용한다.

⑬ 장기요양등급 등의 변경(법 제21조)
  ㉠ 장기요양급여를 받고 있는 수급자는 장기요양등급, 장기요양급여의 종류 또는 내용을 변경하여 장기요양급여를 받고자 하는 경우 공단에 변경신청을 하여야 한다.
  ㉡ 제12조부터 제19조까지의 규정은 장기요양등급의 변경절차에 관하여 준용한다.
⑭ 장기요양급여의 종류(법 제23조)
  ㉠ 재가급여
    ⓐ 방문요양 : 장기요양 요원이 수급자의 가정 등을 방문하여 신체 활동 및 가사 활동 등을 지원하는 장기요양급여
    ⓑ 방문목욕 : 장기요양 요원이 목욕 설비를 갖춘 장비를 이용하여 수급자의 가정 등을 방문하여 목욕을 제공하는 장기요양급여
    ⓒ 방문간호 : 장기요양 요원인 간호사 등이 의사, 한의사 또는 치과의사의 지시서(이하 "방문간호 지시서"라 한다)에 따라 수급자의 가정 등을 방문하여 간호, 진료의 보조, 요양에 관한 상담 또는 구강 위생 등을 제공하는 장기요양급여
    ⓓ 주·야간보호 : 수급자를 하루 중 일정한 시간 동안 장기요양 기관에 보호하여 신체 활동 지원 및 심신 기능의 유지·향상을 위한 교육·훈련 등을 제공하는 장기요양급여
    ⓔ 단기보호 : 수급자를 보건복지부령으로 정하는 범위 안에서 일정 기간 동안 장기요양 기관에 보호하여 신체 활동 지원 및 심신 기능의 유지·향상을 위한 교육·훈련 등을 제공하는 장기요양급여

> **단기보호 급여기간(시행규칙 제11조)**
> ① 법 제23조 제1항 제1호 마목에 따른 단기보호 급여를 받을 수 있는 기간은 월 9일 이내로 한다. 다만, 가족의 여행, 병원치료 등의 사유로 수급자를 돌볼 가족이 없는 경우 등 보건복지부장관이 정하여 고시하는 사유에 해당하는 경우에는 1회 9일 이내의 범위에서 연간 4회까지 연장할 수 있다.
> ② 제1항에도 불구하고 2017년 12월 31일 이전에 지정을 받은 장기요양기관 또는 설치 신고를 한 재가장기요양기관에서 단기보호 급여를 받는 경우에는 단기보호 급여를 받을 수 있는 기간을 월 15일 이내로 한다. 다만, 제1항 단서의 사유에 해당하는 경우에는 1회 15일 이내의 범위에서 연간 2회까지 그 기간을 연장할 수 있다.

    ⓕ 기타 재가급여 : 수급자의 일상생활·신체 활동 지원 및 인지 기능의 유지·향상에 필요한 용구(소프트웨어를 포함한다)를 제공하거나 가정을 방문하여 재활에 관한 지원 등을 제공하는 장기요양급여로서 대통령령으로 정하는 것
  ㉡ 시설급여 : 장기요양 기관에 장기간 입소한 수급자에게 신체 활동 지원 및 심신 기능의 유지·향상을 위한 교육·훈련 등을 제공하는 장기요양급여
  ㉢ 특별현금 급여
    ⓐ 가족요양비 : 제24조에 따라 지급하는 가족 장기요양급여
    ⓑ 특례요양비 : 제25조에 따라 지급하는 특례 장기요양급여
    ⓒ 요양병원간병비 : 제26조에 따라 지급하는 요양병원 장기요양급여

⑮ 본인부담금(법 제40조)
　㉠ 제23조에 따른 장기요양급여(특별현금급여는 제외한다. 이하 이 조에서 같다)를 받는 자는 대통령령으로 정하는 바에 따라 비용의 일부를 본인이 부담한다. 이 경우 장기요양급여를 받는 수급자의 장기요양등급, 이용하는 장기요양급여의 종류 및 수준 등에 따라 본인부담의 수준을 달리 정할 수 있다.

> **본인부담금(시행령 제15조의8)** 24 지방직
> 제40조 제1항에 따라 장기요양급여를 받는 자가 부담해야 하는 비용은 다음 각 호와 같다.
> 1. 재가급여 : 해당 장기요양급여비용의 100분의 15
> 2. 시설급여 : 해당 장기요양급여비용의 100분의 20

　㉡ 제1항에도 불구하고 수급자 중 의료급여법 제3조 제1항 제1호에 따른 수급자는 본인부담금을 부담하지 아니한다.
　㉢ 다음의 장기요양급여에 대한 비용은 수급자 본인이 전부 부담한다.
　　ⓐ 이 법의 규정에 따른 급여의 범위 및 대상에 포함되지 아니하는 장기요양급여
　　ⓑ 수급자가 제17조 제1항 제2호에 따른 장기요양인정서에 기재된 장기요양급여의 종류 및 내용과 다르게 선택하여 장기요양급여를 받은 경우 그 차액
　　ⓒ 제28조에 따른 장기요양급여의 월 한도액을 초과하는 장기요양급여
　㉣ 다음의 어느 하나에 해당하는 자에 대해서는 본인부담금의 100분의 60의 범위에서 보건복지부장관이 정하는 바에 따라 차등하여 감경할 수 있다.
　　ⓐ 「의료급여법」 제3조 제1항 제2호부터 제9호까지의 규정에 따른 수급권자
　　ⓑ 소득·재산 등이 보건복지부장관이 정하여 고시하는 일정 금액 이하인 자. 다만, 도서·벽지·농어촌 등의 지역에 거주하는 자에 대하여 따로 금액을 정할 수 있다.
　　ⓒ 천재지변 등 보건복지부령으로 정하는 사유로 인하여 생계가 곤란한 자
　㉤ ㉠부터 ㉣까지의 규정에 따른 본인부담금의 산정 방법, 감경 절차 및 감경 방법 등에 관하여 필요한 사항은 보건복지부령으로 정한다.

⑯ 등급 판정기준(영 제7조)
　㉠ 장기요양 1등급 : 심신의 기능상태 장애로 일상생활에서 전적으로 다른 사람의 도움이 필요한 자로서 장기요양 인정 점수가 95점 이상인 자
　㉡ 장기요양 2등급 : 심신의 기능상태 장애로 일상생활에서 상당 부분 다른 사람의 도움이 필요한 자로서 장기요양 인정 점수가 75점 이상 95점 미만인 자
　㉢ 장기요양 3등급 : 심신의 기능상태 장애로 일상생활에서 부분적으로 다른 사람의 도움이 필요한 자로서 장기요양 인정 점수가 60점 이상 75점 미만인 자
　㉣ 장기요양 4등급 : 심신의 기능상태 장애로 일상생활에서 일정 부분 다른 사람의 도움이 필요한 자로서 장기요양 인정 점수가 51점 이상 60점 미만인 자
　㉤ 장기요양 5등급 : 치매(제2조에 따른 노인성 질병에 해당하는 치매로 한정한다) 환자로서 장기요양 인정 점수가 45점 이상 51점 미만인 자
　㉥ 장기요양 인지지원등급 : 치매(제2조에 따른 노인성 질병에 해당하는 치매로 한정한다) 환자로서 장기요양 인정 점수가 45점 미만인 자

⑰ 장기요양인정 및 서비스 이용절차 : (공단 각 지사별 장기요양센터)에 신청 → (공단직원) 방문조사 → (등급판정위원회) 장기요양 인정 및 등급판정 → (장기요양센터) 장기요양인정서 및 표준장기요양이용계획서 통보 → (장기요양기관) 서비스 이용

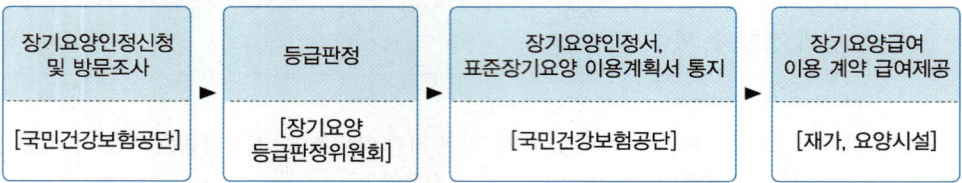

**CHECK POINT** 노인복지시설(노인복지법 제32조, 제34조, 제36조, 제38조)

| 종류 | 시설 | 설치목적 | 입소대상자 |
|---|---|---|---|
| 노인주거<br>복지시설 | 양로시설 | 노인을 입소시켜 급식과 그 밖에 일상생활에 필요한 편의를 제공함을 목적으로 하는 시설 | 다음 각 목의 어느 하나에 해당하는 자로서 일상생활에 지장이 없는 자<br>가. 「국민기초생활보장법」 제7조 제1항 제1호에 따른 생계급여 수급자 또는 같은 항 제3호에 따른 의료급여 수급자로서 65세 이상인 자<br>나. 부양의무자로부터 적절한 부양을 받지 못하는 65세 이상의 자<br>다. 본인 및 본인과 생계를 같이 하고 있는 부양의무자의 월소득을 합산한 금액을 가구원 수로 나누어 얻은 1인당 월평균 소득액이 통계청장이 「통계법」 제17조 제3항에 따라 고시하는 전년도(본인 등에 대한 소득조사일이 속하는 해의 전년도를 말한다)의 도시근로자가구 월평균 소득을 전년도의 평균 가구원수로 나누어 얻은 1인당 월평균 소득액이하인 자로서 65세 이상의 자(이하 "실비보호대상자"라 한다)<br>라. 입소자로부터 입소비용의 전부를 수납하여 운영하는 양로시설 또는 노인공동생활가정의 경우는 60세 이상의 자<br>* 입소대상자의 배우자는 65세 미만(라목의 경우에는 60세 미만)인 경우에도 입소대상자와 함께 양로시설, 노인공동생활가정에 입소할 수 있다. |
| | 노인공동<br>생활가정 | 노인들에게 가정과 같은 주거여건과 급식, 그 밖에 일상생활에 필요한 편의를 제공함을 목적으로 하는 시설 | |
| | 노인<br>복지주택 | 노인에게 주거시설을 분양 또는 임대하여 주거의 편의·생활지도·상담 및 안전관리 등 일상생활에 필요한 편의를 제공함을 목적으로 하는 시설 | 단독취사 등 독립된 주거생활을 하는 데 지장이 없는 60세 이상의 자<br>* 입소대상자의 60세 미만인 배우자 및 입소대상자가 부양을 책임지고 있는 19세 미만의 자녀, 손자녀는 해당 입소대상자와 함께 입소할 수 있다. |

| | | | |
|---|---|---|---|
| 노인의료 복지시설 | 노인 요양시설 | 치매·중풍 등 노인성질환 등으로 심신에 상당한 장애가 발생하여 도움을 필요로 하는 노인을 입소시켜 급식·요양과 그 밖에 일상생활에 필요한 편의를 제공함을 목적으로 하는 시설 | 다음 각 목의 어느 하나에 해당하는 자로서 노인성질환 등으로 요양을 필요로 하는 자<br>가. 「노인장기요양보험법」 제15조에 따른 수급자(이하 "장기요양급여수급자"라 한다)<br>나. 「국민기초생활보장법」 제7조 제1항 제1호에 따른 생계급여 수급자 또는 같은 항 제3호에 따른 의료급여 수급자로서 65세 이상인 자<br>다. 부양의무자로부터 적절한 부양을 받지 못하는 65세 이상의 자<br>라. 입소자로부터 입소비용의 전부를 수납하여 운영하는 노인요양시설 또는 노인요양공동생활가정의 경우는 60세 이상의 자<br>* 입소대상자의 배우자는 65세 미만(입소자로부터 입소비용의 전부를 수납하여 운영하는 노인요양시설 또는 노인요양공동생활가정의 경우에는 60세 미만)인 경우에도 입소대상자와 함께 입소할 수 있다. |
| | 노인요양 공동생활 가정 | 치매·중풍 등 노인성질환 등으로 심신에 상당한 장애가 발생하여 도움을 필요로 하는 노인에게 가정과 같은 주거여건과 급식·요양, 그 밖에 일상생활에 필요한 편의를 제공함을 목적으로 하는 시설 | |
| 노인여가 복지시설 | 노인복지관 | 노인의 교양·취미생활 및 사회참여활동 등에 대한 각종 정보와 서비스를 제공하고, 건강증진 및 질병예방과 소득보장·재가복지, 그 밖에 노인의 복지증진에 필요한 서비스를 제공함을 목적으로 하는 시설 | 60세 이상의 자<br>* 노인복지관 및 노인교실 이용대상자의 배우자는 60세 미만인 때에도 이용대상자와 함께 이용할 수 있다. |
| | 경로당 | 지역노인들이 자율적으로 친목도모·취미활동·공동작업장 운영 및 각종 정보교환과 기타 여가활동을 할 수 있도록 하는 장소를 제공함을 목적으로 하는 시설 | 65세 이상의 자 |
| | 노인교실 | 노인들에 대하여 사회활동 참여욕구를 충족시키기 위하여 건전한 취미생활·노인건강유지·소득보장 기타 일상생활과 관련한 학습프로그램을 제공함을 목적으로 하는 시설 | 60세 이상의 자<br>* 노인교실 이용대상자의 배우자는 60세 미만인 때에도 이용대상자와 함께 이용할 수 있다. |
| 재가노인 복지시설 | 방문요양 서비스 | 가정에서 일상생활을 영위하고 있는 노인(이하 "재가노인"이라 한다)으로서 신체적·정신적 장애로 어려움을 겪고 있는 노인에게 필요한 각종 편의를 제공하여 지역사회 안에서 건전하고 안정된 노후를 영위하도록 하는 서비스 | 노인복지법 시행규칙 제27조(재가노인복지시설의 이용대상자 및 이용절차)<br>재가노인복지시설의 이용대상자는 다음 각 호와 같다.<br>1. 장기요양급여수급자<br>2. 심신이 허약하거나 장애가 있는 65세 이상의 자(이용자로부터 이용비용의 전부를 수납받 |

| | | |
|---|---|---|
| 재가노인 복지시설 | 주·야간 보호 서비스 | 부득이한 사유로 가족의 보호를 받을 수 없는 심신이 허약한 노인과 장애노인을 주간 또는 야간 동안 보호시설에 입소시켜 필요한 각종 편의를 제공하여 이들의 생활안정과 심신기능의 유지·향상을 도모하고, 그 가족의 신체적·정신적 부담을 덜어주기 위한 서비스 |
| | 단기보호 서비스 | 부득이한 사유로 가족의 보호를 받을 수 없어 일시적으로 보호가 필요한 심신이 허약한 노인과 장애노인을 보호시설에 단기간 입소시켜 보호함으로써 노인 및 노인가정의 복지증진을 도모하기 위한 서비스 |
| | 방문목욕 서비스 | 목욕장비를 갖추고 재가노인을 방문하여 목욕을 제공하는 서비스 |

아 운영하는 시설의 경우에는 60세 이상의 자로 한다)로서 다음 각 목에 해당하는 자
가. 방문요양서비스 : 1일 중 일정시간 동안 가정에서의 보호가 필요한 자
나. 주·야간보호서비스 : 주간 또는 야간 동안의 보호가 필요한 자
다. 단기보호서비스 : 월 1일 이상 15일 이하 단기간의 보호가 필요한 자
라. 방문 목욕서비스 : 가정에서의 목욕이 필요한 자
마. 재가노인지원서비스 : 가목부터 라목까지 및 바목의 서비스 이외의 서비스로서 상담·교육 및 각종 지원 서비스가 필요한 자
바. 방문간호서비스 : 가정 등에서 간호, 진료의 보조, 요양에 관한 상담 또는 구강위생 등이 필요한 자

### CHECK POINT 우리나라 5대 사회보험의 종류와 특성

17 경북보건연구사·전북·강원·경기 / 16 서울보건연구사·대구(공중보건) / 15 서울보건연구사·경남·부산 / 14 울산의료기술직 / 11 지방직

| 구분 | 산업재해보상보험 | 건강보험 | 국민연금 | 고용보험 | 노인장기요양보험 |
|---|---|---|---|---|---|
| 도입연도 | 1964년 | 1977년 | 1988년 | 1995년 | 2008년 |
| 적용대상 | 1인 이상 근로자 | 1인 이상 근로자, 농어민, 도시자영자 | 1인 이상 근로자, 농어민, 도시자영자 | 1인 이상 근로자 | 65세 이상 노인, 65세 미만 노인성 질환자 |
| 급여내용 | 요양 급여, 휴업 급여, 장해 급여, 유족 급여, 상병보상 연금, 장의비, 특별 급여, 간병 급여, 직업재활 급여 | 요양 급여, 요양비, 건강 검진, 부가 급여, 본인부담금 보상금 | 노령 연금, 장애 연금, 유족 연금, 반환 일시금 | 고용안정사업, 직업능력개발사업, 실업 급여 | 재가 급여, 시설 급여, 특별현금 급여 |
| 관리부 | 근로복지공단 | 국민건강보험공단 | 국민연금공단 | 고용노동부 | 국민건강보험공단 |
| 주무부서 | 고용노동부 | 보건복지부 | 보건복지부 | 고용노동부 | 보건복지부 |

## 3 공공부조 15 보건복지부·방역직

(1) **개념** : 자력으로 생계를 영위할 수 없는 사람들의 생활을 그들의 자력으로 생활할 수 있을 때까지 국가가 재정 자금으로 보호하여 주는 일종의 구빈 제도로 공공부조, 사회부조, 국가부조 등으로 불린다.

(2) **사회보장기본법에서의 정의(제3조)** : "공공부조(公共扶助)"란 국가와 지방자치단체의 책임하에 생활유지 능력이 없거나 생활이 어려운 국민의 최저 생활을 보장하고 자립을 지원하는 제도를 말한다.

(3) **공공부조와 사회보험** 17 부산·충북·광주 / 16 경기·경북

| 구분 | 공공부조 | 사회보험 |
| --- | --- | --- |
| 기원 | 빈민법에서 기원 | 공제조합에서 기원 |
| 목적 | 빈곤의 완화 | 빈곤을 예방하고 모든 계층의 경제적 비보장을 경감 |
| 재정 예측성 | 곤란 | 용이 |
| 자산 조사 | 반드시 필요 | 불필요 |
| 지불 능력 | 보험료 지불능력이 없는 국민 | 보험료 지불능력이 있는 국민 |
| 개별성 | 의료, 질병, 실업, 노동 재해, 폐질 등을 종합하여 하나의 제도로 행함 | 의료, 질병, 실업, 노동 재해, 폐질 등을 개별적으로 제도화 |
| 재원 | 조세로 재정 확보 | 가입자의 보험료 |
| 대상 | 일정 기준 해당자(적음) | 모든 참여자(많음) |
| 급여 수준 | 필요한 사람에게 지급하되 최저 필요 범위 한정 | 자격을 갖춘 사람에게 급여 지급 |
| 사회보장에서의 위치 | 사회보장의 보완 장치 | 사회보장의 핵심 |

(4) **공공부조의 특징**
① 공적 프로그램
② 선별적 프로그램 : 엄격한 자산 조사와 상황 조사를 거쳐 선별하는 선별적 프로그램이다.
③ 보충적 제도 : 사회보험은 제1차적인 사회안전망 역할을 하며, 공공부조는 제2차적 사회안전망 역할을 한다.
④ 최저 생활을 유지할 수 있도록 보호해 주는 제도
⑤ 일반 조세 수입으로 충당
⑥ 구분 처우 : 근로 능력이 있는 자와 없는 자를 구분해서 각기 다른 혜택을 준다.
⑦ 사회불안의 통제 역할 : 사회적 불안기에 수혜 대상자를 증가시켜 불만 계층의 욕구를 허소시켜 주어 사회적 불안을 통제한다.
⑧ 빈곤의 함정 : 대상자에서 제외될 때 수입이 증가되지 않는다. 즉, 낭떠러지 효과(소득 증가로 급여가 감소되는 현상)가 나타난다.

(5) 공공부조의 기본 원리
　① 국가책임의 원리
　② 자립 보장의 원리(자활 조성의 원리) : 대상자들이 자력으로 사회생활에 적응하도록 조력한다.
　③ 최저 생활 보장의 원리 : 최소한의 욕구가 충족되도록 보호해야 한다.
　④ 생존권 보장의 원리 : 건강하고 문화적인 최소한의 생활을 보호해야 한다.
　⑤ 보충성(보완성)의 원리 : 일차적으로는 개인이 책임지고 국가는 이를 보충해 주는 정도에 그쳐야 한다.
　⑥ 무차별(평등)의 원리 : 빈곤의 원인, 성별, 인종, 종교 등에 관계없이 평등하게 지원하여야 한다.
　⑦ 국가부담의 원리
　⑧ 보장청구권의 원리

(6) 국민기초생활 보장법
　① 포괄적인 급여 내용　17 경북보건연구사
　　㉠ 생계 급여
　　　ⓐ 생계 급여의 내용(제8조 제1항) : 생계 급여는 수급자에게 의복, 음식물 및 연료비와 그 밖에 일상생활에 기본적으로 필요한 금품을 지급하여 그 생계를 유지하게 하는 것으로 한다.
　　　ⓑ 생계 급여의 방법(제9조 제1항) : 생계 급여는 금전을 지급하는 것으로 한다. 다만, 금전으로 지급할 수 없거나 금전으로 지급하는 것이 적당하지 아니하다고 인정하는 경우에는 물품을 지급할 수 있다.
　　㉡ 주거 급여(제11조 제1항) : 주거 급여는 수급자에게 주거 안정에 필요한 임차료, 수선유지비, 그 밖의 수급품을 지급하는 것으로 한다.
　　㉢ 교육 급여(제12조 제1항) : 교육 급여는 수급자에게 입학금, 수업료, 학용품비, 그 밖의 수급품을 지급하는 것으로 하되, 학교의 종류·범위 등에 관하여 필요한 사항은 대통령령으로 정한다.
　　㉣ 의료 급여(제12조의3 제1항) : 의료 급여는 수급자에게 건강한 생활을 유지하는 데 필요한 각종 검사 및 치료 등을 지급하는 것으로 한다.　17 대전
　　㉤ 해산 급여(제13조 제1항) : 해산 급여는 제7조 제1항 제1호부터 제3호까지의 급여 중 하나 이상의 급여를 받는 수급자에게 다음의 급여를 실시하는 것으로 한다.
　　　ⓐ 조산(助産)
　　　ⓑ 분만 전과 분만 후에 필요한 조치와 보호
　　㉥ 장제 급여(제14조 제1항) : 장제 급여는 제7조 제1항 제1호부터 제3호까지의 급여 중 하나 이상의 급여를 받는 수급자가 사망한 경우 사체의 검안(檢案)·운반·화장 또는 매장, 그 밖의 장제 조치를 하는 것으로 한다.
　　㉦ 자활 급여(제15조 제1항) : 자활 급여는 수급자의 자활을 돕기 위하여 다음의 급여를 실시하는 것으로 한다.
　　　ⓐ 자활에 필요한 금품의 지급 또는 대여
　　　ⓑ 자활에 필요한 근로 능력의 향상 및 기능 습득의 지원

ⓒ 취업 알선 등 정보의 제공
　　　ⓓ 자활을 위한 근로 기회의 제공
　　　ⓔ 자활에 필요한 시설 및 장비의 대여
　　　ⓕ 창업 교육, 기능 훈련 및 기술·경영 지도 등 창업 지원
　　　ⓖ 자활에 필요한 자산 형성 지원
　　　ⓗ 그 밖에 대통령령으로 정하는 자활을 위한 각종 지원
　② 급여의 기준
　　㉠ 급여는 건강하고 문화적인 최저 생활을 유지할 수 있는 것이어야 한다(제4조 제1항).
　　㉡ 급여의 기준은 수급자의 연령, 가구 규모, 거주 지역, 그 밖의 생활 여건 등을 고려하여 급여의 종류별로 보건복지부장관이 정하거나 급여를 지급하는 중앙행정기관의 장이 보건복지부장관과 협의하여 정한다(제4조 제2항).
　　㉢ 국민 기초생활보장 제도에서 '최저 생계비'는 수급권자의 선정 기준임과 동시에 급여의 수준을 결정하는 기준이 된다.
　　㉣ 기초생활보장 수급자에게는 생계 급여와 의료, 주거, 교육, 해산, 장제, 자활 급여 등 7가지 종류의 급여가 제공된다.
　　㉤ 급여는 생계 급여를 기본으로 하고 필요에 따라 다른 급여를 병합해 제공한다.
　　㉥ 7가지 종류의 급여 중에서 매월 현금으로 지급되는 것은 생계 급여와 주거 급여이다.
　　㉦ 조건부 수급자, 즉 18세 이상 64세 이하의 근로 능력이 있는 사람은 자활 사업에 참가하는 것을 조건으로 생계비를 지급한다(생계 급여 + 자활 급여 제공).

**CHECK POINT** 국민기초생활 보장과 의료 급여 비교 16 보건복지부7급 / 15 보건복지부7급 / 14 경기의료기술직

| 구분 | 국민기초생활 보장 | 의료 급여 |
|---|---|---|
| 근거법 | 1961. 생활보호법<br>1999. 국민기초생활 보장법 | 1977. 의료보호법<br>2001. 의료급여법 |
| 급여 | 생계 급여, 의료 급여, 자활 급여, 교육 급여, 해산 급여, 주거 급여, 장제 급여 | 진찰, 치료, 처치, 수술, 분만, 약제 또는 치료 재료 급부, 의료시설에의 수용, 간호, 이송 등 |
| 전달체계 | 국가(보건복지부) → 시·도 → 시·군·구 → 읍·면·동 → 수급권자 | 국가(보건복지부) → 시·도 → 시·군·구 → 읍·면·동 → 수급권자 |
| 재원 | 국고 | 국고 및 지방비(의료급여 기금 : 시·도) |

(7) **기초연금 제도** 17 부산
　① 개념 : 어르신들의 편안한 노후생활을 도와드리고 연금 혜택을 공평하게 나누어 드리기 위하여 2008년부터 실시되었다.
　② 수급권자 : 만 65세 이상이고 대한민국 국적을 가지고 계시며 국내에 거주(「주민등록법」 제6조 제1·2호에 따른 주민등록자)하는 어르신 중 가구의 소득인정액이 선정기준액 이하인 분

| 소득인정액 = 월 소득평가액 + 재산의 월 소득환산액을 합산한 금액 |

| 구분 | 단독가구 | 부부가구 |
|---|---|---|
| 일반수급자 | 2,130,000원 | 3,408,000원 |

③ 다음에 해당하는 분들의 기초 연금액은 기준 연금액으로 산정된다.
- ◆ **기준 연금액** : 2025년 1월~2025년 12월
  일반 수급자 월 최대 342,510원
- ㉠ 국민연금을 받지 않고 계신 분(무연금자)
- ㉡ 국민연금 월 급여액이 502,210원 이하인 분
- ㉢ 국민연금의 유족 연금이나 장애 연금을 받고 계신 분
- ㉣ 국민기초생활보장 수급권자, 장애인연금을 받고 계신분 등

④ ③에 해당하지 않는 분들은 소득 재분배 급여(A급여)에 따른 산식에 의해서 산정된다.

$$(기준\ 연금액 - 2/3 \times A급여) + 부가\ 연금액$$

- ◆ 괄호의 결과가 음(-)의 값일 경우는 '0'으로 처리한다.

- ㉠ **소득 재분배 급여(A급여)** : 국민연금 급여액 중 기초연금적 성격을 가진 부분으로, 개인별 기초 연금액의 결정기준이 되는 급여
- ㉡ 가입 기간이 길수록, 일찍 가입할수록 A급여액은 증가한다.
- ㉢ 가입 기간이 동일하더라도 가입 시기, 가입 이력에 따라 A급여액은 다를 수 있다.
- ㉣ 위의 산식으로 계산한 금액이 기준 연금액을 초과하더라도 최고액인 기준 연금액으로 기초 연금액이 산정된다.

⑤ 공무원 연금, 사립학교교직원 연금, 군인연금, 별정우체국 연금 수급권자로서 기존에 기초 노령 연금을 받던 분들이 기초연금을 받게 되시는 직역연금특례자인 분은 부가 연금액(기준 연금액의 50%)으로 기초연금액이 산정된다(단, 소득 수준이 상대적으로 높거나 부부 모두 기초연금을 받는 경우 감액될 수 있다).

## 4 사회 서비스

### (1) 개념

일반적인 의미에서 개인 또는 사회 전체의 복지 증진 및 삶의 질 향상을 위해 사회적으로 제공되는 서비스를 말하며 공공 행정(일반 행정, 환경, 안전), 사회복지(보육, 아동, 장애인, 노인 보호), 보건 의료(간병, 간호), 교육(방과 후 활동, 특수 교육), 문화(도서관, 박물관, 미술관 등 문화시설 운영)를 포괄하는 개념이다.

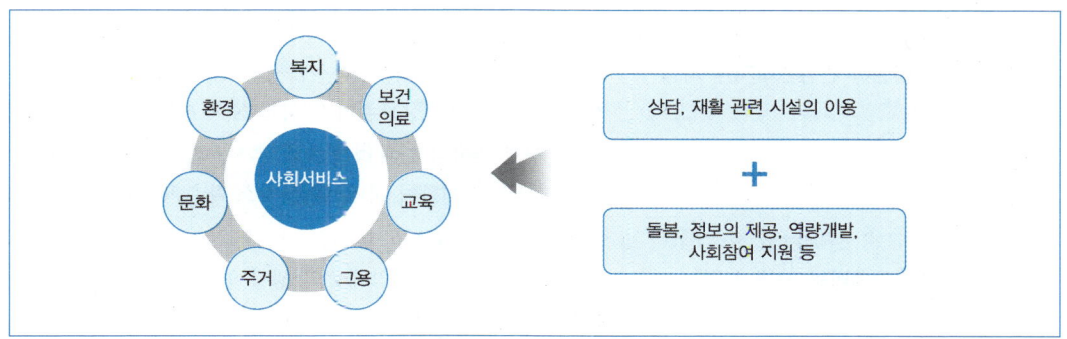

(2) **사회보장기본법에서의 정의(제3조)**
"사회 서비스"란 국가·지방자치단체 및 민간 부문의 도움이 필요한 모든 국민에게 복지, 보건의료, 교육, 고용, 주거, 문화, 환경 등의 분야에서 인간다운 생활을 보장하고 상담, 재활, 돌봄, 정보의 제공, 관련 시설의 이용, 역량 개발, 사회참여 지원 등을 통하여 국민의 삶의 질이 향상되도록 지원하는 제도를 말한다.

(3) **특징**
① 특정 지역 모든 사람이 대상이 된다.
② 소득에 관계없이 지원한다.
③ 국가나 지방자치단체에서 직접 서비스를 제공한다.
④ 사회보험이나 공공부조가 현금 급여 또는 현물 급여인 반면에, 사회서비스는 상담·재활·지도 등과 같은 비물질적, 사회·심리적, 정신적 서비스의 급여를 제공한다. 따라서 전달자의 전문적인 지식과 기술, 윤리가 중요한 역할을 한다.
⑤ 개별적 처우 실시 : 사회보험이나 공공부조가 가입기간, 소득, 재산 등과 같은 기준에 따라 획일적으로 수급권자를 처우하는 데 반해, 사회복지 서비스는 대상자에 따라 그 정도의 차이가 있다.

(4) **사회 서비스의 종류**

| 구분 | | 사업 목적 |
|---|---|---|
| 노인돌봄종합 서비스 | 방문서비스 | 식사도움, 세면도움, 옷 갈아입히기, 구강관리, 신체기능의 유지, 화장실 이용 도움, 외출동행, 목욕보조 등<br>※ 목욕보조서비스는 보호자가 입회하는 경우에만 가능 |
| | 주간보호서비스 | 심신기능회복서비스, 급식 및 목욕서비스, 송영서비스 등 |
| | 단기가사 지원 서비스 | 취사, 생활필수품 구매, 청소, 세탁, 식사도움, 옷 갈아입기, 외출동행 등 |
| 장애인 활동지원 사업 | | • 신체활동지원 : 목욕도움, 세면도움, 식사 도움, 실내이동 도움 등<br>• 가사활동지원 : 청소 및 주변정돈, 세탁, 취사 등<br>• 사회활동지원 : 등하교 및 출퇴근 보조지원, 외출 동행 등<br>• 방문목욕 : 가정방문 목욕제공<br>• 방문간호 : 간호, 진료, 요양상담, 구강위생 등 |

| | | |
|---|---|---|
| 산모 신생아 건강관리지원 사업 | | • 출산가정에 건강관리사를 파견하여 산모의 산후 회복과 신생아의 양육을 지원하고, 출산가정의 경제적 부담을 경감<br>• 산모·신생아 건강관리사 양성을 통해 사회적 일자리 창출 |
| 지역사회 서비스투자 사업 | | 지역특성과 주민 수요에 따라 지자체가 기획·발굴한 사업을 바우처 방식으로 지원하여 지역사회서비스 확충 및 일자리 창출 도모 |
| 가사간병방문 지원 사업 | | 일상생활과 사회활동이 어려운 저소득층을 위한 가사·간병서비스를 지원함으로써 취약계층의 생활 안정을 도모하고 가사·간병 방문 제공인력의 사회적 일자리 창출 |
| 발달장애인 지원사업 | | 과중한 돌봄 부담을 가지고 있는 발달장애인 부모에게 집중적인 심리 정서적 상담 서비스 제공<br>- 우울감 등 부정적 심리상태를 완화시켜 궁극적으로 발달장애인 가족의 기능 향상을 도모 |
| 장애아동가족 지원사업 | 발달재활서비스 | 성장기 정신적·감각적 장애아동의 인지, 의사소통, 적응행동, 감각·운동 등의 기능향상과 행동발달을 위한 발달재활서비스 지원 |
| | 언어발달지원사업 | 감각적 장애 부모의 자녀에게 필요한 언어발달지원서비스를 제공하여 아동의 건강한 성장지원 및 장애가족의 자체 역량 강화 |
| 임신출산진료비 지원제도 | | 건강한 태아의 분만과 산모의 건강관리, 출산친화적 환경 조성을 위해 임신 및 출산과 관련된 진료비를 전자바우처(국민행복카드)로 일부 지원하는 제도 |
| 청소년산모임신출산의료비 지원사업 | | 산전관리가 취약한 청소년산모에게 임신·출산 의료비를 지원함으로써 산모와 태아의 건강증진을 도모함 |
| 기저귀, 조제분유 지원사업 | | 저소득층 영아(0~24개월) 가정의 육아 필수재인 기저귀 및 조제분유 지원을 통해 경제적 부담 경감 및 아이 낳기 좋은 환경 조성 |
| 아이돌봄지원사업 | | 가정의 아이돌봄을 지원하여 아이의 복지증진 및 보호자의 일·가정 양립을 통한 가족구성원의 삶의 질 향상과 양육친화적인 사회환경 조성을 목적으로 한다(아이돌봄지원법 제1조). |
| 에너지바우처 사업 | | 에너지 취약계층을 위해 에너지 바우처(이용권)를 지급하여 전기, 도시가스, 지역난방, 등유, LPG, 연탄을 구입할 수 있도록 지원하는 제도 |
| 여성청소년생리용품 지원사업 | | 생리용품 바우처 지원을 통한 여성 청소년의 건강한 성장지원 및 건강권 보장 |
| 첫 만남 이용권 지원사업 | | 출생 아동에게 첫 만남 이용권 200만원 이상을 지급하여 생애초기 아동양육에 따른 경제적 부담 경감 |
| 전 국민마음투자지원사업 | | 우울·불안 등 정서적 어려움이 있는 국민에게 심리상담 서비스를 제공하여, 국민의 마음건강 돌봄 및 정신질환 사전 예방·조기발견 |

(5) **사회 서비스의 원칙** : 통합화의 원칙, 제도화의 원칙, 전문화의 원칙, 선별화의 원칙

**CHECK POINT** 사회보험, 공공부조, 사회 서비스

| 구분 | 사회보험 | 공공부조 | 사회 서비스 |
|---|---|---|---|
| 대상 | 전 국민 | 빈곤층 | 요 보호자 |
| 내용 | 국민연금, 산재보험, 건강보험, 고용보험, 노인장기요양보험 | 생계급여, 주거급여, 의료급여, 자활급여, 교육급여, 장제급여, 해산급여 | 노인돌봄 종합 서비스, 장애인 활동지원, 지역사회 서비스 투자, 산모·신생아 건강관리, 발달재활 서비스, 가사간병방문 지원, 언어발달 지원, 발달장애인 부모상담 서비스, 임신출산 진료비 지원, 청소년 산모임신 출산의료비, 기저귀·조제분유 지원 |
| 재원 | 기여금, 갹출금(보험료) | 일반 조세 | 재정 보조금, 헌금 |
| 목적 | 건강 및 소득 보장 | 최저생활 보장, 자립 지원 | 정상적인 사회생활 지원 |
| 기본원칙 | • 보편성의 원칙<br>• 형평성의 원칙<br>• 통일성의 원칙<br>• 민주성의 원칙<br>• 전문성의 원칙<br>• 연대성의 원칙 | • 생존권 보장의 원칙<br>• 국가 책임의 원칙<br>• 최저생활 보장의 원칙<br>• 무차별 평등의 원칙<br>• 자립 조장의 원칙<br>• 보충성의 원칙 | • 통합화의 원칙<br>• 제도화의 원칙<br>• 전문화의 원칙<br>• 선별화의 원칙 |
| 주체 | 보험자(정부) | 중앙정부, 지방자치단체 | 중앙정부, 지방자치단체, 사회복지법인 |
| 자격조건 | 기여금 납부자 | 자산 조사 | 자산 조사 |
| 특성 | 갹출, 무자산 조사 | 무갹출, 자산 조사 | 무갹출, 자산 조사 |
| 사회안전망 | 제1차적 | 제2차적 | 보조적 |
| 이념 | 보편주의 | 선별주의 | 선별주의 |

김희영 보건행정

# 의료보장

## 01 개념

### 1 의료보장의 정의

(1) 개인의 능력으로 할 수 없는 의료 문제를 국가가 개입하여 사회적 연대책임으로 해결하고자 하는 것이다.
(2) 의료보장은 국민의 건강권을 보호하기 위하여 필요한 보건의료서비스를 국가나 사회가 제도적으로 제공하는 것이다.

### 2 의료보장의 목적

예기치 못한 의료비 부담으로부터 사회구성원들을 재정적으로 보호하고 필요에 따른 의료 이용의 형평성을 높이며, 국민의료비를 적절한 수준으로 유지하고, 의료 수급의 효율성을 제고하는 데 있다.

(1) 예기치 못한 의료비의 부담으로부터 국민을 경제적으로 보장한다. → 의료비로 인한 가정경제의 파탄 방지
(2) 국민 간의 보건의료서비스를 균등하게 분배한다. → 의료혜택의 균등 분배
(3) 보건의료사업의 극대화를 추구한다. → 국민의료의 효과성과 능률성 제고
(4) 보건의료비의 적정 수준을 유지한다. → 국민의료비의 증가 억제
(5) 국민건강을 유지·증진한다.

### 3 의료보장의 필요성과 기능

(1) 의료보장이 필요하게 된 배경
  ① 의료 욕구의 원인인 질병이나 사고가 개인의 과실이나 태만과 같이 개인적일 수도 있지만 오히려 개인이 통제할 수 없는, 또는 아직도 규명되지 않은 원인에 기인하는 경우가 많다. 이러한 경우 질병과 사고에 대한 책임을 개인에게 지우기보다는 사회 전체가 집단적으로 해결하는 것이 훨씬 더 효과적이다.
  ② 현대 의료서비스의 비용은 개인이 부담하기에는 너무 과도하다.
  ③ 건강은 인간의 가장 기본적인 요소이다.

(2) 의료보장의 기능 12 경기의료기술직 / 09 지방직
① 국민들의 노동생산성 향상과 이동성의 증대를 통해 경제성장을 증진시키는 기능을 한다.
② 각종 위험이나 재해를 예방하거나 보호하는 기능을 한다.
③ 국민 화합에 이바지한다.
④ 경제 제도로부터 야기되는 소득의 불평등을 교정하는 기능도 한다.
⑤ 국민의 심리적인 안정감을 구축한다.

(3) 의료보장 기능의 구분 17 경기의료기술직 / 12 경기의료기술직
① 일차적 기능 : 국민이 경제적 어려움을 느끼지 않는 범위 내에서 필수 의료를 확보해 주는 기능
② 이차적 기능 : 사회 연대성 제고 기능, 소득재분배 기능, 비용의 형평성 기능, 급여의 적정성 기능, 위험 분산의 기능

### 4 의료보장의 종류 19 서울

(1) 건강보험
① 개념 : 질병에 수반되는 의료비의 부담과 소득 상실 등의 위험을 공동 부담하는 사회제도로, 예측이 불가능하고 우발적인 질병 및 사고로 인한 경제적 위험에 대비하기 위하여 재정적 준비를 필요로 하는 다수인이 자원을 결합해서 확률 계산에 의해 의료 수요를 상호 분담·충족하는 경제 준비의 사회적 형태이다.
② 건강보험이 필요한 이유 : 질병 발생이 불균등하여 예상할 수 없기 때문이다.

(2) 의료급여
주로 생활 무능력자 및 일정 수준 이하에 있는 저소득층을 대상으로 하여 그들이 스스로 의료 문제를 해결할 수 없는 경우에 국가 재정으로 의료를 제공하는 공적부조 제도의 한 방법이다.

(3) 산업재해 보상보험

## 02 의료보장제도의 유형

### 1 공적 의료보장제도

(1) 국민보건서비스형(NHS) : 영국, 스웨덴, 이탈리아 20 서울
① 국민의 의료문제는 국가가 책임져야 한다는 관점에서 정부가 일반조세로 재원을 마련하여 모든 국민에게 무상으로 의료를 제공하는 국가의 직접적인 의료관장 방식으로, 일명 조세 방식 또는 베버리지 방식이라고 한다.
② 주요 재원은 중앙정부의 일반 재정이지만 국가에 따라서는 지방정부 재정, 사회보험료, 그리고 기타 재원에서도 일부 충당이 된다.
  예 영국의 NHS의 경우(1980년대) 중앙정부 및 지방정부 재정 81%, 사회보험료 16%, 환자의 본인 일부부담 3%로 구성되어 있다.

③ 국내에 거주하는 모든 사람들에게 그 지불 능력, 신분, 직업, 지위, 성, 연령 등에 관계없이 포괄적인 보건의료서비스를 무료로 제공하게 된다. 의료배급제(rationing) 제도가 일반화되고 있다.
④ 국가가 대부분의 병원을 직접 운영하고 가정의는 지역주민 3,500명 이내를 등록받아 외래진료를 담당, 입원 치료가 필요한 경우 가정의를 통해 의뢰한다.
⑤ 개원의에 대한 진료 보수는 인두제 방식, 병원급에 대한 진료 보수는 대부분 봉급제를 실시하고 있다.
⑥ 장점
　㉠ 의료 공급이 공공화되어 의료비 증가에 대한 효율적인 통제가 가능하다.
　㉡ 조세제도를 통한 재원 조달로 인해 소득의 재분배 효과가 있다.
⑦ 단점
　㉠ 의료 생산성이 낮아 의료의 질이 저하되며, 특히 입원진료 시 오래 대기해야 한다. → 근래에는 병상의 10% 이내를 자비 부담 환자들이 대기하지 않고 입원할 수 있도록 허용하고 있다.
　㉡ 정부의 과도한 복지비용 부담이 문제가 되고 있다.
　㉢ 의료 수용자 측의 비용의식 부족과 민간보험의 확대, 장기간 진료 대기가 문제가 되고 있다.

**(2) 사회보험형(NHI): 독일, 일본, 프랑스, 한국** 17 광주
① 의료비에 대한 국민의 자기책임 의식을 견지하되, 이를 사회화하여 정부기관이 아닌 보험자가 보험료로써 재원을 마련하여 의료를 보장하는 방식으로, 독일의 Bismarck가 창시하여 Bismarck 방식이라고도 한다.
② 대상자 모두가 강제로 가입된다.
③ 1차적으로 피보험자와 사용자가 보험료를 부담하고 국가는 2차적 지원과 후견적 지도 기능을 수행한다.
④ 피보험자, 보험자, 의료공급자가 존재한다.
⑤ 장점: 양질의 의료 제공
⑥ 단점
　㉠ 소득 유형이 서로 다른 구성원에 대하여 단일보험료 부과 기준을 적용하기 어렵다.
　㉡ 의료비 증가에 대한 억제 기능이 취약하다.

**CHECK POINT** NHS와 NHI의 비교

24 지방직 / 18 서울 / 17 경기의료기술직·경남보건연구사·교육청·대구·충남보건연구사 / 16 부산·경남·제주

| 구분 | NHS | NHI |
|---|---|---|
| 적용대상 관리 | 전 국민을 일괄 적용 | 국민을 임금 소득자, 공무원, 자영업자 등으로 구분 관리 |
| 재원 조달 | 정부 일반조세 | 보험료, 일부 국고 지원 |
| 관리 기구 | 정부기관 | 보험자 |
| 의료 기관 | • 공공 의료기관 중심<br>• 의료의 사회화 전제 | • 일반 의료기관 중심<br>• 의료의 사유화 전제 |

| 급여 내용 | 예방 중심적 | 치료 중심적 |
|---|---|---|
| 의료보수 산정방법 | • 일반개원의는 인두제<br>• 병원급은 봉급제 | 의료기관과의 계약에 의한 행위별 수가제 |
| 관리 기구 | 정부 기관(사회보험청 등) | 보험자(조합 또는 금고) |
| 해당 국가 | 영국, 스웨덴, 이탈리아, 캐나다, 덴마크 등 | 독일, 프랑스, 네덜란드, 일본, 한국 등 |
| 기본 철학 | • 국민의료비에 대한 국가책임 견지<br>• 전 국민 보편 적용(국민의 정부의존 심화) | 의료비에 대한 국민의 1차적 자기책임 의식 견지(국민의 정부의존 최소화) |
| 국민의료비 | 의료비 통제효과 강함 | 의료비 억제기능 취약 |
| 보험료 형평성 | • 조세에 의한 재원조달로 소득재분배효과<br>• 조세체계가 선진화되지 않은 경우 소득역진 초래 | • 보험자 간 보험료 부담의 형평성 부족<br>• 보험자 간 재정불균형 파생 |
| 의료서비스 | • 의료의 질 저하, 입원대기환자 급증<br>• 민간보험 가입 경향 증가로 국민의 이중부담 초래 | • 상대적으로 양질 의료 제공<br>• 첨단 의료기술 발전에 긍정적 영향 |
| 관리 운영 | • 정부기관 직접 관리<br>• 관리운영비 절감 | • 조합 중심 자율 운영<br>• 상대적으로 관리운영비 많이 소요 |

> **CHECK POINT** 지방 보건서비스 제도(DHS ; District Health Service)
>
> 1. 의의 : 지방 정부에 의해 제공되는 보건의료 서비스 제도로, 모든 국민에게 지방 정부의 재정으로 필요한 보건의료 서비스를 무료로 제공하게 된다.
> 2. 특징
>    ① 지방 정부의 책임으로 하는 분권화 체계이다.
>    ② 보건교육, 예방, 치료, 재활 등으로 포괄적인 서비스를 제공한다.

## 2 민간건강보험제도

(1) **미국** : 생명보험회사나 손해보험회사 등 영리 보험회사와 지역주민의 의료보장을 목적으로 하는 Blue Cross, Blue Shield 등 비영리단체, HMO, PPO 등의 새로운 체제도 있다.

(2) **독일** : 총 인구의 7%가 민간보험에 가입하고 있는데, 대부분은 고액 소득자이다.

(3) **프랑스** : 국민의 거의 100%가 공적 건강보험에 가입하고 있으나 공적 제도의 급여율이 낮기 때문에 환자 본인 부담분을 대상으로 하는 민간보험이 성행하고 있다.

(4) **영국**
   ① BUPA로 대표되는 비영리단체에 의해 민간단체 보험제도가 운영되고 있으며 국민의 약 7%가 가입하고 있다.
   ② NHS 제도하에서는 의료서비스의 질 저하가 문제되고 있으며, 특히 입원에 있어 장기간 대기해야 하는 문제 등으로 민간보험을 이용하고 있다는 것이 그 존재 이유가 되고 있다.

## 03 건강보험제도

### 1 건강보험의 개념

(1) **의의** : 건강보험이란 질병이나 부상 등으로 인하여 일시에 고액의 진료비가 소요되어 가계가 파탄되는 경우를 방지하기 위하여 보험 원리에 의거, 국민들이 평소에 보험료를 내어 기금화하였다가 보험사고가 발생할 경우 보험 급여를 해 줌으로써 국민 상호 간 위험 분담을 통하여 국민의 보건의료서비스를 보장해주는 제도이다.

(2) **건강보험의 본질적 특징**
① 건강보험에서의 보험 사고는 일반적으로 일시적 사고이다. 그러나 일시적 사고라고 할지라도 고의나 예측할 수 있는 사고 또는 교통 사고 등과 같이 가해자를 알 수 있는 사고는 제외된다.
　㉠ 일시적 사고 : 질병, 상해, 출산 등
　㉡ 영속적 사고 : 불구, 폐질, 노령 등
　㉢ 영구적 사고 : 사망
② 건강보험은 경제적 부담의 경감을 목표로 한다.
③ 건강보험은 다수가 가입해야 한다.
④ 보험사고는 예측이 불가능해야 한다.
⑤ 건강보험의 보험료는 개인, 국가, 사용자가 일부 부담하는 것이 보통이다.

### 2 건강보험제도의 특성

20 서울7급 / 17 부산보건연구사·교육청·대구·서울 / 16 전북의료기술직·보건복지부7급·충북·교육청 / 15 경기9급·7급

| | |
|---|---|
| 강제성 | 건강보험은 정부가 법에 의하여 국민 복지를 증진시키고자 실시하는 제도이기 때문에 법률이 정하는 일정한 요건에 해당하는 사람은 누구나 의무적으로 가입하여야 한다는 강제성이 있다. |
| 형평성 | 건강보험 급여는 그 대상자의 성, 연령, 직업, 거주지 등 개인적 여건에 관계없이 수요에 따라 급여가 제공되는 것을 원칙으로 하고 있다. |
| 예산의 균형성 | 건강보험은 단기 보험이기 때문에 1회계연도를 기준으로 수입과 지출을 예정하여 보험료를 계산하며 지급 조건과 지급액도 보험료 납입 기간과는 상관이 없고 지급 기간이 단기이다. |
| 수익자 부담 원칙 | 건강보험의 경우 그 비용은 수익자가 부담하고 이익도 수익자에게 환원되는 수익자 부담 원칙에 입각한다. |
| 부담의 재산·소득비례 원칙 | 재원 조달은 수익자의 재산·소득에 따른 정률제를 택하고 있다. |
| 급여 우선의 원칙 | 건강보험 급여는 인간의 생명과 고통에 직결되므로 그 발생 과정이나 요인이 어떠하든 간에 급여 시행을 우선적으로 하여야 한다. 즉, 중대한 자기귀책 사유가 있다 하여도 의료의 필연, 필수성에 따라 적시에 적정 급여를 시행하고 사후에 그 책임을 분명히 하게 된다. |

| 적정급여의 원칙 | 의료는 인체의 생명과 직결되므로 가장 필요하고 적정한 급여가 제공되어야 한다. |
|---|---|
| 사후치료의 원칙 | 건강보험은 적극적 의미의 건강 관리, 즉 질병 예방이 아닌 사후 치료적 영역에 속한다. |
| 3자 지불의 원칙 | 현행 건강보험제도에서는 급여 시행자, 급여 수령자, 비용 지급자가 상이한데, 이러한 3자 관계의 성립에 따라 급여비용 심사제도가 나타나게 된다. |
| 발생주의 원칙 | 건강보험 대상자의 자격 취득과 상실은 현실적으로 사후 확인에 의해 그 권리 행사가 가능하지만 근본적으로 확인 행위 이전에 자격을 취득하였다고 보아야 한다. |

**CHECK POINT** 건강보험 재정관리의 원칙 16 인천

1. 보험 재정수지 상등(균형)의 원칙, 급부·반대급부 균등의 원칙
    ① 보험료의 총액과 보험급여의 총액이 균등해야 한다는 원칙이다.
    ② $P = WZ$　　($P$ : 보험료, $W$ : 사고 발생률, $Z$ : 보험 급여)
2. 보험료 부담 공평성의 원칙 : 능력 비례에 따라 보험료를 산정하여야 한다는 원칙이다.
3. 보험료 비용분담의 원칙 : 직접적인 수익자 이외에 사회구성원 모두에게 보험료 등을 분담시킨다는 원칙이다.
4. 보험료 불가침의 원칙
    ① 보험료로 갹출된 재원은 피보험자와 피부양자를 위한 보험 급여로만 활용되어야 한다는 원칙이다.
    ② 보험료는 사무비나 행정 관리비로 전용될 수 없으며 이러한 비용은 국고에서 충당되어야 한다.
5. 지속성의 원칙

## 3 의료제공 형태

(1) **현물 급여형(제3자 급여형, 의료서비스 급여형)** 15 경기
   ① 가입자는 보험자에게 보험료를 지급하고 진료를 받은 경우에는 이용한 의료제공자에게 본인일부부담금만을 지급하고 의료제공자가 나머지 진료비를 보험자에게 청구하고, 보험자가 이를 심사하여 지불하는 제3자 지불방식이 직접서비스형이다.
   ② 우리나라, 독일, 일본에서 적용한다.
   ③ 장점
      ㉠ 저소득층의 의료 이용 수월
      ㉡ 의료공급체계의 합리화 촉진
   ④ 단점
      ㉠ 피보험자의 의료기관 선택권 제한
      ㉡ 수진 남용
      ㉢ 과잉 진료, 부당 청구

(2) **현금 급여형(배상보험형, 상환형, 환불제)** 17 인천 / 15 서울
   ① 가입자가 자유 의사에 따라 의료기관을 이용하고 진료비를 지불한 후 영수증을 보험자에게 제출하여 약정한 비율의 보험 급여를 상환 받게 되는 제도이다.

② 미국의 민영 보험회사에서 흔히 사용하고 프랑스, 벨기에, 스위스에서 적용한다.
③ 장점
  ㉠ 환자가 진료비 전액을 직접 지불해야 하기 때문에 의료 남용이나 과잉 진료를 억제할 수 있다.
  ㉡ 의료기관의 진료비 청구 부담을 제거한다.
  ㉢ 피보험자의 의료기관 선택권을 보장한다.
④ 단점
  ㉠ 의료 수요자에게는 여러 가지 번거로움을 줄 뿐 아니라 진료 시 돈이 없을 경우 필요한 의료이용이 억제되는 경우가 발생한다.
  ㉡ 의료 공급체계의 합리화 촉진이 불가능하다.

### (3) 변이형(혼합형, 직접형) 16 교육청
① 보험자가 의료기관을 직접 소유하거나 계약하여 가입자들에게 포괄적인 의료서비스를 제공함으로써 의료비를 절감하고자 하는 유형으로, 가입자들의 의료기관 선택의 기회가 없으며 의료서비스의 제공이 최소화되는 경향이 있을 수 있다.
② 남미 국가, 미국의 HMO, 독일의 총괄계약제, 부산 청십자 의원, 건강보험공단 일산병원
③ 장점
  ㉠ 진료비 심사가 필요 없다.
  ㉡ 행정 절차가 간편하다.
④ 단점
  ㉠ 의료인과 보험자 간 갈등이 발생한다.
  ㉡ 피보험자의 의료기관 선택권이 제한된다.
  ㉢ 의료서비스 제공량이 최소화된다.

### (4) 의료생활 협동조합
① 지역사회의 지역주민들이 그들의 건강, 의료문제를 다루고자 조직한 주민의 자발적인 협동조직이다. 우리나라에서는 1990년대에 들어서 안성, 인천, 안산 등을 시작으로 의료 생협이 활동하기 시작했는데, 의료와 건강에 관련된 문제를 조합원들이 개선하고 해결해 나가고자 만들었다.
② 대부분 의료 생협은 지역주민이 조합원으로 참여하고 의료인과 함께 협동하여 직접 의료기관을 개설하고 운영하고 이용하게 된다. 또한 치료뿐 아니라 보건과 예방을 중시하여 조합원과 지역주민 스스로가 건강을 지켜나갈 수 있는 여러 가지 건강 강좌, 체조 교실, 등산 모임 등의 건강 프로그램을 진행하고 있다.
③ 청십자 운동(최초의 민간 의료보험조합 운동) : 1975년 부산지역 교회와 지역주민, 장기려 박사를 위시로 한 의료인에 의하여 시작하였으며, 의료보험 실시 전 지역주민들의 과중한 의료비 부담을 덜기 위하여 최초로 민간 의료보험 조합을 결성하여 조합직영 병원으로 청십자 병원을 운영하였다.

### (5) 의료저축제도(MSA)
① 가입자가 부담하는 보험료 일부를 개인별 의료저축 계좌에 적립하고 별도로 정하는 진료비를 이 계좌에서 지급하는 제도로써, 적립액이 일정액을 넘을 경우 개인이 타 용도로 사용할 수 있는 제도로, 싱가포르에서 사용하고 있다.

② 소액 의료비는 소득의 일정 비율을 매월 저축한 의료저축 계좌에서 지불하는 대신, 드물게 발생하는 거액의 중질병에 대해서는 부과방식의 사회보험 계좌를 활용함으로써 건강보험의 실질적인 소득재분배 기능을 높이자는 것이다.

③ 의의
  ㉠ 시장경제 원리에 기초한 제도로 국가의 무보조금 방식이다. 즉, 국민 개개인은 각자가 쓰는 비용을 스스로 부담하게 된다. 다만, 가족구성원 중 다른 사람의 것을 이전받아 쓸 수는 있다.
  ㉡ 각 연령 세대는 당대의 지출을 후손으로 미루지 않고 자체적으로 해결하게 된다.
  ㉢ 정부는 인구집단 간 소득 이전을 최소화한다.

## 4 본인일부 부담제 17 부산·경북 보건연구사·대전 / 16 경남보건연구사·서울보건연구사·보건복지부7급·경기 전북

### (1) 본인부담 정률제 17 교육청
① 제3자 지불단체가 의료비의 일정 비율을 지불해 주고 본인이 나머지를 부담하는 제도이다.
② 장점
  ㉠ 환자의 비용 의식을 높임으로써 의료서비스 이용을 억제한다.
  ㉡ 의료서비스의 가격이 상대적으로 저렴한 의료기관을 선택하도록 환자에게 유인을 제공할 것이다.
③ 단점
  ㉠ 의료서비스 이용의 접근도를 제한할 수 있다.
  ㉡ 본인부담 부분에 대한 급여를 제공하는 추가적인 보험(민간보험)을 구매하고자 하는 현상이 발생할 수 있다.

### (2) 소액 정액제 25 지방직
① 정액 부담제
  ㉠ 의료이용 내용과 관계없이 이용하는 의료서비스 건당 일정액만 소비자가 부담하고 나머지는 보험자가 부담하는 제도이다.
  ㉡ 소액의 의료서비스를 과다하게 이용하는 것을 억제하는 데 효과가 있다.
② 정액 수혜제
  ㉠ 정액제와 정반대로, 이용하는 의료서비스 건당 일정액만을 보험자가 부담하고 나머지는 환자가 지불하는 제도이다.
  ㉡ 장점 : 보험자가 일정액만을 부담하기 때문에 수요억제 효과가 클 것이다.
  ㉢ 단점 : 보험자의 부담액이 적을 경우 환자의 부담이 클 것이며, 의료서비스에 대한 접근성을 떨어뜨릴 것이다.

### (3) 비용 공제제 20 인천 / 17 교육청 / 16 서울
① 의료비가 일정 수준에 이르기까지는 전혀 보험급여를 해 주지 않는 방법으로, 일정액까지는 피보험자가 비용을 지불하고 그 이상의 비용만 보험 급여로 인정하는 것이다.

② 장점
ㄱ. 환자의 비용 의식을 높임으로써 의료서비스 이용을 억제한다.
ㄴ. 저렴한 대체 서비스 이용을 유도할 수 있다.
ㄷ. 소액진료비의 건강보험 청구 및 진료비 지불에 따른 관리 비용을 줄일 수 있다. 그 결과 증가하는 의료비를 억제할 수 있다.
③ 단점 : 소득 수준에 관계없이 일괄적으로 시행할 경우 저소득층의 의료 이용을 제한할 수 있다.

(4) 급여 상한제
① 일정 수준을 초과하는 보험진료비에 대해서는 보험 급여를 해 주지 않는 제도로, 이와 비슷하게 급여 기간 상한선을 정해 의료비 억제를 유도하기도 한다.
② 장점 : 의료서비스가 고액이면서 치료의 효과가 불분명한 서비스일 경우에는 수요를 억제시키는 데 효과가 있다.
③ 단점 : 설정된 최고액을 넘어서는 서비스에 대해서는 보험 급여를 제공하지 않기 때문에 고액이면서도 필요한 서비스에 대한 접근성을 제한할 가능성이 있다.

(5) **혼합제** : 공제제와 정액제를 병용하여 본인부담액을 결정하는 제도이다.

## 5 진료비 보상제도

**CHECK POINT** 바람직한 진료비 지불방법의 조건(Glasser)

1. 가능한 한 자원소모량을 정확하게 반영할 수 있어야 한다.
2. 기술발전을 저해하지는 않아야 한다.
3. 불필요한 비용지출의 가능성을 최소화할 수 있어야 한다.
4. 서비스의 질적 수준을 유지할 수 있어야 한다.

(1) **행위별 수가제(FFS ; Free for Service)** 25 지방직 / 22 서울·지방직 / 20 인천·경기7급 / 17 보건복지부7급·대구·전남의료기술직 / 16 서울보건연구사·경기의료기술직·울산 / 15 보건복지부7급
① 의사의 진료행위마다 일정한 값을 정하여 진료비를 결정하는 것으로 가장 흔한 지불방법이다.
② 장점 : 의사의 재량권이 커지고, 양질의 서비스를 충분히 제공할 수 있다.
③ 단점
ㄱ. 과잉 진료, 의료 남용의 우려
ㄴ. 의료비 상승 우려
ㄷ. 행정적으로 복잡
ㄹ. 의료인, 보험자 간의 마찰 요인
ㅁ. 보건의료 수준과 자원이 지역적·사회계층적으로 불균등 분포
④ 한국, 일본, 미국의 개업 의사

(2) **봉급제(Salary)**
　① 의사의 근무 경력, 기술 수준, 근무하는 의료기관 및 직책에 따른 보수 규정을 정하고 그 규정에 따라 일정 기간에 1회씩 월급을 지급하는 방법이다.
　② 사회주의나 공산주의 국가에서 채택한다.
　③ 장점
　　㉠ 의사의 수입이 안정되고, 불필요한 경쟁을 억제할 수 있다.
　　㉡ 질병의 예방에 관심을 가지며 의료 남용이 감소한다.
　　㉢ 수속 및 행정 관리가 간편하다.
　④ 단점 : 진료의 형식화·관료화, 서비스의 최소화·규격화가 우려된다.
　⑤ 종류 : 단순 봉급제, 성과급제

(3) **인두제(Capitation)** 17 전남의료기술직 / 16 경북의료기술직·경북·경기 의료기술직
　① 의사에게 등록된 환자 또는 사람 수에 따라서 진료비가 지불되는 방법이다.
　② 영국에서 적용한다.
　③ 장점
　　㉠ 진료의 계속성이 증대되어 비용이 상대적으로 저렴하며 예방에 치중하게 된다.
　　㉡ 행정적 업무 절차가 간편하다.
　④ 단점
　　㉠ 환자의 선택권이 제한된다.
　　㉡ 서비스 양을 최소화하는 경향이 있다.
　　㉢ 환자 후송이나 의뢰가 증가한다.

(4) **포괄 수가제(DRG-PPS)**
23 지방직 / 22 서울·지방직 / 17 전남의료기술직 / 16 전남·경남·교육청·경기의료기술직 / 15 경기·제주·인천
　① 환자 1인당 또는 환자 요양일수별로 혹은 질병별로 보수 단가를 설정하여 보상하는 방법이다.
　② 외래는 방문빈도별로 설정하고, 입원은 질병별로 규정된 보수를 지불한다.
　③ DRG(Diagnosis Related Group, 진단명 기준 환자군)에 대한 포괄 수가를 정한 후 DRG 종류 및 수량에 따라 보험진료비를 총량적으로 지급하는 제도이다.
　④ 미국의 Medicare, 병원진료비에 적용하는 DRG-PPS 방식
　⑤ 장점
　　㉠ 경제적인 진료 수행을 유도한다.
　　㉡ 의료기관의 생산성을 증대시킨다.
　　㉢ 행정적으로 간편하다.
　⑥ 단점
　　㉠ 서비스의 양이 최소화되고 서비스가 규격화된다.
　　㉡ 행정직의 진료진에 대한 간섭이 지나치다.

### CHECK POINT  포괄 수가제 적용 질환과 연혁

1. 포괄 수가제 적용 질환(4개 진료과, 7개 질병군) 16 서울보건연구사 / 15 서울
   ① 안과 : 수정체 수술(백내장 수술)
   ② 이비인후과 : 편도 및 아데노이드 수술
   ③ 일반외과 : 항문 및 항문 주위 수술(치질 수술), 서혜 및 탈장 수술, 충수돌기염 수술(맹장염 수술)
   ④ 산부인과 : 자궁 및 자궁부속기 수술(악성종양 제외), 제왕절개 분만

2. 포괄 수가제의 연혁
   ① 1977년 포괄 수가제 시범사업 실시
   ② 2002년 1월 1일 포괄 수가제 본 사업 실시
   ③ 2003년 9월 1일 포괄 수가제 대상에서 정상분만 제외
   ④ 2009년 4월 1일 신포괄 수가제 시범사업 실시
   ⑤ 2013년 7월 1일부터 모든 의료기관으로 포괄 수가제 확대 시행

### CHECK POINT  신포괄 수가제

1. 도입 배경 : 행위별 수가제와 포괄 수가제의 단점을 보완하면서, 장점을 강화하기 위해 2009년 신포괄 수가제 시범사업 도입
   1977년 행위별 수가제 도입(과잉 진료 발생) → 1997년 포괄 수가제 도입(과소 진료 우려) → 2009년 신포괄 수가제 시범 도입(적정 진료 유도)

2. 7개 질병군 포괄 수가 및 신포괄 수가제 비교

| 구분 | 7개 질병군 포괄 수가 | 신포괄 수가 |
| --- | --- | --- |
| 대상 환자 | 단순 외과계 입원환자 | 전체 입원환자 |
| 포괄 범위 | 전체 입원진료비<br>(일부 비급여 제외) | 의사 행위, 고가 서비스를 제외한 입원진료비 |
| 지불 범위 | 입원건강 지불 | 입원건강 지불, 일당 지불, 행위별 수가 |
| 지불 정확성 | 질병군별 지불 정확성 | 의료기관 단위 지불 정확성 |

3. 요양급여의 범위
   ① 급여 대상
      - 행위별 수가제의 요양급여 항목
      - 대상 질병군 진료에 필요한 비급여 항목
      - 초음파 영상 진단
   ② 비급여 대상
      - 미용, 성형 목적 등 기본적 비보험 항목
      - 대상 질병군 진료에 필요한 행위별 비급여 항목 일부
      - 신청 중인 신의료 기술
   ③ 전액 본인 부담
      - 이송 처치료, 가정간호 교통비, 양전자 단층 촬영

4. 정상군 포괄 수가 적용방식(입원 일수에 따라 환자 구분)
   ① 하단 열외군 : 행위별 수가 적용
   ② 정상군 : 포괄 수가 + 별도 보상 항목은 행위별 수가 작용

③ 상단열 외군
- 정상군까지는 포괄 수가 + 행위별 수가 적용
- 정상군 초과기간부터는 행위별 수가 적용

5. 신포괄 수가 적용 방식
신포괄 요양급여 비용 = 포괄 수가 + 비포괄 수가(행위별 수가) + 가산 수가
① 가산 수가 : 포괄 수가 × 기관당 가산율
② 포괄 수가 : 기준 점수 × 점수당 단가 × 조정 계수
　　예 입원료, 검사료, 투약료, 주사료, 마취료
③ 비포괄 수가(행위별 수가) : 입원료(중환자실, 격리실, 응급의료 관리료 등), 수술 처치료, MRI PET 방사선 치료, 내시경 검사료, 마취 초빙료

(5) **총괄 계약제(Negotiation System)** 17 대구·인천·제주·경기 / 16 경남 / 15 서울
① 지불 측과 진료 측이 미리 진료보수 총액을 정하는 계약을 체결하고, 진료 측의 단체는 그 총액의 범위 내에서 진료를 담당하고 지불자는 진료비에 구애받지 않고 보건의료서비스를 이용하는 제도이다.
② 독일에서 적용하고 있다.
③ 장점
　㉠ 총 의료비 억제 기능
　㉡ 의료인 단체에 의한 과잉 진료의 자율적 억제 기능
④ 단점
　㉠ 첨단 의료서비스 도입의 동기가 상실될 우려가 있다.
　㉡ 매년 진료비 계약을 둘러싼 교섭의 어려움으로 의료 공급의 혼란을 초래할 우려가 있다.
　㉢ 의료서비스의 규격화가 우려된다.

| CHECK POINT | 진료비 보상제도 |

17 전북 / 16 보건복지부7급·전북·강원·경북·경남·부산·울산·경기의료기술직 / 15 경기·제주·서울·보건복지부9급·7급

| 분류 | 방식 | 장점 | 단점 |
| --- | --- | --- | --- |
| 행위별 수가제 (Fee for Service) | • 제공된 의료서비스의 단위당 가격에 서비스의 양을 곱한 만큼 보상하는 방식<br>• 의사의 시술 내용에 따라 값을 정하며 의료를 공급하는 것<br>• 진료 행위 자체가 기준 | • 의료서비스의 양과 질의 확대<br>• 의료인의 재량권 확대(의료인의 자율 보장)<br>• 첨단 의·과학 기술의 발달 유도<br>• 전문적인 의료 수가 결정에 적합<br>• 가장 현실적이고 합리적임<br>• 원만한 의사-환자 관계 유지 | • 의사의 수입과 행위가 직결되어 과잉 진료·의료 남용 우려<br>• 의료비 지급에서는 과잉 진료를 막기 위해 심사, 감사 또는 기타 방법을 동원하게 되어 행정적으로 복합적인 문제 발생<br>• 의료인과 보험자 간에 갈등요인을 소지하고 있음<br>• 예방보다는 치료에 치중<br>• 기술지상주의 팽배 가능성<br>• 상급병원 후송 기피 |

| | | | |
|---|---|---|---|
| 봉급제<br>(Salary) | 제공된 서비스의 양이나 사람 수에 관계없이 일정 기간에 따라 보상하는 방식 | • 의사의 수입이 안정되고, 불필요한 경쟁을 억제할 수 있음<br>• 행정관리 용이<br>• 조직 의료에 적합 | • 진료 형식화, 관료화 우려<br>• 과소 서비스 공급<br>• 낮은 생산성<br>• 의료인의 자율성 저하 |
| 인두제<br>(Capitation)<br>17 서울·부산 | 등록된 환자 또는 주민 수에 따라 일정액을 보상받는 방식 | • 진료의 계속성이 증대되어 비용이 상대적으로 저렴<br>• 예방에 보다 많은 관심<br>• 행정적 업무 절차 간편<br>• 의료 남용을 줄일 수 있음<br>• 의료인 수입의 평준화 유도 | • 환자의 선택권이 제한<br>• 서비스양을 최소화하는 경향<br>• 환자 후송, 의뢰 증가 경향<br>• 고위험, 고비용 환자 기피<br>• 고도의 전문의에게 적용 곤란<br>• 과소 치료 경향 |
| 포괄 수가제<br>(Case Payment : DRG-PPS)<br>17 서울 | 환자 1인당 또는 환자 요양일수 별로 혹은 질병별로 보수 단가를 설정하여 보상하는 방식 | • 경제적인 진료수행 유도<br>• 병원업무의 표준화(진료 표준화)<br>• 예산통제 가능성 큼<br>• 부분적으로 적용 가능 | • 서비스가 최소화되는 경향<br>• 서비스가 규격화되는 경향<br>• 의료행위에 대한 자율성 감소<br>• 합병증 발생 시 적용 곤란<br>• 과소 진료의 우려<br>• 신규 의학기술에 적용 곤란 |
| 총괄 계약제<br>(Negotiation System) | • 지불자 측과 진료자 측이 진료보수 총액의 계약을 사전에 체결하는 방식<br>• 주로 독일에서 시행 | 총 진료비의 억제가 가능하며, 과잉 진료에 대한 자율적 억제 가능 | 매년 진료비 계약을 둘러싼 교섭의 어려움으로 의료제공의 혼란을 초래할 우려가 있으며, 새로운 기술의 도입이 지연됨 |

> **CHECK POINT** 상대가치 수가제
>
> 미국의 하버드대학에서 고안된 투입 자원에 근거한 행위별 수가제 수가 산정 모형인 자원기준 상대가치 체계를 우리나라 사정에 맞도록 재고안한 것으로 의료행위를 분류할 때 의료서비스의 난이도를 고려하여 상대가치에 그 환산지수를 곱하여 수가를 산정하는 방식이다.
> 1. 업무량 시간은 의료행위를 수행하는 데 실제로 소요되는 시간이다.
> 2. 업무량 강도는 육체적 노력 및 의료적 기술, 정신적 노력, 스트레스의 세 가지 요소이다.

> **CHECK POINT** 굴신제 15 보건복지부 / 14 인천보건연구사
>
> 의료보험제도가 없던 시절에는 의료기관이나 의사들 사이에서 "관행 수가"라는 것이 있어 대체로 일정한 범위 안에서 진료비가 정해졌다고 한다. 또한 굴신제(Sliding Scale)라고 하여 환자를 진료한 의사들이 환자의 경제적 형편을 판단하여 가난한 사람에게는 진료비를 받지 않거나 크게 할인해주고, 상대적으로 부유한 사람들에게는 관행 수가 대로 받는 식의 관행적 제도가 있었다고 한다.

| CHECK POINT | **지불 단위와 위험 부담** 17 충남보건연구사

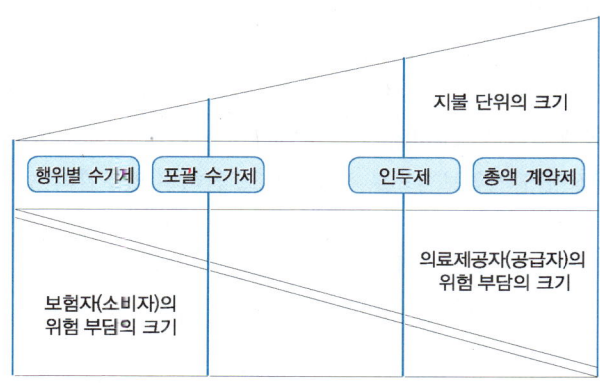

[진료비 지불 단위의 크기]

출처 : 대한예방의학회, 「예방의학과 공중보건학」, 계축문화사, 2015, p.805

1. 행위별 수가제 이하에서 의료 제공자는 제공한 모든 의료서비스에 대해서 지불을 받지만, 총액 계약제로 갈수록 의료서비스에 대한 보상 급액은 의료서비스 제공량과는 무관하게 된다. 즉, 지불 단위가 커질수록 실제 발생한 의료서비스 제공량과는 무관하게 지불이 이루어질 수 있다.
   ① 행위별 수가제 : 위험 부담은 보험자(소비자)가 전적으로 지게 된다.
   ② 포괄 수가제, 인두제 : 위험 부담은 보험자(소비자)와 공급자가 함께 지게 된다.
   ③ 총액 계약제 : 위험 부담은 의료 제공자가 전적으로 지게 된다.
2. 인두제에서는 등록자별로 일정액이 보상되지만, 관리하는 등록자 수가 늘어나면 보상액이 증가한다. 하지만 총액 계약제는 환자 수가 증가하거나 등록환자 수가 늘어나더라도 일정 금액 밖에 보상을 받지 못한다.
3. 향후 발생할 수 있는 환자 수의 증가나 진료 빈도의 증가에 더해서 행위별 수가제는 전적으로 보험자가 모든 위험을 부담하게 되지만, 총액 계약제 하에서는 의료제공자가 모든 위험을 부담해야 한다.

## 6 건강보험의 조합제와 통합제

### (1) 조합주의

① 보험대상자를 소득의 형태나 소득 파악률 등에 따라 집단별로 분류하여 각기 다른 건강보험 조합을 구성하여 관리·운영하는 방식을 말한다. 통상적으로 임금 소득자와 비임금 소득자로 구분하여 각각 조합을 설립하여 운영하며, 보험 재정도 독립채산제에 의하여 조합별로 분리·운영하고 있다.

② 장점
   ㉠ 전체적 관점에서 부담의 형평을 기할 수 있다.
   ㉡ 조합원이 직접 조합 운영에 참여할 수 있는 가능성이 있다.
   ㉢ 조합 단위의 효과적인 보험재정 관리의 이점(높은 징수율)이 있다.
   ㉣ 조합별로 고유 상황에 맞추어 적절히 사업을 전개할 수 있다.
   ㉤ 조합 간 선의의 상호 경쟁도 가능하다.
   ㉥ 건강보험 분쟁(노사분규 등) 발생 시 분쟁의 극소화를 기할 수 있다.

③ 단점
    ㉠ 조합 간 재정 격차 문제가 발생한다.
    ㉡ 관리 운영비가 많아진다.
    ㉢ 피보험자의 자격 관리가 어렵다.
    ㉣ 조합 간 보험재정 성격, 도시와 농어촌 지역보험 간의 부담능력 차이가 존재한다.
    ㉤ 고령자와 퇴직자가 지역보험으로 흡수됨으로 인해 지역조합의 보험급여비 지출이 증가하여 조합 간 재정 상태가 다를 수 있다.
    ㉥ 재정 격차로 인한 급여 수준에 차등이 발생할 우려가 있다.
    ㉦ 이사 등으로 소속 조합이 변경될 경우 조합원의 자격 관리가 어렵다.

### (2) 통합주의
① 개념 : 보험 대상자를 한데 묶어 건강보험을 하나의 조직체(공단)로 관리·운영하는 방식을 말한다.
② 장점
    ㉠ 위험분산 기능이 크다.
    ㉡ 관리운영비를 절감할 수 있다.
    ㉢ 급여수준의 형평성을 기할 수 있다.
    ㉣ 통합 관리함으로써 피보험자의 자격 관리가 쉽다.
    ㉤ 연금 등 여타 사회보장제도와 연계 가능성이 크다.
③ 단점
    ㉠ 형평성 있는 보험료 부과체계를 마련하기 어렵기 때문에 부담의 불형평성을 초래할 가능성이 있다.
    ㉡ 보험료의 조정 및 징수에도 문제가 생길 소지가 있다.
    ㉢ 정부의 개입과 책임 증대로 정부의 재정 부담이 늘어날 가능성이 있다.
    ㉣ 전국적 단위의 건강보험 분쟁이 일어날 위험이 있다.
    ㉤ 관리운영비의 감소에 대해서도 인력 감축이 예상처럼 용이하지 않으며, 실질적인 관리 운영비 감소를 이루기에는 난관이 많다.

## 04 우리나라의 건강보험제도

### 1 우리나라 건강보험제도의 특성과 역사

#### (1) 우리나라 건강보험제도의 특성
① 모든 국민을 보험법에 근거하여 강제로 가입시킴으로써 가입과 탈퇴의 자유선택권이 없다.
② 보험료는 경제적인 능력에 비례하여 부과하는 반면에, 보험급여는 모든 국민에게 동일하게 주어지도록 형평성을 유지하고 있다.
③ 보험료 부과방식은 근로소득자와 자영업자로 이원화되어 있다.
④ 모든 의료기관을 건강보험 요양기관으로 강제 지정하여 국민들의 의료에의 접근을 쉽게 하고 있다.

⑤ 진료 보수의 경우 행위별 수가제도를 적용하며, 제3자 지불 방식으로 운용하고 있다.
⑥ 단기 보험(1회계연도 기준의 보험료 계산)이다. 16 서울
⑦ 예방보다 치료 중심의 급여제도이다.
⑧ 단일 보험자체계(통합주의)이다. ↔ 조합주의
⑨ 보건의료제도의 특징
  ㉠ 의료공급 방식 : 민간 주도형
  ㉡ 의료비 부담 방식 : 혼합형(가계, 사용자, 정부 등 제3자 지불 방식)
  ㉢ 관리통제 방식 : 자유방임형
  ㉣ 사회보장 형태 : NHI(사회보험 방식)
⑩ 전통 의료와 현대 의료와의 상호 관계 : 병존형

| CHECK POINT | 전통 의료와 현대 의료 관계(WHO)

1. 통합형 : 의학과 전통 의학이 완전히 통합된 형태  예 중국, 북한, 베트남
2. 병존형(내포형) : 각기 독립적인 제도적 기반이 있으며, 병존하여 제도적으로 인정하나 학술적인 교류가 이루어지지 않은 상태  예 한국, 인도, 파키스탄
3. 용인형 : 의술은 용인되나 제도적인 관점에서 전통 의학이 용인되지 않은 형태
    예 일본, 영국, 독일, 홍콩, 싱가포르
4. 배타형 : 전통 의학이 의술로나 제도적으로나 전혀 인정되지 않은 형태  예 프랑스, 벨기에

## (2) 우리나라 건강보험의 역사
20 경기7급 / 17 경북보건연구사·울산·광주 / 16 대구 / 15 경기9급·경기7급·보건복지부7급

| 연도 | 구분 | 내용 |
|---|---|---|
| 1963.11. | 사회보장에 관한 법률 | |
| 1963.12. | 의료보험 제정 | 임의적용 방식으로 사회 여건에도 맞지 않아 유명무실하였음 |
| 1977.7. | 전문 개정 | 500인 이상 사업장 근로자와 공업단지 근로자 강제 적용 |
| 1979.1. | 전문 개정 | 공·교 의료보험 실시 |
| 1987. | | 한방 의료보험 |
| 1988. | | 농어촌 지역 의료보험제도 실시 |
| 1989. | 전 국민 의료보험 실시 | 약국 의료보험 전면 실시<br>도시지역 의료보험 실시로 전 국민 의료보험 실시(직장 의료보험, 공무원 및 사립학교 교원 의료보험, 지역 의료보험으로 운영) |
| 1998.10. | 국민의료보험법 시행 | 공무원 및 사립학교 교직원 의료보험과 227개 지역의료보험 통합 (1차 의료보험 조직 통합) |
| 2000.7. | 국민건강보험법 시행 | 의약분업 시행, 공단 및 139개 직장조합의 통합(2차 의료보험 조직 통합)으로 국민건강보험공단 및 건강보험 심사평가원 업무 개시 |
| 2001.1. | | 행위별 상대가치 수가체계 및 수가 계약제 시행 |
| 2002.1. | 국민건강보험 재정 건전화 특별법 | |

| 2003. | | 직장가입자와 지역가입자의 재정 통합(3차 의료보험 조직 통합) |
|---|---|---|
| 2008.7. | 노인장기요양보험 시행 | 노인 장기요양문제를 정부와 사회가 공동으로 부담 |
| 2011.1. | | 사회보험 통합 징수 |

> **CHECK POINT** 국민건강보험법 16 보건복지부7급 / 13 경기(공중) / 12 서울
>
> 1. 목적(제1조) 이 법은 국민의 질병·부상에 대한 예방·진단·치료·재활과 출산·사망 및 건강 증진에 대하여 보험급여를 실시함으로써 국민보건 향상과 사회보장 증진에 이바지함을 목적으로 한다.
> 2. 건강보험정책심의위원회(제4조)
>    ① 건강보험정책에 관한 다음 각 호의 사항을 심의·의결하기 위하여 보건복지부장관 소속으로 건강보험정책심의위원회(이하 "심의위원회"라 한다)를 둔다.
>       1. 제3조의2 제1항 및 제3항에 따른 종합계획 및 시행계획에 관한 사항(심의에 한정한다)
>       2. 제41조 제3항에 따른 요양급여의 기준
>       3. 제45조 제3항 및 제46조에 따른 요양급여비용에 관한 사항
>       4. 제73조 제1항에 따른 직장가입자의 보험료율
>       5. 제73조 제3항에 따른 지역가입자의 보험료부과점수당 금액
>       6. 그 밖에 건강보험에 관한 주요 사항으로서 대통령령으로 정하는 사항
>    ② 심의위원회는 위원장 1명과 부위원장 1명을 포함하여 25명의 위원으로 구성한다.
>    ③ 심의위원회의 위원장은 보건복지부차관이 되고, 부위원장은 제4항 제4호의 위원 중에서 위원장이 지명하는 사람이 된다.
>    ④ 심의위원회의 위원은 다음 각 호에 해당하는 사람을 보건복지부장관이 임명 또는 위촉한다.
>       1. 근로자단체 및 사용자단체가 추천하는 각 2명
>       2. 시민단체(「비영리민간단체지원법」 제2조에 따른 비영리민간단체를 말한다. 이하 같다), 소비자단체, 농어업인단체 및 자영업자단체가 추천하는 각 1명
>       3. 의료계를 대표하는 단체 및 약업계를 대표하는 단체가 추천하는 8명
>       4. 다음 각 목에 해당하는 8명
>          가. 대통령령으로 정하는 중앙행정기관 소속 공무원 2명
>          나. 국민건강보험공단의 이사장 및 건강보험심사평가원의 원장이 추천하는 각 1명
>          다. 건강보험에 관한 학식과 경험이 풍부한 4명
>    ⑤ 심의위원회 위원(제4항 제4호 가목에 따른 위원은 제외한다)의 임기는 3년으로 한다. 다만, 위원의 사임 등으로 새로 위촉된 위원의 임기는 전임위원 임기의 남은 기간으로 한다.
>    ⑥ 심의위원회의 운영 등에 필요한 사항은 대통령령으로 정한다.

## 2 가입자

(1) 건강보험 적용 대상(국민건강보험법 제5조)
   ① 국내에 거주하는 국민은 이 법에 의한 건강보험의 가입자 또는 피부양자가 된다.
   ② 예외 : 의료급여 수급권자와 유공자 등 의료보호 대상자
   ③ 예외 적용 대상자 중 건강보험의 가입자 또는 피부양자가 될 수 있는 경우
      ㉠ 유공자 등 의료보호 대상자 중 건강보험의 적용을 보험자에게 신청한 사람

ⓒ 건강보험을 적용받고 있던 사람이 유공자 등 의료보호 대상자도 되었으나 건강보험의 적용배제 신청을 보험자에게 하지 않은 사람

### (2) 가입자의 종류(동법 제6조)

① 가입자는 직장 가입자와 지역 가입자로 구분한다.
② 직장 가입자 : 모든 사업장의 근로자 및 사용자와 공무원 및 교직원
③ 직장 가입자에서 제외되는 사람
　㉠ 고용 기간이 1개월 미만인 일용 근로자
　㉡ 「병역법」에 따른 현역병(지원에 의하지 아니하고 임용된 하사를 포함한다), 전환 복무된 사람 및 군간부 후보생
　㉢ 선거에 당선되어 취임하는 공무원으로서 매월 보수 또는 이에 준하는 급료를 받지 아니하는 사람
　㉣ 그 밖에 사업장의 특성, 고용 형태 및 사업의 종류 등을 고려하여 대통령령으로 정하는 사업장의 근로자 및 사용자(대통령령으로 정하는 절차에 따라 직장 가입자가 되거나 탈퇴할 수 있다)와 공무원 및 교직원(동법 시행령 제9조 참조)

> **CHECK POINT** 직장 가입자에서 제외되는 사람(동법 시행령 제9조)
>
> 법 제6조 제2항 제4호에서 "대통령령으로 정하는 사업장의 근로자 및 사용자와 공무원 및 교직원"이란 다음의 어느 하나에 해당하는 사람을 말한다.
> 1. 비상근 근로자 또는 1개월 동안의 소정(所定) 근로시간이 60시간 미만인 단시간 근로자
> 2. 비상근 교직원 또는 1개월 동안의 소정 근로시간이 60시간 미만인 시간제 공무원 및 교직원
> 3. 소재지가 일정하지 아니한 사업장의 근로자 및 사용자
> 4. 근로자가 없거나 1.에 해당하는 근로자만을 고용하고 있는 사업장의 사업주

④ 지역 가입자 : 직장 가입자와 그 피부양자를 제외한 가입자

### (3) 피보험자의 자격취득 시기(동법 제8조)

① 가입자는 국내에 거주하게 된 날에 직장 가입자 또는 지역 가입자의 자격을 얻는다.
② 예외 : 다음 어느 하나에 해당하는 자는 그 해당되는 날에 각각 자격을 얻는다.
　㉠ 수급권자이었던 사람은 그 대상자에서 제외된 날
　㉡ 직장 가입자의 피부양자이었던 사람은 그 자격을 잃은 날
　㉢ 유공자 등 의료보호 대상자이었던 사람은 그 대상자에서 제외된 날
　㉣ 유공자 등 의료보호 대상자 중 건강보험의 적용을 보험자에게 신청한 사람은 그 신청한 날
③ ①에 따라 자격을 얻은 경우 그 직장 가입자의 사용자 및 지역 가입자의 세대주는 그 명세를 자격을 취득한 날부터 14일 이내에 보험자에게 신고하여야 한다.

### (4) 피보험자의 자격상실 시기(동법 제10조)

① 가입자는 다음 어느 하나에 해당하게 된 날에 그 자격을 잃는다.
　㉠ 사망한 날의 다음 날
　㉡ 국적을 잃은 날의 다음 날

ⓒ 국내에 거주하지 아니하게 된 날의 다음 날 **19 서울의료기술직**
ⓔ 직장 가입자의 피부양자가 된 날
ⓜ 수급권자가 된 날
ⓗ 건강보험을 적용받고 있던 사람이 유공자 등 의료보호 대상자가 되어 건강보험의 적용 배제신청을 한 날

② ①에 따라 자격을 잃은 경우 직장 가입자의 사용자와 지역 가입자의 세대주는 그 명세를 자격을 잃은 날부터 14일 이내에 보험자에게 신고하여야 한다.

### (5) 피부양자(동법 제5조 제2항) **16 광주의료기술직**

① 피부양자는 다음의 하나에 해당하는 사람 중 직장 가입자에게 주로 생계를 의존하는 사람으로서 소득 및 재산이 보건복지부령으로 정하는 기준 이하에 해당하는 사람을 말한다.
  ㉠ 직장 가입자의 배우자
  ㉡ 직장 가입자의 직계 존속(배우자의 직계 존속 포함)
    예 부모, 장인·장모, 시부모 등
  ㉢ 직장 가입자의 직계 비속(배우자의 직계 비속 포함) 및 그 배우자
    예 자녀, 손자, 손녀, 며느리, 사위 등
  ㉣ 직장 가입자의 형제·자매

② 피부양자 자격의 인정 기준, 취득·상실 시기 등은 보건복지부령으로 정한다.

③ 피부양자 자격 취득일(동법 시행규칙 제2조 제2항)
  ㉠ 신생아의 경우 : 출생한 날
  ㉡ 직장 가입자의 자격 취득일 또는 가입자의 자격 변동일로부터 90일 이내에 피부양자의 자격 취득 신고를 한 경우 : 직장 가입자의 자격 취득일 또는 해당 가입자의 자격 변동일
  ㉢ 직장 가입자의 자격 취득일 또는 가입자의 자격 변동일로부터 90일을 넘겨 피부양자의 자격 취득 신고를 한 경우 : 국민건강보험공단(이하 "공단"이라 한다)에 피부양자 자격(취득·상실) 신고서를 제출한 날. 다만, 천재지변, 질병·사고 등 공단이 정하는 본인의 책임이 없는 부득이한 사유로 90일을 넘겨 피부양자 자격 취득 신고를 한 경우에는 직장 가입자의 자격 취득일 또는 가입자의 자격 변동일

④ 피부양자 자격 상실일(동법 시행규칙 제2조 제3항)
  ㉠ 사망한 날의 다음 날
  ㉡ 대한민국의 국적을 잃은 날의 다음 날
  ㉢ 국내에 거주하지 아니하게 된 날의 다음 날
  ㉣ 직장 가입자가 자격을 상실한 날
  ㉤ 법 제5조 제1항 제1호에 따른 수급권자가 된 날
  ㉥ 법 제5조 제1항 제2호에 따른 유공자 등 의료보호 대상자인 피부양자가 공단에 건강보험의 적용배제 신청을 한 날의 다음 날
  ㉦ 직장 가입자 또는 다른 직장 가입자의 피부양자 자격을 취득한 경우에는 그 자격을 취득한 날
  ㉧ 피부양자 자격을 취득한 사람이 본인의 신고에 따라 피부양자 자격상실 신고를 한 경우에는 신고한 날의 다음 날

ⓩ 피부양자 자격 요건을 충족하지 아니하는 경우에는 공단이 그 요건을 충족하지 아니한다고 확인한 날의 다음 날
ⓒ ⓩ에도 불구하고 「국민건강보험법 시행령」 제41조의2 제3항에 따라 영 제41조 제1항 제3호 및 제4호의 소득의 발생 사실과 그 금액을 신고하여 공단이 제1항 제2호에 따른 소득요건을 충족하지 않는다고 확인한 경우에는 그 사업소득등이 발생한 날이 속하는 달의 다음 달 말일
㋥ ⓩ에도 불구하고 영 제41조의2 제3항에 따라 사업소득등의 발생 사실과 그 금액을 신고하지 않았으나 공단이 제1항 제2호에 따른 소득요건을 충족하지 않음을 확인한 경우에는 그 사업소득등이 발생한 날이 속하는 달의 말일
㋾ ⓩ부터 ㋥까지의 규정에도 불구하고 거짓이나 그 밖의 부정한 방법으로 영 제41조의 제1항에 따른 소득월액의 조정 신청 또는 이 규칙에 따른 피부양자 자격 취득 신고를 하여 피부양자 자격을 취득한 것을 공단이 확인한 경우에는 그 자격을 취득한 날

## 3 보험 급여

**(1) 급여의 종류(국민건강보험법 제41조)**

① 요양 급여 : 가입자 및 피부양자의 질병·부상·출산 등에 대하여 다음의 요양 급여를 실시한다.
　㉠ 진찰·검사
　㉡ 약제·치료 재료의 지급
　㉢ 처치·수술 및 그 밖의 치료
　㉣ 예방·재활
　㉤ 입원
　㉥ 간호
　㉦ 이송

② 건강검진(동법 제52조, 동법 시행령 제25조)
　㉠ 공단은 가입자와 피부양자에 대하여 질병의 조기 발견과 그에 따른 요양 급여를 하기 위하여 2년마다 1회 이상 건강검진을 실시한다.
　㉡ 목적 : 국민의료비 절감
　㉢ 일반 건강검진 대상자 : 직장 가입자, 세대주인 지역 가입자, 20세 이상인 지역 가입자 및 20세 이상인 피부양자

**[일반 건강검진 사업]**

| 검사 항목 | 대상자 |
|---|---|
| 1. 건강검진 상담료 및 행정 비용<br>　• 문진과 진찰 및 상담<br>　• 키, 몸무게, 비만도, 허리둘레<br>　• 혈압 측정<br>　• 시력, 청력 측정<br>　• 장애인 안전·편의 관리 | • 일반 건강검진 대상자<br>• 중증장애인 대상자(1~3급) |
| 2. 흉부방사선 촬영 | • 일반 건강검진 대상자 |
| 3. 요검사(요단백) | • 일반 건강검진 대상자 |

| | |
|---|---|
| 4. 혈액 검사<br>• 혈색소<br>• 공복 혈당<br>• 총콜레스테롤<br>• HDL콜레스테롤<br>• 트리글리세라이드<br>• LDL 콜레스테롤<br>• AST(SGOT)<br>• ALT(SGPT)<br>• 감마 지티피($\gamma$-GTP)<br>• 혈청 크레아티닌 검사<br>• 신사구체 여과율(e-GFR) | • 일반 건강검진 대상자<br>  - 단, 콜레스테롤(4종) 검사는 남성 만 24세 이상, 여성 만 40세 이상에 대하여 4년마다 |
| 5. 간염 검사<br>• B형간염 표면항원·항체 | • 일반 건강검진 대상자<br>  - 만 40세<br>  - B형간염 표면항원 양성자 또는 자동, 피동 면역으로 인한 항체 형성자는 제외 |
| 6. 골밀도 검사 | • 일반 건강검진 대상자<br>  - 만 54, 66세 중 여성 |
| 7. 인지기능 장애<br>• KDSQ-C 검사 및 상담 | • 일반 건강검진 대상자<br>  - 만 66세 이상(2년마다) |
| 8. 생활습관 평가 | • 일반 건강검진 대상자 - 만 40, 50, 60, 70세 |
| 9. 정신건강 검사<br>• PHQ-9 검사 및 상담 | • 일반 건강검진 대상자<br>  - 만 20, 30, 40, 50, 60, 70세 |
| 10. 노인 신체기능 검사(낙상 검사)<br>  - 하지 기능, 평형성 | • 일반 건강검진 대상자<br>  - 만 66, 70, 80세 |
| 11. 구강 검진 | • 일반 건강검진 대상자<br>• 만 40세(치면 세균막 검사) |

[의료급여 생애전환기 검진]

| 검사 항목 | 대상자 |
|---|---|
| 1. 건강검진 상담료 및 행정 비용<br>• 문진과 진찰 및 상담<br>• 키, 몸무게, 비만도, 허리 둘레<br>• 시력, 청력 측정<br>• 장애인 안전·편의 관리 | • 의료급여 생애전환기 검진 대상자<br>• 중증장애인 대상자(1~3급) |
| 2. 골밀도 검사 | • 의료급여 생애전환기 검진 대상자<br>  - 만 66세 중 여성 |
| 3. 인지기능 장애<br>• KDSQ-C 검사 및 상담 | • 의료급여 생애전환기 검진 대상자<br>  - 만 66세 이상(2년마다) |
| 4. 생활습관 평가 | • 의료급여 생애전환기 검진 대상자<br>  - 만 70세 |

| | | |
|---|---|---|
| 5. 정신건강 검사<br>• PHQ-9 검사 및 상담 | • 의료급여 생애전환기 검진 대상자<br>– 만 70세 | |
| 6. 노인 신체기능 검사(낙상 검사)<br>• 하지 기능<br>• 평형성 | • 의료급여 생애전환기 검진 대상자<br>– 만 66, 70, 80세 | |

### [영유아 건강검진]

| 차 | 검진시기 | 검진 종류 | 검진항목 |
|---|---|---|---|
| 1차 | 생후 14~35일 | 건강검진 | 문진 및 진찰, 신체계측, 건강교육 |
| 2차 | 생후 4~6개월 | 건강검진 | 문진 및 진찰, 신체계측, 건강교육 |
| 3차 | 생후 9~12개월 | 건강검진 | 문진 및 진찰, 신체계측, 발달선별검사 및 상담, 건강교육 |
| 4차 | 생후 18~24개월 | 건강검진 | 문진 및 진찰, 신체계측, 발달선별검사 및 상담, 건강교육 |
| | 생후 18~29개월 | 구강문진 | 구강문진 및 진찰, 구강보건교육 |
| 5차 | 생후 30~36개월 | 건강검진 | 문진 및 진찰, 신체계측, 발달선별검사 및 상담, 건강교육 |
| | 생후 30~41개월 | 구강문진 | 구강문진 및 진찰, 구강보건교육 |
| 6차 | 생후 42~48개월 | 건강검진 | 문진 및 진찰(귓속말 검사), 신체계측, 발달선별검사 및 상담, 건강교육 |
| | 생후 42~53개월 | 구강문진 | 구강문진 및 진찰, 구강보건교육 |
| 7차 | 생후 54~60개월 | 건강검진 | 문진 및 진찰, 신체계측, 발달선별검사 및 상담, 건강교육 |
| | 생후 54~65개월 | 구강문진 | 구강문진 및 진찰, 구강보건교육 |
| 8차 | 생후 66~71개월 | 건강검진 | 문진 및 진찰(예방접종 확인), 신체계측, 발달선별검사 및 상담, 건강교육 |

### [6대 암검진 권고 암(암관리법 시행령 [별표 1])]

22 서울·지방직 / 17 전북·전남의료기술직 / 16 울산보건연구사·보건복지부·전남·충남·서울 / 15 울산 / 12 서울7급 / 11 지방직

| 암의 종류 | 검진 주기 | 연령 기준 등 |
|---|---|---|
| 위암 | 2년 | 40세 이상의 남·여 |
| 간암 | 6개월 | 40세 이상의 남·여 중 간암 발생 고위험군 |
| 대장암 | 1년 | 50세 이상의 남·여 |
| 유방암 | 2년 | 40세 이상의 여성 |
| 자궁경부암 | 2년 | 20세 이상의 여성 |
| 폐암 | 2년 | 54세 이상 74세 이하의 남·여 중 폐암 발생 고위험군 |

[비고] 1. "간암 발생 고위험군"이란 간경변증, B형간염 항원 양성, C형간염 항체 양성, B형 또는 C형 간염 바이러스에 의한 만성 간질환 환자를 말한다.
2. "폐암 발생 고위험군"이란 30갑년[하루 평균 담배소비량(갑) × 흡연 기간(년)] 이상의 흡연력(吸煙歷)을 가진 현재 흡연자와 폐암 검진의 필요성이 높아 보건복지부장관이 정하여 고시하는 사람을 말한다.

③ **요양비(동법 제49조 제1항)** : 공단은 가입자나 피부양자가 보건복지부령으로 정하는 긴급하거나 그 밖의 부득이한 사유로 요양기관과 비슷한 기능을 하는 기관으로써 보건복지부령으로 정하는 기관(제98조 제1항에 따라 업무정지 기간 중인 요양기관을 포함한다. 이하 "준요양기관"이라 한다)에서 질병·부상·출산 등에 대하여 요양을 받거나 요양기관이 아닌 장소에서 출산한 경우에는 그 요양급여에 상당하는 금액을 보건복지부령으로 정하는 바에 따라 가입자나 피부양자에게 요양비로 지급한다.

---

**요양비(국민건강보험법 시행규칙 제23조)**

① 법 제49조 제1항에서 "보건복지부령으로 정하는 긴급하거나 그 밖의 부득이한 사유"란 다음 각 호의 어느 하나에 해당하는 경우를 말한다. 〈개정 2022.10.26.〉
  1. 요양기관을 이용할 수 없거나 요양기관이 없는 경우
  2. 만성 신부전증 환자가 의사의 요양비처방전(의사의 소견이나 처방기간 등을 적은 서류로서 보건복지부장관이 정하여 고시하는 서류를 말한다. 이하 같다)에 따라 복막관류액 또는 자동 복막투석에 사용되는 소모성 재료를 요양기관 외의 의약품 판매업소에서 구입·사용한 경우
  3. 산소 치료를 필요로 하는 환자가 의사의 산소 치료 요양비처방전에 따라 보건복지부장관이 정하여 고시하는 방법으로 산소 치료를 받는 경우
  4. 당뇨병 환자가 의사의 요양비처방전에 따라 혈당 검사 또는 인슐린 주사에 사용되는 소모성 재료나 당뇨병 관리기기를 요양기관 외의 의료기기 판매업소에서 구입·사용한 경우
  5. 신경인성 방광환자가 의사의 요양비처방전에 따라 자가 도뇨에 사용되는 소모성 재료를 요양기관 외의 의료기기 판매업소에서 구입·사용한 경우
  6. 보건복지부장관이 정하여 고시하는 질환이 있는 사람으로서 인공호흡기 또는 기침유발기를 필요로 하는 환자가 의사의 요양비처방전에 따라 인공호흡기 또는 기침유발기를 대여받아 사용하는 경우
  7. 수면 무호흡증 환자가 의사의 요양비처방전에 따라 양압기(수면 중 좁아진 기도에 지속적으로 공기를 불어넣어 기도를 확보해 주는 기구를 말한다)를 대여받아 사용하는 경우
② 법 제49조 제1항에서 "보건복지부령으로 정하는 기관(이하 "준요양기관"이라 한다)"이란 다음의 어느 하나에 해당하는 기관을 말한다. 〈개정 2021.6.30.〉
  1. 법 제42조 제1항 후단에 따라 요양기관에서 제외된 의료기관 등
  2. 만성 신부전증 환자 중 복막 투석으로 요양급여를 받고 있는 사람에게 다음 각 목의 물품을 판매하는 요양기관 외의 의약품 판매업소(나목의 경우 공단에 등록한 의약품 판매업소만 해당한다)
     가. 복막관류액
     나. 자동 복막투석에 사용되는 소모성 재료
  3. 산소 치료를 필요로 하는 환자에게 의료용 산소발생기 등으로 산소 치료 서비스를 제공하는 요양기관 외의 기관으로서 공단에 등록한 기관(해당 환자가 제공받는 경우만 해당한다)
  4. 당뇨병 환자에게 혈당 검사 또는 인슐린 주사에 사용되는 소모성 재료나 당뇨병 관리기기를 판매하는 요양기관 외의 의료기기 판매업소로서 공단에 등록한 업소
  5. 신경인성 방광환자에게 자가 도뇨에 사용되는 소모성 재료를 판매하는 요양기관 외의 의료기기 판매업소로서 공단에 등록한 업소
  6. 인공호흡기 또는 기침유발기를 필요로 하는 환자에게 이를 대여하는 요양기관 외의 기관으로서 공단에 등록한 기관
  7. 양압기를 필요로 하는 환자에게 이를 대여하는 요양기관 외의 기관으로서 공단에 등록한 기관

④ **본인부담 환급금** : 요양기관에서 건강보험 가입자 및 피부양자에게 요양급여를 실시하고 청구한 요양급여비를 건강보험 심사평가원에서 심사한 결과, 이미 납부한 환자 본인일부 부담금이 과다 납부된 것으로 확인된 경우, 요양기관에 지급할 진료비에서 과다하게 납부된 금액을 공제하여 이를 수진자나 가입자에게 반환하여야 한다.

⑤ **부가급여(동법 시행령 제23조)**
  ㉠ 법 제50조에 따른 부가급여는 임신·출산(유산 및 사산을 포함한다. 이하 같다) 진료비로 한다.
  ㉡ ㉠ 따른 임신·출산 진료비 지원 대상은 다음과 같다. 〈개정 2021.6.29.〉
    ⓐ 임신·출산한 가입자 또는 피부양자
    ⓑ 2세 미만인 가입자 또는 피부양자(이하 "2세 미만 영유아"라 한다)의 법정대리인(출산한 가입자 또는 피부양자가 사망한 경우에 한정한다)
  ㉢ 공단은 ㉡의 어느 하나에 해당하는 사람에게 다음의 구분에 따른 비용을 결제할 수 있는 임신·출산 진료비 이용권(이하 "이용권"이라 한다)을 발급할 수 있다. 〈개정 2021.6.29.〉
    ⓐ 임신·출산한 가입자 또는 피부양자의 진료에 드는 비용
    ⓑ 임신·출산한 가입자 또는 피부양자의 약제·치료재료의 구입에 드는 비용
    ⓒ 2세 미만 영유아의 진료에 드는 비용
    ⓓ 2세 미만 영유아에게 처방된 약제·치료재료의 구입에 드는 비용
  ㉣ 이용권을 발급받으려는 사람(이하 이 조에서 "신청인"이라 한다)은 보건복지부령으로 정하는 발급 신청서에 ㉡의 어느 하나에 해당한다는 사실을 확인할 수 있는 증명서를 첨부해 공단에 제출해야 한다.
  ㉤ ㉣에 따라 이용권 발급 신청을 받은 공단은 신청인이 ㉡의 어느 하나에 해당하는지를 확인한 후 신청인에게 이용권을 발급해야 한다.
  ㉥ 이용권을 사용할 수 있는 기간은 ㉤에 따라 이용권을 발급받은 날부터 다음의 구분에 따른 날까지로 한다. 〈개정 2021.6.29.〉
    ⓐ 임신·출산한 가입자 또는 피부양자 : 출산일(유산 및 사산의 경우 그 해당일)부터 2년이 되는 날
    ⓑ 2세 미만 영유아의 법정대리인 : 2세 미만 영유아의 출생일부터 2년이 되는 날
  ㉦ 이용권으로 결제할 수 있는 금액의 상한은 다음의 구분에 따른다. 다만, 보건복지부장관이 필요하다고 인정하여 고시하는 경우에는 다음의 상한을 초과하여 결제할 수 있다. 〈개정 2021.6.29.〉
    ⓐ 하나의 태아를 임신·출산한 경우 : 100만원
    ⓑ 둘 이상의 태아를 임신·출산한 경우 : 140만원
  ㉧ ㉡부터 ㉦까지에서 규정한 사항 외에 임신·출산 진료비의 지급 절차와 방법, 이용권의 발급과 사용 등에 필요한 사항은 보건복지부령으로 정한다.

> **CHECK POINT** | **부가급여(국민건강보험법 제50조)**
>
> 공단은 이 법에서 정한 요양급여 외에 대통령령으로 정하는 바에 따라 임신·출산 진료비, 장제비, 상병 수당, 그 밖의 급여를 실시할 수 있다. 17 부산 / 16 충남의료기술직·전남의료기술직

| 구분 | 내용 | 종류 | 급여방법 | 수급권자 |
|---|---|---|---|---|
| 법정 급여 | | 요양 급여 | 현물급여 | 가입자 및 피부양자 |
| | | 건강 진단 | 현물급여 | 가입자 및 20세 이상 피부양자 |
| | | 요양비 | 현금급여 | 가입자 및 피부양자 |
| | | 장애인 보장구 급여비 | 현금급여 | 등록장애인 |
| | | 본인부담 환급금 | 현금급여 | 가입자 및 피부양자 |
| | | 본인부담 보상금 23 지방직 | 현금급여 | 가입자 및 피부양자 |
| 부가 급여 | | 임신·출산 진료비 | 이용권 | 가입자 및 피부양자 |

> **CHECK POINT** 법정급여, 임의급여, 재량급여
>
> 1. 법정급여 : 법률에 의해서 급여의 지급이 의무화되어 있는 급여를 말한다.
> 2. 임의급여(부가급여) : 법률에 정한 급여 이외의 급여로, 공단은 대통령이 정하는 바에 의해 지급한다.
> 3. 재량급여 : 법률에 열거되어 있지만 그것을 지급할 필요성이 있는가에 대한 판단은 보험자의 재량에 맡겨져 있는 급여로, 등록한 장애인인 가입자 및 피부양자에게 지급되는 보장구급여가 이에 해당된다.

⑥ 선별급여(동법 제41조의4)

㉠ 요양급여를 결정함에 있어 경제성 또는 치료 효과성 등이 불확실하여 그 검증을 위하여 추가적인 근거가 필요하거나, 경제성이 낮아도 가입자와 피부양자의 건강 회복에 잠재적 이득이 있는 등 대통령령으로 정하는 경우에는 예비적인 요양급여인 선별급여로 지정하여 실시할 수 있다.

> **선별급여(시행령 제18조의4)**
> ① 법 제41조의4 제1항에 따른 선별급여(이하 "선별급여"라 한다)를 실시할 수 있는 경우는 다음 각 호와 같다.
>   1. 경제성 또는 치료 효과성 등이 불확실하여 그 검증을 위하여 추가적인 근거가 필요한 경우
>   2. 경제성이 낮아도 가입자와 피부양자의 건강 회복에 잠재적 이득이 있는 경우
>   3. 제1호 또는 제2호에 준하는 경우로서 요양급여에 대한 사회적 요구가 있거나 국민건강 증진의 강화를 위하여 보건복지부장관이 특히 필요하다고 인정하는 경우
> ② 법 제41조의4 제2항에 따른 선별급여의 적합성 평가(이하 "적합성 평가"라 한다)는 다음 각 호의 구분에 따른다.
>   1. 평가 주기 : 선별급여를 실시한 날부터 5년마다 평가할 것. 다만, 보건복지부장관은 해당 선별급여의 내용·성격 또는 효과 등을 고려하여 신속한 평가가 필요하다고 인정하는 경우에는 그 평가 주기를 달리 정할 수 있다.
>   2. 평가 항목 : 다음 각 목의 사항을 평가할 것
>       가. 치료 효과 및 치료 과정의 개선에 관한 사항
>       나. 비용 효과에 관한 사항
>       다. 다른 요양급여와의 대체 가능성에 관한 사항
>       라. 국민건강에 대한 잠재적 이득에 관한 사항
>       마. 그 밖에 가목부터 라목까지의 규정에 준하는 사항으로써 보건복지부장관이 적합성평가를 위하여 특히 필요하다고 인정하는 사항

3. 평가 방법 : 서면 평가의 방법으로 실시할 것. 다만, 보건복지부장관이 필요하다고 인정하는 경우에는 현장 조사·문헌 조사 또는 설문 조사 등의 방법을 추가하여 실시할 수 있다.
③ 보건복지부장관은 적합성 평가와 관련하여 전문적·심층적 검토가 필요하다고 인정하는 경우에는 보건의료 관련 연구기관·단체 또는 전문가 등에게 그 평가를 의뢰하여 실시할 수 있다.
④ 보건복지부장관은 적합성 평가를 위하여 필요하다고 인정하는 경우에는 관계 중앙행정기관, 지방자치단체, 「공공기관의 운영에 관한 법률」에 따른 공공기관 또는 보건의료 관련 법인·단체·전문가 등에게 필요한 자료 또는 의견의 제출을 요청할 수 있다.
⑤ 제2항부터 제4항까지에서 규정한 사항 외에 적합성 평가의 절차 및 방법 등에 필요한 사항은 보건복지부장관이 정하여 고시한다.

ⓒ 보건복지부장관은 대통령령으로 정하는 절차와 방법에 따라 ㉠에 따른 선별급여(이하 '선별급여'라 한다)에 대하여 주기적으로 요양급여의 적합성을 평가하여 요양급여 여부를 다시 결정하고, 제41조 제3항에 다른 요양급여의 기준을 조정하여야 한다.

⑦ 비용의 일부부담(동법 제44조)
㉠ 요양급여를 받는 자는 대통령령으로 정하는 바에 따라 비용의 일부(이하 "본인일부부담금"이라 한다)를 본인이 부담한다. 이 경우 선별급여에 대해서는 다른 요양급여에 비하여 본인일부부담금을 상향 조정할 수 있다.
㉡ 본인이 연간 부담하는 다음 각 호의 금액의 합계액이 대통령령으로 정하는 금액(이하 이 조에서 "본인부담상한액"이라 한다)을 초과한 경우에는 공단이 그 초과 금액을 부담하여야 한다. 이 경우 공단은 당사자에게 그 초과 금액을 통보하고, 이를 지급하여야 한다. 〈개정 2024. 2. 20.〉 **23 지방직**
  1. 본인일부부담금의 총액
  2. 제49조 제1항에 따른 요양이나 출산의 비용으로 부담한 금액(요양이나 출산의 비용으로 부담한 금액이 보건복지부장관이 정하여 고시한 금액보다 큰 경우에는 그 고시한 금액으로 한다)에서 같은 항에 따라 요양비로 지급받은 금액을 제외한 금액
㉢ ㉡에 따른 본인부담상한액은 가입자의 소득수준 등에 따라 정한다.
㉣ ㉡에 따른 각 호에 따른 금액 및 합계액의 산정 방법, 본인부담상한액을 넘는 금액의 지급 방법 및 제3항에 따른 가입자의 소득수준 등에 따른 본인부담상한액 설정 등에 필요한 사항은 대통령령으로 정한다. 〈개정 2024. 2. 20.〉

### (2) 비급여 대상
① 이중급여(의료 급여, 자동차보험, 산재보험)
② 자살, 자해, 범죄연루 등의 고의적 사고
③ 정관·난관 절제술, 자궁 내 피임장치 등
④ 충치의 예방
⑤ 영안실 안치료
⑥ 가해자가 있는 경우
⑦ 의뢰서 없이 2단계 요양기관을 직접 방문할 경우
⑧ 공무상 상해

> **국민건강보험 요양급여의 기준에 관한 규칙 [별표 2] <개정 2024.8.1.>**
>
> 비급여 대상(제9조 제1항 관련)

1. 다음 각 목의 질환으로서 업무 또는 일상생활에 지장이 없는 경우에 실시 또는 사용되는 행위·약제 및 치료재료
   가. 단순한 피로 또는 권태
   나. 주근깨·다모(多毛)·무모(無毛)·백모증(白毛症)·딸기코(주사비)·점(모반)·사마귀·여드름·노화현상으로 인한 탈모 등 피부질환
   다. 발기부전(impotence)·불감증 또는 생식기 선천성 기형 등의 비뇨생식기 질환
   라. 단순 코골음
   마. 질병을 동반하지 아니한 단순포경(phimosis)
   바. 검열반 등 안과질환
   사. 기타 가목 내지 바목에 상당하는 질환으로서 보건복지부장관이 정하여 고시하는 질환

2. 다음 각 목의 진료로서 신체의 필수 기능개선 목적이 아닌 경우에 실시 또는 사용되는 행위·약제 및 치료재료
   가. 쌍꺼풀수술(이중검수술), 코성형수술(융비술), 유방확대·축소술, 지방흡인술, 주름살제거술 등 미용목적의 성형수술과 그로 인한 후유증치료
   나. 사시교정, 안와격리증의 교정 등 시각계 수술로써 시력개선의 목적이 아닌 외모개선 목적의 수술
   다. 치과교정. 다만, 선천성 기형으로 저하된 씹는 기능 및 발음 기능을 개선하기 위한 치과교정으로서 보건복지부장관이 정하여 고시하는 경우는 제외한다.
   라. 씹는 기능 및 발음기능의 개선 목적이 아닌 외모개선 목적의 턱얼굴(악안면) 교정술
   마. 관절운동 제한이 없는 반흔구축성형술 등 외모개선 목적의 반흔제거술
   바. 안경, 콘택트렌즈 등을 대체하기 위한 시력교정술
   사. 질병 치료가 아닌 단순히 키 성장을 목적으로 하는 진료
   아. 그 밖에 가목부터 사목까지에 상당하는 외모개선 목적의 진료로서 보건복지부장관이 정하여 고시하는 진료

3. 다음 각 목의 예방진료로서 질병·부상의 진료를 직접 목적으로 하지 아니하는 경우에 실시 또는 사용되는 행위·약제 및 치료재료
   가. 본인의 희망에 의한 건강검진(법 제52조의 규정에 의하여 공단이 가입자 등에게 실시하는 건강검진 제외)
   나. 예방접종(파상풍 혈청주사 등 치료목적으로 사용하는 예방주사 제외)
   다. 구취제거, 치아 착색물질 제거, 치아 교정 및 보철을 위한 치석제거 및 구강보건증진 차원에서 정기적으로 실시하는 치석제거. 다만, 치석제거만으로 치료가 종료되는 전체 치석제거로서 보건복지부장관이 정하여 고시하는 경우는 제외한다.
   라. 불소부분도포, 치면열구전색(치아홈메우기) 등 치아우식증(충치) 예방을 위한 진료. 다만, 18세 이하의 치아 중 치아우식증(충치)이 생기지 않은 순수 건전치아인 제1큰어금니 또는 제2큰어금니에 대한 치면열구전색(치아홈메우기)은 제외한다.
   마. 멀미 예방, 금연 등을 위한 진료
   바. 유전성질환 등 태아 또는 배아의 이상유무를 진단하기 위한 유전학적 검사
   사. 장애인 진단서 등 각종 증명서 발급을 목적으로 하는 진료
   아. 기타 가목 내지 마목에 상당하는 예방진료로서 보건복지부장관이 정하여 고시하는 예방진료

4. 보험급여시책상 요양급여로 인정하기 어려운 경우 및 그 밖에 건강보험급여원리에 부합하지 아니하는 경우로서 다음 각 목에서 정하는 비용·행위·약제 및 치료재료

가. 가입자 등이 다음 표에 따른 요양기관으로서 다음 각 항목 중 어느 하나의 요건을 갖춘 요양기관에서 1개의 입원실에 1인(「의료법」 제3조 제2항 제1호에 따른 의원급 의료기관 및 제3호 나목에 따른 치과병원의 경우 3인 이하)이 입원할 수 있는 병상(이하 "상급병상"이라 한다)을 이용한 경우에는 다음 표의 구분에 따라 부담하는 비용. 다만, 격리치료 대상인 환자가 1인실에 입원하는 경우 등 보건복지부장관이 정하여 고시하는 불가피한 경우에는 비급여대상에서 제외한다.

| 요양기관 구분 | 비용 |
|---|---|
| 「의료법」 제3조 제2항 제1호에 따른 의원급 의료기관 | 제8조에 따라 고시한 요양급여대상인 입원료(이하 "입원료"라 한다) 외에 추가로 부담하는 입원실 이용 비용 |
| 「의료법」 제3조 제2항 제3호 나목에 따른 치과병원 | |
| 「의료법」 제3조 제2항 제3호 가목에 따른 병원 중 진료과목에 소아청소년과 또는 산부인과를 둔 병원으로서 보건복지부장관이 정하여 고시하는 요건을 갖춘 병원(이하 "아동·분만병원"이라 한다) | |
| 상급종합병원 | 입원실 이용 비용 전액 |
| 「의료법」 제3조 제2항 제3호에 따른 병원급 의료기관(치과병원 및 아동·분만병원은 제외한다) | |

(1) 의료법령에 따라 허가를 받거나 신고한 병상 중 입원실 이용비용을 입원료만으로 산정하는 일반병상(이하 "일반병상"이라 한다)을 다음의 구분에 따라 운영하는 경우. 다만, 규칙 제12조 제1항 또는 제2항에 따라 제출한 요양기관 현황신고서 또는 요양기관 현황 변경신고서 상의 격리병실, 무균치료실, 특수진료실 및 중환자실과 「의료법」 제27조 제3항 제2호에 따른 외국인환자를 위한 전용 병실 및 병동의 병상은 일반병상 및 상급병상의 계산에서 제외한다.

　(가) 의료법령에 따라 신고한 병상이 10병상을 초과하는 「의료법」 제3조 제2항 제1호의 의원급 의료기관(건강보험규칙 제12조 제1항 또는 제2항에 따라 제출한 요양기관 현황신고서 또는 요양기관 현황 변경신고서 상에 분만실이 포함된 경우만 해당한다), 같은 법 제3조의5 제1항에 따른 지정을 받은 산부인과 또는 주산기(周産期) 전문병원(종합병원은 제외한다), 아동·분만병원(분만병원만 해당한다) : 일반병상을 총 병상의 5분의 1 이상 확보할 것

　(나) 의료법령에 따라 신고한 병상이 10병상을 초과하는 「의료법」 제3조 제2항 제1호의 의원급 의료기관(건강보험규칙 제12조 제1항 또는 제2항에 따라 제출한 요양기관 현황신고서 또는 요양기관 현황 변경신고서 상에 분만실이 포함된 경우는 제외한다), 같은 항 제3호 나목의 치과병원, 같은 법 제3조의5 제1항에 따른 지정을 받은 산부인과 또는 주산기 전문병원(종합병원만 해당한다) 및 아동·분만병원(아동병원만 해당한다) : 일반병상을 총 병상의 2분의 1 이상 확보할 것

　(다) 「의료법」 제3조 제2항 제3호에 따른 병원급 의료기관(치과병원 및 아동·분만병원을 제외한다) : 일반병상을 총 병상의 5분의 3 이상 확보할 것

　(라) 「의료법」 제3조 제2항 제3호 바목의 종합병원 및 같은 법 제3조의4 제1항에 따른 지정을 받은 상급종합병원 : 일반병상을 총 병상의 5분의 4 이상 확보할 것

(2) 의료법령에 의하여 신고한 병상이 10병상 이하인 경우

나. 가목에도 불구하고 다음 각 항목에 해당하는 경우에는 다음의 구분에 따른 비용
　(1) 가입자 등이 「의료법」 제3조 제2항 제3호 라목에 따른 요양병원(「정신보건법」 제3조 제3호에 따른 정신의료기관 중 정신병원, 「장애인복지법」 제58조 제1항 제4호에 따른 장애인 의료재활시설로서 「의료법」 제3조의2의 요건을 갖춘 의료기관은 제외한다. 이하 같다) 중 입원실 이용비용을 입원료만으로 산정하는 일반병상(규칙 제12조 제1항 또는 제2항에 따라 제출한 요양기관 현황신고서 또는 요양기관 현황 변경신고서 상의 격리병실, 무균치료실, 특수진료실 및 중환자 및 임종실과 「의료법」 제27조 제3항 제2호에 따른 외국인환자를 위한 전용 병실 및 병동의 병상은 제외한다)을 50퍼센

트 이상 확보하여 운영하는 요양병원에서 1개의 입원실에 5인 이하가 입원할 수 있는 병상을 이용하는 경우 : 제8조 제4항 전단에 따라 고시한 입원료 외에 추가로 부담하는 입원실 이용 비용

　　　(2) 가입자 등이 가목 (1)에서 정한 요건을 갖춘 상급종합병원, 종합병원, 병원 중 「호스피스·완화의료 및 임종과정에 있는 환자의 연명의료결정에 관한 법률」 제25조에 따라 호스피스전문기관으로 지정된 요양기관에서 1인실 병상을 이용하여 같은 법 제28조에 따른 호스피스·완화의료를 받는 경우(격리치료 대상인 환자가 1인실에 입원하는 경우, 임종실을 이용하는 경우 등 보건복지부장관이 정하여 고시하는 불가피한 경우는 제외한다) : 제8조 제4항 전단에 따라 고시한 호스피스·완화의료 입원실의 입원료 중 4인실 입원료 외에 추가로 부담하는 입원실 이용 비용

　다. 선별급여를 받는 사람이 요양급여비용 외에 추가로 부담하는 비용
　라. 법 제51조에 따라 장애인에게 보험급여를 실시하는 보장구를 제외한 보조기·보청기·안경 또는 콘택트렌즈 등 보장구. 다만, 보청기 중 보험급여의 적용을 받게 될 수술과 관련된 치료재료인 보건복지부장관이 정하여 고시하는 보청기는 제외한다.
　마. 친자확인을 위한 진단
　바. 치과의 보철(보철재료 및 기공료 등을 포함한다) 및 치과임플란트를 목적으로 실시한 부가수술(골이식수술 등을 포함한다). 다만, 보건복지부장관이 정하여 고시하는 65세 이상인 사람의 틀니 및 치과임플란트는 제외한다.
　사. 및 아. 삭제 〈2002.10.24.〉
　자. 제8조에 따라 보건복지부장관이 고시한 약제에 관한 급여목록표에서 정한 일반의약품으로서 「약사법」 제23조에 따른 조제에 의하지 아니하고 지급하는 약제
　차. 삭제 〈2006.12.29.〉
　카. 삭제 〈2018.12.31.〉
　타. 「장기등 이식에 관한 법률」에 따른 장기이식을 위하여 다른 의료기관에서 채취한 골수 등 장기의 운반에 소요되는 비용
　파. 삭제 〈2024.7.5.〉
　하. 제11조 제1항 또는 제13조 제1항에 따라 요양급여대상 또는 비급여대상으로 결정·고시되기 전까지의 행위·치료재료(「신의료기술평가에 관한 규칙」 제2조 제2항에 따른 평가 유예 신의료기술을 포함하되, 같은 규칙 제3조 제3항에 따라 서류를 송부받은 경우와 같은 규칙 제3조의4에 따른 신의료기술평가 결과 안전성·유효성을 인정받지 못한 경우에는 제외한다). 다만, 제11조 제9항 또는 제13조 제1항 후단의 규정에 따라 소급하여 요양급여대상으로 적용되는 행위·치료재료(「신의료기술평가에 관한 규칙」 제2조 제2항에 따른 평가 유예 신의료기술을 포함한다)는 제외한다.
　거. 「신의료기술평가에 관한 규칙」 제3조 제10항 제2호에 따른 제한적 의료기술
　너. 「의료기기법 시행규칙」 제32조 제1항 제6호에 따른 의료기기를 장기이식 또는 조직이식에 사용하는 의료행위
　더. 그 밖에 요양급여를 함에 있어서 비용효과성 등 진료상의 경제성이 불분명하여 보건복지부장관이 정하여 고시하는 검사·처치·수술 기타의 치료 또는 치료재료

5. 삭제 〈2006.12.29.〉
6. 영 제21조 제3항 제2호에 따라 보건복지부장관이 정하여 고시하는 질병군에 대한 입원진료의 경우에는 제1호 내지 제4호(제4호 하목을 제외한다), 제7호에 해당되는 행위·약제 및 치료재료. 다만, 제2호 아목, 제3호 아목 및 제4호 더목은 다음 각 목에서 정하는 경우에 한정한다.
　가. 보건복지부장관이 정하여 고시하는 행위 및 치료재료
　나. 질병군 진료 외의 목적으로 투여된 약제

6의2. 영 제21조 제3항 제3호에 따른 호스피스·완화의료 입원진료의 경우에는 제1호부터 제3호까지, 제4호 나목 (2)·더목에 해당되는 행위·약제 및 치료재료. 다만, 제2호 사목, 제3호 아목 및 제4호 더목은 보건복지부장관이 정하여 고시하는 행위 및 치료재료에 한정한다.
7. 건강보험제도의 여건상 요양급여로 인정하기 어려운 경우
   가. 보건복지부장관이 정하여 고시하는 한방물리요법
   나. 한약첩약 및 기상한의서의 처방 등을 근거로 한 한방생약제제
8. 약사법령에 따라 허가를 받거나 신고한 범위를 벗어나 약제를 처방·투여하려는 자가 보건복지부장관이 정하여 고시하는 절차에 따라 의학적 근거 등을 입증하여 비급여로 사용할 수 있는 경우. 다만, 제5조 제4항에 따라 중증환자에게 처방·투여하는 약제 중 보건복지부장관이 정하여 고시하는 약제는 건강보험심사평가원장의 공고에 따른다.

### (3) 급여의 제한(동법 제53조)

① 급여의 제한 사유
   ㉠ 고의 또는 중대한 과실로 인한 범죄 행위에 그 원인이 있거나 고의로 사고를 일으킨 경우
   ㉡ 고의 또는 중대한 과실로 공단이나 요양기관의 요양에 관한 지시에 따르지 아니한 경우
   ㉢ 고의 또는 중대한 과실로 제55조에 따른 문서와 그 밖의 물건의 제출을 거부하거나 질문 또는 진단을 기피한 경우
   ㉣ 업무 또는 공무로 생긴 질병·부상·재해로 다른 법령에 따른 보험 급여나 보상(報償) 또는 보상(補償)을 받게 되는 경우
② 공단은 보험 급여를 받을 수 있는 사람이 다른 법령에 따라 국가나 지방자치단체로부터 보험 급여에 상당하는 급여를 받거나 보험 급여에 상당하는 비용을 지급받게 되는 경우에는 그 한도에서 보험 급여를 하지 아니한다.
③ 공단은 가입자가 대통령령으로 정하는 기간[1개월] 이상 다음의 보험료를 체납한 경우 그 체납한 보험료를 완납할 때까지 그 가입자 및 피부양자에 대하여 보험 급여를 실시하지 아니할 수 있다. 다만, 보험료의 체납기간에 관계없이 월별 보험료의 총 체납 횟수(이미 납부된 체납 보험료는 총 체납 횟수에서 제외한다)가 대통령령으로 정하는 횟수[6회] 미만인 경우에는 그러하지 아니하다.
   ㉠ 제69조 제4항 제2호에 따른 보수 외 소득 월액 보험료
   ㉡ 제69조 제5항에 따른 세대 단위의 보험료

### (4) 급여의 정지(동법 제54조)  1ਂ 강원의료기술직·경기보건연구사·경북

보험 급여를 받을 수 있는 사람이 다음의 어느 하나에 해당하면 그 기간에는 보험 급여를 하지 아니한다. 다만, ③·④의 경우에는 제60조에 따른 요양 급여를 실시한다.
① 삭제 〈2020.4.7.〉
② 국외에 체류하는 경우
③ 제6조 제2항 제2호[「병역법」에 따른 현역병(지원에 의하지 아니하고 임용된 하사를 포함한다), 전환 복무된 사람 및 군간부 후보생]에 해당하게 된 경우
④ 교도소, 그 밖에 이에 준하는 시설에 수용되어 있는 경우

◆ **현역병 등에 대한 요양급여 비용의 지급(동법 제60조)** : 공단은 (4) ③·④에 해당하는 사람이 요양기관에서 대통령령으로 정하는 치료 등(요양급여)을 받은 경우 그에 따라 공단이 부담하는 비용(요양급여 비용)을 법무부장관·국방부장관·경찰청장·소방청장 또는 해양경찰청장으로부터 예탁받아 지급할 수 있다. 이 경우 법무부장관·국방부장관·경찰청장·소방청장 또는 해양경찰청장은 예산상 불가치한 경우 외에는 연간(年間) 들어갈 것으로 예상되는 요양급여 비용과 요양비를 대통령령으로 정하는 바에 따라 미리 공단에 예탁하여야 한다.

## 4 요양기관

(1) **요양급여(간호, 이송 제외)는 다음의 요양기관에서 실시한다(국민건강보험법 제42조 제1항).**
16 대구·전북의료기술직
① 「의료법」에 따라 개설된 의료기관
② 「약사법」에 따라 등록된 약국
③ 「약사법」 제91조에 따라 설립된 한국희귀·필수의약품센터
④ 「지역보건법」에 따른 보건소, 보건의료원, 보건지소
⑤ 「농어촌 등 보건의료를 위한 특별조치법」에 따라 설립된 보건진료소

(2) **요양기관에서 제외되는 의료기관 등(동법 시행령 제18조 제1항)**
보건복지부장관은 공익이나 국가정책에 비추어 요양기관으로 적합하지 아니한 대통령령으로 정하는 다음의 의료기관 등은 요양기관에서 제외할 수 있다.
① 「의료법」 제35조에 따라 개설된 부속 의료기관
② 「사회복지사업법」 제34조에 따른 사회복지시설에 수용된 사람의 진료를 주된 목적으로 개설된 의료기관
③ 본인일부 부담금을 받지 아니하거나 경감하여 받는 등의 방법으로 가입자나 피부양자를 유인(誘引)하는 행위 또는 이와 관련하여 과잉 진료행위를 하거나 부당하게 많은 진료비를 요구하는 행위를 하여 다음의 어느 하나에 해당하는 업무정지 처분 등을 받은 의료기관
  ㉠ 업무정지 또는 과징금 처분을 5년 동안에 2회 이상 받은 의료기관
  ㉡ 「의료법」 제66조에 따른 면허 자격정지 처분을 5년 동안 2회 이상 받은 의료인이 개설·운영하는 의료기관
④ 업무정지 처분 절차가 진행 중이거나 업무정지 처분을 받은 요양기관의 개설자가 개설한 의료기관 또는 약국

## 5 보험료

(1) **직장 가입자의 보험료**
① 월별 보험료액(국민건강보험법 제69조 제4항) 17 울산
  ㉠ 보수월액 보험료 : 보수월액 × 보험료율
  ㉡ 소득월액 보험료 : 소득월액 × 보험료율

② 월별 보험료액의 상한과 하한(동법 시행령 제32조) 16 충남의료기술직
　㉠ 월별 보험료액의 상한
　　ⓐ 직장 가입자의 보수월액 보험료 : 보험료가 부과되는 연도의 전전년도 직장 가입자 평균 보수월액보험료(이하 이 조에서 "전전년도 평균 보수월액 보험료"라 한다)의 30배에 해당하는 금액을 고려하여 보건복지부장관이 정하여 고시하는 금액
　　ⓑ 직장 가입자의 보수 외 소득월액 보험료 및 지역 가입자의 월별 보험료액 : 보험료가 부과되는 연도의 전전년도 평균 보수월액 보험료의 15배에 해당하는 금액을 고려하여 보건복지부장관이 정하여 고시하는 금액
　㉡ 월별 보험료액의 하한
　　ⓐ 직장 가입자의 보수월액 보험료 : 보험료가 부과되는 연도의 전전년도 평균 보수월액 보험료의 1천분의 80 이상 1천분의 85 미만의 범위에서 보건복지부장관이 정하여 고시하는 금액
　　ⓑ 지역 가입자의 월별 보험료액 : 보험료가 부과되는 연도의 전전년도 평균 보수월액 보험료의 1천분의 60 이상 1천분의 65 미만의 범위에서 보건복지부장관이 정하여 고시하는 금액

**(2) 지역 가입자의 보험료** 17 울산·충남의료기술직 / 15 울산
① 다음 각 호의 구분에 따라 산정한 금액을 합산한 금액으로 하며 세대 단위로 산정
　1. 소득 : 소득월액 × 보험료율
　2. 재산 : 재산보험료부과점수 × 점수당 금액
② 소득월액은 지역가입자의 연간 소득을 12개월로 나눈 값을 보건복지부령으로 정하는 바에 따라 평가하여 산정
③ 재산보험료부과점수는 지역가입자의 재산을 기준으로 산정한다. 다만, 대통령령으로 정하는 지역가입자가 실제 거주를 목적으로 대통령령으로 정하는 기준 이하의 주택을 구입 또는 임차하기 위하여 다음 각 호의 어느 하나에 해당하는 대출을 받고 그 사실을 공단에 통보하는 경우에는 해당 대출금액을 대통령령으로 정하는 바에 따라 평가하여 재산보험료부과점수 산정 시 제외한다.
　1. 「금융실명거래 및 비밀보장에 관한 법률」 제2조 제1호에 따른 금융회사등(이하 "금융회사등"이라 한다)으로부터 받은 대출
　2. 「주택도시기금법」에 따른 주택도시기금을 재원으로 하는 대출 등 보건복지부장관이 정하여 고시하는 대출
④ 보험료 부담방식 : 가입자가 속한 세대의 지역가입자 전원이 연대하여 부담

**(3) 보험료 경감 등(동법 제75조)** 17 울산 / 16 대구의료기술직·울산의료기술직·전북의료기술직
① 다음의 어느 하나에 해당하는 가입자 중 보건복지부령으로 정하는 가입자에 대하여는 그 가입자 또는 그 가입자가 속한 세대의 보험료의 일부를 경감할 수 있다.
　㉠ 섬·벽지·농어촌 등 대통령령으로 정하는 지역에 거주하는 사람
　㉡ 65세 이상인 사람
　㉢ 「장애인복지법」에 따라 등록한 장애인

ㄹ. 「국가유공자 등 예우 및 지원에 관한 법률」 제4조 제1항 제4호·제6호·제12호·제15호 및 제17호에 따른 국가유공자

ㅁ. 휴직자

ㅂ. 그 밖에 생활이 어렵거나 천재지변 등의 사유로 보험료를 경감할 필요가 있다고 보건복지부장관이 정하여 고시하는 사람

② 제77조에 따른 보험료 납부의무자가 다음 각 호의 어느 하나에 해당하는 경우에는 대통령령으로 정하는 바에 따라 보험료를 감액하는 등 재산상의 이익을 제공할 수 있다. 〈개정 2023.5.19.〉
1. 제81조의6 제1항에 따라 보험료의 납입 고지 또는 독촉을 전자문서로 받는 경우
2. 보험료를 계좌 또는 신용카드 자동이체의 방법으로 내는 경우

③ ①에 따른 보험료 경감의 방법·절차 등에 필요한 사항은 보건복지부장관이 정하여 고시한다.

### (4) 보험료의 면제(동법 제74조) 17 대구

공단은 직장가입자가 다음의 어느 하나에 해당하는 경우(국외에 체류하는 경우에는 1개월 이상의 기간으로서 대통령령으로 정하는 기간 이상 국외에 체류하는 경우에 한정한다.) 그 가입자의 보험료를 면제한다. 다만, 국외에 체류하는 직장가입자의 경우에는 국내에 거주하는 피부양자가 없을 때에만 보험료를 면제한다. 지역가입자가 다음의 어느 하나에 해당하면 그 가입자가 속한 세대의 보험료를 산정할 때 그 가입자의 소득월액 및 재산보험료부과점수를 제외한다.

① 국외에 체류하는 경우
② 제6조 제2항 제2호[「병역법」에 따른 현역병(지원에 의하지 아니하고 임용된 하사를 포함한다), 전환 복무된 사람 및 군간부 후보생]에 해당하게 된 경우
③ 교도소, 그 밖에 이에 준하는 시설에 수용되어 있는 경우

### (5) 보험료의 부담(동법 제76조) 17 울산

① 직장 가입자
  ㉠ 직장 가입자의 부담 : 보험료액의 100분의 50을 부담한다.
  ㉡ 사용자의 부담
    ⓐ 교원인 경우 : 학교를 설립·운영하는 자가 100분의 30, 국가가 100분의 20을 부담한다.
    ⓑ 사립학교에 근무하는 직원인 경우 : 학교를 설립 운영하는 자가 100분의 50을 부담한다.
    ⓒ 공무원인 경우 : 국가 또는 지방자치단체가 100분의 50을 부담한다.
    ⓓ 근로자인 경우 : 사용자가 100분의 50을 부담한다.

② 지역 가입자
  ㉠ 그 가입자가 속한 세대의 지역 가입자 전원이 연대하여 부담한다.
  ㉡ 국가는 대통령령이 정하는 바에 의하여 예산의 범위 안에서 지역 가입자가 부담할 보험료의 일부를 부담할 수 있다.

## [건강보험료의 부담]

| 구분 | 직장 가입자 | | 지역 가입자 |
|---|---|---|---|
| | 직장 | 공무원·교직원 | |
| 보험료 | • 보수월액 × 보험료율<br>• 소득월액 × 보험료율 | 보수월액 × 보험료율 | • 소득 : 소득월액 × 보험료율<br>• 재산 : 재산보험료부과점수 × 점수당 금액 |
| 부담 주체 | 근로자 50%, 사용자 50% | 공무원 : 공무원, 정부가 각각 50%<br>교직원 : 교직원 50%, 학교경영자 30%, 국가 및 지방자치단체 20% | 세대구성원 일부 정부가 부담 |
| 징수 방법 | 사용자가 원천징수 납부 | 기관장 등이 원천징수 납부 | 월별 고지, 개별 납부 |
| 납기일 | 익월 10일까지 | | |

**CHECK POINT** **구상권(국민건강보험법 제58조)**

① 공단은 제3자의 행위로 보험급여 사유가 생겨 가입자 또는 피부양자에게 보험급여를 한 경우에는 그 급여에 들어간 비용 한도에서 그 제3자에게 손해배상을 청구할 권리를 얻는다.
② ①에 따라 보험급여를 받은 사람이 제3자로부터 이미 손해배상을 받은 경우에는 공단은 그 배상액 한도에서 보험급여를 하지 아니한다.

◇ 보험자가 부담하지 않아도 될 비용을 제3자의 행위에 의하여 부담하게 된 것이므로 보험사고의 원인책임자인 제3자로부터 그 부담분을 사후적으로 보전하려는 취지이다.

## 6 본인일부 부담금(국민건강보험법 시행령 [별표 2]) 〈개정 2024.4.19.〉

가입자 또는 피부양자는 요양급여비용 중 다음의 어느 하나에 해당하는 금액(100원 미만은 제외한다)을 부담한다. 다만, 입원진료의 경우에는 100원 미만의 금액도 부담한다.

(1) **입원진료**[(2)의 표 중 보건복지부장관이 정하는 의료장비를 이용한 진료의 경우는 제외한다] 및 보건복지부장관이 정하는 요양급여를 받은 경우(약국 또는 한국희귀·필수의약품센터인 요양기관에서 처방전에 따라 의약품을 조제받는 경우를 포함한다)는 다음의 구분에 따라 계산한 금액

① 요양급여 비용 총액(보건복지부장관이 정하여 고시하는 식대와 장애인 치과 진료에 대한 가산금액은 제외한다)의 100분의 20에 입원기간 중 식대[입원환자의 식사의 질과 서비스에 영향을 미치는 부가적 요소에 드는 비용에 해당하는 가산금액(이하 "식대 가산금액"이라 한다)을 포함한다]의 100분의 50을 더한 금액. 다만, 상급종합병원에서 법 제43조에 따라 신고한 입원병실 중 일반 입원실의 2인실·3인실·4인실 및 정신과 입원실의 2인실·3인실·4인실을 이용한 경우에는 그 입원료에 한정하여 각각 100분의 50·100분의 40·100분의 30으로 하고, 종합병원·병원·

한방병원·요양병원·정신병원에서 법 제43조에 따라 신고한 입원병실 중 일반입원실의 2인실·3인실 및 정신과 입원실의 2인실·3인실을 이용한 경우에는 그 입원료에 한정하여 각각 100분의 40·100분의 30으로 하며, 보건복지부장관이 정하여 고시하는 격리 입원에 대해서는 그 입원료에 한정하여 100분의 10으로 한다.

② 「의료법」 제3조 제2항 제3호 라목에 따른 요양병원에서 입원진료를 받는 사람 중 입원치료보다는 요양시설이나 외래진료를 받는 것이 적합한 환자로서 보건복지부장관이 정하여 고시하는 환자군에 해당하는 경우에는 요양급여비용 총액의 100분의 40에 입원기간 중 식대의 100분의 50을 더한 금액

(2) 외래진료의 경우 및 보건복지부장관이 정하는 의료장비·치료재료를 이용한 진료의 경우에는 다음 표의 구분에 따라 계산한 금액

| 기관 종류 | 소재지 | 환자 구분 | 본인일부 부담금 |
|---|---|---|---|
| 상급 종합병원 | 모든 지역 | 일반환자 | 진찰료 총액+(요양급여비용 총액−진찰료총액) × 60/100<br>다만, 임신부 외래진료의 경우에는 요양급여비용 총액의 40/100, 1세 미만 영유아 외래진료의 경우에는 요양급여비용 총액의 20/100으로 한다. |
| | | 의약분업 예외환자 | 진찰료 총액+(요양급여비용 총액−약값 총액−진찰료 총액) × 60/100+약값 총액 × 30/100<br>다만, 임신부 외래진료의 경우에는 (요양급여비용 총액−약값 총액) × 40/100+약값 총액 × 30/100, 1세 미만 영유아 외래진료의 경우에는 (요양급여비용 총액 − 약값 총액) × 20/100 + 약값 총액 × 21/100로 한다. |
| 종합병원 | 동 지역 | 일반환자 | 요양급여비용 총액 × 50/100(임신부 외래진료의 경우에는 30/100, 1세 미만 영유아 외래진료의 경우에는 15/100) |
| | | 의약분업 예외환자 | (요양급여비용 총액−약값 총액) × 50/100(임신부 외래진료의 경우에는 30/100, 1세 미만 영유아 외래진료의 경우에는 15/100)+약값 총액 × 30/100(1세 미만 영유아의 경우에는 21/100) |
| | 읍·면 지역 | 일반환자 | 요양급여비용 총액 × 45/100(임신부 외래진료의 경우에는 30/100, 1세 미만 영유아 외래진료의 경우에는 15/100) |
| | | 의약분업 예외환자 | (요양급여비용 총액−약값 총액) × 45/100(임신부 외래진료의 경우에는 30/100, 1세 미만 영유아 외래진료의 경우에는 15/100)+약값 총액 × 30/100(1세 미만 영유아의 경우에는 21/100) |
| 병원, 치과병원, 한방병원, 요양병원, 정신병원 | 동 지역 | 일반환자 | 요양급여비용 총액 × 40/100(임신부 외래진료의 경우에는 20/100, 1세 미만 영유아 외래진료의 경우에는 10/100) |
| | | 의약분업 예외환자 | (요양급여비용 총액−약값 총액) × 40/100(임신부 외래진료의 경우에는 20/100, 1세 미만 영유아 외래진료의 경우에는 10/100)+약값 총액 × 30/100(1세 미만 영유아의 경우에는 21/100) |

| 병원,<br>치과병원,<br>한방병원,<br>요양병원,<br>정신병원 | 읍·면<br>지역 | 일반환자 | 요양급여비용 총액 × 35/100(임신부 외래진료의 경우에는 20/100, 1세 미만 영유아 외래진료의 경우에는 10/100) |
|---|---|---|---|
| | | 의약분업<br>예외환자 | (요양급여비용 총액 − 약값 총액) × 35/100(임신부 외래진료의 경우에는 20/100, 1세 미만 영유아 외래진료의 경우에는 10/100) + 약값 총액 × 30/100(1세 미만 영유아의 경우에는 21/100) |
| 의원,<br>치과의원,<br>한의원,<br>보건의료원 | 모든<br>지역 | 일반환자 | 요양급여비용 총액 × 30/100(임신부 외래진료의 경우에는 10/100, 1세 미만 영유아 외래진료의 경우에는 5/100)<br>다만, 요양급여를 받는 사람이 65세 이상이면서 해당 요양급여비용 총액이 보건복지부령으로 정하는 금액을 넘지 않으면 보건복지부령으로 정하는 금액을 본인일부 부담금으로 한다. |
| | | 의약분업<br>예외환자 | (요양급여비용 총액 − 약값 총액) × 30/100(임신부 외래진료의 경우에는 10/100, 1세 미만 영유아 외래진료의 경우에는 5/100) + 약값 총액 × 30/100(1세 미만 영유아의 경우에는 21/100)<br>다만, 요양급여를 받는 사람이 65세 이상이면서 해당 요양급여비용 총액이 보건복지부령으로 정하는 금액을 넘지 않으면 보건복지부령으로 정하는 금액을 본인일부 부담금으로 한다. |
| 보건소,<br>보건지소,<br>보건진료소 | 모든<br>지역 | | 요양급여비용 총액 × 30/100<br>다만, 요양급여비용 총액이 보건복지부령으로 정하는 금액을 넘지 않으면 보건복지부령으로 정하는 금액을 본인일부 부담금으로 한다. |

① 위 표에서 "의약분업 예외환자"란 「약사법」 제23조 제4항 제3호 중 조현병(調絃病) 또는 조울증 등으로 자신 또는 타인을 해칠 우려가 있는 정신질환자, 같은 항 제4호 중 「감염병의 예방 및 관리에 관한 법률」에 따른 제1군 감염병환자 및 같은 항 제8호·제9호에 해당하는 환자를 말한다. 다만, (1)에 따라 요양급여비용 총액의 100분의 20을 적용받는 사람은 제외한다.

② 위 표에서 "약값 총액"이란 요양기관이 해당 약제를 구입한 금액의 총액을 말한다.

③ 보건복지부장관이 정하는 의료장비를 이용한 입원진료인 경우의 요양급여비용 총액은 의료장비를 이용한 비용의 총액으로 한정한다.

④ 요양기관의 외래진료를 통하여 주기적으로 의사의 처방에 따라 구입(사용)하여야 하는 치료재료 중 보건복지부장관이 정하여 고시하는 치료재료의 경우에는 해당 치료재료 비용 및 관련 행위(교체를 위한 직접적 행위에 한정한다. 이하 같다) 비용을 제외한 요양급여비용 총액을 위 표의 요양급여비용 총액으로 하여 위 표에 따라 산정한 금액에 해당 치료재료 비용 및 관련 행위 비용의 100분의 20(1세 미만 영유아의 경우에는 14/100)을 더한 금액을 본인일부 부담금으로 한다. 다만, 제3호 마목이 적용되는 중증질환자는 제외한다.

⑤ 보건복지부장관이 정하는 질병의 환자가 요양기관(의원으로 한정한다)에 보건복지부장관이 정하는 절차 또는 방법에 따라 외래진료를 지속적으로 받겠다는 의사를 표시한 경우에는 해당 질병에 대하여 그 다음 진료부터 (진찰료 총액 × 20/100) + [(요양급여비용 총액 − 진찰료 총액) × 30/100]에 해당하는 금액을 본인일부 부담금으로 한다. 다만, 요양급여를 받는 사람이 65세 이

상인 경우에는 요양급여비용 총액이 보건복지부령으로 정하는 금액을 넘지 않으면 보건복지부령으로 정하는 금액을 본인일부 부담금으로 한다.
⑥ 임신부가 유산 또는 사산을 한 경우 해당 유산 또는 사산에 따른 외래진료는 위 표에 따른 임신부 외래진료에 포함한다.

(3) 약국 또는 한국희귀·필수의약품센터의 경우
① 진료를 담당한 의사 또는 치과의사가 발행한 처방전에 따라 의약품을 조제받은 경우에는 요양급여비용 총액의 100분의 30(요양급여를 받는 사람이 65세 이상인 경우 요양급여비용 총액이 보건복지부령으로 정하는 금액을 넘지 않으면 보건복지부령으로 정하는 금액). 다만, (1)중 보건복지부장관이 정하는 요양급여를 받은 경우(약국 또는 한국희귀·필수의약품센터인 요양기관에서 처방전에 따라 의약품을 조제받는 경우를 포함한다)는 제외한다.
② 「약사법」 제23조 제3항 제1호에 따라 의료기관이 없는 지역에서 조제하는 경우로써 진료를 담당한 의사 또는 치과의사가 발행한 처방전에 따르지 않고 의약품을 조제받은 경우에는 다음의 구분에 따라 산정한 금액
  ㉠ 요양급여비용 총액이 보건복지부령으로 정하는 금액을 넘는 경우에는 요양급여비용 총액의 100분의 40
  ㉡ 요양급여비용 총액이 보건복지부령으로 정하는 금액을 넘지 않는 경우에는 보건복지부령으로 정하는 금액

## 7 요양급여 진료절차

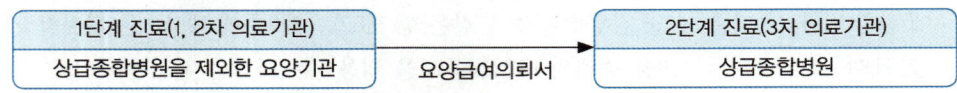

(1) 1차 요양급여 기관
① 「의료법」에 따라 시장·군수·구청장에게 개설 신고를 한 의료기관
② 「지역보건법」에 따라 설치된 보건소·보건의료원 및 보건지소
③ 「농어촌 등 보건의료를 위한 특별조치법」에 따라 설치된 보건진료소
④ 「약사법」에 따라 등록된 약국 및 동법 제91조에 따라 설립된 한국희귀·필수의약품센터

(2) 2차 요양급여 기관
「의료법」에 따라 시·도지사가 개설 허가를 한 의료기관으로 병원, 종합병원을 말한다.

(3) 3차 요양급여 기관
종합병원 중에서 중증 질환에 대하여 난이도가 높은 의료행위를 전문적으로 하는 병원으로 보건복지부장관이 지정한다.

> **요양급여의 절차(국민건강보험 요양급여의 기준에 관한 규칙 제2조)** 22 서울·지방직 / 17 제주
> 1. 요양급여는 1단계 요양급여와 2단계 요양급여로 구분하며, 가입자 또는 피부양자(이하 "가입자 등"이라 한다)는 1단계 요양급여를 받은 후 2단계 요양급여를 받아야 한다.
> 2. 제1항의 규정에 의한 1단계 요양급여는 「의료법」 제3조의4에 따른 상급종합병원(이하 "상급종합병원"이라 한다)을 제외한 요양기관에서 받는 요양급여(건강진단 또는 건강검진을 포함한다)를 말하며, 2단계 요양급여는 상급종합병원에서 받는 요양급여를 말한다. 16 서울
> 3. 제1항 및 제2항의 규정에 불구하고 가입자 등이 다음의 1에 해당하는 경우에는 상급종합병원에서 1단계 요양급여를 받을 수 있다. 17 울산 / 16 서울
>    ① 「응급의료에 관한 법률」 제2조 제1호에 해당하는 응급환자인 경우
>    ② 분만의 경우
>    ③ 치과에서 요양급여를 받는 경우
>    ④ 「장애인복지법」 제32조에 따른 등록 장애인 또는 단순 물리치료가 아닌 작업치료·운동치료 등의 재활치료가 필요하다고 인정되는 자가 재활의학과에서 요양급여를 받는 경우
>    ⑤ 가정의학과에서 요양급여를 받는 경우
>    ⑥ 당해 요양기관에서 근무하는 가입자가 요양급여를 받는 경우
>    ⑦ 혈우병 환자가 요양급여를 받는 경우
> 4. 가입자 등이 상급종합병원에서 2단계 요양급여를 받고자 하는 때에는 상급종합병원에서의 요양급여가 필요하다는 의사소견이 기재된 건강진단·건강검진결과서 또는 별지 제4호 서식의 요양급여의뢰서를 건강보험증 또는 신분증명서(주민등록증, 운전면허증 및 여권을 말한다)와 함께 제출하여야 한다.

## 8 수가 체계

(1) **의료 수가**
  ① 건강보험공단과 환자가 의사·약사 등에게 의료서비스를 제공받은 후 지불하는 금액이다.
  ② 의료 수가는 환자에게 제공되는 서비스 정도, 서비스 제공자의 소득, 물가상승률 등의 경제지표를 토대로 건강보험정책 심의위원회에서 심의하여 결정한다.
  ③ 매년 요양기관들과 건강보험공단이 수가 협상을 거쳐 결정하지만 협상이 결렬될 경우 보건복지부 산하 건강보험정책 심의위원회에서 강제로 조정·결정한다.

(2) **요양기관종별 가산율**

| 구분 | 대학병원 | 종합병원 | 병원 | 의원 |
|---|---|---|---|---|
| 의료급여 가산율 | 22% | 18% | 15% | 11% |
| 건강보험 가산율 | 30% | 25% | 20% | 15% |

◆ 종별 가산을 하지 않는 요양기관 : 약국 및 한국희귀·필수의약품센터, 조산원

## 9 건강보험 관련 조직

**(1) 국민건강보험공단**
① 건강보험의 보험자는 국민건강보험공단으로 한다.
② 국민건강보험공단의 업무(국민건강보험법 제14조 제1항)
　　17 보건복지부7급·충남·전북 / 16 제주·충남 / 15 전북·부산·보건복지부7급
　㉠ 가입자 및 피부양자의 자격 관리
　㉡ 보험료와 그 밖에 이 법에 따른 징수금의 부과·징수
　㉢ 보험급여의 관리
　㉣ 가입자 및 피부양자의 질병의 조기 발견·예방 및 건강 관리를 위하여 요양급여 실시 현황과 건강검진 결과 등을 활용하여 실시하는 예방사업으로서 대통령령으로 정하는 사업
　㉤ 보험급여비용의 지급
　㉥ 자산의 관리·운영 및 증식 사업
　㉦ 의료시설의 운영
　㉧ 건강보험에 관한 교육훈련 및 홍보
　㉨ 건강보험에 관한 조사 연구 및 국제 협력
　㉩ 이 법에서 국민건강보험공단의 업무로 정하고 있는 사항
　㉪ 「국민연금법」, 「고용보험 및 산업재해보상보험의 보험료징수 등에 관한 법률」, 「임금채권보장법」 및 「석면피해구제법」에 따라 위탁받은 업무
　㉫ 그 밖에 이 법 또는 다른 법령에 의하여 위탁받은 업무
　㉬ 그 밖에 건강보험과 관련하여 보건복지부장관이 필요하다고 인정한 업무

**(2) 건강보험 심사평가원**
① 심사기능 분류
　㉠ 본원 : 상급종합병원, 종합병원, 치과대학부속 치과병원 및 한방병원의 요양급여비용 심사를 담당
　㉡ 지원 : 병의원, 치과병원, 치과의원, 한방의원, 약국 및 보건기관의 요양급여비용 심사를 담당
② 건강보험 심사평가원의 업무(국민건강보험법 제63조 제1항)
　　25 지방직 / 19 서울 / 17 보건복지부7급 / 16 인천·제주·교육청 / 15 충북·부산
　㉠ 요양급여비용의 심사
　㉡ 요양급여의 적정성 평가
　㉢ 심사기준 및 평가기준의 개발
　㉣ ㉠부터 ㉢까지의 규정에 따른 업무와 관련된 조사 연구 및 국제 협력
　㉤ 다른 법률에 따라 지급되는 급여비용의 심사 또는 의료의 적정성 평가에 관하여 위탁받은 업무
　㉥ 그 밖에 이 법 또는 다른 법령에 따라 위탁받은 업무
　㉦ 건강보험과 관련하여 보건복지부장관이 필요하다고 인정한 업무
　㉧ 그 밖에 보험급여 비용의 심사와 보험급여의 적정성 평가와 관련하여 대통령령으로 정하는 업무

③ 진료심사 평가위원회(국민건강보험법 제66조)
  ㉠ 건강보험 심사평가원의 업무를 효율적으로 수행하기 위하여 건강보험 심사평가원에 진료심사 평가위원회를 둔다.
  ㉡ 진료심사 평가위원회는 위원장을 포함하여 90명 이내의 상근 심사위원과 1,000명 이내의 비상근 심사위원으로 구성하며, 진료과목별 분과위원회를 둘 수 있다.

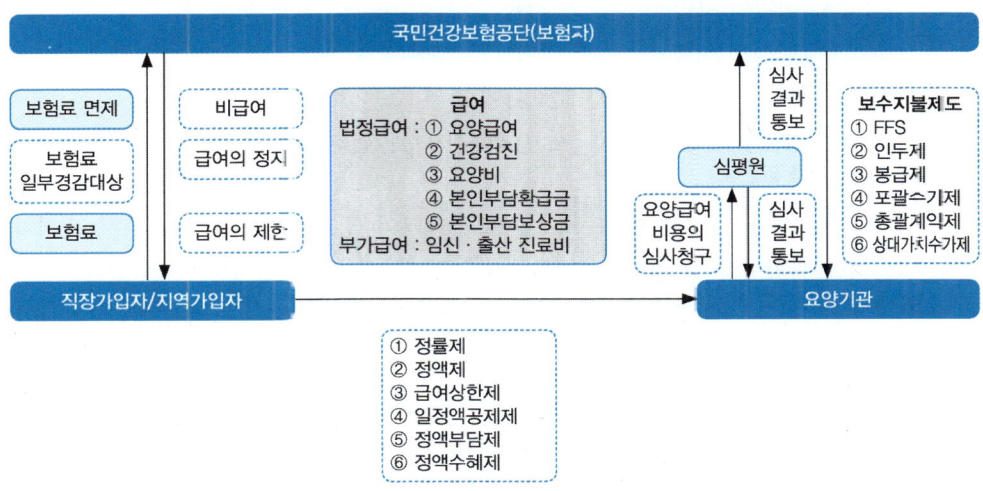

## 05 우리나라의 의료급여제도 24 지방직

### 1 개념

(1) **의의** : 수입이 적어 자력으로 생활하기가 곤란하거나 특수한 상황에 처해 있는 자에게 의료를 무상 또는 일정한 금액만을 본인이 부담하게 하여 그들의 생활에 도움이 되도록 하는 제도이다.

(2) **목적** : 생활이 어려운 자에게 의료급여를 실시함으로써 국민보건의 향상과 사회복지의 증진에 이바지함을 목적으로 한다.

(3) **연혁**
  ① 1961년 : 「생활보호법」 제정으로 생활보호와 의료보호를 함께 실시
  ② 1977년 : 「의료보호법」이 제정되어 생활보호와 의료보호가 분리
  ③ 2001년 : 「의료급여법」의 제정으로 의료보호가 의료급여로 변경

### 2 수급권자의 구분(의료급여법 시행령 제3조) 17 서울

(1) **수급권자의 구분** : 수급권자란 의료급여를 받을 수 있는 자격을 가진 사람을 말하며, 법 제3조 제3항의 규정에 따라 1종 수급권자와 2종 수급권자로 구분한다.

## (2) 1종 수급권자 16 경기·충남보건연구사·경기의료기술직 / 15 보건복지부7급

1종 수급권자는 다음 각 호의 어느 하나에 해당하는 사람으로 한다. 〈개정 2022.8.9.〉

① 의료급여법 제3조 제1항 제1호 및 제3호부터 제8호까지의 규정에 해당하는 사람 중 다음 각 목의 어느 하나에 해당하는 사람

㉠ 다음의 어느 하나에 해당하는 사람만으로 구성된 세대의 구성원

ⓐ 18세 미만인 사람

ⓑ 65세 이상인 사람

ⓒ 「장애인고용촉진 및 직업재활법」에 따른 중증장애인

◇ "중증장애인"이란 장애인 중 근로 능력이 현저하게 상실된 자로서 대통령령으로 정하는 기준에 해당하는 자를 말한다.

ⓓ 질병, 부상 또는 그 후유증으로 치료나 요양이 필요한 사람 중에서 근로능력평가를 통하여 특별자치시장·특별자치도지사·시장(특별자치도의 행정시장은 제외한다)·군수·구청장(구청장은 자치구의 구청장을 말하며, 이하 "시장·군수·구청장"이라 한다)이 근로능력이 없다고 판정한 사람

ⓔ 세대의 구성원을 양육·간병하는 사람 등 근로가 곤란하다고 보건복지부장관이 정하는 사람

ⓕ 임신 중에 있거나 분만 후 6개월 미만의 여자

ⓖ 「병역법」에 의한 병역의무를 이행중인 사람

㉡ 「국민기초생활 보장법」 제32조에 따른 보장시설에서 급여를 받고 있는 사람

> **보장시설(국민기초생활보장법 제32조)**
> 이 법에서 "보장시설"이란 제7조에 규정된 급여를 실시하는 「사회복지사업법」에 따른 사회복지시설로서 다음 각 호의 시설 중 보건복지부령으로 정하는 시설을 말한다.
> 1. 「장애인복지법」 제58조 제1항 제1호의 장애인 거주시설
> 2. 「노인복지법」 제32조 제1항의 노인주거복지시설 및 같은 법 제34조 제1항의 노인 의료복지시설
> 3. 「아동복지법」 제52조 제1항 및 제2항에 따른 아동복지 시설 및 통합 시설
> 4. 「정신건강증진 및 정신질환자 복지서비스 지원에 관한 법률」 제22조에 따른 정신요양 시설 및 같은 법 제26조에 따른 정신재활 시설
> 5. 「노숙인 등의 복지 및 자립지원에 관한 법률」 제16조 제1항 제3호 및 제4호의 노숙인 재활시설 및 노숙인 요양시설
> 6. 「가정폭력방지 및 피해자보호 등에 관한 법률」 제7조에 따른 가정폭력 피해자 보호시설
> 7. 「성매매방지 및 피해자보호 등에 관한 법률」 제9조 제1항에 따른 성매매 피해자 등을 위한 지원시설
> 8. 「성폭력방지 및 피해자보호 등에 관한 법률」 제12조에 따른 성폭력 피해자 보호시설
> 9. 「한부모가족지원법」 제19조 제1항의 한부모가족 복지시설
> 10. 「사회복지사업법」 제2조 제4호의 사회복지시설 중 결핵 및 한센병 요양시설
> 11. 그 밖에 보건복지부령으로 정하는 시설

㉢ 보건복지부장관이 정하여 고시하는 결핵질환, 희귀난치성질환 또는 중증질환을 가진 사람

② 의료급여법 제3조 제1항 제2호 및 제9호에 해당하는 사람
③ 의료급여법(시행령) 제2조 제1호에 해당하는 수급권자
④ 의료급여법(시행령) 제2조 제2호에 해당하는 사람으로서 보건복지부장관이 1종의료급여가 필요하다고 인정하는 사람

> **의료급여법 제3조(수급권자) 〈개정 2024.2.13.〉 〈시행 2025.7.19.〉**
> ① 이 법에 따른 수급권자는 다음 각 호와 같다.
>   1. 「국민기초생활 보장법」에 따른 의료급여 수급자
>   2. 「재해구호법」에 따른 이재민으로서 보건복지부장관이 의료급여가 필요하다고 인정한 사람
>   3. 「의사상자 등 예우 및 지원에 관한 법률」에 따라 의료급여를 받는 사람
>   4. 「국내 입양에 관한 특례법」에 따라 입양된 18세 미만의 아동
>   5. 「독립유공자예우에 관한 법률」, 「국가유공자 등 예우 및 지원에 관한 법률」 및 「보훈보상대상자 지원에 관한 법률」의 적용을 받고 있는 사람과 그 가족으로서 국가보훈부장관이 의료급여가 필요하다고 추천한 사람 중에서 보건복지부장관이 의료급여가 필요하다고 인정한 사람
>   6. 「무형유산의 보전 및 진흥에 관한 법률」에 따라 지정된 국가무형유산의 보유자(명예보유자를 포함한다)와 그 가족으로서 국가유산청장이 의료급여가 필요하다고 추천한 사람 중에서 보건복지부장관이 의료급여가 필요하다고 인정한 사람
>   7. 「북한이탈주민의 보호 및 정착지원에 관한 법률」의 적용을 받고 있는 사람과 그 가족으로서 보건복지부장관이 의료급여가 필요하다고 인정한 사람
>   8. 「5·18민주화운동 관련자 보상 등에 관한 법률」 제8조에 따라 보상금등을 받은 사람과 그 가족으로서 보건복지부장관이 의료급여가 필요하다고 인정한 사람
>   9. 「노숙인 등의 복지 및 자립지원에 관한 법률」에 따른 노숙인 등으로서 보건복지부장관이 의료급여가 필요하다고 인정한 사람
>   10. 그 밖에 생활유지 능력이 없거나 생활이 어려운 사람으로서 대통령령으로 정하는 사람
>
> **의료급여법 시행령 제2조(수급권자)**
> 「의료급여법」(이하 "법"이라 한다) 제3조 제1항 제10호에서 "대통령령으로 정하는 사람"이란 법 제3조 제1항 제1호부터 제9호까지의 규정에 해당하는 사람과 유사한 사람으로서 다음 각 호의 어느 하나에 해당하는 사람 중 보건복지부장관이 의료급여가 필요하다고 인정하는 사람을 말한다.
>   1. 일정한 거소가 없는 사람으로서 경찰관서에서 무연고자로 확인된 사람
>   2. 그 밖에 보건복지부령으로 정하는 사람

⑤ 제2조 제2호에 해당하는 자로서 보건복지부장관이 1종 의료급여가 필요하다고 인정하는 자

## (3) 2종 수급권자

2종 수급권자는 다음의 어느 하나에 해당하는 자로 한다.
1. 법 제3조 제1항 제1호 및 제3호부터 제8호까지의 규정에 해당하는 사람 중 제2항 제1호에 해당하지 않는 사람
2. 제2조 제2호에 해당하는 사람으로서 보건복지부장관이 2종 의료급여가 필요하다고 인정하는 사람

### 3 의료급여의 내용(의료급여법 제7조 제1항)

「의료급여법」에 따른 수급권자의 질병·부상·출산 등에 대한 의료급여의 내용은 다음과 같다.
- 진찰·검사
- 약제(藥劑)·치료재료의 지급
- 처치·수술과 그 밖의 치료
- 예방·재활
- 입원
- 간호
- 이송과 그 밖의 의료목적의 달성을 위한 조치

### 4 의료급여기관(의료급여법 제9조 제1항) 17 경남보건연구사

- 「의료법」에 따라 개설된 의료기관
- 「지역보건법」에 따라 설치된 보건소, 보건의료원, 보건지소
- 「농어촌 등 보건의료를 위한 특별조치법」에 따라 설치된 보건진료소
- 「약사법」에 따라 개설등록된 약국 및 같은 법에 따라 설립된 한국희귀·필수의약품센터

### 5 의료급여 본인 부담액(의료급여법 시행령 [별표 1]) 〈개정 2023.4.11.〉

| 구분 | | 1차 | 2차 | 3차 | 식대 | 약국 | PET, MRI, CT 등 |
|---|---|---|---|---|---|---|---|
| 1종 | 입원 | 없음 | 없음 | 없음 | 20% | - | 없음 |
| | 외래 | 1,000원 | 1,500원 | 2,000원 | - | 500원 | 5% |
| 2종 | 입원 | 10% | 10% | 10% | 20% | - | 10% |
| | 외래 | 1,000원 | 15% | 15% | - | 500원 | 15% |

> **급여비용의 대지급**
> ① 급여비용의 일부를 의료급여 기금에서 부담하는 경우 그 나머지 급여비용(보건복지부장관이 정한 금액으로 한정한다)은 수급권자 또는 그 부양의무자의 신청을 받아 제25조에 따른 의료급여 기금에서 대지급할 수 있다(의료급여법 제20조).
> **cf** 응급의료비 대지급제도 : 건강보험 심사평가원이 돈이 없는 응급환자의 진료비를 대신 지불하고 향후 환자에게 돌려받는 제도로, 경제적 이유로 의료기관의 진료 거부를 사전에 방지하고 취약계층에 대한 응급의료를 국가가 보장해 주기 위해 1995년부터 시행해 오고 있다.
> ② 대지급금을 받은 사람(그 부양의무자를 포함한다)은 보건복지부령으로 정하는 바에 따라 대지급금을 그 거주지를 관할하는 시장·군수·구청장에게 상환하여야 한다. 이 경우 대지급금의 상환은 무이자로 한다(동법 제21조).

## 의료급여법

**(1) 보장기관(제5조)** 17 보건복지부7급·서울
  ① 이 법에 따른 의료급여에 관한 업무는 수급권자의 거주지를 관할하는 특별시장·광역시장·도지사와 시장·군수·구청장이 한다.
  ② 제1항에도 불구하고 주거가 일정하지 아니한 수급권자에 대한 의료급여 업무는 그가 실제 거주하는 지역을 관할하는 시장·군수·구청장이 한다.
  ③ 특별시장·광역시장·도지사 및 시장·군수·구청장은 수급권자의 건강 유지 및 증진을 위하여 필요한 사업을 실시하여야 한다.

**(2) 사례 관리(제5조의2)**
  ① 보건복지부장관, 특별시장·광역시장·도지사 및 시장·군수·구청장은 수급권자의 건강관리 능력 향상 및 합리적 의료이용 유도 등을 위하여 사례 관리를 실시할 수 있다.
  ② 제1항에 따른 사례 관리를 실시하기 위하여 특별시·광역시·특별자치시·도·특별자치도(이하 "시·도"라 한다) 및 시(특별자치도의 행정시를 제외한다. 이하 같다)·군·구(자치구를 말한다. 이하 같다)에 의료급여 관리사를 둔다.
  ③ 보건복지부장관은 제1항에 따른 사례 관리 사업의 전문적인 지원을 위하여 해당 업무를 공공 또는 민간 기관·단체 등에 위탁하여 실시할 수 있다.
  ④ 제2항에 따른 의료급여 관리사의 자격·배치 기준 등 운영에 관한 사항과 제3항에 따른 사례 관리 사업의 지원업무 위탁 실시 등에 필요한 사항은 보건복지부령으로 정한다.

**(3) 의료급여기관(제9조)** 17 경남보건연구사
  ① 의료급여는 다음 각 호의 의료급여기관에서 실시한다. 이 경우 보건복지부장관은 공익상 또는 국가시책상 의료급여기관으로 적합하지 아니하다고 인정할 때에는 대통령령으로 정하는 바에 따라 의료급여기관에서 제외할 수 있다. 17 울산 / 16 보건복지부7급 / 15 보건복지부7급 / 13 서울
    ㉠ 「의료법」에 따라 개설된 의료기관
    ㉡ 「지역보건법」에 따라 설치된 보건소·보건의료원 및 보건지소 17 서울
    ㉢ 「농어촌 등 보건의료를 위한 특별조치법」에 따라 설치된 보건진료소
    ㉣ 「약사법」에 따라 개설 등록된 약국 및 같은 법 제91조에 따라 설립된 한국희귀·필수의약품센터
  ② 의료급여기관은 다음 각 호와 같이 구분하되, 의료급여기관별 진료 범위는 보건복지부령으로 정한다.
    ㉠ 제1차 의료급여기관
      ⓐ 「의료법」 제33조 제3항에 따라 개설 신고를 한 의료기관
      ⓑ 제1항 제2호부터 제4호까지의 규정에 따른 의료급여기관
    ㉡ 제2차 의료급여기관 : 「의료법」 제33조 제4항 전단에 따라 개설 허가를 받은 의료기관
    ㉢ 제3차 의료급여기관 : 제2차 의료급여기관 중에서 보건복지부장관이 지정하는 의료기관
  ③ 제1항 각 호에 따른 의료급여기관은 정당한 이유 없이 이 법에 따른 의료급여를 거부하지 못한다.
  ④ 특별시장·광역시장·도지사 또는 시장·군수·구청장은 제1항 각 호에 따른 의료급여기관이 개설·설치되거나, 개설·설치된 의료급여기관의 신고·허가 및 등록 사항 등이 변경되었을 때에는 보건복지부령으로 정하는 바에 따라 그 내용을 다음 각 호의 전문기관에 알려야 한다.
    ㉠ 제33조 제2항에 따라 의료급여에 든 비용(이하 "급여비용"이라 한다)의 심사·조정, 의료급여의 적정성 평가 및 급여 대상 여부의 확인 업무를 위탁받은 전문기관(이하 "급여비용 심사기관"이라 한다) → 건강보험 심사평가원 17 서울
    ㉡ 제33조 제2항에 따라 급여비용의 지급 업무를 위탁받은 전문기관(이하 "급여비용 지급기관"이라 한다) → 국민건강보험공단

⑤ 제2항 제3호에 따른 제3차 의료급여기관의 지정 기준 및 지정 절차 등에 관하여 필요한 사항은 보건복지부령으로 정한다.

(4) 서류의 보존(제11조의2) 17 울산
① 의료급여기관은 의료급여가 끝난 날부터 5년간 보건복지부령으로 정하는 바에 따라 제11조에 따른 급여비용의 청구에 관한 서류를 보존하여야 한다.
② 제1항에도 불구하고 약국 등 보건복지부령으로 정하는 의료급여기관은 처방전을 급여 비용을 청구한 날부터 3년간 보존하여야 한다.

(5) 요양비(제12조) 15 전북
① 시장·군수·구청장은 수급권자가 보건복지부령으로 정하는 긴급하거나 그 밖의 부득이한 사유로 의료급여기관과 같은 기능을 수행하는 기관으로서 보건복지부령으로 정하는 기관(제28조 제1항에 따라 업무정지 기간 중인 의료급여기관을 포함한다)에서 질병·부상·출산 등에 대하여 의료급여를 받거나 의료급여기관이 아닌 장소에서 출산을 하였을 때에는 그 의료급여에 상당하는 금액을 보건복지부령으로 정하는 바에 따라 수급권자에게 요양비로 지급한다.
② 제1항에 따라 의료급여를 실시한 기관은 보건복지부장관이 정하는 요양비 명세서 또는 요양의 명세를 적은 영수증을 요양을 받은 사람에게 내주어야 하며, 요양을 받은 사람은 이를 시장·군수·구청장에게 제출하여야 한다.
③ 제1항에 따른 요양비의 지급방법 등에 필요한 사항은 보건복지부령으로 정한다.

(6) 장애인 및 임산부에 대한 특례(제13조)
① 시장·군수·구청장은 「장애인복지법」에 따라 등록한 장애인인 수급권자에게 「장애인·노인 등을 위한 보조기기 지원 및 활용촉진에 관한 법률」 제3조 제2호에 따른 보조기기(이하 이 조에서 "보조기기"라 한다)에 대하여 급여를 실시할 수 있다.
② 시장·군수·구청장은 임신한 수급권자가 임신기간 중 의료급여기관에서 받는 진료에 드는 비용(출산 비용을 포함한다)에 대하여 추가 급여를 실시할 수 있다.
③ 제1항에 따른 보조기기 급여 및 제2항에 따른 추가 급여의 방법·절차·범위·한도 등에 필요한 사항은 보건복지부령으로 정한다.

(7) 건강검진(제14조)
① 시장·군수·구청장은 이 법에 따른 수급권자에 대하여 질병의 조기 발견과 그에 따른 의료급여를 하기 위하여 건강검진을 할 수 있다.
② 제1항에 따른 건강검진의 대상·횟수·절차와 그 밖에 필요한 사항은 보건복지부장관이 정한다.

> • "일반 건강검진"이란 법 제52조 제2항 제1호 따른 대상자와 「의료급여법」에 따른 의료급여 수급권자 중 만 19세부터 64세까지 세대주 및 세대원에게 실시하는 건강검진을 말한다.
> • "의료급여 생애전환기 검진"이란 「의료급여법」에 따른 의료급여 수급권자 중 만 66세 이상 세대주 및 세대원에게 실시하는 건강검진을 말한다.
> • "영유아 건강검진"이란 법 제52조 제2항 제3호에 따른 대상자와 6세 미만 의료급여 수급권자에게 실시하는 건강검진을 말한다.

(8) 의료급여기금의 설치 및 조성(제25조) 24 지방직 / 17 보건복지부7급(공중보건) / 15 보건복지부7급
① 이 법에 따른 급여비용의 재원에 충당하기 위하여 시·도에 의료급여기금(이하 "기금"이라 한다)을 설치한다.

② 기금은 다음 각 호의 재원으로 조성한다.
　　㉠ 국고보조금
　　㉡ 지방자치단체의 출연금
　　㉢ 제21조에 따라 상환받은 대지급금
　　㉣ 제23조에 따라 징수한 부당이득금
　　㉤ 제29조에 따라 징수한 과징금
　　㉥ 기금의 결산상 잉여금 및 그 밖의 수입금
③ 국가와 지방자치단체는 기금 운영에 필요한 충분한 예산을 확보하여야 한다.
④ 제2항 제1호의 국고보조금의 비율은 「보조금 관리에 관한 법률」 및 관계 법령에서 정하는 바에 따른다.

(9) 업무의 위탁(시행령 제20조)
① 시장・군수・구청장은 법 제33조 제2항에 따라 업무 중 다음 각 호의 업무를 심사평가원에 위탁한다.
17 서울
　　㉠ 법 제11조 제2항의 규정에 의한 급여비용(건강검진 비용을 포함한다. 이하 같다)의 심사・조정
　　㉡ 법 제11조 제4항의 규정에 의한 의료급여(건강검진을 포함한다)의 적정성 평가
　　㉢ 제1호 및 제2호와 관련된 심사 및 평가 기준의 설정
② 시장・군수・구청장은 법 제33조 제2항에 따라 다음의 업무를 보험공단에 위탁한다. 〈개정 2022.3.22.〉
　　㉠ 법 제5조 제3항에 따른 수급권자의 건강유지 및 증진을 위한 사업 중 보건복지부장관이 정하여 고시하는 사업
　　㉡ 법 제11조 제3항・제4항에 따른 급여비용의 지급 및 법 제11조의5에 따른 급여비용의 지급 보류
　　㉢ 법 제14조 제1항에 따른 건강검진의 실시 및 그 결과의 관리
　　㉣ 법 제15조에 따른 의료급여의 제한에 필요한 실태조사 및 자료수집
　　㉤ 다음의 업무에 필요한 정보시스템의 구축 또는 운영
　　　　ⓐ 법 제7조 제2항에 따른 의료급여의 한도 관리
　　　　ⓑ 법 제10조, 이 영 별표 1 제1호 다목(5), 같은 호 라목・마목 및 같은 표 제2호 마목・바목에 따라 기금에서 부담하는 급여비용을 적용받는 수급권자의 관리
　　　　ⓒ 수급권자의 자격 및 개인별 진료내역의 관리

(10) 의료급여 일수의 상한(시행규칙 제8조의3)
수급권자가 의료급여기금의 부담으로 의료급여를 받을 수 있는 일수(이하 "상한 일수"라 한다)는 다음 각 호에 정하는 바에 따른다. 다만, 인체면역결핍증바이러스 질환자에 대하여는 상한 일수를 제한하지 아니한다.
① 영 제3조 제2항 제1호 라목에 따라 보건복지부장관이 정하여 고시하는 결핵 질환, 희귀난치성 질환 및 중증 질환 : 각 질환별로 연간 365일(윤년의 경우 366일로 한다. 이하 같다)
② 정신 및 행동 장애 등 보건복지부장관이 정하여 고시하는 질환 : 각 질환별로 연간 380일
③ 제1호 및 제2호 외의 질환 : 모든 질환의 의료급여 일수를 합하여 연간 400일

## 6 의료급여 진료절차

(1) 의료급여기관별 진료범위(의료급여법 제9조 제2항) 17 울산 / 16 보건복지부7급 / 15 보건복지부7급
① 제1차 의료급여기관
　　㉠ 「의료법」에 따라 시장・군수・구청장에게 개설신고를 한 의료기관
　　㉡ 「지역보건법」에 따라 설치된 보건소・보건의료원 및 보건지소 17 서울

ⓒ 「농어촌 등 보건의료를 위한 특별조치법」에 따라 설치된 보건진료소
　　ⓓ 「약사법」에 따라 개설등록된 약국 및 같은 법 제91조에 따라 설립된 한국희귀·필수의약품센터
② 제2차 의료급여기관 : 「의료법」에 따라 시·도지사가 개설허가를 한 의료기관
③ 제3차 의료급여기관 : 2차 의료급여기관 중에서 보건복지부장관이 지정하는 의료기관

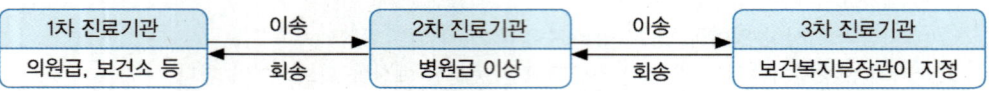

### (2) 의료급여의 절차(의료급여법 시행규칙 제3조 제1항)

수급권자가 의료급여를 받으려는 경우에는 제1차 의료급여기관에 의료급여를 신청하여야 한다. 다만, 다음 중 ①부터 ⑧까지의 어느 하나에 해당하는 경우에는 제2차 의료급여기관 또는 제3차 의료급여기관에 의료급여를 신청할 수 있고, ⑨부터 ⑭까지의 어느 하나에 해당하는 경우에는 제2차 의료급여기관에 의료급여를 신청할 수 있다.

① 「응급의료에 관한 법률」 제2조 제1호에 해당하는 응급환자인 경우
② 분만의 경우
③ 영 제3조 제2항 제1호 라목에 따라 보건복지부장관이 정하여 고시하는 결핵 질환, 희귀난치성 질환 또는 중증 질환을 가진 사람이 의료급여를 받으려는 경우
④ 제2차 의료급여기관 또는 제3차 의료급여기관에서 근무하는 수급권자가 그 근무하는 의료급여기관에서 의료급여를 받으려는 경우
⑤ 「장애인복지법」 제32조에 따라 등록한 장애인이 「장애인·노인 등을 위한 보조기기 지원 및 활용촉진에 관한 법률」 제3조 제2호에 따른 보조기기를 지급받으려는 경우
⑥ 「장애인복지법」 제32조에 따라 등록한 장애인이 「구강보건법」 제15조의2에 따른 장애인구강진료센터에서 의료급여를 받으려는 경우
⑦ 감염병의 확산 등 긴급한 사유가 있어 보건복지부장관이 정하여 고시하는 기준에 따라 의료급여를 받으려는 경우
⑧ 「건강검진기본법」에 따른 국가건강검진을 받은 사람이 보건복지부장관이 정하여 고시하는 결핵 질환의 확진검사에 대하여 의료급여를 받으려는 경우
⑨ 단순 물리치료가 아닌 작업치료·운동치료 등의 재활 치료가 필요하다고 인정되는 사람이 재활의학과에서 의료급여를 받으려는 경우
⑩ 한센병환자가 의료급여를 받으려는 경우
⑪ 「장애인복지법」 제32조에 따라 등록한 장애인이 의료급여를 받으려는 경우(⑥의 경우는 제외한다.)
⑫ 「국민건강보험법 시행령」 제45조 제1호에 해당하는 지역의 의료급여 수급권자가 의료급여를 받으려는 경우
⑬ 「국가유공자 등 예우 및 지원에 관한 법률 시행령」 제14조 또는 「보훈보상대상자 지원에 관한 법률 시행령」 제8조에 따른 상이 등급을 받은 사람이 의료급여를 받으려는 경우
⑭ 15세 이하의 아동이 의료급여를 받으려는 경우

## 7 건강보험제도와 의료급여제도

| 구분 | 건강보험제도 | 의료급여제도 |
|---|---|---|
| 적용 인구 | 95~96% | 4~5% |
| 구조 | 보건복지부, 공단(보험자), 심평원, 가입자, 요양기관 | 보건복지부, 보장기관, 심평원, 수급자, 의료급여기관 |
| 자격 증명 | 건강보험증 | 의료급여증(의료급여 증명서) |
| 재원 조달 | 보험료(일부 국고) | 조세(국고+지방비) |
| 급여 비용 청구·심사·지급 | 요양기관 → 심평원 → 공단 | 요양기관 → 심평원 → 공단 |
| 적정성 평가 | 심평원 | 심평원 |
| 이의 신청 | 공단(자격 등 공단의 처분), 심평원(심사, 적정성 평가) | 보장기관(자격 등 보장기관 처분), 심평원(심사, 적정성 평가) |
| 급여 수준 | 진찰, 검사, 약제, 치료, 입원 등 | 건강보험에 급식비, 영안실 안치료 추가 포함 |
| 급여 절차 | 2단계(의원, 병원 → 상급종합병원) | 3단계(의원 → 병원 → 상급종합병원) |
| 실사 | 보건복지부장관 | 보건복지부장관 |

## 06 우리나라의 의약분업

### 1 의의

**(1) 정의**

우리나라에서 2000년 7월부터 시행된 의약분업의 경우, 의사는 진료와 처방을 하고 약사는 약의 조제만 하게 하여 의사와 약사의 업무 한계를 명확하게 하고자 하는 제도이다. 이때 약품은 일반 의약품과 전문 의약품으로 구분하게 되는데, 전문 의약품만이 의사의 처방을 필요로 한다.

**(2) 역사**

① 독일·프랑스·미국 등 유럽을 비롯한 선진 각국에서 널리 시행된다.
② 독일 : 1240년 독일 황제 프레드리히 2세의 의약법이 의약분업의 효시
③ 한국 : 1989년 부분 분업, 2000년 완전강제 분업 시행

**(3) 목적**

① 의사·약사 사이에 환자치료 역할 분담으로 불필요하거나 잘못된 투약 방지
② 무분별한 약의 오남용으로 인한 피해 감소
③ 환자의 알 권리 증진

(4) 의약분업의 형태
   ① 완전강제 분업
      ㉠ 의사는 처방전만을 발행하고 조제권은 약사에게만 부여(한국)
      ㉡ 의사 및 약사 간의 직능을 완전 분리 : 의사의 의약품 조제권 일체 불인정(다만, 약국이 없는 벽지에 한해서 예외로 의사의 투약 인정)
      ㉢ 약국의 임의 조제 일체 불허용(약국의 개업 규제)
   ② 부분강제 분업 : 의사의 조제와 약사의 임의 조제는 원칙적으로 배제되지만 환자의 상태, 약품의 종류, 지역의 특성 등에 따라 의사의 조제 또는 약사의 임의 조제를 허용
      ㉠ 의사의 조제권과 약사의 임의 조제는 원칙적으로 배제되지만 예외 인정
      ㉡ 의료기관이나 환자의 상태 또는 약품 종류나 지역에 따라 의사의 조제권 허용
   ③ 임의 분업 : 제도적으로 분업체제를 갖추고 있음(의사가 처방전을 발행하되 필요에 따라 직접 투약하는 방법)

## 2 우리나라 의약분업의 특징

(1) 의료기관에서 진료받은 외래환자는 원내에서 조제·투약을 받을 수 없고, 반드시 원외에 있는 약국에서만 투약

(2) 약국에서는 의사 또는 치과의사의 처방전에 따라 전문 의약품과 일반 의약품을 조제

(3) 대상 의약품은 모든 전문 의약품으로 하되, 진단 용약·예방접종약·희귀 약품·방사성 의약품·신장 투석액·의료기관 조제실 제제 등은 병·의원에서도 직접 조제·투약

(4) 의사는 일반명 또는 상품명으로 처방하되, 약사는 상품명 처방도 필요한 경우 성분·함량·제형이 동일한 다른 의약품으로 대체 조제 가능 → 약사는 환자에게 알리고 동의를 받아 추후에 의사에게 통보

(5) 그동안 약사의 임의 조제에 대해 적용하던 약국 의료보험제도가 폐지되고, 의사의 처방전에 의해 조제받는 경우에만 건강보험을 적용

## 3 의약분업의 장·단점

| 장점 | 단점 |
| --- | --- |
| ① 의약품의 오용과 남용을 막을 수 있다.<br>② 의사는 진료에만 전념을 할 수 있다.<br>③ 의료비를 절감할 수 있다.<br>④ 환자에 대한 의약 서비스의 수준을 향상시킬 수 있다.<br>⑤ 약사에 의한 약의 과잉 투여를 막을 수 있다. | ① 복약 지도가 소홀해지고 책임 소재가 불명확해진다.<br>② 비밀 누설의 문제가 제기된다.<br>③ 환자의 불편이 가중된다.<br>④ 조제료와 처방료가 따로 부담되어 의료비가 증가된다.<br>⑤ 일반 의약품과 전문 의약품의 구분이 어렵다.<br>⑥ 의사와 약사 단체 간의 알력이 생긴다. |

# 07 응급의료체계(EMSS ; Emergency Medical Services System)

## 1 개념

(1) 응급상황에서 신속하게 의료를 제공하기 위해 인력, 시설, 장비를 유기적으로 운용할 수 있도록 재배치하여 응급환자가 발생하였을 때 현장에서 적절한 처치를 시행한 후 신속하고 안전하게 환자를 치료에 적합한 병원으로 이송하기 위해 응급의료체계를 구축하였다.
(2) 의학적인 측면에서 응급의료를 병원 밖으로 확대하는 것이고 사회보장 및 사회복지제도의 향상을 의미한다.
(3) 국가 차원에서 본다면 국민의 건강 및 안전에 대한 관심 증대에 부합한 사회안전보장 및 복지정책의 한 부분이라 할 수 있다.

## 2 응급의료체계의 구성과 활동단계

(1) 시민의 신고 응급조치
(2) 신고접수 및 출동
(3) 병원 전 응급처치
(4) 병원처치
(5) 재활

## 3 응급의료체계의 운용단계

(1) **병원 전 단계**
  ① 환자발생의 신고와 구급차 활동
  ② 구급차가 현장에 도착하기 전까지 전화상담원(Dispatcher)은 응급처치 요령을 지도한다.
  ③ 구급대에 의한 현장 응급처치
  ④ 정보 통신체계를 이용한 구급차-병원 간의 정보교환으로 이송병원 결정, 현장에서 병원까지 이송 중에 이루어지는 이송처치

(2) **병원 단계**
  ① 현장처치의 검토 및 연속적인 응급처치
  ② 진단을 위한 적절한 검사
  ③ 입원 치료 혹은 응급수술 결정
  ④ 전문응급센터나 응급의료기관으로 전원 여부의 결정과 전원병원 결정

## 4 응급의료기관

| 응급의료기관 | 지정권자 | 지정 의료기관 | 업무 |
|---|---|---|---|
| 중앙응급<br>의료센터 | 보건복지부<br>장관 | | 1. 응급의료기관 등에 대한 평가 및 질을 향상시키는 활동에 대한 지원<br>2. 응급의료종사자에 대한 교육훈련<br>3. 응급의료기관등 간의 업무조정 및 지원, 관련 정보의 수집·제공 및 응급환자 현황 파악과 추적 관리<br>4. 응급의료 관련 연구<br>5. 국내외 재난 등의 발생 시 응급의료 관련 업무의 조정 및 그에 대한 지원<br>6. 응급의료 통신망 및 응급의료 전산망의 관리·운영과 그에 따른 업무<br>7. 응급처치 관련 교육 및 응급장비 관리에 관한 지원<br>8. 응급환자 이송체계 운영 및 관리에 관한 지원<br>9. 응급의료분야 의료취약지 관리 업무<br>10. 그 밖에 보건복지부장관이 정하는 응급의료 관련 업무 |
| 권역응급<br>의료센터 | 보건복지부<br>장관 | 상급종합병원<br>300병상을 초과하는 종합병원 | 1. 중증응급환자 중심의 진료<br>2. 재난 대비 및 대응 등을 위한 거점병원으로서 보건복지부령으로 정하는 업무<br>3. 권역(圈域) 내에 있는 응급의료종사자에 대한 교육·훈련<br>4. 권역 내 다른 의료기관에서 이송되는 중증응급환자에 대한 수용<br>5. 그 밖에 보건복지부장관이 정하는 권역 내 응급의료 관련 업무 |
| 전문응급<br>의료센터 | 보건복지부<br>장관 | 소아환자, 화상환자 및 독극물중독환자 등에 대한 응급의료를 위하여 권역응급의료센터, 지역응급의료센터 중에서 분야별로 전문응급의료센터를 지정 | |
| 지역응급<br>의료센터 | 시·도지사 | 종합병원 | 1. 응급환자의 진료<br>2. 응급환자에 대하여 적절한 응급의료를 할 수 없다고 판단한 경우 신속한 이송 |
| 지역응급<br>의료기관 | 시장·군수·<br>구청장 | 종합병원, 병원(시·군의 경우) | 1. 응급환자의 진료<br>2. 응급환자에 대하여 적절한 응급의료를 할 수 없다고 판단한 경우 신속한 이송 |

| | | | |
|---|---|---|---|
| 권역<br>외상센터 | 보건복지부<br>장관 | 권역응급의료센터, 전문응<br>급의료센터 및 지역응급의<br>료센터 중 권역외상센터를<br>지정할 수 있다. | 1. 외상환자의 진료<br>2. 외상의료에 관한 연구 및 외상의료표준의 개발<br>3. 외상의료를 제공하는 의료인의 교육훈련<br>4. 대형 재해 등의 발생 시 응급의료 지원<br>5. 그 밖에 보건복지부장관이 정하는 외상의료 관<br>련 업무 |
| 지역<br>외상센터 | 시·도지사 | 응급의료기관 중 지역외상<br>센터를 지정할 수 있다. | 1. 관할 지역의 주민에게 적정한 외상의료 제공 |
| 응급의료<br>지원센터 | 보건복지부<br>장관 | 지역별로 설치 | 1. 응급의료에 관한 각종 정보의 관리 및 제공<br>2. 지역 내 응급의료종사자에 대한 교육훈련<br>3. 지역 내 응급의료기관 간 업무조정 및 지원<br>4. 지역 내 응급의료의 질 향상 활동에 관한 지원<br>5. 지역 내 재난 등의 발생 시 응급의료 관련 업무<br>의 조정 및 지원<br>6. 그 밖에 보건복지부령으로 정하는 응급의료 관<br>련 업무 |
| 정신질환자<br>응급의료센터 | 보건복지부<br>장관 | 응급의료기관 중 정신질환<br>자응급의료센터를 지정할<br>수 있다. | 1. 정신질환자에 대한 응급의료 |

## 5 응급의료기금

### (1) 응급의료기금의 설치 및 관리·운용(응급의료에 관한 법률 제19조)
① 보건복지부장관은 응급의료를 효율적으로 수행하기 위하여 응급의료기금(이하 "기금"이라 한다)을 설치한다.
② 보건복지부장관은 기금의 관리·운용을 대통령령으로 정하는 의료 관련 기관 또는 의료 관련 단체(이하 "기금관리기관의 장"이라 한다)에 위탁할 수 있다. 이 경우 보건복지부장관은 기금의 관리·운용에 관한 사무를 감독하며 이에 필요한 명령을 할 수 있다.

### (2) 기금의 조성(응급의료에 관한 법률 제20조)
① 기금은 다음의 재원으로 조성한다.
  ㉠ 「국민건강보험법」에 따른 요양기관의 업무정지를 갈음하여 보건복지부장관이 요양기관으로부터 과징금으로 징수하는 금액 중 「국민건강보험법」에 따라 지원하는 금액
  ㉡ 응급의료와 관련되는 기관 및 단체의 출연금 및 기부금
  ㉢ 정부의 출연금
  ㉣ 그 밖에 기금을 운용하여 생기는 수익금
② 정부는 ①㉢의 정부출연금으로 다음의 해당 연도 예상수입액의 100분의 20에 해당하는 금액을 매 회계연도의 세출예산에 계상하여야 한다.

㉠ 「도로교통법」 제160조 제2항 및 제3항에 따른 과태료(같은 법 제161조 제1항 제1호에 따라 시·도경찰청장이 부과·징수하는 것에 한한다)
㉡ 「도로교통법」 제162조 제3항에 따른 범칙금

(3) **기금의 사용(응급의료에 관한 법률 제21조)**: 기금은 다음의 용도로 사용한다.
① 응급환자의 진료비 중 제22조에 따른 미수금의 대지급(代支給)
② 응급의료기관 등의 육성·발전과 의료기관의 응급환자 진료를 위한 시설 등의 설치에 필요한 자금의 융자 또는 지원
③ 응급의료 제공체계의 원활한 운영을 위한 보조사업
④ 대통령령으로 정하는 재해 등이 발생하였을 때의 의료 지원
⑤ 구조 및 응급처치 요령 등 응급의료에 관한 교육·홍보 사업
⑥ 응급의료의 원활한 제공을 위한 자동심장충격기 등 응급장비의 구비 지원
⑦ 응급의료를 위한 조사·연구 사업
⑧ 기본계획 및 지역응급의료시행계획의 시행 지원
⑨ 응급의료종사자의 양성 등 지원

## 6 미수금의 대지급(응급의료에 관한 법률 제22조)

(1) 의료기관과 구급차 등을 운용하는 자는 응급환자에게 응급의료를 제공하고 그 비용을 받지 못하였을 때에는 그 비용 중 응급환자 본인이 부담하여야 하는 금액(이하 "미수금"이라 한다)에 대하여는 기금관리기관의 장(기금의 관리·운용에 관한 업무가 위탁되지 아니한 경우에는 보건복지부장관을 말한다. 이하 이 조 및 제22조의2에서 같다)에게 대신 지급하여 줄 것을 청구할 수 있다.

(2) 기금관리기관의 장은 (1)에 따라 의료기관 등이 미수금에 대한 대지급을 청구하면 보건복지부령으로 정하는 기준에 따라 심사하여 그 미수금을 기금에서 대신 지급하여야 한다.

(3) 국가나 지방자치단체는 (2)에 따른 대지급에 필요한 비용을 기금관리기관의 장에게 보조할 수 있다.

(4) 기금관리기관의 장은 (2)에 따라 미수금을 대신 지급한 경우에는 응급환자 본인과 그 배우자, 응급환자의 1촌의 직계혈족 및 그 배우자 또는 다른 법령에 따른 진료비 부담 의무자에게 그 대지급금(代支給金)을 구상(求償)할 수 있다.

(5) (4)에 따른 대지급금의 상환 청구를 받은 자가 해당 대지급금을 정하여진 기간 내에 상환하지 아니하면 기금관리기관의 장은 기한을 정하여 독촉할 수 있다.

(6) (5)에 따른 독촉을 받은 자가 그 기한 내에 대지급금을 상환하지 아니하면 기금관리기관의 장은 보건복지부장관의 승인을 받아 국세 체납처분의 예에 따라 이를 징수할 수 있다.

(7) 기금관리기관의 장은 (4)에 따라 대지급금을 구상하였으나 상환받기가 불가능하거나 제22조의3에 따른 소멸시효가 완성된 대지급금을 결손으로 처리할 수 있다.

(8) 미수금 대지급의 대상·범위·절차 및 방법, 구상의 절차 및 방법, 상환이 불가능한 대지급금의 범위 및 결손처분 절차 등에 관하여 필요한 사항은 대통령령으로 정한다.

> **미수금 대지급의 청구 및 심사 절차(동법 시행령 제20조)**
> ① 의료기관과 구급차등을 운용하는 자가 법 제22조 제1항에 따라 미수금의 대지급을 받으려는 경우에는 보건복지부령으로 정하는 바에 따라 심사평가원장에게 미수금의 대지급 청구를 하여야 한다.
> ② 제1항에 따른 미수금의 대지급 청구는 진료종료일 또는 이송종료일부터 3년 이내에 하여야 한다.
> ③ 심사평가원장은 제1항에 따른 의료기관등의 미수금 대지급 청구에 대하여 그 내용을 심사한 후 대지급금을 지급하여야 한다.

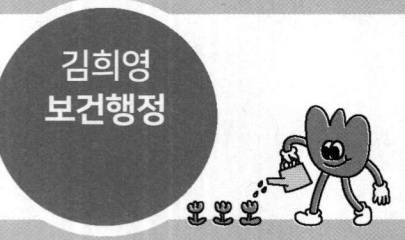

김희영
보건행정

# PART 06

# 보건기획과 보건의료정책

CHAPTER 01 보건기획

CHAPTER 02 보건의료정책

김희영 보건행정

# 보건기획

## 01 보건기획의 개요

### 1 보건기획의 개념

(1) 보건기획(Health Planning)의 정의
① 일반적 정의
  ㉠ 최적 수단으로 목표를 달성하기 위하여 장래의 행동에 대한 사전 결정을 준비하는 합리적이고 지적인 과정이다.
  ㉡ 기획은 특정 목표를 달성하기 위하여 누가, 언제, 어떠한 방법으로, 어느 정도의 예산으로, 어떤 활동을 할 것인가를 결정하는 것이다.
  ㉢ 기획은 계획을 수립하여 집행하는 과정이며, 계획은 기획을 통해 산출되는 결과이다. 즉, 기획은 절차와 과정을 의미하며, 계획은 문서화된 활동 목표와 수단을 의미한다.
  ㉣ 계획(plan)은 기획의 결과로 얻어지는 최종안을 의미한다. 계획의 하위 개념인 프로그램(과업)은 사업계획이라는 의미이고, 프로젝트(과제)는 그보다 더 구체적인 세부 사업계획을 말한다.

| 기획(Planning) | 계획을 세워 나가는 과정에 중점을 두는 포괄적·계속적·동적인 개념 |
| --- | --- |
| 계획(Plan) | 기획보다 구체적·개별적·정적인 개념으로 기획 결과의 최종안 |
| 과업(Program) | 계획, 진행, 순서 등의 사업 계획 |
| 과제(Project) | 과업의 구체적인 세부 사업 계획 |

② 세계보건기구(WHO)의 정의 : 한 국가가 동원 가능한 자원의 범위 내에서 국민들의 보건의료 수요를 충족시키기 위해서 보건사업을 체계적으로 개발하고 주의깊게 지적으로 설명하는 것을 말한다.
③ 미국 국가자원 기획위원회의 정의 : 인간이 가지고 있는 최선의 가용 지식을 공공분야 내에서 공통성을 띠고 있는 사업을 추진하는 데 체계적이고 계속적이며 선견성 있게 적용하는 것이다.
④ 학자들의 정의
  ㉠ H. Newman : 기획이란 무엇을 할 것인가를 사전에 결정하는 것이고, 계획은 설계된 행동노선을 말한다.
  ㉡ Chadwick : 기획이란 미래에 대하여 미리 행동 방안을 강구하는 과정이다.
  ㉢ Gulick : 기획이란 사업을 위해 설정된 목적을 달성하기 위해 수행되어야 할 방법이다.
  ㉣ Donald Stone : 기획이란 장래의 운영을 가능한 정확하게 예견하고자 신중히 준비된 노력이다.
  ㉤ D. Smith : 사고하는 인간들이 목표를 설정하고 목표 달성을 위한 단순하고 자연스러운 지적 과정이다.

### (2) 보건기획의 목적
① 보건사업을 위한 조직의 개선
② 신규 사업의 개발 촉진과 기존 사업의 강화 및 활용 추진 → 불확실한 미래에 대비
③ 보건사업의 질적 향상
④ 불필요한 사업계획 중지
⑤ 정부와 민간기관 간의 사업중복 회피
⑥ 보건사업의 지역 간 배분 개선
⑦ 신규 사업의 우선순위 결정
⑧ 보건인력의 효율적 이용과 훈련시설의 확충
⑨ 보건의료 요구와 이와 관련된 문제 파악
⑩ 새로운 보건지식의 신속한 응용
⑪ 보건사업 연구와 훈련의 밀접한 관계 조정
⑫ 지역사회 발전을 위한 종합적 계획

### (3) 기획의 장점
① 구성원 간의 협력체계
② 자원의 효율적인 이용
③ 미래의 불확실성에 대한 준비
④ 통제의 용이

## 2 보건기획의 특성 및 필요성

### (1) 보건기획의 특성  17 경남보건연구사 / 16 경북 / 15 전남

① **기획은 하나의 과정(Process)이다.**
계획은 장래의 행동을 위한 설계 그 자체이며, 따라서 과정으로서의 기획과 구분되어야 한다. 기획의 과정은 하나의 계획을 조성하는 데 그치지 않고 그 집행 결과를 평가하여 차기 계획에 반영하는 계속적이고 순환적인 활동이다.

② **기획은 미래지향적(Future Directed)이다.**
기획은 과거의 경험과 현실 분석을 바탕으로 장래에 수행해야 할 행동 방안을 강구하는 것이다. 기획은 불확실한 미래를 대상으로 하기 때문에 예측과 판단 등 고도의 전문성을 필요로 한다.

③ **기획은 행동지향적이다.**
기획은 실천과 행동을 통한 문제 해결이나 현실의 개선에 목적이 있으며, 바람직한 목표를 달성하기 위해 장래의 행동 대안을 설계하여 그것을 실현하고자 하는 노력이다.

④ **기획은 목표지향적이다.**
장래에 달성하고자 하는 목표가 어느 정도 수립되어야 기획이 수립된다. 기획은 매우 구체적이고 명확한 목표가 제시되어야 기획에 착수할 수 있는 것은 아니고 정책탐색 단계에서 제시된 모호하고 불분명한 목표들을 구체화하고 명료화하는 작업이 기획의 첫 단계이다.

⑤ 기획은 준비과정이다.
기획은 보다 나은 결정을 위한 시안을 작성하는 과정으로서, 그것을 채택하여 집행하는 것과는 별개 기능이다.
⑥ 기획은 복합적인 결정을 대상으로 한다(기획은 계층적이다).
기획은 단일의 결정을 대상으로 하는 것이 아니라 한 묶음(a set)의 결정을 다룬다는 점에서 의사결정 혹은 정책 결정과 차이가 있다. 즉, 다양한 계획이 조직 내에서 만들어진다.
⑦ 기획은 효율적인 수단을 강구한다.
기획은 자료의 모집과 체계적이고 종합적인 분석 등 합리적인 과정을 통하여 소망하는 목표를 효율적으로 달성할 수 있는 수단을 제시하려는 활동이다.
⑧ 기획은 의도적이다.
기획은 의도적·합리적·목적적 과정이다.
⑨ 기획은 다차원적이다.
기획은 하나의 시스템으로서 많은 차원을 가지고 있다. 즉, 시간, 조직, 기능, 영역 등의 차원을 가지고 있다. 이러한 특성 때문에 일관성을 상실하기 쉽다. 기획의 일관성이 상실되면 설정된 정책 목표가 달성되기 어렵다.

## (2) 보건기획의 필요성 17 경기의료기술직
① **자원의 효과적인 배분**: 기관의 사업별로 요구되는 인력, 시설 및 예산 등의 자원을 충족시키기 위해 자원의 효과적인 배분이 필요하다.
② **합리적 의사결정**: 보건정책 과정과 희소자원의 효과적인 배분을 위한 합리적인 의사결정을 하기 위해서는 상황 분석과 장래 추이 분석, 우선순위 및 목표 설정 등을 통한 효율성의 원리가 기초가 되어야 한다.
③ **상충되는 의견 조정**: 각 정책 간에는 목표 달성을 위한 방법과 수단의 결정 과정에서 상호 상충되는 가치와 의견을 가질 수 있으므로 이러한 갈등을 해결하기 위하여 기획이 요구된다.
④ **새로운 지식과 기술 개발**: 현대 정보사회와 같이 정보가 급속도로 발전하는 사회에서는 보건 정책에 필요한 새로운 지식과 기술을 필요로 한다. 따라서 사전에 검토나 조정 없이 새로운 지식과 기술만 도입한다면 지역사회 발전에 장애가 될 수 있다.
⑤ **지휘와 통제 수단**: 기획은 전체적인 운영 상황을 명확하게 파악할 수 있게 하는 목표의 효과적 달성에 필요한 지휘 수단이 되며, 전체 조직의 조정과 통제를 할 수 있게 한다.
⑥ **미래에의 대비 및 행정 목표의 구체화**: 불확실한 미래에 대비하여 미래를 예측하고 이에 대하여 확실성을 추구함과 동시에 행정 목표를 보다 더 쉽게 구체화할 수 있도록 하는 것이 기획이다.
⑦ **발전의 가속화**: 잘 짜인 기획은 발전을 용이하게 한다.

## 3 보건기획의 유형

### (1) 계층에 의한 유형
① 정책 기획
㉠ 행정수반 계층에서 이루어지는 기획으로 종합적·포괄적이며 가치성과 일반성이 있다.
㉡ 전략적·규범적 기획으로 장기성과 입법적 성격이 있어 조직의 모든 부분에 영향을 미친다.

② 운영 기획
  ㉠ 각 부처별로 구체적·개별적인 행정 수단과 방법을 설정하는 기획이다.
  ㉡ 정책 기획의 하위 기획으로 전술적·단기적 성격을 띠며 세부적 기획이다.

(2) **기간에 의한 유형** 15 보건복지부7급
  ① **단기 기획**: 1년 이내 기획으로 세분화된 구체적인 기획으로, 계획과 현실과의 괴리가 적기 때문에 실현성이 높다는 장점이 있는 반면에, 구조적인 변동이나 획기적인 발전을 기대하기 힘들다는 단점이 있다.
  ② **중기 기획**: 3년 내지 7년을 대상으로 하는 기획을 말하며, 우리나라의 경제개발 5개년 계획 등이 이에 해당된다. 정치적인 변수나 기획 대상의 성격과 관련하여 가장 많이 이용되는 기획이다.
  ③ **장기 기획**: 대체로 10년 내지 20년에 걸친 계획 기간을 가지며 실제로는 기획이라기보다는 전망이라는 성격이 강하다. 구체적인 프로그램은 별 의미가 없고 기본 방향과 지침을 제시하는 데 의의가 있다.

(3) **지역별 수준에 의한 유형**
  ① **지방 기획(Local Planning)**: 도시 및 지역사회 단위의 기획을 의미하며, 최근 도농 간의 의료 자원의 불균형 해소를 위한 무의촌 지역의 지원 사업 등이 이에 해당한다. 도시 기획과 농촌 기획으로 구분된다.
  ② **지역 기획(Regional Planning)**
    ㉠ 설정된 권역들을 대상으로 한 개발 기획이 곧 지역 계획이며, 낙후 지역의 개발, 특정 지역의 전략적인 개발 등을 목적으로 한 국가 기획의 하위 기획이라고 할 수 있다.
    ㉡ 1990년 초 전 국민의료보험을 확대 실시한 후 전국을 경인 대권 등 8개 대권별로 구분하여 이를 중심으로 보건의료자원의 지역화를 목표로 의료 자원 및 의료 수요를 기획하였는데, 이것이 지역 기획의 한 실례이다.
  ③ **국가 기획(National Planning)**: 국가 전체의 목표를 설정하여 경제 개발, 사회 개발, 국토 개발 등과 같이 국가의 전체 기능을 대상으로 한다. 1929년 구소련의 제1차 5개년 계획이 국가 기획의 효시이다.
  ④ **국제 기획**: 복수의 국가가 국제수준의 계획으로 상호 협력과 공동 번영을 추구하는 경우로서, 국제 협력 및 개발기구(OECD), 세계보건기구(WHO) 등을 들 수 있다.

(4) **기획의 대상에 의한 유형**
  ① 사회 기획
    ㉠ 경제의 성장 및 균형 발전, 안정화를 위한 경제 기획, 사회 발전을 추구하는 동안 필연적으로 발생되는 사회 문제를 해결하기 위한 기획이다.
    ㉡ 사회 복지를 위한 기획, 사회 변화에 의한 부작용과 역기능을 해소하기 위한 기획이다.
  ② 물적 기획
    ㉠ 자연자원, 토지, 국토 개발을 대상으로 한다. 예 도시 기획, 국토종합개발 기획 등
    ㉡ 공간 및 자연 개발과 공중의 편익 증진을 위한 기획이다.

③ 경제 기획
  ㉠ 경제 개발, 소득 분배, 실업 해소, 물가 안정, 재정 안정 등 경제 전반을 대상으로 하는 기획이다.
  ㉡ 발전 기획이라고도 하며, 국민경제 수준을 일정 목표에 도달시키려는 종합적·계획적인 정책 결정 과정이다.

(5) **강제성의 정도별 유형**
① 집권적·강제적 기획 : 소련, 중국 등 과거 동구권 국가 등 대부분의 공산주의 국가에서 채택된 경제기획 체계이다.
② 경쟁적 사회주의 기획 : 생산 수단과 자원은 국유화되어 있지만 경쟁에 의한 능률성 향상을 추구하는 경제체제 하에서의 기획 형태이다.
③ 민주적 경쟁 기획 : 인도를 비롯한 많은 신생국들이 민주적인 경쟁방식의 기획을 시도하였다.
④ 유도 기획
  ㉠ 계획 수립에 있어서 정부가 강요하는 것이 아니라 국가가 간접적으로 유도하여 목표를 달성하려는 기획으로, 1946년 프랑스의 Monnet 기획이 대표적이다.
  ㉡ 유도 기획은 경제사회 발전의 기본 방향과 철학, 미래에 대한 신뢰성이 있는 예측을 국가가 제시함으로써 민간기업의 자발적 협조와 지지를 유도하는 방식이다.
⑤ 예측 기획 : 확정된 목표를 제시하지 않고 정부가 계획 목표의 달성을 공약하지도 않으며, 거시적 수준의 경제 전망을 전문적인 통계적 추정에 의해서 제시하는 데 그치는 것이다.

(6) **기간의 고정성에 따른 유형**
① 고정 기획 : 대부분의 발전 기획들은 기획 기간을 고정시키고 운영하는 것으로, 과거 우리나라 1, 2, 3차 경제개발 5개년 계획이 이에 해당된다. 기간이 고정되어 있기 때문에 현실성이 부족하며, 특히 중·장기계획의 진행 과정에서는 목표의 차질이나 여건 변화에 대응하기 곤란하다.
② 연동 기획
  ㉠ 장기 기획 혹은 중기 기획의 집행 과정에서 매년 계획내용을 수정·보완하되, 계획 기간을 계속해서 1년씩 늦추면서 동일한 연한의 계획을 유지해 나가는 제도이다.
  ㉡ 주로 중·장기 기획에서 사용하며, 예산과 기획을 통합하는 것이 목적이다.
  ㉢ 우리나라 4차 이후 경제개발 5개년 계획과 세계 대부분의 국가에서 사용하고 있다.
  ㉣ 미래상을 제시하는 장기 기획의 이점과 실현 가능성이 높은 단기 기획의 이점을 보유하나, 국민에 대한 호소력이 약하고 기획 목표를 뚜렷하게 부각시키기 어렵다는 문제점을 가지고 있다.

(7) **기획의 이용 빈도별 유형**
① 단발(단용) 기획
  ㉠ 특정 상황에 적합한 기획으로, 목표달성이 되면 끝나는 기획이다.
  ㉡ 1회 사용으로 한정되는 예산·경제 기획, 운영 기획, 주요 업무 기획이 이에 속한다.
  ㉢ 환경변화에 적절하게 대처할 수 있고, 특정 상황에 유용하며, 통합적이고 확실한 목적을 가진 행동을 성취할 수 있다.
  ㉣ 기획 수립에 많은 시간과 비용이 소요된다.

② 상시(상용) 기획
- ㉠ 계속적·반복적인 기획으로 규칙, 방침, 기준, 정책 등 표준화된 절차에 의한 기획이다.
- ㉡ 반복적 사용으로 기획 수립에 소요되는 시간과 비용은 절약된다.
- ㉢ 상황에 신속히 적응하지 못하고, 동태적인 기획 운영이 곤란하다.

(8) 기획의 형성 과정에 의한 구분
① 하향적 기획 방법 : 정책과 전략, 사업 목표 및 목적은 물론, 필요한 활동과 투입 자원의 결정까지 최고 계층에서 이루어지며, 이의 집행을 위하여 하위 계층에 하나하나 간섭하고 개입한다.
② 상향적 기획 방법 : 지방의 기획 전문가가 그 지방의 요구와 수요를 추정하여 계획을 작성하고, 중앙정부는 이를 총괄하여 국가 계획을 작성하는 방법이다.

(9) 관리계층에 따른 구분
① 최고 관리자의 기능 : 전략 기획
- ㉠ 고전적 기능 : Gulick은 최고관리층의 7가지 기본적 기능을 POSDCoRB로 제시
- ㉡ 전반적 기능
    - ⓐ 행정 목표의 설정과 정책 결정
    - ⓑ 자원의 동원 및 관리
    - ⓒ 행정의 통제·조정
    - ⓓ 조직의 일체성과 적응성 확보
② 중간 관리자의 기능 : 관리적(전술적) 기획, 조정 기획
- ㉠ 기본 기능
    - ⓐ 최고 관리층의 바로 밑에서 부분적 업무를 운영·집행하는 책임자 그룹
    - ⓑ 확립된 정책·법령·규칙의 범위 내에서 일상적이고 구체적인 행정업무를 감독·지시하고 통제하는 기술적 기능
- ㉡ 주요 기능
    - ⓐ 정책 결정에의 보조 및 집행 기능
    - ⓑ 하급자에 대한 감독·통제 기능
    - ⓒ 동료 간의 협조·조정의 수평적 기능
③ 하위 관리자의 기능 : 운영 기획
- ㉠ 정형적·일상적 결정
- ㉡ 업무적·반복적 의사결정
- ㉢ 기술적·단기적 의사결정
- ㉣ 대민접촉의 기능

| CHECK POINT | 조직과 관리계층별 능력 한계

1. 최고 관리층 : 개념적 기술 > 인간적 기술 > 업무적 기술
2. 하위 관리층 : 업무적 기술 > 인간적 기술 > 개념적 기술

## 02 보건기획의 원칙과 과정 및 한계

### 1 보건기획의 원칙 16 경기보건연구사·경기 / 15 경기9급·경기7급

| | |
|---|---|
| 목적성의 원칙 | 보건기획은 그 실시 과정에 있어서 비능률과 낭비를 피하고 그 효과를 높이기 위해 명확하고 구체적인 목적이 제시되어야 한다. |
| 단순성의 원칙 | 보건기획은 간명하여야 하며, 가능한 한 난해하고 전문적인 술어는 피해야 한다. |
| 표준화의 원칙 | 보건기획의 대상이 되는 예산, 서비스 및 사업 방법 등의 표준화를 통하여 용이하게 보건기획을 수립할 수 있으며 장래의 보건기획에도 이바지할 수 있다. |
| 신축성의 원칙 | 유동적인 보건행정 상황에 대응하여 수정될 수 있도록 작성되어야 한다. |
| 안전성의 원칙 | 보건기획은 소기의 목적을 달성하기 위하여 고도의 안전성이 요구된다. 즉, 빈번한 보건기획의 수정은 피해야 한다. |
| 경제성의 원칙 | 보건기획의 작성에는 막대한 물적·인적 자원과 시간이 소요되므로 되도록 현재 사용 가능한 자원을 활용하도록 한다. |
| 장래 예측성의 원칙 | 보건기획에 있어서 예측은 그 달성 여부에 결정적인 영향을 미치므로 그것은 어디까지나 명확할 것이 요구된다. |
| 계속성(계층성)의 원칙 | 기획은 조직 전체에서 하나의 흐름이고 과정이기 때문에 조직의 계층에 따라 연결되고 계속되어야 한다. 즉, 기획은 반드시 하위 계층으로 내려감에 따라 구체적이고 세분화된 기획으로 분류되어 조직 단위별로 업무가 배분되어야 한다. |
| 기획 우선의 원칙 | 기획은 모든 관리활동에 선행되는 활동이어야 한다. |
| 일반성의 원칙 | 기획은 어떤 관리계층만의 독특한 기능이 아니고 모든 관리계층의 기능이다. |

### 2 보건기획의 과정 17 보건복지부7급 / 16 충북

(1) **문제 파악**
① 기획 과정은 현실적인 불만 사항 혹은 희망 사항에 대한 문제 의식에서 출발한다.
② 문제의 진단은 언제나 기획당사자의 욕구에 따라 목표, 규범, 사상, 가치 기준 등에 크게 의존한다.

(2) **목표 설정** 16 경남 / 15 인천
① 기획의 목표는 사람들의 미래에 대한 소망을 반영하고 있다.
② 정부의 보건정책의 목표
　㉠ 경제적 접근성과 지역적 접근성의 제고
　㉡ 의료비의 절감
　㉢ 보건의료서비스의 질 향상

> **CHECK POINT** 목표 설정의 원칙

1. 관련성 : 해결할 문제가 국가 및 지역사회 보건정책과 관련성이 있어야 한다.
2. 실현 가능성 : 문제의 성격이 해결 가능한 것인가와 지역사회자원의 동원 가능성 및 제공자의 문제해결 능력을 확인하는 것으로, 목표는 현실적이고 구체적일수록 실현 가능하게 된다.
3. 관찰 가능성 : 눈으로 사업이나 일의 성취 결과를 명확히 확인할 수 있는 것으로, 애매한 추상적 표현보다는 행동 용어로 표현하면 효과적이다.
4. 측정 가능성 : 성취된 결과를 양적으로 수량화하여 숫자로 표시하면 효과적이다.

> **CHECK POINT** 목표 기술의 SMART원칙

1. Specific : 구체적
2. Measurable : 측정 가능성
3. Aggressive & Achievable : 적극성과 성취 가능성
4. Relevant : 연관성
5. Time limited : 기한

### (3) 자료와 정보의 수집·분석
① 기획 대상에 관한 지식과 정보를 수집하여 해결하려는 문제와 어떤 상호 관련성이 있는지를 분석한다.
② 계량적인 분석과 질적인 분석을 통하여 결과를 어느 정도 예측할 수 있다.

### (4) 기획 전제의 설정
① 기획 전제 : 기획 수립의 기초가 되는 주요 가정이나 미래 예측 혹은 전망 등을 말한다. 즉, 기획 전제는 현실 여건이 아닌 미래에 관한 예측과 전망을 의미한다.
② 미래 예측의 방법
   ㉠ 지속성 예측, 추세, 투시적 예측, 순환적 예측, 관련성 예측, 유추 예측
   ㉡ 관리자 또는 전문가들에게 미래를 예측해 보도록 하는 델파이 기법, 회귀 분석 등 통계학적 방법을 사용하는 것

### (5) 대안의 탐색과 비교·평가
① 가용 자원의 충원 가능성, 기획안의 질적 요인, 기본 정책에의 부합 여부 등을 고려하면서 대안을 비교하고 평가해야 한다.
② 여러 예측 기법을 통하여 필요한 여러 가지 대안을 마련하고, 제약요건 하에서 가능한 최적의 대안을 설정하는 과정이다.
③ 타당성 분석을 통해 이미 마련된 대안에 대하여 현실적으로 실현 가능하며, 이와 같은 대안들이 과연 합리적인가를 판단하여야 한다. 대안의 검토 기준은 다음과 같다.
   ㉠ 보건과학적 타당성 : 보건학적 문제점을 충분히 파악했는지, 그 문제점들을 해결하기 위한 수단은 기술적으로 가능하며 효과가 있는지 등을 검토한다. 이때 보건의료체계의 기술적 과정에 관한 기준과 규범을 주요 검토 기준으로 삼는다.

ⓒ 경제적 타당성 : 경제적 타당성은 능률의 제고, 즉 자원 대 성과비의 극대화 내지 적정화에 초점을 맞춘다. 경제적 타당성의 분석방법으로는 비용-편익 분석(Benefit-Cost Analysis)과 비용-효과 분석(Cost-Efficiency Analysis)이 이용된다.

ⓒ 사회적 타당성 : 보건의료의 제공에 관여하는 개인이나 조직, 개별 이용자나 조직들 사이의 관계나 역할 및 발전에 계획된 사업이 미칠 영향과 이로 인한 변화가 계획의 집행 과정 및 결과에 주게 되는 영향을 검토한다.

ⓔ 정치적 타당성 : 보건 계획이 집행됨으로써 혜택을 입은 것은 누구이며, 손해를 보는 것은 누구인지, 그리고 집행 과정에서 주도권은 누구에게 주어져야 하는지를 검토 대상으로 삼는다.

ⓜ 기술적 타당성 : 선택한 방법 및 수단이 기술적으로 가능하고 효과적인가를 검토한다.

ⓗ 교육적 타당성 : 대상자에게 얼마나 교육적이고 파급적인가, 간접적인 교육효과가 있는가를 검토한다.

ⓢ 법적 타당성 : 목표 달성을 위한 행위가 법적으로 받아들여질 수 있는가를 검토한다.

### (6) 최적 대안의 선택

기획 과정의 마지막 단계는 최종안을 선택·결정하는 일이다.

### (7) 계획의 집행

① 행정관리 과정에서 계획의 집행은 기획, 조직, 지휘, 조정, 통제와 같은 각 요소별 절차를 밟는다.
② 계획의 집행은 크게 집행 계획과 실제 시행으로 나눌 수 있다.
  ㉠ 집행 계획 : 예비 단계를 거쳐 계획 추진방안을 구상하며 추진 계획을 작성하는 작업이다.
  ㉡ 시행
    ⓐ 집행 계획을 보건 사업화하여 실제적으로 추진(동작화)하는 것을 의미한다.
    ⓑ 이 단계에서 가장 문제가 되는 것은 업무 조정 및 통제, 그리고 구체적인 자원동원 계획을 수립하는 일이다.
    ⓒ 예비 단계, 세부 사업 기획 및 실시의 세 부분으로 나눌 수 있다.

### (8) 평가

① 사업 평가에 대한 정의는 사업 목적의 달성이 효과적으로 이루어지고 있는가를 분석하는 과정이라 할 수 있다.
② 사업 평가가 가능하려면 우선 사업의 목적과 가정이 타당한지를 검토해야 한다. 즉, '사업의 목적이 무엇인가', '사업의 대상은 누구인가', '사업의 효과가 나타나는 시기는 언제인가', '기대하는 효과의 크기는 어느 정도인가', '목적 달성을 위한 접근법은 무엇인가' 등을 파악해 사업의 목적과 가정의 타당성 여부를 검토하게 된다.
③ 이 과정이 끝나면 결과를 평가하는 단계에 들어서는데, 다음 5가지 내용을 중심으로 평가 분석하게 된다.
  ㉠ 업무량 분석(Effect) : 업무량 분석은 무엇을 어느 정도 충실히 수행하였는지를 평가 분석한다.
  ㉡ 업적 분석(Performance) : 업적 분석은 사업의 목표량을 달성하기 위해 노력했다면 그 결과가 어느 정도인가를 평가한다.

ⓒ 적절도(Adequacy of Performance) : 업적의 적절도는 실제로 기대 또는 요구되는 목표량에 대한 업무량의 비율이 어느 정도 큰가를 평가 분석한다.
ⓓ 효율도 분석(Efficiency) : 효율도 분석은 '투입된 노력이 과연 적절한 것이었나', '좀 더 경제적인 방법은 없었나' 등을 분석한다.
ⓔ 과정 분석(Process)
  ⓐ 과정 분석은 사업이 어떤 기전에 의하며 또는 어떤 과정을 밟아 나타났는가를 분석하며, 여기에는 사업내용 분석, 대상인구 분석, 여건 분석, 효과 분석이 포함된다.
  ⓑ 이상과 같은 평가는 엄격한 기준과 방법론을 요구한다. 그러므로 사업 목적과 내용 그 자체의 타당성이 검증되어야 하며, 관측 방법과 지표의 타당성 여부에서부터 정책 대안의 평가 및 실적과 효과 평가에 이르기까지의 전반적인 검토가 필요하게 된다.
  ⓒ 사업의 총체적인 평가에 있어서는 비용-편익 분석기법이 동원될 수 있으며, 평가 과정에는 전문가의 자문도 필요하다.

## 3 보건기획의 방법

> **CHECK POINT** 기획방법의 분류
>
> 1. 입안 설정 과정 방법 : 브레인스토밍, 델파이 기법, 비용-편익 분석, 비용-효과 분석 등
> 2. 우선순위 결정 방법 : Bryant의 방법, BPRS 방법, PEARL 방법
> 3. 사업 진행의 방법 : PERT, CPM, 나뭇가지 결정론, 게임 이론 등

### (1) 계획입안 설정 과정에서의 여러 방법

① 브레인스토밍(Brainstorming) 16 서울 / 15 제주
  ㉠ 참가자로 하여금 자유분방한 아이디어를 내게 하고 이를 결합하여 교체하거나 혹은 결합하여 실행 가능한 아이디어나 착상을 끌어내는 방법이다.
  ㉡ 브레인스토밍의 6대 원칙
    ⓐ 비판 금지 및 판단 연기 : 다른 사람이 이야기하는 중간에는 그 의견에 대한 비판을 하지 않는다. 평가나 판단은 최종적으로 미룬다.
    ⓑ 자유 분방 : 실현 가능성이 없는 엉뚱한 제안도 환영한다.
    ⓒ 대량 발산(많은 아이디어 표출) : 브레인스토밍은 양을 추구한다.
    ⓓ 아이디어 결합 및 의견 개진 : 브레인스토밍은 다른 사람의 아이디어 위에 자신의 아이디어를 얹어 놓는다는 생각으로 한다. 경우에 따라서는 다른 사람의 아이디어를 표절하는 것도 막아서는 안 된다.
    ⓔ 아이디어 발표 독점 금지
    ⓕ 비공개적 방법에 의한 우선순위 결정
② 델파이기법(Delphi Technique) : 어떤 문제를 예측, 판단, 결정함에 있어 의견의 일치를 볼 때까지 전문가 집단으로부터 반응을 체계적으로 도출하여 분석·종합하는 하나의 조사방법이다.
17 서울·경남·보건복지부7급 / 16 경기·경기보건연구사 / 15 경기

③ 비용-편익 분석(CBA ; Cost Benefit Analysis) 19 서울 / 17 서울·보건복지부7급·교육청 / 16 인천 / 15 울산
  ㉠ 하나 또는 둘 이상의 사업 대안에 대해 가장 타당성이 있는 방법을 판단하는 데 이용하는 방법이다. 즉, 계획에 대한 비용과 편익을 각각 측정하여 사회적·경제적 관점(Socioeconomic View Point)에서 가장 많은 순편익이 되는 방안을 찾아내는 분석기법이며, 경제적 타당성 검토 기준으로 결과가 화폐 가치로 나타날 수 있다.
  ㉡ 비용-편익 분석에 의한 대안의 타당성 평가에서는
    ⓐ 비용편익비(B/C ratio)는 적어도 1 이상 : 소규모 사업일 때 채택
    ⓑ 순현재가치[NPV = 편익(총이득) - 총비용]는 적어도 0 이상 : 비용-편익 분석의 일차적 분석
    ⓒ 내부수익률(IRR)은 정해 놓은 최저 한계선(대부분 은행 금리) 이상
      • 투자한 원금에 비하여 매년 몇 %의 이득을 되돌려 받느냐의 의미이다.
      • 할인율이 정해지지 않았을 때 사용하는 기준으로, IRR이 클수록 경제적 타당성이 크다.
    ⓓ 자본회수 기간(회임 기간)은 짧을수록 좋다.

④ 비용-효과 분석(CEA ; Cost Effect Analysis) 25 지방직 / 19 서울 / 16 인천·서울
  ㉠ 정의 : 주어진 목적 달성을 위한 여러 가지 서로 다른 방법을 비교하여 그중 가장 사업성과가 큰 방법을 찾아내도록 하는 방법으로, 건강이나 회복 등으로 결과가 표시될 수 있다.
  ㉡ 방법 : 비용 1단위당 최대의 효과를 갖는 대안을 선택한다.
  ㉢ 장점 : CBA가 가지고 있는 가장 큰 문제인 편익의 화폐화가 요구되지 않는 이점 때문에 CEA는 실제 분석에서 CBA보다 더 자주 이용된다.
  ㉣ 단점
    ⓐ CEA의 결과는 어떤 목표를 달성하는 데 가장 적은 비용이 드는 방법을 제시할 뿐이다.
    ⓑ 어떤 사업의 시행이 둘 이상의 산출을 내는 경우에는 사용하기 어렵다.
    ⓒ 산출이 미래에 상당 기간 계속 발생하는 경우에는 적용이 어렵다.

⑤ 비용-효용 분석(CUA ; Cost Utility Analysis) 22 서울·지방직 / 16 충북·경북
  ㉠ 조건 : 산출물은 단수 혹은 복수이며, 종류 및 양이 사업 대안 간에 동일할 필요가 없으며, 효용은 건강 일수(healthy days) 혹은 질 보정 수명(QALY)으로 측정된다.
  ㉡ 방법 : 건강 일수 하루당 혹은 질 보정 수명 1년당 최소의 비용이 소요되는 방안이나 혹은 비용한 단위당 최대의 효용을 갖는 대안을 선택한다. 17 서울 / 15 서울
  ㉢ 비용-효과 분석과 마찬가지로 주어진 자원으로부터 얻는 편익을 극대화하는 것이 목적이다. CEA를 좀 더 세련화한 것이라 할 수 있다.
  ㉣ 전체적인 자원의 배분보다는 개별적인 프로그램에 초점을 맞추고 있으며, 건강 상태의 상대적인 가치나 효용의 평가로 출발하고 있다.

> **CHECK POINT** 시계열 분석
>
> 1. 개념 : 과거의 변동 추세를 모아 둔 시계열 데이터에 대한 분석결과를 토대로 이를 연장하여 미래를 추정하는 방법으로 경험적, 귀납적 미래예측기법이다.
> 2. 전제
>   ① 지속성 : 과거의 변화 방식이 미래에도 그대로 지속될 것이라는 가정

② 규칙성 : 과거의 변화 패턴이 미래에도 규칙적으로 반복되어 나타날 것이라는 가정
③ 신뢰성과 타당성 : 이용될 자료가 내적으로 일관성을 띠고 있어 신뢰할 수 있을 뿐만 아니라, 측정하고자 의도하는 것을 측정할 수 있어야 한다는 가정

3. 특징
① 시계열 분석에서 가장 중요한 목적은 예측이다.
② 병원의 경우 수요량을 어느 정도 정확히 예측할 수 있다면 의료자원을 원활히 관리할 수 있으므로 합리적인 경영을 유도하게 된다.

### (2) 우선순위 결정 방법

① Hanlon이 제시한 우선순위 설정 원칙
  ㉠ 문제의 크기 : 많은 사람들에게 영향을 미치는 문제
  ㉡ 문제의 심각성 : 심각한 영향을 미치는 보건문제가 우선적
  ㉢ 과학적 지식과 기술 존재 : 그 문제를 해결하기 위해 필요한 지식이나 기술
  ㉣ 자원동원성 : 효율을 높이기 위하여 경제적 측면 및 인력에 대한 고려
  ㉤ 대상자의 수용력 : 교육대상이 될 개인이나 집단이 어느 정도의 관심과 자발성을 갖고 있는가
② BPRS 방식 : 공식에 따라 점수를 계산한다. 23 지방직 / 15 경기보건연구사 / 13 인천 / 12 지방직

$$BPRS = (A+2B) \times C$$

  ㉠ A : 문제의 크기/건강 문제를 지닌 인구의 비중/만성 질환 유병률, 급성 질환 발생률
  ㉡ B : 문제의 심각도/긴급성, 경중도, 경제적 손실, 타인에의 영향
  ㉢ C : 사업의 추정 효과/건강 문제 해결을 위한 사업의 효과
③ PEARL : 0 또는 1(P×E×A×R×L)
  건강 문제의 크기와 심각성, 문제 해결을 위한 효과적인 방법에 의해 우선순위를 결정하였더라도 선정된 건강 문제가 반드시 해결 가능한 보건사업은 아니다. 따라서 건강 문제의 우선순위를 결정하는 것과 별도로 사업의 실행 가능성을 평가하기도 하는데, 그 기준에는 PEARL이 있다.
  ㉠ P(Propriety) : 적절성으로 해당 기관의 업무범위에 해당하는가?
  ㉡ E(Economic Feasibility) : 경제적 타당성으로 문제를 해결하는 것이 경제적으로 의미가 있는가?
  ㉢ A(Acceptability) : 수용성으로 지역사회나 대상자들이 사업을 수용할 것인가?
  ㉣ R(Resources) : 자원의 이용 가능성으로 사업에 사용할 재원이나 자원이 있는가?
  ㉤ L(Legality) : 적법성으로 법적인 문제는 없는가?
④ John Bryant 우선순위 결정 기준 20 서울 / 17 서울(공중보건) 경기 / 12 지방직 / 10 경기의료기술직
  ㉠ 질병 또는 보건 문제의 유병도
  ㉡ 보건 문제의 심각도
  ㉢ 해당 보건 문제에 대한 지역사회의 관심도
  ㉣ 문제를 다루는 데 있어서의 난이도

⑤ PATCH 모형 13 충남·전북8급 / 11 서울교육청 : ㉠ 건강 문제의 중요성 ㉡ 변화 가능성
⑥ NIBP : ㉠ 건강 문제의 크기 ㉡ 해결 방법의 효과 추정

| 해결 방법의 효과 추정 \ 건강 문제의 크기 | 높음 | 보통 | 낮음 |
|---|---|---|---|
| 매우 좋음 | 반드시 수행 | 반드시 수행 | 수행 |
| 좋음 | 반드시 수행 | 수행 | 수행 |
| 효과가 있을 것 같음 | 시행 검토 혹은 연구 촉진 | 시행 검토 혹은 연구 촉진 | 연구 촉진 |
| 효과가 없음 | 사업의 중지 혹은 시작 금지 | 사업의 중지 혹은 지각 금지 | 사업의 중지 혹은 시작 금지 |

⑦ CLEAR : NIBP 방식으로 결정된 건강 문제의 우선순위가 수행 가능성 측면에서도 효과가 있는지를 확인하는 기준
  ㉠ 지역사회의 역량(Community capacity)
  ㉡ 합법성(Legality)
  ㉢ 효율성(Efficiency)
  ㉣ 수용성(Acceptability)
  ㉤ 자원의 활용성(Resource availability)
⑧ 미국 메릴랜드 주의 황금 다이아몬드(Golden diamond) 모델은 보건 지표의 상대적 크기와 변화의 경향(trend)을 이용하여 우선순위를 결정하는 방법 23 지방직 / 16 부산·경남
  ㉠ 기획 관계자들에 의해 건강 문제 선정
  ㉡ 선정된 건강 문제의 이환율과 사망률, 변화의 경향을 미국 전체와 비교
  ㉢ 상태에 따른 단계별 구분[Ⓐ 주(state)가 좋음, Ⓑ 같음, Ⓒ 주가 나쁨]
  ㉣ Golden diamond 상자에 표시
  ㉤ 1순위 사업은 미국 전체에 비해 주의 지표가 좋지 않고, 변화 추세도 나쁜 경우이다.

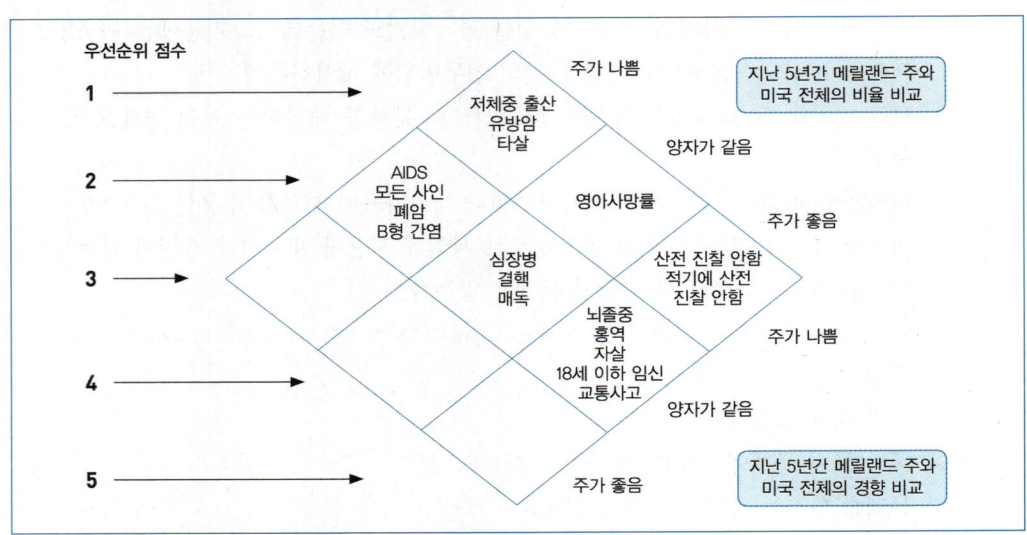

### (3) 계획집행 과정에서의 여러 방법

① 과업평가 검사 기법(PERT ; Program Evaluation and Review Technique)  16 제주 / 15 경기 / 12 지방직
  ㉠ 불확실한 상태 하에서 기획과 통제를 하는 데 사용되는 모형으로, 집행 계획을 일목요연하게 이행시키기 위한 계획 방법이다.
  ㉡ 먼저 프로젝트의 주요 활동을 확인하고, 그 활동들을 진행 도표로써 순서대로 번호를 붙여 나열하고, 각 활동의 소요 시간을 정한다.
  ㉢ 집행 기간이 불확실한 상황에 대하여 확률적인 접근을 통하여 평가하며, 비정형적인 의사결정 방법에 효과적이고 유용한 방법이다.
  ㉣ PERT의 기본 원칙은 다음과 같다.
    ⓐ 공정 원칙 : 모든 행동이 반드시 완성되어야 한다.
    ⓑ 단계의 원칙 : 선행 단계 성립 후 다음 단계를 착수해야 한다.
    ⓒ 활동의 원칙 : 모든 활동은 선행 활동과 후속 활동을 가진다.
    ⓓ 연결의 원칙 : 앞 단계로 돌아갈 수 없다는 일방 통행의 원칙이다.

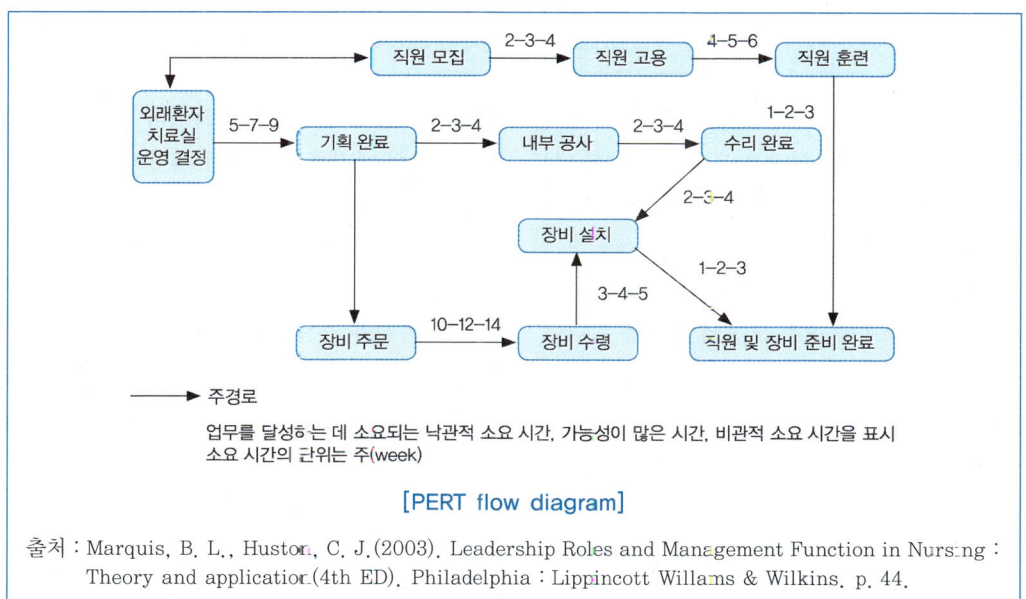

[PERT flow diagram]

출처 : Marquis, B. L., Huston, C. J.(2003). Leadership Roles and Management Function in Nursing : Theory and application(4th ED). Philadelphia : Lippincott Williams & Wilkins. p. 44.

② 주경로 기법(CPM ; Critical Path Method)
  ㉠ PERT와 매우 유사하나 주로 정형적인 의사결정 기법에 사용되며 프로젝트 완성을 위한 하나의 완성 시간만을 결정한다는 것이 다른 점이다.
  ㉡ 복잡한 일을 단순화하거나, 실제 업무를 집행하는 데 있어서 유용한 방법이다.
  ㉢ 주 경로가 제 시간 내에 완성되지 않으면 다른 활동들을 시작할 수 없으므로 제 시간 내에 끝날 수 있도록 관리자는 비용과 편익 분석으로 프로젝트 진행을 효율적으로 운영하여야 한다.
  ㉣ PERT와 CPM은 모두 계획, 일정표 작성, 통제의 3가지 기능을 가지고 있다.

③ 나뭇가지 결정론(Decision Tree)
  ㉠ 복잡한 문제의 해결책을 찾을 때, 각 대안과 관련되는 부수적인 결정까지도 미리 종합적으로 고려하여 계획 집행을 결정하도록 하는 것이다. 즉, 몇 개의 의사결정이 연속되는 경우, 첫 단

계의 의사결정에 의하여 실제 상황에 대한 정보를 입수한 후 이 정보를 감안하여 다음 단계의 의사결정을 하는 다단계 의사결정 과정이다.
ⓒ 관련자들이 모여서 토의하는 것이 좋으며, 의사결정이 몇 단계를 거치면서 이루어지는 경우 마치 나뭇가지처럼 결정이 가지를 이루게 된다. 의사결정의 확률은 과거의 경험적 데이터, 의사결정자들의 주관적 판단, 전문가의 견해 등 혼합적으로 사용하게 된다.

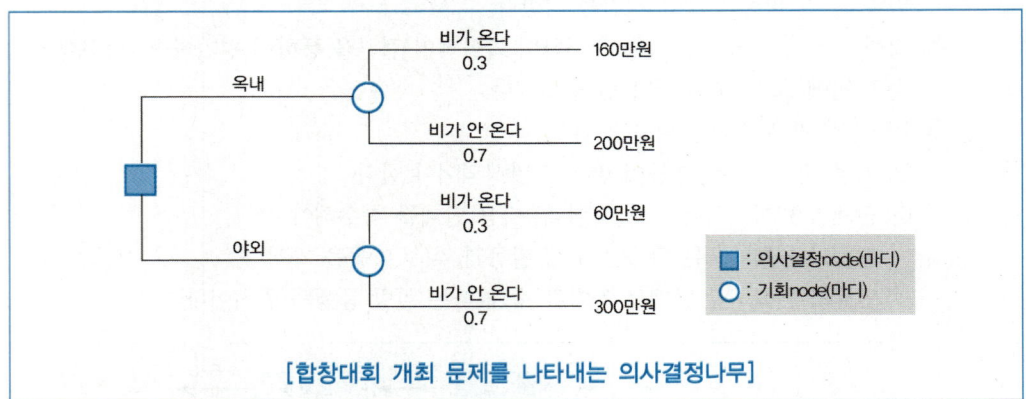

[합창대회 개최 문제를 나타내는 의사결정나무]

④ 게임 이론(Game Simulation) : '내가 살기 위해서는 반드시 상대방이 죽어야 하는' 유형의 내기를 제로섬 게임이라 하고, '너도 살고 나도 사는' 유형의 내기를 비제로섬 게임이라 한다. 이런 이론에 입각하여 계획 집행을 결정하는 것을 게임 이론이라고 한다.
⑤ 선형 계획(Linear Programming)
 ㉠ 고전적이고 분석적인 OR기법이다.
 ㉡ 실제로 직선 모양의 성질을 지니고 있는 상호 관계와 과정들을 포함하는 모든 문제에 적용 가능하다.
 ㉢ 일차 방정식이나 일차 부등식들의 체계들로 이루어져 이러한 일차 방정식이나 일차 부등식을 최대화하거나 최소화되는 목적 함수를 형성한다.
 ㉣ 의의 : 비용의 최소화와 효과의 극대화를 위한 자원의 최적 적합점을 추구한다.
⑥ 계획 – 사업 – 예산 – 체계(PPBS ; Planning – Programming – Budgeting – System) : 미 국방성에서 만들어 1965년에 모든 행정 부서에 적용하도록 한 바 있으며, 사업목표 달성을 위한 자원배정을 능률적으로 하기 위한 계획 방법이다. **13 인천**
⑦ 운영 기구(OR ; Operation Research) : 제2차 세계대전 당시 군사작전상의 문제를 해결하기 위해 고안한 것으로, 살아있는 생물체와 같이 체계, 봉사, 집행, 사업, 운영 등을 고안하는 기법이다.
⑧ 체계 분석(SA ; System Analysis) : 정책결정 수립 과정을 향상하고, 정책 결정권자에게 각종 사업의 경비와 그 가치에 관하여 정확하고 신뢰할 만한 정보를 제공하는 데 목적이 있다. PPBS나 OR의 1차 단계적 의미가 크다.
⑨ 과학적 관리 기법 : 문제 해결이나 의사결정 과정에서 최적 대안을 탐색하는 데 과학적·계량적 분석 기법(주로 컴퓨터를 활용)을 활용하는 방법이다.
 ㉠ 관리정보 체계(MIS ; Management Information System) : 행정에 관련된 의사결정에 필요한 정보를 수집·가공하여 필요한 정보를 제공해 주는 인간과 컴퓨터가 종합된 관리체제

ⓛ EDPS(Electronic Data Processing System) : 컴퓨터에 의한 자료 처리를 행하는 것으로 대량의 자료를 신속하게 연산할 수 있고, 기억 용량이 무한대에 가까운 이론적·객관적 판단능력 체계

ⓒ 인공 두뇌학(Cybernetics) 모형
  ⓐ 정의 : 인간이 외부 환경의 변화에 대응하면서 불확실한 상황에 정보를 지속적 자동적으로 제어 환류해 가는 체계나 장치를 의미한다.
  ⓑ 늘 해오던 대로 정책 문제의 복잡한 변수 가운데서 중요한 변수에 관한 정보만을 수집하여 분석하고, 관행적으로 따라온 표준적 절차에 의해 미리 만들어 두었던 해결 방안들 가운데서 적당하다고 생각되는 것을 고르는 것을 뜻한다.
  ⓒ 합리 모형과 가장 극단적이고 대립되는 이론으로서 인공두뇌학 또는 자동 제어나 환류를 중시한다. 그러나 환류 과정에서도 필요한 부분만 검색한다.
  ⓓ 단순화의 접근 방법을 통해 불확실성을 통제하며, 결과를 전혀 고려하지 않는다.
    • 한정된 범위의 변수들에만 주의를 집중하고 나머지 정보는 무시함으로써 불확실성을 통제한다.
    • 의사결정자는 결정의 결과에 미리 어떤 가치를 부여하기 위해 치밀한 분석을 하는 것이 아니라 단지 미리 정해진 대안의 레퍼토리에서 하나를 선택할 뿐이다.
  ⓔ 전통적, 관습적인 형태의 의사결정 모형
    • 성공적인 문제 해결은 환경에서의 성공적인 적응이라 보고 적응적 의사결정을 강조한다.
  ⓕ 가장 비합리적인 의사결정 모형이라 할 수 있다.

> **CHECK POINT** **Cybernetics(인공 두뇌학) 모형의 특징**
>
> 1. 적응적 습관적 의사결정 : 가치의 극대화를 추구하는 분석적 모형과는 달리 일정한 주요 변수를 바람직한 상태로 계속 유지시키기 위한 끊임없는 적응에 초점을 두며 이러한 비목적적, 무목적적 적응은 환류과정을 통하여 이루어진다.
> 2. 불확실성의 회피 통제 : 합리 모형이 새로 추가되는 정보에 따라 대안의 결과예측을 수정해 나감으로써 결과에 대한 불확실성을 감소시키는 반면, 사이버네틱스 모형에서는 한정된 범위의 변수들에만 주의를 기울이고 나머지 정보는 무시하며 사전에 설정해 놓은 범위의 이탈 여부만을 판단하여 그에 상응하는 행동반응 목록만을 찾아냄으로써 불확실성을 통제한다.
> 3. 집단적 의사결정 : 개인차원의 이론적 가정들이 집단차원에도 그대로 적용되리라는 분석적 모형의 가정과는 달리, 조직은 다양한 목표를 가진 개인들의 연합이므로 개인의 의사결정논리가 집단에 그대로 적용되지 않는다고 본다. 조직 내의 복잡한 정책문제는 부분적인 하위문제로 분할되어 하위조직에 할당되고 하위조직은 표준운영절차에 따라서 문제를 해결한다.
> 4. 하위단위 맥락과 순차적 해결 : 가치의 통합보다는 가치의 분리를 중시하며 하위조직단위간의 결정문제를 상호 분리하여 순차적으로 해결해 나가는 목표에 대한 순차적인 주의집중과정을 정책결정의 본질로 본다. 따라서 정책결정은 이슈를 제기한 하위단위의 맥락 속에서 이루어진다.
> 5. 도구적 학습 : 합리 모형은 대안의 결과에 따라 새로운 정보가 나타나면 대안의 결과예측도 수정하는 식으로 변수 간의 인과관계에 따른 인과적 학습을 하는 반면, 사이버네틱스 모형에서는 어느 한 가지를 채택하여 좋은 효과를 보면 계속해서 채택하는 식으로 어떤 것이 보다 나은 해결도구가

되는가에 따른 도구적 학습, 시행착오적 학습을 한다. 대안의 결과가 허용수준 범위 내에 있으면 기존의 SOP에 의한 의사결정을 계속하며, 벗어났을 때에는 새로운 SOP를 찾게 되는데 이 과정은 매우 느리며 SOP는 쉽게 바뀌지 않는다.

> 사이버네틱스 모형은 도구적·시행착오적 학습을 통해 정책을 결정하지만 환류과정에서는 인과적 학습에 의해 수정이 발생된다.

⑩ 대기행렬 모형(Queuing Model)
  ㉠ 어떻게 하면 기다리지 않도록 적절하게 서비스를 공급할 수 있는가를 제시하는 기법으로, 고객의 도착, 서비스 시간 등이 분명하지 않을 경우 최적의 서비스 시설 수, 도착률을 설정하여 고객의 정체 및 흐름의 상태를 파악하게 된다.
  ㉡ 보건소 또는 의료기관에 재원하는 환자들의 대기 시간을 측정하고 이를 통해 대기 시간을 절약하거나 추가로 필요한 인원의 채용 등과 같은 병원 운영에 필요한 방안을 수립하는 데 사용할 수 있다.

⑪ 간트차트(Gantt Chart)

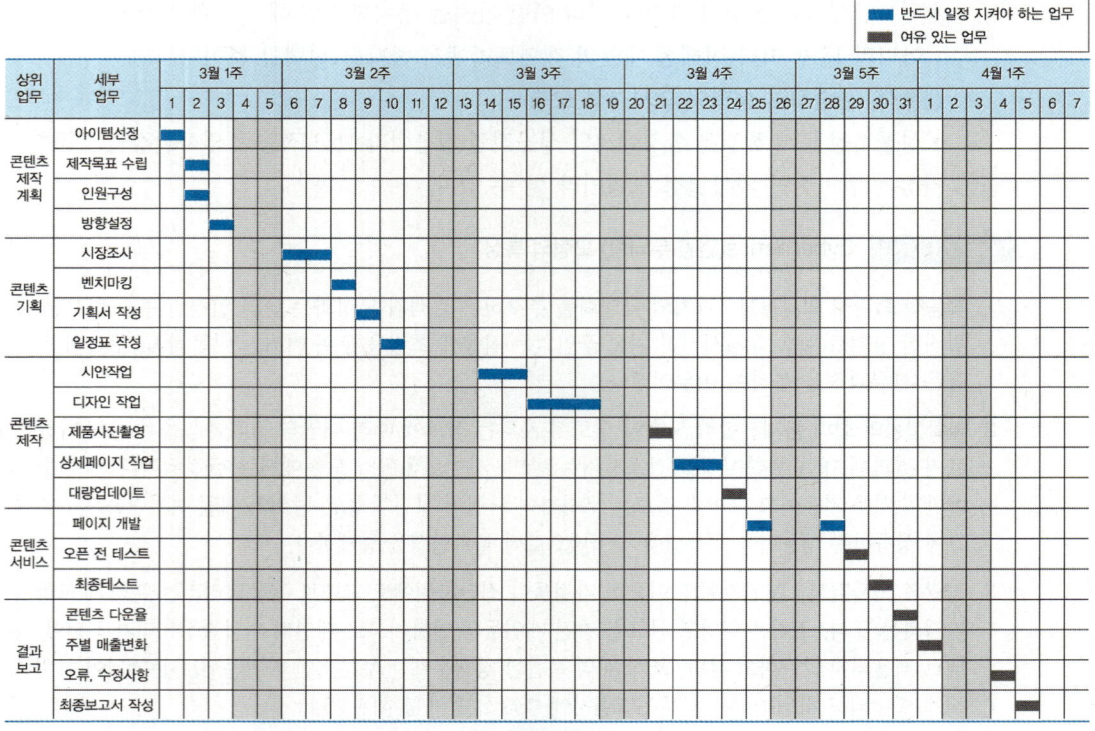

[콘텐츠 제작의 간트차트]

  ㉠ 작업계획과 실제의 작업량을 작입일정이나 시간으로 견주어서 평행선으로 표시하여 계획과 통제기능을 동시에 수행할 수 있도록 설계된 막대도표로 '막대그래프 차트'라고도 한다.
  ㉡ 작성이 쉽고 작업의 진척도를 그래프로 알기 쉽게 보여 줄 수 있지만 서로 다른 작업들 간의 관계나 상호의존성을 표시할 수는 없다.

## 4 보건기획의 한계(제약 요인)

### (1) 기획의 일반적 제약 요인
① 기획목표 설정의 갈등과 계량화의 곤란
② 정확한 예측 혹은 가설 설정이 곤란
③ 기획의 경직화 경향과 수정의 불가피성
④ 창의력의 저해
⑤ 시간, 비용 및 노력의 낭비
⑥ 재원의 제약성 및 정치·경제·사회적 불안정
⑦ 기획에 대한 인식 부족
⑧ 반복적 사용의 제한
⑨ 점증주의 결정, 기획의 그레샴 법칙과 기획의 경직성

### (2) 기획에 대한 행정(정치)적 제약 요인
① 기획 요원의 기획 능력 부족
② 번잡한 행정 절차 및 회계 제도
③ 재원의 부족
④ **조정의 결여** : 정부기관의 확산은 더욱 조정을 어렵게 하며 빈번하고 무원칙적인 행정기구 개혁은 오히려 계획의 집행을 저해하고 있다.
⑤ 정치적 불안정과 정치적 개입
⑥ 기획 과정의 참여 부족
⑦ **행정조직의 비효율성** : 효율적인 행정조직의 결여는 발전 기획을 저해한다.

### (3) 기획 수립상의 요인  15 인천
① 기획 목표 설정상의 갈등과 대립 및 계량화 곤란
② 미래 예측의 곤란성
③ 자료, 정보의 부족과 부정확성
④ 비용과 시간의 과다 소요
⑤ 개인적 창의력의 저해
⑥ **기획의 그레샴 법칙(Gresham's Law)의 적용** : 특별한 노력이 요구되지 않은 정형화된 기획에 주력하고 비정형적인 기획을 기피하는 경향이 있다. 즉, 개인적인 창의성이 위축된다. 17 울산

### (4) 기획 집행상의 요인  17 울산
① 기획의 경직화 경향과 수정의 곤란
② 계획 집행에 대한 이해관계자의 저항
③ 즉흥적·권위적 결정에 의한 빈번한 수정
④ **반복적 사용의 제한** : 사회 환경은 유동적이어서 기획은 반복적으로 사용할 수 없다.
⑤ 자원 배분의 비효율성
⑥ 신축성의 결여
⑦ 부처 이기주의

## 5 보건 기획의 성공 요인 16 경기 / 12 경북교육청

(1) 변화지향적, 목적지향적이어야 한다.
(2) 기획 작업 이전에 기획의 과정과 목표, 방법에 대한 합의가 이루어져야 한다.
(3) 장기 기획과 단기 기획은 통합되어야 한다.
(4) 기획은 누구라도 이해할 수 있도록 명확해야 한다.
(5) 목표와 목적이 명백하게 제시되어야 한다.
(6) 의견을 수렴하고 이를 명확히 하는 데 많은 시간을 투자하여야 한다.
(7) 기본 기획은 전체적인 것이어야 하므로 최고 경영층에서 수립되어야 한다.
(8) 조직 전체가 기획의 과정에 참여하여야 하고, 특히 사업 수행자의 의견을 충분히 반영하여야 한다.
(9) 기획의 공간적, 시간적 범위를 정하여야 한다.
(10) 경험이 부족한 경우 포괄적이고 종합적인 기획보다는 부분적 기획부터 단계적으로 접근하는 것이 바람직하다.
(11) 모든 사업을 대상으로 하기보다는 가장 필요가 크고, 사업 효과가 큰 전략적 부분부터 시작하는 것이 좋다.
(12) 기획 수립을 뒷받침할 수 있도록 조직이 구조화되어야 한다.
(13) 기획은 간단하고 구체적이되 과학적인 근거에 기반을 두어야 한다.

> **CHECK POINT** **Koontz의 기획의 성공 요인과 실패 요인**
>
> 1. 성공 요인
>    ① 모든 상급 관리자는 기획 수립에 있어서의 장애를 제거해 주고, 그의 부하들이 기획을 수립할 수 있는 분위기를 만들어 주어야 한다.
>    ② 논리적으로 볼 때 기본 기획은 전사적인 것이어야 하므로, 이들 기본 기획은 최고 경영층에서 수립되어야 한다.
>    ③ 기획 수립을 뒷받침할 수 있도록 조직이 구조화되어야 한다.
>    ④ 기획 수립은 누구라도 이해할 수 있도록 명확해야 한다.
>    ⑤ 목표, 전제, 전략 및 방침이 상호 연결되고 관리자에게 잘 전달되어야 한다.
>    ⑥ 기획의 수립에 있어서 참여가 이루어져야 한다.
>    ⑦ 장기 기획은 단기 기획과 통합되어야 한다.
>
> 2. 실패 요인
>    ① 의미 있는 목표가 없기 때문이다.
>    ② 기획 전제를 과소 평가하는 경향이 있기 때문이다.
>    ③ 기획의 범위를 완전히 파악하지 못하기 때문이다.
>    ④ 기획 수립은 합리적인 과정이라는 것을 인식하지 못하기 때문이다.
>    ⑤ 과거의 경영에 지나치게 의존하고 있기 때문이다.
>    ⑥ 최고 경영자의 지지가 없기 때문이다.
>    ⑦ 명확한 권한의 위양이 없기 때문이다.
>    ⑧ 적절한 통제 기법과 정보가 부족하기 때문이다.
>    ⑨ 변화에 대한 저항이 있기 때문이다.

# CHAPTER 02 보건의료정책

김희영 보건행정

## 01 정책의 개요

### 1 의의

(1) 정책의 성격과 특성

| 정책 구성의 4요소 | • 정책 대상(편익 향유 집단과 비용 부담 집단)<br>• 정책 목표<br>• 정책 수단<br>• 정책 주체 | |
|---|---|---|
| 정책의 성격 | • 주체는 정부<br>• 행동 방침<br>• 미래지향성 | • 공공 문제 해결이나 목표 달성과 관련<br>• 권위 있는 결정의 산물 |
| 정책의 특성<br>15 부산 | • 목표지향성<br>• 미래지향성<br>• 공익지향성 | • 행동지향성<br>• 변화지향성<br>• 정치지향성 |

> **CHECK POINT**
>
> 1. 보건정책의 특성 15 경기·전남
>    ① 시장 경제원리 적용의 한계
>    ② 국가 경제력과의 밀접한 연관성 : 경제개발 단계에서 보건정책은 우선순위가 그다지 높지 않다.
>    ③ 정책 파급효과에 따른 정부의 개입 : 보건의료서비스는 외부 효과를 가지고 있기 때문에 보건정책은 국민 모두에게 지대한 영향을 준다.
>    ④ 형평성 강조(효율성 제한) : 보건정책은 인간 생명을 다루어야 하는 위험의 절박성 때문에 효율성보다는 형평성이 강조된다.
>    ⑤ 보건의료서비스 요구의 급속한 증가 : 소득과 의식 수준의 향상으로 인해 보건의료서비스에 대한 국민들의 요구가 급속히 증가하고 있다.
>    ⑥ 구조적 복잡성 : 보건의료부문은 학교 교육, 건강 보험, 참여 주체의 다양성, 재원 등 구조적으로 연결고리가 다양하다.
> 2. 보건의료 자원배분의 정책적 원칙
>    ① 수요에 따른 배분 : 인간의 생명을 다루고 있는 보건의료 서비스라 할지라도 배분에 있어서는 형평성보다 시장경제를 통한 효율성과 생산성을 커다란 기본원칙으로 중시하게 된다.

② **필요에 따른 배분**: 인간은 경제적 능력이 아닌 오로지 건강상의 필요에 의하여 보건의료 서비스가 제공되어야 하며 이에 따르는 경제적·지리적 장벽은 국가에 의해 제거되어야 한다.
③ **공평성에 의한 배분**: 사회구성원은 사회 경제적 지위에 관계없이 동등한 수준의 건강을 유지하기 위하여 필요한 보건의료 서비스를 받을 권리가 있다는 원칙이 전제가 된다.
④ **사회 전체의 필요에 따른 배분**: 국민적 합의 과정을 통하여 불평등 해소를 위한 방법이 제시된다면 차등은 합리화되고 사회의 기본적인 가치인 자유와 평등은 실현되어 사회정의가 달성된다는 것이다.

### (2) 보건정책 수립 시 고려할 사항
① 인구의 성장, 인구 구조, 인구 동태
② 경제 개발의 수준 및 단계
③ 지배적인 주된 가치관
④ 보건의료제도
⑤ 국민의 건강 상태(전염성 질환과 영양 상태, 만성 퇴행성질환, 사고, 환경 오염, 스트레스, 정신 질환, 노인 건강 등)
⑥ 사회 구조와 생활 패턴

> **CHECK POINT** 국가의 정책적 역할
>
> 1. 규제자: 각종 정책을 제시하고 그에 필요한 규제자의 역할을 함 → 독점성과 외부 효과
> 2. 정보 제공자: 정책에 필요한 보건의료 정보를 제공하는 역할을 함 → 정보의 비대칭
> 3. 보건의료서비스 제공: 보건정책을 펴기 위해 직접 의료서비스를 제공하기도 함 → 독점성
> 4. 재정원(재정 지원자): 보건정책에 필요한 재정을 제공함 → 공공재
> 5. 보건의료자원 제공자: 정책목표를 달성하기 위해 각종 보건의료 자원을 직접 제공함
> 6. 보험자: 보건정책의 구현을 위하여 보험자의 역할을 함 → 불확실성

## 2 정책의 유형

### (1) 일반적인 정책의 유형
① **분배 정책** 20 부산
  ㉠ 국가가 국민의 일부분에게 이익과 서비스를 분배해 주는 정책으로, 수혜 집단은 특정 대상인 반면 비용부담 집단은 일반 국민이다.
  ㉡ 정면 대결 가능성이 적고 나눠먹기식일수록, 정경 유착이 심할수록 분배 정책이 높게 된다.
  ㉢ 수혜 집단은 다른 집단이 얼마만큼의 수혜를 받고 있는지에 대체로 무관심하기 때문에 상호 간의 경쟁이 치열하지는 않다.
  ㉣ 무의촌 보건 진료, 정부의 도로 건설, 기업에 대한 수출 보조금, 하천 및 항만 사업, 지방단체의 국고 보조금
② **규제 정책**
  ㉠ 환경 오염, 독과점, 공공 요금, 기업 활동 등에 대한 규제와 같이 특정한 개인이나 집단의 재산권 행사나 행동의 자유를 구속·억제하여 반사적으로 다른 사람을 보호하려는 정책이다.

  ⓒ 규제 정책에 있어서는 상실 집단과 수혜 집단 사이의 갈등이 분명하고 치열하게 된다. 대부분 비용 부담은 특정 개인 또는 집단이지만 수혜 집단은 국민 전체이므로 성공적인 규제 정책을 위해서는 공권력이 필요하게 된다.
  ⓒ **보호적 규제 정책**: 보험 수가에 의한 의료비 규제, 최저 임금제, 소비자 보호 정책, 환경 규제 정책으로 비용의 부담자와 수혜자가 뚜렷이 구분되기 때문에 이들 간의 이해관계가 첨예하게 대립될 수 있다.
  ⓔ **경쟁적 규제 정책**: 많은 이권이 걸려있는 서비스나 용역을 특정한 개인이나 기업체, 단체에게 부여하면서 이들에게 특별한 규제 장치(적정 요금수준, 운항 횟수, 서비스의 질에 대한 기준의 설정 등)를 부여하는 정책이다. 예 항공기 산업, 이동통신 사업자의 선정
  ⓜ **자율적 규제 정책**: 규제 대상이 되는 당사자에게 그 소속 활동에 대하여 스스로 규제 기준을 설정하고 그 집행까지도 위임하는 경우로, 의사와 변호사 등과 같은 전문직업의 면허 제도를 들 수 있다. 명백한 상실 집단이 존재하지 않으며 정책을 둘러싼 갈등도 심각하지 않게 된다.
③ **재분배 정책** 19 서울
  ㉠ 소득, 재산, 권력, 권리 등을 국민의 모든 계층에 평등하게 재분배하기 위한 정책이다.
  ㉡ 가진 자는 상실 집단이 되고 못 가진 자는 수혜 집단이 된다. 따라서 가진 자의 사전 반발을 차단하기 위해 대통령이나 측근에 의하여 결정이 이루어지는 소수 중심의 결정 가능성이 높아지게 된다.
  ㉢ 누진소득세 제도, 영세민 취로 사업, 임대주택의 건설, 세액 공제나 감면, 건강 보험, 노인 장기요양보험
④ **추출 정책**: 환경으로부터 인적·물적 자원을 거두어들이는 정책으로, 거두어들이는 양과 방법, 누가 부담할 것인가가 중요한 문제가 된다. 예 공중보건의 제도, 방위성금, 징병제도 등
⑤ **상징 정책**: 체제의 통합과 안정 등을 위하여 상징을 조작하고 유출시키는 정책으로, 이를 통해 국민들 사이에 정치 체제 및 정부의 정통성에 대한 인식을 좋게 하거나 정부 정책에 대한 순응을 확보할 수 있다. 예 경복궁 복원, 88 서울올림픽
⑥ **구성 정책**: 정부기관의 신설이나 변경, 선거구 조정 등과 관련된 정책으로, 선진국처럼 안정된 국가에서는 이 정책이 관심을 끌지 못하나, 우리나라의 경우처럼 정부의 기본 구조에 대한 기본 틀이 완전히 정착되지 못한 국가에서는 중요한 정책에 속한다.

| CHECK POINT | 일반적인 정책의 유형 |

| 유형 | 의미 | 특징 | 예 |
| --- | --- | --- | --- |
| 분배 정책 | 국민들에게 이익 또는 서비스를 배분하는 정책 | • 세부 사업별로 분배<br>• 나눠먹기식 정책<br>• 승자와 패자 간의 정면대결 없음 | • 사회 간접자본 확충<br>• 무의촌 지역 해소 정책 |
| 규제 정책<br>(보호적·경쟁적·<br>자율적 규제) | 일부 집단에 대해 재산권 행사, 행동의 자유를 구속·억제해 대다수 사람을 보호 | • 공권력 행사<br>• 개개인의 자유권리 제한<br>• 피해자의 반발, 갈등 | • 불공정 거래 규제<br>• 과대 광고 규제<br>• MRI 설치 규제 |

| | | | |
|---|---|---|---|
| 재분배 정책 | 고소득층으로부터 저소득층으로의 소득 이전을 목적으로 하는 정책 | • 계급 대립적 성격<br>• 재산 자체의 평등한 소유 지향 | • 소득세, 누진세 적용<br>• 사회보험료 차등 부과 |
| 추출 정책 | 민간부문에서 자원을 추출하는 정책 | | • 장병인력 추출<br>• 비상시 의료자원 동원 |
| 상징 정책 | 이념에 호소하거나 미래의 업적이나 보상을 약속하는 정책 | | • 재해의연금 모금<br>• 정치인의 행사 |

### (2) 실질적·기능적 분류
정부조직이 담당하는 역할에 따른 분류로써, 국방·외교·교통·노동·보건·복지정책 등의 분류가 이에 해당한다.

### (3) Almond & Powell의 분류
① 추출 정책: 조세, 병역 등과 같이 인적·물적 자원을 추출해 내는 산출 활동과 관련된 정책을 말한다. 예 토지 수용, 방위성금
② 규제 정책: 형벌, 의무, 면허 등 개인·집단 행동에 대하여 정부가 가하는 통제와 관련된 정책을 말한다.
③ 배분 정책: 정부가 개인, 집단에게 재화나 용역, 지위, 신분, 서비스, 기회 등의 가치를 배분하는 산출 활동과 관련된 정책을 말한다. 예 저수지, 고속도로 건설 등
④ 상징 정책: 정당성의 확보나 국가적 위신을 위한 정책으로써, 교육·문화·이데올로기와 관련된 정책을 말한다.

### (4) Lowi의 분류  23 지방직 / 17 울산
① 배분 정책: 국민들에게 권리·편익·서비스를 배분하는 정책(예 보조금 지급)으로, 세부 결정과정이 나눠먹기식(Pork-Barrel) 다툼으로 큰 갈등이 없고 승자와 패자가 없다. 또한 분배 원칙이 공정하지 않으면 정책 담당자의 자의적 행태로 인해 문제가 생길 수 있다.
② 규제 정책: 특정한 개인이나 일부 집단에 대해 재산권 행사나 행동의 자유를 구속·억제하여 다수를 보호하는 정책(직·간접 규제)으로, 정부 정책 중 가장 많은 영역을 차지하고 있다. 이슈에 따라 정치적 연합의 구성원에 차이가 있고, 규제의 수혜자와 피해자(비용부담 집단) 사이에 갈등이 심각하다.
③ 재분배 정책: 고소득층으로부터 저소득층으로의 소득 이전을 목적으로 하는 정책으로, 누진과세, 영세민 취로 사업이나 임대주택의 건설 등이 이에 속한다. 15 울산
④ 구성 정책: 정부기관 신설이나 변경, 선거구 조정, 공직자 보수와 군인 퇴직연금 등 구조에 관한 정책이다.

### (5) Salisbury의 고객의 요구 패턴, 분산성 및 통합성 기준
① 분배 정책
② 규제 정책
③ 재분배 정책
④ 자율규제 정책

(6) Riply & Franklin의 정책집행 기준
　① 분배 정책　　　　　　　　　② 경쟁적 규제 정책
　③ 보호적 규제 정책　　　　　　④ 재분배 정책

## 3 정책 과정의 단계(정책 과정의 순서)

**CHECK POINT** 정책 과정의 특징

1. 혼재성 : 정책 과정은 그 단계가 명백히 구분되지 않으며, 서로 혼재된 상태로 진행된다.
2. 반복성, 생략성, 순환성 : 정책 과정은 일회적인 순서로만 진행되지 않으며 어떤 단계는 상호 연관성이 있어 같은 단계가 반복되고 어떤 단계는 아예 생략되기도 한다.
3. 가변성 : 채택된 정책은 그것이 종결될 때까지 고정된 것이 아니라 여러 가지 이유로 불가피하게 변화와 수정의 과정을 수반하게 된다. 변화의 주 요인으로는 정책 기관의 방침 변경, 정책 상황의 변화, 국민 요구의 변화, 정책 도구의 변화 등이 있다.
4. 정치성 : 정책 과정은 이성과 증거를 통하여 분석되는 것이 아니라 정치적 측면의 협상과 타협, 권력적 작용으로 분석된다.
5. 사회화 과정 : 정책 과정은 다수의 활동 주체가 복합적으로 개입하는 동태적인 사회화 참여 과정이다.
6. 영속성 : 정책 문제의 완전한 해결은 불가능하며 하나의 정책 문제 해결은 다른 정책 문제를 발생시키고 해결 과제를 남겨 놓는다. 따라서 정책 종결은 불가피하게 된다.

| 구분 | 단계 | |
|---|---|---|
| Lasswell의 7단계 | ① 정보의 수집 및 처리<br>③ 처방<br>⑤ 적용<br>⑦ 평가의 단계 | ② 동원<br>④ 행동화<br>⑥ 종결 |
| Dror의 3단계 | ① 상위 정책 결정 단계<br>③ 후정책 결정 단계 | ② 정책 결정 단계 |
| Anderson의 5단계<br>17 부산 | ① 정책의제 설정 단계<br>③ 정책 채택 단계<br>⑤ 정책 평가 단계 | ② 정책 형성 단계<br>④ 정책 집행 단계 |
| Johnson의 4단계 | ① 문제의 정부 귀속화 단계<br>③ 정책 집행 단계 | ② 정책 형성·합법화 단계<br>④ 정책 평가 단계 |

(1) 일반적 정책과정

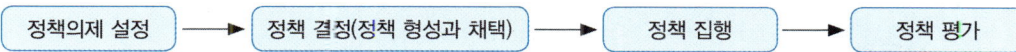

① 정책의제 설정
　㉠ 개념 : 문제의 정부 귀속화(문제를 정부가 채택하는 과정)

ⓒ 과정

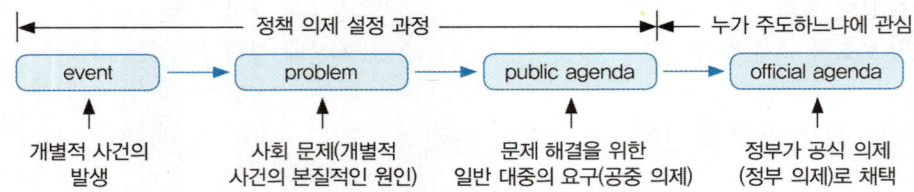

  ❹ 환경오염 방지 정책 : 기침환자 발생 급증 → 공해 문제 인식 → 시민들의 환경 개선 요구 → 환경 정책의제의 채택

ⓒ 정책의제 형성에 영향을 미치는 요인
  ⓐ 문제의 성격 : 구체성, 사회적 중요성, 기간의 적시성, 선례의 존재
  ⓑ 관계 집단의 크기 및 응집력
  ⓒ 응집력의 정도 : 확인(동일) 집단 > 관심 집단 > 관심 대중 > 일반 대중
    • 확인 집단 : 동질 의식이 존재 ❹ 종교집단
    • 관심 집단 : 이해관계가 있는 집단 ❹ 최저 임금제에 대한 노조 집단
    • 관심 대중 : 사회 전체에 대해 관심이 있는 사람들 ❹ 경실련 등

ⓔ 주도 집단에 따른 의제설정 과정(Cobb) : 사회 문제 → 사회적 이슈 → 공중 의제 → 정부 의제 (공식 의제) ⇨ 일반적 과정
  ⓐ 외부 주도형 16 경남
    • 정부 밖에 있는 집단이 압력을 가하여 사회 문제를 해결해 줄 것을 요구하는 형태로, 선진국 정치체계에서 나타나는 유형이다.
    • 설정 과정 : 사회 문제 → 공중 의제 → 정부 의제
    • 대표적인 정책 : 낙동강 수질오염 개선, 벤처산업 육성, 금융실명제, 양성평등 채용 목표, 그린벨트 지정 완화

> **CHECK POINT** **외부 주도형 의제설정**
>
> 1. 오히려 목소리가 큰 과격 소수파들의 주장에 정부 정책이 휘둘릴 가능성이 커진다.
> 2. 외부 주도형은 정책 채택을 위한 외부 집단 간 경쟁으로, 다수의 동조자를 확보하려는 진흙탕 싸움이 일어난다.
> 3. 주로 다원화된 선진사회에서 일반적으로 나타나며, 개방형 임용제, 벤처사업 육성, 지방자치 실시, 금융실명제 등이 여기에 속한다.
> 4. 정책과정 전반을 사회문제 당사자인 외부집단이 주도하고 정책의제 채택을 정부에 강요하기 때문에 의사결정 비용은 증가하나 집행을 위한 순응확보 노력은 불필요하므로 집행비용은 감소한다.

  ⓑ 동원형 15 대구
    • 정책결정자가 새로운 정책이나 사업 계획을 먼저 채택하고 사후적으로 관심과 지지의 확산을 도모하는 유형이다. 이러한 정책을 효율적으로 집행하는 데 필요한 공중의 관심과 지원을 확보하기 위해 공중의 동원이 요청된다고 하는 유형으로, 후진국가에서 나타난다.

- 설정 과정 : 사회 문제 → 정부 의제 → 공중 의제
- 대표적인 정책 : 가족계획사업, 새마을 운동, 의료보험 제도 실시, 88 서울올림픽 유치, 이라크 파병, 행정수도 이전 계획 등

ⓒ 내부 접근형(음모 모형)
- 정부 내의 관료 집단이나 정책 결정자에게 쉽게 접근할 수 있는 외부 집단에 의해 주도되어 문제를 정책 의제화하는 유형이다.
- 동원형과 비교하여 쉽게 정부 의제화된다는 점에서 유사하다.
- 설정 과정 : 사회 문제 → 정부 의제
- 대표적인 정책 : 전투경찰대 설치, 국방부의 무기 구매, 마산 수출자유지역 지정, 이동통신 사업자 선정

| 구분 | 외부 주도형 | 동원 모형 | 내부 접근형 |
|---|---|---|---|
| 전개 방향 | 외부 → 내부 | 내부 → 외부 | 내부 → 내부 |
| 공개성 | 높음 | 중간 | 낮음 |
| 참여도 | 높음 | 중간 | 낮음 |
| 공공 의제 성립 | 구체화, 확산 단계 | 확산 단계 | 공공 의제 불성립 |
| 정부 의제 성립 | 진입 단계 | 주도 단계 | 주도 단계 |
| 사회문화적 배경 | 평등 사회 | 계층 사회 | 불평등 사회 |

| 동원형 | 내부 접근형 |
|---|---|
| • 주도 세력 : 최고통치자<br>• 홍보를 통해서 공중 의제화를 추진한다. | • 주도 세력 : 고위 관료<br>• 공중 의제를 막으려 한다. 고위 관료가 준비한 정책 내용을 그대로 집행하거나 집행하는 데 꼭 필요한 사람에게 알리고 반대할 사람에게는 숨기려 하는 형으로, 권력이나 부가 집중된 나라에서 흔히 나타난다. |

**CHECK POINT** 무의사 결정론

1. 무의사 결정론(Non-cecision Making Theory) : 사회의 문제에 대해 정책 과정이 진행되지 못하도록 막는 행동이다. 정책형성 과정에서 이슈에 대한 논란을 조장하여 많은 가치가 가입되게 만들어서 의사결정이 이루어지지 못하게 하는 방식으로 나타나기도 한다. 또한 예산 배정을 안 하든지 아예 집행을 못하게 방해하는 등 정책 집행 단계에서도 무의사 결정이 나타나는 경우가 존재한다.
   ◉ 문민정부의 민영화 정책 : 각종 세미나·공청회를 통해 논란만 일으키고 실제 수행은 안 함

2. 무의사 결정을 위해 동원할 수 있는 수단
   ① 지배적인 가치·신념·미신을 내세우는 방법 ◉ 반공국가 기강 확립을 명분으로 정치 탄압
   ② 기존의 기구와 권력 관계를 동원하는 방법
   ③ 기존의 규칙과 절차를 동원하는 방법
   ④ 원치 않는 도전을 피하기 위해 규칙과 절차를 개편하는 방법
   ⑤ 강압적 권력을 동원하여 정책 문제화를 봉쇄하는 방법
   ⑥ 불만 세력을 기득권 세력이 흡수하는 방법

◇ 1. **고전적 엘리트 이론** : 한 사회는 지배계급인 엘리트와 피지배계급인 대중으로 구분되며, 소수의 엘리트가 한 사회를 지배하고 다수 대중들은 엘리트의 의사를 따르게 된다는 이론
2. **다원주의** : 정책권력이 소수의 지배집단이 아닌 다수의 이해집단에 분산되어 있으며, 이해집단의 영향력은 서로 견제하고 경쟁할 수 있을 정도로 균형을 유지하고 있다는 이론
3. **신엘리트이론(무의사 결정론)** : 엘리트의 가치나 이익에 대한 잠재적이거나 현재적인 도전을 억압하거나 방해하는 결정으로서, 결정자 자신의 이익과 상충되는 도전과 주장을 적극적으로 좌절시키는 의도적 무결정 현상

② 정책 결정(정책 형성과 채택) 20 서울 / 17 경기 / 15 보건복지부7급
  ㉠ 문제 인지 : 정책 결정의 첫 단계로 사회에서 일어나는 사건이나 상황에 대한 요구를 인식하고 개선 또는 해결할 문제임을 인정하는 단계이다.
  ㉡ 목표 설정 : 정책 목표의 종류는 다음과 같다.
    ⓐ 상위 목표와 하위 목표(목표수단의 계층제) : 하위 목표일수록 사실, 수단, 기술, 단기적 문제를 다루고, 구체적이고, 명백하며, 조작성과 양화의 특성을 지닌다.
    ⓑ 유형 목표와 무형 목표(구체성을 기준으로) : 무형 목표는 상위 목표로서 추상성, 포괄성, 장기성, 융통성을 특징으로 한다.
    ⓒ 공언된 목표와 진정한 목표(사실성을 기준으로)

    **CHECK POINT 목표에 대한 용어 정의**

    | 유형 | 내용 |
    | --- | --- |
    | 목표의 전환 | 수단과 목표가 바뀌는 현상(목표의 왜곡, 대치, 전도, 동조 과잉), 원래의 목표를 망각시킴 |
    | 목표의 승계 | 목표의 기달성 또는 달성 불가능 시 새로운 목표의 설정 같은 유형의 목표가 유사한 목표로 계승되는 것 |
    | 목표의 다원화 | 새로운 목표를 추가하는 현상으로 목표의 수가 증가 |
    | 목표의 확대 또는 축소 | 목표의 양적 확대 또는 양적 축소 현상 |
    | 목표의 비중 변동 | • 목표 간 우선순위나 비중이 시간적으로 변동되는 현상<br>• 능률성(1920년대) → 효과성(1960년대) → 사회적 형평성(1970년대) |

  ㉢ 정보 수집과 분석 : 정보 수집과 분석 시 다음 사항을 고려하여야 한다.
    ⓐ 문제의 성격을 파악할 수 있는 정보 및 자료 수집
    ⓑ 어떤 행정 활동을 강요나 견제하는 요소
    ⓒ 과거의 경험, 미래 상황 예측에 관한 것
    ⓓ 현실적이거나 행동 진료를 진행시키기 위한 정보 수집 및 분석
  ㉣ 대안의 작성 : 대안의 작성 시 다음 사항을 고려하여야 한다.
    ⓐ 목표를 달성할 수 있는 방안
    ⓑ 예상되는 결과 고려
    ⓒ 미래지향적인 가치관과 창의성
  ㉤ 대안의 비교·분석
    ⓐ 문제해결 가능성과 목표의 달성도 등을 계량적으로 비교하고 분석해야 한다.
    ⓑ 경제적 합리성, 정치적 실행 가능성을 고려한다.

ⓑ 대안의 평가 : 대안의 비교 평가 기준으로는 기대성과 실행 가능성이 있다.
  ⓐ 대안의 기대성이란 대안의 실행에 의하여 예측되는 결과의 가치 또는 만족도를 의미한다.
  ⓑ 대안의 실행 가능성은 대안이 채택되고 내용이 충실히 집행될 가능성을 의미한다. 이에는 기술적 실행 가능성, 재정적·경제적 실행 가능성, 행정적 실행 가능성, 정치적 실행가능성, 법률적 실행 가능성 등이 있다.
ⓢ 대안의 선택 : 목표를 가장 효율적으로 달성하게 하는 대안을 최종적으로 선택하는 단계이다.
ⓞ 정책의 오류

| 제1종 오류 | 제2종 오류 | 제3종 오류 |
|---|---|---|
| 정책효과가 없는데 효과가 있다고 판단하는 오류 | 정책효과가 있는데 효과가 없다고 판단하는 오류 | 가설의 검증이나 정책결정에는 문제가 없었으나, 정책의 문제 자체를 잘못 인지하여 정책문제가 해결되지 못하는 근원적 오류 |
| 옳은 영가설(귀무가설)을 기각(배제)하는 오류 | 틀린 영가설(귀무가설)을 채택하는 오류 | |
| 틀린 연구가설(대립가설)을 채택하는 오류 | 옳은 연구가설(대립가설)을 기각(배제)하는 오류 | |

③ **정책 집행**  16 경남·울산 / 15 서울보건연구사
  ㉠ 정책 집행 방법
    ⓐ 하향식 정책 집행 : 상의하달식 정책
    ⓑ 상향식 정책 집행 : 하의상달식 정책
  ㉡ 순응의 원인
    ⓐ **권위** : 정통성을 인정할 경우, 즉 관존민비 사상이 강할수록 법률, 제도 등에 대해 쉽게 순응한다.
    ⓑ **합리성** : 그 정책이 필수 불가결하고 합리적이라고 판단할 경우
    ⓒ **정부의 정통성** : 정부와 그에 속한 관료, 행정 절차 등이 정통성을 가질 경우
    ⓓ **개인적 이익** : 가장 흔한 원인으로 어떤 정책을 받아들임으로써 이익을 얻는 경우
    ⓔ **제재의 사용** : 벌금, 구속 등의 제재를 피하기 위한 경우
    ⓕ **평판** : 사회 윤리적인 신용과 명예를 중요시하는 경우
    ⓖ **시간** : 장기간에 걸쳐 집행되는 정책에 대해 사람들이 친숙해지고 습관화된 경우
    ◆ **순응의 결정요인** : 당위성, 실현성, 명료성, 일관성, 합법성, 편익성
  ㉢ 순응의 확보 수단
    ⓐ 교육 및 도덕적 설득
    ⓑ 정책의 수정 또는 관습의 채택
    ⓒ 보상 수단
    ⓓ 제재 수단의 사용
    ⓔ PR 강조
  ㉣ 불응의 원인
    ⓐ 정책의 모호성
    ⓑ 자원 부족

ⓒ 가치, 습관, 신념의 차이
ⓓ 정책에 대한 순응의 어려움, 즉 순응의 결정 요인이 없을 경우
ⓔ 정책 결정 및 집행 기관이 정책으로부터 이득을 챙긴다고 생각할 경우

**CHECK POINT** Anderson이 제시한 순응과 불응의 발생 원인

| 순응의 발생 원인 | 불응의 발생 원인 |
| --- | --- |
| • 정당성에 대한 신념   • 개인적 이익<br>• 강제와 유인       • 사회나 집단의 압력<br>• 정책 집행기간 | • 기존 기존 가치 체계와의 대립<br>• 기존 금전적 욕심<br>• 기존 정책의 모호성 및 기준의 비일관성 |

④ **정책 평가** : 정책 집행이 이루어진 후 주어진 목표를 달성했느냐의 정도를 측정하는 단계

## 4 정책 과정의 참여자 16 충북보건연구사

(1) **의의** : 정책 과정은 정책의제 설정·결정·집행·평가의 일련의 연속된 과정으로 이루어지며, 정책 과정에서 나오는 일련의 산출물(예 정책 문제, 정책, 정책 산출, 평가 내용 등)은 모든 국민에게 영향을 미친다. 따라서 이해관계인들이 자신의 이해관계를 반영하기 위해 이 과정에 참여하는 것은 민주 정치 체제에서 당연한 일이다.

(2) **공식적 참여자와 비공식적 참여자**
① **공식적 참여자** : 의회, 대통령, 행정기관, 사법부 등
  ◆ **지방에서의 공식적 참여자** : 자치단체장, 지방의회, 지방공무원, 국가 일선 행정기관 등
  ㉠ **의회** : 국민에 의하여 선출된 대표자들의 모임이 국회인데, 이의 역할이 정책 과정에서 중요한 의미를 갖는다.
  ㉡ **행정 수반과 비서실** : 국민에 의하여 선출된 행정 수반과 그를 보좌하는 막료들은 정책 과정의 주체 역할을 한다.
  ㉢ **각급 행정기관** : 행정 관료들과 행정 수반에 의하여 임명된 장·차관으로 구성된 행정 각 부처는 정책의 수립과 집행에 중요한 역할을 한다.
  ㉣ **사법부** : 신분 보장을 받는 법관들에 의하여 구성된 사법 기관은 각종 사법 정책에 큰 역할을 한다. 사법부는 사건에 대한 판결을 하여 판례를 남김으로써 정책의 방향을 유도하고 정책에 관여한다.
② **비공식적 참여자** : 정당, 이익 집단, 일반 국민, 전문가 및 학자, 언론 기관 등
  ㉠ **정당** : 정권 획득을 목적으로 결성되어 정책 과정에 참여하며, 집권 여당은 준공식적 참여를 하게 된다.
  ㉡ **각종 이익 집단** : 공통의 이익을 위하여 결성된 집단으로서 압력의 역할과 정책 입안 역할을 한다.
  ㉢ **NGO(비정부 기구)** : 공익 목적을 위해서 자발적으로 결성된 시민들의 결사체로서 정책 과정에 비공식적으로 참여하나 영향력은 비교적 큰 편이다.

㉣ 전문가 및 학자
  ⓐ 전문가는 어떤 특정 분야에 고도의 전문성을 지닌 행정부 외의 사람을 의미한다.
  ⓑ 정책 결정에 참여시키는 이유
    - 정책 과정에 전문적 지식을 반영·흡수시키기 위함이다.
    - 정책의 공정성을 기하기 위함이다.
    - 정책에 권위를 부여하는 효과이다.
    - 행정 기관의 정책 활동에 대한 국민의 불신감을 배제시키기 위함이다.
  ⓒ 장·단점

| | |
|---|---|
| 장점 | • 이들의 생명인 자율성이 보장되며, 관료 이익이나 기득권에 상대적으로 사로잡히지 않고 객관적으로 생각할 수 있다.<br>• 공사 간의 이해와 의사 전달에 유익하며, 연구 기관 소속원이 아닌 전문인의 경우 일시적으로 참여하므로 예산 절약이 된다. |
| 단점 | • 이들의 생명인 자율성이 보장되지 않은 경우가 있다.<br>• 외부인이므로 현실 적합성보다 합리성만 추구하려는 경향을 지니기 쉽다.<br>• 행정인이 아니어서 결정에 대한 책임을 지는 위치에 있지 않으므로 결정의 결과에 대한 신중한 배려가 적을 가능성이 많다.<br>• 외부의 전문인은 내부의 행정인들 간에 지니고 있는 이해 관계 및 갈등을 잘 알고 있지 못해 내부 공무원 간 또는 이들과의 알력을 조장할 가능성이 있다. |

  ⓓ 우리나라 보건의료분야 전문가 기관 : 보건의료 관련 대학, 한국보건사회연구원, 한국보건산업진흥원, 한국한의학연구원, 국립암센터연구소, 한국개발연구원 등
㉤ 언론기관과 각종 매체 : 일반 국민과 정책 과정 참여자들 간에 의사전달을 담당하여 간접적으로 정책 과정에 참여하나 그 영향력이 매우 크다.
㉥ 일반 국민 : 개인으로서 혹은 대중으로서 정책 과정에 참여하는 경우가 있다.

> **CHECK POINT**
>
> 1. 옴부즈맨 제도
>    (1) 정부나 의회에 의해 임명된 관리로서, 시민들에 의해 제기된 각종 민원을 수사하고 해결해주는 사람을 말한다. 기소권을 보유하는 경우도 있으나, 미보유하는 것이 일반적이다.
>    (2) 기원은 고대 스웨덴어  umbuðsmann으로서, (의회의) 대리인을 의미한다. 세계최초의 옴부즈맨은 1809년 스웨덴 의회 옴부즈맨이다.
>    (3) 옴부즈맨은 내부적 통제 체제에 속하는 독립 통제기관의 일종이라고 할 수도 있고, 국회에 속한 입법적 통제의 도구라고 할 수도 있고, 대중 통제의 한 중개자라고 할 수 있다.
>    (4) 기존의 경직된 통제 구조를 보완하려고 고안한 제도로 융통성과 비공식성이 높은 제도이며, 법적이라기보다는 사회적·정치적 성격이 강한 제도이다. 즉 엄격한 통제자라기보다 조정자, 중재자에 가깝다.
>    (5) 구성원은 보통 국회가 임명하고 국회의 임기와 같은 임기 동안 재임하는 것이 보통이다. 자격 요건은 별로 엄격하지 않으나 대개 법관처럼 법률 지식이 있는 사람을 선정한다.

(6) 임무는 국가기관 종사자들의 법령 준수 여부와 책임 이행 여부를 감시하고 국민의 침해된 권리와 자유를 구제하는 것이다. 옴부즈맨은 시정 조치를 법적으로 강제하거나 이를 대행하는 권한을 갖지 않으며 요구의 관철을 위해 공표, 보고, 권유, 설득과 같은 수단을 주로 쓴다.

(7) 장·단점

| 장점 | 단점 |
|---|---|
| • 정부와 국민의 관계를 인간화하는 데 기여<br>• 국민이 쉽게 접근할 수 있다.<br>• 행정의 일관성과 통합성을 높이는 데 기여<br>• 비용이 적게 들고 간편, 신속한 문제 해결이 가능하다.<br>• 절차의 융통성이 높아 문제에 대한 개인적, 인도적 접근이 가능하다. | • 시민의 불평, 고충을 충분히 구제하지 못한다.<br>• 국민의 불평 제기를 기다려 조사에 임하는 소극적 역할에 얽매인다.<br>• 시정 조치의 강제권이 없다. |

(8) 우리 정부에서는 대통령 소속으로 설치한 국민고충처리위원회가 옴부즈맨의 일종이라 할 수 있다.

2. 통제의 종류

| 구분 | 공식 통제 | 비공식 통제 |
|---|---|---|
| 외부 통제 | 입법·사법 통제, 옴부즈맨 | 민중 통제(NGO, 이익단체 등), 여론 |
| 내부 통제 | 계서적 통제(감독권), 감사원, 국민고충처리위원회, 평가제도, 기타 | 행정윤리(가장 이상적), 공무원단체, 대표관료제 |

# 02 정책 결정의 개념

## 1 의의 및 유형

(1) 의의
 ① 정책 결정이란 바람직한 사회상태를 이룩하려는 정책 목표와 이를 달성하기 위해 필요한 정책수단에 대하여 권위 있는 정부기관이 공식적으로 결정한 기본 방침을 말한다.
 ② 즉, 정책 결정이란 '정책 문제를 해결하여 달성할 목표를 설정하고, 이 목표를 달성할 수 있는 여러 대안들을 고안·검토하여 하나의 정책 대안을 채택하는 활동'이라고 할 수 있다. 이러한 정책 결정의 산물이 바로 정책이다.

(2) 정책 결정과 의사 결정의 관계
 ① 유사점 : 정책 결정과 의사 결정은 문제 해결이나 목표 달성을 위하여 여러 대안 중에서 하나의 대안을 선택하는 점에서는 동일하기 때문에 기법·절차 등에 있어 본질은 같으며, 의사 결정이 정책 결정보다 더 일반적이고 포괄적인 개념이다.

② 차이점

| 구분 | 정책 결정 | 의사 결정 |
|---|---|---|
| 성격 | 공적 성격 | 공·사적 성격 |
| 주체 | 정부·공공기관 | 정부·기업·조직체 |
| 근본 이념 | 공익성 | 항상 공익에 근거하지 않음 |
| 결정사항 및 영향력 | 정부활동 지침, 광범위한 영향 | 모든 대안의 합리적 선정, 부분적 영향 |
| 계량화 | 곤란(합리성·정치성), 질적 분석 | 용이(합리성), 양적 분석 |
| 평등 여부 | 평등성 | 비평등성 |
| 관계 | 의사결정의 하나인 특수한 형태 | |

**(3) 정책 결정의 특징**
① 정책 목표와 정책 수단을 가칠하는 과정
② 행동 지향성
③ 미래 지향성
④ 동태적 과정
⑤ 정치적 성격과 분석적 성격의 통합적 특징

**(4) 정책 결정방법의 유형**
① Simon의 분류
  ㉠ 정형적 결정과 비정형적 결정
    ⓐ 정형적 결정 : 반복적·관례적인 루틴화된 결정
    ⓑ 비정형적 결정 : 선례가 없는 쇄신적·비반복적 결정
  ㉡ 현실적으로 이루어지는 결정의 대부분은 정형적·비정형적 결정의 중간 형태이다.
② 기타
  ㉠ 전략적 결정과 전술적 결정(Huntington의 분류)
  ㉡ 개인적 결정과 집단적 결정
  ㉢ 관례적 결정과 위기적 결정 등

## 2 정책 결정과정(G. B. Galloway) 17 경기 / 15 보건복지부7급

**(1) 문제의 인지와 목표의 설정**
① 해결하고자 하는 문제를 정확히 인식하고 문제 해결을 통하여 달성하고자 하는 바람직한 목표를 명확히 하는 단계를 말한다.
② 이 단계는 가장 창조적이며 가장 많은 갈등이 등장한다.
③ 제3종의 오류가 발생할 수 있다.

**(2) 정보·자료의 수집 및 분석** : 목표를 달성하기 위해 각종 자료와 정보를 수집하는 단계로써, MIS 기법이 활용된다.

(3) **대안의 작성 및 탐색·평가** : 수집된 정보와 자료를 근거로 하여 대안을 작성하고 B/C 분석, E/C 분석 등과 같은 관리 과학을 통하여 대안들을 비교·평가한다.

(4) **최선의 대안 선택** : 대안 평가 후 최적의 대안을 선택하는 단계로, 정책결정권자의 주관적 가치가 반영되기도 한다.

## 3 합리적 정책 결정의 제약 요인(분석적 결정의 한계)

현실에서 정책 결정의 모습은 분석적인 정책 결정이 이루어지지 못하고 정치적 요인들이 혼합되어 결정되는 것이 대부분이다. 그 제약 요인들을 보면 아래와 같다.

(1) **인간적 요인(결정자가 지닌 요인)**
   ① 가치관과 태도의 차이 : 갈등과 대립으로 합리성을 저해시킨다.
   ② 권위주의적 성격 : 상호 간의 의사 전달이 무시되고, 민주적이고 평등한 토의가 불가능하다.
   ③ 이해 부족과 전문 지식의 결여
   ④ 미래 예측의 곤란성
   ⑤ 관료제의 병리 : 변동에의 저항, 쇄신·발전에 대한 무관심, 무사 안일주의, 형식주의 등에 의한 정책의 왜곡과 관련된다.
   ⑥ Simon의 제한된 합리성(제약된 합리성, Bounded Rationality) : 결정자의 능력 및 시간의 부족
   ⑦ 과거의 경력·사무처리 방법의 영향
   ⑧ 선입관의 작용

(2) **조직구조적 요인**
   ① 정보·자료의 부족과 부정확성 : 정보 분석에의 시간 소비로 인해 결정이 지연된다.
   ② 집권적 구조 : 참여 기회가 제한되고, 극히 제한된 수의 대안만이 논의된다.
   ③ 정책 참모기관의 약화와 결정인의 시간적 제약성
   ④ 정책 전담기구의 결여 : 정책 분석·정책 수립·정책 집행에 대한 평가 등을 효과적으로 수행할 정책 전담기구가 부재한다.
   ⑤ 정책 결정과정의 폐쇄성(집단 사고방식의 작용) : 소수의 개인 또는 집단의 감정이 이해 관계에 좌우될 우려가 있다.
   ⑥ 부처 할거주의, 관료제의 역기능 : 의사소통이 원활하지 않고 정보가 신속히 전달되지 않는다.
   ⑦ 행정 선례와 표준 운영절차의 존중

(3) **환경적 요인**
   ① 사회 문제와 목표의 다양성과 무형성 : 해결하려는 문제가 복잡하고 다양하거나 추상적인 경우가 많다.
   ② 투입 기능의 취약성 : 국민 의사의 반영이 곤란하다.
   ③ 매몰 비용(Sunk Cost)의 문제 : 장래의 새로운 대안 선택 범위가 제약된다.
   ④ 피동적인 사회문화적 관습의 영향 : 국민의 의식 수준 부족 또는 무관심과 관련이 된다.
   ⑤ 외부 준거집단의 영향력, 행정 문화의 비합리성, 이익 집단의 압력의 불균형

(4) 분석논리 기법·방법상의 약점
① 객관적 해결책의 결여 : 최선의 정책 대안 선택을 위한 평가 기준 간에 모순이 있을 때 객관적인 해결책이 결여되어 있으며, 특히 형평성과의 대립 시 적용이 곤란하다.
② 계량화의 곤란
③ 정책 평가의 주관성 : 주관적 가치 판단의 문제에 봉착한다.

## 03 정책 결정의 이론 모형 15 경기7급

### 1 정책 결정 이론 모형의 분류

정책 결정이란 설정된 목표를 달성하기 위하여 복잡하고 동태적인 과정을 거쳐 바람직한 정부의 미래 대안을 작성·선택하는 방법이다. 다만, 실제의 정책 결정 상황은 수많은 의사 결정체의 집합체이므로 이에 대한 이론 모형 또한 매우 다양하게 존재하며, 그 특성도 다르다.

(1) 산출 지향적 모형과 과정 지향적 모형
① 산출 지향적 모형 : 정책 결정의 산출·결과의 분석에 중점을 두며, 처방적 성격이 강하고, 보다 나은 정책 형성을 위하여 정책 내용 내지 정책 결정방법의 개선에 목적을 둔다.
  ⓔ 합리 모형, 만족 모형, 점증 모형, 혼합주사 모형, 최적 모형
② 과정지향적 모형(참여자 중심 모형) : 공공정책의 결정 과정을 분석하는 데 중점을 두며, 기술적 성격을 특징으로 하고, 분권화된 다원적 사회에 적용될 가능성이 높다.
  ⓔ 체제 모형, 집단 모형, 엘리트 모형, 게임 이론, 제도 모형, 흐름·창모형 등

(2) 기술적·실증적 모형과 처방적·규범적 모형
① 기술적·실증적 모형 : 합리적 성과를 달성하기 위한 타당한 대안의 발견에 주력하며, 대안의 선택 과정에 가해지는 여러 가지 제약의 연구에 중점을 둔다.
  ⓔ 만족 모형, 회사 모형, 쓰레기통 모형, 점증 모형
② 처방적·규범적 모형
  ⓔ B/C 분석, 최적 모형, 합리 모형, 공공선택 모형, 관리 과학, 체제 분석, 선형 계획, OR, PERT, CPM, 대기행렬 이론 등

(3) 개인적 차원·조직적 차원·체제적 차원의 모형
① 개인적 차원의 모형 : 만족 모형, 합리 모형
② 조직적 차원의 모형 : 회사 모형, 쓰레기통 모형
③ 체제적 차원의 모형 : 점증 모형, 최적 모형, 혼합주사 모형

## 2 합리 모형(Rationality Model) 17 부산·대전·대구·서울

### (1) 의의
① 정책 결정자가 고도의 이성과 합리성에 근거하여 결정하고 행동한다고 보며, 목표 달성을 위해 합리적 대안을 탐색·선택한다고 보는 이상적·규범적이며 완벽주의 이론이다.
② 인간을 합리적 사고방식을 따르는 경제인으로 전제하면서, 정책 결정자는 전지전능한 존재라는 가정하에 목표 달성의 극대화를 위한 합리적 대안을 탐색·추구하는 이론이다.
③ 총체적인 대안의 작성과 비교·분석(주로 비용-편익 분석, 비용-효과 분석 등의 과학적 관리법을 사용), 인간은 이성과 합리성에 근거하여 결정하고 행동한다는 이론으로 주어진 목표 달성을 위하여 최대한의 노력을 한다는 경제인과 같은 합리적인 인간을 전제로 한다.
→ 경제적 합리성
④ 일정한 순서와 기준에 따라 단계적으로 모든 사회 비용과 가치를 분석하고 이를 비교하여 최선의 행동 방안을 선택한다.
⑤ Ostrom이 제시하였으며 1930년대까지 지배적인 이론이었다.

### (2) 기본 전제
① 목표·가치와 수단·사실이 엄격히 분리되어 있으며, 대안 선택의 기준이 명확히 제시되어 있다.
② 정책 결정이 합리적으로 이루어지는 결정 체제가 존재하고, 인적·물적 자원이 풍부하다.
③ 의사결정자는 대안 결과를 정확히 알 수 있는 예측 능력과 비용 편익을 계산할 수 있는 능력을 가지고 최선의 대안을 선택한다.

### (3) 특징
① 결정권자를 전지전능한 존재로 파악
② 총체적인 문제의 인지 및 명확한 목표 설정
③ 총체적인 정보와 자료의 수집
④ 총체적인 대안의 작성과 비교·분석(주로 비용-편익 분석, 비용-효과 분석 등의 과학적 관리법을 사용) → 경제적 합리성 추구
⑤ 최적의 합리적 대안의 선택

### (4) 평가
① 공헌
  ㉠ 보다 나은 정책 결정에 기여하며, 합리성에 대한 저해 요인을 밝혀 줌으로써 정책 분석에 매우 유용하다.
  ㉡ 최적 모형은 기본적으로 합리 모형에 가깝고, 공공선택 모형과 Allison 모형의 모델Ⅰ도 합리 모형이 근간이 된다.
② 비판
  ㉠ 전제와 내용이 지나치게 이상적·규범적이어서 현실의 정책 결정 상황 설명에는 비현실적이다.
  ㉡ 목표의 합의가 곤란하다.

ⓒ 모든 대안의 탐색이 불가능하고, 미래의 정확한 예측이 곤란하다.
ⓓ 정책 목표의 유동성을 고려하지 않았고, 매몰 비용의 무시, 비현실적인 이론이라고 비판을 받는다.
ⓔ 인간의 주관적 합리성에 한계가 있다.
ⓕ 분석 과정의 비용과 시간의 문제가 있다.
ⓖ 정책 결정자의 전지전능성을 전제로 하여 소수에 의한 폐쇄적 결정을 가정하는 집권적 의사결정이므로 소수에 의한 엘리트 주의로 흐를 위험성이 높다. 17 대전

## 3 만족 모형(Satisfying Model) 25 지방직 / 17 대구

### (1) 의의
① Simon과 March에 의해 사회심리적으로 접근된 이론으로써, 인간의 인지 능력·시간·비용·정보의 부족 등으로 모든 가능한 대안을 탐색할 수 없다. 따라서 만족 모형에 있어서 대안의 선택은 최적 대안이 아니라 주관적으로 만족스러운 대안을 선택하게 된다. → 제한된 합리성(제약된 합리성, Bounded Rationality)
② 개인의 심리적 제약 요인을 고려하고 있다는 점에서 개인적·행태론적 의사결정 모형 또는 인지 모형이며, 현실적·실증적 모형이라고 할 수 있다.

### (2) 특징
① 인간의 주관적 만족감에 근거하여 제한된 합리성을 추구한다.
   ◆ 제약 요인: 활용 가능성, 비용, 기술, 시간, 정보처리 과정, 선호성, 습관적 행동 등이 있다.
② 대안의 총체적인 탐색 및 분석은 불가능하며, 따라서 순차적 순서에 입각하여 만족 수준에 이르는 대안을 선택한다.
③ 최적 대안의 선택은 불가능하며, 결정자를 충족시키는 만족 수준의 대안을 선택한다. 즉, 만족 모형은 여러 대안을 무작위적이고 순차적으로 탐색하여 현실적인 만족 수준에 이른 대안을 발견하고 선택하는 모형이다.

### (3) 평가
① 공헌: 실제 의사결정에 대한 비교적 정확한 설명을 하고 있으며, 의사결정에 있어서 비용의 중요성을 지적하고 있다.
② 비판
   ㉠ 만족할 만한 수준에서 대안 탐색을 중단하기 때문에 중요한 대안이 무시될 수 있다.
   ㉡ 현상 유지적·보수적이며, 쇄신적·창조적 대안이나 최선의 대안 발굴을 포기해 버리기 쉽다.
   ㉢ 만족화의 기준이 지나치게 주관적이다.
   ㉣ 일상적이고 가벼운 의사 결정은 만족 수준에서 이루어질 가능성은 높으나, 중대한 의사 결정에서는 분석적 결정이 이루어질 가능성이 높다.

| CHECK POINT | 합리 모형과 만족 모형의 비교

| 구분 | 합리 모형 | 만족 모형 |
| --- | --- | --- |
| 목표 설정 | 극대화 | 만족 수준 |
| 대안 탐색 | 모든 대안 | 몇 개의 대안 |
| 결과 예측 | 복잡한 상황 고려 | 상황의 단순화 |
| 대안 선택 | 최적 대안 | 만족할 만한 대안 |

## 4 점증 모형(Incremental, Muddling Through Model)
20 경기7급 / 17 부산·대구·강원 / 16 강원 / 15 울산

### (1) 의의
① 점증 모형은 Lindblom과 Wildavsky가 주로 제창한 정책 결정의 현실적·실증적 모형으로, Wildavsky는 점증 모형을 예산 과정의 분석에 적용하였다.
② 이 모형은 인간의 지적 능력의 한계와 정책결정 수단의 기술적 제약을 인정하고, 정책결정 과정에 있어서의 대안의 선택이 종래의 정책이나 결정의 점진적·순차적 수정 내지 약간의 향상으로 이루어지며, 정책 수립 과정을 '그럭저럭 헤쳐 나가는(Muddling Through)' 과정으로 고찰한다.
③ 기존 정책에 이미 투자된 상당액의 매몰 비용(Sunk Cost) 때문에 정책 결정자는 정책 대안을 고려함이 없이 기존의 질서 체계에 거의 무리 없이 받아들여진 대안들을 선택한다.
④ 점증 모형은 정치적 다원주의의 입장을 취하여 경제적 합리성보다 정치적 합리성을 중요시한다. 점증주의는 정치적으로 편리한 방도이다. 왜냐하면 새로운 대안이나 정책의 결정에 수반되는 갈등과 혼란을 감소시킴으로써 정치체제 그 자체의 유지에도 유리한 점을 제공해 주기 때문이다.

### (2) 점증주의 결정의 선호 이유와 적용 조건
① 선호 이유
  ㉠ 시간, 비용, 노력의 절약
  ㉡ 정책 체제와 정책 담당자의 보수성
  ㉢ 선례의 존중 또는 강요 당함
  ㉣ 대안 창출능력 부족
  ㉤ 위험부담을 줄이기 위한 방편
  ㉥ 매몰 비용
  ㉦ 한번 태어난 정책은 스스로 생명력을 가짐
② 적용조건 : 사회집단 간에 상호 조절이 원활하게 이루어지고, 다원적 정치·사회 구조가 유지될 수 있으며, 행정 체제에 대한 투입 기능이 활발하고, 정부관료제가 국가 발전을 주도할 필요성이 절실하지 않아야 한다.

### (3) 특징
① 만족 모형에 근거하여 출발한다.
② 현재보다 약간 나은 상태에서 대안의 선택이 이루어진다.
③ 소수의 신규 사업 및 대안만을 검토한다.
④ 정치적 합리성을 추구한다.
⑤ 다원화된 선진 사회에 적합하다.
⑥ 목표와 수단의 구분을 꺼린다.

### (4) 한계
① 기존 정책이 잘못된 것이면 악순환을 초래한다. 계획성이 결여되고 정책 결정의 평가 기준이 없다.
② 사회가치의 근본적인 재배분을 필요로 하는 정책보다 항상 정치적으로 실현 가능한 임기응변적 정책을 모색하는 데 집중하게 된다. 따라서 단기 정책에만 관심을 갖게 되고 장기 정책은 등한시하게 된다.
③ 민주적 다원주의가 확립되어 있을 때 바람직하다. 점증주의는 당파 간의 협상과 상호 조절을 강조하는데, 이러한 과정에서 권력·영향력이 강한 집단이나 강자는 유리하고 약자는 불리하기 마련이다.
④ 보수적 성격으로 쇄신이 강력히 요구되거나 과감한 정책 전환이 요구되고 경제·사회 발전이 시급한 발전도상국에는 적절하지 않다.
⑤ 축소가 곤란하다. 즉, '눈덩이 굴리기식'으로 결정이 오래 지속되다 보면 그 정책의 축소, 증결작업이 매우 곤란해진다.

**CHECK POINT** 점증 모형과 합리 모형의 비교

| 정책결정의 구성 요소 | 점증 모형 | 합리 모형 |
| --- | --- | --- |
| 대안의 범위 | 수는 한정, 현상과의 괴리 적음 | 수는 무한정, 현상과의 괴리 큼 |
| 목표와 수단의 상호작용 | 목표는 수단에 합치되도록 수정(뚜렷한 목표 의식 없이 최선의 대안을 선택하는 경우의 기준은 정책에 대한 동의) | 수단은 목표에 합치되도록 선택(목표의 명확한 정의) |
| 분석·평가 과정 | 계속적 | 단발적 |
| 정책의 평가 기준 | 바람직하지 않은 상황 수정(정치적 합리성) | 목표의 달성도(경제적 합리성) |
| 분석·평가 주체 | 다양한 이해관계 집단, 비분석적·비통일적 | 의사결정자, 분석적·통일적·포괄적 |
| 변화·쇄신 추구 여부 | 변화·쇄신 추구 곤란 | 변화·쇄신 추구 가능 |
| 분석의 범위 | 부분적·분산적 의사결정 | 부분적·분산적 의사결정의 통일(포괄적 분석) |

## 5 혼합주사 모형(Mixed Scanning Model) 20 서울 / 17 경북 / 16 대구

### (1) 의의
① Etzioni가 주장한 이론으로, 합리 모형과 점증 모형에 대한 비판과 변증법적 통합을 통하여 고안해 낸 이론이다. 즉, 합리 모형의 비현실성과 점증 모형의 보수성을 탈피하여 양자의 장점을 합치자는 이론이다.
② Etzioni는 합리 모형은 전체주의 사회체제에, 점증 모형은 민주주의 사회체제에 적합한 모형이라 보고, 혼합 모형은 능동적 사회에 적용되어야 할 전략이라고 주장하였다.

### (2) 내용
① 기본적 결정이나 위기상황 시의 결정에는 합리 모형이 적용된다.
② 세부적·지엽적 결정이나 안정된 상황에서의 결정에는 점증 모형이 적용된다.

### (3) 평가
① 이론적 독자성이 없고 절충혼합 모형의 성격을 띠고 있으며, 합리 모형과 점증 모형의 결함을 극복하지 못하고 있다.
② 기본적 결정과 부분적 결정을 구분할 수 있는 명확한 기준을 제시하지 못하고 있다.

## 6 최적 모형(Optimal Model)
17 서울·보건복지부7급·전북·대구·인천 / 16 인천·부산·제주·교육청 / 15 서울·경북·경기7급

### (1) 의의
Dror가 제창한 모형으로, 경제적 합리성과 아울러 직관·판단력·창의력과 같은 초합리적 요인을 고려하는 거시적인 정책결정 모형이다.

### (2) 특징
① 최적 모형은 계량적이 아닌 질적 모형이지만 계량적 평가를 중시한다.
② 경제적 합리성과 직관, 판단, 영감, 육감과 같은 초합리성을 동시에 고려한다.
③ 대안의 탐색·선택에 있어서 경제적 합리성을 중요시한다. 그러나 과거의 선례가 없는 문제이거나 매우 중요한 문제의 해결을 위한 비정형적 결정에 있어서는 경제적 합리성 이외에 초합리성을 중시한다.
④ 정책결정 구조의 계속적인 환류 작용(검토·개선)을 강조한다.
⑤ 결정 능력의 향상을 위해 정책 집행의 평가와 환류 작용에도 중점을 둔다.

### (3) 광의의 정책
① 정책을 어떻게 결정할 것인가에 관한 정책 결정, 즉 결정 참여자, 시기, 결정을 위한 조직과 비용, 결정 방식들을 미리 결정하는 것을 의미하는 초정책 결정(Meta-Policymaking, 정책 지침결정 단계)
② 당면 문제에 관한 일반적 의미의 정책결정 단계

③ 정책 집행으로부터의 환류에 근거를 둔 정책 변동을 위한 후정책 결정(Post-Policymaking) 단계 등의 3단계로 이루어진다.

(4) **평가 및 한계**
① 최적 모형은 초합리성의 개념을 도입함으로써 합리 모형을 한층 더 체계적으로 발전시켰으며, 사회적 변동 상황 하에서의 혁신적 정책 결정이 거시적으로 정당화될 수 있는 이론적 근거를 제시하였다.
② 사회적 과정에 대한 고찰이 불충분하고, 초합리성과 합리성은 본질 및 구체적인 달성 방법도 명확치 않으며, 너무나 유토피아적인 모형이다.

## 7 쓰레기통 모형(Garbage Can Model) 17 전남

(1) **의의**
① 쓰레기통 모형은 조직을 급변하는 환경 속의 불안하고 유동적인 존재로 간주하여, 이러한 조직들은 실제의 정책 결정이 일정한 규칙에 따르는 것이 아니라 쓰레기통처럼 뒤죽박죽, 불규칙하게 결정에 도달한다고 본다.
② 문제, 해결책, 선택 기회, 참여자의 4가지 요소가 우연히 동시에 한 곳에서 모여지게 될 때 의사 결정이 성립된다고 평가하는 이론으로써, 복잡하고 급격한 변화 및 혼란한 상황 속에서의 조직의 현실적 결정 행태에 관한 이론 모형이다. 주창자로는 J. March, M. Cohen, Olsen 등이 있다.

(2) **내용**
① 3不 현상 시(조직화된 무정부의 상태 ; 환경의 불확실, 참여자의 불확실, 목표와 수단의 불확실) 우연히 점화 계기(문제, 해결책 참여자, 선택 기회의 흐름이 우연히 하나의 쓰레기통에 모여짐)가 되어 정책 결정이 이루어진다.
② 대학과 친목 단체에서 보여지는 의사결정의 양식이다.
③ 중요한 결정은 날치기나 끼워넣기에 의하여 결정되게 된다.

(3) **특징**
① 동태적인 현대 사회에 적합한 의사결정 모형이다.
② 정책결정 과정이 쓰레기통 모형에 의하여 이루어질 경우 정책 집행은 실패하기가 쉽다.

## 8 공공선택이론 모형

(1) **의의**
① 합리 모형의 일종으로 1960년 J. Buchanan, G. Tullock이 중심이 되어 연구한 것으로서, 정책에 대한 정치경제학적 연구이며, Ostrom에 의하여 체계화되었다.
② 비시장적 결정에 관한 경제학적 연구로, 정부의 의사결정 방법을 연구하는 경제학적 이론이다. 경제학적 분석 도구를 국가 행위, 투표 행태, 관료의 행태 등의 연구에 적용한다.
③ 사회적·집단적 선택, 수리적 정치이론, 신정치 경제학 등으로 불린다.

### (2) 발달

Hobbes, Spinoza 등의 사상을 배경으로 하여 Buchanan, Tullock, K. Arrow 등의 경제학자들의 연구로부터 출발하였으며, 행정학에서는 V. Ostrom, E. Ostrom 부부에 의하여 도입되었다. 특히 이들은 Wilson식 패러다임을 비판하고 새로운 접근방법으로써 공공선택 이론을 민주적 패러다임으로 소개하였다.

### (3) 가정

① **방법론적 개인주의** : 개인의 행동을 기본적 분석 단위로 하여 정치·행정 및 경제 현상을 분석한다.
② **Hobbes의 인간관(합리적·이기적 경제인관)** : 개인은 합리적이고, 자기이익 추구적이며, 자신의 효용을 극대화하려는 것을 목표로 행동한다.
③ 공공재의 효율적인 생산과 공급은 제도적 장치의 마련을 통하여 가능하다.

### (4) 내용

① 전통적인 정부 관료제는 공공서비스의 독점적 공급으로 인해 시민의 요구에 민감하게 반응을 보일 수 없는 제도적 장치이며, 공공서비스를 독점적으로 공급하고, 소비자인 시민의 선택을 억압한다(정부 실패). 따라서 공공재를 분권화된 시장체제에서 배분토록 한다. 이때의 정부는 공공재의 생산자로, 시민은 공공재의 소비자로 규정한다.
② 공공정책을 공공재와 공공 서비스를 사회에서 합리적으로 배분할 수 있는 수단으로 파악하며, 그 배분점으로 파레토의 최적점을 추구한다(경제수학적 공식을 활용하기에 연역적 방법이라 불린다).
③ 시민의 편익을 극대화할 수 있는 서비스의 생산과 공급은 공공부문의 시장경제화를 통해 가능하다. 즉, 공공서비스를 제공할 때 시민 개개인의 선호와 선택을 존중하고, 경쟁을 통해서 서비스를 생산·공급하게 함으로써 행정의 대응성을 제고할 수 있다(공공부문의 내부 시장화).
④ 권한의 분산과 관할권의 중첩(Multi Organizational Arrangement, 다중 조직장치, 가외성)은 다양한 공공서비스의 생산을 촉진시킬 수 있음을 전제하면서, 여러 양태로 조직을 개편함으로써 주민의 다양하고 상이한 선택과 선호를 충족시키고, 나아가 기관 간 경쟁을 통해 봉사의 질과 수준을 높일 수 있다고 한다.

### (5) 평가

① **효용성** : 공공재와 공공서비스의 효율적 공급을 가져올 수 있는 연역적 설명을 제공함으로써 행정의 분권화와 민주 행정의 실현 및 자원배분상 효율성을 달성할 수 있게 하였다.
② **비판** : 현실 세계에서 인간의 가치(인본주의 추구 등)를 경시하고 효용 극대화에 입각한 경제적 선택만을 고려하고 있는 것은 비현실적이다.

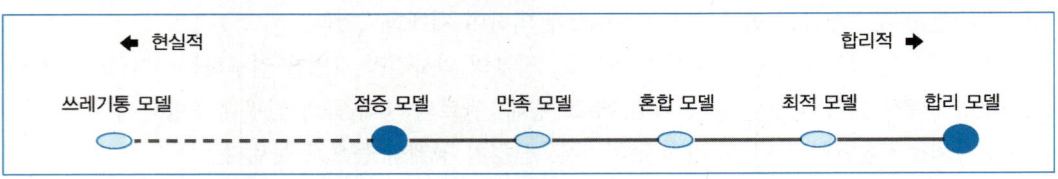

## 9 Allison 모형(집단의사결정 모형)

### (1) 의의
① 1960년대 초 쿠바의 미사일 사건과 관련된 미국의 외교정책 과정을 분석한 후 정부의 정책결정 과정을 설명하고 예측하기 위한 분석틀로써, 3가지 의사결정 모형을 제시하였다.
② Allison은 조직 내 집단의 응집력의 수준에 따라 조직 의사결정의 방식이 서로 달라질 수 있다고 하였다.

### (2) 내용
① **제1모형(합리적 행위자 모형, 수장의 결정권)**: 국가 또는 정부를 잘 조정되어 있는 유기체로 간주하며, 국가의 목적이나 목표를 극대화시키는 정책을 대안으로 선택한다고 하여 합리 모형을 재구성한 것이라 할 수 있다.
② **제2모형(조직과정 모형, 수직적 분산과 하위 조직의 기능적 권위)**
  ㉠ 국가 또는 정부를 느슨하게 연결된 반독립적인 하위 조직들의 집합체로 보며, 이들 하위 조직에 의해 작성된 정책 대안을 최고지도층은 거의 수정하지 않고 정책으로 채택한다고 가정한다.
  ㉡ 만족 모형·점증 모형·혼합주사 모형과 유사점을 가지고 있다.
③ **제3모형(관료정치 모형, 수평적 분포 기능)**: 정부의 정책 결정은 참여자들 간의 갈등과 타협, 흥정에 의하여 이루어지고 있어, 결국 정치적 활동으로 간주하고 있어 쓰레기통 모형과 유사하다고 할 수 있다. 가장 중요한 역할을 하는 것은 정책결정자의 능력이며, 이 능력은 그의 권력과 조직에서의 위치에 따라서 결정된다.

| 구분 | 합리적 행위자 모형 (제1모형) | 조직과정 모형 (제2모형) | 관료정치 모형 (제3모형) |
|---|---|---|---|
| 조직관 | 조정과 통제가 잘된 유기체 | 느슨하게 연결된 하위 조직들의 연합체 | 독립적·개인적 행위자들의 집합체 |
| 결정권의 분포상태 | 수장 | 수직적 분산(하위 조직의 경우 기능적 권위가 큼) | 수평적 분산 |
| 행위자의 목표 | 조직 전체 목표 | 조직 전체 목표 + 하위 조직 목표 | 조직 전체 목표 + 하위 조직 목표 + 개별적 행위자들의 목표 |
| 목표의 공유도 | 매우 강함 | 약함 | 매우 약함 |
| 정책결정의 일관성 | 항상 일관성을 유지 | 자주 바뀜 | 거의 일치하지 않음 |
| 결정의 규칙 | 수장의 명령이나 공식적인 지침 | 표준운영절차(SOP)에 대한 프로그램 목록에서 대안 추출 | 정치적 게임의 규칙에 따라 타협, 흥정, 지배 |

| CHECK POINT | 정책 이론 모형

| 이론 모형 | 주장학자 | 이념 | 내용 |
| --- | --- | --- | --- |
| 합리 모형 | Ostrom | 완전한 경제적 합리성 | 전지전능한 정책결정자가 목표 달성의 극대화를 위해 합리적인 선택을 실시 |
| 만족 모형 | Simon | 제한된 합리성 | 현실적 대안 선택 |
| 점증 모형 | Lindblom | 정치적 합리성 | 점진적 수정 혹은 향상 |
| 혼합주사 모형 | Etzioni | 합리+점증 모형 | 합리 모형의 비현실성과 점증 모형의 보수성을 탈피하여 양자의 장점을 혼합 |
| 최적 모형 | Dror | 초합리성 | 선례가 없는 새로운 정책 결정에 많이 사용 |
| 쓰레기통 모형 | Cohen & March | 조직화된 무질서하에서의 의사결정 | 대학, 연구소와 같은 조직화된 혼란 상황하에서의 의사결정 |
| 집단의사결정 모형 | Allison | 집단의사결정을 국가정책 결정이론에 적용함 | 국가의 정책결정 과정을 설명 |

## 10 연합 모형(회사 모형)

### (1) 의의
① Cyert와 March가 주장하였으며, 회사 모형, 조직 모형, 조직과정 모형 등으로도 불린다.
② 개인적 차원에서 개발된 만족 모형을 조직적 의사결정의 차원에 맞추어 확대 발전시킨 것이다.
③ 기업의 의사결정은 완전경쟁시장에서 이윤의 극대화를 추구하는 것과 같은 가장 합리적인 방법으로 이루어진다고 생각하였으나, 실제는 정치 체계와 마찬가지로 사기업 조직의 의사결정에도 협상과 타협, 정략 등이 난무하고 있다는 것이다.

### (2) 내용
① 조직은 서로 다른 목표를 가진 하위 조직의 연합체이다. 하위 조직 간의 관계는 느슨하며, 갈등이 항상 존재한다.
② 조직의 환경은 유동적이며, 따라서 대안의 결과도 불확실하다. 조직은 단기 전략과 환경과의 타협에 의한 장기 전략을 통해 불확실성을 회피하려는 경향을 갖는다.
③ 조직의 탐색 활동은 문제가 발생한 경우에만 비로소 시작된다. 조직의 탐색 활동은
  ㉠ 해당 문제만을 탐색하는 문제중심적 탐색
  ㉡ 단순 인과관계로 문제를 해결하려는 단순탐색
  ㉢ 편견이 개입되는 편향된 탐색 등이 있다.
④ 조직은 존재해 오는 동안 경험적으로 얻어진 행동 규칙과 표준운영 절차(SOP)에 따라 결정하고 행동한다.

### (3) 비판
① 사기업을 대상으로 개발되었기 때문에 공공부문에의 적용에는 한계가 있다.
② 회사 모형은 안정적 상황과 민주적 조직을 전제로 하고 있기 때문에 급격한 변동이 이루어지는 상황이나 권위주의적 조직에서는 적용이 곤란하다.

# 04 보건정책 평가

## 1 보건정책 평가의 의의

### (1) 개념
① 협의의 개념 : 정책 집행의 결과인 정책목표 달성의 효과성과 능률성의 측정이 주개념이며, 사후 평가 개념이 협의의 개념이다.
② 광의의 개념 : 정책 평가가 성과나 결과뿐만 아니라 사업에의 투입과 같은 노력의 분석까지도 포함되는 사전의 의미도 포함되는 개념이다.

### (2) 평가의 목적
① 정책 목표의 달성 정도를 측정한다.
② 이전의 정책 경험을 반성함으로써 정책 결정의 합리적 개선을 위한 피드백을 얻는다.
③ 정책이 국민의 욕구 충족과 만족에 얼마나 기여하였는지를 반성해 봄으로써 국민의 요구에 순응하는 행정을 실현한다.

### (3) 정책 평가의 절차(David Nachmias)
① 정책 목표의 식별 : 정책이나 사업의 목적을 명확하게 확인하는 것이 정책 평가의 제1단계이다.
② 영향 모형의 작성 : 영향 모형은 평가 실험을 위한 변수들을 조작하고 그들 사이의 관계를 설정함으로써 정책과 결과 사이의 인과 관계를 밝혀주기 위한 논리적 틀이라고 할 수 있다.
③ 평가 연구설계의 개발 : 자료의 수집, 측정, 분석, 해석 등의 과정을 설계하는 것을 말한다.
④ 측정과 표준화 : 정책의 목적과 영향, 변수 등을 식별하고 양적으로 분석·조작할 수 있는 척도를 마련하고 이를 기준으로 측정을 한다.
⑤ 자료 수집 : 자료는 다양한 출처와 방법을 통하여 얻을 수 있다.
⑥ 자료 분석과 해석

### (4) 보건정책 평가 시 고려해야 할 보건의료서비스의 특징
① 소비자의 생산과정 참여 : 보건정책 평가 시 소비자가 최대로 만족할 수 있는 서비스의 제공 여부를 평가하도록 한다.
② 생산과 소비의 불가분성 : 서비스의 생산과 소비의 동시성 때문에 서비스 제공 시 시간과 장소의 효용을 높이는 일이 중요한 문제로 등장하고 있다.
③ 보건의료서비스 활동의 시간적 제한성(의료의 단행성) : 시간적 제운성을 가지는 보건의료서비스의 수요를 충족시키려면 탄력적인 운영 체제가 적극적으로 개발되고 도입되어야 한다.
④ 소비자와 서비스 제공자와의 직접적인 접촉 : 최초의 수요는 소비자에 의해 결정되지만, 그 이후 수요의 대부분은 제공자인 의사에 의해 주도되며, 소비자는 단지 용인하는 정도에 불과하다. 따라서 보건의료서비스에 종사하는 구성원들의 자질이나 능력이나 마음가짐에 따라 보건의료사업의 효율이 크게 좌우되므로 제공자에 대한 적극적인 관리 방안이 모색되어야 한다.
⑤ 서비스 선택과 평가에 대한 소비자의 불리한 위치

⑥ 서비스 산출물의 무형성 : 보건의료서비스는 그 형태가 보이지 않고 만져지지 않기 때문에 서비스의 질적 수준이나 생산성 등을 계량적으로 평가하고 관리하기가 무척 어려우며, 또한 서비스의 원가 계산이 곤란하며 적정 수가를 설정하는 데에도 어려움이 있다.
⑦ 비표준성 : 보건의료서비스는 서비스를 제공하는 숙련도와 전문성에 따라 차이가 있다.

## 2 보건정책 평가의 유형 15 경기

(1) **목적에 따른 분류** : 평가 목적을 어디에 두느냐에 따라 과정 평가와 영향 평가로 구분
  ① 과정 평가 : 정책의 수정·보완과 폐지·중단의 가능성을 전제로, 정책 결정의 과정과 집행 과정에 대한 평가를 과정 평가라고 한다. 과정 평가의 여부에 따라 정책 결과가 달라질 수 있기 때문에 매우 중요한 의미를 지닌다.
  ② 영향 평가 : 정책이 집행된 후 정책의 산출과 영향을 평가하는 것으로, 정책이 의도된 방향으로 진행되었느냐를 검토하는 것이다. 정책 영향 평가는 산출 평가, 결과(성과) 평가, 영향 평가로 다시 구분할 수 있다.
    ㉠ 산출 평가
      ⓐ 가장 단기적이고 계량화가 가능한 효과이다.
      ⓑ 눈에 띄는 결과에 대한 평가이기 때문에 가장 용이하며, 정책 입안자나 집행자의 입장에서 가장 선호될 수 있는 평가 방법이다.
      ⓒ 의료 보장 수혜자의 수, 의료 보장의 이용률, 환자의 대기 시간 등을 말한다.
    ㉡ 결과 평가
      ⓐ 보다 장기적이고 주관적이며 질적인 면이 많으므로 계량화가 힘든 효과이다.
      ⓑ 국민 건강상태의 향상, 의료 보장에 따른 국민들의 정신적 안도감 등을 말한다.
    ㉢ 영향 평가
      ⓐ 정책 집행 후 가장 오랜 후에 나타나는 효과로써, 측정이 어려우며 한 정책의 결과로 보기에는 힘들 수도 있다.
      ⓑ 의료 보장에 따른 생활의 질 향상 및 노동 생산성의 향상 등을 말한다.

(2) **단계에 따른 분류** : 정책의 평가 단계(시기)에 따라 사전 평가, 과정 평가, 사후 평가로 구분
  ① 사전 평가 : 정책 집행 이전에 하는 평가로, 정책 입안자나 결정자에게 필요한 정보를 제공하기 위한 각종 대안의 분석·평가를 의미한다. 정책 분석과 같은 의미로 사용되기도 하므로 정책 평가의 유형에서 사전 평가는 제외되기도 한다.
  ② 과정 평가 : 정책 집행 도중에 집행상의 문제점을 해결하고 정책 집행이 의도된 방향으로 진행되고 있는가의 여부를 평가하는 것이다.
  ③ 사후 평가 : 정책 집행의 최종적인 평가로 진정한 의미의 평가라 할 수 있다. 정책의 순수 효과를 측정하여 정책이 의도된 바대로 정확하게 집행되었는지의 여부를 결정하고, 계획구성 요소들의 상대적인 결과 검토 등 차기의 정책 결정을 위한 환류를 목적으로 실시한다. 흔히 일반적으로 정책 평가라 하면 사후 평가를 일컫는다.

(3) **평가자의 소속에 따른 분류** : 정책 평가자가 정책 평가 체제 내에 있느냐, 외부에 있느냐에 따라 내부 평가와 외부 평가로 구분
  ① 내부평가 : 집행 기관이 정책이나 사업을 스스로 평가하는 자체 평가와 상부 기관에서 지휘 감독하는 상부 평가로 세분된다.
    ㉠ 장점 : 전문성과 경험이 풍부하므로 생산성을 향상시키고 평가 결과를 바로 도입하여 집행과정을 개선시킬 수 있다.
    ㉡ 단점 : 객관성과 공정성의 유지가 곤란하다.
  ② 외부 평가 : 정책 집행체제 밖의 전문가에 의한 평가이다.
    ㉠ 장점 : 공정하고 정확한 평가를 기할 수 있다.
    ㉡ 단점 : 경험의 부족이나 평가 대상자의 저항 등이 예상된다.

(4) **의료의 질적 평가(Donabedian)** 25 지방직 / 23 지방직 / 22 서울·지방직 / 18 서울 / 17 전북·대구·제주·충북 / 16 보건복지부7급(공중보건)·부산·경남·경북·울산·교육청 / 15 서울·경기·전남

> **CHECK POINT** 의료의 질
>
> 1. 개념
>    (1) 미국의학원 : 현재 단계에서 주어진 의학지식의 조건 내에서, 진료과정이 환자에게 기대되는 바람직한 진료결과의 확률을 높이는 한편, 원하지 않는 부정적인 결과의 확률을 낮추게 하는 정도를 의미한다.
>    (2) 뷰오리(Vuori) : 의료제공 과정이 끊임없이 변화하고 있으므로 고정된 상태에서 절대적 수준을 견제하는 개념으로 질을 판단하기가 쉽지 않으며, 수준이 높은 의료와 수준이 낮은 의료가 공존하는 것이 현실이기 때문에 현재 처한 환경의 조건하에서 적절한 의학 지식과 기술을 제공하는 것으로 유연하게 정의하여야 한다.
>    (3) 도나베디안 : 상대적으로 객관화시킬 수 있는 의학기술의 적용에서부터 의료이용자의 주관적인 만족도에 이르기까지 진료과정이 다양한 측면을 포함하기 때문에 의료서비스 질에 대한 정의도 현실적으로 처해 있는 입장에 따라 다음과 같이 구분하였다.
>      ① 전문가 중심의 정의 : 건강에 대한 위험과 편익이 가장 적절하게 균형을 이룰 수 있는 진료과정을 의미한다. 주로 의사의 의학적인 기술을 제공하는 능력에 관심을 둔다.
>      ② 의료이용자 중심의 정의 : 환자의 요구나 기대, 가치 등에 부응하는 기준으로 환자가 느끼는 서비스에 대한 만족도나 이용의 가능성이 높을 때 양질의 의료라고 판단한다.
>      ③ 사회적 정의 : 전체 인구가 얻을 수 있는 편익의 사회적 분포를 집단적으로 파악하는 입장으로 보다 많은 사람들에게 편익이 돌아가는 경우를 의미한다. 지역사회 집단의 건강과 진료비용에 관심을 두게 된다.
>
> 2. 의료의 질 구성 요소(Donabedian) 17 인천
>    (1) 효능(efficacy) : 보건의료의 과학과 기술을 가장 바람직한 환경(예 실험실) 하에서 사용하였을 때 건강을 향상시키는 능력을 의미한다.
>    (2) 효과성(effectiveness) : 건강 수준의 향상에 기여한다고 인정된 진료 행위의 수행 정도로, 효능과는 대조적으로 의료서비스를 제공하는 실제의 일상적인 환경에서 성취할 수 있는 건강 수준의 향상을 의미한다.
>    (3) 효율성(efficiency) : 특정 건강 수준을 획득하는 데 사용된 비용을 측정하는 것으로 특정 의료서비스가 동일한 효능과 효과를 보였을 때 비용이 적게 든 서비스가 보다 효율적이라고 평가한다.
>    (4) 적정성(적절성, optimality) : 적정성은 비용에 대한 상대적인 의료의 효과 또는 편익을 말한다. 편익에서 비용을 뺀 값이 최댓값을 갖는 지점에서 의료의 적정성이 가장 높게 된다.

(5) 수용성(acceptability) : 의료의 효과에 대한 환자와 환자 가족의 기대를 말한다. 수용성의 속성은 다음과 같다.
　① 접근성
　② 환자와 의료 제공자와의 관계
　③ 쾌적한 환경
　④ 의료의 효과에 대한 환자의 선호도
　⑤ 의료 비용에 대한 환자의 선호도
(6) 합법성(legitimacy)
(7) 형평성(equity)
(8) 지속성(continulity)

3. 기타 의료의 질 구성요소
　(1) 미국의학원 : 안전성, 효과성, 환자 중심성, 적시성, 효율성, 형평성
　(2) WHO : 효과성, 효율성, 접근성, 환자 중심성(수용성), 형평성, 안전성
　(3) 뷰오리 : 효과성, 효율성, 적합성, 과학적-기술적 질

4. 의료의 질 개선 과정

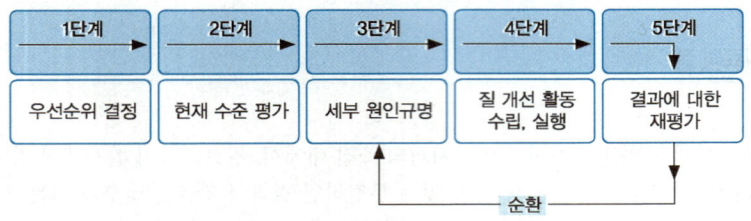

| 질 평가 단계 | 1단계 : 우선순위 결정<br>2단계 : 현재 수준 평가<br>3단계 : 세부 원인규명 |
|---|---|
| 질 개선 단계 | 4단계 : 질 개선 활동 수립, 실행<br>5단계 : 결과에 대한 재평가 |

5. 우리나라 질 관리 정책
　(1) 병원신임평가(병원표준화심사제도)
　　① 1963년 수련병원 인정제도를 효시로 민간조직이 의료기관에 대해 구조적 측면의 질 개선을 시도
　　② 2003년부터 병원신임평가로 개칭하고 질 평가 항목 개선에 힘쓰고 있다.
　　③ 문제점
　　　㉠ 심사대상이 수련병원으로 국한되어 있다.
　　　㉡ 심사결과가 실제 개선으로 이어지지 못하고 있다.
　　　㉢ 평가주체가 공급자들의 연합조직이다.
　(2) 건강보험심사평가원의 심사평가제도
　　① 청구된 진료비에 대한 심사를 통하여 진료가 적정하게 이루어졌는지를 평가한다.
　　② 의・약학적인 면과 비용-효과적인 면에서 진료의 적정성을 평가하여 의료서비스의 질을 향상시킨다.
　　③ 양적인 기준, 보험재정 안정에 초점을 맞추는 심사기능과 차별성을 갖지 못한다는 비판이 제기되고 있다.
　　④ 약제의 총 사용량에 대한 적정성 평가, 제왕절개술의 적정성 평가, 수혈, CT 사용 등에 대한 적정성 평가, 항생제의 적정한 사용을 유도하는 평가 등을 수행한다.
　(3) 병원단위의 질 관리사업 : 현재 종합병원급 규모에서 대부분 질 관리 전담부서를 설치하여 서비스 개선 및 의료의 질 향상을 위해 노력하고 있다.

① **구조(structure)적 접근** : 진료가 행해지는 환경에 대한 평가 방법으로 간접 평가이다.
　㉠ 사전적인 방법이며 보건의료 과정에 들어오는 투입물, 즉 보건의료 인력, 시설 및 장비와 같은 자원이 표준을 만족시키는지 평가하는 것이다.
　㉡ 신임 제도 : 정부 기관이나 민간 조직이 평가 항목을 미리 제시하고 의료 기관이 이를 충족하고 있는지를 평가하고 인정하는 과정이다.
　㉢ 면허 제도
　㉣ 자격증이나 회원증 제도 : 민간 기관이나 협회가 개인에게 일정한 수준의 자격을 갖추었음을 인정해 주는 과정이다.
　㉤ 물질적 자원 : 시설, 장비, 재원
　㉥ 인적 자원 : 직원의 규모와 자격
　㉦ 조직 구조 : 의료진의 조직, 동료 감시의 방법, 진료비의 청구 방법

② **과정(process)적 접근**
　㉠ 의료 제공자와 환자들 간에 혹은 이들 내부에서 일어나는 행위에 관한 평가로, 환자가 진료받는 과정에서 실제로 행해지는 직접 평가이다. 의료의 질 평가에 있어서 주된 관심 영역이다.
　㉡ 내부 및 외부 평가 : 내부 평가는 의료기관이 자발적으로 관리하는 활동이며, 외부 평가는 전문가협회, 교육기관, 법적기구, 연구집단 또는 상업화된 기업과 같은 기관 외부에 있는 단체들이 평가자가 된다.
　㉢ 의료이용도 조사(UR) : 보험자에게 제출하는 진료비 청구 명세서나 의무 기록 등을 통해 제공된 의료서비스가 진료에 필수적인지, 적정한 수준과 강도, 비용으로 서비스가 제공되었는지를 조사하는 방법이다. ❹ 미국의 동료 심사위원회(PRO)
　㉣ 임상진료 지침 : 질병별 또는 의료서비스별로 시행 기준과 과정에 대한 원칙을 표준화하여 지침을 개발하고, 진료 행위가 설정된 지침에 따라 수행되었는지를 검토하는 과정이다.
　㉤ 보수 교육
　㉥ 진료의 본질 행위 : 환자들에게 바람직한 태도를 취하였는가 하는 인간관계의 문제까지 포함한다.
　㉦ 적절한 치료, 진단, 투약, 수술 등이 행하여졌는가를 조사한다.

③ **결과(outcome)적 접근**
　㉠ 선행되는 의료 행위에 의한 현재 혹은 미래의 건강 상태에 이르기까지 건강을 구성하는 제반 요소에 대한 평가를 의미한다. 즉, 환자와 인구집단의 건강 상태에 미치는 진료 효과를 평가한다.
　㉡ 신체적인 것만이 아니고 사회적·심리적인 요소와 환자의 만족도도 포함된다. → 간접 요인
　㉢ 측정의 어려움
　　ⓐ 건강 상태의 변화는 어예 측정이 곤란할 수도 있고, 경우에 따라서는 오랜 시간이 지난 후에야 나타나기도 하며, 의료 외적인 많은 요인들이 영향을 미친다.
　　ⓑ 현재의 건강 상태와 그 이전에 시행된 진료와의 관계를 늘 명확히 밝혀낼 수 있는 것은 아니다.
　㉣ 결과를 측정하는 유일한 척도는 없다.

ⓜ 고객만족도 조사, 의료서비스 평가 : 각 의료기관이 제공한 의료서비스의 질적 수준 평가 자료나 환자만족도 조사 등을 공개 배포함으로써 의료기관이 자체적으로 서비스 질을 높이도록 유도하는 방법이다.
ⓑ 진료 결과 평가 : 이환율, 사망률, 합병증 등의 지표를 공표하는 것이다.

**CHECK POINT** 의료의 질적 평가

| | | |
|---|---|---|
| 구조 | 인적 자원 | 직원의 규모와 자격 |
| | 물적 자원 | 시설, 장비 재원 |
| | 조직 구조 | 의료진의 조직, 동료 감시의 방법, 진료비의 청구 방법 |
| 과정 | 진단 | 검사 |
| | 치료 | 투약, 수술 |
| | 기타 | 의뢰, 지속성, 진료의 질 |
| 결과 | 중간 산물 | 진료의 양 |
| | 건강수준의 변화 | 이환율, 사망률, 재발률, 기능회복 |
| | 만족도 | 환자, 의료 제공자 |

## 3 보건정책 평가의 한계

(1) **평가자의 한계 요인** : 평가 객체인 인간이 가지고 있는 다양성과 복잡성으로 인하여 보건 정책의 평가에는 한계가 있고, 평가 주체의 가치관이나 태도의 차이, 인지의 차이에 따라 평가의 결과가 달라질 수 있어 한계가 있을 수 있다.

(2) **제도 내의 구조적 요인** : 의료보장 제도는 매우 복잡한 구조를 가지고 있어서 평가 그 자체가 어렵다.

(3) **외부환경적 요인** : 사회적·제도적 환경과 물리적 환경(생태학적 환경) 요인, 즉 보건정책 체계의 외부에서 작용하는 모든 상황적 요소가 한계 요인으로 작용한다.

## 4 보건정책 평가의 기준

(1) **정책평가 기준의 필요성과 기능**
① 필요성 : 동일한 변화에 대해서 사람에 따라 다른 의미를 부여할 수 있기 때문에 확실한 평가 기준의 정립이 필요하다.
② 기능
㉠ 목표 설정과 대안 선택의 지침을 제공한다.
㉡ 정책 목표에 대한 성취도를 예측·측정하는 도구가 되며, 시행 후 정책 성과를 측정하는 도구가 된다.
㉢ 평가 기준은 목표를 설정할 수 있게 해주며, 각 대안을 비교·검토하는 지침이 되어 최적안을 선택할 수 있는 근거가 된다.
㉣ 정책평가 기준은 정책의 성패를 판단하는 중요한 측정 도구의 역할을 한다.

(2) **보건정책 평가 기준** 17 대구·광주·교육청 / 15 서울·인천·전북
① 효과성(Effectiveness) : 효과성이란 정책의 목표나 목적에 대한 업무의 달성도, 즉 목표 달성도를 의미하며, 능률성의 의미보다 넓은 개념이다. 그러나 계량화하기에는 많은 제약점이 수반되어 불확실성이 존재한다.
② 능률성(Efficiency) : 산출 대 투입의 비율이 능률성이며, 이 능률성은 제한된 자원과 수단을 사용하여 산출의 극대화를 기하는 것을 의미하는 경제학적·정태적·공학적 개념이다.
③ 대응성(Responsiveness) : 정책이 특정 집단의 요구나 선호, 가치를 만족시키는 정도를 대응성이라고 한다. 이 대응성의 기준은 수혜자의 만족도를 평가하는 기준이 된다. 17 충북
④ 만족도(Satisfaction) : 정책 결정자들이 자신들이 추진하는 정책에 대한 일반 국민의 광범위한 지지를 얻는 것을 말한다. 즉, 수혜자의 욕구 충족 정도를 의미한다.
⑤ 형평성(Equity) : 비용과 편익이 상이한 집단 간에 공정하게 배분되고 있는가에 대한 기준을 말한다. 형평성은 정치적 합리성을 측정하는 중요한 기준이 된다.
⑥ 민주성 및 참여성(Democracy & Participation)
  ㉠ 민주성 : 민주성이란 정책의 여러 과정에 국민의 참여를 확대시키고, 여론을 충실하게 반영시키며, 집행에 있어서도 도민의 의사를 충분히 고려하는 것이다.
  ㉡ 참여성 : 참여성은 정책결정 과정과 정책수행 과정 및 정책평가 과정에 다수의 국민들이 참여하여 그들의 요구가 참작되는 것을 의미한다.
⑦ 적정성(Adequacy) : 프로그램의 규모가 수요에 비추어 볼 때 알맞은 것이냐를 판단하는 기준으로 문제의 해결 정도를 의미한다. 적정성은 문제 해결을 위한 수단의 충분성을 의미하며 적절성의 하위 개념이다.
⑧ 적절성 : 문제 해결을 위해 사용된 수단이나 방법들이 바람직한 수준에서 이루어졌는가를 평가하는 기준이다.

(3) **Suchman이 제시한 정책평가 항목** 23 지방직 / 16 서울 / 15 인천
① 업무량(effort) : 효과에 관계없이 목표 달성을 위해 수행된 업무의 질과 양을 측정·평가하는 것
② 성과(performance) : 목표 달성을 위한 활동이 기대했던 만큼의 변화를 초래했는가를 측정하는 것
③ 적절성(adequacy of performance) : 성과가 총 필요량을 얼마나 충족시켰느냐를 평가하는 것
④ 효율성(efficiency) : 동일량의 업무와 비용의 투자로 어떤 방법이 업무 수행에 가장 큰 효과를 가져오는가에 대한 투자효과의 개념
⑤ 과정(process) : 사업의 운영 과정에 있어서 어떻게 하면, 또는 왜 성패를 결정하느냐 하는 요인 분석이므로 몇 개의 대안 중 어느 운영 방법이 주어진 여건 하에 가장 알맞느냐 하는 문제와 평가 시 결론지어진 성공 또는 실패를 초래한 관련 요인들을 규명하는 2개 차원이 된다.

(4) **논리 모형에 따른 평가 유형** 16 경남·부산 / 11 지방직
보건사업은 '투입 – 변환 – 산출'의 시스템적 과정을 따른다. 보건사업 평가도 이러한 시스템적 과정에 따라 구분할 수 있는데, 투입에 해당하는 구조 평가, 변환 과정에 해당하는 과정 평가, 산출에 해당하는 결과 평가로 구분한다.

① **구조 평가** : 사업의 투입부문에서의 평가를 말한다. 즉, 사업의 철학이나 목적에 비추어 사업내용과 기준의 적절성을 확인하는 과정으로 '사업목표가 명확하고 구체적이며 측정 가능한가', '일정, 인력, 예산 등이 각 단계별로 구체적으로 제시되었는가', '사업 대상의 범위나 규모가 적절한가', '사업을 전개할 조직 구조, 담당 인력, 물적 자원에 대한 준비는 충분한가' 등에 대해 평가하는 것이다. 17 경기보건연구사

② **과정 평가** : 사업에 투입될 인적·물적 자원이 계획대로 실행되고 있는지, 사업이 일정대로 진행되는지, 사업의 모든 측면은 모니터링되어 사업 속에 피드백되어 반영되는지를 확인하는 평가 과정이다. 17 경기보건연구사

③ **결과 평가** : 초기에 설정한 단기 및 장기 사업 목표가 얼마나 달성되었는가를 평가하는 과정으로서, 사업의 단기적 효과로써 사업대상자의 지식, 태도, 신념, 가치관, 기술, 행동의 변화를 측정할 수 있고 장기적 효과로써 이환율, 유병률, 사망률 등의 감소로 측정할 수 있다. 또한 사업에 대한 대상자 만족도, 사업 담당자의 만족도 등도 측정할 수 있다. 17 경기보건연구사

### (5) 기타 정책평가 기준
① WHO : 적절성, 적정성, 과정, 능률성, 효과성, 영향
② Dunn : 정책 분석의 기준으로 효과성, 능률성, 적절성, 형평성, 대응성, 적의성을 제시
③ Nakamura & Smallwood : 정책 목표의 달성, 능률성, 지지자의 만족감, 수혜자의 반응도, 체제 유지
④ Doland : 정책 평가의 일반적 기준으로 효과성, 능률성, 적절성
⑤ Donabedian : 생산성, 유효성, 적절성, 효율성, 접근성

**CHECK POINT** 지역사회 보건사업에서 활용되는 전략의 유형(사회생태학적 모형) 10 인천

| 단계 | | 정의 |
|---|---|---|
| 개인적 수준 | | 지식, 태도, 믿음, 기질과 같은 행동에 영향을 주는 개인적 특성 |
| 개인 간 수준 | | 가족, 직장 동료, 친구 등 공식적, 비공식적 사회적 관계망과 지지 시스템 |
| 지역 사회 수준 | 조직 요인 | 조직원의 행동을 제약하거나 조장하는 규칙, 규제, 시책, 조직 내 환경과 조직 문화, 조직원 간의 비공식적 구조 등 |
| | 지역사회 요인 | 개인, 집단, 조직 간에 공식적, 비공식적으로 존재하는 네트워크, 규범 또는 기준과 지역사회 환경 |
| | 정책 요인 | 질병 예방, 조기 발견, 관리 등 건강 관련 행동과 실천을 규제하거나 지지하는 각급 정부의 정책과 법률 및 조례 |

1. 개인적 차원의 전략
   ① 건강 관련 행동에 영향을 미치는 개인의 지식, 믿음, 태도, 기질을 변화시키기 위해 교육, 상담, 유인 제공 등의 전략을 사용한다.
   ② 교육 : 강좌, 세미나, 워크숍 같은 공식적인 교육 과정을 통해 정보 제공
   ③ 행태 개선 훈련 : 시뮬레이션, 소집단 토의 등
   ④ 직접 서비스 제공 : 예방 접종, 조기 검진, 진료, 재활, 방문 간호 등 대상자의 건강 상태에 따라 보건의료 제공자가 직접 서비스를 제공
   ⑤ 유인과 불이익 제공
      ㉠ 유인
         • 사회적 유인 : 상급자, 동료, 강사 등으로부터의 특별한 인정, 칭찬, 격려 등
         • 물질적 유인 : 저렴한 물품의 제공, 추가 검진, 마일리지 점수, 보너스, 작업시간 단축 등

ⓒ 불이익 : 흡연자에 대한 추가 보험료 부과, 특별세 부과, 벌금 부과, 특정 장소 이용금지 등
2. 개인 간 수준의 전략
   ① 가족, 친구, 직장 동료, 이웃 등 개인에게 영향을 미칠 수 있는 사람들을 함께 관리함
   ② 기존 네트워크를 활용 : 네트워크의 강화, 네트워크 구성원에 대한 지지 제공, 지도자에 대한 기술 훈련 등
   ③ 새로운 네트워크의 개발 : 멘토 활용, 동료 활용, 자조 집단(동아리)의 활용
   ④ 자생적 지도자의 활용 : 지역사회에 자생적으로 존재하는 지도자를 비전문가 보건 인력으로 활용하여 이들이 자신이 속한 네트워크 구성원들에게 사회적 지지를 제공하도록 함
3. 조직 차원의 전략 : 개별 학교나 직장과 같은 조직에 대한 접근은 조직 개발 이론과 조직 관계 이론에 근거를 두고 수행함
4. 지역사회 차원의 전략
   ① 이벤트 : 건강 박람회, 걷기 대회 등
   ② 홍보
   ③ 사회 마케팅 : 대상 집단에게 행동을 실천함으로써 얻을 수 있는 혜택을 알려주고, 활동 실천에 장애가 되는 요인들을 줄이도록 하며, 프로그램 활동 참여를 설득하여 사람들이 자발적으로 행동할 수 있도록 조장하는 과정
   ④ 환경 개선
   ⑤ 지역사회 규범 개선
   ⑥ 지역사회 개발 : 건강과 관련된 요인에 대한 의사결정에 지역사회가 밑으로부터 참여할 수 있도록 하는 과정
5. 정책 개발 및 옹호 활동
   ① 정책 개발 : 담뱃값 인상, 금연구역 설정, 음주운전에 대한 벌칙 등의 규제와 안전벨트 및 안전모 착용의 의무화, 비흡연자에 대한 보험료 감면 등 건강 행동 촉진 정책이 있다.
   ② 옹호 활동 : 정책 채택을 가능하게 하기 위한 로비, 민원 편지 발송, 정책 당국자와의 면담, 지역사회 집회 등을 의미한다.
6. 연구와 기술 개발

### CHECK POINT 서비스의 질 평가 모형 : SERVQUAL

| 차원 | 설명 |
|---|---|
| 유형성 | 물리적인 시설, 장비, 인원 |
| 신뢰성 | 믿을 수 있고 정확하게 약속된 시간에 서비스를 수행하는 능력 |
| 반응성 | 고객을 기꺼이 도우려는 자세와 즉각적인 서비스를 제공하는 능력 |
| 확신성 | 서비스 제공자의 지식과 고객에 대한 예의, 고객에게 믿음과 확신을 줄 수 있는 능력 |
| 동정성 | 고객에게 보이는 개별적 관심 |

예를 들어, 금연 상담과 같은 개별 대상의 사업의 경우는 질 평가의 차원 중에서 반응성, 확신성, 동정성 등이 상대적으로 중요하나, 금연 캠페인과 같은 집단 대상의 보건 사업의 경우는 서비스 제공에 있어 물리적인 시설, 장비, 인원 등이 중요하고, 사업 제공자의 능력의 반영은 적어서 이를 평가할 때는 질 평가의 차원 중에서 유형성이 상대적으로 중요하다.

# 05 보건의료정책 과정에서의 형평성

## 1 형평성의 의의

(1) **정의**

보건의료정책에서의 형평성은 모든 국민이 보건의료서비스에 대하여 평등하게 보호를 받을 수 있도록 정책적 측면에서 국가가 배려하여야 한다는 의미이다. 여기에서의 형평은 실제적인 형평이면서 정당한 형평이어야 한다.

(2) **학문적·종합적 형평성의 분류**

① 절대적·상대적 형평성
  ㉠ 절대적 형평성 : 모든 대상에 대해 획일적으로 똑같이 대우하는 것이다.
  ㉡ 상대적 형평성 : 대상을 여러 가지 측면으로 나누어서 차등 있게 대우하는 것이다.
② 수평적·수직적 형평성
  ㉠ 수평적 형평성 : 모든 사람을 동일하게 취급하는 것이다.
  ㉡ 수직적 형평성 : 서로 다른 상황에 있는 사람들을 서로 다르게 취급하는 것이다.
③ 사전적·사후적 형평성
  ㉠ 사전적 형평성 : 대상에 대하여 취급될 확률이 똑같이 제공되는 것이다.
  ㉡ 사후적 형평성 : 대상에게 사실상의 몫이나 자원을 공평하게 배분하는 것으로, 진실한 의미의 형평성이다.
④ 투입 형평성·산출 형평성
  ㉠ 투입 형평성 : 자원 배분을 균등하게 하는 것으로, 사전에 이루어지는 것이다.
  ㉡ 산출 형평성 : 인지된 필요나 소비자의 사회적 가치와 관련하여 자원을 배분하는 것으로, 사후 사업 결과에 나타나는 형평성을 의미한다.
⑤ 개인적 형평성·집단적 형평성
  ㉠ 개인적 형평성 : 동일 집단 내에서의 개인 간의 형평성과 2개 이상의 상이한 집단에 속해 있는 개인들 간의 형평성이 여기에 속한다.
  ㉡ 집단 간 형평성 : 2개 이상의 집단 간에 발생하는 집단 간의 형평성이다.

(3) **보건의료정책에서의 형평**

보건의료정책을 수립하고 집행하는 과정에 있어서 절대적 형평, 수평적 형평, 사후적 형평, 개인적 형평 등이 우선적으로 이루어져야 한다. 왜냐하면 보건의료는 다른 재화와는 다른 측면, 즉 공공재, 외부 효과, 우량재 등의 성격을 가지고 있기 때문이다.

## 2 보건의료에서의 형평성 평가 기준

① 평등 : 보편주의적 원칙에 의한 평등이 형평성의 평가 기준이 된다.
② 필요 : 각 개인의 필요성의 정도에 따른 것도 평가 기준이 된다.

### 3 보건의료서비스에 있어서의 형평성 문제

① **계층 간의 형평성** : 의료 이용에 있어서 빈곤 계층과 부유 계층 간에 형평성이 이루어져야 하는데, 이 문제를 해결하기가 쉽지 않다.
② **지역 간의 형평성** : 도시와 농어촌, 개발지역과 비개발지역 간 보건의료에의 접근도의 형평성이 부각되고 있다.
③ **제도 간의 형평성** : 한 나라 안에 의료보장 제도가 다양하게 구성되어 있을 때, 제도 간의 혜택이나 접근도, 비용 부담 등에 있어서 형평성 문제가 제기된다.

## 06 우리나라의 보건정책

### 1 우리나라 보건정책의 문제점

① 정책 수립을 위한 조직과 인력의 폐쇄성 및 전문 의식 부족
② 중앙집권적 의사결정
③ 정책형성 과정의 폐쇄성
④ 정책평가 기능의 취약성
⑤ 다른 정책분야보다 보건정책 분야의 예산배정 우선순위 저하
⑥ 보건정책 집행의 비탄력성
⑦ 보건정책 집행결과의 환류 성향 부족
⑧ 보건의료인 단체들에 의한 정책의 일관성 훼손

### 2 우리나라 보건정책의 과제

① **적용 범위** : 건강보험의 가입과 탈퇴, 자유선택권의 부재 문제, 건강보험의 적용에서 누락되어 있는 일부 사람의 문제 등이 부각되고 있다.
② **급여 범위** : 건강보험에서 고령자의 본인일부 부담 면제, 고가 의료장비 보험 적용, 보장구 보험 적용 등이 이루어져야 할 것이다.
③ **재정 적자** : 건강보험의 통합 후 전체 건강보험 재정의 적자와 적립금의 격감이 되어 있는 상황이다. 적자를 메꾸는 문제가 시급히 해결되어야 할 것이다.
④ **의료보장체제 관리방법** : 건강보험의 통합으로 조합주의의 장점이 크게 부각되는 것이 현실이다. 그러므로 통합형과 조합형의 장점을 취합하여 중간 형태에 접근하는 방안도 검토하여야 할 것이다.
⑤ **보건의료 제공체계** : 보건의료 제공체계는 우리나라의 의료이용 행태와 관행, 각 의료기관의 기능과 역할, 현실적 상황 등을 고려하여 의료기관의 기술 수준에 따라 환자의 흐름을 단계화하고 체계화해야 한다.
⑥ **보건행정체제의 단일화** : 행정안전부와 보건복지부의 보건행정에의 업무 분리를 명확하게 하여야 한다.

⑦ 이익 집단의 영향 배제
⑧ 예방 위주의 정책 실시
⑨ 의료에 있어 철의 삼각(접근도, 비용 절감, 의료의 질) 해결
  ㉠ 초기 : 의료의 접근도 제고를 통한 접근
  ㉡ 중기 : 비용절감
  ㉢ 성숙 단계 : 접근도, 비용 절감, 의료의 질 문제를 동시에 고려

**CHECK POINT 현대 정부의 기능(Dimock의 분류)**

| 구분 | | 질서 기능 | | 봉사 기능 | |
|---|---|---|---|---|---|
| | | 보안 기능 | 규제 기능 | 원호 기능 | 직접서비스 기능 |
| 내용 | 대내 | 범죄, 보건, 교통, 소음, 천재지변 대책 등 | 기업독점 통제, 증권 통제, 상거래 통제, 의약품 통제 | 구호, 원호, 연금, 보험, 사업 보조 등 | 교육 사업, 통신, 철도, 전기, 병원, 박물관, 도서관, 공원, 운동장, 공익 사업 등 |
| | 대외 | 외교, 국방, 교포보호, 외국인 및 외국인 재산 통제, 전시의 동원 등 | 이민 규제, 귀화, 무역·관세 규제 등 | 우방 원조, 국제기구와의 협력 등 | 국제 우편, 전신 사업, 후진국 개발 사업 등 |
| 성격 | | 고유 기능<br>고전적 기능<br>소극적 기능<br>권력적 기능<br>법과 사회 질서의 유지 기능<br>사회 안정 기능 중시 | | 파생적 기능<br>현대적 기능<br>적극적 기능<br>비권력적 기능<br>현재적이고 적극적 기능<br>사회변동 기능 중시 | |

## ③ 4차 산업혁명 시대와 정부모형, 전자정부(정부 3.0)

### (1) 개념
① 1, 2차 오프라인 혁명과 3차의 온라인 혁명이 하나로 연결되는 사이버 물리시스템 혁명
② 산업과 산업 간의 초연결성을 바탕으로 초지능성을 창출
③ 3차 산업혁명의 연장선상 그러나 근본적인 특성은 확연히 다름
④ 4차 산업혁명의 사회는 변동성, 불확실성, 복잡성, 모호성이 특징

### (2) 4차 산업혁명 시대의 정부모형 : FAST

| 유연성(Flatter) | 수평적 정책결정 구조를 통한 신속한 사회문제 해결이 가능한 정부 |
|---|---|
| 민첩성(Agile) | 사회문제의 특성에 따라 자원, 조직, 프로세스 등 스스로 조직화할 수 있는 민첩한 정부 |
| 슬림화(Streamlined) | 기술의 발전 및 노동시장 재편을 통한 슬림화된 정부 |
| 기술역량(Tech-savvy) | 미래지향적 기술에 능통한 정부 |

### (3) 정부 3.0(스마트 정부) 특징

① 공공데이터의 민간활용 활성화 : 공공데이터 개방
② 민관 협치 강화 : 온라인 민관 협업공간 구축
③ 정부 내 칸막이 해소 : 부처 간 정보 공유 및 시스템의 연계 통합
④ 협업, 소통 지원을 위한 정부 운영 시스템 개선 : 원거리 협업, 스마트 워크 센터
⑤ 빅데이터를 활용한 미래지향적 행정 구현 : 데이터 기반의 정책수립 지원

> **CHECK POINT 빅데이터**
>
> 1. 개념 : 데이터 생성, 양, 주기, 형식 등이 기존 데이터에 비해 너무 크기 때문에 종래의 방법으로는 수집, 저장, 검색, 분석이 어려운 방대한 데이터를 의미
> 2. 특징(3V)
>    ① 크기(Volume) : 페타바이트 규모로 확장된 데이터
>    ② 다양성(Variety) : 정형화된 데이터 + 반정형화된 데이터 + 비정형데이터 모두 포함
>    ③ 속도(Velocity) : 실시간 또는 일정 주기에 맞추어 처리

⑥ 수혜자 맞춤형 서비스 통합 제공 : 맞춤형 서비스를 선제적, 통합적으로 제공
⑦ 정보 취약계층의 접근성 제고 : 장애인, 노인 등 취약계층 대상 맞춤형 서비스 제공

> **CHECK POINT 웹진화에 따른 서비스 패러다임의 변화**
>
> | 단계 | 주요 관점 | 내용 |
> | --- | --- | --- |
> | 정부 1.0 | 정부 중심<br>Web 1.0(하이퍼링크) | 일방향 정보제공, 제한적 정보공개, 서비스의 시·공간 제약, 공급위주의 서비스(유선인터넷) |
> | 정부 2.0 | 시민중심<br>Web 2.0(플랫폼) | 양방향 정보제공, 모바일 서비스, 정부 민간 융합서비스(유·무선 인터넷) |
> | 정부 3.0 | 개인중심<br>Web 3.0(시맨틱 웹) | 개인별 맞춤정보를 제공, 실시간 정보 공개, 중단 없는 서비스, 서비스의 지능화(유·무선 인터넷 기기 통합) |

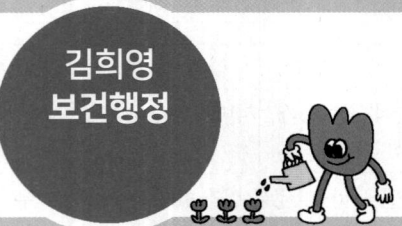

김희영 보건행정

# PART 07

# 재무행정과 보건경제

CHAPTER 01 재무행정
CHAPTER 02 보건경제

김희영 보건행정

# 재무행정

## 01 일반 재무행정

### 1 재무행정의 정의

(1) **정의**
① 재무행정이란 "국가, 지방자치단체, 공공 기관이 공공 정책을 수행하는 데 필요한 재원을 동원·관리·운용하며 또한 이를 위한 정책을 결정하고 수행하는 것"을 말한다.
② 정부는 조세 수입을 주요 재원으로 하고 그 밖에 정부 보유재산의 매각, 국공채 발행, 각종 수수료 등을 수입으로 국방·외교·치안 등 국가 유지를 위한 기본적인 역할 외에도 경제 개발, 사회복지, 교육, 과학 기술 등 국가 발전을 뒷받침하기 위한 분야에 재원을 배분한다. 이러한 정부의 재원조달 및 지출활동, 즉 정부의 경제를 일컬어 재정(Public Finance)이라고 한다. 이와 같이 재정은 국민 부담인 조세로 수입을 마련하고 그 지출도 국민 전체에 포괄적인 영향을 미친다는 점 때문에 조세의 신설이나 변경은 물론, 예산·결산에 대해 국회의 의결이나 승인을 받도록 하는 등 엄격히 통제를 받게 된다.

(2) **재무행정의 3대 요소** : 세입 예산, 세출 예산, 공채 발행

(3) **재무행정의 5대 원칙**
① 양출 제입의 원칙 : 지출을 먼저 책정한 다음 일정한 조세 수입을 고려한다는 원칙
② 수지 균형의 원칙 : 조세 수입과 경비 지출을 일치하여야 한다는 원칙
③ 능력 부과의 원칙 : 국민의 부담 능력에 따라 조세를 부과한다는 원칙
④ 보험료 불가침의 원칙
⑤ 강제 징수의 원칙

### 2 재무행정의 성격

(1) **정부 활동의 과정** : 정부가 국가 활동을 하는 과정에서 필요한 수입과 지출을 합리적이고 효율적으로 계획·집행·평가(통제)하는 과정이 재무관리이다.

(2) **외부 환경과의 관련성** : 재무관리는 조직 내·외적인 환경 변수와 관련성이 깊다. 정부의 수입이나 지출과 사업을 결합시키는 동태적인 과정으로써 국민 경제에 미치는 파급효과가 크다.

(3) **복합적인 의사결정** : 정치 과정이나 이해 관계자들 간의 상호 복합적인 체제로 구성된 연속적인 의사결정 과정이다.

## 3 재무행정의 기능

① 자원배분의 조정, ② 소득의 재분배, ③ 경제 안정화

## 4 재무행정의 정책 구성

(1) **의미** : 재무행정에서의 재정 정책은 정부의 특정 목적을 달성하기 위하여 정부 지출과 세입의 관리, 그리고 공채의 운용 등에 관한 정책이다.

(2) **정책 구성**
① **지출 정책** : 보건정책에 근거한 예산 정책 및 재정 정책
② **수입 정책** : 정책 수단으로서 조세와 공채 정책
③ **운영 정책** : 정부 활동의 경비와 성과의 상관 관계를 분석하는 정책
④ **회계 정책** : 보건 계획과 그 실적과의 상관 관계의 정책

> **CHECK POINT** 재정과 예산의 관계
>
> 재정은 예산보다 넓은 개념으로
> 1. 재정은 국가 또는 지방공공단체가 공적 권력 작용이나 경제적 행위 등에 의하여 금전을 획득하고 이를 공공 목적에 지출해 나가는 과정인 데 비하여
> 2. 예산은 이러한 금전 활동을 규율하기 위한 경제의 예정적 계획을 말한다.

> **CHECK POINT** 안정화 기능
>
> 1. 재정의 자동안정화 기능 : 경기침체·호황시 정부가 의도적으로 정부지출이나 세율을 변경시키지 않아도 총수요 조정을 통해 자동적으로 경기변동성을 감소시키는 기능
> 2. 경제의 안정화 기능 : 개방경제에서 소비, 수출, 투자 등 국민경제 총수요의 크기가 상당한 진폭으로 변동할 수 있는데, 정부가 재정정책을 통해 총수요를 조정하여 경제의 안정화를 도모하는 기능

# 02 예산

## 1 예산의 의의 16울산

예산이란 일정 기간 내에 요구된 사업들에 대한 소요 자원과 가용 자원을 추계하여 수치로 나타낸 계획서이다.
① 일정 기간이란 회계연도를 의미하며, 주로 1년 단위이다.
② 요구된 사업들이란 정부가 작성하고자 하는 행정 목표를 의미하며, 대개는 사업이나 프로젝트와 같은 사업의 형태로 나타난다.
③ 소요 자원과 가용 자원의 추계란 수입과 지출에 대한 예정적 계획을 의미한다.

④ 수치로 나타내어진다는 것은 단순한 정책 방향이 아닌 구체적이고 세밀하게 짜여진 계획이라는 뜻이다.
⑤ 계획서(Plan)란 정부가 의도하는 정책 방향을 알려 주는 나침반과 같은 안내서라는 의미이다.

> **CHECK POINT**
> 1. 세입의 분류 : 관(款), 항(項), 목(目)으로 구분됨
> 2. 세출의 분류 : 장(章), 관(款), 항(項), 세항(細項), 목(目)으로 구분됨

## 2 예산의 기능

(1) **재정 통제 기능** : 당초 근대 예산제도는 의회(입법부)의 행정부에 대한 민주적 통제 수단으로 발전하였다. 이후 현대 예산제도가 통제 중심에서 관리 및 기획 중심으로 전환되고는 있지만 여전히 입법부(의회)의 행정부에 대한 재정 통제 기능은 중요한 역할을 담당하고 있다.

(2) **정치적 기능** : 고도의 정치적 성격을 가지는 예산은 정치적 과정을 통하여 현실적으로 가치를 배분하고 국민의 이해 관계를 조정하는 기능을 가지고 있어 현대 행정국가에서 특히 강조되고 있다.

(3) **경제적 기능**
① 경제 안정화 기능 : 경제가 불경기일 때와 호경기일 때에 적절한 정책을 통해 경제의 안정과 발전을 도모한다. 이는 특히 선진국에서 중요한 정책이다.
② 경제성장 촉진 기능 : 개발도상국의 경제 성장을 위한 자본형성기능을 말한다.
③ 소득 재분배 기능 : 소득 재분배를 위한 조치로써, 예를 들면 조세 면에서 소득세나 주민세에 누진율을 적용해 고소득자에게 세금을 무겁게 부과하거나, 지출 면에서 생활 무능력자에게 보조금을 지불하는 것을 말한다.
④ 자원 배분 기능 : 보건행정 목표의 달성을 가능한 한 극대화시키기 위한 합리적인 자원 배분의 수단으로서의 기능을 수행한다.

(4) **관리적 기능** : 중앙 예산기관은 각 부처의 사업 계획의 검토, 평가와 이에 소요되는 경비의 사정을 통하여 계획과 예산을 일치시킨다는 점에서 관리적 기능을 갖는다.

(5) **계획 기능** : 예산의 계획 기능이란 조직의 목표를 결정하고 이 목표를 성취하기 위하여 투입될 자원을 결정하고 자원을 배정하여 사용하기 위한 정책들을 결정하는 일련의 과정을 말한다.

(6) **법적 기능** : 예산은 입법부가 행정부에 대하여 재정권을 부여하는 하나의 중요한 형식으로써 예산상의 결정이 법률의 형식을 갖는 경우도 있고 그렇지 않은 경우도 있다. 국회를 통과한 예산은 행정부의 행위를 구속하게 되며, 행정부는 국회가 의결한 대로 예산을 운영할 의무를 지게 된다.

(7) **감축 기능** : 경제 불황으로 자원의 부족과 예산을 절감하기 위해서 정부 지출을 감축하는 관리 기능을 말한다. 즉, 저성장시대에는 불필요한 정부 지출을 줄여 작은 정부를 지향하게 되므로 예산의 감축 기능이 강조된다.

## 3 예산의 원칙

예산의 원칙이란 넓은 의미로는 예산의 편성·심의·집행·결산 및 회계검사 등 예산의 전 과정에서 준수되어야 하는 원칙이라고 볼 수 있으며, 좁은 의미로는 예산의 편성·집행 과정에서 준수되어야 하는 원칙을 의미한다. 예산 원칙은 전통적 원칙에서 현대적 예산 원칙으로 변천해 왔다. 전통적 예산 원칙은 입법부 우위의 예산 원칙으로서 행정부의 재량권 통제를 위해 중시된 통제지향적 예산 원칙을 말하고, 현대적 예산 원칙은 행정부 우위의 예산 원칙으로써 행정부의 책임과 신축적인 운영이 강조되는 관리지향·계획지향적인 예산 원칙을 말한다.

### (1) 전통적 예산의 원칙(Neumark의 원칙) 16 울산

① **공개성(Publicity)의 원칙** : 예산의 전 과정을 국민에게 공개해야 한다는 원칙으로, 정부의 투명성 확보에 그 목적이 있다. 그러나 국가 예산 중에는 국방비, 정보비 등 그 내역을 공개적으로 밝힐 수 없는 경우나 전시·안전 보장 등의 이유로 행정부에 부여하는 신임 예산의 경우는 공개성 원칙의 예외로 인정하고 있다.

◇ **신임 예산** : 의회가 예산의 총액만 정해 주고 그 예산의 구체적 용도는 행정부가 결정하여 지출하도록 하는 제도로서, 전시 등 비상시는 지출을 요하는 항목이나 금액을 미리 예측할 수 없을 뿐만 아니라 수시로 필요한 신규 사업을 위한 예산을 즉시 마련해야 하기 때문에 행정부의 재량에 맡긴다.

② **완전성(Comprehensiveness)의 원칙(포괄성·총괄성의 원칙)** : 모든 국가의 세입과 세출은 예산에 계상되어야 한다는 원칙으로, 예산 전체를 명료하게 할 뿐 아니라 예산에 대한 국회와 국민의 통제를 용이하게 한다는 데 그 목적이 있다. 예외로는 순계 예산과 기금이 있다. 16 서울

◇ **순계 예산** : 예산을 계상함에 있어 경비를 공제한 순 세입 또는 순 세출만을 계상하는 것을 말한다.

③ **명료성(Clarity)의 원칙** : 예산은 합리적으로 분류되고, 금액이 정확히 계상되며, 수입과 지출의 근거와 용도를 명확히 함으로써 국민에게 쉽게 이해될 수 있어야 한다는 원칙이다.

④ **단일성(Unity)의 원칙** : 예산은 구조 면에서 복수 예산이 아닌 하나로 존재해야 한다는 원칙이다. 예외로는 추가경정 예산, 특별 회계, 기금이 있다.

⑤ **한정성(Definition)의 원칙** : 예산은 사용하는 목적, 범위 및 기간에 있어서 명확한 한계가 있어야 한다. 따라서 목적 외 사용 금지, 계상된 금액 이상의 지출 금지, 회계연도 경과 지출 금지 등을 주된 내용으로 한다. 예외로는 목적 외 사용으로 이용과 전용이 있으며, 계상된 범주를 이탈한 사용으로 예비비, 회계연도 독립의 법칙의 예외로 이월, 계속비가 있다.

⑥ **사전 승인(Prior Authorization)의 원칙** : 예산이 집행되기 전에 입법부에 의하여 먼저 심의·의결되어야 한다는 원칙이다. 즉, 예산의 집행은 의회가 의결한 범위 내에서 행하여져야 한다는 것이다. 예외로써 사고 이월, 준 예산, 전용, 예비비 등이 있다.

⑦ **통일성(Non Affection)의 원칙** : 모든 수입은 한 곳으로 합쳐지고 지출은 지출 계획에 따라야 한다는 원칙이다. 즉, 특정의 세입을 특정한 세출에 충당하여서는 안 된다는 것이다. 예외로는 목적세, 특별회계 예산, 기금 등이 있다.

⑧ **엄밀성(Exact)의 원칙(정확성의 원칙)** : 예산 추계가 가능한 한 정확해야 한다는 것이다. 예산은 사전 예측에 불과해 예산이 결산과 완전히 일치할 수는 없지만 예산과 결산이 지나치게 불일치해서는 안 된다는 원칙이다. 24 지방직 / 17 서울

### CHECK POINT | 전통적 예산 원칙과 예외

| 전통적 예산 원칙 | 예외 |
|---|---|
| 공개성의 원칙 | 신임 예산 |
| 완전성의 원칙 | 순계 예산, 기금 |
| 명료성의 원칙 | – |
| 단일성의 원칙 | 특별 회계, 추가경정 예산, 기금 |
| 한정성의 원칙 | 사용 목적(이용, 전용), 사용 범위(예비비), 사용 기간(이월, 계속비) |
| 사전 승인의 원칙 | 준 예산, 전용, 사고 이월, 예비비 20 부산 |
| 통일성의 원칙 | 특별 회계, 목적세, 기금 |
| 엄밀성의 원칙 | – |

### (2) 현대적 예산의 원칙(H. Smith의 원칙) 16 경남

① **행정부 사업 계획(Executive Programming)의 원칙**: 입법부의 통제보다는 행정부의 국가 운영에 대한 사업 계획이 우선되어야 한다는 원칙이다. 행정부가 국민적 여망에 부응하는 사업 계획을 스스로 수립하기 위해 활용해야 하는 수단이 예산이라는 것이다.

② **행정부 재량(Executive Discretion)의 원칙**: 행정부는 합법성보다는 효과성에 치중한 예산운영을 할 필요가 있다는 것이 행정부 재량의 원칙이다. 20 경남

  ㉠ **보고(Reporting)의 원칙**: 예산의 편성·심의·집행은 각 행정 기관의 재무 보고·업무 보고에 근거를 두어야 한다. 이 원칙은 맹목적이고 자의적인 예산 관리를 배척하고 정확한 정보와 현실성 있는 상황을 토대로 한 원칙이다.

  ㉡ **적절한 예산 수단(Adequate Budget Tools)의 원칙**: 예산 책임을 수행하는 데 필요한 예산기관과 예산배정 제도, 예비비 제도 등 제도적 수단을 갖추어야 한다는 원칙이다.

  ㉢ **다원적 절차(Multiple Procedures in Budgeting)의 원칙**: 현대 정부의 다양한 기능을 수행하기 위해서는 필연적으로 다양한 절차가 수반되어야 한다. 지나치게 전통적인 예산의 원칙이나 관습에 얽매이지 말고 보다 신축적으로 대응하기 위해 다양한 절차를 활용해야 한다는 것이다.

  ㉣ **시기 신축성(Flexibility in Timing)의 원칙**: 예산은 정책이나 사업의 성격상 예산 기간의 신축적 운영이 필요하다. 3~5년 정도 걸쳐 편성되는 계속비는 그러한 예이다.

### CHECK POINT | 예산 집행의 신축성 유지 방법 15 울산

1. 예산의 이용과 전용
   ① 예산의 이용: 장·관·항 간의 상호 융통을 말하며 국회의 승인을 얻는 것에 한한다.
   ② 예산의 전용: 행정 과목인 세항·목 사이의 상호 융통을 말하며, 국회의 사전 승인까지는 필요하지 않으나 기획재정부 장관의 승인을 요한다. 16 서울
2. 예산의 이체: 정부 조직 등에 관한 법령의 제정, 개정 또는 폐지로 인하여 그 직무 권한에 변동이 있는 경우 예산 집행에 관한 책임 소관을 변경시키는 것이다.
3. 예산의 이월: 당해 연도 내에 사용하지 못한 예산을 다음 연도의 예산으로 넘겨 사용하는 것이다.

4. 예비비 : 예측할 수 없는 예산 외의 지출 또는 예산 초과 지출에 충당하기 위해서 계상된 경비로서 총액으로 국회의 의결을 받아야 한다.
5. 계속비 : 완성에 수년을 요하는 공사나 제조 및 연구개발 사업에서는 경비의 총액을 정하여 미리 국회의 의결을 얻은 범위 내에서 수년에 걸쳐 지출할 수 있는 경비이다.
6. 예산의 긴급배정 : 기획재정부장관은 필요한 경우에 대통령이 정하는 바에 의하여 회계연도 개시 전에 예산을 배정할 수 있다. 예를 들어, 외국에서 지급하는 경비·여비·정보비, 경제정책상 조기 집행을 필요로 하는 공공 사업비, 선박에 속하는 경비 등이 이에 속한다.
7. 국고채무 부담행위 : 국가가 채무를 부담하는 행위로써, 예를 들면 2년 이상 소요되는 건물을 임차하는 경우 국가가 금전 급부 의무를 부담하게 된다.
8. 수입대체 경비 : 국가가 특별한 역무를 제공하고 그 제공을 받은 자로부터 비용을 징수하는 경우, 수입의 범위 안에서 관련 경비의 총액을 지출할 수 있는 경우를 말한다.
9. 총괄 예산 : 구체적으로 용도를 제한하지 않고 포괄적인 지출을 허용하는 예산제도이다.
10. 대통령의 재정, 경제에 대한 긴급 명령 : 국가가 재정, 경제상의 중대한 위험에 처한 경우 국회의 승인을 얻지 않고 대통령은 긴급 명령을 내릴 수 있다.

ⓓ 상호 교류적 예산 기구(Two-Way Budget Organization)의 원칙 : 중앙 예산기관과 각 행정기관의 예산 담당자들이 정보의 상호 교류 및 업무의 협조를 통한 예산 운용을 해야 한다는 원칙이다.
③ 행정부 책임(Executive Responsibility)의 원칙 : 행정부는 국회의 의도를 충분히 반영시켜 예산을 경제적으로 집행할 책임이 있다는 원칙으로, 행정부가 스스로에게 책임을 지는 것을 의미하며 이는 재량에는 반드시 책임이 수반된다는 논리에서 나온 것이다. 현대적 예산 원칙 중 가장 중요한 원칙이라고 할 수 있다. 17 경기

## 4 예산의 종류

### (1) 회계 형태에 따른 분류

① 일반회계
  ㉠ 일반회계 예산은 정부의 강제적 수입원인 조세 수입을 주재원으로 하여 일반적인 정부활동에 관한 총수입과 총지출을 망라하여 편성한 예산을 말한다. 흔히, 예산하면 이 일반회계를 의미한다.
  ㉡ 일반회계 예산은 국가의 고유 기능을 수행하기 위해 필요한 예산이므로 그 세입은 원칙적으로 조세 수입을 재원으로 하고 그 밖의 과태료 등 세외 수입과 이월금, 차입금 등이 포함된다.
② 특별회계
  ㉠ 특별회계 예산이란 특정한 세입으로 특정한 목적을 수행하기 위해 계상된 예산이다.
  ㉡ 특별회계는 예산 단일의 원칙, 예산 통일의 원칙에 대한 예외이다.
  ㉢ 특별회계는 법률로 설치하며 국회의 심의를 받는다.
  ㉣ 특별회계는 원칙적으로 이를 설치한 소관 부처가 관리한다.
  ㉤ 보건복지부의 경우는 농어촌 구조 개선 특별회계, 국가 균형 발전 특별회계가 있다.
  ㉥ 일반회계와의 차이
    ⓐ 특별회계 설치에 관한 법률 적용
    ⓑ 발생주의 회계 원칙 적용

ⓒ 원가계산제 · 원가상각제 채택
ⓓ 예산 집행의 신축성 인정
③ 기금 23 지방직 / 19 서울 / 18 서울
㉠ 정부는 사업운영상 필요할 때에는 법률로써 정하는 경우에 한해 별도의 기금(FUND)을 설치할 수 있다.
㉡ 이 기금은 일반회계나 특별회계와는 달리 예산 외(Off Budget)로 운영할 수 있다.
㉢ 보건복지부의 소관 기금으로는 국민연금 기금, 국민건강증진 기금, 응급의료 기금이 있다.

**CHECK POINT** 예산과 기금의 비교

| 구분 | 예산 | 기금 |
| --- | --- | --- |
| 재원 | 조세 수입, 무상적 급부 | 일반회계로부터 전입금, 정부 출연금, 유상적 급부 |
| 운용 방식 | 국회의 의결 필요 | 국회의 통제를 받지 않고 대통령의 승인, 일반회계 예산 · 특별회계 예산과는 별도로 운영 |
| 예산통일의 원칙 | 적용 | 적용 배제 |

**CHECK POINT** 일반회계, 특별회계, 기금의 비교

| 구분 | 일반회계 | 특별회계 | 기금 |
| --- | --- | --- | --- |
| 설치 사유 | 모든 국가 재정 활동 | 특정 사업 운영, 특정 자금 보유 운영, 특정 세입으로 특정 세출에 충당 | 특정 목적을 위해 특정 자금을 적용할 필요가 있을 때 |
| 재원 조달 및 운용 형태 | 공권력에 의한 조세 수입과 무상적 급부의 제공이 원칙 | 일반회계와 기금의 운용 형태 혼재 | 부담금 · 출연금 등 다양한 수입원을 토대로 융자사업 등 유상적 급부를 제고 |
| 운용계획 확정 · 집행 | • 정부가 예산 편성권을 가지며 국회가 심의 · 확정함<br>• 집행 과정에서도 합법성에 입각한 통제가 가해짐 | 좌동 | • 기금관리 주체자 계획 수립 후 기획재정부장관과의 협의, 국무회의 심의 및 대통령 승인으로 확정<br>• 국회 상임위원회에 보고 및 출석 · 답변 의무 있음 (국회 통제 ×)<br>• 집행 과정에서 합목적 차원에서 탄력성 보장<br>• 여유 자금의 투융자 특별회계 예탁 의무 |
| 세입과 지출의 연계 | 원칙적으로 특정한 세입과 세출의 연결 배제 | 특정한 세입과 세출의 연결 | 좌동 |
| 정부 세입 세출 예산에 포함 여부 | 포함 | 포함 | 불포함 |

(2) 예산의 성립 시기에 따른 분류 16 경남
  ① 본 예산
    ㉠ 당초 예산이라고도 하며, 정상적인 절차를 거쳐 편성·심의·확정된 최초의 예산을 말한다.
    ㉡ 본 예산은 회계연도 개시 90일 전까지 국회에 제출하고, 국회는 회계연도 개시(매년 1월 1일) 30일 전까지 이를 의결한다.
    ㉢ 예산이 성립된 후에 불가피한 사유에 의해서 집행상 수정이 필요한 경우를 대비하여 성겨난 예산이 수정 예산과 추가경정 예산이다.
  ② 수정 예산
    ㉠ 수정 예산이란 예산안이 국회에 제출된 이후 본 예산이 성립되기 이전에 부득이한 사유로 인하여 그 내용의 일부를 변경하고자 할 경우는 국무회의의 심의를 거쳐 대통령의 승인을 얻어 수정 예산안을 국회에 제출하고 이를 확정시키는 예산을 말한다.
    ㉡ 수정 예산은 예산 금액의 합계를 증가시키지 못한다.
    ㉢ 우리나라는 1970년과 1981년도 예산의 경우 수정 예산이 제출된 바 있다.
  ③ 추가경정 예산 25 지방직 / 17 서울·충북
    ㉠ 추가경정 예산이란 예산안이 국회를 통과하여 예산이 성립된 이후 예산에 변경을 가할 필요가 있을 때에 이를 수정·제출하여 국회의 심의를 거쳐 성립되는 예산이다.
    ㉡ 추가경정 예산은 예산이 국회를 통과하여 성립한 다음에 변경하는 것인데 비해, 수정 예산은 예산이 국회를 통과하기 전에 수정하는 제도이다.
    ㉢ 추가경정 예산은 일반적으로 약식으로 심의되고 있어 본 예산을 심의할 때 삭감된 항목의 부활이 가능하다.
    ㉣ 추가경정 예산은 본 예산을 집행하는 과정에서 예산 변경의 사유가 발생하였을 때 편성한다는 점과 국회의 심의·의결을 받아야 한다는 특징이 있다. 본 예산과 별개로 성립·집행되므로 예산 단일성 원칙의 예외가 된다.

> **CHECK POINT** 추가경정예산안의 편성(국가재정법 제89조)
> ① 정부는 다음 각 호의 어느 하나에 해당하게 되어 이미 확정된 예산에 변경을 가할 필요가 있는 경우에는 추가경정예산안을 편성할 수 있다.
>   1. 전쟁이나 대규모 재해(「재난 및 안전관리 기본법」 제3조에서 정의한 자연재난과 사회재난의 발생에 따른 피해를 말한다)가 발생한 경우
>   2. 경기침체, 대량실업, 남북관계의 변화, 경제협력과 같은 대내·외 여건에 중대한 변화가 발생하였거나 발생할 우려가 있는 경우
>   3. 법령에 따라 국가가 지급하여야 하는 지출이 발생하거나 증가하는 경우
> ② 정부는 국회에서 추가경정예산안이 확정되기 전에 이를 미리 배정하거나 집행할 수 없다.

(3) 예산 불성립 시의 분류
  ① 잠정 예산
    ㉠ 잠정 예산은 회계연도 개시 전까지 예산이 국회에서 의결되지 못했을 경우, 몇 개월분에 해당하는 일정한 금액을 국고로부터 지출할 수 있도록 허가해 주는 제도이다.
    ㉡ 영국, 캐나다, 일본에서 잠정 예산 제도를 취하고 있다.

② 가 예산 20 인천 / 17 경남보건연구사 / 15 서울
  ㉠ 가 예산은 회계연도 개시 이전에 예산이 국회의 의결을 거치지 못할 경우 최초 1개월분의 예산을 국회의 의결로 집행할 수 있도록 하는 제도이다.
  ㉡ 잠정 예산과의 차이점은 1개월 동안이라는 제한이 있다는 점이다.
  ㉢ 프랑스에서는 가 예산제도를 취하고 있으며, 우리나라 제1공화국에서도 사용한 경험이 있다.

③ 준 예산 23 지방직 / 20 서울
  ㉠ 준 예산이란 새로운 회계연도가 개시될 때까지 예산이 국회에서 의결되지 못하면 정부가 국회에서 예산안이 의결될 때까지 전년도 예산에 준하는 경비를 지출할 수 있게 하는 제도이다.
  ㉡ 준 예산 제도가 적용되는 경비는 헌법이나 법률에 의해 설치된 기관 또는 시설의 유지비, 법률상 지출 의무가 있는 경비, 이미 예산으로 승인된 사업의 계속을 위한 경비 등이다.
  ㉢ 준 예산에 의해 집행된 예산은 당해 연도의 예산이 성립되면 예산에 의하여 집행된 것으로 간주한다.
  ㉣ 독일과 우리나라에서는 준 예산 제도를 취하고 있다.

**CHECK POINT** 준 예산, 잠정 예산, 가 예산 비교 17 울산

| 구분 | 준 예산 | 잠정 예산 | 가 예산 |
|---|---|---|---|
| 기간 제한 | 제한 없음 | 몇 개월(4~5개월) | 1개월 |
| 국회 의결 | 불필요 | 필요 | 필요 |
| 사전 의결 원칙 | 예외 적용 | 원칙 적용 | 원칙 적용 |
| 지출 항목 | 한정적 | 전반적 : 영국, 미국<br>한정적 : 일본 | 전반적 |
| 채택 국가 | 우리나라, 독일 | 영국, 캐나다, 일본, 미국 | 프랑스(제3, 4공화국) |
| 우리나라 적용 여부 | 1960년 이래 채택하였으나 실제 사용한 적은 없음 | 채택 없음 | 제1공화국 때 채택 사용 |

## 5 보건예산 과정

예산은 전년도에 편성 심의를 거쳐 당해 회계연도 1월 1일에 시작하여 12월 31일까지 집행이 완료되고, 다음 연도에 결산 및 회계 검사가 이루어지는 일련의 과정을 거치게 된다. 이러한 예산의 편성, 심의, 집행, 회계 검사의 과정을 예산 과정이라고 한다. 따라서 통상 3년이라는 기간이 소요된다. 예산 과정은 정치적인 투쟁 과정으로, 합리적인 자원 배분을 위한 과학적·체계적 과정과 동태적(신축적)·순환적 과정을 거치는 것이 예산 과정의 특징이다.

◆ 정치적 투쟁 과정 사례 : 예산을 요구하는 보건복지부(중앙관서)는 더 많은 예산을 소비하는 소비자로서, 중앙 예산기관(기획재정부처)은 예산을 대폭 삭감하기 위해서, 보건복지부장관(중앙관서의 장)은 보건복지의 수문장으로서 자신의 목표를 달성하고자 투쟁하며, 국회는 국가예산의 감시자로서의 역할을 수행하는데, 이는 치열한 정치적 투쟁 과정이라고 할 수 있다.

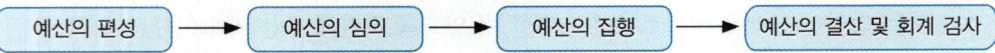

예산의 편성 → 예산의 심의 → 예산의 집행 → 예산의 결산 및 회계 검사

(1) 예산의 편성
① 예산의 편성이란 정부가 다음 회계연도에 수행할 정책·사업을 금액으로 표시한 계획을 작성하는 과정을 말한다.
② 예산 총액은 주로 예산편성 과정에서 확정되므로 다양한 정치 집단들은 이 과정에서 보다 많은 예산을 확보하기 위한 정치적 투쟁을 전개한다.

**CHECK POINT 예산안 편성 과정**

1. 사업계획서 제출 : 각 중앙관서에서 기획재정부장관에게 사업계획서 제출
2. 예산편성 지침과 기금운영계획 작성지침 통보 : 기획재정부장관이 각 중앙관서에게 통보
3. 예산요구서의 작성 및 제출 : 각 중앙관서에서 작성하여 기획재정부장관에게 제출
4. 기획재정부의 예산의 사정
5. 정부예산안의 확정 및 국회 제출

(2) 예산의 심의
① 예산 심의란 의회가 행정부에서 수행할 사업 계획의 효율성을 검토하고 예산을 확정하는 것을 말한다.
② 국회가 예산을 심의한다는 것은(예산 심의의 기능)
　㉠ 국가 기획 및 사업 계획의 수준을 결정하고,
　㉡ 정부의 재정 규모와 지출 예산의 총액을 확정하며,
　㉢ 행정부를 통제·감독하는 기능을 수행하고,
　㉣ 한정된 재원의 합리적 배분이라는 성격을 갖는다.

(3) 예산의 집행
예산의 집행이란 예산이 심의·확정된 후 예산에 계상된 세입·세출뿐만 아니라 예산이 성립된 후 일어나는 세입·세출 전부를 포함한 정부의 모든 수입과 지출을 실행하는 행위를 의미한다.

**CHECK POINT 예산의 집행 절차**

1. 예산의 배정 : 기획재정부 장관 → 각 중앙관서
　① 사업계획의 실현을 위해서 자금을 할당하는 절차
　② 기획재정부장관이 예산배정계획과 자금계획을 수립해 국무회의의 심의와 대통령의 승인을 얻은 후 예산 집행
　③ 각 중앙관서의 장은 예산이 확정된 후 사업운영계획 및 이에 따른 세입·세출·예산 등이 포함된 예산배정요구서를 기획재정부장관에게 제출
2. 예산의 재배정 : 각 중앙관서 → 산하기관 22 서울·지방직
　• 각 중앙관서의 장은 예산배정의 범위 안에서 예산지출 권한을 산하기관에게 위임
3. 지출원인행위 : 지출의 원인이 되는 계약 또는 기타의 행위로 예산의 금액 내에서 실시해야 한다.
4. 지출 : 부담한 채무를 이행하기 위해서 수표를 발행하고 현금을 지급하기까지의 행위를 말한다.

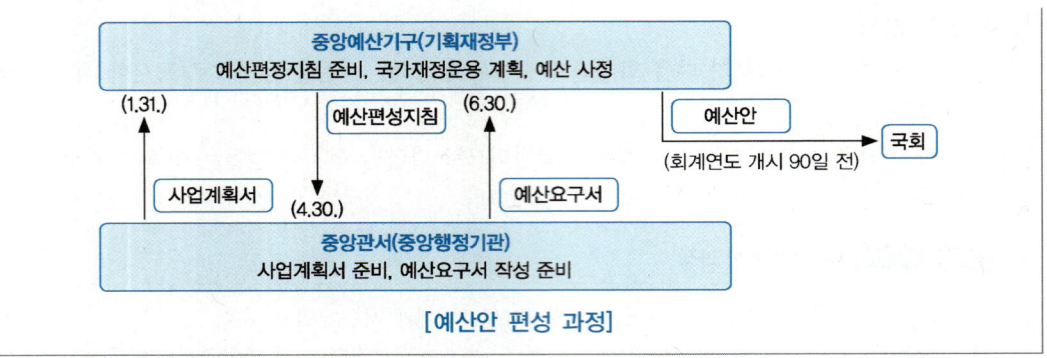

[예산안 편성 과정]

### (4) 예산의 결산

예산의 결산이란 한 회계연도 동안의 수입과 지출의 실적을 확정적 계수로써 표시하는 행위이며, 정부의 수입과 지출에 관한 사후적 재무 보고이며, 회계 검사를 받기 위하여 회계 기록과 자료를 정리하는 활동이다.

### (5) 회계 검사 17 서울

① 회계 검사는 예산 과정 중 마지막으로 수행되는 과정으로 조직의 재정적 활동 및 그 수입·지출의 결과에 관하여 사실을 확증·검증하는 행위를 의미한다.
② 즉, 회계 검사는 회계 기록을 대상으로 하고, 제3자가 하여야 하며, 회계 기록의 정확성 여부에 관한 검증 절차이며, 회계 기록의 적정성 여부에 관한 비판적 검증으로써 검사자의 의견이 표시되어야 한다.
③ 회계 검사는 예산 집행에 대한 사후 통제이지만 가장 강력하고 본격적인 통제이다.

## 6 예산제도

**CHECK POINT** 예산의 기능 및 발달사

| 예산의 기능 | 통제 중심 | 관리 중심 | 계획 중심 | 감축 기능 | 집행재량 성과에 책임 |
|---|---|---|---|---|---|
| 미국 행정부 | 1920년대 | 1947년 트루먼 정부 | 1965년 존슨 정부 | 1979년 카터 정부 (1983년 한국) | 1993년 클린턴 행정부 2002년 부시 행정부 |
| 예산제도 | LIBS (품목별 예산) | PBS (성과주의 예산) | PPBS (계획 예산) | ZBB (영기준 예산) | 결과지향예산 |
| 결정 이론 | 점증 모형, 정치적 접근법 | | 합리주의적 결정 이론(총체주의) | | 합리주의적 결정 이론(총체주의) |

1. 통제 지향적 예산
   ① 1920년 품목별 예산제도가 대표적
   ② 수입과 지출에 적정화를 기하며, 특히 투입에 관심을 가져 세출예산에 있어서의 낭비를 억제하는 데 중점을 둠
2. 관리 지향적 예산
   ① 1950년대 성과주의 예산이 대표적

② 다소 구체적인 문제(투입과 산출)에 관심을 가지며, 지출된 예산으로 최대의 성과를 얻으려는 능률성을 중시함
3. 계획 지향적 예상
   ① 1960년대 계획 예산이 대표적
   ② 광범위한 문제(장기적 목적)이 관심을 가지며, 장기목표의 달성을 위해 기획과 예산을 연결하여 효과성 제고를 추구함
4. 감축 지향적 예산
   ① 1970년대 영기준 예산이 대표적
   ② 영기준을 적용하여 사업의 우선순위에 따라 예산을 편성하여 결정
5. 하향적 예산(결과지향 예산)
   ① 성과주의 예산과 계획 예산, 영기준 예산의 특징을 포괄하며, 특히 성과주의 예산에 대하여 새로운 관심을 가짐
   ② 하향적 예산은 재정지출 증가를 억제하고 성과중심의 결과지향을 위해 행정수반(기관장)에게 예산에 대한 전반적인 관리권을 부여함

(1) **품목별 예산제도**(LIBS ; Line Item Budgeting System) 16 경기
   ① 개념 : 품목별 예산제도란 지출의 대상이 되는 물품 또는 품목(인건비, 물건비, 여비 등)을 기준으로 하는 예산제도를 말한다.
   ② 특성
      ㉠ 통제 중심 예산 : 입법부의 행정부에 대한 통제 용이, 세출 예산의 엄격한 통제 확보
      ㉡ 입법부 우위 예산 : 합법성에 치중하는 전통적 회계 검사에 유용
      ㉢ 회계 책임의 명확화
   ③ 장점
      ㉠ 회계 책임이 분명하고, 공무원의 자유 재량의 여지가 제한되므로 종합적·개별적인 통제가 가능하다.
      ㉡ 지출의 합법성을 평가하는 회계 검사에 용이하다.
      ㉢ 지출 전 사전 통제가 가능하므로 중앙 예산기관의 통제가 용이하다.
      ㉣ 차기 연도의 예산 편성을 용이하게 한다.
   ④ 단점
      ㉠ 세부적인 지출에 초점을 두기 때문에 전체적인 사업을 알 수 없다.
      ㉡ 지나친 세분화로 인해 행정 활동의 자유를 제약하고 예산의 신축성을 저해할 우려가 있다.
      ㉢ 정부 사업의 전모를 파악하기 어렵기 때문에 정책 형성에 유익한 자료를 제공하지 못한다.
      ㉣ 예산 항목에만 관심을 가져 정책이나 사업의 우선순위를 소홀히 하기 쉽다.
      ㉤ 포괄적 성격을 지닌 총괄 계정에는 적합하지 않다.

(2) **성과주의 예산제도**(PBS ; Performance Budgeting System) 16 경기·충북·교육청
   ① 개념 : 사업 계획을 세부 사업으로 분류하고 각 세부 사업을 '단위 원가 × 업무량 = 예산액'으로 표시해 편성하는 예산으로, 정부가 구입하는 물품보다 정부가 수행하는 업무에 중점을 두는 관리지향적 예산제도이다.

② 특성
　㉠ 수단보다는 목적·사업을 중시(예산 절약에 기여)
　㉡ 관리 중심
　㉢ 행정부의 재량 행위 확대
　㉣ 행정부의 사업 계획 수립 용이
　㉤ 국민이 이해하기 용이
③ 장점
　㉠ 예산의 절약과 능률을 강조하는 통제지향적인 품목별 예산제도에 비해 성과주의 예산제도는 사업과 정책의 성과를 우선으로 하는 성과지향적인 제도이다.
　㉡ 업무 단위와 업무량 측정 등 계량화를 가능하게 하여 관리의 효율성과 능률성을 향상시킨다.
④ 단점 : 행정업무상 업무 단위의 선정이 곤란한 것이 대다수이다.

**CHECK POINT**

1. 신성과주의 예산(NPB)
   총액은 상충부에서 정해서 내려 보내주면 하층부에서 정해진 예산을 가지고 쓰기 방식으로 거시적(총액 설정), 하향적인 예산이라 한다. 집권적인 면과 분권적인 면이 동시에 나타나며 이를 조화롭게 하는 것이 신성과주의 예산의 방향이다. 예산 집행 결과 어떠한 산출물을 생산하고 어떤 성과를 달성하였는가를 측정하여 이를 기초로 평가하는 결과 중심의 예산체계로 1990년대 책임성 확보를 강조하는 선진국 예산개혁 방향을 성과 평가를 통해 연계시킨 제도를 말한다(최근의 재정 개혁은 신성과주의를 지향한다고 할 수 있다).

| 구분 | 1950년대 성과주의(PBS) | 신성과주의(NPB) |
| --- | --- | --- |
| 시대적 배경 | 1950년대 행정 국가 | 1980년대 이후 탈행정 국가 |
| 성과의 지향 | 투입과 산출(능률성) 지향 | 산출과 결과(효과성) 지향 |
| 성과의 관점 | 공무원 관점의 성과 | 고객(만족감) 관점의 성과 |
| 성과의 책임 | 성과에 대한 정치적, 도덕적 책임 중시 | 구체적, 보상적 책임 중시 |
| 결정 흐름 | 상향식(분권) | 집권과 분권의 조화 |
| 회계 방식 | 불완전한 발생주의 회계(사실상 현금주의) | 완전한 발생주의 회계 |

2. 예산총액배분 자율편성(Top-down)제도
   ① 재정당국이 정해준 예산 한도 내에서 부처별로 자유롭게 예산을 편성할 수 있도록 하여 부처의 자율성을 높이는 예산편성제도이다. 즉, 사전 재원배분제도(Top Down)는 국가의 전략적 목표와 우선순위에 따라 재정당국이 5개년 국가 재정운용 계획을 수립하고 이를 바탕으로 주요 분야별 및 부처별 지출한도를 먼저 설정하고, 개별부처는 그 한도 내에서 개별사업에 대한 예산을 요구하는 방식이다. 부처별 지출한도는 일반회계는 물론 특별회계와 기금을 포괄하여 설정된다.
   ② 톱다운제도는 재정당국과 각 부처의 역할분담으로 재원배분의 효율성·투명성·자율성을 제고시킬 수 있다. 부처별 지출한도가 사전 제시됨에 따라 각 부처의 전문성을 적극 활용하여 사업별 예산규모를 결정할 수 있고 각 부처의 책임과 권한을 강화할 수 있다.

(3) **계획 예산제도(PPBS ; Planning Programming Budgeting System)** 17 충남·세종
　① 개념 : 계획의 과정별·업무별로 예산을 편성하는 방식을 취하는 예산제도이다. 즉, 단기적인 예산과 장기적인 계획을 합리적으로 결합시켜 의사결정의 일원성을 확보함으로써 예산의 절약과 능률성 같은 자원 배분의 최적을 기하려는 기획 중심의 예산제도이다.
　② 특성
　　㉠ 합리주의적 결정 이론
　　㉡ 장기적인 기획 능력 제공(통상 3~5년)
　　㉢ 수직적·중앙집권적, 경직성, X이론
　　㉣ 상의하달식 의사 전달(의사 전달의 일원성)
　　㉤ 최고관리자층 중시(막료 중심)
　　㉥ 목표·정책 중시(장기성, 거시적 결정, 개방 체제)
　　㉦ 과학적, 객관성 중시(System Analysis 분석, Benefit/Cost 분석, Efficiency/Cost 분석)
　③ 장점
　　㉠ 장기적 사업 계획 및 재정 계획 수립 등 예산의 계획 기능 강조
　　㉡ 예산 배분의 기준으로 효과성 강조
　　㉢ 체제의 정치(투입-과정-산출)에 부합되는 예산제도
　　㉣ 과학적 분석 기법 활용 가능
　④ 단점
　　㉠ 사업에 대한 비용-편익 분석이 곤란
　　㉡ 유능한 인재의 부족

(4) **영기준 예산제도(ZBB ; Zero Base Budget)**
　① 개념 : 정부기관의 모든 사업활동에 전 회계연도의 예산을 고려하지 않는 영기준을 적용하여 계속 사업·신규 사업을 막론하고 그 능률성·효과성과 사업의 계속·축소·확대 여부를 새로 분석·평가하고 사업의 우선순위를 결정하여 이에 따라 예산을 편성·결정하는 예산제도를 말한다.
　② 특성
　　㉠ '계속 사업 + 신규 사업'을 비교·분석하여 우선순위를 결정
　　㉡ 수평적, 분권적, 참여적, 민주성, Y이론
　　㉢ 하의상달식 의사 전달, 신축성, 다원성
　　㉣ 정치적인 우선순위 고려
　　㉤ 단기성, 미시적, 폐쇄 이론(내부 강조)
　　㉥ 결과·산출 중시(사업 중시)
　　㉦ 자원난 시대에 대비가 용이
　　㉧ 조세 부담 증가 억제

③ 장·단점

| 장점 | 단점 |
|---|---|
| • 재원의 합리적 배분<br>• 재정 운영·자금 배정의 탄력성<br>• 사업의 효율성 향상<br>• 관리자의 참여 확대<br>• 관리 수단의 제공<br>• 조세 부담 증가 방지 및 감축 예산을 통한 자원난 극복 | • 시간과 노력의 과중<br>• 사업의 축소·폐지 곤란<br>• 목표 설정 기능·계획 기능 위축<br>• 관료들의 자기방어<br>• 자료 부족과 분석·평가의 곤란<br>• 소규모 조직의 희생<br>• 분석 기법의 적용 한계 |

(5) **일몰 예산제도(SLB ; Sunset Law Budgeting)**
① 영기준 예산제도의 효과적 운영을 위한 제도로, 특정한 행정기관이나 사업이 일정 기간(3~7년)이 지나면 자동적으로 폐쇄되게 하는 예산제도를 말한다.
② 영기준 예산제도와의 비교
  ㉠ 유사점
    ⓐ 사업의 계속 여부를 검토하기 위한 재심사를 실시한다.
    ⓑ 자원의 합리적 배분에 기여하며 감축 관리의 일환이 된다.
  ㉡ 차이점

| ZBB | Sun-Set Law |
|---|---|
| • 예산 편성에 관련된 행정부 과정<br>• 중하위 계층까지도 심사<br>• 매년 검토 | • 예산의 심의와 통제와 관련된 입법부 과정<br>• 행정의 최상위 계층의 주요 정책 심사<br>• 검토 주기가 3~7년 |

(6) **자본 예산제도(CBS ; Capital Budget System)**
자본예산제도란 정부 예산을 정책이나 절차상의 편의를 위해 경상 지출과 자본 지출로 나누고, 경상 지출은 수지 균형을 원칙으로 하여 경상수입으로 충당하며, 자본 지출은 적자 재정이나 공채 발행으로 충당하는 복식 예산제도이다.

(7) **목표관리 예산제도(MBO ; Management By Objective)**
① 개념
  ㉠ 조직 목표와 개인 목표를 명확하게 설정함으로써 각자의 능력을 개발하고 의욕을 높이며, 또한 각자의 힘을 조직력으로 집중 발휘시킴으로써 효율적인 경영 활동을 가능하게 하는 경영 기법 및 경영 이념이다.
  ㉡ 필요에 따라서는 목표를 수정함으로써 외부의 변화에 신속하게 대응하는 다이내믹한 조직 활동이 가능하다.
② 기대 효과
  ㉠ 조직민주화 추구
  ㉡ 조직구성원의 사기, 만족감 증대

ⓒ 조직 운영 시 불분명·애매한 것을 이해
ⓔ 책임감 증진
ⓜ 팀워크의 구축
ⓗ 조직의 약점 도출 및 보완
ⓢ 관료제의 부정적 측면 저거

③ 선행 조건
　㉠ 민주화의 선행
　㉡ 분권화
　㉢ 자기 관리
　㉣ 상관의 이해력
　㉤ 하의상달의 원칙 확립
　㉥ 성과에 따른 보상체계의 확립

④ 장점  17 서울·충북 / 10 서울
　㉠ Y이론적 관리 방식(조직 목표와 개인 목표의 조화)
　㉡ 관료제의 역기능 보완(조직의 변화와 쇄신 추구로 조직 동태화에 기여)
　㉢ 평가·환류 기능 중시
　㉣ **조직 목표 명확화** : 조직 활동 집중, 조직의 효과성 제고
　㉤ 조직 내 의사소통 활성화, 구성원 간 상호 이해 증진, 조직 내부 갈등의 건설적 해결 중시
　㉥ 참여 관리를 통한 조직의 인간화 도모, 조직구성원의 사기와 직무 만족 제고
　㉦ 목표에 입각한 결과 측정이 객관적으로 용이

⑤ 단점  17 서울·충북
　㉠ 장기적·질적 목표보다 단기적·양적·유형적 목표에 치중
　㉡ **폐쇄체계적 성격** : 환경이 불확실하고 유동적인 곳에서는 효용 제약
　㉢ 권위주의적·집권적 조직에서는 업무 분담이나 참여 관리 곤란
　㉣ 시간·노력의 과다 소모
　㉤ 목표의 명확한 설정 및 성과 측정 곤란
　㉥ 지나치게 세밀한 서류 작업의 번거로움
　㉦ 비신축성 : 관리자가 목표 변경 주저

> **CHECK POINT** **목표관리(MBO)의 기본적 요소**
>
> 1. 목표 중심적 관리
> 2. 참여적·자주적·신축적 관리
> 3. Y이론적인 낙관적 인간관과 관리전략
> 4. 개방적·유기체적 조직관
> 5. 구성요소 간 상호의존성
> 6. 분권적 관리기법
> 7. 자율적인 관리체계
> 8. 커뮤니케이션과 환류과정의 강조 → 결과 지향적 관리
> 9. 단기적, 가시적, 1차적, 계량적 목표 → 측정가능한 목표

: CHECK POINT :

1. 전통적 관리(MBC)와 목표 관리(MBO)의 비교

| 구분 | MBC | MBO |
|---|---|---|
| 목표 설정 | 관리자가 목표 설정 | 관리자와 직원이 함께 목표 설정 |
| 평가 시점 | 업무 수행 종료 후 | 목표 수립 중, 과업 진행 중, 종료 후 |
| 책임 형태 | 집권화 | 분권화 |
| 자원 분배/통제 | 관료주의적 형식과 규칙 중시 | 전략적 연간 계획 또는 우선순위 중시 |
| 문제해결 방식 | 치료에 치중 | 예방에 치중 |
| 관리(초점) 방식 | 활동 과정에 관심, 그럭저럭 관리 | 결과와 성취에 초점, 결과 중심 관리 |

2. 예산결정 이론

| 점증주의(현실적·실증적 접근 방법) | 합리주의(규범적·이상적 접근 방법) |
|---|---|
| • 전년도 예산액 기준으로 다음 연도의 예산액 결정<br>• 정치적 합리성 추구, 한정된 대안의 고려<br>• 점진적 상호 조절, 목표수단 분석 어려움<br>• LIBS, PBS | • 정책 대안의 의식적 선택<br>• 목표의 명확한 정의<br>• 목표-수단 분석에 의한 정책 결정(과학적 분석 기법)<br>• 예산결정과정의 합리성 추구<br>• PPBS, CBS, ZBB |

3. 예산제도의 비교  17 전북 / 16 경기·충북 / 12 서울교육청

| 구분 | 품목별 예산 | 성과주의 예산 | 계획 예산 | 영기준 예산 | 목표관리 예산 |
|---|---|---|---|---|---|
| 기준 방향 | 통제 | 관리 | 기획 | 의사결정 | 관리 |
| 범위 | 투입 | 투입·산출 | 투입·산출·효과·대안 | 대안 | 투입·산출·효과 |
| 핵심 기술 | 회계 기술 | 관리 기술 | 경제학·기획 기술 | 관리와 기획 기술 | 관리 기술의 상식화 |
| 중요 정보 | 지출 대상 | 기관 활동 | 기관 목적 | 사업 계획의 목적 또는 기관의 목적 | 사업 계획의 효과성 |
| 정책결정 방식 | 점증적 | 점증적 | 체제적 | 참여적, 포괄적 | 분권화 |
| 기획 책임 | 일반적으로 부재 | 분산적 | 중앙 | 분권화 | 포괄적이지만 분배적 |
| 예산기관의 역할 | 재정적 적절성 | 능률 | 정책 | 정책의 우선순위화 | 사업 계획의 효과성과 능률 |

4. 성인지 예산제도(남녀평등예산) : 예산이 남성과 여성에게 미치는 효과를 분석하여 국가재정이 양성평등한 방식으로 집행될 수 있도록 편성된 예산으로 1984년 호주에서 처음 시작하였으며 우리나라 중앙정부는 2010년 회계연도부터 적용함

## 03 재무제표

### 1 회계의 기본 개념

회계를 지배하는 원칙이란 일반적으로 인정된 회계원칙(GAAP ; Generally Accepted Accounting Principle)을 말한다.

**(1) 기업 실체**

회계보고서는 특정 경제 실체의 활동을 정보로 제공한다.
① 현금주의 회계 : 거래는 단지 현금이 거래될 때만 기록된다(소규모 사업체의 금전등록기를 통한 회계).
② 발생주의 회계 : 경영 활동과 현금 교환이 대부분 동시에 일어나지 않기 때문에 경제 활동이 발생할 때 현금의 이동보다는 경제 활동에 따른 자금상의 효과를 우선적으로 인식한다(대규모 기업).

**(2) 거래의 정의와 객관성**

① 회계는 단지 '사건 발생이 완료되고', 화폐 가치로 '수량화할 수 있는' 거래만을 기록한다.
② 회계 담당자는 불명확한 상황에서는 객관성을 판단의 기준으로 삼는다. 거래를 확인시켜 줄 타당하면서도 검증 가능한 증거가 있어야만 하며, 그렇지 않을 경우 그 거래는 기록되지 않는다.

**(3) 보수주의**

① 발생 가능하거나 합리적으로 추정 가능한 손실을 기업이 입었을 때 회계 담당자는 손실이 현실로 나타나지 않았다 하더라도 손실을 기록한다. 반면에, 이득이 기대될 때에는 그 이득이 실현될 때까지 회계 장부에 적어 넣는 것을 연기한다.
② 보수주의는 재무제표 작성 시 요구되는 하나의 행동 지침으로, 불확실한 사실에 대해서는 보수적인 회계 처리가 최선이다. 회계 기록은 측정과 검증이 가능한 '자산, 부채, 매출, 원가'만을 포함한다.

**(4) 계속 기업**

① 재무제표는 기업을 계속해서 활동하는 실체로 파악한다.
② 회계 담당자는 기업이 예측 가능한 미래에 영업을 계속할 것이라고 가정하므로 재무제표에 표시된 가치들은 매각될 수 있는 가격이 아니다.

**(5) 일관성**

① 회계 원칙은 기업이 매년 동일한 회계 원칙을 사용할 것을 요구한다. 이러한 일관성에 기초해 회계 분석가는 과거의 경영 실적과 현재의 경영 실적을 비교할 수 있게 된다.
② 만약 중대한 이유로 회계처리 방법의 변경이 필요하게 되면 재무제표의 가장 하단에 위치하고 있는 주석에 그 이유를 반드시 명기하여 회계처리 방법의 변경 사실과 변경의 정당성을 밝혀야 한다.

(6) 중요성
    ① 재무제표는 중요성 면에서 만큼은 정확한 정보를 제공하므로 회계정보 이용자들은 비교적 정확하게 기업 현황을 파악할 수 있다.
    ② 그리고 이러한 보고서를 근간으로 하여 정보에 입각한 의사결정을 내릴 수 있게 된다.

## 2 재무제표 15 경기

재무제표는 회계순환 과정을 거쳐 생성되는 최종적인 산물로써, 일정 기간 동안 기록된 모든 거래들을 요약한 보고서이다. 따라서 한 기업의 경영 현황을 압축된 형태로 파악하려면 '재무상태표(대차대조표), 손익계산서, 현금흐름표'와 같은 3가지 주요한 재무제표를 읽고 이해할 수 있어야 한다. 그리고 이러한 보고서를 근간으로 하여 정보에 입각한 의사결정을 내릴 수 있게 된다.

## 3 재무상태표(대차대조표)

재무상태표(대차대조표)는 기업이 소유하고 있는 자산, 기업 외부의 투자자가 소유하고 있는 부채, 그리고 기업 내부의 소유자가 투자한 자금에 대한 정보를 제공하며, 특정 날짜에서의 차변(왼편), 대변(오른편) 항목들을 보여 준다[한 기업의 일정 시점에서의 재무상태(자산·부채·자본)를 표시 → 정태적 재무제표].

(1) 재무상태표(대차대조표)의 구성 요소
    ① 자산(Assets) : 기업이 사업의 미래 이익을 위하여 소유하는 자원을 말한다.
        ㉠ 유동 자산 : 현금, 외상 매출금, 상품 재고
        ㉡ 고정 자산 : 설비, 건물 등
    ② 부채(Liabilities) : 차입금이나 빌린 것을 변제하기 위해 화폐로 표시된 의무와 다른 기업에게 재화나 용역을 제공해야 하는 의무를 말한다.
        ㉠ 유동 부채 : 외상 매입금, 미지급 급료, 미지급 법인세 등
        ㉡ 고정 부채 : 은행 차입금 등
    ③ 자본 또는 소유주 지분(Owner's Equity) : 소유주가 기업에 투자한 누적 화폐가치로서, 소유주에 의한 투자 자금은 현금, 기타 자산 또는 기업의 재투자 잉여금의 형태를 갖는다.
        ㉠ 보통주 : 소유주가 투자한 자금
        ㉡ 증자 : 소유주가 추가로 투자한 자금
        ㉢ 유보 이익 : 소유주에 의해 재투자될 수 있는 이익

(2) 재무상태표(대차대조표)에 대한 이해
    ① 회계의 기본 등식 : 회계의 대차 균형이 달성되도록 하는 기본 등식이다.
        ㉠ 자산 = 부채 + 자본(소유주 지분)
        ㉡ 의미 : "당신이 소유하고 있는 것(자산)은 당신이 빌린 것(부채)과 당신이 그것을 지불하기 위해 투자한 것(자본)을 합한 것과 같다."

② 회계 과정 : 회계 담당자는 각각의 개별적인 거래를 기록하기 위해 기장을 한다(장부 : 총계정 원장).
  ㉠ 자산의 증가는 차변(Debit)이라 일컬어지는 왼편에 기입되고, 부채와 자본은 대변(Credit) 이라고 불리는 오른편에 기입된다.
  ㉡ 모든 거래는 분개를 통해 차변과 대변에 각각 1개 이상의 데이터를 갖게 된다.
    ⓐ 자산이 감소하는 경우에는 오른편인 대변에 기장이 이루어진다.
    ⓑ 부채와 자본이 감소하는 경우에는 왼편인 차변이 기장이 이루어진다.
  ㉢ 각 계정의 거래를 장부에 기입하는 이와 같은 좌우측법이 영문자 T를 닮았다고 해서 'T계정'이라고 한다.

③ 유용한 정보
  ㉠ 순운전 자본 : 기업의 변제상환 능력의 측정치(총유동자산 − 총유동부채)
  ㉡ 소유주 지분 : 다른 모든 채무에 따른 의무를 다한 후 권리를 주장할 수 있는 순가치(자산 − 부채)
    ◈ 소유주 지분 요약표 : 당해 연도 동안 발생한 소유주의 투자 그들의 주식 거래 및 그들에게 지급된 배당금을 기록한다(주주지분 상태 변동표).

④ 재무상태표(대차대조표)의 양식
  ㉠ 계정식 : '자산 = 부채 + 자본'의 형식에 따라 자산의 항목 및 금액과 부채, 자본의 항목 및 금액을 좌우 양란에 대응 표시하여 쌍방의 합계가 같도록 나타내는 형식

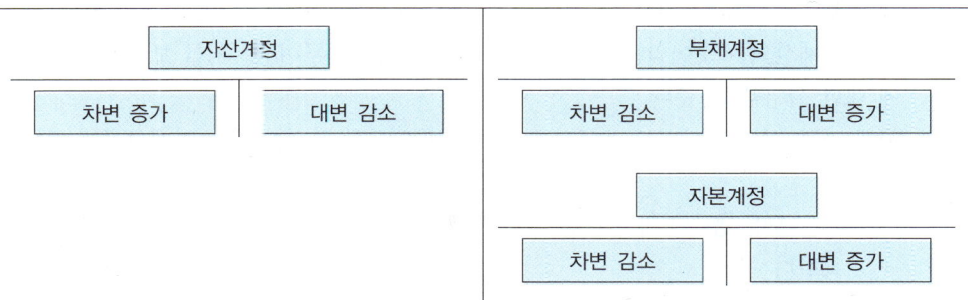

  ㉡ 보고식 : 자산·부채·자본에 대한 각각의 항목과 금액을 위로부터 아래로 순차적으로 기재하는 형식

## 4 손익계산서

특정 기간 동안 발생한 거래 활동의 결과 및 그 흐름을 보여주는 도표이다. 재무상태표(대차대조표)가 특정 시점의 대차 균형을 보여주는(정태적 재무제표) 반면, 손익계산서는 특정 기간 동안 발생하는 거래와 활동의 흐름을 보여준다(동태적 재무제표). 이 기간은 1개월, 1분기 또는 1년이 될 수 있다.

(1) 손익계산서의 구성 요소
  ① 판매를 하게 되면 그로부터 수익이 생기고 이러한 수익과 관련을 맺는 비용이 생겨난다.
    ㉠ 매출 − 매출원가 = 매출총이익
    ㉡ 매출원가 : 제품의 원가와 제품의 판매가 이루어지기까지 직접적으로 관리되는 모든 비용
      ⓐ 제조기업의 경우 : 매출원가 = 재료비 + 생산비 + 노무비
      ⓑ 소매업의 경우 : 매출원가 = 기초 재고액 + 신규 구입액 − 기말 재고액

② 영업 성과와 관련한 이익은 매출총이익에서 수익창출 과정에 직접 관련을 맺는 기업의 모든 비용을 차감하여 계산한다.
  ㉠ 매출총이익 - 판매 및 일반관리비 = 영업이익
  ㉡ 판매 및 일반관리비 : 종업원 급료 + 임차료 + 전기세 + 광고비 + 감가상각비 + 기타
    ⓐ **감가상각비** : 설비, 공구, 건물 등과 같은 고정 자산을 앞으로 사용가능한 잔존 기간으로 나누어 수익창출 과정에 필요한 소모성 자산의 원가를 추정하여 비용으로 계산
    ⓑ **기타** : 수리비 등
③ 기업 성과의 최종 결과치인 순이익은 영업 이익에서 영업 활동과 직접적인 관련이 없는 기업의 차입금기간 이자 비용(지급 이자)과 법인세까지 차감하여 계산한다.

> 영업 이익 - 지급 이자 - 법인세 = 순이익

### (2) 손익계산서와 재무상태표(대차대조표)와의 관계
① 손익계산서는 한 해 동안 발생한 모든 경영 활동의 결과를 기록한 재무제표이다.
② 손익계산서상의 순이익은 특정 기간 동안에 이루어진 매출에서 비용을 차감한 결과로써, 순이익은 또한 일정 기간 동안 증가된 순자산이라고 할 수 있다.
③ 연말에 재무상태표(대차대조표)에 의해 합산되는 순자산은 영업 활동을 통해 변화하고, 손익계산서로 계산되는 순이익은 순자산의 변화가 어떻게 이루어졌는지를 보여줌으로써 한 해의 영업에 대한 설명을 해 준다.
④ **회계 과정** : 회계담당자는 재무상태표(대차대조표)를 작성할 때 손익계산서에 대한 분개도 동시에 한다.
  ㉠ 분개는 모든 총수익과 총비용을 기록할 뿐만 아니라, 이것과 대응하는 자산의 증가와 감소를 기록한다.
  ㉡ 손익계산서의 분개 방식은 재무상태표(대차대조표)에서처럼 차변과 대변에 각각 1개 이상의 데이터를 갖게 된다.
    ⓐ 손익계산에서 수익은 오른편인 대변에 기장이 이루어진다.
    ⓑ 손익계산에서 비용은 왼편인 차변에 기장이 이루어진다.

### (3) 손익계산서 양식
① **계정식** : 대변과 차변을 구변하여 나타내어 작성하는 것이다.
② **보고식** : 다단계로 구분되어 있어서 다단계식 손익계산서라고도 한다.

## 5 현금흐름표

기업의 현금흐름을 나타내는 표로써 현금의 변동내용을 명확하게 보고하기 위하여 당해 회계기간에 속하는 현금의 유입과 유출 내용에 관한 정보를 제공할 목적으로 작성된다. 현금흐름표를 사용하여 경영자들은 '영업 활동, 투자 활동, 자본조달 활동'과 같은 3가지 유형의 사업 활동으로부터 생겨나는 현금의 원천과 수요에 대한 계획을 세우고 이것을 운용할 수 있다.

(1) **현금흐름 등식**

- 자산 = 부채 + 자본
- 유동자산 + 고정자산 = 유동부채 + 고정부채 + 자본
- (현금 + 외상매출금 + 재고상품) + 고정자산 = 유동부채 + 고정부채 + 자본
- ∴ 현금 = (유동부채 + 고정부채 + 자본) − (외상매출금 + 재고상품 + 고정자산)

(2) **현금흐름표에 대한 이해**

① 위 등식에서 공급업자에 대한 유동 부채가 증가하면 다른 용도를 위한 현금의 사용 가능성은 증가하며, 반대로 상품과 같은 자산이 증가하게 되면 현금의 사용 가능성은 감소한다.
② 이상에서와 같이 현금흐름표는 지급 불능과 같은 유동성 문제를 다루기 위한 경영기법으로 사용된다.

---

**의료기관 회계기준 규칙**

1. 목적(제1조) : 이 규칙은 「의료법」 제62조에 따라 의료기관의 개설자가 준수하여야 하는 의료기관 회계 기준을 정함으로써 의료기관 회계의 투명성을 확보함을 목적으로 한다.
2. 의료기관 회계기준의 준수대상(제2조)
   ① 「의료법」 제62조 제2항에 따라 의료기관 회계기준을 준수해야 하는 의료기관의 개설자는 다음 각 호의 구분에 따른 병원급 의료기관(이하 "병원"이라 한다)의 개설자를 말한다. 〈개정 2021.2.1.〉
     1. 2022년 회계연도 : 300병상(종합병원의 경우에는 100병상) 이상의 병원급 의료기관
     2. 2023년 회계연도 : 200병상(종합병원의 경우에는 100병상) 이상의 병원급 의료기관
     3. 2024년 회계연도 이후 : 100병상 이상의 병원급 의료기관
   ② 제1항에 따른 병상 수는 해당 병원의 직전 회계연도의 종료일을 기준으로 산정한다.
3. 재무제표(제4조)
   ① 병원의 재무 상태와 운영 성과를 나타내기 위하여 작성하여야 하는 재무제표는 다음 각 호와 같다.
     1. 재무상태표
     2. 손익계산서
     3. 기본금 변동계산서(병원의 개설자가 개인인 경우를 제외한다)
     4. 현금흐름표
   ② 제1항의 규정에 의한 재무제표의 세부 작성방법은 보건복지부장관이 정하여 고시한다.

---

## 6 사업계획의 경제적 타당성 평가

수립된 계획이 수익성이 있고, 합리적인지 결정하려면 다음과 같은 사항들을 고려해야 한다.

(1) **발생 비용은 고정적인가? 아니면 변동적인가?**

$$총비용(TC) = 고정\ 비용(FC;\ Fixed\ Cost) + 변동\ 비용(VC;\ Variable\ Cost)$$
$$= 고정\ 비용 + (단위당\ 변동비 \times 판매\ 수량)$$

① 변동비 : 제품의 판매 또는 생산량과 비례하여 변동하는 비용(재료비, 노무비, 직접 생산비)
② 고정비 : 판매 또는 생산량에 따라 변동하지 않는 비용(장비 투자비, 공장 임차료, 감독자 급여, 광고 등)

(2) **손익분기점(BEP ; Breack Even Point)은 어디이고, 합리적인가?**
손익분기점이란 고정비가 보상되면서 이익이 남지 않는 판매점 또는 한 기간의 매출액이 당해 기간의 총비용과 일치하는 점을 말한다.

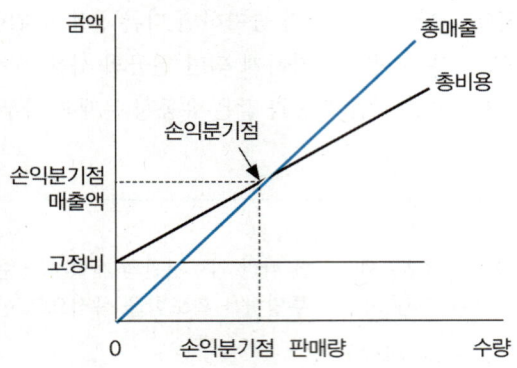

① 손익분기 단위 = 고정비 / 공헌 이익 = 고정비 / (판매 가격 - 변동비)
② 손익분기점 매출액 = 손익분기 단위 × 단위당 판매 가격
③ 목표 판매량 = (고정비 + 희망 이익) / 단위당 공헌 이익
④ 목표 판매액 = 목표 판매량 × 단위당 판매가격

(3) **투자액을 회수하는 데 소요되는 기간은?**
투자회수 기간 = 초기 투자액 / 연간 이익

# CHAPTER 02 보건경제

김희영 보건행정

## 01 보건경제학의 개념

**(1) 보건경제학의 정의와 범위**
① 정의 : 보건경제학은 보건의료 분야에 경제학의 분석 기법 및 모형을 응용하는 응용 경제학이다.
② 범위 : 보건 의료의 생산, 분배, 그리고 소비와 관련된 제반 문제를 다루게 된다.

**(2) 보건경제학의 발생 배경**
의료비는 지속적으로 증가하는 데 비해 국민건강 수준은 그다지 향상되지 않고 있어 보건의료에 대한 비효율성이 제기되고 있다. 보건경제학이 발생하게 된 배경은 다음과 같다.
① 질병의 진료와 재화의 연관성이 나타나고 의료 재화의 희소성이 존재한다.
② GNP 중에서 의료비의 비율이 급격히 상승하여 자원의 효율적인 이용에 대한 필요성이 대두하게 되었다.
③ 보건의료서비스의 적절한 제공과 보건의료서비스의 제공 범위를 높이는 방법을 강구하기 위하여 보건경제학이 나타났다.
④ 비용-편익 분석 기법 기타 경제학적 분석 기법이 보건학에 도입되었다.
⑤ 건강에 대한 사회적 인식과 가치관의 변화 → 국민의 금전적 지출의 증대 → 국가 또는 지방자치단체에 의한 자원 재분배 기능 부각

**(3) 보건경제학의 중요성**
① 국가 경제에서 보건의료부문이 차지하는 비중과 그 중요성이 점차 커지고 있다.
② 보건의료부문의 소비자 부담 가격은 일반 소비자물가보다 더 빠른 속도로 상승하고 있다.
③ 보건의료부문에 있어서의 시장 실패로 인하여 인력, 시설, 기술과 같은 보건의료 자원의 배분을 전적으로 시장 기능에 일임시킬 수 없기 때문에 보건의료는 세계 어느 나라나 정부 공공 정책의 주요한 정책 대상이 되고 있다.
④ 보건경제학은 독과점 이론, 가격차별 정책, 담합 이론, 공급자 수요 창출 등의 미시경제 이론을 습득하는 데 현실적인 도움을 제공한다.
⑤ 보건의료서비스는 건강을 유지·증진시킴으로써 국민 복지에 매우 중요한 역할을 담당한다. 즉, 보건경제학은 의료전달 체계, 지불보상 방법, 보건의료서비스의 수요 및 공급에 대한 연구 및 분석을 통하여 국민 복지에 중요한 몫을 담당하는 보건의료서비스의 효율적이고 형평적인 제공에 기여하게 된다.

## 02 보건의료의 재화로서의 특징

16 보건복지부7급·전남·부산·경기의료기술직·충북·경남·제주·경남보건연구사·경기보건연구사 / 15 인천·전남

### (1) 보건의료 소비자의 무지(정보의 비대칭) 17 대구
① 보건의료서비스의 제공에는 소비자 무지가 존재한다. 병이 났을 때 어떤 종류의 병이며, 어떤 치료를 받아야 하는지에 대한 지식이 보건의료서비스의 공급자에게 편중되어 있다. 그렇기 때문에 제공되는 서비스의 종류나 범위의 선택에서 소비자는 공급자인 의료인에게 크게 의존할 수밖에 없다.
② 소비자 무지는 의사가 환자의 의료 수요를 유발하는 직접적 원인이 되기도 하며, 따라서 보건의료부문에 '공급이 수요를 창출한다.'는 고전 경제학에서의 Say's Law(세이의 법칙)이 적용되는 기틀이 되기도 한다. 17 경북·광주
③ '공급된 병상은 채워지기 마련이다.'라는 Feldstein의 법칙은 보건의료부문에서 발생하는 공급에 의한 수요 창출을 묘사하고 있다.

### (2) 수요의 불확실성 및 불규칙성(질병의 예측 불가능성) 17 서울·경남보건연구사 / 16 경기의료기술직
① 언제, 어떤 종류의 질병이 발생할 지 알 수 없는 것이 보통이며, 일단 질병이 발생하면 막대한 비용이 소요될 때도 있다.
② 이러한 수요의 불확실성과 불규칙성에 집단적으로 대응하기 위한 경제적 수단으로 의료보험을 갖게 되며, 보험을 통하여 미래의 불확실한 큰 손실을 현재의 확실한 적은 손실로 대체하는 것이다.
③ 의료보험은 원칙적으로 가입자의 소득 보호를 목적으로 하기 때문에 '치료 비용이 작은 질병보다 큰 질병'을, '외래보다 입원 서비스'를 경제적 보호 대상으로 삼으며, '불확실성이 적은 질병보다 큰 질병'이 우선적으로 급여 대상에 포함된다.

### (3) 치료의 불확실성
① 치료 결과의 불확실성이다.
② 양질의 보건의료서비스에 대한 국민의 욕구는 치료의 불확실성에서 비롯되는 것으로써 정부나 민간 의료기관으로 하여금 규제나 통제 혹은 의료기관 간의 규제적 경쟁을 통하여 질적인 측면에서 적절한 대응을 하도록 유도해야 한다.
③ 치료의 불확실성과 관련하여 공급자인 의료 제공자가 명심해야 할 사항은 의료인은 환자에게 치료결과의 불확실성에 관하여 정확히 인지시켜야 할 의무가 있다는 것이다.

### (4) 공급의 법적 독점(경쟁 제한)
① 다른 재화와는 달리 보건의료서비스는 그 생산권이 한정된 면허권자에게만 주어짐으로써 생산부문에서 독점이 형성되어 있다.
② 생명을 다루는 서비스이기 때문에 일정 수준 이상의 자격과 훈련 기간을 습득한 사람들만이 서비스 제공을 할 수 있게 하는 것이 의사를 비롯한 의료 인력 면허제의 본질이다.
③ 이러한 면허제에 입각한 공급자 자격의 제한은 법이 인정하는 독점이기 때문에 법적 독점이라고도 하며, 보건의료부문에 경쟁 시장이 존재하기 어려운 제도적 원인이 된다.

### (5) 우량재 16 강원
① 국가나 지역사회 전체에 장기적 편익의 파급효과가 큰 재화를 우량재라고 하는데, 그런 측면에서 보건의료서비스는 우량재에 해당한다.
② 적절한 보건의료서비스를 통하여 건강을 보호한다는 것은 질병의 파급 효과를 줄이게 되며, 그 혜택은 당사자뿐만 아니라 그 가족 혹은 사회 전체에 돌아가게 되기 때문이다. 따라서 국가의 책임하에 기본적인 보건의료서비스의 제공이 이루어져야 한다.

### (6) 외부 효과(External Effects) 17 인천 / 16 경기·부산
① 보건의료서비스의 소비는 외부 효과를 낳는다.
② 보건의료서비스에서 외부 효과란, 예를 들어 전염성 질환인 경우 본인이 예방 접종이나 혹은 치료를 통하여 면역이 되었을 경우에 주위의 다른 사람들이 병에 걸릴 확률이 줄어드는 것을 말한다. 이것은 소비에서 외부 순효과에 해당한다.
③ 외부 효과 때문에 보건의료서비스의 생산 및 소비는 순수하게 시장 기능에만 맡겨 놓을 수도 없다. 예방 서비스를 예로 들면, 만일 보건의료서비스가 민간 시장에 의하여 전담되는 경우 서비스의 공급자들은 수익성이 큰 2·3차 서비스의 제공에 치중하는 반면, 수익성이 약한 1차 서비스나 예방서비스를 등한시 함으로써 질병으로 인한 고통의 증대뿐 아니라 건강 유지에 필요한 의료비의 증대까지 초래될 수도 있기 때문이다.
④ 이 경우 정부는 시장에 개입하여 직접 예방 서비스를 제공하거나 가격 보조를 통해 적정량의 서비스를 제공하는 정책을 구사해야 한다. 이와 같은 예방 서비스나 1·2·3차 서비스의 적절한 배합은 외부 효과를 증대시켜 장기적으로 국민건강 증진에 기여하게 될 것이기 때문이다.

> **CHECK POINT** 외부 순효과와 외부 역효과
>
> 1. 외부 순효과 : 외부 순효과는 어느 경제 주체의 생산이나 소비 행위가 다른 경제 주체에게 긍정적인 결과를 나타내는 경우로, 예를 들어 과수원의 과일 생산이 인근 양봉업자에게 외부 순효과를 가져다주는 경우를 말한다.
> 2. 외부 역효과 : 외부 역효과는 반대로 다른 경제 주체에게 부정적 결과를 발생시키는 생산이나 소비 행위의 효과를 일컫는 것으로, 예를 들어 아파트에서 스테레오를 크게 트는 소비 행위로 이웃 주민에게 외부 역효과를 초래하게 되는 경우를 말한다.

### (7) 공공재(Public Goods)
소비 과정에서 모든 국민이 배제되어서는 안 되는 재화가 공공재이다. 그러므로 국가의 공권력이 개입된다.

> **CHECK POINT** 공공재의 성격
>
> 1. 공공재는 엄격한 의미에서 소비가 비경쟁적으로 모든 소비자에게 골고루 편익이 돌아가야 하는 재화나 서비스이다.
> 2. 비배제성, 무임 승차자 문제가 제기되어 타인의 소비로 자기의 소비가 지장을 받지 않는 비경합성을 갖는다.

> 3. 공공재는 특성상 정부가 개입하지 않고 시장 경쟁의 상태를 유지하면 구매력을 가진 사람만이 이용하게 되어 시장 기능이 실패된다.
> 4. 국가 개입의 당위성이 커질수록 소비자 측의 도덕적 위해, 불감증이 증가된다.
> 5. 경찰, 국방, 소방, 공원, 도로, 교육 등이 이에 속한다.

### (8) 비영리성
보건의료는 국민의 생명과 건강을 책임지는 특성을 가지고 있다. 즉, 보건의료의 비영리성이 강조된다.

### (9) 소비적 요소와 투자적 요소의 혼재
보건의료의 이용 그 자체가 소비 행위이며, 이 소비 행위로 인하여 사람이 건강해지면 근로 능력이 향상되고 생산성이 높아져 보건의료는 한편으로 투자적 요소가 되는 것이다. 그러므로 보건의료는 소비적 요소와 투자적 요소가 같이 존재한다.

### (10) 생활 필수품으로서의 보건의료
보건의료는 의식주에 이어 제4의 필수품으로, 모든 사람은 보건의료서비스를 필요로 하고 지불 능력이 없다 할지라도 서비스를 받을 권리가 있다. 또한 가격의 비탄력성의 특징을 가지고 있어 필요한 경우에 가격의 변동과 관계없이 의료 수요를 해야만 한다.

### (11) 노동 집약적(Labor Intensive)
보건의료는 노동 집약적이며, 타 분야에 비하여 노임 단가가 높은 편이다.

### (12) 공동 생산물로서의 보건의료 및 교육
보건의료서비스는 의학 교육과 의학 연구 등이 동시에 밀접하게 생산됨으로써 의료의 질이 향상된다.

## 03 우리나라의 보건의료제도

### 1 우리나라 보건의료부문의 시장 조건

#### (1) 의료보험체계
① 우리나라의 의료보험은 매우 특이한 체계를 갖고 있다. 상당수의 값비싼 서비스는 의료보험 급여에서 제외되었으며(비보험 서비스), 급여대상이 되는 보험서비스를 이용할 때에도 상당한 수준의 본인부담금을 부담해야 한다.
② 우리나라의 경우 전액 환자부담인 비보험 서비스와 보험 서비스 내의 환자 부담을 합친 본인 부담률은 2018년을 기준으로 외래의 경우 30.7%이며, 입원의 경우 35.6% 수준으로 OECD 국가들에 비해 본인 부담률이 높았다. 이처럼 높은 수준의 본인 부담률은 소비자가 필요한 서비스를 이용하는 데 장벽으로 작용하고 보험 서비스 내용이 제한되어 필요한 서비스조차 제공받지 못하는 경우가 발생한다.

### (2) 행위당 수가제
① 우리나라의 지불보상 제도는 의료서비스의 행위마다 가격이 지불되는 전형적인 행위당 수가제이다.
② 정부는 수가를 정하는 데 주도적인 역할을 하며 각 관련 단체와 협상한다. 정부는 소비자 물가지수의 변화, 표본 조사한 공급자 이윤폭의 변화, 의료 인력의 임금 변화, 기타 다른 생산 비용 등의 요소를 고려하여 매년 수가를 다시 검토한다.

### (3) 정부의 미약한 규제
① 의약품의 오·남용을 막기 위해 2000년부터 의약 분업이 실시되었으나 과다한 처방을 억제하기 위한 제도적 장치가 미흡하여 기대한 정책 효과를 얻는 데 성공적이지 못하다.
② 환자후송 체계, 지불보상 제도, 고가 의료장비 등은 오히려 규제가 필요하지만 적절한 규제가 이루어지지 않는 부분이다. 이로 인해 의료의 고급화, 상업화 현상이 심화되고 있다.
③ 의료 제공자의 행태에 대해서도 적절한 규제가 필요하다. 면허를 받은 각종 의료 제공자(의사, 한의사, 약사, 간호사 등)는 자신의 독점 이윤을 늘리기 위해 때로는 집단 행동의 방법을 선택하기도 한다.

## 2 민간의료 주도의 시장 구조

(1) 행위당 수가제, 공급자에 대한 정부의 미약한 규제, 그리고 보건의료제도의 골격이 되는 보험제도의 경제적 유인 장치는 민간 의료가 성장하는 데 밑거름이 되었다.

(2) 그 결과 우리나라는 세계 어느 나라보다 보건의료에서 민간 부문이 차지하는 비중이 큰 나라가 되었다.

## 3 보건의료부문의 행태

### (1) 보건의료의 고급화
① 2022년을 기준으로 우리나라의 1인당 국민소득이 세계 29위인 데 비하여 방사선 치료장비를 제외한 CT, MRI, 유방촬영 장치(Mammography), 양전자방출전산화단층촬영 장치(PET), 체외충격파쇄석기(ESWL)와 같은 OECD가 선정한 대표적인 고가 의료장비의 단위 인구당 보급 수준은 모든 기기에서 세계 상위권을 점하였다.
② 2022년 OECD가 발표한 자료에 따르면(OECD Health Data 2022), 우리나라의 주요 의료장비 보유현황은 MRI는 OECD 평균(18.3대 / 인구 100만명) 보다 높은 34.2대, CT는 OECD평균(29.1대 / 인구100만명) 보다 높은 40.6대로, OECD 국가 중 상위 그룹에 속하는 것으로 나타났다.

### (2) 의료의 상업화
① 현재 의료는 고급화를 통해 상업화되고 있으며, 또한 상업화를 위하여 고급화의 추세를 걷고 있다.
② 따라서 의료기관의 85% 이상이 되는 민간 의료기관들은 환자에 대한 최선의 진료나 환자의 건강 보호보다는 더 많은 이윤 추구를 위해 환자를 소득원으로 간주하게 되며 따라서 의료의 상업화를 재촉하게 된다.

### (3) 1차 의료의 미비
① 현재 우리나라에는 1차 보건의료가 제대로 갖추어져 있지 않다.
② 대부분의 사람은 자신의 건강 문제를 상담할 의료 전문인이 없기 때문에 질병이 발생하면 당황해 하며 결국 스스로 결정하거나 주위에 있는 비전문인의 충고를 따르게 된다.

## 4 보건의료부문의 성과

보건의료부문의 성과는 대개 자원의 적절한 배분과 적절한 사용을 의미하는 효율과 자원의 공평한 배분을 의미하는 형평으로 측정하는데, 우리나라 보건의료부문의 성과를 형평과 효율로 나누어 살펴보면 다음과 같다.

### (1) 비형평
① 실제 의료서비스의 본인부담 가격이 전체 가격의 50%를 상회하는 수준에서 형평을 기대하기는 어렵다.
② 따라서 형평성을 높이기 위해서는 저소득층의 비용 부담을 줄여야 하며, 만일 본인부담률을 전반적으로 낮추지 못한다면 저소득층에게만이라도 낮은 부담률을 적용하는 차등 부담률제도를 시행하는 것이 하나의 대안이 될 수 있다.

### (2) 비효율과 국민의료비
① 불완전한 의료보험체계, 행위당 수가제, 그리고 정부의 부적절한 규제와 같은 보건의료부문의 시장 조건은 결과적으로 과잉 진료, 효과가 적은 시술의 채택, 과잉 투약과 같은 자원 낭비를 초래하고 있다.
② 또한 환자의 3차 진료기관 선호와 환자후송 체계의 미비로 1·2차 기관에서도 충분히 처치받을 수 있는 환자가 3차 기관으로 몰리고 있으며, 이로 인한 분배적 비효율은 자원의 낭비 및 국민의료비 부담의 증가로 이어지고 있다.

# 04 보건의료의 수요와 공급

## 1 기본 개념 17 서울 / 16 부산·경남

### (1) 의료 욕구(Wants)와 의료 요구(Needs)
① 의료 욕구(Wants)는 소비자가 신체적 이상을 느끼면서 의료 서비스에 대한 소비의 필요성을 갖게 될 때 만들어지는 순수한 신체적 반응에 해당한다.
② 반면에, 의료 요구(Needs)는 현존하는 의료 지식에 근거하여 의사, 간호사, 한의사, 약사와 같은 전문 의료인이 판단하기에 소비자가 의료 서비스를 이용할 필요가 있다고 할 때 성립되며, 이것은 소비자의 주관보다는 전문 의료인의 판단에 의존한다.

③ 의료 욕구(Wants)와 의료 요구(Needs) 간의 관계
  ㉠ 대부분의 경우 의료 욕구와 의료 요구는 일치하나 그렇지 않은 경우도 발생한다. 예를 들어, 예방 접종 같은 예방보건 서비스는 요구되지만 욕구되지는 않으며, 반대로 일반 감기치료는 소비자에 의한 욕구는 있지만 요구되지는 않기 때문이다.
  ㉡ 의료 욕구와 의료 요구의 차이 : 정보의 비대칭, 외부 효과, 개인 간의 가치, 민감도 차이

(2) 의료 수요(Demand)
  ① 소비자들이 특정 가격 수준에서 구입하고자 하는 보건의료서비스의 양(실제 구입한 양은 아님)을 말한다.
  ② 표출된 필요 또는 가상된 수요를 의미한다.

(3) 의료 이용(Utilization) : 실제적으로 의료를 이용하는 것을 의미한다.

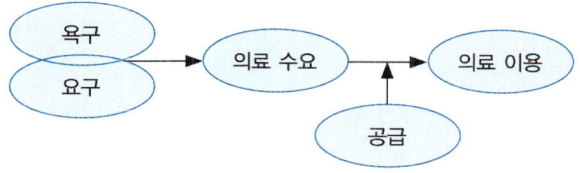

(4) 미충족 의료
  ① 인지된 필요성은 느끼나 접근도 혹은 소득 등의 이유로 진료를 못 받는 경우
  ② 주요 요소 : 경제성과 지리적 제한

> **CHECK POINT** 의료 이용의 장벽
>
> 1. 경제적 장벽 : 의료비의 경제적 부담으로 의료 이용의 가장 큰 영향요인이 된다.
> 2. 시간적 장벽 : 의료기관에 가는 시간, 대기 시간, 진료 시간, 공휴일 진료 시간
> 3. 거리적 장벽 : 교통 불편 등으로 거리적 접근의 불편, 농어촌 의료취약 지역에 거주하는 경우
> 4. 조직적 장벽 : 사회 체제나 의료 체제 내에서 존재, 의료기관 상호 연계 부족, 이해 부족
> 5. 심리적 또는 개인적 장벽 : 연령, 성, 사회문화적 요소(미혼여성의 산부인과 방문에 대한 선입견)

## ❷ 의료 수요의 결정 요인 17 경남

> 의료 수요 = F(유병 요인, 사회・문화・인구적 요인, 경제적 요인, 공급 요인)

(1) 유병 요인
  ① 연령
    ㉠ 의료 이용과 연령은 U자형의 관계로 나타나는데, 이러한 관계는 거의 모든 자료에서 입증되고 있다.
    ㉡ U자형 가설에 의하면 신생아기 및 유아기에는 높은 의료 이용을 보이다가 나이와 함께 이용량이 하락하여 10대 후반에서 20대 초반에 가장 낮은 이용을 나타내고, 20대 후반부터 나이와 함께 수요가 꾸준히 증가하는 경향을 보인다.

ⓒ 20대 후반과 30대 초반에 걸쳐 조그만 돌출이 있는 것은 여성의 임신과 출산으로 인해 증가된 의료 이용 때문이다.

② **성별**
  ⓐ 남자에게는 만성 기관지염, 폐기종, 천식을 포함하는 호흡기 질환이나 감염성 피부염 등이 여자보다 많다.
  ⓑ 여자에게는 빈혈증, 고혈압, 정신신경성 질환, 자궁염을 포함하는 비뇨생식기계 질환이 남자보다 많다.

### (2) 사회·문화·인구적 요인
① **결혼 유무**
  ⓐ 가정에서 자신을 따뜻하게 돌봐줄 배우자를 가진 기혼자는 입원 치료의 기회를 줄일 수 있을 것이다.
  ⓑ 결혼 상태별 사망률도 대체로 이혼의 경우가 가장 높고, 그 다음은 미혼, 사별, 배우자가 있는 경우 순으로 나타난다.
  ⓒ 혼자 살게 되면 여자보다 남자가 훨씬 더 사망률이 높다.

② **가족구성원 수**
  ⓐ 형제 수가 적을수록 영양 및 발육 상태가 양호하고 모성의 연령이 20세 이후인 경우는 연령이 적을수록 아이들의 발육이 좋게 나타나 의료 수요가 줄어든다.
  ⓑ 향후 핵가족화가 더욱 진행될수록 의료 수요는 증가할 것으로 예상된다.

③ **교육**
  ⓐ 교육 수준이 의료 수요에 미치는 영향은 단정적으로 말하기 어렵다.
  ⓑ 우선 교육 수준이 높을수록 건강에 대한 의료의 영향을 잘 알기 때문에 건강 상실을 예방하기 위해 의료서비스를 찾을 것이다.
  ⓒ 반면에, 학력이 높을수록 소득이 높다면 건강 상실에 따르는 손실이 크기 때문에 가정에서의 건강 생활에 더욱 적극적이 되어 의료 시장에서의 수요는 줄어들 것이다.
  ⓓ 이것은 교육 수준과 의료 수요 사이의 역의 관계를 보여준다. 특히, 감염병과 같은 급성병 치료에는 더욱 두드러진다.

④ **새로운 의료 영역**
  ⓐ 현대 사회의 경쟁 시스템은 정신적 스트레스와 정서 불안을 가중시키고 있으며 근무 환경의 악화로 인한 신종 직업병들은 이와 관련된 새로운 의료 분야를 출현시킨다.
  ⓑ 최근에는 점차 사라지던 감염병들조차 속속 돌아오고 있다.
  ⓒ 용모와 같은 감각적 측면을 중시하는 현대적 경향은 성형외과나 건강클리닉에 대한 수요를 증대시킨다.
  ⓓ 현대인의 무분별한 성생활로 인해 AIDS와 같은 신종 감염병의 예방과 치료 분야에 대한 의료 수요도 증가하고 있다.

⑤ **질병 양상의 변화**
  ⓐ 시대 흐름과 함께 질병의 양상도 크게 변하여 감염병의 시대를 보내고 성인병의 시대를 맞이하고 있다.

ⓛ 성인병은 그 직접적인 발생 원인이 단순하지 않고 복합적이며 발생 시기 역시 정확하게 알 수 없다. 그리고 성인병은 일단 발병하면 치료 기간이 장기적이며 치료 효과도 불확실할 뿐만 아니라 합병증의 가능성도 높다.

ⓒ 성인병의 시대에는 고가 의료장비나 첨단 의술에 대한 의료 수요가 증가하게 된다.

### (3) 경제적 요인 17 교육청

① 소득 : 대체로 소비자의 소득이 증가하면 수요도 증가하는 것으로 알려져 있다.

② 화폐 가격

ⓐ 화폐 가격이란 우리가 의료를 구입할 때 직접 지불해야 하는 비용을 의미한다.

ⓑ 의료 보험이 적용되는 항목의 경우 본인 부담률에 따라 소비자가 부담하는 가격이 달라질 수도 있다. 의료 수가가 인상된다 해도 의료보험 조합이 지불하는 비중이 커지면 소비자가 직접 지불하는 순가격은 줄어들 수도 있기 때문이다. 그러므로 의료 수가가 인상되어도 소비자가 직접 지불하는 순가격이 낮아지면 의료 수요가 증가할 수도 있다.

③ 시간 가격 : 소비자는 의료를 이용하는 데 소요되는 교통 시간이나 병원에서의 대기 시간과 같은 시간 가격까지 고려한다.

④ 대체재의 존재

ⓐ 상호 관련성이 있는 재화 간의 관계는 다음의 두 가지로 나뉜다. 17 보건복지부7급

　ⓐ 보완재(Complementary Goods) : 어떤 재화를 소비할 때 함께 소비되는 재화로써, 이러한 관련성을 가지는 재화들로는 커피와 설탕, 페니실린과 주사기, 외과의사의 의료서비스와 외과간호사의 서비스 등이 있다.

　ⓑ 대체재(Substitute Goods) : 어떤 재화의 소비가 다른 재화의 소비를 대체할 수 있는 재화로써, 어떤 두 재화가 대체재 관계에 있을 때 한 재화의 가격이 하락하면 다른 재화의 수요는 감소한다. 예를 들어, 효과가 비슷한 두 가지 감기약이 있다고 한다면, A약의 가격이 상승하면 B약의 수요는 증가할 것이다(A약의 가격이 올라갈 때 B약의 가격은 일정해야 한다는 가정 하에서).

ⓑ 보건의료분야에서는 간호사의 서비스와 간호조무사의 서비스가 대체 관계에 있다고 볼 수 있는데, 보건의료분야에도 양질의 대체재가 존재한다면 소비자의 의료 이용에 변화가 생길 수도 있을 것이다.

ⓒ 만약 보건진료원이나 가정간호사, 그리고 학교보건사업이나 산업장보건사업 등 1차 보건의료 제도가 제대로 조직되어 운영된다면 2·3차 의료에 대한 수요가 감소될 것이고 전체 의료 이용량도 줄어들 것이다.

### (4) 공급 요인

① 소비자 무지가 존재하기 때문에 의료 수요의 결정에서 공급자에 의한 유인 수요 역시 그 비중이 작지 않다.

② 의사 수나 병상 수의 증가도 의료 이용 증대에 영향을 미친다.

### (5) 지리적 요인 : 지역 특수병, 풍토병 등

(6) 의료체계적 요인
① 접근도, 진료비 지불 방법, 의료 제도 형태 등
② 사례 : 1989년 전 국민 의료보험 도입 이후 의료 이용이 급격히 증가하였다.

> **CHECK POINT**
>
> 1. 보건의료 서비스 이용의 촉발 요인(Zola) 15 서울보건연구사
>    ① 이혼이나 실직 등과 같이 대인 관계에 위기가 발생하는 경우 기존의 증상을 떠올리게 된다.
>    ② 질병으로 인하여 사회적 또는 인간적 관계에 불편이 발생하는 경우
>    ③ 타인이 병원에 가 볼 필요가 있다고 인정하거나 권유하는 경우
>    ④ 직업적·신체적 활동이 방해를 받는다고 느끼는 경우
>    ⑤ 며칠 더 기다려 보고 그래도 증상이 호전되지 않으면 진찰을 받아보겠다고 하는 경우
> 2. 예측 모형을 이용한 의료 이용 결정 요인(Anderson)
>    ① 개인속성 요소 : 성, 연령, 결혼 상태, 교통 수준 등
>    ② 서비스 획득 요소 : 의료 보장, 생활 수준, 월평균 소득, 거주지 등
>    ③ 의료욕구 요소 : 이환 여부, 주관적 건강 상태, 건강염려 태도 등
>    ④ 건강행위 요소 : 흡연, 음주, 운동, 수명, 스트레스 등

## 3 의료 수요의 탄력성

(1) 경제 이론의 기본 개념
① 수요와 공급의 법칙
  ㉠ 경제학은 만족할 줄 모르는 인간 욕망에 대해 지구상의 유한한 자원을 배분하는 방법을 탐구하는 학문이다.
  ㉡ 시장 가격은 공급량과 수요량이 같아지는 균형점(E ; Equilibrium)에서 결정된다.

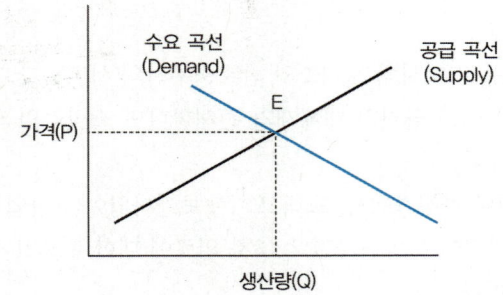

② 기회 비용
  ㉠ 재화와 용역에 대한 인간의 욕망은 무한하다. 때문에 한정된 자원을 배분하는 방식이 필요하다.
  ㉡ 따라서 생산량과 시간과 자본이 한정된 경우에 어느 일정 재화와 용역을 선택하여 생산을 증가시키는 것은 다른 부문의 일정한 비용이나 희생을 초래하게 되는데, 이러한 비용을 기회 비용이라고 한다. 즉, '그렇게 하지 않았더라면 ~할 수 있었을 텐데 ……'의 경우를 통틀어 기회 비용이라고 할 수 있다.

③ 한계 수입과 한계 비용
  ㉠ 기업은 수입을 극대화하고 비용을 극소화함으로써 총이윤을 극대화하려는 욕구를 갖는다.
  ㉡ 단 하나라도 더 판매하여 이윤을 얻을 수 있는 기회가 주어진다면, 기업은 그 상품을 생산해야 한다. 결국 추가 판매로부터 얻어지는 한계 수입(MR ; Marginal Revenue)과 생산에 들어간 한계 비용(MC ; Marginal Cost)이 같아져 한계 이윤이 0이 되는 균형점까지 생산한다.

④ 한계 효용
  ㉠ 효용은 제품이 소비자에게 주는 가치를 나타내는 용어이다.
  ㉡ 한계 효용(MU ; Marginal Utility)은 제품 한 단위를 더 가질 경우에 얻는 유용성이나 효용을 뜻한다. 그러다 일정 시점에 이르면 소비자는 완전히 만족해 한 단위 더 얻는 것에 아무런 가치도 느끼지 못하게 된다.

---

**CHECK POINT**

1. 멩거(C. Menger)의 한계효용균등의 법칙 : 재화를 소비하면서 얻는 만족감을 효용이라고 한다. 재화를 추가적으로 얻었을 때 발생하는 효용을 한계효용이라고 하는데, 마셜과 제본스 모두 한계효용은 체감한다고 보았다(한계효용체감의 법칙). 반면 멩거는 일정한 소득으로 여러 가지 재화를 소비하려는 경우, 효용이 극대화되도록 하기 위해서는 각 재화의 한계효용이 균등하게 되도록 소비를 분배하는 것이 가장 유리하다는 원칙을 주장하였다.
2. 벤담(J. Bentham)의 공리주의 원칙 : 도덕은 최대 다수의 최대 행복을 목적으로 한다.
3. 롤스(J. Rawls)의 차등의 원칙 : 모든 사람들의 생애 시작이 각기 다르므로(가난한 집에서 태어난 사람, 부잣집에서 태어난 사람) 차등을 두어야 한다.

> **롤스의 평등정의론** : 미국 철학자 존 롤스(John Rawls)
> (1) 『정의론』에서 롤스는 정의의 개념을 한 사회제도 안에서 모든 개인이 완전하게 평등할 수는 없다는 사실에 기초하여 사용하고 있다. 따라서 그의 정의론은 사회 구성원 간의 이익의 충돌과 갈등을 제도적 원리를 통해 해결하는 절차를 확립하는 것이다. 이러한 과제를 해결하기 위해 롤스는 근대의 사회계약론을 새롭게 변형한다.
> (2) 모든 사람은 자유에 대한 동등한 권리를 갖는다는 자유 우선성의 원칙과 최소 수혜자에게 최대한의 이익을 보장하고 불평등의 원인이 모든 사람에게 균등하게 열려 있어야 한다는 차등의 원칙을 주장한다. 이것이 롤스 정의론의 핵심이 되는 정의의 두 원칙이다. 이 중 자유의 원칙은 차등의 원칙에 우선하고 차등의 원칙 중 균등의 원칙은 수혜의 원칙에 우선한다. 이러한 원초적 상태에서의 계약은 공정성과 중립성을 확보할 수 있기 때문에 여기서의 계약을 공정으로서의 정의라고 말할 수 있게 된다.
> (3) 롤스는 최대 다수의 최대 행복이라는 공리주의의 원리는 정의의 문제를 해결할 수 없고 노예와 같은 소수 집단이나 개인의 희생에 대해서도 실질적인 대안을 줄 수 없기 때문에 사회의 안정성을 지키기에 적합하지 않다고 생각했다. 그래서 그는 칸트의 의무론적 윤리이론을 받아들여 자유주의 안에서 정의의 실현 가능성을 확인하고자 했다.
> (4) 정의의 원칙
>   ① 제1의 정의 : 자유와 평등보장
>   ② 제2의 정의 : 기회균등의 원리, 차등의 원리
>   ③ 우선순위 : 자유평등 > 기회균등 > 차등
>   ④ 정책 : Maxmin(최소극대화) 사회적으로 가장 어려운 자에게 가장 많은 혜택이 주어져야 한다.
>   ⑤ 정당한 불평등을 인정
>   ⑥ 결과를 중시하는 목적론적 윤리설보다는 동기·과정을 중시하는 의무론적 윤리설을 중시

(2) **수요의 가격 탄력성** 17 보건복지부7급
① 탄력성의 개념
㉠ 일반적으로 가격이 낮아지면 수요가 증가하고, 반대로 가격이 높아지면 수요는 감소할 것이다. 이와 같이 가격 변화에 대한 구매자의 이러한 반응 또는 민감도를 탄력성(Elasticity)이라고 부른다.
㉡ 소비자들이 가격 변화에 매우 민감할 때 그들의 수요를 탄력적이라고 하며, 반대로 소비자들이 가격 변화에 민감하지 않을 때 비탄력적이라고 표현한다.
㉢ 의료서비스나 담배와 같은 필수품은 일반적으로 가격 비탄력적인 품목에 해당한다. 예를 들어, 맹장염에 걸린 환자는 의사가 원하는 대로 돈을 지불하며, 니코틴 중독자도 마찬가지로 담배가격 인상을 받아들인다.
② 수요의 가격 탄력성 19 서울 / 15 보건복지부특채7급
㉠ 수요의 가격 탄력성은 가격 변화에 대한 수요량 변화의 반응 정도를 나타내는 수치이다.
㉡ 수요의 가격 탄력도 = 수요량의 변화율 / 가격의 변화율
$= (\triangle Q/Q \,/\, \triangle P/P)$
㉢ 예를 들어, A라는 보건소에서 지금까지 한 건에 3,000원 하던 간염검사 가격을 한 건당 3,250원으로 인상하자 검사 건수가 1,200건이었던 것이 1,150건으로 감소했다면,
이때 수요의 가격 탄력성은
탄력성(Elasticity) = $\triangle Q/Q \,/\, \triangle P/P$ = (50 ÷ 1,200 / 250 ÷ 3,000) = 0.5로서 가격의 변화율에 비해 수요량의 변화율이 1보다 낮아 비탄력적이라고 볼 수 있다.
③ 탄력성에 대한 해석
㉠ 탄력성 = 0 : 가격이 변화할 때 수요량은 전혀 변화하지 않는 경우(완전비탄력적)
㉡ 0 < 탄력성 < 1 : 수요량의 변화율이 가격 변화율보다 작은 경우(비탄력적)
㉢ 탄력성 = 1 : 수요량의 변화율이 가격 변화율과 동일한 경우(단위 탄력적)
㉣ 1 < 탄력성 < ∞ : 수요량의 변화율이 가격 변화율보다 큰 경우(탄력적)
㉤ 탄력성 = ∞ : 가격이 어느 수준에 있다면 소비자들이 얼마든지 구매할 용의가 있는 경우(완전 탄력적)
④ 수요의 가격 탄력성과 소비자의 총지출과의 관계
㉠ 수요의 가격 탄력성 < 1 : 수요량의 변화율이 가격 변화율보다 작은 경우(비탄력적)
ⓐ 가격 하락 시 : 총지출액 감소
ⓑ 가격 상승 시 : 총지출액 증가
㉡ 수요의 가격 탄력성 = 1 : 수요량의 변화율이 가격 변화율과 동일한 경우(단위 탄력적)
ⓐ 가격 하락 시 : 총지출액 불변
ⓑ 가격 상승 시 : 총지출액 불변
㉢ 수요의 가격 탄력성 > 1 : 수요량의 변화율이 가격 변화율보다 큰 경우(탄력적)
ⓐ 가격 하락 시 : 총지출액 증가
ⓑ 가격 상승 시 : 총지출액 감소

> **CHECK POINT 탄력성**
>
> 1. 수요의 가격탄력성 : 어떤 재화의 가격이 변할 때 그 재화의 수요량이 얼마나 변하는지를 나타내는 지표다. 수요량 변화율을 가격 변화율로 나눈 수치로, 대체재가 많을수록 가격탄력성은 커진다.
> 2. 수요의 소득탄력성 : 재화의 상대가격을 일정하다고 보고 실질국민소득의 변화에 따른 수요량, 기타 고용량, 수입량 등의 변화관계를 탄력성 계수로 나타낸 것으로, 수요량의 변화율을 실질국민소득의 변화율로 나눈 것이다. 일반적으로 쌀과 같은 생활필수품의 경우 실질소득이 변화하더라도 수요는 크게 변하지 않으나 사치품의 경우에는 실질소득이 변화하면 그에 따라 수요가 크게 변동한다. 즉, 생활필수품의 소득탄력성은 적으며, 반대로 사치품의 경우는 소득탄력성이 크다.
> 3. 교차 탄력성 : 어떤 상품의 가격이 변화하는 데 대한 다른 상품의 수요량의 반응을 나타내는 지표로, 0보다 크면 대체재, 0보다 작으면 보완재에 속한다.
>    $j$ 재화의 가격 변화에 따른 $i$ 재화의 수요량 변화를 나타내는 교차탄력성은 다음과 같이 주어진다.
>
> $$\epsilon Q_i P_j = \frac{\frac{\Delta Q_i}{Q_i} \times 100}{\frac{\Delta P_j}{P_j} \times 100}$$

### (3) 수요의 가격 탄력성과 보건의료제도

① 병원 서비스 및 의사 서비스는 일반적으로 가격 비탄력적이지만 모든 가격대에서 동일하지는 않다. 돈이 많은 사람이라면 보건의료 가격에 비탄력적이기 때문에 가격에 관계없이 구매할 가능성이 높다. 그러나 저소득계층의 경우 높은 본인부담 가격에 대해서는 의료서비스의 수요 탄력성이 높게 된다.

㉠ 우리나라의 경우 본인 부담률은 병원 외래의 경우 43.1% 수준이며, 입원의 경우도 45.1%에 이르러 OECD 국가들 중에서 상위 수준에 속한다.

㉡ 병원 서비스 및 의사 서비스는 일반적으로 가격 비탄력적이기 때문에 건강보험 제도의 개선으로 본인 부담률이 감소될 경우에 의료서비스의 수요는 다소 증가할 것이나 비탄력적 수요로 인하여 그 폭은 크지 않을 것이라고 유추해 볼 수 있다. 즉, 정부가 가격 하락이나 본인 부담률 하락 등의 건강보험제도 개선을 통해 소비자의 의료 이용을 제고하고자 한다면 그 정책의 효과는 크게 기대하기 어려울 것이다.

㉢ 그러나 의료제도의 목표 중 하나가 소외 계층의 건강 보호라면 낮은 본인 부담률이 올바른 선택이 될 것이다. 왜냐하면 소득 계층별로 볼 때 저소득 계층은 의료서비스의 수요 탄력성이 크기 때문에 본인 부담률 하락으로 인한 가격 하락은 상대적으로 그들의 의료서비스 이용을 증대시켜 건강 증진의 효과가 클 것이기 때문이다.

② 보건의료수요 추계의 한계

㉠ 시장에서 통용되는 의료 가격이 수요와 공급의 법칙에 의해 결정된 가격이라기보다 정부나 보험 당국에 의해 통제되는 최고가이므로 의료 이용량을 이용하여 의료 수요를 추계한다는 것은 현실적으로 불가능하다.

㉡ 실제로 수요 곡선이 존재한다고 하더라도 보건의료 수요는 소비자 무지에 의하여 수요량 자체가 공급자인 의료인에 의해 영향을 받기 때문에(유인수요 존재) 측정된 수요 곡선이 올바른 수요 곡선인지 확신할 수 없다.

ⓒ 의료를 필요로 하는 상황이 덜 위급할수록 대체재의 존재 또는 그것이 지니는 의미가 커지고 수요 곡선의 탄력성도 커지는 보건의료의 특성이 있다. 예를 들어, 심장마비나 큰 교통사고의 경우는 의료를 대신할 대체재는 존재할 수 없어 의료 수요에 대한 가격 탄력성이 완전비탄력적이게 되지만, 정기적인 치아 검진이나 성형 수술과 같은 경우는 상황에 대처할 수 있는 시간적 여유도 있고 여러 대체 방안들이 존재할 수 있어 의료 수요에 대한 가격 탄력성이 탄력적일 수 있다.

ⓔ 의료나 교육 등과 같은 사회적 재화의 경우에는 각 개인 수준에서의 수요 외에도 외부로부터의 수요가 존재한다. 외부 수요의 예로는 자선 단체에서 운영하는 비영리병원, 국가에서 실시하는 의료보호 사업, 심장병 수술을 위한 기금 등이 있다.

## 4 보건의료시장의 경쟁 구조

경제학적 관점에서 시장을 정의하면 '수요와 공급이 계속적으로 나타나서 상품의 가격이 형성되고 상품의 매매가 규칙적으로 일어나는 기구'라고 표현할 수 있으며, 일반적으로 시장에서는 경쟁이 치열할수록 시장가격은 수요와 공급의 변화에 더 민감하게 반응한다.

### (1) 경쟁적 시장구조의 기본 개념 이해

① 순수 경쟁(Pure Competition)
  ㉠ 순수 경쟁 상태에서는 유사한 대체재를 공급하는 수많은 경쟁자가 존재하며, 판매 활동이 가격에 아무런 영향을 주지 못한다.
  ㉡ 수많은 수요자와 공급자들은 거래하면서 경합을 벌이고, 가격은 시장에서의 수요와 공급이라는 힘에 의해 결정된다. 금, 밀, 옥수수 등이 이러한 범주에 해당된다. 특히, 공급자들은 경매장과 유사한 시장에서 결정된 가격을 그대로 받아들이는 가격 수용자가 된다.

> **CHECK POINT** 완전시장 경쟁의 조건
> 1. 동질의 상품을 취급하는 경우, 팔 사람과 살 사람의 수가 많아 아무도 그 가격에 어떤 영향도 미칠 수 없을 것
> 2. 팔 사람, 살 사람 모두가 시장에 관하여 완전한 지식을 가지고 있을 것
> 3. 모든 생산 요소의 완전 가동성이 존재할 것
> 4. 새로운 기업이 기존 기업과 동일 비용으로 그 사업에 참가할 수 있을 것

② 순수 독점(Pure Monopoly)
  ㉠ 특정한 한 상품을 판매하는 공급자가 한 사람이라고 하면 그는 순수 독점의 지위에 있다고 할 수 있다.
  ㉡ 만일 외국의 에이즈 치료제 제약회사가 배타적인 특허를 갖고 있을 경우, 치료제를 생산하는 데 드는 비용은 얼마 안 되지만 매우 높은 수준의 가격을 마음대로 책정할 수 있을 것이다. 이럴 경우 정부 규제만이 이러한 외국 제약 회사의 횡포에 대한 유일한 억제책이 된다.
  ㉢ 독점이 유지되려면 소비자들이 대신 구매할 수 있는 비슷한 대체재가 없어야 한다.

③ 과점(Oligopoly)
  ㉠ 대체재가 거의 없는 한 상품에 대해 소수의 공급자가 있을 때 과점 상태가 성립된다.
  ㉡ 경쟁자가 소수인 상태에서 가격 경쟁이 일어나지 않는다면 시장 가격은 높게 유지될 수 있다.
  ㉢ 그러나 그들이 가격 담합을 하지 않고 가격 전쟁을 벌인다면 가격은 낮아질 수도 있다(항공회사의 경우).
④ 독점적 경쟁(Monopolistic Competition)
  ㉠ 차별화될 수 있는 제품이 많고 공급자도 많은 시장에서는 독점적 경쟁 상태가 된다.
  ㉡ 복사집들의 경우 복사하는 것은 동일하지만 서비스는 가지각색이다(친절 서비스, 가격 서비스 경쟁 등).

(2) **보건의료시장의 경쟁 구조**
  ① 의료시장의 현실
    ㉠ 초과 이윤
      ⓐ 일반적으로 경쟁시장 모형에서는 과다한 이윤이 발생할 경우 새로운 공급자가 시장에 진입하고, 이로 인해 이윤의 폭이 줄어들게 되며, 이러한 공급자의 시장 진입은 이윤이 모두 사라질 때까지 계속된다.
      ⓑ 반해, 현실의 의료시장에서는 공급자의 초과 이윤(의사의 의료기술 습득에 소요된 비용을 포함한 모든 생산 비용을 공제한 후의 순소득)이 의료서비스 공급에 따라 지속적으로 발생하며, 새로운 시장에 진입한 공급자도 마찬가지로 초과 이윤을 얻는 것으로 나타난다.
    ㉡ 공급자의 자기 통제 기전
      ⓐ 일반적으로 경쟁적 시장 모형에서는 공급을 제한하기 위해 공급자 간의 담합이 존재할 수 없다.
      ⓑ 반해, 현실의 의료시장에서는 공급자 이익단체인 의학협회가 존재하여 의사면허를 통해서 얻은 자신의 독점권을 유지하기 위해 의사 공급에 제한을 가하는 것이 보통이다. 이러한 공급자의 자기 통제 메커니즘으로 인해 현실에서의 의료 공급은 경쟁시장에서보다 훨씬 줄어들게 된다.
    ㉢ 경쟁적 행위에 대한 규제
      ⓐ 의료시장에는 소비자 무지가 존재하기 때문에 의료 수가에 대한 광고는 소비자의 무지를 줄일 수 있고, 선불 집단의료 행위를 통해 일정액을 선불한 환자는 필요한 모든 의료서비스를 약속받는 좋은 방법이 있다.
      ⓑ 그러나 현실의 의료시장에서는 의료 수가에 대한 광고 및 동료 의사의 선불 집단의료 행위 등 경쟁적 의료 행위에 직면했을 때, '의료 수가에 대한 의사의 광고는 의료서비스 시장 전체의 수가가 낮아지고 이윤이 감소할 가능성이 있다는 이유로', '선불 집단의료 행위는 행위당 수가제의 경우보다 병원 의료에 대한 수요가 감소하는 것을 이유로' 의사단체에 의해서 규제를 받는 등 비경쟁적 규제행위가 나타난다.
    ㉣ 의료 공급과 의료 수가
      ⓐ 일반적으로 경쟁시장 모형에서는 공급이 증가하면 가격이 하락해야만 한다.

ⓑ 반해, 현실의 의료시장에서는 의사 수가 많아질수록 의료 수가가 더 높아지는 현상이 나타난다. 예를 들어, 의사밀집도가 낮은 농어촌 지역과 의사 밀집도가 높은 대도시를 비교해 볼 때, 의사 수가 더 많은 대도시 지역의 의료 수가가 오히려 더 높다는 것이다.

ⓜ 소비자의 무지에 따른 의사의 독점적 공급자로서의 지위 향유
    ⓐ 소비자는 한 의사에게 치료를 받은 후에 다른 의사를 평가할 적절한 기준이 없으므로 의사를 쉽게 바꾸지 않으려고 한다.
    ⓑ 의사가 환자에게 차별적인 가격을 부과하더라도 환자는 이 사실을 모르고 다른 의사를 찾으려고도 하지 않는다.

② 유인 수요의 존재와 보건의료 정책
  ㉠ 공급자에 의한 유인 수요는 존재하며, 특히 의료비 지불보상 방법이 행위당 수가제인 제도에서 유인수요 현상이 두드러진다.
  ㉡ 따라서 의료시장에서 유인수요가 존재한다면 보건의료 정책에는 다음과 같은 시사점을 던져준다.
    ⓐ 의사 수가 늘어나면, 국민의료비를 증가시키고 의료 부문에 대한 사회적 부담을 증가시킨다. 따라서 의사 수를 늘리는 정책에는 세심한 주의가 필요하다.
    ⓑ 만일 의료공급자의 수는 계속적으로 증가하는 데 재원 조달이 행위당 수가제에만 의존한다면 의료제도는 비용상승 구조를 안게 되며, 국민의료비 급증을 피할 수 없게 된다. 그러므로 소비자의 보건의료 혜택 증진과 함께 의료비 증가를 억제할 수 있도록 인두제나 총액계약제와 같은 선불제의 한 형태가 의료비 지불보상 방법으로 정착되어야 할 것이다.
    ⓒ 의사를 비롯한 의료 공급자가 목표 소득의 개념을 갖고 수요를 유인한다면 아무리 수가가 인상되어도 과잉 진료와 같은 파행적인 의료 관행을 올바르게 개선하기는 어려울 것이다. 따라서 공급자로 하여금 파행적인 관행을 멀리 하고 바람직한 서비스를 제공하게 만드는 동기 부여가 필요하다. 결국 지불보상 제도의 선택이 관건이 된다.

③ 보건의료시장의 개선방안
  ㉠ 대부분의 선진국에서 보건의료, 특히 의사서비스 시장을 시장 기능에 일임하지 않고 어느 정도 정부가 개입하여 관리하는 이유는 보건의료의 불완전한 시장 기능을 공공 기능으로 보정하기 위해서이다.
  ㉡ 시장 기능이 정상적으로 소비자의 주권 행사를 보장할 수 없다면 정부는 시장 구조나 다른 기전을 통하여 소비자가 주권 행사를 할 수 있도록 도와주어야 한다. 이를 통해 소비자는 과잉 진료 등과 같은 부정적인 공급자 유인수요에 어느 정도 대처할 수 있다.
  ㉢ 따라서 소비자의 주권 행사에 도움을 줄 수 있는 방법은 다음과 같다.
    ⓐ 의사나 병원이 서비스의 질, 내용, 그리고 가격에 대하여 광고를 하게 하는 방법이다.
    ⓑ 정부나 보험 당국이 각종 의료기관이 제공하는 의료서비스의 질이나 가격에 관한 정보, 혹은 각종 질병의 내용, 진단 방법, 치료 방법 등에 관한 정보를 소비자에게도 제공하는 방법이다. 그 결과 소비자는 과잉 진료나 부정적인 유인수요를 일삼는 의료 제공자를 기피함으로써 이들을 시장에서 퇴출시킬 수도 있다.

ⓒ 의사인력의 지역 간 불균형 분포를 정책적으로 시정하는 방법이다. 의사인력의 대도시 편중으로 대도시 지역의 의사는 목적 소득을 얻기 위하여 수요를 창출할 동기를 많이 갖는다. 유인수요의 동기가 완전히 제거되지 않더라도 상당히 줄어들 가능성이 있다.

ⓓ 부정적인 공급자 유인수요를 줄일 수 있는 가장 확실한 방법은 의료비의 지불보상 방법을 선 보상제로 바꾸는 방법이다. 지불보상 방법을 인두제나 총액 계약제와 같은 선 보상제로 전환할 수만 있다면 소비자 무지에 의한 공급자 유인수요는 크게 문제가 되지 않는다. 다만, 선 보상제도로 지불보상 제도를 전환하는 것은 현실적으로 정치적 부담이 크기 때문에 장시간의 준비를 요한다는 것은 숙제로 남는다.

## 05 보건의료시장의 실패와 정부의 개입

### 1 보건의료시장의 특징

① 의료서비스의 공급자에게 정보가 집중되어 있는 반면에, 소비자들에게는 보건의료에 관한 정보가 충분히 제공되지 못하고 있다.
② 인간의 생명을 다루고 있는 의료서비스는 면허 제도를 통해 생산의 독점을 이루는 동시에 시장으로의 자유로운 전입을 금지하고 있다.
③ 의료서비스를 생산하는 공급자는 비영리적 동기로 참여하고 있다.
④ 외부 효과가 존재한다.
⑤ 건강에 대한 욕구는 인간의 기본권으로 소득에 관계없이 충족되어야 하기 때문에 시장가격 기구의 적용에 어려움이 있다.
⑥ 보건의료는 소비재이지만, 사람들은 보건의료를 소비하여 건강을 유지하면 소득활동을 할 수 있다는 일종의 투자적 성격도 가지고 있다.

### 2 보건의료시장의 실패와 정부 개입 17 교육청·인천·서울 / 16 울산

보건의료는 여러 가지 고유한 특성으로 인해 자유경쟁시장 원리에 적합하지 않아 시장실패의 원인이 되기 쉽다. 따라서 이 같은 보건의료시장의 실패로 인해 정부의 개입이 이루어지게 된다.

(1) 보건의료에 대한 국가 개입의 필요성
  ① 시장기능의 실패
  ② 건강의 총체적 특성 : 많은 종류의 활동이 건강과 연관되어 있으며 건강은 모든 활동의 출발점이 되기도 한다.
  ③ 다차원적 필요 : 건강 문제는 정치적, 경제적, 사회적, 물리적, 문화적, 개인적 요인에 의해 영향을 받고 있다.
  ④ 건강권의 대두
  ⑤ 의료의 공공재적 특징

### (2) 정부개입 유형
① 수요(소비)규제 정책
  ㉠ 불필요한 의료 이용이나 과잉 이용을 규제
  ㉡ 진단과 검사, 처치를 하는 데 있어서 효과적이지 않거나 상대적으로 비싼 의료장비 등의 사용을 억제하는 정책이나 진료비 중 본인에게 일부 부담시키는 정책
  ㉢ 보건의료분야의 효율성을 저해하는 것 방지
  ㉣ 보험 급여의 조건, 본인일부 부담액, 급여대상 범위, 진료 지역 등에 영향을 미쳐 수요에 개입하는 정책
② 수요촉진 정책
  ㉠ 정부가 적극적으로 국민의 삶의 질을 향상시키기 위해 최첨단의 의료장비를 광범위하게 사용하도록 권장하고 촉진하는 정책
  ㉡ CT, MRI와 같이 비싸지만 질병 치료에 필수적인 고가 의료장비를 전 국민이 활용할 수 있도록 보험 급여화 정책을 실시
  ㉢ 노인에 한해서 의치의 보험 급여화
  ㉣ 국민건강보험을 통하여 수요를 직접 촉진하는 정책
③ 공급규제 정책
  ㉠ 의료 공급자 또는 의료기기 생산자에 대해 규제
  ㉡ 의료 시설이나 장비의 과잉 투자 억제정책, 의료비 심사 정책이나 의료장비 생산 과정에 개입하는 정책
  ㉢ 대도시 의료기관의 병상 증설을 억제하는 행위
④ 공급촉진 정책
  ㉠ 소비자의 의료이용 접근도를 제고시키기 위해 공급 영역에서 촉진정책을 통하여 개입
  ㉡ 의료취약 지역에 대한 의료시설의 확충, 취약지역에 의료기관 개설 시 세금 감면, 금융지원 등의 재정정책

◆ **수요와 공급부문 동시개입형의 보건의료정책** : 사회주의 국가의 보건의료정책

### (3) 국가의 역할  17 경남·광주 / 16 부산
① 규제자
  ㉠ 의료 문제 전반에 대하여 보다 적극적으로 개입한다.
  ㉡ 보건의료서비스 가격을 통제한다.
  ㉢ 고가 의료장비의 중복 투자나 병상 과잉 공급을 규제한다.
  ㉣ 진료비 심사를 강화하는 정책을 실시한다.
② 정보 제공자
  ㉠ 정부는 보건의료에 대한 지식과 정보를 소비자에게 제공함으로써 소비자의 무지를 보완한다.
  ㉡ 병원에서 제공한 서비스의 양과 질에 대한 평가 결과를 공개한다.
  ㉢ 보건의료서비스의 공급자와 소비자 사이의 불균형적 정보에서 야기되는 문제를 정부가 해결한다.

③ 보건의료서비스 제공자
  ㉠ 정부는 경찰 병원, 보훈 병원, 공무원 전용병원 등을 건립하여 직접적인 제공자의 역할도 하고 있다.
  ㉡ 의료취약 지역에 공공 병원을 직접 건립하거나 보건 기관을 확충하여 지역주민들의 건강 문제를 해결한다.
④ 재정자원
  ㉠ 의료취약 지역에 병원 건립을 위해 금융이나 세제상의 지원 정책을 실시한다.
  ㉡ 우리나라의 경우 국민의 약 2~3% 정도가 의료급여 대상자이다.
⑤ 보건의료자원 제공자 : 무의촌에 공중 보건의를 파견하거나, 병원을 건립하거나, 고가 의료장비를 정부가 구입하여 한 지역사회에게 여러 의료기관이 공동으로 사용하도록 하는 등 정부는 의료자원 전반에 공급자의 역할을 수행하고 있다.
⑥ 보험자 : 보건의료서비스의 원활한 배분을 위해 정부는 건강보험제도를 주관하는 보험자의 역할을 수행하고 있다. 16 서울

# 06 의료비와 국민의료비

**CHECK POINT** 국민보건 계정(Korean National Health Accounts)

1. 정의 : 국민보건 계정(National Health Accounts)이란 『의료비의 재원, 기능, 공급자별 흐름을 일목요연하게 보여주는 국가 단위 의료비 지출의 종합표』로 OECD, Eurostat 및 WHO가 제시하고 있는 SHA(System of Health Accounts) 매뉴얼에 따라 작성된다.

2. "기능별, 공급자별, 재원별"의 3가지 축을 기본으로 한다.
   ① 기능별 분류 : 서비스 유형별로 지출액을 구분하는 것으로 개인 의료비(입원, 외래, 의약품)와 집합보건 의료비(예방 서비스 거버넌스, 재정 관리)로 구성된다.
   ② 공급자별 분류 : 어떤 공급자에게 의료비 지출이 되어 가는지를 구분하는 것으로 병원, 요양시설, 통원 보건의료 제공자(의원급), 보조서비스 제공자, 기타 제공자(약국), 재원제공자(사회건강보험기관, 민간건강보험관리조직 등), 국내 기타부문, 해외부문으로 구성된다.
   ③ 재원별 분류 : 어떤 재원으로부터 돈이 나오는 지를 보는 것으로 의무 가입제도, 임의 가입제도, 가계 직접부담, 해외부문으로 구성된다.

3. 작성 원칙
   ① 포괄성(Comprehensiveness) : 보건 계정은 보건의료 활동 전 분야를 포괄하는 계정 틀을 제공해야 한다.
   ② 일관성(Consistency) : 내적인 일관성 및 시계열적인 일관성 유지
   ③ 비교 가능성(Comparability) : 국내적 관찰(home-based observations)을 국제 비교가 가능한 데이터로 바꾸는 국내 통계 담당자의 작업에 도움이 되어야 한다. 이를 통해 정책 담당자들과 연구자들 사이에 의사소통이 원활하게 될 수 있다.
   ④ 양립성(Compatibility) : 국민보건 계정은 국민계정의 관련 카테고리(최종 소비, 중간 소비, 자본 형성, 급여 이전)에 분명하게 할당될 수 있어야 한다. 이는 국민소득 대비 보건 지출 비율의 계산과 국제적 호환 가능성을 위한 전제 조건이다.

⑤ **시의성・정확성(Timeliness and precision)** : '정확성'이란 필요한 최소수준의 세부 사항이 정기적으로 보고되어야 한다는 것을 의미한다. 보건 계정과 보건의료자원에 대한 통계 조사가 '시의성'이 있기 위해서는 적어도 지출 시점에서 6개월 이후에는 기초적 데이터를 얻을 수 있어야 한다.
⑥ **정책 민감성(Policy sensitivity)** : 보건 계정의 정책 민감성은 보건의료 공공 정책이 자주 변화하는 시대일수록 더욱 중요한 원칙이 된다.

4. 보건 계정은 국민 계정의 관련 카테고리(최종 소비, 중간 소비, 자본 형성, 급여 이전)에 분명하게 할당될 수 있어야 한다. 이는 국민소득 대비 보건 지출 비율의 계산과 국제적 호환 가능성을 위한 전제 조건이다.
→ **양립성(Compatibility)**

## 1 정의

(1) **의료비(개인적 비용 측면)**
① 의료비란 한 사람의 건강 상태 변화로 초래되는 모든 비용의 총합을 의미한다.
② 구분 : 직접 비용과 간접 비용으로 구분할 수 있다.
   ㉠ 직접 비용 : 의료서비스 이용에 직접적으로 지불되는 비용의 합이다.
   ㉡ 간접 비용 : 건강 상태의 변화로 인한 생산적 노동력의 상실에 따른 비용뿐만 아니라 치료 과정에 소요되는 제반 경비의 합이다.

(2) **국민의료비(전 국민적 비용 측면)** : 전 국민의 질병의 진료・치료・예방, 그리고 건강을 유지・증진시키기 위해 지출되는 총비용을 국민의료비라 한다.

> **CHECK POINT  국민의료비의 구성** 17 서울 / 16 서울(공중보건) / 12 지방직 / 10 서울
>
> 1. 국민의료비는 경상 의료비(보건의료 재화와 서비스의 최종 소비)와 보건의료의 하부 구조에 대한 자본 투자를 합한 것이라 할 수 있다. 여기에 의료 서비스 및 재화와 공중 보건 및 예방 프로그램 그리고 행정에 대한 공급 재원 및 민간 재원 지출을 포함한다. 단, 교육 훈련과 연구 및 환경 보건과 같은 보건관련 지출(Health-related expenditure)은 제외한다.
> 2. 현재의 SHA매뉴얼(보건계정 보고서)에 의하면 국민의료비는 개인 의료비, 집합보건 의료비, 자본 형성으로 구성되어 있다.
>    ① **개인 의료비** : 개인에게 직접 주어지는 서비스 내지 재화에 대한 지출을 의미하고, 흔히 병・의원 등의 의료기관이나 약국 등에서 이루어지는 서비스 내지 재화에 대한 지출로 보통의 의료비는 이러한 개인 의료비를 지칭한다.
>
>    > 개인 의료비 = 치료서비스 + 재활서비스 + 장기요양서비스(보건)
>    >              + 보조서비스(타 기능에 미포함) + 의료재화(타 기능에 미포함)
>
>    ② **집합보건 의료비** : 공중을 대상으로 하는 보건의료 관련 지출로 크게 예방 및 공중보건 사업이나 보건행정 관리비로 구분된다.
>
>    > 집합보건 의료비 = 예방서비스 + 거버넌스, 보건체계, 재정관리 + 기타 보건의료서비스
>
>    ③ **자본 형성** : 공장과 기계, 건물 등 고정자본과 원료 재고품 등을 포함한 것을 의미하며, 특히 건물 등 고정자본의 증가만을 가리켜 '고정자본 형성'이라고도 한다. 보건의료 관련 신규건물, 즉 병원이나 보건소 등의 건설 또는 증축, 대형장비의 구입 등이 해당한다.

3. 새로운 SHA매뉴얼에서는 국제 비교에 경상 의료비를 사용하기도 한다. Total Health Expenciture (총 보건지출)에는 자본 형성을 위한 지출이 포함되어 있어서 '중복' 가능성의 문제 등 국제 비교에 한계가 있다는 지적이 있어 왔기 때문이다.
   ◇ 경상 의료비는 개인 의료비와 집합보건 의료비를 합한 개념이다.

4. 우리나라 국민의료비 지출의 특성
   ① 다른 나라에 비해 아직 국민의료비 지출 규모는 크지 않다. 2018년 현재 총 규모는 144.4조 원으로 GDP에서 차지하는 비중은 8.1%이다. OECD 평균(8.8%)에 비해 낮다.
   ② 국민의료비 증가율은 단연 최고이다. 국민의료비는 매년 10%씩 내외로 증가하다가 최근 10년('08~'18년)간 연평균(실질) 증가율이 6.8%로 OECD 최고 수준의 증가율을 보이고 있다. 국민소득의 증가보다 국민의료비 지출증가율이 더 높은 것이다.
   ③ 2018년 정부·의무가입지도에 의한 지출은 59.9%를 차지한다.
      (정부·의무가입제도)
      ＝정부(중앙·지방)＋의무가입(건강보험, 산재보험, 장기요양보험, 자동차책임보험)

5. 우리나라 건강보험료의 재원체계 22 서울·지방직

| 수입 | | 지출 | |
|---|---|---|---|
| 보험료 | 80% | 보험급여 | 94% |
| 정부지원(14%) | 20% | | |
| 국민건강증진기금(6%) | | 관리운영비 | 6% |

## 2 의료비의 결정 요인

국민의료비 지출의 크기는 보건의료 이용량과 보건의료 가격 요인에 의해 결정된다.
① 보건의료 이용량 : 환자의 건강 상태, 환자의 의료이용 형태, 사회계층 분류, 의료인의 진료 형태 등에 따라 의료비의 수준이 결정된다.
② 보건의료 가격 요인(단위 가격) : 의료자원을 생산하는 데 투입된 자원의 가격에 의하여 의료비가 결정된다.
③ 의료비 = 의료 이용량 × 단위 가격 : 포괄수가제에서는 다른 방식으로 의료비가 산정된다.

## 3 국민의료비 증가 원인 17 보건복지부7급·부산·전북·인천·광주·전남의료기술직 / 15 울산·전남

**CHECK POINT** Abel-Smith의 의료비 상승 원인 7가지

1. 건강보험 적용 인구의 확대와 보험급여 내용의 확대
2. 인구구조의 변화에 의한 노인인구 비중의 증가
3. 의료인의 상대적인 높은 수준의 보수
4. 고가 의료장비 등을 사용하는 의료기술의 변화
5. 의료 인력의 과잉에 기인하는 서비스의 과다 제공
6. 병상 수의 증설이나 병원의 신규 건립에 따라 공급 측면의 한계 요인의 제거
7. 환자당 더 많은 의료 자원을 제공해도 좋을 재정적인 유인

(1) 의료수요의 증가(Demand – Pull Inflation)
① 소득의 증가 : 소득 증가에 따른 의료수요 증가는 U자형을 그리면서 변화한다. 즉, 소득이 낮은 수준에서는 의료수요가 상대적으로 높게 나타나다가, 소득이 증가함에 따라 일정 수준까지는 의료수요가 오히려 감소하고, 계속 소득이 증가하면 의료수요도 크게 증가한다. 저소득층의 의료수요가 높은 것은 건강 상태가 상대적으로 열악하기 때문이며, 일정 수준 이상으로 소득이 증가하면 건강에 관한 관심이 더욱 높아져 의료 수요가 증가한다.
② 건강보험의 확대에 따른 경제적 장벽의 제거 : 건강보험이란 예측이 불가능하고 우발적인 의료사고에 대한 경제적 준비를 위한 사회적 제도이다. 건강보험은 잠재적 수요를 현시화할 뿐만 아니라 기존의 수요를 증가시키기도 한다. 따라서 건강보험의 확대로 경제적 장벽이 제거되면 의료이용은 자연히 증가하게 되며, 심지어 의료 이용을 남용하기까지 한다.

> **CHECK POINT**
>
> 1. 도덕적 해이 현상  17 전남
>    ① 도덕적 불성실, 도덕적 모험으로 불린다.
>    ② 수요자의 도덕적 해이 현상 : 예를 들어, 의료보험 적용대상자가 필요 이상으로 의사 방문 횟수를 늘리거나 비싼 서비스를 요구할 수 있으며, 건강증진을 위한 노력을 게을리하는 행태
>    ③ 공급자의 도덕적 해이 현상 : 감기로 며칠간 매우 아픈 사람이 의사를 찾았을 때, 의사가 뇌출혈이나 뇌암이 의심된다며 고가의 의료 검사를 권유하는 경우
>    ④ 억제 방안  17 경기
>       ㉠ 의료 공급자 : 적정성 평가 강화, 의료이용도 조사(UR), 동료 심사위원회(PRO), 의료수준 검토기구(PSRO), 질 보장(QA), 임상진료 지침, 의료윤리 강화
>       ㉡ 의료 이용자 : 본인일부 부담금 강화, 공공 의료 강화
> 2. 역 선택
>    ① 나쁜 선택, 잘못된 선택을 의미한다.
>    ② 보험자 측에서 위험 발생도가 낮은 사람만 선택적으로 가입시키는 현상으로, 이는 거래 당사자들 사이에 정보 수준의 차이가 있는 경우 발생하게 된다.
>    ③ 억제 방안 : 강제 집행 또는 정보 정책 등의 정부 역할 강화

③ 인구구조의 변화 : 의료비 증가를 가속화시키고 있는 인구학적 요인은 절대 인구의 증가와 인구의 노령화를 들 수 있다. 절대 인구가 많아질수록, 그리고 65세 이상의 노인 인구비율이 높아질수록 의료비 증가는 계속된다. 특히, 노인 인구의 증가는 만성 퇴행성질환 및 노인성질환의 증가와 매우 밀접하게 관련되어 의료비 증가에 직접적인 영향을 주고 있다. 노인 인구의 건당 진료비와 평균 재원일수, 고액 진료비 등은 의료비 증가에 기여하는 요인들이다. 즉, 인구고령화는 경제활동인구의 감소와 의료비의 급증을 초래하여 향후 보험제도 운영에 있어서 수입감소와 지출 증가 요인이 되기 때문에 건강보험의 재정 부담이 가중될 것으로 전망된다. 또한 인구고령화의 진전은 의료소비 행태에 질적인 변화를 초래하여 의료서비스의 구매 형태가 단기·치료 중심에서 장기·요양 및 재활 중심으로 변화되는 요인이 될 것이다.
④ 사회 간접시설의 확충 : 교통과 통신의 발달은 소비자의 의료에 대한 접근을 용이하게 해주고 있다. 의료 이용에 필요한 시간 비용을 많이 절약하도록 해주기 때문에 보건의료서비스를 더 많이 이용하게 되어 의료비를 증가시키는 한 요인으로 작용하고 있다.

## (2) 의료 생산비용의 증가(Cost – Push Inflation)

① 임금의 상승 : 보건의료서비스는 노동집약적 성격이 강해 아무리 자동화가 된다고 하더라도 근본적인 서비스는 인력에 의존할 수밖에 없다. 따라서 의료산업에서 인건비가 차지하는 비중이 매우 크다. 한편 의료산업에서 인력의 생산성은 그리 높지 않은 반면에, 임금은 생산성의 증가보다 높은 수준으로 증가되고 있다.

② 보건의료서비스 생산에 투입되는 요소 가격의 상승 : 보건의료서비스는 가격 탄력성이 비탄력적이기 때문에 재료비, 금융 비용 등의 보건의료서비스 요소 가격의 인상에 정부나 의료기관, 개인은 감수할 수밖에 없다. 요소 가격의 상승을 흡수하기 위한 방법으로는 의료기관의 경영 합리화나 정부의 통제 방법이 있다.

## (3) 의학기술의 발전

① 의료는 인간의 생명과 직결되기 때문에 비용 절약적인 성격을 거의 가지고 있지 않은 고도의 기술이나 고급 의료장비 등이 많다. 따라서 투입되는 시설이나 장비, 재료비 등의 상승은 의료의 생산 비용을 증가시키고 결국 의료 가격의 인상을 초래한다.

② 의학 기술의 발전으로 고가 의료장비의 사용과 새로운 진단, 치료 기술의 개발과 이용 등이 당연시되고 있고, 의료의 특성상 이러한 장비와 기술을 사용하는 데 소비자와 공급자는 쉽게 동의하는 경향이 있다. 따라서 의학 기술의 발전 및 의료 시장 개방 등은 국민의 의료 서비스에 대한 기대 수준을 높여 양질의 다양한 의료수요를 확대시킬 것이다.

## 4 국민의료비 억제방안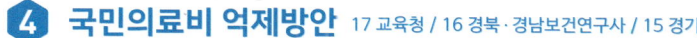

**CHECK POINT   Reinhardt의 의료비 억제를 위한 정책 대안 7가지**

1. 환자의 수진 행태와 의사의 진료 행태에 대한 직접 통제로 보건의료서비스의 이용 억제
2. 재정적 자극에 대한 간접 통제  예 본인일부 부담제, 보건의료 관련 상품의 경쟁 유통을 통한 비용 억제
3. 의료인의 자격 제한에 의한 간접 통제  예 진료의 경제성 또는 진료판정 기준에 의한 비용 억제
4. 보건의료서비스 가격에 대한 직접 통제  예 협정 수가 또는 일당 입원 시설료의 억제
5. 특정 의료인의 총소득에 대한 통제
6. 의료 투입가격의 직접 통제를 통한 의료 생산가격의 간접 통제
    예 보건의료 종사자의 보수, 약품 의료용품, 의료장비 등의 가격 통제
7. 보건의료 생산조직에 대한 직접 통제를 통한 의료 생산가격의 간접 통제
    예 시설 대비 인력 배치의 통제 또는 자본지출비 억제

## (1) 소비자의 진료비 부담 정책 – 본인일부 부담제도

① 본인일부 부담제도 도입의 필요성
  ㉠ 건강보험의 도입으로 소비자는 자신들이 의료비의 전액을 직접 지불하지 않기 때문에 의료비 지불에 대한 부담감이 감소하여 의료 이용이 증가하게 된다.
  ㉡ 공급자 측에서도 환자들의 지불 능력을 고려할 필요가 없거나 감소하기 때문에 같은 질병에 대해서도 예전에 비해 더 많은 의료 자원을 투입하게 되는 과다 서비스를 제공하게 된다.

ⓒ 특히, 소비자는 전액 진료비를 지불하지 않고 일부분만 지불하기 때문에 비용절감 의식이 약할 수밖에 없다. 따라서 이러한 도덕적 위해(Moral Hazard)에 의해 의료비가 상승하는 것을 막기 위해 소비자 본인들로 하여금 진료비의 일부분을 부담하게 하는 정책이 도입되기도 한다.
　② **본인일부 부담제도의 순기능** : 본인일부 부담제도는 의료 수요의 증가에 대한 억제책으로, 의료의 과용 또는 남용을 방지함으로써 보험 재정의 안정을 도모할 수 있는 자동 조절 기능을 가지고 있다.
　③ **본인일부 부담제도의 역기능** : 본인일부 부담제도는 불필요한 의료서비스 이용을 감소시켜 의료자원 이용의 효율성을 증가시킬 수 있으나 다음과 같은 부정적인 영향을 미치기도 한다.
　　　㉠ 위험이 큰 질병은 가격 비탄력적이므로 본인 부담의 효과가 미흡할 것이며, 특히 저소득층에 대한 의료 접근의 기회를 제약하게 된다.
　　　ⓒ 본인 부담의 과잉 수요 억제 효과는 단기적인 것에 그칠 가능성이 크다.
　　　ⓒ 본인 부담은 소득 계층에 따라 부담이 역진적이므로 의료 접근 기회의 형평성에 문제를 야기한다. → 소득의 역전이 현상 `16 보건복지부7급`
　　　㉣ 질병의 조기 진단 및 치료를 주저하게 되어 장기적으로 치료비를 증가시키고, 국민건강 증진에 부정적인 효과를 초래할 가능성이 크다.
　④ **본인일부 부담제도 역기능의 보완**
　　　㉠ 저소득층에게 본인일부 부담금 중 일부를 상환해 주는 방법
　　　ⓒ 저소득층에게 본인일부 부담률을 차등 적용시키는 방법

## (2) 공급자의 진료비 절감 유도정책

　① **HMO(Health Maintenance Organization)**
　　　㉠ 자발적인 가입, 포괄적 보건의료서비스 제공 등을 특징으로 하는 제도로 주로 미국에서 운영되고 있다.
　　　ⓒ HMO는 진료 시설과 인력을 보유한 조직에 지역 주민이 일정 금액을 지불하고 자발적으로 가입하면 그 조직이 일정 기간 가입자에게 포괄적인 보건의료서비스를 제공하고 가입자의 건강을 책임지는 제도이다.
　② **DRG(Diagnosis Related Group)**
　　　㉠ DRG는 예일대학에서 1970년대 후반에 개발, 발전되어 1983년부터 미국 연방정부가 지급하는 보험 진료비의 지불 방법으로 사용되고 있는 방법이다.
　　　ⓒ 입원 환자의 종류를 질병의 종류 및 입원 기간 동안의 의료 자원 사용에 있어서의 유사성을 중심으로 DRG(진단명 기준 환자군)로 분류하고, 이들 각 DRG에 대한 포괄 수가를 정하게 하여, 그 병원이 진료한 연간 DRG의 종류 및 수량에 따라 보험 진료비를 총량적으로 지급하게 하는 제도이다.
　③ **PSRO(Professional Standard Review Organization)**
　　　㉠ PSRO는 전문적으로 체계화된 입원진료 지침과 치료 지침을 권장하고 필요 없는 보건의료 서비스를 지적함으로써 진료비의 문제와 양질의 의료 보장을 동시에 해결하고자 한다.
　　　ⓒ 의료비의 문제를 전문가인 공급자의 자율적인 통제기구에 맡김으로써 의료비에 대한 인식을 스스로 갖도록 한다.

ⓒ 계약한 의사가 중심이 되어 의료비의 질적 관리와 의료 이용의 필요성 여부, 진료의 적정성, 과잉 치료 여부와 진료비의 적정성 여부를 판단한다.

## (3) 국가의 제도적 통제 정책

① 필요 증명서 : 새로운 병상을 증설하려고 할 때 해당 지역 내에서 의료서비스에 대한 필요가 있다고 증명되는 경우에만 병상 수의 증가를 허용하는 방법
② 병원의 폐쇄 또는 전용 : 병원 시설이 지나치게 많다고 인정될 때 초과 병원시설을 폐쇄시키거나 다른 의료서비스를 제공하는 시설로 전환시키는 방법
③ 고가 의료장비에 대한 규제
④ 이용도 검사 : 병원 의료비를 보상해 주는 지불자가 병원이 제공한 의료서비스에 대하여 사후적인 검토를 하는 것
⑤ 대체 의료기관의 개발
⑥ 의사 수에 대한 규제
⑦ 대체 의료인력의 개발
⑧ 의료서비스의 가격 통제
⑨ 약품가격 및 약품의 이윤율에 대한 규제 : 신제품 개발에 따른 특허 및 상표 획득을 통하여 독점적 지위를 얻게 된 제약회사들은 약품의 이윤폭을 높이고 약품의 가격을 매우 비싸게 책정함으로써 의료 부문에 대한 국민의 지출을 증가시키는 경향이 있다.
⑩ 의료서비스 공급자에 대한 정보 제공

**CHECK POINT** | **국민의료비 억제 방안** 25 지방직 / 17 부산·울산·강원·충북·경기 / 14 충북

| 구분 | | 내용 |
|---|---|---|
| 단기적 방안 | 수요 측 억제방안 | • 본인부담률 인상<br>• 보험급여 범위 확대를 억제하여 의료에 대한 과잉 수요를 줄임 |
| | 공급 측 억제방안 | • 의료 수가 상승을 억제<br>• 고가 의료기술의 도입 및 사용을 억제하여 도입된 장비의 공동사용 방안 등을 강구하면서 의료비 증가 폭을 줄임<br>• 행정 절차의 효율적 관리 운영으로 의료비 상승 억제<br>• 보험 급여의 질적 적절성 평가(의료이용도 조사, 질 평가 등) |
| 장기적 방안 | 지불보상제도의 개편 | 사전 결제방식의 형태로 개편 |
| | 보건의료전달체계의 확립 | 공공 부문 의료서비스의 확대 및 의료의 사회화, 공공성의 확대 |
| | 의료대체 서비스 및 인력 개발 및 활용 | 다양한 보건의료 전문가의 양성으로 효율적인 인력 관리 |

# 07 병원의 경제론적 형태론

## 1 병원행태 이론의 개념

병원이 병원 자체의 이윤 추구와 공공의 이익을 위하여 어떠한 행태를 취하느냐 하는 것은 병원 개체로 보나 국가적 차원에서 보나 중요한 의의를 가지고 있으며, 병원행태 이론은 이러한 의미의 병원 이윤 추구와 관련된 것들을 다루는 것이다.

## 2 병원행태 모형의 분류

(1) 이윤극대화 모형
　① 영리추구 병원은 이윤이 극대화되도록 설비에 대한 투자를 하고 가격을 책정할 것이며 생산량을 정한다.
　　㉠ 이들 각 병원들은 생산하는 보건의료서비스의 질이 서로 다르고 각 병원마다 어느 정도 전문화가 되어 있기 때문에 각자가 독점력을 갖고 있다.
　　㉡ 따라서 각 병원은 한계 수익(MR)이 한계 비용(MC)보다 더 큰 서비스를 제공하여 이익을 극대화하기를 기대하고 있다. 또한 각 병원은 한계 수익과 한계 비용이 일치하는 점, 즉 한계 이윤이 0이 될 때까지 진료서비스를 제공하게 된다.
　② 예측되는 결과
　　㉠ 의료보험의 확대 실시 등으로 수요가 증가하거나 혹은 수요의 가격탄력성이 하락할 때, 이윤 극대화 병원은 가격을 상승시키게 된다.
　　㉡ 재료비의 상승이나 고용 의사·간호사 등 의료 인력의 임금 수준이 상승하면, 이윤 극대화 병원은 높은 가격을 책정하고 진료의 양을 오히려 감소시킴으로써 이윤을 극대화하게 된다.
　　㉢ 이윤 극대화 병원은 생산 요소의 최적 결합을 통하여 비용 극소화를 시도한다. 이윤 증대를 위한 시설에의 투자를 증가시키고, 비효율적인 생산 활동이나 비효율적인 경영 요소를 제거시킨다.
　③ 우리나라의 경우
　　㉠ 우리나라의 병원은 이윤을 추구하기는 하나, 의료서비스의 가격이 행정 당국에 의해 규제되기 때문에 이윤 극대화를 완전히 추구한다고 보기는 어렵다.
　　㉡ 그러나 고가 의료장비는 이윤 극대화 모형의 적용이 가능하다.

(2) Newhouse 비영리 모형(양 – 질 균형 모형)
　① 의미 : 비영리 병원은 진료 서비스의 양과 질을 동시에 추구한다. 즉, 재정이 허용하는 범위 내에서는 좋은 질의 서비스를 가능한 한 많이 제공하고자 한다. 그러나 한정된 재정 하에서는 질을 높이려면 양을 줄여야 하고, 양을 많게 하려면 질의 수준을 낮추어야 한다. 따라서 병원운영 책임자는 이의 균형점을 찾아야 한다는 주장이 Newhouse 비영리 모형 이론이다.
　② 예를 들어, 의료보험의 확대 실시나 국민소득의 증가로 소비자의 기호가 의료서비스의 양보다는 질을 강조하는 쪽으로 변한다면, 병원 운영자는 진료의 질을 높이고 그 대신 진료량을 줄이는 방향으로 운영할 것이다.

### (3) 수입극대화 모형(효용극대화 모형)

① 의미
  ㉠ 이윤보다는 수입의 극대화를 통하여 시장 점유율을 높이고, 고정방문 환자가 많게 하는 등 병원의 특성 및 존재를 알려 장기적으로 병원 규모의 확대를 꾀하는 이론 모형이다.
  ㉡ 이 모형은 이윤을 전혀 고려하지 않는 것이 아니고, 최소 이윤의 제약조건 아래 수입 극대화를 추구한다는 모형이다.

② 보다 많은 환자의 유치를 중요한 병원 경영 목표로 하는 것이 수입극대화 모형의 실례이다. 이는 보건의료서비스 생산에는 고정 비용의 비중이 높고, 한계 수입이 한계 비용을 초과하며, 통제 가격이 시행되기 때문이다.

③ 전제
  ㉠ 환자 유치 및 생산 요소에 대한 투자 결정에 있어, 병원들은 서로 독립적으로 행동하기보다는 상호 의존적인 관계에 있다.
  ㉡ 통제 가격(진료비) 하에서 병원의 수입 극대화는 곧 판매량 극대화를 의미한다.
  ㉢ 단기적으로는 수입 극대화를 꾀하면서 시설, 장비 및 인력에 대한 투자를 통하여 병원 규모의 확장을 꾀하고, 장기적으로는 이윤의 극대화를 추구한다고 볼 수 있다.

### (4) 격차극소화 모형  15 서울

① 의미 : 격차극소화 모형은 새로운 장비나 기술에 대한 투자 결정에 있어서, 해당 의료 장비나 의료기술이 가져다 줄 이윤에 대한 전망보다는 새로운 고객의 확보, 병원의 명성, 고급 기술을 이용한다는 자부심 등을 더 중요하게 고려한다는 현실을 설명한다.

② 특성 : 시설 투자 등 제반 사항에 대한 의사결정을 할 때, 비슷한 수준의 다른 병원들의 행태를 염두에 두는 상호 의존성을 강조하는 것이 특징이다.

③ 예측되는 결과
  ㉠ 고급 장비나 시설, 고급 인력의 투입은 서비스의 질의 향상을 가져오게 하나, 의료서비스의 비인간화, 즉 기술이 인술을 대체하는 현상을 야기할 수 있다.
  ㉡ 장비나 시설에 필요 이상의 투자가 이루어질 수 있다. 그 결과 고급 생산 요소에 대한 투자 회수율을 높이고자 이들에 대한 이용을 늘리게 되어 가벼운 질병을 전문의가 보거나 고가 의료 장비의 사용률을 높인다.
  ㉢ 전시성이 강한 장비나 시설로 대체된다.
  ㉣ 새로운 의료 기술이나 의료 장비의 도입이 보통 대형 병원이나 대학 병원에서 먼저 이루어지므로 대규모 대학 병원이 다른 종류의 병원보다 여러 측면에서 우위를 갖는다.

# 08 보건사업의 경제성 평가

## 1 개념

어떤 보건사업에 투입된 비용과 그 결과로 나오는 산출물(국민 건강)을 비교 검토함으로써 경제적 효율성을 판단하는 것을 말한다.

## 2 경제성 평가방법

(1) **최소비용 분석**
  ① 정의 : 어떤 보건의료사업이나 치료의 비용을 측정하여 가장 비용이 적게 드는 대안을 찾는 방법을 말한다. 각 사업을 수행한 후의 결과 수준은 동일한 것으로 가정하고 있다.
  ② 방법 : 보건의료사업 시행에 소요되는 제반 비용을 추계한 후 최소의 비용이 소요되는 대안을 선택한다.
  ③ 실례 : 맹장염 수술, 내시경같이 다소 시간이 소요되는 진료와 간이수술 진료소에서 입원 없이 치료를 받을 경우 최소비용 분석을 통하여 보다 더 경제적인 방법을 선택할 수 있다.

(2) **비용-효과 분석(CEA ; Cost Effect Analysis)**
  ① 정의 : 평가의 기준으로, 단지 하나의 지배적인 목표에 의해 그 자체를 한정함으로써 의사결정상황을 단순화한 것이다. 즉, 주어진 목적 달성을 위한 여러 가지 서로 다른 방법을 비교하여 그중 가장 효과가 큰 방법을 찾아내도록 한다.
  ② 방법 : 비용 1단위당 최대의 효과를 갖는 대안을 선택한다.
  ③ 장점 : CBA가 가지고 있는 가장 큰 문제인 편익의 화폐화가 요구되지 않는 이점 때문에 CEA는 실제 분석에서 CBA보다 더 자주 이용된다.
  ④ 단점
    ㉠ CEA의 결과는 어떤 목표를 달성하는 데 가장 적은 비용이 드는 방법을 제시할 뿐이다.
    ㉡ 어떤 사업의 시행이 둘 이상의 산출을 내는 경우에는 CEA 기법을 사용하기 어렵다.
    ㉢ 산출이 미래에 상당한 기간 계속 발생하는 경우 적용이 어렵다.

(3) **비용-편익 분석(CBA ; Cost Benefit Analysis)**
  ① 정의 : 비용-편익 분석이란 서로 대안이 될 수 있는 여러 계획 중에서 가장 타당성이 있는 방법을 판단하는 데 이용하는 방법이다. 즉, 계획에 대한 비용과 편익을 각각 측정하여 사회적·경제적 관점(Socioeconomic View Point)에서 가장 많은 순편익이 되는 방안을 찾아내는 분석기법이다.
  ② 비용-편익 분석에 의한 대안의 타당성 평가에서는
    ㉠ 비용편익비(B/C ratio)는 적어도 1 이상이어야 하고,
    ㉡ 순 현재가치(NPV)는 적어도 0 이상,
    ㉢ 내부 수익률(IRR)은 정해놓은 최저한계선(대부분 은행 금리) 이상,
    ㉣ 자본회수 기간(회임 기간)은 짧을수록 좋다.

③ 문제점
  ㉠ CBA의 이론적 토대가 약하다.
  ㉡ CBA이론 적용 시 방법론 상의 문제점이 있다.
  ㉢ 사업평가 시 정확한 통계 지표 사용이 어렵다.

**CHECK POINT** 소득 분배와 불평등 지수

1. 로렌츠 곡선
   ① 한 사회의 구성원을 소득이 가장 낮은 사람들로부터 가장 높은 사람까지 순서대로 배열할 때, 하위 일정 비율에 해당하는 사람이 차지하는 소득이 사회 전체 소득에서 차지하는 비율을 나타내는 점들을 모아 놓은 선
   ② 완전균등 분배일 때 : 대각선이 로렌츠 곡선
   ③ 완전불균등 분배일 때 : 수평축과 수직축이 로렌츠 곡선
      즉, 로렌츠 곡선의 곡률이 클수록 불평등을 의미

2. 지니 지수
   ① 경제적 불평등도를 측정하는 지수로 로렌츠 곡선에서 도출함
   ② 지니 지수가 0일 때는 모든 사람이 소득이 동일함을 의미하고 1일 때는 한 사람만이 소득이 있음을 의미한다. G = 0 (완전 평등), G = 1 (완전 불평등)

3. 십분위 분배율
   ① D = 2 (완전 평등), D = 0 (완전 불평등)
   ② 계산이 편리하고 해석이 용이하여 많이 사용하고 있다.

4. 엣킨슨 지수
   ① A = 0 (완전 균등분배), A = 1 (완전 불균등분배)
   ② 불평등에 대한 명백한 가치판단을 전제로 한 불평등지수

5. 센 빈곤 지수(Sen Index)
   ① 센 빈곤 지수 = 빈곤율 × {1 − 빈곤인구 평균 소득 / 빈곤선×(1 − G)}
   ② 0과 1 사이의 값을 가지는 데 빈곤 상태가 심할수록 높은 값을 가진다.

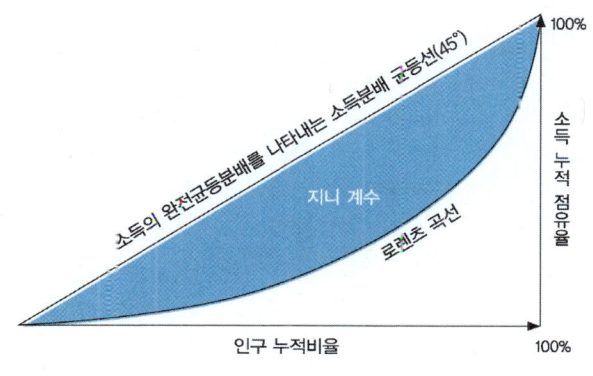

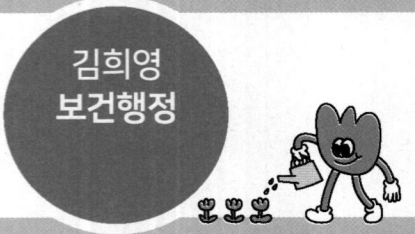

김희영
보건행정

PART 08

# 보건사업론

CHAPTER 01 지역사회 보건사업
CHAPTER 02 보건통계사업

김희영 보건행정

# CHAPTER 01 지역사회 보건사업

## 01 개념

### 1 지역사회 보건학

(1) 지역사회 보건학의 정의
① Tape : 지역사회 또는 인간집단의 건강 문제에 대한 인식과 해결에 관여하는 학문
② Green : 건강을 유도하는 행태를 위해 필요로 하는 교육적·사회적·환경적인 지원들의 조화
③ 일반적인 정의 : 의사, 보건의료원, 지역사회 등의 조정되고 조화된 행동에 의하여 종합적이고 총괄적인 보건의료서비스를 지역 주민에게 제공하고자 하는 것이 지역사회 의학이다.

(2) 지역사회 보건학의 대두 배경
1960년대 치료를 중심으로 하던 현대 의료가 국민들의 건강 유지나 건강의 증진에 크게 기여하지 못하였음을 인식하게 되어 지역사회 보건학이라는 새로운 개념이 대두되었다.

(3) 지역사회 보건학의 의의와 특성
① 보건의료인의 책임과 의무가 확대되었다.
② 보건의료의 지역화 개념이 도입되었다.
③ 지역사회 보건서비스는 전통적인 의료 서비스뿐만 아니라 총괄적인 보건의료 서비스를 의미한다.
④ 지역사회 주민의 건강을 유지하기 위해서는 필수적으로 지역주민의 자발적인 참여가 요구된다.
⑤ 지역사회 보건은 모든 보건인력이 하나의 팀을 구성하여 총괄적으로 보건의료를 제공하여야 효율성이 제고되는 특성을 가지고 있다.
⑥ 제한된 의료자원은 지역사회의 보건 문제를 해결하기 위하여 효율성의 개념이 도입되는 특성이 있다.

### 2 지역사회 보건사업

(1) 개념
지역사회 보건사업이란 지역사회의 적극적인 참여에 의하여 지역사회가 보건사업을 주도하며, 지역사회 주민의 건강 요구를 스스로 해결할 수 있도록 그들의 건강과 증력을 포괄적으로 개발하는 데 기여하는 것이다.

(2) **지역사회 보건사업의 접근 원칙**
① 지역사회 중심이 기본이다.
② 주민의 자율성이 전제된다.
③ 종합적이고 복합적인 활동과 사고 방식이 전제된다.
④ 치료 중심에서 벗어나 질병 예방을 포함한 양질의 총괄적인 의료서비스가 되어야 한다.
⑤ 효율성이 실제적 원칙이다.

(3) **지역사회 보건사업의 종류**

| 기존 사업(1995년 이전) | | 확대 사업(1995년 이후) | |
|---|---|---|---|
| ① 감염병 관리 | ② 환경 개선 | ① 노인 보건 | ② 정신 보건 |
| ③ 모자 보건 | ④ 보건 교육 | ③ 건강 증진 | ④ 구강 보건 |
| ⑤ 결핵 관리 | ⑥ 성병 | ⑤ 정보화사업 | ⑥ 금연 사업 |
| ⑦ 가족 계획 | ⑧ 예방 접종 | ⑦ 만성질환 관리 | |

(4) **유형별 보건사업의 비교**

| 구분 | 통합(일반화, 전반화, 포괄적) 보건사업 | 특수(전문화) 보건사업 |
|---|---|---|
| 사업 초점 | 가족의 건강 관리 | 특수한 건강 문제(모자 보건, 결핵) 관리 |
| 특징 | 가족을 단위로 하여 가족 건강에 대한 책임의식을 가지고 사업을 제공 | 특수 건강 문제에 대한 깊이 있는 전문적 지식을 가지고 그 사업만 제공 |
| 사업 목적 | 다목적 : 포괄적으로 가족이 가진 여러 가지 건강 문제 | 단일 목적 : 특수 목적의 한 가지 건강 문제 |
| 경제성 | 경제적 | 각 분야별로 전문 의료인이 필요하기 때문에 비경제적 |
| 적용 | 지역주민 전체 대상 사업으로 적합 | 특수 분야의 문제가 많은 지역에 적합 |
| 장점 | • 효율적이고 단순하다.<br>• 가족의 문제 및 요구를 동시에 정확하게 파악한다.<br>• 여러 사업을 동시에 진행하면서 사업의 중복을 피한다.<br>• 가족의 신임을 얻어 문제 해결에 이점을 준다.<br>• 지역사회 문제점을 포괄적으로 파악할 수 있다.<br>• 시간이 절약되고 경제적으로 사업을 할 수 있다.<br>• 담당자는 다양한 영역의 지식을 습득할 수 있다. | • 특수 분야의 문제가 많은 지역에 적합하다.<br>• 사업에 대해서 전문적인 지식을 소유할 수 있다.<br>• 깊이 있는 사업이 가능하다.<br>• 특수 인구 집단과의 깊은 신뢰를 형성할 수 있다. |
| 단점 | 사업 수행자는 각 사업 영역에 대한 전문성 획득에 제한을 받을 수 있다. | • 지역사회 문제점을 포괄적으로 파악하기 어렵다.<br>• 지역사회 전체에게 신임을 얻는 데 제한점이 있다.<br>• 다양한 문제를 가진 대상자의 경우 여러 명의 전문인으로부터 중복되는 서비스를 받을 가능성이 있다. |

(5) 보건사업 대상 및 3대 수단
① 보건사업 대상 : 지역사회 전체 주민
② 보건사업 3대 수단(Anderson)
  ㉠ 보건봉사 : 보건행정
  ㉡ 보건교육 : 조장행정으로 가장 능률적 수단
  ㉢ 보건법규 : 통제행정으로 가장 강제적 수단

## 02 1차 보건의료

### 1 1차 보건의료의 역사 및 대두 배경

(1) 역사 및 철학
① 1978년 9월 12일 구소련의 알마아타 국제회의에서 '2000년까지 세계 모든 인류에게 건강을 (Health for all by the year 2000)'이라는 보건정책을 채택하였다. → 알마아타 선언문 채택
② 건강 증진을 위해서는 현대 의학적인 접근보다 사회 접근법이 필요하게 되었으며 건강과 건강 관리를 목표로 한다면 자기 스스로가 관심을 가지고 적극적으로 노력해야 한다는 개념이 확산되기 시작하였다.
③ 전 세계의 인구가 보건의료에 대해 평등해야 하고, 국민은 건강할 기본 권리를 가지며, 국가는 국민의 건강을 보장하기 위한 책임을 져야 한다. 즉, 건강은 기본권이며(Human Right), 국가가 국민의 건강에 책임을 져야 하며(Health Right), 인구가 보건의료에 대해 평등해야 한다.

(2) 대두 배경
① 많은 인구가 적절한 의료 혜택을 받지 못하고 있다.
② 의료 생산비용 증가로 인한 의료 비용 상승으로 건강 소비자의 비용 부담이 증가하였다.
③ 보건의료 서비스의 지역적 편중이 나타난다.
④ 사회 변화와 더불어 정치적·경제적·문화적인 요인으로부터의 건강 위해 요인이 다양화되었다.
⑤ 질병 예방, 건강 증진의 필요성이 강조됨으로써 1차 보건의료의 중요성이 대두되었다.
⑥ 국가의 핵심 보건사업 조직과 그 지역사회의 전반적인 사회·경제 개발의 구성 요소가 되었다.
⑦ 대부분의 건강 문제는 1차 보건의료로써 해결 가능하며, 질병 발생 이전에 예방 관리를 하는 것은 질병이 발생한 후 치료를 하는 것보다 효율적이고 경제적인 방법이 될 수 있다.

### 2 1차 보건의료의 개념과 접근 원칙 17 전북·전남의료기술직 / 16 인천

(1) 1차 보건의료의 개념
① 실제적이고 과학적으로 건전하며 사회적으로 수용 가능한 방법과 기술에 근거하여
② 지역사회가 받아들일 수 있는 방법으로
③ 지역주민들의 적극적인 참여하에

④ 그들의 지불 능력에 맞게
⑤ 주민과 가장 가까운 위치에서 지속적으로 실시되는 필수적인 건강관리 사업이다.

### (2) 1차 보건의료의 접근 원칙 8가지
<small>18 서울 / 17 전북·전남·경남·경기 / 16 경기의료기술직·울산보건연구사·강원·전북·경남보건연구사</small>

① **포괄성** : 모든 사람에게 필요한 의료 서비스여야 한다.
② **수용성** : 모든 주민에게 쉽게 받아들일 수 있는 방법으로 주민의 지불 능력에 맞는 보건의료 수가로 사업이 제공되어야 한다. <small>16 서울</small>
③ **근접성** : 근접한 거리에서 사업이 제공되어야 한다.
④ **균등성(평등성)** : 어떤 여건에서도 똑같이 제공되어야 한다.
⑤ **지속성** : 지속적인 서비스가 제공되어야 한다.
⑥ **유용성** : 주민들이 쉽게 이용할 수 있고 유용한 것이어야 한다.
⑦ **상호 협조성** : 사회 여러 분야와의 협조 체계를 유지해야 한다.
⑧ **주민 참여** : 지역사회의 적극적인 참여와 지역 주민과 서비스 제공자와의 동반자적 관계 형성이 필요하다. <small>17 전남</small>

## 3 1차 보건의료 사업의 내용(필수 요소 9가지, WHO)
<small>17 대구보건연구사·경남·부산·인천 / 16 경북의료기술직·대구·경남·전남·강원 / 15 경기 의료기술직</small>

① 지역사회가 가지고 있는 건강 문제와 이 문제를 규명하고 관리하는 방법을 교육
② 가족 계획을 포함한 모자 보건
③ 식량 공급 및 영양의 증진
④ 안전한 물의 공급
⑤ 그 지역의 풍토병 예방 및 관리
⑥ 그 지역사회의 주된 감염병의 예방 접종
⑦ 통상 질환과 상해의 적절한 치료
⑧ 정신 보건의 증진 <small>17 전남</small>
⑨ 기초 약품의 제공

---

**CHECK POINT** 보건의료 활동수준

1. 1차 보건의료(PHC ; Primary Health Care)
2. 2차 보건의료(SHC ; Secondary Health Care) : 치료 및 환자관리 사업
   ① 응급 처치가 필요한 질병, 급성 질환, 입원환자 관리 등 전문병원의 활동 요구
   ② 임상 전문의와 간호사 등 의료 인력의 역할 강조
   ③ 조기 진단과 조기 치료 체계 확립
3. 3차 보건의료(THC ; Tertiary Health Care) : 재활 및 만성 질환 사업
   ① 의학적 재활 : 회복기 환자, 재활 환자, 노인간호 만성 질환
   ② 직업적 재활 : 기능 장애를 회복하거나 정상적인 사회활동을 위한 직업 훈련
   ③ 사회적 재활 : 사회 봉사, 정신적·심리적 봉사 및 사회적응 훈련

4. 포괄적 보건 의료(CHC ; Comprehensive Health Care) : 치료 의학과 예방 의학의 통합
   ① 질병의 예방, 치료, 재활, 건강 증진, 건강보호 활동 등 인간의 전 생애를 통한 건강 관리
   ② 자연과학과 사회과학을 통합한 종합적인 보건의료사업, 즉 제1·2·3차 보건의료의 통합적 관리를 의미

### 4 우리나라의 일차보건의료

(1) **Sibley, 김정남**
   ① 거제도에서 지역사회보건 개발원을 개설하여 지역사회 보건사업을 실시함(1973~1974)으로써 조직적이고 체계적인 지역사회 보건 개념이 시작되었다.
   ② 지역사회 주민의 참여, 총괄적인 의료의 개념, 지역사회간호 접근법의 활용 등을 도입한 지역사회 보건사업을 전개하였다.
   ③ 지역사회 참여의 부족, 보건 요원의 불충분한 교육 훈련, 자원의 부족 등의 이유로 사업이 부진하게 되었다.

(2) 1975년 12월 「한국보건개발원법」 제정

(3) 1976년 연세대학교 의과대학의 강화 지역사회 보건사업, 이화여자대학교의 수동면 사업, 연세대학교의 연희 지역사회 보건사업, 전주예수병원의 지역사회 보건사업 등의 시범 사업이 이루어졌다.

(4) 1977년 한국 보건개발연구원을 설립하고 강원도 홍천, 전라북도 옥구, 경상북도 군위에서 시범 사업을 시작하였다. 마을 건강요원을 활용하고 보건협의회를 조직하여 주민의 참여를 유도하며 훈련된 지역사회 간호사를 지역사회에 투입하였다. 17 경북

(5) 1978년 12월 「국민보건의료를 위한 특별조치법」의 제정으로 1979년 보건지소에 의사 300명, 치과의사 304명이 공중보건 의사로 배치되었다. 16 경기의료기술직

(6) 1980년 12월 「농어촌 등 보건의료를 위한 특별조치법」 공포로 보건소, 보건지소, 보건진료소로 이어지는 일차 보건의료 체계가 확립되었다. 16 서울보건연구사 / 14 경기의료기술직

## 03 건강증진

### 1 건강증진의 개념

(1) **정의** 19 서울 / 17 서울 : 건강증진이란 '건강을 더 나은 상태로 향상시키는 것'으로, 인간이 누릴 수 있는 최적의 건강 상태를 유지하도록 도와주는 학문이며, 최적의 건강이란 육체, 정서, 사회, 영적, 지적 건강의 균형 상태를 의미한다. 건강증진은 건강 회복, 질병 예방, 건강 유지와 함께 보건의료 사업의 4대 목적 중 하나이다.

(2) **건강증진과 유사한 개념**
   ① 건강 보호 : 사람들이 환경의 위해 요인에 대한 접촉 기회와 건강에 해로운 행동을 줄이도록 할 뿐만 아니라 건강한 환경 속에서 살 기회를 확대하고 적극적인 건강증진을 위한 생활 양식을 갖도록 생활 환경을 조성하는 것이다.

② 질병 예방 : 불건강의 위험 요인을 조기에 발견, 관리하여 질병 발생 및 악화를 예방하기 위한 예방의학적인 사업 활동을 말한다. 예 건강검진, 상담·지도, 예방접종
③ 조기 진단과 치료 : 진찰, 검사, 투약 등의 진료 활동
④ 건강 증진 : 보건교육적 수단, 건강보호적 수단, 예방의학적 수단 등을 통하여 건강 잠재력을 기르고, 불건강의 위험 요인을 감소함으로써 건강을 유지 증진하려는 적극적인 건강 향상책이다.

### (3) Tannahill(1985)의 건강증진 7차원
① 예방 서비스 : 예방 접종, 고혈압 환자 발견, 자궁암 환자 발견
② 적극적 보건교육 : 진정한 안녕 강화에 초점을 두고 있다.
　㉠ 적극적 건강 행위에 초점을 둔 보건 교육
　㉡ 개인, 집단, 지역사회를 돕는 것
③ 적극적 건강 보호 : 적극적 건강을 위해 법적 조치를 하는 것이다.
④ 예방적 보건 교육 : 불건강 예방에 흥미를 가지고 생활 양식에 영향을 주는 교육적 노력을 의미한다.
⑤ 예방적 건강 보호 : 주변 환경에서 접하게 되는 위험이나 불건강한 태도를 감소시키고, 건강한 환경에서 적극적으로 건강을 증진하는 생활 양식의 함양을 의미한다.
⑥ 적극적 건강 보호를 목표로 하는 보건 교육 : 공공 기관과 정책 결정자의 강한 의지가 필요한 부분으로, 정책 차원에서 홍보를 하고 건강 생활을 실천하도록 보건 교육을 실시하는 것이다.
⑦ 예방적 건강 보호를 위한 보건 교육 : 예방적 건강 보호를 위해 사회적 환경을 자극하는 보건 교육을 말한다. 예 교통 사고 예방을 위한 안전띠 착용에 관한 보건 교육

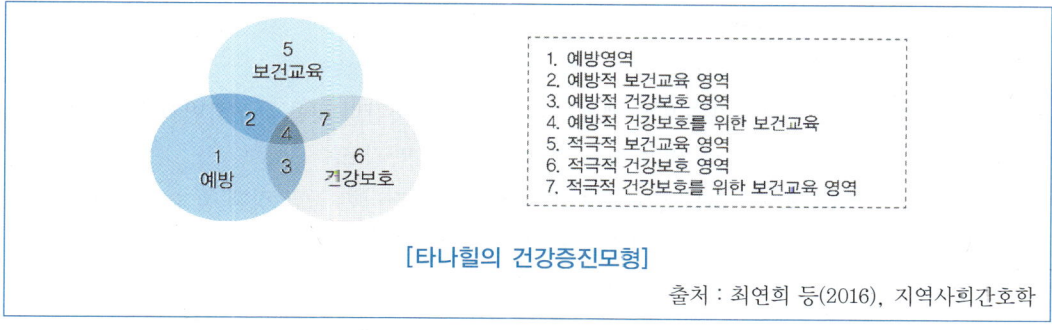

[타나힐의 건강증진모형]

출처 : 최연희 등(2016), 지역사회간호학

### (4) Bellock이 제시한 신체적 건강증진과 관련된 건강 행위 실천 항목
① 수면 시간 하루 7~8시간
② 매일 아침 식사
③ 식사와 식사 사이에 간식을 하지 않음
④ 정상 체중의 유지
⑤ 규칙적인 운동
⑥ 적정량의 술을 마시거나 마시지 않음
⑦ 담배를 피우지 않음
⑧ 스트레스 관리

## 2 건강증진 발달 과정

### (1) 국제 건강증진 발달 과정
① 제1차 국제 건강증진회의
　㉠ 1986년 11월 캐나다의 오타와에서 개최, 오타와 헌장을 채택하였다.

ⓒ 세계 인구의 건강을 증진하기 위해서는 과거 특정 질병의 예방과 같은 소극적인 접근 방식 대신 전체 인구의 보다 나은 건강 향유를 위한 생활양식 전체의 바람직한 변화 유도 방안으로서 보건 교육의 필요성이 논의되었다.
　　ⓒ 건강증진의 개념을 명확히 하고, 건강증진을 위한 5가지 기본 활동 영역을 수립하였다. 19 서울
　　　ⓐ 건강에 이로운 공공 정책 수립
　　　ⓑ 건강지향적 환경 조성 : 안전하고 동기 조성적이며, 만족과 즐거움을 가질 수 있는 직장 환경과 생활 환경을 조성해야 건강증진이 가능하다. 또한 자연 보호, 자연 자원의 보존 및 환경 조성은 건강증진 전략에서 반드시 강조되어야 할 영역이다. 건강에 더 좋은 선택을 하는 것이 더 쉬운 선택이 되도록 지지적인 자연적·물리적 환경과 지지적인 사회적·경제적·문화적 환경을 구축한다.
　　　ⓒ 지역사회 활동 강화 : 건강증진사업의 목적을 달성하기 위해서는 우선 순위와 활동 범위를 결정하고, 전략적 계획과 실천 방법을 모색하는 데 있어서 구체적이고 효과적인 지역사회 활동을 통해서 수행되어야 한다.
　　　ⓓ 개개인의 기술 개발
　　　ⓔ 보건의료사업의 방향 재설정
　　　　• 이용자의 필요와 요구에 알맞은 서비스의 개발
　　　　• 전문인력의 훈련 과정에 건강증진에 대한 교육 포함
　　　　• 건강과 다른 분야와의 대화 통로를 여는 것
　　ⓔ 국가가 국민의 건강을 성취하기 위해 준수해야 할 3가지 원칙 : 옹호, 역량, 연합
② 제2차 국제 건강증진회의
　　ⓐ 1988년 4월 호주의 아델라이드에서 개최
　　ⓑ 모든 국가가 건강증진을 위한 세계적 운동에 같이 동참할 것을 촉구하면서 5개의 기본 활동영역 중 특히 건강증진을 위한 정부 정책의 중요성을 강조
　　ⓒ 공공 정책 중 4가지 핵심 분야 : 제2차 국제회의는 건강한 공공 정책 중 즉각적인 행동이 필요한 우선순위가 높은 4가지 핵심 분야를 다음과 같이 제시하였다.
　　　ⓐ 여성 건강의 개선(여성의 건강증진) 09 서울(보건직)
　　　ⓑ 식품과 영양
　　　ⓒ 흡연과 음주
　　　ⓓ 지지적 환경의 조성
③ WHO 주최 개발도상국가를 위한 실무회의
　　ⓐ 1989년 10월 스위스의 제네바에서 개최
　　ⓑ 개발도상국의 건강증진 문제 토의
④ 제3차 국제 건강증진회의
　　ⓐ 1991년 6월 스웨덴의 선즈볼에서 개최
　　ⓑ 5개의 기본 활동영역 중 건강지향적 환경 조성의 중요성을 강조
⑤ 제4차 국제 건강증진회의
　　ⓐ 1997년 인도네시아의 자카르타에서 개최

ⓒ 21세기 건강증진을 위한 5가지 우선순위 14 서울(보건직)
      ⓐ 건강에 대한 사회적 책임 증진
      ⓑ 건강증진 사업의 투자 확대
      ⓒ 건강 동반자관계 구축 확대
      ⓓ 지역사회의 능력 증대 및 개인 역량의 강화
      ⓔ 건강증진을 위한 인프라 구축
⑥ 제5차 국제 건강증진회의
   ㉠ 2000년 6월 멕시코에서 개최
   ㉡ 건강을 위한 사회적 책임감의 증진, 건강증진 및 개발을 위한 투자의 증대, 지역사회의 역량과 개인의 능력 향상, 건강증진을 위한 과학적 근거의 강화, 보건 조직과 서비스의 재구성 등 건강증진의 주요전략 제시
⑦ 제6차 건강증진 국제회의
   ㉠ 실천을 위한 정책과 파트너십을 주제로 2005년 태국 방콕에서 개최
   ㉡ '건강 결정요소'가 회의 주요 주제
   ㉢ 지속 가능하고 통합된 건강증진을 위한 틀과 전략 개발 : 건강증진 정책 개발 및 파트너십 구축을 위한 모형과 방법, 건강의 사회적·경제적·환경적 결정 요인 관리에 대한 성공 경험, 그리고 전 세계적 건강증진을 위한 모니터링, 보고 및 능력 개발 등에 대해 논의
⑧ 제7차 건강증진 국제회의
   ㉠ 2009년 케냐 나이로비에서 개최
   ㉡ 나이로비 행동 강령을 채택 선언 : '수행역량 격차 해소'를 통한 건강증진과 개발
   ㉢ 건강증진을 위한 세계 각국의 리더십과 방향을 제공하는 정치적 의지 제공
   ㉣ 건강 수준 격차를 줄이고 건강한 사회를 발달시키는 계기
⑨ 제8차 헬싱키 국제회의(2013년 6월)
   ㉠ '건강을 모든 정책들에서(Health in All Policy)'를 주제로 헬싱키에서 개최
   ㉡ 모든 공공 정책의 의사결정 시 건강을 향상시키기 위해 건강에 미치는 영향을 살펴보고 시너지 효과를 고려하며 건강에 위해한 부분을 피하는 국가적 노력이 필요함을 주장
⑩ 제9차 상하이 회의(2016년 12월) : 'UN의 2030년까지 세계의 지속 가능성을 위한 과제에서 건강증진의 역할 선언'을 채택하고 건강과 웰빙이 지속 가능성의 필수 요건이며, 'Sustainable Development Goals'의 실행을 통해 건강을 증진해야 한다는 점, 좋은 협치를 위한 조직이 건강에 필수적이라는 점 등을 확인하고 선언문을 채택하였다. 병행하여 진행된 건강도시 관련 시장회의에서는 '건강과 웰빙을 위해 일하는 도시가 지속 가능한 도시'라고 정의하고 건강을 위한 거버넌스를 구축하고 건강도시 프로그램을 실현한다고 결의하였다.
건강도시 실현의 10가지 우선순위는 다음과 같다.
   ㉠ 교육, 주거, 고용, 안전 등 주민에게 기본적인 욕구를 충족하는 것
   ㉡ 대기, 수질, 토양 오염을 저감하고 기후 변화에 대응하는 것
   ㉢ 어린이에게 투자하는 것
   ㉣ 여성과 청소년, 여학생에게 안전한 환경을 조성하는 것

ⓜ 도시의 가난한 사람, 이민자, 체류자 등의 건강과 삶의 질을 높이는 것
　　ⓑ 여러 가지 형태의 차별을 없애는 것
　　ⓢ 감염병으로부터 안전한 도시를 만드는 것
　　ⓞ 도시의 지속 가능한 이동을 위해 디자인하는 것
　　ⓩ 안전한 식품과 건강식품을 제공하는 것
　　ⓒ 금연 환경을 조성하는 것

> **CHECK POINT**
>
> 1. **유엔 밀레니엄 개발 목표(MDGs)** : 2009년 9월 미국 뉴욕에서 열린 UN의 밀레니엄 정상 회의에서 채택되었으며 지구 상의 빈곤과 불평등을 줄이고 사람들의 실제적인 삶을 개선하고자 함이며 이를 위해 8개의 목표와 21개의 지표로 구성되어 있다.
>
> 2. **지속 가능발전 목표(SDGs)** : 모든 나라가 공동으로 추진해 나갈 MDGs의 후속 사업으로서 MDGs사업이 추구하던 빈곤 퇴치의 완료를 최우선 목표로 하되 나아가 글로벌하게 전개되고 있는 경제 사회의 양극화, 각종 사회적 불평등의 심화, 지구 환경의 파괴 등 각국 공통의 지속 가능한 발전 위협요인들을 동시적으로 완화해 나가기 위한 국가별 종합적 행동 및 글로벌 협력 아젠다로 구성되어 있다.
>
> | 구분 | MDGs | SDGs |
> |---|---|---|
> | 구성 | 8개 목표 + 21개 세부 목표 | 17개 목표 + 169개 세부 목표 |
> | 대상 | 개도국 | (보편성) 개도국 중심이나 선진국도 대상 |
> | 분야 | 빈곤 의료 등 사회 분야 중심 | (변혁성) 경제 성장, 기후 변화 등 경제 사회 환경 통합 고려 |
> | 참여 | 정부 중심 | (포용성) 정부, 시민사회, 민간기업 등 모든 이해관계자 참여 |
>
> 3. **지속 가능한 발전 목표(SDGs, 2016~2030년)와 유엔 밀레니엄 개발 목표(MDGs, 2001~2015년)**
>
> | 구분 | MDGs | SDGs |
> |---|---|---|
> | 목표 1 | 극심한 빈곤과 기아의 근절 | 빈곤 종식 |
> | 목표 2 | 기본 교육의 성취 | 기아 종식 |
> | 목표 3 | 양성 평등 증진과 여성의 능력 강화 | 보건과 복지 |
> | 목표 4 | 유아의 사망률 감소 | 양질의 교육 보장 |
> | 목표 5 | 모성 보건의 개선 | 양성 평등 및 여성, 여아의 역량 강화 |
> | 목표 6 | 에이즈, 말라리아 등의 질병 극복 | 물과 위생 |
> | 목표 7 | 지속 가능한 환경의 확보 | 지속 가능한 에너지 보장 |
> | 목표 8 | 개발을 위한 세계적 파트너십 개발 | 일자리와 경제 성장 |
> | 목표 9 |  | 산업, 혁신과 인프라 |
> | 목표 10 |  | 불평등 완화 |
> | 목표 11 |  | 지속 가능한 도시 |
> | 목표 12 |  | 지속 가능한 소비 및 생산 패턴 확립 |
> | 목표 13 |  | 기후 변화 대응 |
> | 목표 14 |  | 해양생태계 |
> | 목표 15 |  | 육상생태계 |
> | 목표 16 |  | 평화와 정의 제도 |
> | 목표 17 |  | 파트너십 |

(2) 국내 건강증진 발달 과정
① 1983년 : 국민건강 조사
② 1989년 : 보건의식 행태 조사
③ 1995년 : 「국민건강증진법」, 「지역보건법」 제정
④ 1998~2001년 : 건강증진 거점 보건소를 중심으로 한 건강증진 시범사업 실시
⑤ 2013년 : 전국 지자체에서 통합건강증진 사업을 시행

## 3 건강증진의 목표

개인의 건강생활 실천 능력 제고, 법·제도·공공 정책 등의 체계를 건강 친화적으로 구축

(1) 비용 효과적이며 지속 가능한 방법으로 자기건강 관리능력의 향상
(2) 개인, 지역사회가 가지고 있는 건강 잠재력을 최대한 이끌어 내도록 역량 강화
(3) 수명의 연장, 국가의 경제적·사회적 부담의 경감

## 4 건강증진의 원칙과 주요 영역

(1) 건강증진의 3대 원칙
① 옹호(Advocacy) : 건강한 보건 정책을 수립하도록 강력히 촉구하는 것  17 서울
② 역량 강화(Empowerment) : 본인과 가족의 건강을 유지할 수 있게 하는 것을 그들의 권리로써 인정하며, 스스로의 건강관리에 적극 참여하도록 하며 자신들의 행동에 책임을 느끼게 하는 것
③ 연합(Alliance) : 모든 사람들이 건강을 위한 발전을 계속하도록 건강에 영향을 미치는 경제, 언론, 학교 등 모든 관련 분야 전문가들이 협조하는 것  17 보건복지부7급·경남보건연구사

(2) 건강증진의 3가지 특성
① 질병이나 특정 건강 문제 중심이 아니다.
② 질병 예방은 소극적인 회피성 행위인 데 비해 건강증진은 적극적인 접근성 행위이다.
③ 건강증진은 건강을 향하는 긍정적이고 역동적인 과정이다.

(3) WHO의 건강증진의 원칙(1986년 캐나다 오타와 회의)  17 서울
① 건강 증진은 특정 건강 질병을 갖고 있는 사람들만을 대상으로 하기보다는 전체 지역주민들의 일상 생활에 관한 전반적인 것을 통합한다.
② 건강증진은 건강 문제의 원인이나 결정 요인에 초점을 둔 활동이다.
③ 건강증진은 건강 유해요인들을 감소시키기 위한 의사소통, 교육, 의회 활동, 경제적 방법, 조직 변화, 지역사회 개발, 지역의 활동 등의 다양한 활동 등을 포함한다.
④ 건강증진은 효과적이고 확실한 지역주민의 참여를 목표로 한다.
⑤ 건강증진의 활성화에 가장 중점적인 역할을 하는 사람은 의료 인력보다는 1차 건강관리자이다.

(4) 건강증진을 위한 5가지 접근법
① 의학·예방의학적 접근법 : 전체 인구집단이나 고위험군을 대상으로 상병과 조기 사망을 감소시키는 것을 목적으로 실시하며 흔히 일차 예방, 이차 예방, 삼차 예방의 3단계로 실시된다.
② 행태 변화 접근법 : 개인들이 자신의 건강에 대해 책임지고 더 건강한 생활 양식을 선택하도록 하는 접근법이다.
③ 교육적 접근법 : 개인이 자신의 건강 행태에 대한 정보화된 선택을 할 수 있도록 지식과 정보를 제공하고 필요한 기술들을 개발하는 접근법이다.
④ 역량 강화 접근법
   ㉠ 개인 역량 강화
   ㉡ 지역사회 역량 강화
⑤ 사회변화 접근법 : 건강 결정에 있어서 사회·경제적 환경의 중요성에 초점을 두는 접근법이다.

**CHECK POINT** 건강한 식습관 06 인천

| 접근 | 목적 | 방법 | 보건사업가와 주민의 관계 |
|---|---|---|---|
| 의학·예방 의학적 | 질병 위험인자를 파악하여 개선 | 의료진에 의뢰<br>예 체질량 지수 측정 | 전문가 주도<br>수동적, 순응하는 주민 |
| 행태 변화 | 자신의 건강에 대해 책임지고 더 건강한 생활 양식을 선택하도록 장려 | 일대일 충고, 정보 제공, 캠페인을 통한 설득<br>예 '당신의 심장을 돌보라' | 전문가 주도<br>의존적인 주민 |
| 교육적 | 건강한 생활 방식에 대한 지식과 기술들을 전달 | 정보 제공, 소그룹 활동<br>예 여성 건강 모임 | 전문가 주도<br>토의에서의 주민 참여 |
| 역량 강화 | 주민 또는 지역사회와 함께 인지된 요구의 충족을 위해 노력함 | 옹호, 협상, 네트워크 구축 및 장려<br>예 식품회사 모임 | 건강증진 가능 지원자<br>주민들의 능력 배양 |
| 사회변화 | 계층, 인종, 성, 지역 등 사회 경제적 요인으로 인한 건강의 불평등을 설명하고 개선함 | 조직적 정책 개발<br>예 병원음식 공급 정책<br>공중보건 관련 법안 제정<br>예 식품표시 부착 | 사회적 규정이 필요하며 상의 하달식으로 진행 |

## 5 건강증진과 보건 교육

(1) 건강증진과 보건 교육의 관계

건강증진이란 사람들이 그들의 건강을 개선하고 통제할 수 있는 능력을 높여 주는 과정이므로, 이러한 개인 스스로의 긍정적이고 적극적인 태도와 능력 향상을 위해서는 보건 교육이 가장 적절한 수단으로 활용될 수 있다. 즉, 보건 교육은 사람들에게 필요한 정보를 제공하고 외부적 힘에 의해서보다는 그들 자신을 올바르게 통제할 수 있도록 건강한 자존심을 기르고 기술을 개발하도록 사람들을 돕는 역할을 하고 있다.

(2) 건강증진 실시에 있어 보건 교육의 필요성
① 보건 교육은 사람들에게 필요한 정보를 제공하고 외부적 힘에 의해서보다는 그들 자신을 유의하게 통제할 수 있도록 건강한 자존심을 기르고 기술을 개발하도록 돕는다.
② 보건 교육을 통해 좋은 예방 서비스를 공급하고 건강 보호를 통한 환경 제공을 하여 개인의 건강권 관리에 기여를 한다. 다시 말해, 건강증진의 주요 원리는 건강 권리에 있으며 보건 교육이 이에 기여할 수 있는 수단이 된다.
③ 질병 양상의 변화와 의학 기술의 한계에 따른 보건 교육의 상대적 가치가 증대된다.
④ 질병 치료에 드는 엄청난 의료비가 절감된다.
⑤ 개인의 건강은 집단 건강의 기초가 되고 나아가 건강한 국가를 이룩하는 데 초석이 된다.
⑥ 주민 스스로 건강을 지키려고 하는 소비자 운동으로서의 보건 교육 강화가 촉진된다.

(3) 건강증진을 위한 보건 교육의 목적
① 모든 사람들이 건강 및 건강증진에 관한 기본지식을 갖게 한다.
② 모든 사람들로 하여금 건강하고 싶다는 태도를 가지도록 한다.
③ 사람들이 건강증진을 현실화할 수 있는 방법을 알 수 있게 한다.
④ 모든 사람들이 자신들의 건강을 증진·유지하기 위하여 개인적으로 또는 집단적으로 행할 수 있는 것들을 실천하게 한다.
⑤ 누구나 건강과 관련하여 도움이 필요할 때 올바르게 도움을 구할 수 있는 능력을 가지게 한다.

(4) 건강증진시대의 보건 교육의 역할(WHO)
① 보건 교육은 1차 보건의료의 원리와 만인의 건강을 보장하기 위한 전략과 조화되는 새로운 정책을 개발하여야 한다.
② 보건 교육은 사회적 제 목표를 달성 가능하도록 그에 맞는 기술을 가진 인간 자원의 개발을 촉진해야 한다.
③ 보건 교육은 개인 및 지역사회 참여와 자립을 증진시키는 데 가장 적절한 교육적 기술을 반영하여야 한다.
④ 보건 교육은 타 부문과 협력적 접근방법을 강화하여야 하고, 적절한 기술을 통하여 보건 교육의 조력을 다른 분야와 조정한다.
⑤ 보건 교육은 모니터링과 평가에 지금보다 더 많은 주의를 기울여야 한다.

(5) 건강증진을 위한 보건 교육의 접근방법
① 질병 중심에서 건강 중심으로 변화해야 한다.
② 지원하는 보건 교육이 되어야 한다.
③ 일반인을 주체로 해야 한다.

| 구분 | 일차 보건의료 | 건강증진 |
|---|---|---|
| 배경 국제회의 | 구 소련의 알마아타회의(1978) | 캐나다 오타와회의(1986) |
| 관련 국내법 | 1980. 농어촌 등 보건의료를 위한 특별조치법 | 1995. 국민건강증진법 |
| 핵심 개념 | 건강권 | 생활양식의 변화와 보건교육 |
| 기본원칙 및 기본정책 | • 실제적이고 과학적으로 건전하며 사회적으로 수용 가능한 방법과 기술에 근거하여<br>• 지역사회가 받아들일 수 있는 방법으로<br>• 지역주민들의 적극적인 참여 하에<br>• 그들의 지불능력에 맞게<br>• 주민과 가장 가까운 위치에서 지속적으로 실시되는 필수적인 건강관리 사업 | • 건강에 이로운 공공정책 수립<br>• 건강지향적 환경 조성<br>• 지역사회 활동 강화<br>• 개개인의 기술 개발<br>• 보건의료사업의 방향 재설정 |
| 접근원칙과 3대 원칙 | 일차 보건의료의 접근법(WHO의 4A)<br>• Accessible(접근 용이성)<br>• Acceptable(수용 가능성)<br>• Active(적극적인 주민참여)<br>• Affordable(지불부담능력) | 건강증진의 3대 원칙<br>• **옹호** : 건강한 보건정책을 수립하도록 강력히 촉구하는 것<br>• **역량강화** : 본인과 가족의 건강을 유지할 수 있게 하는 것을 그들의 원리로써 인정하며, 이들이 스스로의 건강관리에 적극 참여하여 자신들의 행동에 책임을 느끼게 하는 것<br>• **연합** : 모든 사람들이 건강을 위한 발전을 계속하도록 건강에 영향을 미치는 경제, 언론, 학교 등 모든 관련 분야의 전문가들이 협조하는 것 |

## 6 국민건강증진법

**(1) 제정 배경**

① 산업화와 도시화에 따른 환경 공해, 산업 재해 및 각종 사고발생 등 건강위험 요인이 증가하였다.
② 인구의 고령화와 생활 양식의 변화로 만성 퇴행성질환을 중심으로 한 성인병, 운동 부족과 스트레스 증가로 인한 위장 장애·정신 장애 등의 질환과 약물 중독이 증가하였다.
③ 1980년대 이후 국민소득 증대와 전 국민 의료보험 실시에 따른 의료 이용의 급증, 난치성 만성 질환의 증가, 의료 기술의 발달과 함께 의료서비스의 다양화 및 고가화로 국민의료비의 지출 증대 등의 문제가 발생하였다.
④ 이러한 건강 문제들은 의료적 문제의 개선 조치만으로는 효과적으로 해결될 수 없어 국가가 법령으로 제정하여 건강을 국민의 기본권으로 보장하고 건강을 증진할 수 있도록 조치하게 되었으며, 국민 개개인이 일상 생활에서 올바른 건강 의식을 가지고 스스로 실천에 옮기는 일이 무엇보다 중요하게 되었다.

(2) **제정 목적(제1조)** 15 서울8급·광주의료기술직

국민에게 건강에 대한 가치와 책임 의식을 함양하도록 건강에 관한 바른 지식을 보급하고 스스로 건강 생활을 실천할 수 있는 여건을 조성함으로써 국민의 건강을 증진함을 목적으로 한다.

(3) **용어의 정의(제2조)**
① "국민건강증진사업"이라 함은 보건교육, 질병예방, 영양개선, 신체활동장려, 건강관리 및 건강생활의 실천 등을 통하여 국민의 건강을 증진시키는 사업을 말한다. 20 인천
② "보건교육"이라 함은 개인 또는 집단으로 하여금 건강에 유익한 행위를 자발적으로 수행하도록 하는 교육을 말한다.
③ "영양개선"이라 함은 개인 또는 집단이 균형된 식생활을 통하여 건강을 개선시키는 것을 말한다.
④ "신체활동장려"란 개인 또는 집단이 일상생활 중 신체의 근육을 활용하여 에너지를 소비하는 모든 활동을 자발적으로 적극 수행하도록 장려하는 것을 말한다.
⑤ "건강관리"란 개인 또는 집단이 건강에 유익한 행위를 지속적으로 수행함으로써 건강한 상태를 유지하는 것을 말한다.
⑥ "건강친화제도"란 근로자의 건강증진을 위하여 직장 내 문화 및 환경을 건강친화적으로 조성하고, 근로자가 자신의 건강관리를 적극적으로 수행할 수 있도록 교육, 상담 프로그램 등을 지원하는 것을 말한다.

(4) **법령에서 제시하고 있는 사업**
① 보건의 날(제3조의2)
  ㉠ 보건에 대한 국민의 이해와 관심을 높이기 위하여 매년 4월 7일을 보건의 날로 정하며, 보건의 날부터 1주간을 건강 주간으로 한다. 16 서울의료기술직 / 14 보건복지부
  ㉡ 국가와 지방자치단체는 보건의 날의 취지에 맞는 행사 등 사업을 시행하도록 노력하여야 한다.
② 국민건강증진 종합계획의 수립(제4조) 16 대구의료기술직 / 14 울산의료기술격 / 13 보건복지부
  ㉠ 보건복지부장관은 제5조의 규정에 따른 국민건강증진 정책심의위원회의 심의를 거쳐 국민건강증진 종합계획(이하 "종합계획"이라 한다)을 5년마다 수립하여야 한다. 이 경우 미리 관계 중앙 행정기관의 장과 협의를 거쳐야 한다. 16 부산 / 15 서울의료기술직
  ㉡ 종합계획에 포함되어야 할 사항은 다음과 같다. 14 보건복지부7급
    1. 국민건강증진의 기본 목표 및 추진 방향
    2. 국민건강증진을 위한 주요 추진 과제 및 추진 방법
    3. 국민건강증진에 관한 인력의 관리 및 소요 재원의 조달 방안
    4. 제22조의 규정에 따른 국민건강증진 기금의 운용 방안
    4의2. 아동·여성·노인·장애인 등 건강 취약 집단이나 계층에 대한 건강증진 지원 방안
    5. 국민건강증진 관련 통계 및 정보의 관리 방안
    6. 그 밖에 국민건강증진을 위하여 필요한 사항
③ 국민건강증진 정책심의위원회(제5조)
  ㉠ 국민건강증진에 관한 주요 사항을 심의하기 위하여 보건복지부에 국민건강증진 정책심의위원회(이하 "위원회"라 한다)를 둔다.

ⓒ 위원회는 다음 각 호의 사항을 심의한다. **14 보건복지부7급**
　　　1. 종합 계획
　　　2. 제22조의 규정에 따른 국민건강증진 기금의 연도별 운용 계획안·결산 및 평가
　　　3. 2 이상의 중앙 행정기관이 관련되는 주요 국민건강증진 시책에 관한 사항으로써 관계 중앙 행정기관의 장이 심의를 요청하는 사항
　　　4. 「국민영양관리법」 제9조에 따른 심의사항
　　　5. 다른 법령에서 위원회의 심의를 받도록 한 사항
　　　6. 그 밖에 위원장이 심의에 부치는 사항
　④ 위원회의 구성과 운영(제5조의2)
　　ⓐ 위원회는 위원장 1인 및 부위원장 1인을 포함한 15인 이내의 위원으로 구성한다.
　　ⓑ 위원장은 보건복지부차관이 되고, 부위원장은 위원장이 공무원이 아닌 위원 중에서 지명한 자가 된다.
　　ⓒ 위원은 국민건강증진·질병 관리에 관한 학식과 경험이 풍부한 자, 「소비자기본법」에 따른 소비자 단체 및 「비영리 민간단체 지원법」에 따른 비영리 민간단체가 추천하는 자, 관계 공무원 중에서 보건복지부장관이 위촉 또는 지명한다.
　　ⓓ 그 밖에 위원회의 구성·운영 등에 관하여 필요한 사항은 대통령령으로 정한다.

> **국민건강증진 정책심의위원회 위원의 임기 및 운영 등(시행령 제4조)** **15 보건복지부7급**
> ① 법 제5조에 따른 국민건강증진 정책심의위원회(이하 "위원회"라 한다) 위원의 임기는 2년으로 하되, 연임할 수 있다. 다만, 공무원인 위원의 임기는 그 재직기간으로 한다.
> ② 위원회의 위원장은 위원회를 대표하고 위원회의 사무를 총괄한다.
> ③ 위원회의 회의는 재적위원 과반수의 출석으로 개의하고 출석위원 과반수의 찬성으로 의결한다.
> ④ 위원회는 심의사항을 전문적으로 연구·검토하기 위하여 분야별로 전문위원회를 둘 수 있다.
> ⑤ 이 영에서 정한 것 외에 위원회의 운영에 관하여 필요한 사항은 위원회의 의결을 거쳐 위원장이 정한다.

　⑤ 한국 건강증진 개발원의 설립 및 운영(제5조의3)
　　ⓐ 보건복지부장관은 제22조에 따른 국민건강증진 기금의 효율적인 운영과 국민건강증진 사업의 원활한 추진을 위하여 필요한 정책 수립의 지원과 사업 평가 등의 업무를 수행할 수 있도록 한국 건강증진 개발원(이하 이 조에서 "개발원"이라 한다)을 설립한다.
　　ⓑ 개발원은 다음 각 호의 업무를 수행한다.
　　　1. 국민건강증진 정책 수립을 위한 자료 개발 및 정책 분석
　　　2. 종합계획 수립의 지원
　　　3. 위원회의 운영 지원
　　　4. 제24조에 따른 기금의 관리·운용의 지원 업무
　　　5. 제25조 제1항 제1호부터 제10호까지의 사업에 관한 업무
　　　6. 국민건강증진사업의 관리, 기술 지원 및 평가
　　　7. 「지역보건법」 제7조부터 제9조까지에 따른 지역보건의료계획에 대한 기술 지원

8. 「지역보건법」 제24조에 따른 보건소의 설치와 운영에 필요한 비용의 보조
9. 국민건강증진과 관련된 연구 과제의 기획 및 평가
10. 「농어촌 등 보건의료를 위한 특별조치법」 제2조의 공중보건의사의 효율적 활용을 위한 지원
11. 지역보건사업의 원활한 추진을 위한 지원
12. 그 밖에 국민건강증진과 관련하여 보건복지부장관이 필요하다고 인정한 업무

ⓒ 개발원은 법인으로 하고, 주된 사무소의 소재지에 설립 등기를 함으로써 성립한다.
ⓔ 개발원은 다음 각 호를 재원으로 한다.
  1. 제22조에 따른 기금
  2. 정부 출연금
  3. 기부금
  4. 그 밖의 수입금
ⓜ 정부는 개발원의 운영에 필요한 예산을 지급할 수 있다.
ⓗ 개발원에 관하여 이 법과 「공공기관의 운영에 관한 법률」에서 정한 사항 외에는 「민법」 중 재단법인에 관한 규정을 준용한다.

⑥ 건강친화 환경 조성 및 건강생활의 지원 등(제6조)
  ⓐ 국가 및 지방자치단체는 건강친화 환경을 조성하고, 국민이 건강생활을 실천할 수 있도록 지원하여야 한다.
  ⓑ 국가는 혼인과 가정생활을 보호하기 위하여 혼인 전에 혼인 당사자의 건강을 확인하도록 권장하여야 한다.
  ⓒ ⓑ의 규정에 의한 건강확인의 내용 및 절차에 관하여 필요한 사항은 보건복지부령으로 정한다.

> **건강확인의 내용 및 절차(시행규칙 제3조 제1항)**
> 1. 자녀에게 건강상 현저한 장애를 줄 수 있는 유전성질환
> 2. 혼인 당사자 또는 그 가족에게 건강상 현저한 장애를 줄 수 있는 전염성질환

⑦ 건강도시의 조성 등(제6조의5)
  ⓐ 국가와 지방자치단체는 지역사회 구성원들의 건강을 실현하도록 시민의 건강을 증진하고 도시의 물리적・사회적 환경을 지속적으로 조성・개선하는 도시(이하 "건강도시"라 한다)를 이루도록 노력하여야 한다.
  ⓑ 보건복지부장관은 지방자치단체가 건강도시를 구현할 수 있도록 건강도시지표를 작성하여 보급하여야 한다.
  ⓒ 보건복지부장관은 건강도시 조성 활성화를 위하여 지방자치단체에 행정적・재정적 지원을 할 수 있다.
  ⓓ 그 밖에 건강도시지표의 작성 및 보급 등에 관하여 필요한 사항은 보건복지부령으로 정한다.

⑧ 광고의 금지 등(제7조)
  ⓐ 보건복지부장관 또는 시・도지사는 국민건강 의식을 잘못 이끄는 광고를 한 자에 대하여 그 내용의 변경 등 시정을 요구하거나 금지를 명할 수 있다. 〈개정 2024.1.30.〉

ⓒ ㉠에 따라 보건복지부 장관 또는 시·도지사가 광고 내용의 변경 또는 광고의 금지를 명할 수 있는 광고 〈개정 2024.1.30.〉
   ⓐ 삭제 〈2020.12.29.〉
   ⓑ 의학 또는 과학적으로 검증되지 아니한 건강 비법 또는 심령술의 광고
   ⓒ 그 밖에 건강에 관한 잘못된 정보를 전하는 광고로써 대통령령이 정하는 광고

⑨ 금연 및 절주 운동 등(제8조)
  ㉠ 국가 및 지방자치단체는 국민에게 담배의 직접 흡연 또는 간접 흡연과 과다한 음주가 국민 건강에 해롭다는 것을 교육·홍보하여야 한다.
  ㉡ 국가 및 지방자치단체는 금연 및 절주에 관한 조사·연구를 하는 법인 또는 단체를 지원할 수 있다.
  ㉢ 「주류 면허 등에 관한 법률」에 의하여 주류제조의 면허를 받은 자 또는 주류를 수입하여 판매하는 자는 대통령령이 정하는 주류의 판매용 용기에 과다한 음주는 건강에 해롭다는 내용, 음주운전은 자신과 다른 사람의 생명을 위태롭게 할 수 있다는 내용과 임신 중 음주는 태아의 건강을 해칠 수 있다는 내용의 경고문구 또는 경고그림을 표기하여야 한다.
  ㉣ ㉢에 따른 경고문구 또는 경고그림의 표시내용, 방법 등에 관하여 필요한 사항은 보건복지부령으로 정한다.

> **경고문구의 표기대상 주류(시행령 제13조)**
> 법 제8조 제4항의 규정에 의하여 그 판매용 용기에 과다한 음주는 건강에 해롭다는 내용의 경고문구를 표기하여야 하는 주류는 국내에 판매되는 「주세법」에 의한 주류 중 알코올분 1도 이상의 음료를 말한다.

⑩ 금연을 위한 조치(제9조) 15 서울
  ㉠ 담배사업법에 의한 지정 소매인 기타 담배를 판매하는 자는 대통령령이 정하는 장소 외에서 담배자동판매기를 설치하여 담배를 판매하여서는 아니 된다. 15 대구의료기술직

> **담배자동판매기의 설치 장소(시행령 제15조)**
> ① 법 제9조 제2항에 따라 담배자동판매기의 설치가 허용되는 장소는 다음 각 호와 같다.
>  1. 미성년자 등을 보호하는 법령에서 19세 미만의 자의 출입이 금지되어 있는 장소
>  2. 지정 소매인 기타 담배를 판매하는 자가 운영하는 점포 및 영업장의 내부
>  3. 법 제9조 제4항 각 호 외의 부분 후단에 따라 공중이 이용하는 시설 중 흡연자를 위해 설치한 흡연실. 다만, 담배자동판매기를 설치하는 자가 19세 미만의 자에게 담배자동판매기를 이용하지 못하게 할 수 있는 흡연실로 한정한다.
> ② 제1항의 규정에 불구하고 미성년자 등을 보호하는 법령에서 담배자동판매기의 설치를 금지하고 있는 장소에 대하여는 담배자동판매기의 설치를 허용하지 아니한다.

  ㉡ ㉠의 규정에 따라 대통령령이 정하는 장소에 담배자동판매기를 설치하여 담배를 판매하는 자는 보건복지부령이 정하는 바에 따라 성인인증 장치를 부착하여야 한다. 15 서울

> **성인인증 장치(시행규칙 제5조의2)**
>
> 법 제9조 제3항의 규정에 따라 담배자동판매기에 부착하여야 하는 성인인증 장치는 다음 각 호의 1에 해당하는 장치로 한다.
> 1. 담배자동판매기 이용자의 신분증(주민등록증 또는 운전면허증에 한한다)을 인식하는 방법에 의하여 이용자가 성인임을 인증할 수 있는 장치
> 2. 담배자동판매기 이용자의 신용카드·직불카드 등 금융신용거래를 위한 장치를 이용하여 이용자가 성인임을 인증할 수 있는 장치
> 3. 그 밖에 이용자가 성인임을 인증할 수 있는 장치로써 보건복지부장관이 정하여 고시하는 장치

ⓒ 다음의 공중이 이용하는 시설의 소유자·점유자 또는 관리자는 해당 시설의 전체를 금연구역으로 지정하고 금연구역을 알리는 표지를 설치하여야 한다. 이 경우 흡연자를 위한 흡연실을 설치할 수 있으며, 금연구역을 알리는 표지와 흡연실을 설치하는 기준·방법 등은 보건복지부령으로 정한다. **17 경북의료기술직·부산의료기술직 / 16 대구의료기술직 / 15 서울·전북의료기술직**

1. 국회의 청사
2. 정부 및 지방자치단체의 청사
3. 「법원조직법」에 따른 법원과 그 소속 기관의 청사
4. 「공공기관의 운영에 관한 법률」에 따른 공공기관의 청사
4. 「지방공기업법」에 따른 지방공기업의 청사
6. 「유아교육법」·「초·중등교육법」에 따른 학교[교사(校舍)와 운동장 등 모든 구역을 포함한다]
6의2. 「대안교육기관에 관한 법률」에 따른 대안교육기관(교사와 운동장 등 모든 구역을 포함한다)
7. 「고등교육법」에 따른 학교의 교사
8. 「의료법」에 따른 의료기관, 「지역보건법」에 따른 보건소·보건의료원·보건지소
9. 「영유아보육법」에 따른 어린이집
10. 「청소년활동 진흥법」에 따른 청소년수련관, 청소년수련원, 청소년문화의 집, 청소년특화시설, 청소년야영장, 유스호스텔, 청소년 이용시설 등 청소년 활동시설
11. 「도서관법」에 따른 도서관
12. 「어린이놀이시설 안전관리법」에 따른 어린이 놀이시설
13. 「학원의 설립·운영 및 과외교습에 관한 법률」에 따른 학원 중 학교교과 교습학원과 연면적 1천 제곱미터 이상의 학원
14. 공항·여객부두·철도역·여객자동차터미널 등 교통 관련 시설의 대기실·승강장, 지하보도 및 16인승 이상의 교통수단으로서 여객 또는 화물을 유상으로 운송하는 것
15. 「자동차관리법」에 따른 어린이운송용 승합자동차
16. 연면적 1천 제곱미터 이상의 사무용 건축물, 공장 및 복합용도의 건축물
17. 「공연법」에 따른 공연장으로서 객석 수 300석 이상의 공연장
18. 「유통산업발전법」에 따라 개설등록된 대규모점포와 같은 법에 따른 상점가 중 지하도에 있는 상점가
19. 「관광진흥법」에 따른 관광숙박업소

20. 「체육시설의 설치·이용에 관한 법률」에 따른 체육시설로서 1천명 이상의 관객을 수용할 수 있는 체육시설과 같은 법 제10조에 따른 체육시설업에 해당하는 체육시설로서 실내에 설치된 체육시설
21. 「사회복지사업법」에 따른 사회복지시설
22. 「공중위생관리법」에 따른 목욕장
23. 「게임산업진흥에 관한 법률」에 따른 청소년게임 제공업소, 일반게임 제공업소, 인터넷컴퓨터게임시설 제공업소 및 복합유통게임 제공업소
24. 「식품위생법」에 따른 식품접객업 중 영업장의 넓이가 보건복지부령으로 정하는 넓이 이상인 휴게음식점영업소, 일반음식점영업소 및 제과점영업소와 같은 법에 따른 식품소분·판매업 중 보건복지부령으로 정하는 넓이 이상인 실내 휴게공간을 마련하여 운영하는 식품자동판매기 영업소
25. 「청소년보호법」에 따른 만화대여업소
26. 그 밖에 보건복지부령으로 정하는 시설 또는 기관

㉣ 특별자치시장·특별자치도지사·시장·군수·구청장은 「주택법」 제2조 제3호에 따른 공동주택의 거주 세대 중 2분의 1 이상이 그 공동주택의 복도, 계단, 엘리베이터 및 지하주차장의 전부 또는 일부를 금연구역으로 지정하여 줄 것을 신청하면 그 구역을 금연구역으로 지정하고, 금연구역임을 알리는 안내표지를 설치하여야 한다. 이 경우 금연구역 지정 절차 및 금연구역 안내표지 설치 방법 등은 보건복지부령으로 정한다. 17 경북의료기술직

㉤ 특별자치시장·특별자치도지사·시장·군수·구청장은 흡연으로 인한 피해 방지와 주민의 건강 증진을 위하여 다음 각 호에 해당하는 장소를 금연구역으로 지정하고, 금연구역임을 알리는 안내표지를 설치하여야 한다. 이 경우 금연구역 안내표지 설치 방법 등에 필요한 사항은 보건복지부령으로 정한다. 15 서울
  1. 「유아교육법」에 따른 유치원 시설의 경계선으로부터 30미터 이내의 구역(일반 공중의 통행·이용 등에 제공된 구역을 말한다)
  2. 「영유아보육법」에 따른 어린이집 시설의 경계선으로부터 30미터 이내의 구역(일반 공중의 통행·이용 등에 제공된 구역을 말한다)
  3. 「초·중등교육법」에 따른 학교 시설의 경계선으로부터 30미터 이내의 구역(일반 공중의 통행·이용 등에 제공된 구역을 말한다)

㉥ 지방자치단체는 흡연으로 인한 피해 방지와 주민의 건강 증진을 위하여 필요하다고 인정하는 경우 조례로 다수인이 모이거나 오고가는 관할 구역 안의 일정한 장소를 금연구역으로 지정할 수 있다.

㉦ 누구든지 ㉢부터 ㉥까지의 규정에 따라 지정된 금연구역에서 흡연하여서는 아니 된다. 15 서울

㉧ 특별자치시장·특별자치도지사·시장·군수·구청장은 ㉢ 각 호에 따른 시설의 소유자·점유자 또는 관리자가 다음 각 호의 어느 하나에 해당하면 일정한 기간을 정하여 그 시정을 명할 수 있다.
  1. ㉢ 전단을 위반하여 금연구역을 지정하지 아니하거나 금연구역을 알리는 표지를 설치하지 아니한 경우
  2. ㉢ 후단에 따른 금연구역을 알리는 표지 또는 흡연실의 설치 기준·방법 등을 위반한 경우

> **담배에 관한 경고문구 등 표시(제9조의2)** 19 경기도
> ① 「담배사업법」에 따른 담배의 제조자 또는 수입판매업자(이하 "제조자 등"이라 한다)는 담배갑포장지 앞면·뒷면·옆면 및 대통령령으로 정하는 광고(판매촉진 활동을 포함한다. 이하 같다)에 다음 각 호의 내용을 인쇄하여 표기하여야 한다. 다만, 제1호의 표기는 담배갑포장지에 한정하되 앞면과 뒷면에 하여야 한다. 16 전남의료기술직 / 15 충북의료기술직
>   1. 흡연의 폐해를 나타내는 내용의 경고 그림(사진을 포함한다. 이하 같다)
>   2. 흡연이 폐암 등 질병의 원인이 될 수 있다는 내용 및 다른 사람의 건강을 위협할 수 있다는 내용의 경고 문구
>   3. 타르 흡입량은 흡연자의 흡연습관에 따라 다르다는 내용의 경고 문구
>   4. 담배에 포함된 다음 각 목의 발암성 물질 16 충남의료기술직
>     가. 나프틸아민
>     나. 니켈
>     다. 벤젠
>     라. 비닐 크롤라이드
>     마. 비소
>     바. 카드뮴
>   5. 보건복지부령으로 정하는 금연 상담전화의 전화번호
> ② 제1항에 따른 경고 그림과 경고 문구는 담배갑포장지의 경우 그 넓이의 100분의 50 이상에 해당하는 크기로 표기하여야 한다. 이 경우 경고 그림은 담배갑포장지 앞면, 뒷면 각각의 넓이의 100분의 30 이상에 해당하는 크기로 하여야 한다. 17 경북의료기술직
> ③ 제1항 및 제2항에서 정한 사항 외의 경고 그림 및 경고 문구 등의 내용과 표기 방법·형태 등의 구체적인 사항은 대통령령으로 정한다. 다만, 경고 그림은 사실적 근거를 바탕으로 하고, 지나치게 혐오감을 주지 아니하여야 한다.
> ④ 제1항부터 제3항까지의 규정에도 불구하고 전자담배 등 대통령령으로 정하는 담배에 제조자 등이 표기하여야 할 경고 그림 및 경고 문구 등의 내용과 그 표기 방법·형태 등은 대통령령으로 따로 정한다.

⑪ **보건교육** 15 대구의료기술직
  ㉠ 보건교육의 실시 등(제12조 제1항) : 국가 및 지방자치단체는 모든 국민이 올바른 보건의료의 이용과 건강한 생활습관을 실천할 수 있도록 그 대상이 되는 개인 또는 집단의 특성·건강 상태·건강의식 수준 등에 따라 적절한 보건교육을 실시한다.
  ㉡ 보건교육사 자격증의 교부 등(제12조의2 제1항) : 보건복지부장관은 국민건강증진 및 보건교육에 관한 전문지식을 가진 자에게 보건교육사의 자격증을 교부할 수 있다.

> **보건교육의 내용(시행령 제17조)** 16 대구의료기술직·전남의료기술직 / 15 광주의료기술직
> 1. 금연, 절주 등 건강생활의 실천에 관한 사항
> 2. 만성 퇴행성질환 등 질병의 예방에 관한 사항
> 3. 영양 및 식생활에 관한 사항
> 4. 구강 건강에 관한 사항
> 5. 공중위생에 관한 사항
> 6. 건강증진을 위한 체육활동에 관한 사항
> 7. 그 밖에 건강증진사업에 관한 사항

⑫ 영양개선(제15조)
　㉠ 국가 및 지방자치단체는 국민의 영양상태를 조사하여 국민의 영양개선 방안을 강구하고 영양에 관한 지도를 실시하여야 한다.
　㉡ 국가 및 지방자치단체는 국민의 영양개선을 위하여 다음의 사업을 행한다.
　　ⓐ 영양교육 사업
　　ⓑ 영양개선에 관한 조사·연구 사업
　　ⓒ 기타 영양개선에 관하여 보건복지부령이 정하는 사업

⑬ 국민건강영양조사 등(제16조) 15 울산의료기술직·보건복지부
　㉠ 질병관리청장은 보건복지부장관과 협의하여 국민의 건강 상태·식품 섭취·식생활 조사 등 국민의 건강과 영양에 관한 조사(이하 "국민건강영양조사"라 한다)를 정기적으로 실시한다. 〈개정 2023.3.28.〉 15 대구의료기술직
　㉡ 특별시·광역시 및 도에는 국민건강영양조사와 영양에 관한 지도 업무를 행하게 하기 위한 공무원을 두어야 한다.〈개정 2023.3.28.〉
　㉢ 국민건강영양조사를 행하는 공무원은 그 권한을 나타내는 증표를 관계인에게 내보여야 한다. 〈개정 2023.3.28.〉
　㉣ 국민건강영양조사의 내용 및 방법, 그 밖에 국민건강영양조사와 영양에 관한 지도에 관하여 필요한 사항은 대통령령으로 정한다.〈개정 2023.3.28.〉

> **국민영양조사의 주기( 시행령 제19조)**
> 법 제16조 제1항에 따른 국민영양조사(이하 "영양조사"라 한다)는 매년 실시한다.
>
> **영양조사원 및 영양지도원(시행령 제22조)**
> ① 질병관리청장은 국민건강영양조사를 담당하는 사람(이하 "국민건강영양조사원"이라 한다)으로 건강조사원 및 영양조사원을 두어야 한다. 이 경우 건강조사원 및 영양조사원은 다음 각 호의 구분에 따른 요건을 충족해야 한다. 〈개정 2023.9.26.〉
> 　1. 건강조사원 : 다음 각 목의 어느 하나에 해당할 것
> 　　가. 「의료법」 제2조 제1항에 따른 의료인
> 　　나. 「약사법」 제2조 제2호에 따른 약사 또는 한약사
> 　　다. 「의료기사 등에 관한 법률」 제2조 제1항에 따른 의료기사
> 　　라. 「고등교육법」 제2조에 따른 학교에서 보건의료 관련 학과 또는 학부를 졸업한 사람 또는 이와 같은 수준 이상의 학력이 있다고 인정되는 사람
> 　2. 영양조사원 : 다음 각 목의 어느 하나에 해당할 것
> 　　가. 「국민영양관리법」 제15조에 따른 영양사(이하 "영양사"라 한다)
> 　　나. 「고등교육법」 제2조에 따른 학교에서 식품영양 관련 학과 또는 학부를 졸업한 사람 또는 이와 같은 수준 이상의 학력이 있다고 인정되는 사람
> ② 특별자치시장·특별자치도지사·시장·군수·구청장은 법 제15조 및 법 제16조의 영양개선사업을 수행하기 위한 국민영양지도를 담당하는 사람(이하 "영양지도원"이라 한다)을 두어야 하며 그 영양지도원은 영양사의 자격을 가진 사람으로 임명한다. 다만, 영양사의 자격을 가진 사람이 없는 경우에는 「의료법」 제2조 제1항에 따른 의사 또는 간호사의 자격을 가진 사람 중에서 임명할 수 있다. 〈개정 2023.9.26.〉

⑭ 신체활동장려사업의 계획 수립·시행(제16조의2) : 국가 및 지방자치단체는 신체활동장려에 관한 사업 계획을 수립·시행하여야 한다.

⑮ 신체활동장려사업(제16조의3) : 국가 및 지방자치단체는 국민의 건강증진을 위하여 신체활동을 장려할 수 있도록 다음의 사업을 한다.
  ㉠ 신체활동장려에 관한 교육사업
  ㉡ 신체활동장려에 관한 조사·연구사업
  ㉢ 그 밖에 신체활동장려를 위하여 대통령령으로 정하는 사업

> **CHECK POINT** 신체활동장려사업(시행령 제22조의2)
>
> 법 제16조의3 제1항 제3호에서 "대통령령으로 정하는 사업"이란 다음 각 호의 사업을 말한다.
> 1. 신체활동증진 프로그램의 개발 및 운영 사업
> 2. 체육시설이나 공원시설 등 신체활동장려를 위한 기반시설 마련 사업
> 3. 신체활동장려에 관한 홍보사업
> 4. 그 밖에 보건복지부장관이 신체활동장려를 위해 필요하다고 인정하는 사업

⑯ 구강건강사업(제18조)
  ㉠ 국가 및 지방자치단체는 국민의 구강질환의 예방과 구강건강의 증진을 위하여 다음의 사업을 행한다.
    ⓐ 구강 건강에 관한 교육 사업
    ⓑ 수돗물불소농도 조정 사업
    ⓒ 구강 건강에 관한 조사·연구 사업
    ⓓ 아동·노인·장애인·임산부 등 건강취약계층을 위한 구강건강증진 사업
    ⓔ 기타 구강 건강의 증진을 위하여 대통령령이 정하는 사업
  ㉡ ㉠의 사업내용·기준 및 방법은 보건복지부령으로 정한다.

⑰ 건강증진사업 등(제19조)  15 지방의료기술직
  ㉠ 국가 및 지방자치단체는 국민건강증진사업에 필요한 요원 및 시설을 확보하고, 그 시설의 이용에 필요한 시책을 강구하여야 한다.
  ㉡ 특별자치시장·특별자치도지사·시장·군수·구청장은 지역주민의 건강증진을 위하여 보건복지부령이 정하는 바에 의하여 보건소장으로 하여금 다음의 사업을 하게 할 수 있다.
    17 부산·경남보건연구사
    ⓐ 보건 교육 및 건강 상담
    ⓑ 영양 관리
    ⓒ 신체활동 장려
    ⓓ 구강건강의 관리
    ⓔ 질병의 조기 발견을 위한 검진 및 처방
    ⓕ 지역사회의 보건 문제에 관한 조사·연구
    ⓖ 기타 건강 교실의 운영 등 건강증진사업에 관한 사항

⑱ 검진(제20조) : 국가는 건강증진을 위하여 필요한 경우에 보건복지부령이 정하는 바에 의하여 국민에 대하여 건강 검진을 실시할 수 있다.

⑲ 기금의 설치 등(제22조)
　㉠ 보건복지부장관은 국민건강증진사업의 원활한 추진에 필요한 재원을 확보하기 위하여 국민건강증진기금(이하 "기금"이라 한다)을 설치한다.
　㉡ 기금은 다음의 재원으로 조성한다.
　　ⓐ 제23조 제1항의 규정에 의한 부담금
　　ⓑ 기금의 운용 수익금
⑳ 국민건강증진부담금의 부과·징수 등(제23조 제1항) : 보건복지부장관은 「지방세법」 제47조 제4호 및 제6호에 따른 제조자 및 수입판매업자가 판매하는 같은 조 제1호에 따른 담배(같은 법 제54조에 따라 담배소비세가 면제되는 것, 같은 법 제63조 제1항 제1호 및 제2호에 따라 담배소비세액이 공제 또는 환급되는 것은 제외한다)에 다음 각 호의 구분에 따른 부담금(이하 "부담금"이라 한다)을 부과·징수한다.
　㉠ 궐련 : 20개비당 841원
　㉡ 전자 담배
　　ⓐ 니코틴 용액을 사용하는 경우 : 1밀리리터당 525원
　　ⓑ 연초 및 연초 고형물을 사용하는 경우
　　　• 궐련형 : 20개비당 750원
　　　• 기타 유형 : 1그램당 73원
　㉢ 파이프담배 : 1그램당 30.2원
　㉣ 엽궐련(葉卷煙) : 1그램당 85.8원
　㉤ 각련(刻煙) : 1그램당 30.2원
　㉥ 씹는 담배 : 1그램당 34.4원
　㉦ 냄새 맡는 담배 : 1그램당 21.4원
　㉧ 물 담배 : 1그램당 1050.1원
　㉨ 머금는 담배 : 1그램당 534.5원
㉑ 기금의 사용 등(제25조 제1항) 22 서울·지방직 / 16 경기·충북·대구·부산의료기술직 / 15 인천·전남·경남·보건복지부7급
　㉠ 금연교육 및 광고, 흡연피해 예방 및 흡연피해자 지원, 절주교육 및 광고, 음주폐해 예방 등 국민건강관리사업
　㉡ 건강생활의 지원 사업
　㉢ 보건 교육 및 그 자료의 개발
　㉣ 보건 통계의 작성·보급과 보건의료 관련 조사·연구 및 개발에 관한 사업
　㉤ 질병의 예방·검진·관리 및 암의 치료를 위한 사업
　㉥ 국민영양관리 사업
　㉦ 신체활동장려 사업
　㉧ 구강건강관리 사업
　㉨ 시·도지사 및 시장·군수·구청장이 행하는 건강증진 사업
　㉩ 공공보건의료 및 건강증진을 위한 시설·장비의 확충
　㉪ 기금의 관리·운용에 필요한 경비
　㉫ 그 밖에 국민건강증진사업에 소요되는 경비로써 대통령령이 정하는 사업

> **기금의 사용(시행령 제30조)** 17 충북 / 15 인천·전남·보건복지부7급
> 법 제25조 제1항 제12호에서 "대통령령이 정하는 사업"이란 다음 각 호의 사업을 말한다.
> 〈개정 2021.11.30.〉
> 1. 만성 퇴행성질환의 관리사업
> 2. 법 제27조의 규정에 의한 지도·훈련 사업
> 3. 건강증진을 위한 체육활동 지원 사업
> 4. 금연지도원 제도 운영 등 지역사회 금연 환경 조성 사업
> 5. 건강친화인증 기업 지원 사업
> 6. 절주문화 조성 사업

## 7 제4차 국민건강증진 종합계획(4차 Health Plan 2020)

(1) **비전** : 온 국민이 함께 만들고 누리는 건강 세상 14 경기

(2) **총괄 목표** : 건강 수명의 연장과 건강형평성 제고 17 광주 / 14 경기·전북·경북 / 12 서울

| 구분 | | 1998 | 2001 | 2007 | HP 2010 목표 | 2013 | HP 2020 목표 |
|---|---|---|---|---|---|---|---|
| 전체 | 평균수명 | 74.8 | 76.5 | 79.6 | 80.1 | 81.8 | |
| | WHO 건강수명 | 65 | 67.4 | | 72.0 | 73 | 75.0 |
| 남자 | 평균수명 | 71.1 | 72.8 | 76.1 | 76.5 | | |
| | WHO 건강수명 | 62.3 | 64.5 | 68 | 69.7 | | 73.2 |
| 여자 | 평균수명 | 78.5 | 80.0 | 82.7 | 83.3 | | |
| | WHO 건강수명 | 67.7 | 70.3 | 74 | 74.2 | | 76.6 |

(3) **건강 결정요인과 사업 분야** 6 충북·전남·경남

| 건강생활 실천 확산 | 만성 퇴행성질환과 발병위험 요인 관리 | 감염질환 관리 | 안전환경 보건 | 인구집단 건강관리 | 사업체계 관리 |
|---|---|---|---|---|---|
| • 금연<br>• 절주<br>• 신체활동<br>• 영양<br>14 경기·경북 의료기술직 | • 암<br>• 건강 관리<br>• 관절염<br>• 심뇌혈관질환<br>• 비만<br>• 정신 보건<br>• 구강 보건<br>14 경북의료기술직 | • 예방 접종<br>• 비상방역체계<br>• 의료 관련 감염<br>• 결핵<br>• 에이즈<br>16 보건복지부7급 | • 식품 안전<br>• 손상 예방<br>16 서울 | • 모성 건강<br>• 영유아 건강<br>• 노인 건강<br>• 근로자 건강증진<br>• 군인 건강증진<br>• 학교 보건<br>• 취약가정 방문 건강<br>• 장애인 건강<br>14 서울7급 | • 사업체계 관리 |

**(4) 분야별 대표 지표** 16 전남

| 예방 중심의 건강관리 측정 영역 | 대표 지표 |
| --- | --- |
| 암 관리 | 암 사망률(인구 10만 명당) |
| 심뇌혈관질환 | 고혈압 유병률, 당뇨병 유병률 |
| 결핵 | 신고 결핵 신환자율(인구 10만 명당) |
| 정신 보건 | 자살 사망률(인구 10만 명당) |
| 구강 보건 | 아동청소년 치아우식 경험률(영구치) |
| 금연 | 성인남자 흡연율, 중고등학교 남학생 흡연율 |
| 절주 | 성인 고위험 음주율 |
| 신체 활동 | 유산소 신체활동 실천율 |
| 영양 | 건강식생활 실천율(지방, 나트륨, 과일/채소, 영양표시 4개 지표 중 2개 이상을 만족하는 인구 비율) |
| 영유아 건강 | 영아사망률(출생아 천 명당) |
| 모성 건강 | 모성사망비(출생 10만 명당) |
| 노인 건강 | 노인 활동제한율 – 일상생활수행능력(ADL), 장애율 |
| 건강 검진 | 일반(생애) 건강검진 수검률(건강보험 적용자) |
| 비만 | 성인비만 유병률 |
| 손상 예방 | 손상사망률(인구 10만 명당) |

**(5) 향후 건강증진종합 계획을 통해 중점적으로 추진할 과제**

| 〈사전 예방 중심 평생건강 관리〉 | 〈건강환경 조성〉 |
| --- | --- |
| • 생활습관 개선 지원<br>• 만성질환 예방 치료 연계<br>• 생애주기별 건강프로그램 확충 | • 건강 캠페인 전개<br>• 건강 위해요인 규제 강화<br>• 건강도시 활성화 |
| 〈마음이 건강하고 행복한 대한민국〉 | 〈건강정책 추진체계 강화〉 |
| • 정신질환 조기 발견 지원<br>• 생활공간 중심 자살예방 강화<br>• 생명존중 문화 조성 | • 건강지표 신뢰성 제고<br>• 근거기반 예방정책 추진<br>• 빅데이터 기반 건강정보 제공 |

## 8 제5차 국민건강증진종합계획(HP2030) 기본틀

(1) **비전**: 모든 사람이 평생 건강을 누리는 사회

(2) **총괄목표**: 건강수명 연장, 건강형평성 제고
  ① 건강수명: 2030년까지 건강수명 73.3세 달성

② 건강형평성 : 건강수명의 소득 간, 지역 간 형평성 확보
　㉠ 소득 : 소득수준 상위 20%의 건강수명과 소득 하위수준 하위 20%의 건강수명 격차를 7.6세 이하로 낮춘다.
　㉡ 지역 : 건강수명 상위 20% 해당 지자체의 건강수명과 하위 20% 해당 지자체의 건강수경의 격차를 2.9세로 낮춘다.

(3) **기본원칙** 24 지방직 / 22 서울·지방직
① 국가와 지역사회의 모든 정책 수립에 건강을 우선적으로 반영한다.
② 보편적인 건강수준의 향상과 건강형평성 제고를 함께 추진한다.
③ 모든 생애과정과 생활터에 적용한다.
④ 건강친화적인 환경을 구축한다.
⑤ 누구나 참여하여 함께 만들고 누릴 수 있도록 한다.
⑥ 관련된 모든 부문이 연계하고 협력한다.

| 분과 | 건강생활 실천 | 정신건강 관리 | 비감염성 질환 예방관리 | 감염 및 환경성 질환 예방관리 | 인구집단별 건강관리 | 건강 친화적 환경구축 |
|---|---|---|---|---|---|---|
| 중점 과제 | • 금연<br>• 절주<br>• 영양<br>• 신체활동<br>• 구강건강 | • 자살예방<br>• 치매<br>• 중독<br>• 지역사회 정신건강 | • 암<br>• 심뇌혈관 질환<br>• 비만<br>• 손상 | • 감염병 예방 및 관리<br>• 감염병 위기 대비 대응<br>• 기후변화성 질환 | • 영유아<br>• 청소년(학생)<br>• 여성<br>• 노인<br>• 장애인<br>• 근로자<br>• 군인 | • 건강친화적 법 제도 개선<br>• 건강정보 이해력 제고<br>• 혁신적 정보 기술의 적용<br>• 재원 마련 및 운용<br>• 지역사회 자원(인력, 시설) 확충 및 거버넌스 구축 |

| 중점과제 | 10년 후 달라지는 모습(대표 지표) |
|---|---|
| 암관리 | 성인(20~74세) 암 발생률(남성, 여성) |
| 심뇌혈관질환 | 성인(남성, 여성) 고혈압 유병률, 성인(남성, 여성) 당뇨병 유병률, 급성 심근경색증 환자의 발병 후 3시간 미만 응급실 도착 비율 |
| 감염병 예방 및 관리 | 신고 결핵 신환자율(인구 10만 명당) |
| 정신보건 | 자살사망률(인구 10만 명당), 여성 자살사망률(인구 10만 명당), 남성 자살사망률(인구 10만 명당) |
| 치매 | 치매안심센터의 치매환자 등록 관리율(전국 평균) |
| 중독 | 알코올 사용장애 정신건강 서비스 이용률 |

| | | |
|---|---|---|
| | 지역사회 정신건강 | 정신건강 서비스 이용률 |
| | 구강보건 | 영구치(12세 이상) 우식경험률(연령 표준화) |
| | 금연 | 성인(남성, 여성) 현재 흡연율(연령 표준화) |
| | 절주 | 성인(남성, 여성) 고위험 음주율(연령 표준화) |
| | 신체활동 | 성인(남성, 여성) 유산소 신체활동 실천율(연령 표준화) |
| | 영양 | 식품 안전성 확보 가구분율 |
| | 영유아건강 | 영아사망률(출생아 1천 명당) |
| | 청소년 | 고등학교 남학생, 여학생 현재 흡연율 |
| | 여성 | 모성사망비(출생아 10만 명당) |
| | 노인 | 노인(남성, 여성)의 주관적 건강인지율 |
| | 장애인 | 성인 장애인 건강검진 수검률 |
| | 근로자 | 연간 평균 노동시간 |
| | 군인 | 군 장병 흡연율 |
| | 비만 | 성인비만 유병률(연령 표준화) |
| | 건강정보 이해력 제고 | 성인(남성, 여성) 적절한 건강정보이해능력 수준 |
| | 감염병위기 대비대응 | MMR 완전접종률 |
| | 기후변화성 질환 | 기후보건영향평가 평가체계 구축 및 운영 |
| | 손상예방 | 손상사망률(인구 10만 명당) |

### CHECK POINT 우리나라 건강증진사업

| | |
|---|---|
| 1983. | 국민건강 조사 |
| 1989. | 보건의식 행태 조사 |
| 1995.1. | 국민건강증진법, 지역보건법 제정 |
| 1998.7.~2001.6. | 건강증진 거점 보건소를 중심으로 한 건강증진 시범사업 실시 |
| 2001. | 전국보건소 정규 인력을 통한 방문보건사업 전면 실시 |
| 2002. | 건강증진사업이 전국 보건소로 확대 |
| 2005. | 건강생활 실천 사업을 전국 보건소로 확대, 금연·영양·운동·절주 4대 영역을 필수 사업·선택 사업으로 구분 수행, 보건소 금연클리닉 사업, 영양플러스 사업(임산부 및 영유아 보충영양 관리 사업) 시범 운영 |
| 2007. | 맞춤형 방문건강관리 사업 전국 실시 |
| 2008. | 영양플러스 사업 전국 확대 실시 |
| 2013. | 통합건강 증진 사업 |

1. 1995년 : 「국민건강증진법」이 제정되면서 보건 교육, 질병 예방, 영양 개선 및 건강생활의 실천 등의 건강증진사업을 실시
2. 국민건강증진 종합계획의 수립
   ① 2002년 제1차 국민건강증진 종합계획 수립(Health Plan 2010)
   ② 2005년 제2차 국민건강증진 종합계획 수립(Health Plan 2010)
   ③ 2011년 제3차 국민건강증진 종합계획 수립(Health Plan 2020)
   ④ 2016년 제4차 국민건강증진 종합계획 수립(Health Plan 2020)
   ⑤ 2021년 제5차 국민건강증진 종합계획 수립(Health Plan 2030)
3. 2009년 : 「국민건강증진법」의 개정으로 보건교육사(1~3급) 제도 도입

## 04 건강도시

### 1 건강도시의 의의

(1) **정의** : '모든 사람들에게 건강을'이라는 세계보건기구의 알마아타선언 이후 신공중보건운동의 시작을 기점으로 건강도시 개념이 대두되었다. 15 서울

세계보건기구(WHO, 2004)에 의하면 '건강도시란 도시의 물리적·사회적 환경을 개선하고 지역사회의 모든 구성원이 상호 협력하여 시민의 건강과 삶의 질을 향상시키기 위해 지속적으로 노력해 가는 도시'를 의미한다.

(2) **목적** : 도시의 건강과 환경을 개선하여 도시 주민의 건강을 향상시키기 위함이고, 이는 지방자치단체의 지역사회의 창의성을 발휘하여 '모든 인류에게 건강을(Health for All)'을 달성하려는 데 있다.

(3) **역사**
   ① 1984년 캐나다 '건강의료를 넘어' 회의
   ② 1987년 건강도시 출범 : 캘리포니아 건강도시 프로젝트의 시작
   ③ 1988년 건강도시 아테네 선언 : 영국 벨파스트 시를 비롯한 유럽의 125개 도시가 동참
   ④ 우리나라 건강도시 역사
      ㉠ 창원시 : 2004년 6월 국내 최초로 WHO 서태평양지역 건강도시연맹에 창립 회원도시로 가입
      ㉡ 원주시 : 2008년 일본에서 개최된 제3회 WHO 건강도시연맹 총회에서 WHO 최우수상 수상

### 2 건강도시의 조건 16 지방직8급

① 깨끗하고 안전하며, 질 높은 도시의 물리적 환경
② 안정되고, 장기적으로 지속 가능한 생태계
③ 계층 간, 부문 간 강한 상호 지원체계와 착취하지 않는 지역사회

④ 개개인의 삶, 건강 및 복지에 영향을 미치는 문제에 대한 시민의 높은 참여와 통제
⑤ 모든 시민을 위한 기본적 요구(예 음식, 물, 주거, 소득, 안전, 직장 등)의 충족
⑥ 시민들 간의 다양한 만남, 상호 작용 및 의사소통을 가능하게 하는 기회와 자원에 대한 접근성
⑦ 다양하고 활기 넘치며, 혁신적인 도시 경제
⑧ 역사, 문화 및 생물학적 유산 혹은 지역사회 내 모임들과 개인과의 연계를 도모
⑨ 모든 시민에 대한 적절한 공중보건 및 치료 서비스의 최적화
⑩ 높은 수준의 건강과 낮은 수준의 질병 발생
⑪ 이상의 요건들이 서로 양립할 뿐만 아니라 더불어 이 요소들을 증진시키는 도시 행태

### 3 건강도시의 지표

① 삶의 만족도
② 식중독 사례
③ 교통사고 건수
④ 천식으로 인한 어린이 입원치료 건수
⑤ 자원봉사자 수
⑥ 자전거 도로의 길이
⑦ 레크리에이션 지도자 수
⑧ 주치의가 있는 가정의 비율
⑨ 편부모 가정 비율

### 4 '건강도시 프로젝트' 용어를 사용하기 위한 6가지 기준(WHO) 16 보건복지부7급(공중보건)

① 정치적 지도자는 참여적 기획과정을 통해 건강도시를 만들겠다고 공언하여야 한다.
② 건강도시 프로젝트의 목적은 모든 시민의 건강과 삶의 질 향상이다.
③ 건강과 환경분야에 대한 참여적 기획을 조장하기 위한 기전이 개발되어야 한다.
④ 사업활동의 우선순위는 다음 두 가지 필요에 대한 평가 방식에 기반을 두어야 한다.
　㉠ 역학적 분석이나 보건의료전문가의 판단에 의거한 생활 환경과 건강과의 관계
　㉡ 건강과 삶의 질 문제에 관한 지역사회가 인식하는 우선순위
⑤ 사업활동의 우선순위는 단일 정부기관이 아니라 실질적인 주민 참여가 보장된 여러 팀에 의해 결정되어야 한다.
⑥ 시는 상황 분석, 활동, 성과 등에 대해 건강도시 네트워크를 통해 다른 도시와 정보를 공유할 것에 동의하여야 한다.

위의 모든 기준을 건강도시사업의 시작 때부터 충족할 수는 없으나, 적어도 2~3년까지는 충족되어야만 한다.

**CHECK POINT**

1. U-Health 사업  15 전남 / 11 서울교육청·경기의료기술직
   (1) 개념 : 환자의 건강 정보를 실시간으로 네트워크 또는 휴대용 진단 센서를 통해 모니터링하는 것으로 '언제, 어디서나' 원격 진료 및 건강관리 서비스를 제공하는 것을 말한다.
   (2) 필요성
      ① 고령화에 따른 국민의료비 증가에 대비
      ② U-Health 산업의 높은 성장 가능성 및 일자리 창출 효과
      ③ 의료산업의 효율화를 통한 의료비용의 절감
      ④ 의료서비스의 지역 간 격차 해소 및 서민복지 향상
   (3) 의의
      ① 공간적 확대 : 의료 기관 내 → 노인요양기관, 가정, 직장, 이동공간
      ② 시간적 확대 : 특정 시간 → 24시간, 질병 발생 전
      ③ 소비자의 확대 : 환자 → 일반 고객
      ④ 공급자의 확대 : 의사, 병원 → 가정간호기관, 건강관리회사, 통신기업
      ⑤ 서비스의 다양화 : 질병 치료 → 예방 서비스, 건강 증진, 맞춤 치료

2. MPOWER 사업  14 서울7급
   세계 보건기구가 국가 금연사업 평가 도구를 제시하였다.
   (1) Monitor : 흡연 예방을 위한 정책이 있는가?
   (2) Protect : 금연구역 지정과 관련된 자세한 정책이 마련되어 있는가?
   (3) Offer : 금연 보조책(무료상담 전화, 니코틴 대체요법 등)을 제공하고 있는가?
   (4) Warn : 담뱃갑에 경고 라벨을 부착했는가?
   (5) Enforce : 담배와 관련된 스폰서를 받지 못하도록 법으로 정해져 있는가?
   (6) Raise : 담뱃값은 세금으로 구성되어 있는가?

3. 지역사회 기반 참여 모형(CBPR) : 최근 건강증진사업 및 연구에서 지향하고 있는 지역사회 기반 참여연구(CBPR)는 해당 지역사회 구성원들이 보건전문가, 연구자들과 동등한 협력자로서 지역사회에 당면한 보건문제를 파악하고, 이를 해결하기 위하여 결정한 전략을 실행에 옮기는 과정에 주도적으로 참여하는 과정을 말한다. 이 과정을 통해 지역사회 내의 관련조직, 단체들의 네트워크가 조성되고, 점차 확대 및 강화될 뿐만 아니라 지도자들의 리더십이 개발되어 지역사회의 건강증진을 위한 자생적, 지속적인 역량이 향상되는 것이다.

# CHAPTER 02 보건통계사업

김희영 보건행정

## 01 보건통계의 개념

### 1 정의

출생, 사망, 질병, 인구 변동 등 인구의 특성을 연구하는 일과 생명, 건강, 질병, 의료 등 보건에 관련된 여러 가지 현상과 대상물을 측정·계측하고 이를 정리·분석하여 그 특성을 밝히는 통계를 보건통계라고 한다.

### 2 보건통계의 역할과 중요성

보건행정에서의 보건통계가 중요한 이유는 보건통계의 역할과 항상 표리 관계에 있기 때문이다.

① 지역사회나 국가의 보건 수준 및 보건 상태를 나타내 준다.
② 보건사업의 필요성을 결정해 준다.
③ 보건에 관한 법률의 개정이나 제정을 촉구한다.
④ 보건사업의 우선순위를 결정하며 보건사업의 절차, 분류 등의 기술 발전에 도움을 준다.
⑤ 보건사업의 행동 활동에 지침이 될 수 있다.
⑥ 보건사업의 성패를 결정하는 자료를 제공한다.
⑦ 보건사업에 대한 공공 지원을 촉구하게 할 수 있다.
⑧ 보건사업의 기초 자료가 된다.

## 02 보건통계 지표

### 1 일반통계 개념

(1) 대푯값(대표치)
　① 평균치(Mean)
　　㉠ 산술 평균 : 측정치를 전부 합하여 측정치의 총 개수로 나누는 방법
　　㉡ 기하 평균 : 측정치 n개곱의 n제곱근
　　㉢ 조화 평균 : 총 수를 개개의 수치의 역수의 합으로 나눈 몫

② 중앙치(Median, 위치적 대푯값) : 어떤 집단의 개체 측정치를 크기의 순서로 나열했을 때 그 중앙에 오는 값
③ 최빈치(Mode, 양적 대푯값) : 도수 분포에 있어서 그 변량의 측정치 중에서 가장 많이 나타나는 수치

(2) **산포도(Dispersion)** : 하나의 객관적인 값으로써 한 변수의 측정값들의 분포상태를 설명하는 값
   ① 표준 편차(Standard Deviation)
      ㉠ 산술 평균값에 대한 편차를 나타내는 수치로, 분산의 제곱근의 값이 표준편차이다.
      ㉡ 산포도의 대소를 비교하는 데 가장 잘 이용된다.
   ② 평균 편차(Mean Deviation) : 측정치들과 평균치와의 편차에 대한 절댓값의 평균이다.
   ③ 변이 계수(Coefficient of Variation) : 표준 편차를 평균으로 나눈 값이다.
   ④ 범위(Range) : 변수의 최댓값과 최솟값의 차이이다.
   ⑤ 분산(Variance) : 편차의 제곱을 평균한 값으로 산포의 정도를 나타내는 데 많이 쓰인다.

(3) **표본추출 방법**
   ① 단순확률 추출법 : 조사 대상의 모집단에게 일련 번호를 부여하고 그 번호를 난수표 등을 이용하여 표본을 뽑는 방법이다. 따라서 모집단의 구성요소 하나 하나가 뽑힐 확률이 똑같다.
   ② 계통확률 추출법 : 표본을 추출할 때 모집단에서 시간적으로나 공간적으로 일정한 간격을 두고 추출하는 방법을 계통확률 추출법이라고 한다. 이는 대규모 표본 조사와 실제 표본 조사에 널리 사용된다.
   ③ 층화확률 추출법 : 모집단이 갖고 있는 특성을 고려하여 모집단을 성별, 연령별, 지역별 특성에 따라 부분 집단인 계층으로 나누고 각 부분 집단으로부터 표본을 무작위 추출하는 방법이다.
   ④ 집락확률 추출법 : 구성 성질이 비슷한 단위를 집락으로 나누어 집락마다 표본 추출하는 방법이다.

(4) **표준 평균과 모평균의 추정**
   ① 표준 오차
      ㉠ 표본 통계(평균, 비율)상의 변동
      ㉡ 표준 편차를 N제곱근(N)으로 나눈 값으로, 결과를 추정하고자 하는 연구대상 집단 전체의 특성과 표본에서 나오는 결과 사이의 차이를 의미한다.
   ② 신뢰 구간과 신뢰도

| 신뢰 구간 | • 신뢰 구간이란 관심 집단의 모수에 대한 추정을 가능하게 하는 구간을 말한다.<br>• 예를 들어, 95%의 신뢰 구간이란 대상 집단의 모수가 일정 구간에 포함될 수 있고, 그 기회가 95%라는 의미가 있다.<br>• 큰 표본 집단(정규분포 집단)에서 95%의 신뢰 구간은 표본 통계(평균이나 비율)±2 표준오차와 일치한다. |
|---|---|
| 신뢰도 | • 신뢰도란 동일 대상에 대해 동일한 방법으로 반복 측정할 때에 얼마나 일정성을 가지고 일치된 결과를 나타내느냐를 의미한다.<br>• 신뢰도는 그 측정이 객관적인 또는 주관적인 판단에 의한 것이든 간에 동일 측정도구를 반복적으로 사용하여 측정치가 동일한 것을 얻을 확률을 재는 것이다. 신뢰도는 정확도의 필수 조건이다. |

(5) 상관관계 분석과 회귀 분석

서로 연관되어 있는 변수들 간의 관계를 정량화·모형화하여 변수 간의 관계를 설명하는 통계기법이 상관관계 분석과 회귀 분석이다.

① 상관관계 분석
  ㉠ 어떤 모집단에서 2개의 변수 간에 한쪽 값이 변함에 따라 다른 한쪽이 변하는 관계를 상관관계(r)라 한다.
  ㉡ r = 1 또는 r = -1일 때는 완전 상관, r = 0.5 또는 r = -0.5일 때는 불완전 상관, r = 0일 때는 무 상관이다.

② 회귀 분석
  ㉠ 단순회귀 분석 : 하나의 독립 변수와 하나의 종속 변수 사이의 관계를 분석하는 기법이다.
  ㉡ 중회귀 분석 : 여러 독립 변수들이 종속 변수에 어떤 영향을 미치는가를 파악하는 기법이다.

(6) 측정 수준

① 명명(명목)척도 측정
  ㉠ 4가지 중 가장 낮은 단계의 측정법이다.
  ㉡ 자료를 컴퓨터에 입력하기 위해 부호화할 때 범주에 숫자를 배정한다.
    예 1 = 남자, 2 = 여자
  ㉢ 혈액형, 인종, 결혼상태, 진단명과 같은 자료

② 서열척도 측정
  ㉠ 순위를 매길 수 있는 속성의 범주나 순위 간의 차이는 일정하지 않다.
  ㉡ 사회경제적 상태(상, 중, 하), 교육 수준, 동통의 강도

③ 등간척도 측정
  ㉠ 척도 간격 사이의 숫자적 거리가 동일하나 절대적 0점은 없다.
  ㉡ 평균, 표준 편차를 분석할 수 있다.
  ㉢ 학생의 성적, 물가 지수, 온도

④ 비율수준 측정
  ㉠ 가장 높은 수준의 측정법이다.
  ㉡ 상호 배타적이고 완전한 범주, 서열 순위가 있고 간격이 동일, 절대적 0점이 있다.
  ㉢ 체중, 길이, 부피, 연령, 소득, 투표율, 방송 청취율

**CHECK POINT** 측정 수준

| 구분 | 비교 방법 | 수학적 개념 | 현상 |
| --- | --- | --- | --- |
| 명명(명목) 측정 | 확인, 분류 | $=, \neq$ | 성별, 혈액형, 종교 |
| 서열 측정 | 순위 비교 | $<, >$ | 석차, 선호도, 사회 계층 |
| 등간 측정 | 간격 비교 | $+, -$ | 성적, 온도, 물가 지수 |
| 비율 측정 | 절대적 크기 비교 | $+, -, \times, \div$ | 시간, 거리, 키, 체중, 체온 |

### (7) 연구자료 분석

① T 검정 : 등간 척도나 비율 척도로 측정된 서로 독립인 두 집단의 평균을 비교하는 분석 방법이다.
  예 남자아이의 출생 시 체중과 여자아이의 출생 시 체중을 비교
② F 검정(분산 분석) : 등간 척도나 비율 척도로 측정된 서로 독립인 두 집단 이상의 평균을 비교하는 분석 방법이다.
③ 회귀 분석 : 한 변수(X)로 다른 변수(Y)를 예측하는 모형을 만드는 것으로 두 변수 간의 상관 관계가 높을수록 보다 더 정확하게 예측할 수 있다. 예 시간과 기억력 사이의 관계
④ 카이제곱 검정 : 명목 척도로 측정된 두 변수 사이가 서로 관계가 있는지 독립인지를 판단하는 검정방법 예 첫 출산 시 나이와 유방암 발병 사이의 상호 관련성
⑤ Z 검정 : 모집단의 속성을 알기 위하여 모집단에서 추출된 표본의 통계 값인 평균과 연구자의 이론적 혹은 경험적 배경에서 얻은 특정 값을 비교하는 검정 방법

## 2 측정 지표

### (1) 비율(Rate)

① 비율의 특성
  ㉠ 분자 : 특정 기간 내 발생한 건강 관련 사건이나 문제의 수
  ㉡ 분모 : 포함된 모든 사람들(모집단)은 분자에서 고려한 특정 질병이나 사건에 대해 위험상태에 있어야 한다.
  ㉢ 특정 관찰기간이 분명히 제시되어야 한다.
  ㉣ 특정 관찰지역이 분명히 제시되어야 한다.
  ㉤ 인구 또는 분모의 단위가 제시되어야 한다.
    예 2000년 1년간 서울시 성동구 옥수동의 결핵 발생률은 주민 1,000명당 5명이었다.
② 주요 비율
  ㉠ 발생률(incidence rate) : 질병에 걸릴 확률 혹은 위험도를 직접 추정 가능하게 하는 측정

  $$발생률 = \frac{일정기간\ 중\ 발생한\ 신환자\ 수}{그\ 지역의\ 연(중앙)\ 인구\ 수} \times 100$$

  ㉡ 유병률(prevalence rate) : 어떤 시점 혹은 일정 기간 동안에 특정 시점 혹은 기간의 인구 중 존재하는 환자의 비율을 의미

  > **CHECK POINT** 발생률과 유병률과의 관계
  >
  > 급성 감염병에서와 같이 이환 기간이 대단히 짧을 경우 유병률과 발생률은 같게 되며 만성 퇴행성 질환의 경우처럼 이환 기간이 길면 유병률은 높아진다. 발생률과 이환 기간이 대체로 일정한 경우에 이 공식이 적용된다.
  >
  > $$P(유병률) = I(발생률) \times D(이환\ 기간)$$

ⓒ 사망률(mortality rate)
  ⓐ 조사망률

  $$조사망률 = \frac{같은\ 해의\ 총\ 사망\ 수}{특정연도의\ 중앙\ 인구\ 수} \times 100$$

  ⓑ 영아사망률

  $$영아사망률 = \frac{같은\ 해의\ 영아\ 사망\ 수}{특정연도의\ 출생\ 수} \times 100$$

ⓔ 발병률 : 어떤 집단이 한정된 기간에 한해서만 어떤 질병에 걸릴 위험에 놓여 있을 때 전체 인구 중 주어진 집단 내에 새로 발병한 총 수의 비율

  $$발병률 = \frac{같은\ 기간\ 내에\ 새로\ 발생한\ 환자\ 수}{일정기간\ 발병위험에\ 폭로된\ 인구\ 수} \times 100$$

ⓜ 2차 발병률(SAR) : 환자를 가진 가구의 감수성이 있는 가구원 중에서 이 병원체의 최장 잠복기간 내에 발병하는 환자의 비율

  $$2차\ 발병률 = \frac{환자와\ 접촉으로\ 인하여\ 2차적으로\ 발병한\ 환자\ 수}{환자와\ 접촉한\ 사람\ 수} \times 100$$

ⓗ 치명률 : 특정 질병에 걸린 사람 중에서 그 질병으로 인해 사망한 사람의 백분율을 측정하는 지표로 특정 질병의 위중도를 알 수 있다.

## (2) 비(Ratio)

① 비의 특성 : 두 사건 및 상황의 빈도를 비교할 때 각각의 비율을 비교하거나 두 사건의 건수를 직접 비교하는 것

② 주요 비

| 구분 | 병에 걸린 사람 | 병에 걸리지 않은 사람 | 계 |
|---|---|---|---|
| 폭로 | a | b | a+b |
| 비폭로 | c | d | c+d |
| 계 | a+c | b+d | a+b+c+d |

㉠ 위험비(OR) : 분석역학 중 환자-대조군 연구에서 구할 수 있는 값으로, 의심요인에 폭로된 집단에서의 질병발생 비율과 비폭로 집단에서의 질병발생률의 대비를 말한다. 차이가 클수록 통계적 관련성은 크다.
  ⓐ 병인 폭로 시 병에 걸릴 위험비($R_1$) = a / a+b
  ⓑ 병인 비폭로 시 병에 걸릴 위험비($R_2$) = c / c+d

㉡ 상대 위험비(RR) : 분석 역학 중 코호트 연구에서 구할 수 있는 대비로, 병인에 폭로된 사람이 병에 걸릴 위험도가 폭로되지 않은 사람이 병에 걸릴 위험도보다 몇 배가 되는지를 의미한다. 이 비가 클수록 폭로된 요인이 병인으로 작용할 가능성이 커진다.

$$\text{상대 위험비} = \frac{\text{의심되는 요인에 폭로된 집단에서의 특정 질환 발생률}(R_1)}{\text{의심되는 요인에 폭로되지 않은 집단에서의 특정 질환 발생률}(R_2)}$$

ⓒ 교차비(Odds Ratio) : 모집단이 없는 환자-대조군 연구에서는 사건 발생률과 비발생 확률의 비를 일컫는다. 또한 유병률이 0.03% 이하로 낮고, 발생률도 극히 낮은 질병에서, 상대 위험비 공식 중 a, c는 거의 무시할 만큼 적어, 이때의 상대 위험비는 교차비로 추정할 수 있다.

$$\text{교차비} = \frac{ad}{bc}$$

ⓔ 귀속 위험비(기여 위험도, AR)

$$\text{귀속 위험비} = \text{폭로군의 발생률}(R_1) - \text{비폭로군의 발생률}(R_2)$$

## 3 병원 통계

**병원관리 지표**
- 진료실적 지표 : 병상이용률, 병상회전율, 평균재원일수
- 진료권 분석지표 : 내원환자의 지역별 구성도(CI), 친화도

### (1) 일일 평균 외래환자 수

일정 기간 중 하루에 평균 몇 명의 외래 환자가 내원하는가를 알아보는 지표이다.

$$\text{일일 평균 외래환자 수} = \frac{\text{기간 중 외래환자 수(연인원)}}{\text{기간 중 외래경영일수(진료일 수)}}$$

### (2) 평균 재원일수

기간 중 퇴원한 환자들이 평균 며칠씩 재원하였는가를 나타내는 수이다.

$$\text{평균 재원일수} = \frac{\text{기간 중 재원일수}}{\text{기간 중 퇴원자 수(또는 실제환자 수)}}$$

### (3) 병원 이용률

병원의 진료서비스의 양이나 투입, 시설의 활용도를 종합적으로 설명하는 지표이다.

$$\text{병원 이용률} = \frac{\text{조정환자 수}}{\text{연 가동 병상 수}} \times 1,000$$

### (4) 병상 이용률 16 울산보건연구사

① 환자가 이용할 수 있도록 가동되는 병상이 실제 환자에 의해 이용된 비율로, 가동병상의 운영효율성을 나타낸다.

② 병상 수는 병원의 규모를 가장 잘 나타내는 변수로서 인력, 의료기기, 총비용 등 병원의 투입요소와 밀접한 관련성을 갖는다.
③ 병원인력과 시설의 활용도를 간접적으로 알 수 있다.

$$병상\ 이용률 = \frac{1일\ 평균\ 재원환자\ 수}{병상\ 수} \times 100$$

$$연간\ 병상\ 이용률 = \frac{연간\ 총\ 누적\ 재원일수}{병상\ 수 \times 365} \times 100$$

### (5) 친화도(RI ; Relevance Index)

지역사회를 중심으로 특정 지역에 거주하는 주민의 총의료이용량 중 특정 병원을 이용한 의료이용량의 비율을 나타낸다. 즉, 지역주민들의 의료기관 이용의 선호도를 보여준다.

$$RI_{ij}(\%) = \frac{j지역주민의\ i병원\ 의료이용량}{j지역주민의\ 의료이용량} \times 100$$

### (6) 병상 회전간격

환자 퇴원 후 다음 환자가 입원할 때까지 병상이 평균적으로 유휴 상태에 있는 기간(평균 유휴 일 수)을 의미하며 병상 회전간격이 짧을수록 병상 이용률이 높음을 의미한다.

$$병상\ 회전간격 = \frac{연\ 유휴상태\ 병상\ 수(연\ 병상\ 수 - 퇴원환자\ 총\ 재원일수)}{퇴원\ 실제\ 인원\ 수}$$

### (7) 내원환자의 지역별 구성도(CI ; Commitment Index)

병원을 중심으로 특정 병원을 이용한 환자의 총이용량 중에서 특정 지역에 거주하는 환자가 이용한 비율을 말한다. 즉, 병원이 담당하고 있는 진료지역의 범위를 파악할 수 있게 해 준다.

$$CI_{ij}(\%) = \frac{i병원을\ 이용한\ j지역\ 환자의\ 의료이용량}{i병원을\ 이용한\ 환자의\ 총의료이용량} \times 100$$

### (8) 병상 점유율

단위 인구가 하루에 점유하고 있는 병상의 비로, 보통 1,000명당 1일간의 재원일수로 계산된다.

$$병상\ 점유율 = \frac{1일\ 평균\ 병상점유\ 수}{인구} \times 1,000$$

### (9) 병상 회전율

일정기간 내에 한 병상을 통과해 간 평균 환자 수를 나타낸다.

$$병상\ 회전율 = \frac{해당\ 기간의\ 퇴원환자\ 수}{해당\ 기간의\ 가동병상\ 수} \times 1,000$$

⑽ **1일 평균 환자 수**

$$\text{1일 평균 환자 수} = \text{병상 수} \times \text{병상 이용률}$$

⑾ **수익성 지표**
① 의료수익 의료이익률
  ㉠ 의료이익을 의료수익으로 나눈 비율
  ㉡ 의료이익 : 병원의 의료활동에서 얻은 수익에서 소요된 의료비용을 차감한 금액을 의미

$$\text{의료수익 의료이익률(\%)} = \frac{\text{의료이익}}{\text{의료수익}} \times 100$$

② 의료이익의 규모를 측정하는 총자산의료이익률, 총자산순이익률, 자기자본이익률 등도 있다.

⑿ **성장성 지표** : 의료수익 증가율
일정기간 동안 의료수익(입원, 외래)이 그 전에 비해 증가한 정도를 나타내는 지표로서 병원 외형의 성장 정도를 나타낸다.

$$\text{의료수익의 증가율(\%)} = \frac{(\text{당기 의료수익} - \text{전기 의료수익})}{\text{전기 의료수익}} \times 100$$

⒀ **활동성 지표** : 총자산 회전율
의료수익을 총자산으로 나누어 측정하는 데, 1년 동안 의료수익을 창출하는 데 총자산을 몇 회 이용하였는가를 나타낸다.

$$\text{총자산 회전율(회)} = \frac{\text{의료수익}}{\text{총자산}}$$

⒁ **생산성 지표**
① 생산성이란 단위당 투입량에 대한 산출량의 관계를 의미한다. 생산성 지표는 병원운영에 투입된 각 생산요소(인력, 자본, 기타 자원)가 창출한 서비스의 양이나 부가가치를 분석하여 물적 생산성과 가치적 생산성을 측정한다.
② 노동 생산성(인건비 투자효율) : 직원 1인당 부가가치를 의미하는 데, 부가가치를 직원 수로 나누어 계산한다.

$$\text{노동 생산성} = \frac{\text{부가가치}}{\text{직원 수}}$$

김희영
보건행정

# 부록

## 최근 기출문제

01 2023년도 지방직(2023.6.10.)
02 2024년도 지방직(2024.6.22.)
03 2025년도 지방직(2025.6.21.)

김희영 보건행정

# 2023년도 지방직(2023.6.10.)

### 출제 경향

| 분야 | 문제 수 | 내용 |
|---|---|---|
| 이론적 기초 | | |
| 보건행정 조직 및 인사 | 7 | 보건복지부 산하 공공기관, 프로젝트 조직, 보건진료 전담공무원, 임파워먼트 리더십, 민츠버그의 조직 유형, 서열법, 명목집단기법(NGT기법) |
| 보건의료체계 | 3 | 포괄수가제 질병군, 의료기관 인증제도, 의료전달체계의 목적 |
| 사회보장제도 | 3 | 소득보장제도, 본인부담상한제, 노인장기요양보험의 보험자 |
| 기획과 정책 | 5 | BPRS, 도나베디안 질 평가, 로위의 정책유형, 황금다이아몬드 방법, 서치만의 보건사업 평가 항목 |
| 보건경제 | 2 | 준예산, 보건복지부 소관 기금 |
| 보건사업론 | | |

### 총 평

18 : 2의 법칙을 깨고 무난한 문제들로 출제가 되었습니다.

「난이도가 낮은 문제」라 할 수 있는 소득보장제도, 포괄수가제 질병군, BPRS, 보건복지부 산하 공공기관, 구성정책, 프로젝트 조직, 의료기관 인증제도, 준예산, 노인장기요양보험의 보험자, 보건복지부 소관 기금, 의료전달체계의 목적, 보건진료 전담공무원, 황금다이아몬드 방법, 민츠버그 조직 유형, 도나베디안 질 평가, 서치만의 보건사업 평가 항목의 16문제는 보건행정에서 아주 기본적인 문제라 할 수 있습니다. 특히, 예산에서는 아주 쉬운 준예산, 보건복지부 소관 기금이 출제되어 다행이라고 생각하였습니다.

「난이도가 중간 정도인 문제」에는 본인부담상한제, 임파워먼트 리더십, 서열법, 명목집단기법의 4문제라 할 수 있습니다. 특히, 명목집단기법은 오랫동안 공부하셨던 수험생들에게도 낯설게 느껴지는 기법이므로 모의고사 때 시간적 투자를 많이 했던 기억이 나실 겁니다. 임파워먼트 리더십의 주요 개념은 보기 중에 정답을 눈치껏 찾으셨을 것이라 생각됩니다. 본인부담상한제의 경우 기본서 346쪽 표 법정급여 중 '본인부담 보상금'을 설명하면서 예시까지 자세히 설명드렸던 기억이 납니다.

결론적으로 이번 시험은 작년과 비슷한 「중」 수준으로 이론, 기출문제, 모의고사를 중심으로 성실하게 준비하셨던 수험생이라면 평균 95점 이상으로 예상해 봅니다.

**01** 사회보장제도 중 소득보장이 아닌 것은?

① 의료급여　　　　　　　　② 국민연금
③ 고용보험　　　　　　　　④ 국민기초생활보장

> **해설** 소득보장제도 : 산재보험, 연금보험, 고용보험, 상병수당, 국민기초생활보장
>
> ♣ 사회보장제도의 종류

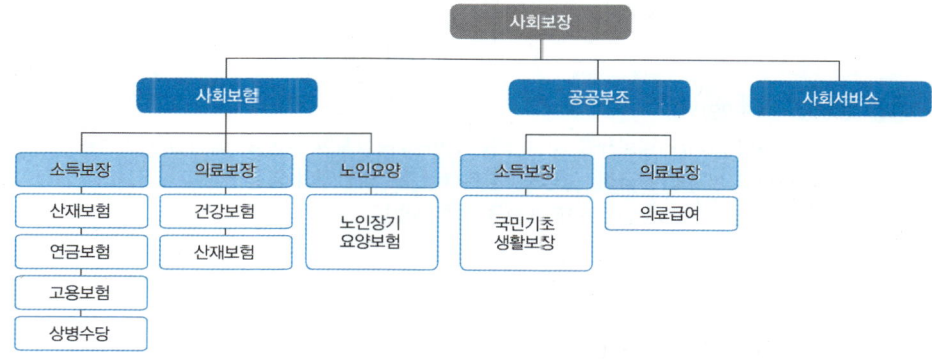

**02** 비급여와 선별급여 등을 제외한 연간 본인부담금의 총액이 소득에 따른 일정 기준금액을 초과하는 경우, 그 차액을 국민건강보험공단이 부담하는 제도는?

① 급여상한제　　　　　　　② 정액수혜제
③ 본인일부부담제　　　　　④ 본인부담상한제

> **해설** 비용의 일부부담(국민건강보험법 제44조) 본인이 연간 부담하는 본인일부부담금의 총액이 대통령령으로 정하는 금액(이하 이 조에서 "본인부담상한액"이라 한다)을 초과한 경우에는 공단이 그 초과 금액을 부담하여야 한다.

**03** 포괄수가제(Diagnosis Related Groups)에 해당하는 질병군만을 모두 고르면?

| ㄱ. 수정체 수술 | ㄴ. 갑상샘 수술 |
| --- | --- |
| ㄷ. 편도 및 아데노이드 절제술 | ㄹ. 서혜 및 대퇴부 탈장 수술 |

① ㄱ, ㄴ　　　　　　　　② ㄷ, ㄹ
③ ㄱ, ㄷ, ㄹ　　　　　　④ ㄴ, ㄷ, ㄹ

> **해설** 포괄수가제 적용 질환(4개 진료과, 7개 질병군)
> ㉠ **안과** : 수정체 수술(백내장 수술)
> ㉡ **이비인후과** : 편도 및 아데노이드 수술
> ㉢ **일반외과** : 항문 및 항문 주위 수술(치질 수술), 서혜 및 탈장 수술, 충수돌기염 수술(맹장염 수술)
> ㉣ **산부인과** : 자궁 및 자궁부속기 수술(악성종양 제외), 제왕절개 분만

🔒 Answer　01 ①　　02 ④　　03 ③

**04** 보건사업의 우선순위 결정에 사용되는 BPRS(Basic Priority Rating System)의 구성요소에 해당하는 것만을 모두 고르면?

> ㄱ. 건강문제의 심각도  ㄴ. 건강문제의 크기
> ㄷ. 지역사회의 역량  ㄹ. 보건사업의 개입 효과

① ㄱ, ㄴ  ② ㄷ, ㄹ
③ ㄱ, ㄴ, ㄹ  ④ ㄴ, ㄷ, ㄹ

**해설** BPRS = (A + 2B) × C
- A : 문제의 크기/건강문제를 지닌 인구의 비중/만성질환 유병률, 급성질환 발생률
- B : 문제의 심각도/긴급성, 경중도, 경제적 손실, 타인에의 영향
- C : 사업의 추정효과/건강문제 해결을 위한 사업의 효과

**05** 보건복지부 산하 공공기관이 아닌 것은?

① 한국장애인개발원  ② 한국노인인력개발원
③ 한국사회보장정보원  ④ 한국보건사회연구원

**해설** 한국보건사회연구원
㉠ 설립목적 : 국민의 건강과 복지 증진을 위해 인구·사회·경제 상황을 조사하고 연구·분석하며, 사회정책 및 사회보장제도를 수립·지원함으로써 안전하고 행복한 사회로 발전하는 데 이바지함을 목적으로 한다.
㉡ 1999년 보건복지부 소속의 연구기관에서 국무조정실 『경제인문사회연구회』 소관 연구기관으로 이관되었다.

♣ 보건복지부 소속기관·산하 공공기관

| 외청 및 소속기관 | 관련 기관 | |
| --- | --- | --- |
| • 질병관리청 | • 국민건강보험공단 | • 한국건강증진개발원 |
| • 국립정신건강센터 | • 국민연금공단 | • 한국의료분쟁조정중재원 |
| • 국립나주병원 | • 건강보험심사평가원 | • 한국보건의료연구원 |
| • 국립부곡병원 | • 한국보건산업진흥원 | • 한국장기조직기증원 |
| • 국립춘천병원 | • 한국노인인력개발원 | • 한국한의약진흥원 |
| • 국립공주병원 | • 한국사회보장정보원 | • (재)의료기관평가인증원 |
| • 국립소록도병원 | • 한국보건복지인력개발원 | • 한국보건사회연구원 |
| • 국립재활원 | • 국립암센터 | • 두드림 |
| • 오송생명과학단지지원센터 | • 대한적십자사 | • OECD 대한민국 정책포털 |
| • 국립망향의동산관리원 | • 한국보건의료인국가시험원 | • 중앙입양원 |
| • 건강보험분쟁조정위원회사무국 | • (재)한국장애인개발원 | • 한국장기조직진흥원 |
| • 국립장기조직혈액원 | • 한국국제보건의료재단 | • (재)한국장례문화진흥원 |
| • 첨단재생의료 및 첨단바이오의약품심의위원회사무국 | • 한국사회복지협의회 | • (재)한국생명존중희망재단 |
| | • 국립중앙의료원 | |
| | • (재)한국보육진흥원 | |

Answer 04 ③  05 ④

**06** 로위(Lowi)의 정책 유형 분류 중 다음 사례에 해당하는 것은?

> 질병관리본부가 질병관리청으로 승격되어 예산, 인사, 조직을 독자적으로 운영할 수 있는 실질적인 권한을 가지게 되었다.

① 재분배정책(redistributive policy)
② 규제정책(regulatory policy)
③ 배분정책(distributive policy)
④ 구성정책(constitutional policy)

**해설** 로위의 정책유형

| 유형 | 특징 |
|---|---|
| 분배정책 | 국민들에게 권리·편익·서비스를 배분하는 정책(예 보조금 지급)으로, 세부 결정과정 0 나눠먹기식(Pork-Barrel) 다툼으로 큰 갈등이 없고 승자와 패자가 없다. 또한 분배 원칙이 공정하지 않으면 정책 담당자의 자의적 행태로 인해 문제가 생길 수 있다. |
| 규제정책<br>(보호적·경쟁적·자율적 규제) | 특정한 개인이나 일부 집단에 대해 재산권 행사나 행동의 자유를 구속·억제하여 다수를 보호하는 정책(직·간접 규제)으로, 정부 정책 중 가장 많은 영역을 차지하고 있다. 이슈에 따라 정치적 연합의 구성원에 차이가 있고, 규제의 수혜자와 피해자(비용부담 집단) 사이에 갈등이 심각하다. |
| 재분배정책 | 고소득층으로부터 저소득층으로의 소득 이전을 목적으로 하는 정책으로, 누진과세, 영세민 취로 사업이나 임대주택의 건설 등이 이에 속한다. |
| 구성정책 | 정부기관 신설이나 변경, 선거구 조정, 공직자 보수와 군인 퇴직연금 등 구조에 관한 정책이다. |

**07** 다음 사례에 해당하는 조직구조는?

> 보건소의 각 부서에서 인원을 차출하여 가칭 '건강증진도시팀'을 일정기간 운영하였다.

① 라인조직(line organization)
② 프로젝트조직(project organization)
③ 매트릭스조직(matrix organization)
④ 라인스탭조직(line staff organization)

**해설**

| | |
|---|---|
| 라인조직 | 계선은 계층제적 성격(장관, 차관, 실장, 계장 등)을 띠며, 조직목표 달성에 직접 기여하고 국민과 직접 접촉하며, 명령권·집행권을 행사하고, 수직적 명령복종 관계를 가지며, 일반행정가가 주축이 된다. |
| 프로젝트조직 | 특정사업(Project)을 추진하거나 과제를 해결하기 위해서 조직 내의 인적·물적 자원을 결합하여 창설되는 동태적 조직으로, 계층제 구조가 아니라 직무의 상호 연관성이라는 직무상의 횡적 관련을 중시하여, 전통적인 관료제 조직과 공존하면서 여러 기능을 통합하기 위해 조직된 잠정적인 조직이다. |
| 매트릭스조직 | 조직의 신축성을 확보하기 위하여 전통적인 계선적 특성을 갖는 기능 구조에 수평적 특성을 갖는 사업구조(Project Structure)를 결합시킨, 즉 수직적인 직능 조직에 수평적·횡적인 프로젝트 조직을 결합한 일종의 혼합적·이원적 구조의 상설 조직이다. |
| 라인스탭조직 | 비계층적 성격(행정 기관장의 인격 확장)을 띠며, 조직목표 달성에 간접적으로 기여하고 국민과 직접 접촉하지 않는다. 또한 명령·집행권은 없으며, 수평대응한 관계를 이루되, 전문행정가가 주축이 된다. |

Answer 06 ④  07 ②

**08** 「의료법」상 의료기관 인증제도에 대한 설명으로 옳은 것은?

① 의료기관의 인증신청은 의무적이다.
② 의료기관인증위원회의 위원장은 보건복지부차관이다.
③ 인증의 유효기간은 3년이며, 조건부인증의 유효기간은 1년이다.
④ 의료기관 인증 평가 결과에 대한 이의신청은 평가 결과를 통보받은 날부터 90일 이내에 하여야 한다.

**해설** 의료법

| | |
|---|---|
| 의료기관 인증<br>(제58조) | ① 보건복지부장관은 의료의 질과 환자 안전의 수준을 높이기 위하여 병원급 의료기관 및 대통령령으로 정하는 의료기관에 대한 인증(이하 "의료기관 인증"이라 한다)을 할 수 있다.<br>② 보건복지부장관은 대통령령으로 정하는 바에 따라 의료기관 인증에 관한 업무를 제58조의11에 따른 의료기관평가인증원에 위탁할 수 있다.<br>③ 보건복지부장관은 다른 법률에 따라 의료기관을 대상으로 실시하는 평가를 통합하여 제58조의11에 따른 의료기관평가인증원으로 하여금 시행하도록 할 수 있다. |
| 의료기관<br>인증기준 및 방법 등<br>(제58조의3) | ① 의료기관 인증기준은 다음 각 호의 사항을 포함하여야 한다.<br>  1. 환자의 권리와 안전<br>  2. 의료기관의 의료서비스 질 향상 활동<br>  3. 의료서비스의 제공과정 및 성과<br>  4. 의료기관의 조직·인력관리 및 운영<br>  5. 환자 만족도<br>② 인증등급은 인증, 조건부인증 및 불인증으로 구분한다. 〈개정 2020.3.4.〉<br>③ 인증의 유효기간은 4년으로 한다. 다만, 조건부인증의 경우에는 유효기간을 1년으로 한다. 〈개정 2020.3.4.〉<br>④ 조건부인증을 받은 의료기관의 장은 유효기간 내에 보건복지부령으로 정하는 바에 따라 재인증을 받아야 한다. 〈개정 2020.3.4.〉<br>⑤ 제1항에 따른 인증기준의 세부 내용은 보건복지부장관이 정한다. 〈개정 2020.3.4.〉 |
| 의료기관 인증의<br>신청 및 평가<br>(제58조의4) | ① 의료기관 인증을 받고자 하는 의료기관의 장은 보건복지부령으로 정하는 바에 따라 보건복지부장관에게 신청할 수 있다.<br>② 제1항에도 불구하고 제3조 제2항 제3호에 따른 요양병원(「장애인복지법」 제58조 제1항 제4호에 따른 의료재활시설로서 제3조의2에 따른 요건을 갖춘 의료기관은 제외한다)의 장은 보건복지부령으로 정하는 바에 따라 보건복지부장관에게 인증을 신청하여야 한다. 〈개정 2020.3.4.〉<br>③ 제2항에 따라 인증을 신청하여야 하는 요양병원이 조건부인증 또는 불인증을 받거나 제58조의10 제1항 제4호 및 제5호에 따라 인증 또는 조건부인증이 취소된 경우 해당 요양병원의 장은 보건복지부령으로 정하는 기간 내에 다시 인증을 신청하여야 한다. 〈개정 2020.3.4.〉<br>④ 보건복지부장관은 인증을 신청한 의료기관에 대하여 제58조의3 제1항에 따른 인증기준 적합 여부를 평가하여야 한다. 이 경우 보건복지부장관은 보건복지부령으로 정하는 바에 따라 필요한 조사를 할 수 있고, 인증을 신청한 의료기관은 정당한 사유가 없으면 조사에 협조하여야 한다. 〈신설 2020.3.4.〉<br>⑤ 보건복지부장관은 제4항에 따른 평가 결과와 인증등급을 지체 없이 해당 의료기관의 장에게 통보하여야 한다. 〈신설 2020.3.4.〉 |

Answer 08 ②

| 이의신청<br>(제58조의5) | ① 의료기관 인증을 신청한 의료기관의 장은 평가결과 또는 인증등급에 관하여 보건복지부장관에게 이의신청을 할 수 있다.<br>② 제1항에 따른 이의신청은 평가결과 또는 인증등급을 통보받은 날부터 30일 이내에 하여야 한다. 다만, 책임질 수 없는 사유로 그 기간을 지킬 수 없었던 경우에는 그 사유가 없어진 날부터 기산한다.<br>③ 제1항에 따른 이의신청의 방법 및 처리 결과의 통보 등에 필요한 사항은 보건복지부령으로 정한다. |
|---|---|

**09** 다음에서 설명하는 예산제도는?

> 새 회계연도가 개시되었음에도 불구하고 국회에서 예산안이 의결되지 못한 경우 예산안이 의결될 때까지 정부가 일정한 범위 내에서 전년도 예산에 준하는 경비를 집행할 수 있다.

① 가예산  
② 준예산  
③ 수정예산  
④ 추가경정예산

| 가예산 | ㉠ 회계 연도 개시 이전에 예산이 국회의 의결을 거치지 못할 경우 최초 1개월분의 예산을 국회의 의결로 집행할 수 있도록 하는 제도<br>㉡ 잠정 예산과의 차이점은 1개월 동안이라는 제한이 있다는 점이다.<br>㉢ 프랑스에서는 가예산제도를 취하고 있으며, 우리나라 제1공화국에서도 사용한 경험이 있다. |
|---|---|
| 준예산 | ㉠ 새로운 회계 연도가 개시될 때까지 예산이 국회에서 의결되지 못하면 정부가 국회에서 예산안이 의결될 때까지 전년도 예산에 준하는 경비를 지출할 수 있게 하는 제도<br>㉡ 준예산 제도가 적용되는 경비는 헌법이나 법률에 의해 설치된 기관 또는 시설의 유지비, 법률상 지출 의무가 있는 경비, 이미 예산으로 승인된 사업의 계속을 위한 경비 등이다.<br>㉢ 준예산에 의해 집행된 예산은 당해 연도의 예산이 성립되면 예산에 의하여 집행된 것으로 간주한다.<br>㉣ 독일과 우리나라에서는 준예산 제도를 취하고 있다. |
| 수정예산 | 예산안이 국회에 제출된 이후 본 예산이 성립되기 이전에 부득이한 사유로 인하여 그 내용의 일부를 변경하고자 할 경우는 국무회의의 심의를 거쳐 대통령의 승인을 얻어 수정 예산안을 국회에 제출하고 이를 확정시키는 예산으로 예산 금액의 합계를 증가시키지 못한다. |
| 추가경정<br>예산 | 예산안이 국회를 통과하여 예산이 성립된 이후 예산에 변경을 가할 필요가 있을 때에 이를 수정·제출하여 국회의 심의를 거쳐 성립되는 예산으로 일반적으로 약식으로 심의되고 있어 본 예산을 심의할 때 삭감된 항목의 부활이 가능하다. |

**10** 「노인장기요양보험」상 노인장기요양보험사업의 보험자는?

① 국민연금공단  
② 근로복지공단  
③ 국민건강보험공단  
④ 건강보험심사평가원

**장기요양보험(노인장기요양보험법 제7조)**
㉠ 장기요양보험사업은 보건복지부장관이 관장한다.
㉡ 장기요양보험사업의 보험자는 공단으로 한다.

Answer 09 ② 10 ③

**11** 보건복지부 소관의 기금이 아닌 것은?
① 국민연금기금　　　　　　② 노인복지기금
③ 응급의료기금　　　　　　④ 국민건강증진기금

> **해설** 기금
> ㉠ 정부는 사업운영상 필요할 때에는 법률로써 정하는 경우에 한해 별도의 기금(FUND)을 설치할 수 있다.
> ㉡ 이 기금은 일반회계나 특별회계와는 달리 예산 외(Off Budget)로 운영할 수 있다.
> ㉢ 보건복지부의 소관 기금으로는 국민연금기금, 국민건강증진기금, 응급의료기금이 있다.

**12** 의료전달체계의 목적이 아닌 것은?
① 건강보험의 재정 안정 도모　　② 의료자원의 효율적 이용
③ 고급화된 의료서비스 제공 촉진　　④ 지역 및 의료기관 간의 균형적인 발전 도모

> **해설** 의료전달체계의 목적
> ㉠ 의료 이용의 편의 제공과 의료자원의 효율성 도모
> ㉡ 지역 간, 의료기관 간의 균형적인 발전
> ㉢ 국민의료비 억제 및 의료보장의 재정 안정 도모

**13** 농어촌 등 보건의료를 위한 특별조치법령상 보건진료 전담공무원에 대한 설명으로 옳지 않은 것은?
① 보수교육기간은 매년 21시간 이상으로 한다.
② 특별자치시장·특별자치도지사·시장·군수 또는 구청장이 근무지역을 지정하여 임용한다.
③ 간호사·조산사 면허를 가진 사람으로서 보건복지부장관이 실시하는 16주 이상의 직무교육을 받은 사람이어야 한다.
④ 근무지역으로 지정받은 의료 취약지역에서 질병·부상의 악화 방지를 위한 처치 등의 경미한 의료행위를 할 수 있다.

> **해설** 농어촌 등 보건의료를 위한 특별조치법
>
> | | |
> |---|---|
> | 보건진료 전담공무원의 자격 (제16조) | ① 보건진료 전담공무원은 간호사·조산사 면허를 가진 사람으로서 보건복지부장관이 실시하는 24주 이상의 직무교육을 받은 사람이어야 한다.<br>② 제1항의 직무교육에 필요한 사항은 보건복지부령으로 정한다. |
> | 보건진료 전담공무원의 신분 및 임용 (제17조) | ① 보건진료 전담공무원은 지방공무원으로 하며, 특별자치시장·특별자치도지사·시장·군수 또는 구청장이 근무지역을 지정하여 임용한다.<br>② 특별자치시장·특별자치도지사·시장·군수 또는 구청장은 보건진료 전담공무원이 다음 각 호의 어느 하나에 해당하는 경우에는 그 보건진료 전담공무원을 징계할 수 있다.<br>1. 정당한 이유 없이 지정받은 근무지역 밖에서 의료행위를 한 경우<br>2. 제19조에 따른 범위를 넘어 의료행위를 한 경우<br>3. 제20조에 따른 관할구역 이탈금지 명령을 위반하여 허가 없이 연속하여 7일 이상 관할구역을 이탈한 경우<br>③ 제2항에 따른 징계의 절차·방법, 그 밖에 필요한 사항은 「지방공무원법」에 따른다. |

**Answer** 11 ② 　12 ③ 　13 ③

| | |
|---|---|
| 보건진료 전담공무원의 보수교육 (제18조) | ① 보건복지부장관은 보건진료 전담공무원의 자질 향상을 위하여 필요하다고 인정하면 보수교육(補修敎育)을 받을 것을 명할 수 있다.<br>② 제1항의 보수교육의 기간·내용과 그 밖에 필요한 사항은 보건복지부령으로 정한다.<br><br>**보건진료 전담공무원의 보수교육(시행규칙 제27조)**<br>① 법 제18조에 따른 보건진료 전담공무원의 보수교육기간은 매년 21시간 이상으로 하고, 보수교육의 내용은 영 제14조에 따른 보건진료 전담공무원의 업무에 관한 사항으로 한다. |
| 보건진료 전담공무원의 의료행위의 범위 (제19조) | 보건진료 전담공무원은 「의료법」 제27조에도 불구하고 근무지역으로 지정받은 의료 취약지역에서 대통령령으로 정하는 경미한 의료행위를 할 수 있다. |

**14** 보건의료사업의 우선순위 결정에 사용되는 황금다이아몬드 방법에 대한 설명으로 옳지 않은 것은?

① 형평성보다 효율성을 추구하는 방법이다.
② 미국 메릴랜드 주에서 사용한 방식이다.
③ 척도의 측정을 3점 척도로 한다.
④ 자치단체별 건강지표 확보가 가능하고 과거의 추세를 확인할 수 있을 때 적합하다.

**해설** 효율성보다는 형평성을 추구하는 방법이다.

♣ 미국 메릴랜드 주의 황금다이아몬드(Golden diamond) 모델 : 보건 지표의 상대적 크기와 변화의 경향(trend)을 이용하여 우선순위를 결정하는 방법
　㉠ 기획 관계자들에 의해 건강 문제 선정
　㉡ 선정된 건강 문제의 이환율과 사망률, 변화의 경향을 미국 전체와 비교
　㉢ 상태에 따른 단계별 구분[Ⓐ 주(state)가 좋음, Ⓑ 같음, Ⓒ 주가 나쁨]
　㉣ Golden diamond 상자에 표시
　㉤ 1순위 사업은 미국 전체에 비해 주의 지표가 좋지 않고, 변화 추세도 나쁜 경우이다.

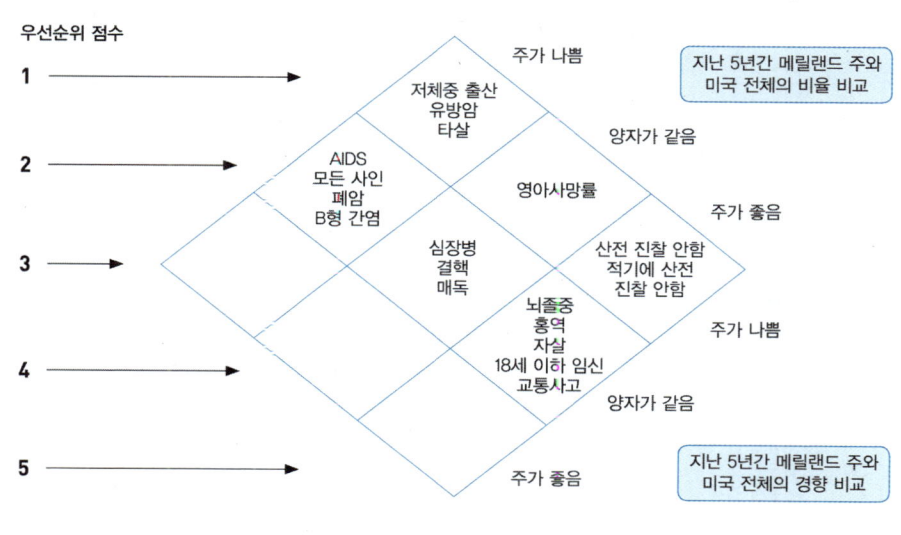

🔒 Answer 14 ①

**15** 임파워먼트 리더십(empowerment leadership)의 주요 개념에 해당하는 것만을 모두 고르면?

> 가. 업적에 따른 보상
> 나. 핵심적 권한의 공유
> 다. 섬김과 솔선수범

① 가
② 나
③ 가, 나
④ 나, 다

**해설** 가. 거래적 리더십의 주요 개념, 다. 섬기는 리더십의 주요 개념

♣ **임파워먼트 리더십** : 조직구성원에게 업무와 관련된 자율권 보장과 구성원의 잠재력을 극대화시키는 리더십으로 관리자들이 지니고 있는 권한을 실무자에게 이양하여 그들의 책임 범위를 확대함으로써 종업원들이 보유하고 있는 잠재 능력 및 창의력을 최대한 발휘하도록 하고 있다. Power(권한과 능력)를 부여하는 것이다.

**16** 민츠버그(Mintzberg)의 조직 유형 중 상급종합병원에 적합한 것은?

① 애드호크라시(Adhocracy)
② 단순 조직
③ 기계적 관료제 조직
④ 전문적 관료제 조직

**해설** 민츠버그의 조직 유형

| 구분 | 핵심부문 | 조정수단 | 예 |
|---|---|---|---|
| 단순 구조 조직 | 최고관리자<br>(전략정점) | 직접 감독 | 엄격한 통제의 신설조직, 독재 조직, 위기에 처한 조직 |
| 기계적 관료제 | 기술 구조 | 작업의 표준화 | 은행, 우체국, 대량 생산제조 업체 |
| 전문적 관료제 | 운영 핵심 | 기술의 표준화 | 대학, 종합병원, 컨설팅 회사 |
| 대형 지부 조직 | 중간관리층 | 산출의 표준화 | 대기업의 자회사, 대학 분교 |
| 임시 특별 조직 | 지원 참모 | 상호조정 | 첨단기술 연구소, 우주센터, 광고 회사 |

**17** 도나베디안(Donabedian)의 보건의료서비스 질 평가 중 구조적 접근은?

① 면허제도
② 고객만족도
③ 임상진료지침
④ 의료이용도조사

**해설** **구조적 접근**
㉠ 사전적인 방법이며 보건의료 과정에 들어오는 투입물, 즉 보건의료 인력, 시설 및 장비와 같은 자원이 표준을 만족시키는지 평가하는 것
㉡ **신임제도** : 정부 기관이나 민간 조직이 평가 항목을 미리 제시하고 의료기관이 이를 충족하고 있는지를 평가하고 인정하는 과정이다.

🔒 Answer 15 ② 16 ④ 17 ①

ⓒ 면허 제도
ⓔ 자격증이나 회원증 제도
ⓓ **물질적 자원**: 시설, 장비, 재원
ⓕ **인적 자원**: 직원의 규모와 자격
ⓖ **조직 구조**: 의료진의 조직, 동료 감시의 방법, 진료비의 청구 방법

**18** 다음에서 설명하는 직무평가 방법은?

- 비계량적 방법으로 직무와 직무를 비교한다.
- 직무를 종합적으로 평가하여 상대적 중요도를 결정한다.

① 서열법(ranking method)
② 점수법(point rating method)
③ 요소비교법(factor comparisons method)
④ 직무분류법(job classification method)

**해설** 직무평가 방법

| | | |
|---|---|---|
| 종합적 질적 방법 | 서열법 | 가장 오래되고 전통적인 방법으로 비교적 간단하고 신속하게 수행할 수 있는 방법으로 조직 내 각 직무를 최상위부터 최하위까지 비교 평가하여 순위별로 계층화하는 방법 |
| | 직무분류법 | 서열법에서 더 발전된 것으로 조직 내의 모든 직무를 확인한 뒤, 같거나 유사한 직무는 같은 등급으로 묶어 평가하는 방법 |
| 분석적 양적 방법 | 점수법 | 직무를 계량화하는 방법 중에 하나로 직무의 중요성을 화폐단위로 표시하는 방법, 즉 직무를 구성하는 요소들을 확인하고 분류해 낸 다음 각 요소의 중요도에 따라 점수를 부과해서 그 직무를 화폐단위로 산출하는 것이다. 그 다음 가장 높은 금액의 직무에서부터 가장 낮은 금액의 직두에 이르기까지 조직 내의 모든 직무들을 등급화한다. |
| | 요소비교법 | 서열법에서 발전된 기법으로 먼저 조직 내의 가장 중심이 되는 직무를 선정한 뒤 직무의 평가 요소를 선정하여 조직 내에 존재하는 각 직무들의 평가 요소들을 기준 직무의 평가 요소와 결부시켜 이들을 상호 비교함으로써 조직에서 이들이 차지하는 상대적 가치를 수량적으로 판단하는 것이다. |

**19** 서치만(Suchman)의 보건사업 평가 항목 중 다음 사례에 해당하는 것은?

- 금연사업을 통한 흡연율 감소
- 결핵관리사업을 통한 결핵 환자 발견 건수 증가

① 성과 ② 과정
③ 노력 ④ 효율성

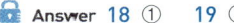 Answer 18 ① 19 ①

01. 2023년도 지방직(2023.6.10.)

**해설** Suchman이 제시한 정책평가 항목
  ㉠ **업무량(effort)** : 효과에 관계없이 목표 달성을 위해 수행된 업무의 질과 양을 측정·평가하는 것
  ㉡ **성과(performance)** : 목표 달성을 위한 활동이 기대했던 만큼의 변화를 초래했는가를 측정하는 것
  ㉢ **적절성(adequacy of performance)** : 성과가 총 필요량을 얼마나 충족시켰느냐를 평가하는 것
  ㉣ **효율성(efficiency)** : 동일량의 업무와 비용의 투자로 어떤 방법이 업무 수행에 가장 큰 효과를 가져오는가에 대한 투자효과의 개념
  ㉤ **과정(process)** : 사업의 운영 과정에 있어서 어떻게 하면, 또는 왜 성패를 결정하느냐 하는 요인분석이므로 몇 개의 대안 중 어느 운영 방법이 주어진 여건 하에 가장 알맞느냐 하는 문제와 평가 시 결론지어진 성공 또는 실패를 초래한 관련 요인들을 규명하는 2개 차원이 된다.

**20** 의사결정과정에서 활용할 수 있는 명목집단기법(Nominal Group Technique)에 대한 설명으로 옳은 것은?
① 전체 자료를 몇 개의 소집단으로 분류하고 예측을 수행한다.
② 작업계획과 실제의 작업량을 작업 일정이나 시간으로 견주어 표현한다.
③ 종합된 결과를 전달·회수하여 의견의 일치를 볼 때까지 반복한다.
④ 관련자들이 대화 없이 개별적으로 해결방안을 제시하고 제한적 토의를 거쳐 표결한다.

**해설** Nominal Group Technique(NGT, 명목적 그룹 테크닉)
  ㉠ 팀의 구성원들이 모여서 문제나 이슈들을 식별하고 순위를 정하는 가중 서열화법이다.
  ㉡ 그룹 내의 영향력 있는 자를 중립화시키고 참가자가 모두의 동등한 목소리를 듣기 위해 필요하다.
  ㉢ 집단이 곤경에 빠져 있을 경우에 특히 유용하다.

♣ NGT의 적용 절차

> 1. 과정 1 : 이슈의 정의와 아이디어 제기
>   ① 당면한 이슈를 소개하고 명확히 한다. 이슈를 모두 볼 수 있도록 벽면이나 칠판에 게시한다.
>   ② 아이디어 제기 : 참가자들은 아이디어를 각자의 카드에 적되 상호 협의해서는 안 된다. 아이디어 산출 시간은 5~10분 정도가 적절하다.
>   ③ 아이디어 수집 : 참가자들은 자신의 아이디어를 차례로 읽어주고, 이를 칠판에 쓰거나 부착한다. 이때도 토론이나 대화는 금지된다.
>   ④ 아이디어 내용의 명확화 : 진행자가 각각의 아이디어를 큰소리로 읽어준다. 아이디어가 애매하면 그 아이디어의 제안자가 즉시 설명해야 하고, 여기서 불명확한 어구로 표현된 것은 정리하도록 한다.
>   ⑤ 아이디어의 결합 : 제안자들이 동의하는 경우에 한하여 둘 이상의 아이디어를 결합할 수 있다.
> 2. 과정 2 : 서열화
>   ① 아이디어별로 A, B, C 등 식별 기호를 배당한다.
>   ② 참가자 전원이 모든 아이디어를 각자 서열화한다. 가장 중요한 아이디어는 가장 높은 점수를 할당한다.
>   ③ 참가자의 서열 점수를 합산하여 합계가 높은 순서로 서열화한다.

🔒 Answer 20 ④

김희영 보건행정

# 2024년도 지방직(2024.6.22.)

## 출제 경향

| 분야 | 문제 수 | 내용 |
|---|---|---|
| 이론적 기초 | 2 | 고려·조선시대 전염병 구료기관, 프리시드-프로시드 모형 |
| 보건행정 조직 및 인사 | 4 | 비공식조직의 특성, 근무성적평정 오류(관대화 경향), 지역보건의료기관, 질병관리청장 소속기관 |
| 보건의료체계 | 6 | 의사·한의사가 개설할 수 있는 의료기관, 국가보건의료체계 고형(자원), 보건의료자원의 평가요소, 사회경제적 특성, 마이어스의 양질의 보건의료 요소, 공공재원 및 준공공재원 |
| 사회보장제도 | 4 | NHS·NHI의 특징, 의료급여 제도, 노인장기요양보험 본인부담금, 평생사회안전망 |
| 기획과 정책 | 1 | 델파이 기법 |
| 보건경제 | 1 | 예산의 원칙(엄밀성의 법칙) |
| 보건사업론 | 2 | 5차 HP2030 중점과제, 보건교육 방법 |

## 총평

19개의 기본적인 문제와 1개의 낯선 문제가 출제되었습니다.

「난이도가 낮고 단골 문제」라 할 수 있는 전염병 구료기관, 프리시더-프로시드 모형, 비공식조직의 특성, 근무성적평정 오류(관대화 경향), 지역보건의료기관, 의사·한의사가 개설할 수 있는 의료기관, 국가보건의료체계 모형(자원), 보건의료자원의 평가요소, 사회경제적 특성, 마이어스의 양질의 보건의료 요소, NHS·NHI의 특징, 의료급여 제도, 노인장기요양보험 본인부담금, 델파이 기법, 예산의 원칙, 5차 HP2030 중점과제, 보건교육 방법의 17문제는 보건행정에서 아주 기본적인 문제라 할 수 있습니다. 이 문제에서 당연히 정답을 선택하셨으리라 믿습니다.

「난이도가 중간 정도인 문제」는 질병관리청장 소속기관, 공공자원 및 준공공재원의 2문제라 할 수 있습니다. 그러나 이에 대한 내용이 기본서에 수록되어 있어서 철두철미하게 준비를 하신 수험생들이라면 정답을 선택하셨을 겁니다.

다소 당황스러웠을 문제는 사회보장기본법에서 제시하고 있는 평생사회안전망이었을 겁니다. 점점 법률 내용이 출제되고 있어서 기본서를 더욱 더 충실히 보완하도록 하겠습니다.

결론적으로 이번 시험은 작년과 비슷한 「중」수준으로 이론, 기출문제, 모의고사를 중심으로 성실하게 준비하셨던 수험생이라면 평균 95점 이상으로 예상해 봅니다.

**01** 「제5차 국민건강증진종합계획(HP2030)」의 6개 분과 중 '건강친화적 환경 구축'의 중점과제에 해당하는 것은?

① 기후변화성 질환
② 건강정보이해력 제고
③ 자살예방
④ 감염병 예방 및 관리

> **해설** 제5차 HP2030 '건강친화적 환경 구축'의 중점과제

| 분과 | 건강생활 실천 | 정신건강 관리 | 비감염성 질환 예방관리 | 감염 및 환경성 질환 예방관리 | 인구집단별 건강관리 | 건강친화적 환경구축 |
|---|---|---|---|---|---|---|
| 중점 과제 | • 금연<br>• 절주<br>• 영양<br>• 신체활동<br>• 구강건강 | • 자살예방<br>• 치매<br>• 중독<br>• 지역사회 정신건강 | • 암<br>• 심뇌혈관 질환<br>• 비만<br>• 손상 | • 감염병 예방 및 관리<br>• 감염병 위기 대비 대응<br>• 기후변화성 질환 | • 영유아<br>• 청소년(학생)<br>• 여성<br>• 노인<br>• 장애인<br>• 근로자<br>• 군인 | • 건강친화적 법제도 개선<br>• 건강정보 이해력 제고<br>• 혁신적 정보기술의 적용<br>• 재원 마련 및 운용<br>• 지역사회 자원(인력, 시설) 확충 및 거버넌스 구축 |

**02** 의료비에 대한 국민의 자기 책임 의식을 견지하는 사회보험방식(NHI)과 국민의 의료문제는 국가가 책임져야 한다는 보건서비스방식(NHS)의 특성을 바르게 연결한 것은?

| 구분 | | NHI | NHS |
|---|---|---|---|
| (가) | 재원조달 | 보험료 | 조세 |
| (나) | 관리기구 | 정부기관 | 보험자 |
| (다) | 주 진료보수 방법 | 인두제 | 행위별수가제 |
| (라) | 적용국 | 영국, 이탈리아 | 한국, 프랑스 |

① (가)
② (나)
③ (다)
④ (라)

> **해설** NHS와 NHI 비교

| 구분 | NHS | NHI |
|---|---|---|
| 적용대상 관리 | 전 국민을 일괄 적용 | 국민을 임금 소득자, 공무원, 자영업자 등으로 구분 관리 |
| 재원 조달 | 정부 일반조세 | 보험료, 일부 국고 지원 |
| 관리기구 | 정부기관 | 보험자 |
| 의료 기관 | • 공공 의료기관 중심<br>• 의료의 사회화 전제 | • 일반 의료기관 중심<br>• 의료의 사유화 전제 |
| 급여 내용 | 예방 중심적 | 치료 중심적 |
| 의료보수 산정방법 | • 일반개원의는 인두제<br>• 병원급은 봉급제 | 의료기관과의 계약에 의한 행위별수가제 |

🔒 Answer 01 ② 02 ①

| 관리 기구 | 정부 기관(사회보험청 등) | 보험자(조합 또는 금고) |
|---|---|---|
| 해당 국가 | 영국, 스웨덴, 이탈리아, 캐나다, 덴마크 등 | 독일, 프랑스, 네덜란드, 일본, 한국 등 |
| 기본 철학 | • 국민의료비에 대한 국가책임 견지<br>• 전 국민 보편 적용(국민의 정부의존 심화) | 의료비에 대한 국민의 1차적 자기책임 의식 견지(국민의 정부의존 최소화) |
| 국민의료비 | 의료비 통제효과 강함 | 의료비 억제기능 취약 |
| 보험료 형평성 | • 조세에 의한 재원조달로 소득재분배효과<br>• 조세체계가 선진화되지 않은 경우 소득역진 초래 | • 보험자 간 보험료 부담의 형평성 부족<br>• 보험자 간 재정불균형 파생 |
| 의료서비스 | • 의료의 질 저하, 입원대기환자 급증<br>• 민간보험 가입경향 증가로 국민의 이중부담 초래 | • 상대적으로 양질 의료 제공<br>• 첨단 의료기술 발전에 긍정적 영향 |
| 관리 운영 | • 정부기관 직접 관리<br>• 관리운영비 절감 | • 조합 중심 자율 운영<br>• 상대적으로 관리운영비 많이 소요 |

## 03 「의료법」상 치과의사는 개설할 수 없으나 의사와 한의사 모두가 개설할 수 있는 의료기관은?

① 병원
② 요양병원
③ 종합병원
④ 한방병원

**해설** 개설 등(의료법 제33조)
② 다음 각 호의 어느 하나에 해당하는 자가 아니면 의료기관을 개설할 수 없다. 이 경우 의사는 종합병원·병원·요양병원·정신병원 또는 의원을, 치과의사는 치과병원 또는 치과의원을, 한의사는 한방병원·요양병원 또는 한의원을, 조산사는 조산원만을 개설할 수 있다.
1. 의사, 치과의사, 한의사 또는 조산사
2. 국가나 지방자치단체
3. 의료업을 목적으로 설립된 법인(이하 "의료법인"이라 한다)
4. 「민법」이나 특별법에 따라 설립된 비영리법인
5. 「공공기관의 운영에 관한 법률」에 따른 준정부기관, 「지방의료원의 설립 및 운영에 관한 법률」에 따른 지방의료원, 「한국보훈복지의료공단법」에 따른 한국보훈복지의료공단

## 04 시대별 서민의 빈민구제와 전염병 구료를 담당했던 기관을 바르게 연결한 것은?

| | 고려시대 | 조선시대 |
|---|---|---|
| ① | 제위보 | 약전 |
| ② | 전의감 | 제생원 |
| ③ | 혜민서 | 혜민국 |
| ④ | 동서대비원 | 활인서 |

**해설** 시대별 주요보건기관

| 구분 | 의약 행정 | 왕실 의료 | 서민 의료 | 전염병환자 치료 | 구료 기관 |
|---|---|---|---|---|---|
| 고려시대 | 태의감 | 상약국 | 혜민국 | 동서대비원 | 제위보 |
| 조선시대 | 전의감 | 내의원 | 혜민서 | 활인서 | 제생원 |

**Answer** 03 ② 04 ④

**05** 클레츠코프스키(Kleczkowski)가 제시한 국가 보건의료체계 모형에서 '보건의료자원'에 해당하는 것은?

① 의사결정과 지도력
② 보건의료시설과 장비
③ 공공재원과 고용주
④ 건강보험조직과 비정부기관

**해설** 국가 보건의료체계 모형

| 보건의료자원의 개발 | 인적 자원 개발, 물적 자원 개발, 지적 자원 개발, 장비 및 물자의 개발 |
|---|---|
| 자원의 조직화 | • 국가 보건의료당국<br>• 건강보험 프로그램<br>• 비정부기관(NGO)<br>• 독립적 민간부문 |
| 경제적 재원 | • 공공 재원 : 중앙 정부, 지방자치단체, 의료보험 기구<br>• 민간 기업 : 기업주 일부 부담 및 근로자에 대한 서비스 제공<br>• 조직화된 민간 기관 : 자선 단체, 민간 보험<br>• 지역사회에 의한 지원 : 기부나 자원봉사 활동<br>• 외국의 원조 : 정부나 자선단체 차원의 원조(종교 단체)<br>• 개인 지출 : 의료 이용 시 국민에 의한 직접 부담<br>• 기타 재원 : 복권 판매 수익금, 기부금 |
| 보건행정 | • 의사 결정<br>• 기획 및 실행<br>• 감시 및 평가<br>• 정부 지원<br>• 법규<br>• 지도력 |
| 보건의료서비스의 전달 | • 1차 예방 : 건강 증진, 예방<br>• 2차 예방 : 치료<br>• 3차 예방 : 재활 |

**06** Green이 제시한 PRECEDE-PROCEED 모형은 8단계로 보건교육 계획을 위한 체계적이고 조직적인 모형이다. 다음에서 설명하는 내용은 몇 단계에 해당하는가?

> 건강 행동에 영향을 줄 수 있는 요인을 소인성 요인, 강화 요인, 가능 요인으로 나누어 파악한다.

① 1단계 사회적 진단
② 2단계 역학적 진단
③ 3단계 교육적 및 생태학적 진단
④ 4단계 행정적 및 정책적 진단

**Answer** 05 ② 06 ③

**해설** Green의 PRECEDE-PROCEED 모형

| 1단계 | 사회적 사정 | 지역사회 주민을 대상으로 삶의 질에 영향을 미치는 사회적 문제를 사정 |
|---|---|---|
| 2단계 | 역학적, 행위적, 환경적 사정 | • 1단계에서 규명된 건강문제들에 대하여 순위를 매겨 부족한 자원을 사용할 가치가 가장 큰 건강문제를 규명<br>• 건강문제의 원인이 되는 행위, 환경을 규명 |
| 3단계 | 교육적, 생태학적 사정 | • 성향(소인) 요인 : 행위를 하기에 앞서 내재된 요인 ⓔ 지식, 태도, 신념가치, 자기 효능, 의도 등<br>• 촉진(가능) 요인 : 건강행위 수행을 가능하게 도와주는 요인 ⓔ 보건의료 및 지역 사회자원의 이용가능성, 접근성, 시간적 여유 제공성, 개인의 기술, 개인의 자원, 지역사회 자원 등<br>• 강화요인 : 사회적 유익성, 신체적 유익성, 대리보상, 사회적 지지, 친구의 영향, 충고, 보건의료제공자에 의한 긍정적 또는 부정적 반응 |
| 4단계 | 행정적, 정책적 사정 | 프로그램 및 시행과 관련되는 조직적·행정적 능력과 자원을 검토하고 평가 |
| 5단계 | 시행 | |
| 6단계 | 평가 | • 과정 평가 : 프로그램이 계획대로 시행되었는가를 평가<br>• 영향 평가 : 프로그램의 투입으로 인한 결과를 평가<br>• 결과 평가 : 프로그램의 수행결과로 나타난 결과인 삶의 질을 측정 |

**07** 공식조직과 비교하여 비공식조직의 특성으로 옳은 것은?

① 능률과 과학적 합리성의 논리가 지배적인 조직이다.
② 조직자체의 경직성, 명확성을 야기할 수 있다.
③ 구성원의 심리적 안정감을 형성한다.
④ 직제 등에 의해 형성된 단위적이고, 가시적으로 제도화된 조직이다.

**해설** 공식조직과 비공식조직 비교

| 구분 | 공식조직 | 비공식조직 |
|---|---|---|
| 조직의 생성 | 외면적, 가시적, 인위적, 제도적, 합리적으로 생성된 조직(계층적·고전적·관료제 조직) | 내면적, 비가시적, 자연발생적, 비제도적, 감정적으로 생성된 조직 |
| 성격 | 합리적 조직 | 비합리적 조직 |
| 명문화 여부 | 합법적 절차에 따른 규범의 작성(명문화된 조직) | 구성원의 동태적인 인간관계에 의한 규범의 형성(불문화) |
| 분업성 | 강함 | 약함 |
| 목적 | 공적 목적 추구 | 사적 목적 추구 |
| 논리 | 능률과 과학적 합리성의 논리가 지배 | 인간의 감정의 논리가 지배 |
| 질서 | 전체적 질서를 위해 활동(관료제이론) | 부분적 질서를 위해 활동(자생조직) |
| 관리기법 | 과학적 관리 | 인간관계론 |
| 특징 | 영속성, 경직성, 명확성 | 비영속성, 동태성, 불명료성 |
| 형태 | 외면적, 외재적 조직 | 내면적, 내재적 조직 |

🔒 Answer 07 ③

## 08 다음에서 설명하는 「지역보건법」상 지역보건의료기관은?

- 지역주민의 만성질환 예방 및 건강한 생활습관 형성을 지원하는 기관이다.
- 보건소가 설치되지 않은 읍·면·동에 설치할 수 있다.
- 대통령으로 정하는 기준에 따라 해당 지방자치단체의 조례로 설치할 수 있다.

① 보건지소  ② 보건의료원
③ 보건진료소  ④ 건강생활지원센터

**해설** 건강생활지원센터
㉠ 지방자치단체는 보건소의 업무 중에서 특별히 지역주민의 만성질환 예방 및 건강한 생활습관 형성을 지원하는 건강생활지원센터를 대통령령으로 정하는 기준에 따라 해당 지방자치단체의 조례로 설치할 수 있다.
㉡ 설치장소는 보건소가 설치되지 않은 읍·면·동별로 1개소씩 설치할 수 있다.

## 09 인사평가자가 피평정자로부터 불평이나 공격을 피하기 위하여 피평가자의 능력이나 성과를 실제보다 높게 평가하는 근무성적평정상의 오류는?

① 시간적 오류(recency error)  ② 중심화 경향(central tendency)
③ 상동적 오류(stereotyping error)  ④ 관대화 경향(leniency tendency)

**해설** 근무성적평정상의 오류

| 근접오차(시간적 오차) | 공간적·시간적으로 근접하여 평정한 경우, 공간적·시간적으로 멀리 떨어져서 평정한 경우보다 평정이 일치하는 경향 |
|---|---|
| 중심화 경향(집중화 경향) | 대부분 중간 수준의 점수나 가치를 주는 심리적 경향 |
| 상동적 경향(고정관념, 선입견에 의한 오류) | 특정 지역의 출신이나 특정 학교 출신이기 때문에 당연히 어떠할 것이라고 범주화하여 판단하는 경우 |
| 관대화 경향 | 공정하게 평정하지 않고 무난 제일주의로 실제보다 높게 평정하는 경향 |

## 10 다음에서 설명하는 보건교육 방법은?

- 교육대상자가 많을 때 대상자들을 소집단으로 나누어 토의하고, 그 결과를 다시 전체회의에서 통합한다.
- 새로운 문제해결을 위한 정책대안 모색에 유용하지만 비경제적이고 충분한 시간이 요구된다.

① 세미나(seminar)  ② 워크숍(workshop)
③ 심포지엄(symposium)  ④ 버즈세션(buzz session)

Answer 08 ④  09 ④  10 ④

**해설** 보건교육 방법

| 세미나 (Seminar) | 토론 구성원이 해당 주제에 관한 전문가나 연구자로 이루어졌을 때 주제발표자가 먼저 발표를 하고, 토론참가자들이 이에 대한 토론을 하는 방법 |
|---|---|
| 워크숍 | 연구 발표회 또는 참가자가 전문가의 조언을 받으면서, 문제 해결을 위하여 하는 협동 연구를 일컬음 |
| 심포지엄 | 2~5명의 전문가가 각자의 의견을 10~15분 정도 발표하고 사회자가 청중을 공개토론의 형식으로 참여시키는 형식으로 사회자는 이 분야의 최고 전문가여야 함 |
| 분단토의 (버즈세션) | 와글와글 학습이라고도 하며 전체를 여러 개의 분단으로 나누어 토의시키고 다시 전체회의에서 종합하는 방법으로 각 분단은 6~8명이 알맞음 |

**11** 다음에서 설명하는 보건의료자원의 평가요소는?

> 공급된 보건의료서비스의 역량이 대상 주민의 보건의료 요구에 얼마나 충족되는지를 평가한다.

① 적합성(relevance)　　② 계획성(planning)
③ 양적 공급(quantity)　　④ 질적 수준(quality)

**해설** 보건의료자원의 평가요소

| 양적 공급 | 흔히 인구당 자원의 양으로 표시 |
|---|---|
| 질적 수준 | 보건의료인력의 주요 기능 수행 능력과 기술 수준, 시설의 규모와 적정 시설의 구비 정도 |
| 분포의 형평성 | 시설, 직종, 전문 과목별 자원의 지리적 분포가 주민의 필요성에 상응하게 분포되어 있는가를 의미 |
| 효율성 | 개발된 보건의료자원으로 얼마의 보건의료서비스를 산출할 수 있느냐 또는 보건의료자원을 개발하는 데 얼마나 많은 자원이 소요되었는지를 의미 |
| 적합성 | 공급된 보건의료서비스의 역량이 대상 주민의 보건의료 필요에 얼마나 적합한가를 의미 |
| 계획성 | 장래에 필요한 보건의료자원의 종류와 양을 얼마나 체계적이고 정확하게 계획하는가 하는 문제 |
| 통합성 | 보건의료자원 개발의 주요 요소인 계획, 실행, 관리 등이 보건의료서비스 개발과 얼마나 통합적으로 이루어지는가의 문제 |

**12** 다음에 해당하는 보건의료서비스의 사회경제적 특성은?

> • 의료공급자가 수요자의 선한 대리인의 역할을 하지 않아서 나타나는 현상
> • 대중의 지식수준이 거의 무지상태이기 때문에 나타나는 현상

① 공급의 독점　　② 의사의 유인수요
③ 치료의 불확실성　　④ 소비재와 투자재의 혼재

Answer　11 ①　12 ②

해설 **보건의료서비스의 사회경제적 특성**

| 경쟁제(공급의 독점) | 보건의료서비스는 제도적으로 경쟁이 제한되어 독과점이 형성 |
|---|---|
| 정보의 비대칭성 | 질병관리에 관한 대중의 지식수준이 거의 무지상태<br>공급자의 선한 대리인의 역할의 부재로 인하여 공급자 위주의 시장, 전문가 지배, 공급유인 수요현상을 초래 |
| 치료의 불확실성 | 질병의 진행성과 증상 및 반응의 다양성 때문에 명확한 결과를 측정하기가 곤란 |
| 소비적 요소와 투자적 요소의 혼재 | 노동자의 질병은 비노동 연령자에게 행하는 보건의료서비스와 비교할 때 투자적 성향이 존재 |

**13** 질병관리청장의 관장 사무를 지원하기 위하여 설치한 질병관리청장 소속기관으로 옳은 것은?
① 국립재활원
② 국립보건연구원
③ 국립정신건강센터
④ 오송생명과학단지지원센터

해설 **소속기관(질병관리청과 그 소속기관 직제 제2조)**
① 질병관리청장의 관장 사무를 지원하기 위하여 질병관리청장 소속으로 국립보건연구원 및 질병대응센터를 둔다.

**14** 현재 우리나라에서 실시하고 있는 의료급여제도에 대한 설명으로 옳은 것은?
① 의료급여 비용을 부담하는 주체는 국민건강보험공단이다.
② 보건소·보건의료원 및 보건지소는 1차 의료급여기관이다.
③ 본인부담금은 1종과 2종 의료급여수급권자에게 동일하게 적용된다.
④ 응급환자는 1차 의료급여기관을 거쳐야 2차 의료급여기관에서 진료를 받을 수 있다.

해설 ① 의료급여 비용을 부담하는 주체는 시·도지사이다.

**의료급여기금의 설치 및 조성(의료급여법 제25조)**
① 이 법에 따른 급여비용의 재원에 충당하기 위하여 시·도에 의료급여기금(이하 "기금"이라 한다)을 설치한다.

③ 본인부담금은 1종과 2종 의료급여 수급권자에게 다르게 적용된다.

♣ **의료급여 진료비 부담기준**

| 구분 | | 1차 | 2차 | 3차 | 식대 | 약국 | PET, MRI, CT 등 |
|---|---|---|---|---|---|---|---|
| 1종 | 입원 | 없음 | 없음 | 없음 | 20% | – | 없음 |
| | 외래 | 1,000원 | 1,500원 | 2,000원 | – | 500원 | 5% |
| 2종 | 입원 | 10% | 10% | 10% | 20% | – | 10% |
| | 외래 | 1,000원 | 15% | 15% | – | 500원 | 15% |

Answer 13 ② 14 ②

④ 응급환자의 경우 의뢰서 없이 직접 2차 의료급여기관에서 진료를 받을 수 있다.

> **의료급여의 절차**(의료급여법 시행규칙 제3조 제1항)
> 제1호부터 제8호까지의 어느 하나에 해당하는 경우에는 제2차 의료급여기관 또는 제3차 의료급여기관에 의료급여를 신청할 수 있고, 제9호부터 제14호까지의 어느 하나에 해당하는 경우에는 제2차 의료급여기관에 의료급여를 신청할 수 있다.
> 1. 「응급의료에 관한 법률」 제2조 제1호에 해당하는 응급환자인 경우
> 2. 분만의 경우
> 3. 영 제3조 제2항 제1호 라목에 따라 보건복지부장관이 정하여 고시하는 결핵 질환, 희귀난치성 질환 또는 중증 질환을 가진 사람이 의료급여를 받으려는 경우
> 4. 제2차 의료급여기관 또는 제3차 의료급여기관에서 근무하는 수급권자가 그 근무하는 의료급여기관에서 의료급여를 받으려는 경우
> 5. 「장애인복지법」 제32조에 따라 등록한 장애인이 「장애인·노인 등을 위한 보조기기 지원 및 활용촉진에 관한 법률」 제3조 제2호에 따른 보조기기를 지급받으려는 경우
> 6. 「장애인복지법」 제32조에 따라 등록한 장애인이 「구강보건법」 제15조의2에 따른 장애인구강진료센터에서 의료급여를 받으려는 경우
> 7. 감염병의 확산 등 긴급한 사유가 있어 보건복지부장관이 정하여 고시하는 기준에 따라 의료급여를 받으려는 경우
> 8. 「건강검진기본법」에 따른 국가건강검진을 받은 사람이 보건복지부장관이 정하여 고시하는 결핵질환의 확진검사에 대하여 의료급여를 받으려는 경우

## 15 「노인장기요양보험법」에서 제시하고 있는 본인일부부담금에 대한 다음의 설명 중 빈칸에 들어갈 값은?

> 장기요양보험가입자가 재가급여를 받을 때 본인부담금은 장기요양급여비용의 100분의 □ 이다.

① 5
② 10
③ 15
④ 20

**해설** 본인부담금(노인장기요양보험법 시행령 제15조의8) 법 제40조 제1항에 따라 장기요양급여를 받는 자가 부담해야 하는 비용은 다음 각 호와 같다.
1. 재가급여: 해당 장기요양급여비용의 100분의 15
2. 시설급여: 해당 장기요양급여비용의 100분의 20

## 16 다음에 해당하는 마이어스(Myers)의 양질의 보건의료 요소는?

> • 전인적 의료 수행
> • 의료기관들의 유기적이고 협동적인 의료서비스 제공
> • 중점적인 의료제공

① 질적 적정성(quality)
② 효율성(efficiency)
③ 지속성(continuity)
④ 접근용이성(accessibility)

Answer 15 ③  16 ③

해설 **마이어스가 제시한 양질의 보건의료서비스의 요건**

| 구성 요소 | 주요 내용 |
|---|---|
| 접근용이성 | 개인적 접근성, 포괄적 서비스, 양적인 적합성, 형평성 |
| 질적 적정성 | 전문적인 자격, 개인적 수용성, 질적인 적합성 |
| 계속성(지속성) | 개인 중심의 진료, 중점적인 의료 제공, 서비스의 조정, 전인적인 의료 수행 |
| 효율성 | 평등한 재정, 적정한 보상, 효율적인 관리 |

**17** 다음에서 설명하는 「사회보장기본법」상 사회보장제도는?

> 생애주기에 걸쳐 보편적으로 충족되어야 하는 기본욕구와 특정한 사회위험에 의하여 발생하는 특수욕구를 동시에 고려하여 소득·서비스를 보장하는 맞춤형 사회보장제도이다.

① 사회보장 행정데이터
② 사회보장
③ 사회서비스
④ 평생사회안전망

해설 정의(사회보장기본법 제3조) 이 법에서 사용하는 용어의 뜻은 다음과 같다. 〈개정 2021.6.8.〉
1. "사회보장"이란 출산, 양육, 실업, 노령, 장애, 질병, 빈곤 및 사망 등의 사회적 위험으로부터 모든 국민을 보호하고 국민 삶의 질을 향상시키는 데 필요한 소득·서비스를 보장하는 사회보험, 공공부조, 사회서비스를 말한다.
2. "사회보험"이란 국민에게 발생하는 사회적 위험을 보험의 방식으로 대처함으로써 국민의 건강과 소득을 보장하는 제도를 말한다.
3. "공공부조"(公共扶助)란 국가와 지방자치단체의 책임 하에 생활 유지 능력이 없거나 생활이 어려운 국민의 최저생활을 보장하고 자립을 지원하는 제도를 말한다.
4. "사회서비스"란 국가·지방자치단체 및 민간부문의 도움이 필요한 모든 국민에게 복지, 보건의료, 교육, 고용, 주거, 문화, 환경 등의 분야에서 인간다운 생활을 보장하고 상담, 재활, 돌봄, 정보의 제공, 관련 시설의 이용, 역량 개발, 사회참여 지원 등을 통하여 국민의 삶의 질이 향상되도록 지원하는 제도를 말한다.
5. "평생사회안전망"이란 생애주기에 걸쳐 보편적으로 충족되어야 하는 기본욕구와 특정한 사회위험에 의하여 발생하는 특수욕구를 동시에 고려하여 소득·서비스를 보장하는 맞춤형 사회보장제도를 말한다.
6. "사회보장 행정데이터"란 국가, 지방자치단체, 공공기관 및 법인이 법령에 따라 생성 또는 취득하여 관리하고 있는 자료 또는 정보로서 사회보장 정책 수행에 필요한 자료 또는 정보를 말한다.

**18** 다음에서 설명하는 의사결정방법은?

> 익명의 동일한 전문가들에게 개별적으로 설문지를 보내고, 그 결과를 전달·회수하는 과정을 여러 차례 반복하여 최종 결론에 도달하는 방법으로 과거를 기초로 계산된 경향에서 예측할 수 없는 새로운 발전들의 예측에 적합하다.

① 델파이 기법
② 명목집단기법
③ 브레인스토밍
④ 초점집단면접

Answer 17 ④ 18 ①

해설 의사결정방법

| | |
|---|---|
| Delphi(델파이) 기법 | • 전문가 합의에 의한 무기명 반복 의사결정 기법<br>• 특히, 과거를 기초로 계산된 경향에서 예측할 수 없는 새로운 발전들의 예측에 조합하다.<br>→ 불확실한 미래의 가능성에 대한 장기적인 예측<br>• 특징: 집단 효과, 익명성, 통제된 환류와 다중 반복, 주관성 |
| Nominal Group Technique(NGT) 명목적 그룹 테크닉 | 팀의 구성원들이 모여서 문제나 이슈들을 식별하고 순위를 정하는 가중 서열화법 |
| Brain Storming (브레인스토밍) | 가장 창의적인 집단 의사결정 기법(자유연상법) |
| 초점집단기법 | • 조사하려는 내용에 맞게 선정한 소수의 사람들을 대상으로 수행하는 심층적인 질적 면접조사를 말한다.<br>• 초점집단을 구성할 때는 구성원 간에 동질성이 보장되어야 한다. 즉, 비슷한 경험을 지니거나 이해관계가 같은 사람들이 모일수록 토의를 생산적으로 하기가 좋다. 집단의 크기는 6~12명 정도가 이상적이다.<br>• 소요시간은 대략 두 시간 정도로 계획하나, 실제 토의시간은 90분 정도가 적당하다.<br>• 짧은 시간에 광범위한 정보를 얻을 수 있는 장점이 있으나 초점집단이 모집단을 대표하는 것이 아니므로 일반화가 어렵다는 단점이 있다.<br>• 노인의 만성질환 관리에 대한 정보를 얻기 위해 6~10명 정도의 동일지역에 거주하고 있는 노인대표를 모시는 것이 한 예이다. |

**19** 다음에서 설명하는 예산의 원칙은?

> 예산은 정확한 사전예측이 불가능하지만, 예산과 결산이 지나치게 불일치해서는 안 된다.

① 엄밀성의 원칙  ② 한정성의 원칙
③ 완전성의 원칙  ④ 단일성의 원칙

해설 전통적 예산의 원칙

| | |
|---|---|
| 공개성의 원칙 | 예산의 전 과정을 국민에게 공개해야 한다는 원칙 |
| 완전성(Comprehensiveness)의 원칙 (포괄성·총괄성의 원칙) | 모든 국가의 세입과 세출은 예산에 계상되어야 한다는 원칙 |
| 명료성(Clarity)의 원칙 | 예산은 합리적으로 분류되고, 금액이 정확히 계상되며, 수입과 지출의 근거와 용도를 명확히 함으로써 국민에게 쉽게 이해될 수 있어야 한다는 원칙 |
| 단일성(Unity)의 원칙 | 예산은 구조면에서 복수 예산이 아닌 하나로 존재해야 한다는 원칙 |
| 한정성(Definition)의 원칙 | 사용하는 목적, 범위 및 기간에 있어서 명확한 한계가 있어야 한다는 원칙 |
| 사전 승인(Prior Authorization)의 원칙 | 예산이 집행되기 전에 입법부에 의해 먼저 심의·의결되어야 한다는 원칙 |
| 통일성(Non Affection)의 원칙 | 모든 수입은 한 곳으로 합쳐지고 지출은 지출 계획에 따라야 한다는 원칙 |
| 엄밀성(Exact)의 원칙 (정확성의 원칙) | 예산은 사전 예측에 불과해 예산이 결산과 완전히 일치할 수는 없지만 예산과 결산이 지나치게 불일치해서는 안 된다는 원칙 |

Answer 19 ①

**20** 의료보장을 위한 재원조달 방법 중 '공공재원 및 준공공재원'이 아닌 것은?

① 기부금, 민간보험
② 국가부채
③ 사회보험료
④ 소비세 수입

**해설** **경제적 재원**
   ㉠ **공공 재원** : 중앙 정부, 지방자치단체, 의료보험 기구(사회보험료), 국가 부채, 소비세 수입
   ㉡ **민간 기업** : 기업주의 일부 부담 및 근로자에 대한 서비스 제공
   ㉢ **조직화된 민간 기관** : 자선 단체, 민간 보험
   ㉣ **지역사회에 의한 지원** : 기부나 자원봉사 활동
   ㉤ **외국의 원조** : 정부나 자선단체 차원의 원조(종교 단체)
   ㉥ **개인 지출** : 의료 이용 시 국민에 의한 직접 부담
   ㉦ **기타 재원** : 복권 판매 수익금, 기부금

Answer 20 ①

김희영 보건행정

# 2025년도 지방직(2025. 6. 21.)

## 출제 경향

| 분야 | 문제 수 | 내용 |
|---|---|---|
| 이론적 기초 | 2 | 보건행정의 가치(형평성), 사회생태학적 모형 |
| 보건행정 조직 및 인사 | 6 | SWOT 전략, 계층제의 원리, 실적주의, 허즈버그의 2요인이론, 거래적 리더십, 지역보건행정조직 |
| 보건의료체계 | 4 | 요양병원 입원 가능한 자, 행위별수가제, 의료기관 인증기준, 보건의료서비스의 사회경제적 특성 |
| 사회보장제도 | 3 | 심평원의 업무, 국민기초생활보장, 정액수혜제 |
| 기획과 정책 | 2 | 만족모형, 도나베디안의 질 평가방법 |
| 보건경제 | 3 | 추가경정예산, 국민의료비 억제방안, 보건사업의 경제성 평가 |
| 보건사업론 |  |  |

## 총 평

이번 시험은 작년보다 난이도가 낮은 기본적이고 평이한 난이도 「중하」 수준의 문제들로 출제되어 이론, 기출문제, 모의고사를 중심으로 성실하게 준비하셨던 수험생이라면 만점은 충분히 받으셨으리라 생각됩니다.

「난이도가 낮지만 출제빈도가 낮았던 2 문제」

보건행정의 가치문제는 한동안(7~8년) 출제되지 않았다가 다시 돌아온 문제로 이로 인해 보건행정 문제 출제가 7년 주기임을 입증하고 있습니다.

의료기관 인증기준 5가지는 수업시간에 "저 같으면 외웁니다."라고 언급하였던 것! 기억하실런지요? 외우시지 않으셨다면 많이 속이 상하셨을 겁니다.

나머지 18개의 문제는 「난이도가 낮고 단골 문제」에 해당되므로 무난하게 정답을 선택하셨을 겁니다. 또한 공중보건에 해당되는 보건사업른 부분에서는 한 문제도 출제되지 않고 순수하게 보건행정 군제만으로 구성이 되어 낯선 문제나 엉뚱한 문제가 없었다는 점도 난이도를 낮추게 되었습니다.

## 01 다음에서 설명하는 보건정책결정의 이론 모형은?

- 결정자의 개인적, 심리적 차원에 치중하여 정책을 설명하고자 한다.
- 현실적으로 완전한 합리성이란 존재하지 않으며 제한된 합리성을 추구한다.
- 모든 대안을 동시에 평가할 필요가 없으므로 대표적인 몇 개의 대안만 탐색한다.

① 만족모형  ② 점증모형
③ 혼합모형  ④ 최적모형

**해설** 만족모형

| 의의 | Simon과 March에 의해 사회심리적으로 접근된 이론으로써, 대안의 선택은 최적 대안이 아니라 주관적으로 만족스러운 대안을 선택하게 된다. → 제한된 합리성(제약된 합리성, Bounded Rationality) |
|---|---|
| 특징 | • 인간의 주관적 만족감에 근거하여 제한된 합리성을 추구한다.<br>• 대안의 총체적인 탐색 및 분석은 불가능하며, 따라서 순차적 순서에 입각하여 만족 수준에 이르는 대안을 선택한다. |

## 02 다음에서 설명하는 SWOT 전략은?

보건의료조직이 조직의 강점과 기회를 결합하여 사업구조나 영역을 공격적으로 확대한다.

① WO전략  ② WT전략
③ SO전략  ④ ST전략

**해설** 조직의 강점(S)과 기회(O)를 결합하였으니 SO전략에 해당된다.

| 내부요인<br>외부요인 | 강점<br>(Strength) | 약점<br>(Weakness) |
|---|---|---|
| 기회<br>(Opportunity) | • 기회활용을 위해 강점을 사용할 수 있는 상황<br>• 공격적 전략 : 사업구조, 영역 및 시장 확대 | • 기회활용을 위해 약점을 보완해야 하는 상황<br>• 국면전환 전략 : 구조조정, 혁신운동 |
| 위협<br>(Threat) | • 위험극복을 위해 강점을 사용할 수 있는 상황<br>• 다각화 전략 : 신사업 진출, 신기술·신고객 개발 | • 위험극복을 위해 약점을 보완해야 하는 상황<br>• 방어적 전략 : 사업의 축소, 폐지, 철수 |

## 03 「의료법 시행규칙」상 주로 요양이 필요하여 요양병원에 입원이 가능한 자는?

① 망상환자  ② 감염병환자
③ 감염병의사환자  ④ 노인성 치매환자

**Answer** 01 ①  02 ③  03 ④

**해설** **요양병원의 운영(의료법 시행규칙 제36조)**
① 법 제36조 제3호에 따른 요양병원의 입원 대상은 다음 각 호의 어느 하나에 해당하는 자로서 주로 요양이 필요한 자로 한다. 〈개정 2010.1.29.〉
   1. 노인성 질환자
   2. 만성질환자
   3. 외과적 수술 후 또는 상해 후 회복기간에 있는 자
② 제1항에도 불구하고 「감염병의 예방 및 관리에 관한 법률」 제41조 제1항에 따라 질병관리청장이 고시한 감염병에 걸린 같은 법 제2조 제13호부터 제15호까지에 따른 감염병환자, 감염병의사환자 또는 병원체보유자(이하 "감염병환자등"이라 한다) 및 같은 법 제42조 제1항 각 호의 어느 하나에 해당하는 감염병환자 등은 요양병원의 입원 대상으로 하지 아니한다. 〈개정 2020.9.11.〉
③ 제1항에도 불구하고 「정신건강증진 및 정신질환자 복지서비스 지원에 관한 법률」 제3조 제1호에 따른 정신질환자(노인성 치매환자는 제외한다)는 같은 법 제3조 제5호에 따른 정신의료기관 외의 요양병원의 입원 대상으로 하지 아니한다.

## 04 다음에서 설명하는 조직의 원리는?

- 권한과 책임의 정도에 따라 직무를 등급화한 피라미드 구조이다.
- 구성원들의 직무를 수직적으로 등급화하여 상위의 등급자가 하위의 등급자에게 명령한다.

① 전문화의 원리　　　　　② 계층제의 원리
③ 부서편성의 원리　　　　④ 조정・통합의 원리

**해설** **조직의 원칙**

| | |
|---|---|
| 전문화 분업의 원리 | 업무를 성질별, 기능별로 분할하여 계속적인 수행을 거쳐 조직의 능률성을 제고하고자 하는 원리 |
| 계층제의 원리 | 권한과 책임의 정도에 따라 직무를 등급화시키고, 이에 따라 상하 간의 계층을 설정하여 지휘계통과 명령계통을 확립시킨 피라미드형의 직제 |
| 부처편성의 원리 | 조직을 편성하는 원리 |
| 조정・통합의 원리 | 조직체의 공동의 목적을 달성하기 위하여 행동의 통일을 이룩하도록 집단의 노력을 질서정연하게 결합하고 배열하는 과정 |

## 05 「국민건강보험법」상 건강보험심사평가원의 업무에 해당하는 것은?

① 의료시설의 운영
② 의료기관 인증 및 평가
③ 보험료와 징수금의 부과・징수
④ 요양급여비용의 심사 및 요양급여의 적정성 평가

Answer 04 ② 05 ④

해설 **국민건강보험공단과 심평원의 업무**

| 국민건강보험공단의 업무 | 심평원의 업무 |
|---|---|
| ㉠ 가입자 및 피부양자의 자격 관리<br>㉡ 보험료와 그 밖에 이 법에 따른 징수금의 부과·징수<br>㉢ 보험급여의 관리<br>㉣ 가입자 및 피부양자의 질병의 조기 발견·예방 및 건강 관리를 위하여 요양급여 실시 현황과 건강검진 결과 등을 활용하여 실시하는 예방사업으로서 대통령령으로 정하는 사업<br>㉤ 보험급여비용의 지급<br>㉥ 자산의 관리·운영 및 증식 사업<br>㉦ 의료시설의 운영<br>㉧ 건강보험에 관한 교육훈련 및 홍보<br>㉨ 건강보험에 관한 조사 연구 및 국제 협력<br>㉩ 이 법에서 국민건강보험공단의 업무로 정하고 있는 사항<br>㉪ 「국민연금법」, 「고용보험 및 산업재해보상보험의 보험료징수 등에 관한 법률」, 「임금채권보장법」 및 「석면피해구제법」에 따라 위탁받은 업무<br>㉫ 그 밖에 이 법 또는 다른 법령에 의하여 위탁받은 업무<br>㉬ 그 밖에 건강보험과 관련하여 보건복지부장관이 필요하다고 인정한 업무 | ㉠ 요양급여비용의 심사<br>㉡ 요양급여의 적정성 평가<br>㉢ 심사기준 및 평가기준의 개발<br>㉣ ㉠부터 ㉢까지의 규정에 따른 업무와 관련된 조사 연구 및 국제 협력<br>㉤ 다른 법률에 따라 지급되는 급여비용의 심사 또는 의료의 적정성 평가에 관하여 위탁받은 업무<br>㉥ 건강보험과 관련하여 보건복지부장관이 필요하다고 인정한 업무<br>㉦ 그 밖에 보험급여 비용의 심사와 보험급여의 적정성 평가와 관련하여 대통령령으로 정하는 업무 |

## 06 다음에서 설명하는 인사행정 제도는?

- 공직채용에 대한 기회균등, 객관성 및 정치적 중립성을 확보한다.
- 공직임용 시 당파성을 떠나 개인의 자격과 능력을 기준으로 한다.

① 실적주의  
② 엽관주의  
③ 정실주의  
④ 대표관료제  

해설 **실적주의**

| 의의 | 개인의 객관적인 능력, 실적, 자격, 업적, 성적에 의하여 공직에 임용 |
|---|---|
| 특징 | • 공직취임의 기회 균등<br>• 능력·자격·실적 중심의 공직 임용<br>• 불편부당한 정치적 중립성 요구<br>• 정치적 해고로부터 공무원의 신분 보장<br>• 중앙 인사기관의 권한 강화 |

Answer 06 ①

## 07 다음에 해당하는 진료비 지불제도는?

- 장점 : 의사의 자율성이 보장되고, 신의료기술 및 신약개발을 유도한다.
- 단점 : 과잉진료로 의료비가 상승할 수 있고, 예방보다는 치료에 집중하는 경향이 있다.

① 인두제  
② 포괄수가제  
③ 총액계약제  
④ 행위별수가제

**해설** 행위별수가제

| 방식 | 장점 | 단점 |
| --- | --- | --- |
| • 제공된 의료서비스의 단위당 가격에 서비스의 양을 곱한 만큼 보상하는 방식<br>• 의사의 시술내용에 따라 값을 정하며 의료를 공급하는 것<br>• 진료행위 자체가 기준 | • 의료서비스의 양과 질의 확대<br>• 의료인의 재량권 확대(의료인의 자율보장)<br>• 첨단 의·과학기술의 발달유도<br>• 전문적인 의료수가 결정에 적합<br>• 가장 현실적이고 합리적임<br>• 원만한 의사, 환자관계 유지 | • 의사의 수입과 행위가 직결되므로 과잉진료·의료남용 우려<br>• 의료비 지급에서는 과잉진료를 막기 위해 심사, 감사 또는 기타 방법을 동원하게 되어 행정적으로 복합적인 문제 발생<br>• 의료인과 보험자 간 갈등요인 소지<br>• 예방보다는 치료에 치중<br>• 기술지상주의 팽배 가능성<br>• 상급병원 후송 기피 |

## 08 우리나라의 사회보장제도 중 공공부조에 해당하는 것은?

① 국민연금  
② 고용보험  
③ 산재보험  
④ 국민기초생활보장

**해설** 사회보장제도
㉠ **사회보험** : 산재보험, 연금보험, 고용보험, 건강보험, 노인장기요양보험
㉡ **공공부조** : 국민기초생활보장, 의료급여
㉢ **사회서비스**

## 09 다음에서 설명하는 예산의 종류는?

- 예산 변경의 사유가 있어야 한다.
- 국회를 통과하여 성립된 후 변경된 예산이다.
- 본예산 심의 시 삭감된 항목의 부활이 가능하다.

① 추가경정예산  
② 잠정예산  
③ 가예산  
④ 준예산

**해설** **추가경정예산** : 예산안이 국회를 통과하여 예산이 성립된 이후 예산에 변경을 가할 필요가 있을 때에 이를 수정·제출하여 국회의 심의를 거쳐 성립되는 예산으로 일반적으로 약식으로 심의되고 있어 본 예산을 심의할 때 삭감된 항목의 부활이 가능하다.

Answer 07 ④  08 ④  09 ①

**10** 보건행정의 가치 중 형평성의 특징에 해당하는 것은?

① 국민의 참여를 확대하고 여론을 충실히 반영해야 한다.
② 최소의 비용과 노력, 시간으로 최대의 성과를 얻어야 한다.
③ 정책수혜자의 요구 및 기대와 환경변화에 융통성 있게 대처해야 한다.
④ 소득수준이 비슷한 사람에게 비슷한 수준의 사회보험료를 부담하도록 한다.

**해설** ① 민주성 및 참여성, ② 능률성, ③ 대응성, ④ 형평성

♣ 보건행정이 추구하는 목적(가치)

| 형평성(Equity) | 같은 상황에 있는 사람에게 유사한 수준의 대우를 하는 것 |
|---|---|
| 능률성(Efficiency) | 투입 대 산출의 비율 |
| 효과성(Effectiveness) | 의도하거나 기대한 것과 같은 소망스러운 상태가 나타나는 성향 |
| 접근성(Accessibility) | 보건행정의 형평성과 효과성을 높일 수 있는 유용한 수단 |
| 대응성(Responsiveness) | 정책수혜자의 요구와 기대, 그리고 환경변화에 얼마나 융통성 있게 대처해 나가느냐 하는 능력 |
| 민주성 및 참여성 (Democracy & Participation) | 현대 복지국가에서 모든 정책의 가장 기본적인 정책의 성공 여부를 가늠하는 기준이 되며 정책의 정당성 확보의 기초가 된다. |
| 합법성(Legality) | 행정 행위 및 과정이 법률적으로 적합하여야 한다. |
| 가외성(Redundancy) | 행정에 있어서 중첩이나 여과 초과분을 뜻한다. |
| 공익성(Public) | 공공의 이익에 우선순위를 두어야 한다. |
| 책임성(Accountability) | 모든 과정에서 국가와 국민에 대한 책임을 의미한다. |
| 합리성(Rationlity) | 목적과 수단, 원인과 결과 간의 관계에 대한 정당한 근거를 두고 수행되어야 한다. |

**11** 허즈버그(F. Herzberg)의 2요인 이론 중 일에 대한 적극적인 태도를 유도할 수 있는 동기요인에 해당하는 것은?

① 지위
② 임금
③ 성취감
④ 작업조건

**해설** F. Herzberg의 2요인 이론

| 위생요인 (불만족요인, X이론) | 미충족 시 불만 : 작업자의 환경범주와 관련된 것으로써 정책과 관리, 감독 기술, 근무 조건, 지위, 개인상호 간의 관계, 임금, 인간 관계, 안전 문제, 회사정책 등을 들고 있으며, 인간의 본능적 측면과 관련된 아담의 본성과 관련 |
|---|---|
| 동기요인 (만족요인, Y이론) | 충족 시 생산성 향상 : 직무 자체와 관련된 심리적 욕구로써 성취감, 안정감, 승진, 직무 자체에 대한 만족감, 보람 있는 일, 도전감, 책임감, 능력 신장 등 정신적 측면을 언급하는 아브라함 본성과 관련 |

Answer 10 ④  11 ③

**12** 다음에서 설명하는 리더십 유형은?

> • 조직의 목표를 달성하기 위해 부하들로부터 노력을 얻어 내는 대가로 그들에게 보상을 제공한다.
> • 부하들의 욕구를 충족해 주는 리더와 구성원 간의 교환관계에 기반을 둔다.

① 서번트 리더십  ② 권위형 리더십
③ 거래적 리더십  ④ 카리스마적 리더십

**해설** 거래적 리더십
　　㉠ 타산적·교환적 관계를 중시하는 전통적 조직 이론
　　㉡ 구성원의 결핍 욕구를 자극
　　㉢ 구성 요인 : 보상, 예외 관리, 자유방임

**13** 다음에서 설명하는 건강보험의 진료비 본인부담 제도는?

> 보험자가 의료서비스 건당 일정액만을 부담하고 의료이용자가 나머지 전액을 부담하는 방법

① 급여제한제  ② 정률부담제
③ 정액수혜제  ④ 급여상한제

**해설** 본인일부부담제

| 본인부담정률제 | | 제3자 지불단체가 의료비의 일정 비율을 지불해 주고 본인이 나머지를 부담하는 제도 |
|---|---|---|
| 소액 정액제 | 정액 부담제 | 의료이용 내용과 관계없이 이용하는 의료서비스 건당 일정액만 소비자가 부담하고 나머지는 보험자가 부담하는 제도 |
| | 정액 수혜제 | 이용하는 의료서비스 건당 일정액만을 보험자가 부담하고 나머지는 환자가 지불하는 제도 |
| 비용공제제 | | 의료비가 일정 수준에 이르기까지는 전혀 보험급여를 해 주지 않는 방법으로, 일정액까지는 피보험자가 비용을 지불하고 그 이상의 비용만 보험 급여로 인정하는 것 |
| 급여상한제 | | 일정수준을 초과하는 보험진료비에 대해서는 보험급여를 해 주지 않는 제도 |
| 혼합제 | | 공제제와 정액제를 병용하여 본인부담액을 결정하는 제도 |

**14** 국민의료비를 억제하기 위한 관리방안이 아닌 것은?

① 진료비에 본인부담률을 높인다.
② 건강증진사업을 확대 실시한다.
③ 고가의료장비의 과도한 도입을 억제한다.
④ 진료비 지불방식을 사전보상보다는 사후보상으로 전환한다.

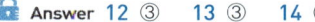

Answer  12 ③   13 ③   14 ④

해설 ④ 진료비 지불방식을 사후보상보다는 사전보장으로 전환한다.

♣ 국민의료비 억제 방안

| 구분 | | 내용 |
|---|---|---|
| 단기적 방안 | 수요 측 억제 방안 | • 본인부담률 인상<br>• 보험급여 범위 확대를 억제하여 의료에 대한 과잉 수요를 줄임 |
| | 공급 측 억제 방안 | • 의료 수가 상승을 억제<br>• 고가 의료기술의 도입 및 사용을 억제하여 도입된 장비의 공동사용 방안 등을 강구하면서 의료비 증가 폭을 줄임<br>• 행정 절차의 효율적 관리 운영으로 의료비 상승 억제<br>• 보험 급여의 질적 적절성 평가(의료 이용도 조사, 질 평가 등) |
| 장기적 방안 | 지불보상제도의 개편 | 사전 결제방식의 형태로 개편 |
| | 보건의료전달체계의 확립 | 공공 부문 의료서비스의 확대 및 의료의 사회화, 공공성의 확대 |
| | 의료대체 서비스 및 인력 개발 및 활용 | 다양한 보건의료 전문가의 양성으로 효율적인 인력 관리 |

**15** 「의료법」상 의료기관 인증기준에 포함되어야 하는 사항이 아닌 것은?

① 의료인의 권리와 안전
② 의료서비스의 제공과정 및 성과
③ 의료기관의 조직·인력관리 및 운영
④ 의료기관의 의료서비스 질 향상 활동

해설 의료기관 인증기준 및 방법 등(의료법 제58조의3) 의료기관 인증기준은 다음 각 호의 사항을 포함하여야 한다.
1. 환자의 권리와 안전
2. 의료기관의 의료서비스 질 향상 활동
3. 의료서비스의 제공과정 및 성과
4. 의료기관의 조직·인력관리 및 운영
5. 환자 만족도

**16** 다음에서 설명하는 건강개념에 관한 모형은?

> 질병발생이나 건강의 중요한 결정요인은 숙주요인, 외부환경요인, 개인행태요인이다.

① 총체적 모형
② 생태학적 모형
③ 생의학적 모형
④ 사회생태학적 모형

🔒 Answer 15 ① 16 ④

**해설**

| 총체적 모델 | 환경 | 물리적·사회적·심리적 환경 |
|---|---|---|
| | 생활습관 | 여가활동, 소비패턴, 식생활습관 등이 개인의 건강에 지대한 영향 |
| | 인체생리 | 질병발생에 영향을 주는 내적 요인 |
| | 보건의료시스템 | 포괄적 개념으로 예방적 요소, 치료적 요소, 재활적 요소 등을 포함 |
| 생태학적 모델 | 숙주 | 개인 또는 집단의 습관, 체질·유전, 방어기전, 심리적·생물학적 특성 |
| | 병원체 | 병원체의 특성, 민감성에 대한 저항, 전파조건 |
| | 환경 | 물리·화학적 환경, 사회적 환경, 경제적 환경, 생물학적 환경 |
| 생의학적 모델 | | 정신과 육체를 분리, Pasteur와 Koch에 의해 확립 |
| 사회생태학적 모형 | 숙주 | 선천적(유전적) 소인과 후천적(경험적) 소인이 있음 |
| | 환경 | 생물학적 환경, 사회적 환경, 물리·화학적 환경 |
| | 개인행태요인 | 가장 중요시됨 |

**17** 도나베디안(A. Donabedian)의 보건의료서비스 질 평가 방법과 해당 항목의 연결로 옳지 않은 것은?

① 총괄적 평가 – 의료장비 조사
② 구조적 평가 – 의료인면허 조사
③ 과정적 평가 – 의료이용도 조사
④ 결과적 평가 – 환자만족도 조사

**해설** ① 구조적 평가 – 의료장비 조사

♣ 도나베디안의 보건의료서비스 질 평가 방법

| 구조적 접근 | ㉠ 사전적인 방법이며 보건의료 과정에 들어오는 투입물, 즉 보건의료 인력, 시설 및 장비와 같은 자원이 표준을 만족시키는지 평가하는 것<br>㉡ 신임제도 : 정부 기관이나 민간 조직이 평가 항목을 미리 제시하고 의료 기관이 이를 충족하고 있는지를 평가하고 인정하는 과정이다.<br>㉢ 면허 제도<br>㉣ 자격증이나 회원증 제도<br>㉤ 물질적 자원 : 시설, 장비, 재원<br>㉥ 인적 자원 : 직원의 규모와 자격<br>㉦ 조직 구조 : 의료진의 조직, 동료 감시의 방법, 진료비의 청구 방법 |
|---|---|
| 과정적 접근 | ㉠ 의료 제공자와 환자들 간에 혹은 이들 내부에서 일어나는 행위에 관한 평가로, 환자가 진료받는 과정에서 실제로 행해지는 직접 평가이다. 의료의 질 평가에 있어서 주된 관심 영역이다.<br>㉡ 내부 및 외부 평가<br>㉢ 의료이용도 조사(UR) : 보험자에게 제출하는 진료비 청구 명세서나 의무 기록 등을 통해 제공된 의료서비스가 진료에 필수적인지, 적정한 수준과 강도, 비용으로 서비스가 제공되었는지를 조사하는 방법<br>㉣ 임상진료 지침<br>㉤ 보수 교육<br>㉥ 진료의 본질 행위<br>㉦ 적절한 치료, 진단, 투약, 수술 등이 행해여졌는가를 조사<br><table><tr><td>진단</td><td>검사</td></tr><tr><td>치료</td><td>투약, 수술</td></tr><tr><td>기타</td><td>의뢰, 지속성, 진료의 질</td></tr></table> |

Answer 17 ①

| 결과적 접근 | ⊙ 선행되는 의료 행위에 의한 현재 혹은 미래의 건강 상태에 이르기까지 건강을 구성하는 제반 요소에 대한 평가<br>ⓒ 신체적인 것만이 아니고 사회적·심리적인 요소와 환자의 만족도도 포함된다. → 간접 요인<br>ⓒ 측정의 어려움<br>ⓔ 결과를 측정하는 유일한 척도는 없다.<br>ⓜ 고객만족도 조사, 의료서비스 평가 : 각 의료기관이 제공한 의료서비스의 질적 수준 평가 자료나 환자만족도 조사 등을 공개 배포함으로써 의료기관이 자체적으로 서비스 질을 높이도록 유도하는 방법이다.<br>ⓗ 진료 결과 평가 : 이환율, 사망률, 합병증 등의 지표를 공표하는 것이다. |
|---|---|
| | | 중간 산물 | 진료의 양 | |
| | | 건강수준의 변화 | 이환율, 사망률, 재발률, 기능회복 | |
| | | 만족도 | 환자, 의료 제공자 | |

## 18 다음에 해당하는 보건사업의 경제성 평가 방법은?

- 고혈압 환자를 대상으로 서로 다른 두 가지 치료방법을 적용하고, 각 방법의 혈압 감소치를 측정하였다.
- 측정 후 투입한 비용 대비 혈압의 하락 정도를 비교하였다.

① 비용최소화분석  
② 비용-효과분석  
③ 비용-편익분석  
④ 비용-효용분석  

**해설** 비용-효과분석
⊙ 정의 : 주어진 목적 달성을 위한 여러 가지 서로 다른 방법을 비교하여 그중 가장 사업성과가 큰 방법을 찾아내도록 하는 방법
ⓒ 방법 : 비용 1단위당 최대의 효과를 갖는 대안을 선택

## 19 다음에 해당하는 보건의료서비스의 사회경제적 특성은?

'공급이 수요를 창출한다.'는 세이의 법칙(Say's law)에 따라 의료인이 환자의 대리인으로 의료수요를 유발한다.

① 외부효과  
② 정보의 비대칭성  
③ 노동집약적 특성  
④ 치료의 불확실성  

**해설** 정보의 비대칭성
⊙ 질병 관리에 관한 대중의 지식 수준이 거의 무지 상태에 있다.
ⓒ 공급자의 선한 대리인 역할 부재로 인해 공급자 위주의 시장, 전문가 지배, 공급 유인수요 현상(세이의 법칙)이 초래된다.

**Answer** 18 ② 19 ②

**20** 우리나라의 지역보건행정조직에 대한 설명으로 옳은 것은?

① 보건진료소는 「지역보건법」에 의하여 설치한다.
② 보건소, 보건지소는 「정부조직법」에 의하여 설치 및 운영한다.
③ 보건의료원은 「의료법」에 의하여 병원의 요건을 갖춘 보건소이다.
④ 보건소는 읍·면·동별로 1개소씩 설치하되 필요한 지역에 추가로 설치할 수 있다.

**해설** ① 보건진료소는 「농어촌 등 보건의료를 위한 특별조치법」에 의하여 설치한다.
② 보건소, 보건지소는 「지역보건법」에 의하여 설치 및 운영한다.
④ 보건소는 시·군·구별로 1개소씩 설치하되 시·군·구의 인구가 30만명을 초과하는 등 지역주민의 보건의료를 위하여 필요하다고 인정할 때 추가 설치가 가능하다.

Answer 20 ③

# 참고문헌

권덕철 외 33인(2005), 한국 보건복지정책론, 수문사
강신묵 외 10인(2009), 공중보건, 정문각
고성진 외 13인(2010), 보건행정학, 수문사
공은숙 외 7인(2007), 통합 보건교육, 훈민사
김근주 외(2017), 공중보건학, 수문사
김기훈 외 13인(2007), 공중보건학, 정문각
김기훈 외 8인(2015), 보건행정학(제2판), 계축문화사
김동석 외 17인(2006), 공중보건학, 수문사
김운신 외 12인(2006), 보건의료행정론, 수문사
김종규, 권이승(2007), 보건행정학, 훈민사
김혜숙 외 11인(2017), 알기 쉬운 공중보건학, 수문사
대구한의대학교 노인요양서비스 전문인력 양성사업단(2009), 노인복지론, 정문각
대구한의대학교 노인요양서비스 전문인력 양성사업단(2008), 노인건강과학, 정문각
대한예방의학회 편(2021), 예방의학과 공중보건학, 계축문화사
문상식, 최성희(2022), 핵심이론 보건행정, 보문각
문상식, 최만규(2019), 보건행정학, 보문각
문상식(2006), 보건행정학, 보문각
문재우 외(2021), 보건정책론, 계축문화사
민경애(2023), 보건행정 기본서, 스쿠리지
박노례(2003), 보건교육, 수문사
박영임, 유재순, 김인자, 이인숙(2006), 건강증진과 건강교육, 수문사
보건교육행정연구회(2022), 보건행정 단기완성, 시대에듀
서정교(2008), 보건행정학개론, 보문각
손애리 외 5인(2008), 보건통계학, 정문각
신유선 외 10인(2010), 보건교육학, 수문사
신용한(2024), 신용한 행정학, 메가스터디교육
신해림 외 4인(2006), 알기 쉬운 보건통계학, 정문각
안영창, 신성목, 김남근(2010), 최신 병원회계학, 서원미디어
안옥희 외 7인(2009), 보건교육학, 메디컬코리아
안윤옥, 이무송(2008), 보건통계학의 이해, 정문각
안진아(2024), 보건행정, 하이앤북
안진아(2023), 안심노트 보건행정 핵심이론 요약노트, 하이앤북
양봉민(1999), 보건경제학, 나남출판

양봉민(2006), 보건경제학, 나남출판
엄홍섭 외 7인(2010), 최신 병원통계학, 서원미디어
오석홍(2007), 행정학, 박영사
윤순녕 외 11인(2010), 보건프로그램 개발 및 평가, 수문사
윤순녕 외 7인(2000), 건강증진, 수문사
의료경영학회(2010), 병원경영개론, 서원미디어
이종우 외 14인(2006), 웰빙건강학, 정문각
이주열(2021), 보건행정학, 계축문화사
최성희, 홍아란(2022), 공중보건 핵심요약집, 군자출판사
황병덕 외(2017), 새로 쓴 공중보건학(개정4판), 수문사
현대보건행정연구회(2016), New 보건행정 핵심이론 및 적중모의고사, 보문각
법제처 : 의료법 외

## 저 자
### 김희영

| | |
|---|---|
| 학력 | 중앙대학교 의과대학 간호학과 졸업<br>중앙대학교 사회개발대학원 보건행정학 석사<br>중앙대학교 간호학 박사 |
| 현재 | • 대방열림고시학원 보건행정, 공중보건,<br>　지역사회간호, 의료관계법규, 보건연구사,<br>　위생사 담당교수<br>• 중앙대학교 간호대학 객원교수<br>• 성균관대학교 임상간호대학원 강사<br>• 경민대학교 간호학과 강사 |
| 경력 | • **서울특별시 지방공무원(지방간호주사보)**<br>　– 동부시립병원 책임간호사<br>　– 마포구보건소 보건지도과 근무<br>• **교육 공무원**<br>　– 서울 정수초등학교 보건교사<br>　– 경남 해인초등학교 보건교사 |

**저서**
- 김희영, 보건행정(BTB Eooks)
- 김희영, 공중보건(BTB Eooks)
- 김희영, 지역사회간호(BTB Books)
- 김희영, 의료관계법규(BTB Books)
- 김희영 외, 워크북 핵심정리(간호관리·지역사회간호)(BTB Books)
- 김희영, 지역사회간호 쪽 zip 핵심노트(BTB Books)
- 김희영, 보건행정 기출문제집(BTB Books)
- 김희영, 지역사회간호 7 출문제집(BTB Books)
- 김희영, 보건연구사 역학, 보건행정(마지원)
- 김희영 외, 열림위생사(ETB Books)
- 김희영 외, 열림위생사 실전모의고사(BTB Books)
- 김희영 외, 전공보건 보건교사 수험서(대방열림고시학원)
- 김희영 외, 간호사 국가그시 수험서(대방열림고시학원)

---

## 보건행정

| | |
|---|---|
| 인 쇄 | 2025년 8월 20일 |
| 발 행 | 2025년 8월 25일 |
| 편저자 | 김희영 |
| 발행자 | 윤록준 |
| 발행처 | BTB |
| 등 록 | 제2017-000090호 |
| 주 소 | 서울 동작구 보라매로 19길 8 |
| 전 화 | 070-7766-1070 |
| 팩 스 | 0502-797-1070 |
| 가 격 | 33,000원 |
| ISBN | 979-11-94690-16-ᄀ  13510 |

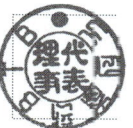

ⓒ 김희영, 2025
- 낙장이나 파본은 교환해 드립니다.
- 이 책의 무단전재 또는 복제행위는 저작권법 제136조에 의거하여 처벌을 받게 됩니다.